AF514940

Haug

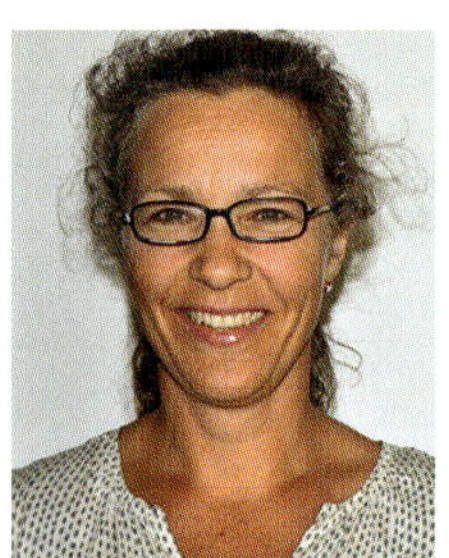

Dr. Runhild Lucius, geb. 1969 in Preetz, studierte von 1989–1994 Zahnheilkunde in Kiel. Nach ihrem Examen arbeitete sie als Ausbildungsassistentin in Marne und bis 1998 als angestellte Zahnärztin in Kiel. Während der sich anschließenden Elternzeit begann sie eine Tätigkeit als freiberufliche Dozentin. Sie unterrichtete an verschiedenen Kieler Heilpraktikerschulen und übernahm Lehraufträge an der Medizinischen Fakultät der Christian-Albrechts-Universität zu Kiel. Seit 2008 ist sie am Anatomischen Institut der CAU als wissenschaftliche Mitarbeiterin und Fachbuchautorin tätig.

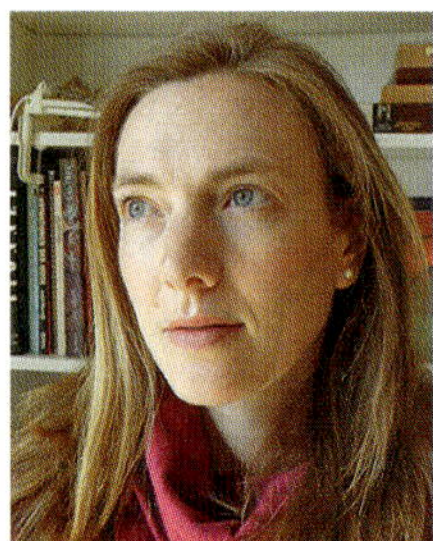

Anna Brockdorff, Publizistik-Studium in Mainz und Mailand, journalistisches Volontariat beim Hessischen Rundfunk, seit 2006 Redakteurin, Sprecherin und Autorin für verschiedene ARD-Sender. Heilpraktikerausbildung bei Dr. Jung, Abschluss 2011. Seit 2014 zusätzlich diplomierte Lehrerin für Rhythmus-Atem-Bewegung nach H. L. Scharing. Weitere Ausbildungen in Fußreflexzonentherapie und Ohrakupunktur.

Anatomie-Atlas für Heilpraktiker

Runhild Lucius
Anna Brockdorff

570 Abbildungen

Karl F. Haug Verlag · Stuttgart

Bibliografische Information der Deutschen Nationalbibliothek
Die Deutsche Nationalbibliothek verzeichnet diese Publikation in der Deutschen Nationalbibliografie; detaillierte bibliografische Daten sind im Internet über http://dnb.d-nb.de abrufbar.

Anschriften

Dr. med. dent. Runhild Lucius
Anatomisches Institut der CAU Kiel
Otto-Hahn-Platz 8
24118 Kiel

Anna Brockdorff
Mechtildstr. 17
60320 Frankfurt a. M.

Rüdigerstr. 14
70469 Stuttgart
Deutschland

www.haug-verlag.de

Printed in Germany

Zeichnungen: Gay u. Sender, Bremen; Barbara Gay, Bremen; Prof. Jürgen Wirth, Dreieich; anatomische Aquarelle aus: Schünke M, Schulte E, Schumacher U. Prometheus. LernAtlas der Anatomie. Illustrationen von M. Voll und K. Wesker. Stuttgart: Thieme
Umschlaggestaltung: Thieme Verlagsgruppe
Umschlagfoto: Schünke M, Schulte E, Schumacher U. Prometheus. LernAtlas der Anatomie. Illustrationen von M. Voll und K. Wesker. Stuttgart: Thieme
Satz: Ziegler und Müller, Kirchentellinsfurt
Druck: Aprinta Druck GmbH, Wemding

ISBN 978-3-13-219881-4 1 2 3 4 5 6

Auch erhältlich als E-Book:
eISBN (PDF) 978-3-13-219871-5
eISBN (epub) 978-3-13-219861-6

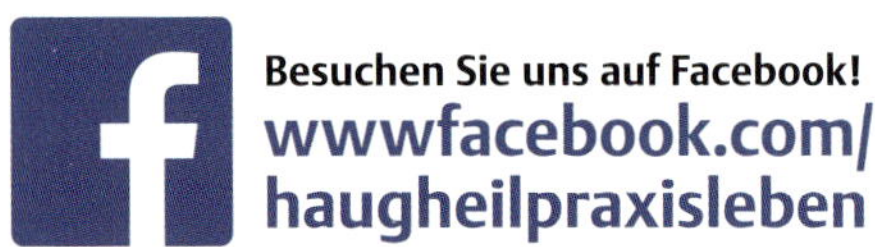

Vorwort

Als uns, Anna Brockdorff als erfahrener Heilpraktikerin und Lehrbuchautorin und mir als langjähriger Dozentin an zwei Kieler Heilpraktikerschulen sowie am Anatomischen Institut der CAU zu Kiel, vom Haug-Verlag die Autorenschaft für einen Anatomie-Lern- und -Bildatlas für Heilpraktiker angeboten wurde, waren wir sofort begeistert. Die anatomischen Themen haben wir so aufbereitet, dass sie alle vorhersehbaren Informationen für die Heilpraktikerprüfungen enthalten. Wir haben dabei sowohl die Multiple-Choice-Klausuren als auch die mündlichen Prüfungen der letzten Jahre als Grundlage herangezogen. Sich prüfungsrelevantes Wissen anzueignen, ist sicherlich richtig. Dieses Buch erhebt aber darüber hinaus den Anspruch, auch weitere wichtige anatomische Informationen zu liefern, die manchmal über ein reines Prüfungswissen hinausgehen. Wir möchten Ihnen, liebe Leserinnen und Leser, so auch ein Nachschlagewerk an die Hand geben, das es Ihnen ermöglicht, auftretende Fragen während des Studiums, aber auch in der Zeit nach der bestandenen Prüfung zu beantworten. Das Buch soll Sie durch Ihr gesamtes „Heilpraktiker-Leben" begleiten.

Um das Lernen zu erleichtern, haben wir nicht nur besonderen Wert auf einen verständlichen Aufbau gelegt, sondern auch die lateinischen (und griechischen) Fachausdrücke mit deutschen Übersetzungen ergänzt. Oftmals lernt es sich leichter, wenn die Lerninhalte Assoziationen wecken. So schlagen wir an geeigneten Stellen Eselsbrücken und Merkhilfen vor. Um die anatomischen Sachverhalte in einen für Heilpraktiker logischen Zusammenhang zu bringen, wurden die aussagekräftigen, realitätsnahen Abbildungen durch eine Vielzahl von Abbildungen zu naturheilkundlichen Topografien erweitert. Viele Hinweise zur Pathologie und zu naturheilkundlichen Therapieansätzen ergänzen die anatomischen Texte. Außerdem sind für Heilpraktiker relevante Hinweise zu bestehenden Behandlungsverboten und zum Infektionsschutzgesetz eingefügt. Dabei war es nicht unser Ziel, ein therapeutisches Werk zu ersetzen. Auf die Beschreibung homöopathischer Wirkstoffe haben wir bewusst verzichtet, da solche Angaben dem Gedanken der Homöopathie nicht entsprechen.

Wir wünschen den Leserinnen und Lesern viel Lernfreude und -erfolg mit dem Buch und bitten ganz ausdrücklich um Rückmeldungen und Verbesserungsvorschläge.

Kiel und Frankfurt a. M., im Juni 2016

Runhild Lucius
Anna Brockdorff

Danksagung

Bei unserer Arbeit wurden wir von dem engagierten und hilfsbereiten Team des Karl F. Haug Verlags unterstützt. Unser herzlicher Dank gilt nicht nur unserer Redakteurin Frau Stefanie Teichert, der es mit viel Geschick gelungen ist, die verschiedenen Themenbereiche und Textergänzungen in einen logischen, strukturierten Zusammenhang zu bringen. Sie war stets für alle Fragen offen und zögerte auch nicht, uns zu Kürzungen überladener Passagen zu animieren. Auch Frau Stefanie Westphal, die selber Heilpraktikerin ist, hatte einen guten Blick für das richtige inhaltliche Maß. Ebenso danken wir Frau Ulrike Marquardt für die Organisation der Abläufe im Verlag.

Frau Prof. Renate Lüllmann-Rauch bin ich, Runhild Lucius, zu Dank verpflichtet. Sie war stets bereit, auftretende Fragen, meist über histologische oder anatomische Definitionen, mit mir zu diskutieren. Als weiterer kritischer Korrekturleser und Ratgeber hat mein Ehemann, Herr Prof. Ralph Lucius, wesentlich zum Gelingen des Buches beigetragen. Herrn Prof. Michael Schünke habe ich zu verdanken, dass ich dieses Buchprojekt überhaupt übernehmen konnte, da auf seinen Vorschlag der Kontakt zum Verlag zustande kam. Nicht nur bei dieser Autorenschaft hat er mich durch seine langjährige Erfahrung als Lehrbuchautor und Anatom begleitet und immer wieder bestätigende Worte gefunden.

Von Herzen danken möchte ich, Anna Brockdorff, Hans-Martin Scholder, der mich von der ersten Idee bis zur Endphase unterstützt hat.

Inhalt

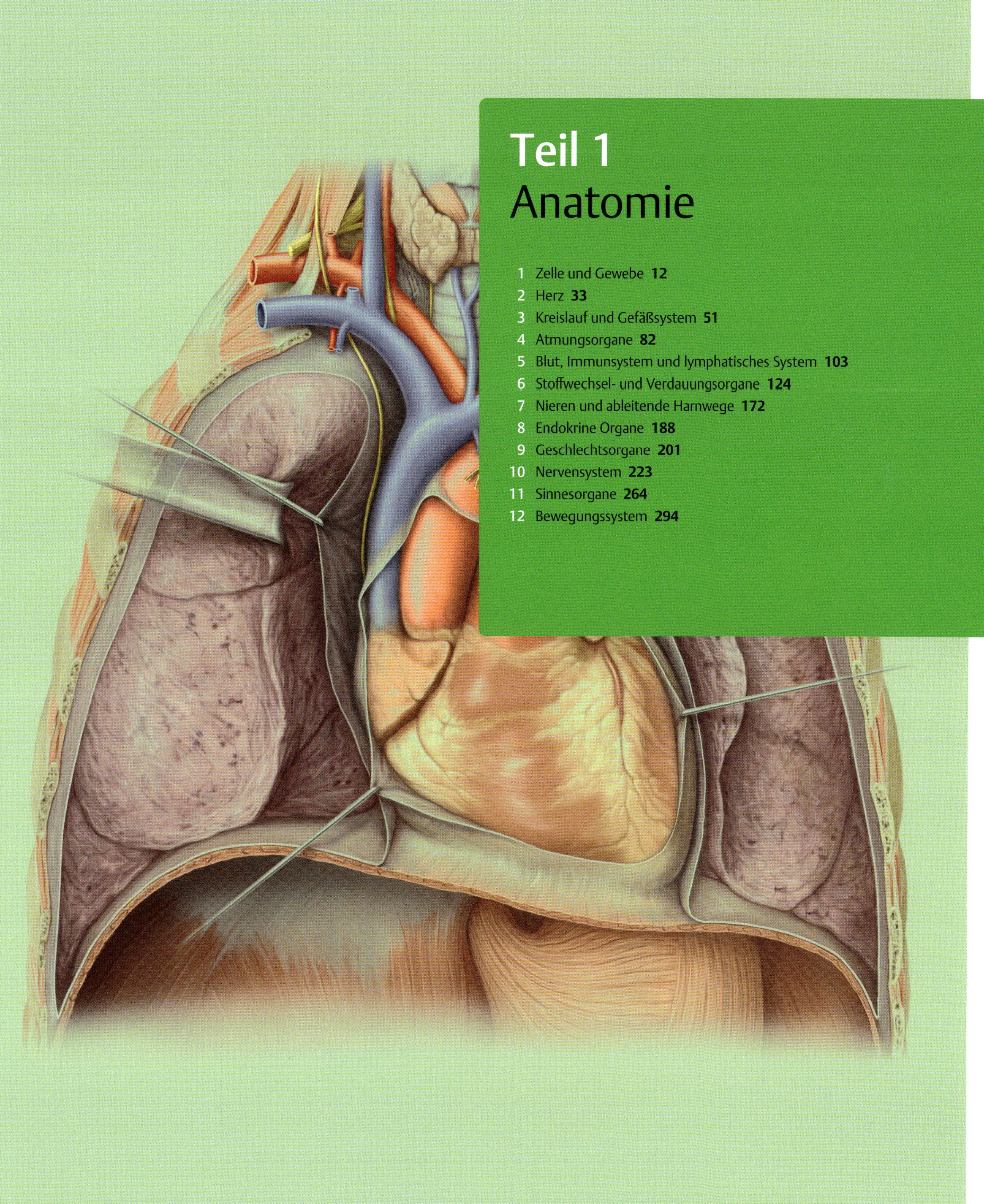

Teil 1
Anatomie

1 Zelle und Gewebe

Die Lehre von der Zelle (griech. zytos) ist die Zytologie. Sie ist ein Teilgebiet der Histologie (Gewebelehre), denn die Zelle ist die kleinste Baueinheit des Körpers. Mehrere gleichartige Zellen im Verbund ergeben ein Gewebe, mehrere Gewebetypen schließlich ein Organ.

1.1 Zellen

Die Zelle (**Abb. 1.1**) ist definitionsgemäß die kleinste selbstständig lebens- und vermehrungsfähige Funktionseinheit des Körpers. Auch wenn sich die jeweiligen Zelltypen aufgrund ihrer Aufgaben differenzieren, zeigen sie folgende genetisch festgelegte Grundeigenschaften:

- Sie haben einen eigenen Stoffwechsel und sind damit in der Lage, Energie herzustellen.
- Sie haben eine begrenzte Lebensdauer, sind aber in der Lage, sich zu vermehren.
- Sie reagieren auf elektrische oder chemische Reize in zellspezifischer Art und Weise.

1.1.1 Intra- und Extrazellularraum

1.1.1.1 Extrazellularraum

Alle Zellen bedürfen eines ganz bestimmten Milieus in ihrer Umgebung, die Extrazellularraum (lat. extra = außerhalb) genannt wird (**Abb. 1.2**).

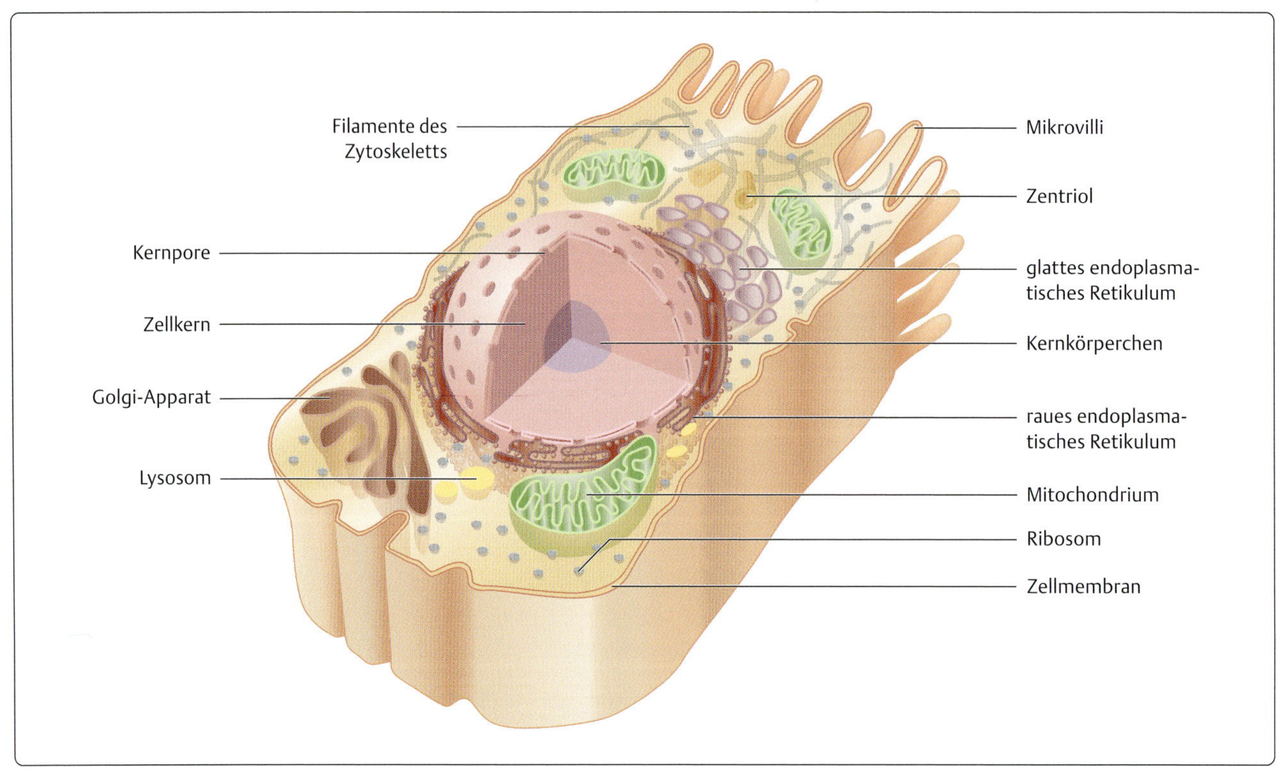

Abb. 1.1 Aufbau der Zelle. Die menschliche Zelle besteht aus einem Zellkern und dem Zytoplasma, welche von der Zellmembran (Plasmamembran) umgeben sind. Außerdem sind zahlreiche Zellorganellen im Zytoplasma eingelagert. Filamente des Zytoskeletts geben der Zelle Halt und organisieren Transportwege.

Dieser ist mit **extrazellulärer Flüssigkeit** gefüllt, einer wässrigen Lösung, die einen konstanten pH-Wert und eine gleichbleibende Ionenkonzentration zeigt. Ionen sind elektrisch geladene Teilchen (Elektrolyte). Die extrazelluläre Flüssigkeit liefert außerdem einen angemessenen Sauerstoff- und Nährstoffgehalt. Das ausgewogene Verhältnis in der Zusammensetzung wird als Homöostase bezeichnet und ist für eine optimale Funktion der Zellen notwendig.

Merke

Definiert ist der pH-Wert als negativer Zehnerlogarithmus der Konzentration der H^+-Ionen (Protonen).
Der pH-Wert gibt also den Säuregehalt einer Lösung an.
Ein pH-Wert von 7 ist neutral, ein pH-Wert < 7 sauer und ein pH-Wert > 7 basisch (alkalisch).

Die höchste Konzentration hat mit ca. 9 g/l Kochsalz (NaCl, Na^+/Cl^-). Weitere vorkommende Stoffe sind:

- Kalium (K^+)
- Kalzium (Ca^{2+})
- Magnesium (Mg^{2+})
- Bikarbonat (HCO_3^-)
- Proteine (negativ geladen)

Die extrazelluläre Flüssigkeit (ca. 14 l) umfasst alle Körperflüssigkeiten, die sich nicht im Inneren der Zellen befinden (**Abb. 1.3**):

- Blutplasma und Lymphflüssigkeit (25 %)
- interstitielle Flüssigkeit (75 %)

Das Interstitium (lat. inter = zwischen) bezeichnet den Raum zwischen den Zellen.

1.1.1.2 Intrazellularraum

Das Innere der Zelle wird als Intrazellularraum (lat. intra = innerhalb) bezeichnet. Im Zellinneren hat Kalium (K^+) die höchste Konzentration. Außerdem befinden sich im Intrazellularraum zahlreiche Proteine. Viele davon sind Enzyme, also Funktionseiweiße, die die Aufgabe haben, Stoffwechselvorgänge zu katalysieren.

Die Konzentration von K^+-Ionen ist im Intrazellularraum um ein Vielfaches höher als im Extrazellularraum, die von Na^+ dagegen im Zellinneren deutlich geringer als außerhalb der Zelle (**Tab. 1.1**). Diese Tatsache hat besondere Bedeutung bei der elektrischen Erregbarkeit von Zellen (v. a. Nerven- und Muskelzellen). Die unterschiedliche Ionenverteilung zwischen intrazellulärem und extrazellulärem Raum erzeugt an der Zellmembran eine Potenzialdifferenz (**Ruhemembranpotenzial**).

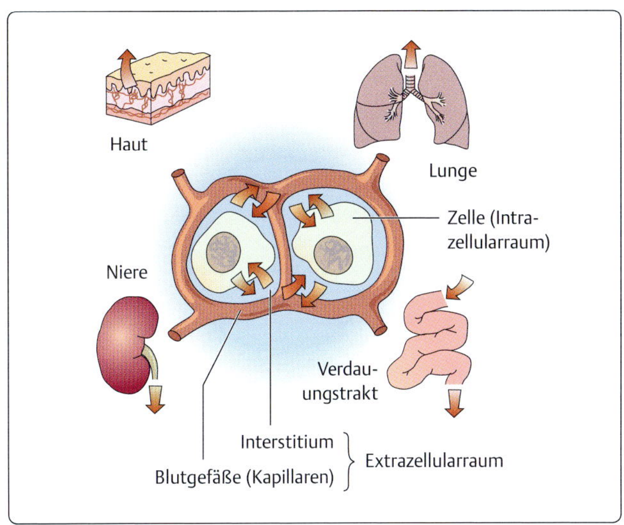

Abb. 1.2 Intra- und Extrazellularraum. Der Intra- und Extrazellularraum unterscheiden sich bezüglich ihrer Inhaltsstoffe. Das innere Milieu der Zellen wird durch Stoffaustausch aufrechterhalten. Über den Verdauungstrakt werden Nährstoffe aufgenommen und Abbauprodukte über die Nieren und den Darm ausgeschieden. Die Lunge regelt den Sauerstoffgehalt und andere Organe (z. B. Haut und Nieren) den Wassergehalt. Als Transportmittel fungiert das Blutgefäßsystem, welches ebenfalls zum Extrazellularraum zählt.

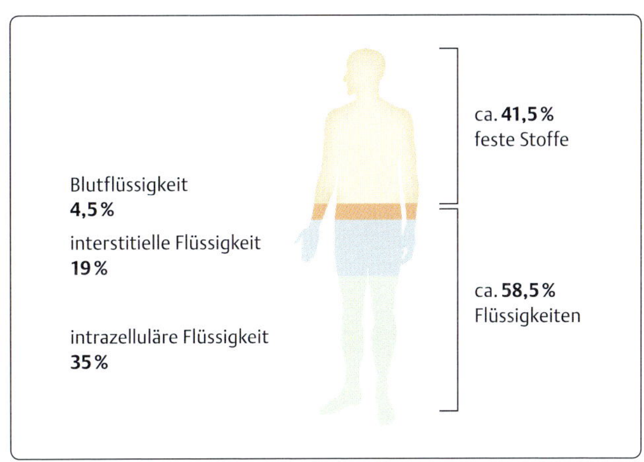

Abb. 1.3 Verteilung der Körperflüssigkeiten.

Tab. 1.1 Vergleich der Ionenkonzentration im Intra- und Extrazellularraum (Faller u. Schünke, S. 27).

Ion	Konzentration	
	Intrazellularraum in mM	**Extrazellularraum in mM**
K^+	139	4
Na^+	12	145
Cl^-	4	116
organische Anionen$^-$	138	34

1.1.2 Aufbau der Zelle

Alle Zellen des menschlichen Körpers folgen einem einheitlichen Grundbauplan (**Abb. 1.1**). Sie bestehen aus dem Zellkern (Nukleus) und dem Zytoplasma, welche von der Zellmembran umgeben sind. Zum Zytoplasma gehören das Zytoskelett (Zellskelett) und die Zellorganellen (kleine Funktionsorgane der Zelle).

1.1.2.1 Zytoplasma

Das Zytoplasma (auch: Zytosol) bildet die zähflüssige Innensubstanz der Zelle. Es wird nach außen von der Zellmembran (Plasmamembran) umgeben, vom Zytoskelett durchzogen und beinhaltet die Zellorganellen sowie verschiedene Depotstoffe (z. B. Glykogen, Lipidtropfen) und Enzyme (Biokatalysatoren).

1.1.2.2 Zellmembran

Die Zellmembran grenzt das Zytoplasma zum Extrazellularraum (Interstitium) hin ab und erlaubt aufgrund ihres Aufbaus nur einen streng geregelten Stoffaustausch. Sie besteht aus 2 dicht aneinandergelagerten Phospholipidschichten, die jeweils eine Moleküllage breit sind (**Abb. 1.4**). Jedes Phospholipidmolekül setzt sich zusammen aus:

- Phosphat (P), dieses ist wasseranziehend (hydrophil)
- Fettsäurerest (Lipid), dieser ist wasserabweisend (hydrophob)

Die beiden Phospholipidschichten sind so angeordnet, dass sie eine Phospholipiddoppelschicht bilden. Dabei sind die hydrophoben Enden der Phospholipide aufeinander zu gerichtet. Die hydrophilen Phosphatseiten weisen nach außen, also zum Extrazellularraum und Zytoplasma.

Die Zellmembran ist durch ihren hydrophoben Anteil für Wasser und darin gelöste Stoffe nicht passierbar, aber an ihren Oberflächen (hydrophile Seiten) gut mit Wasser benetzbar. Gase und fettlösliche (lipophile) Stoffe können die Zellmembran problemlos durchdringen.

Um dennoch wasserlösliche Stoffe kontrolliert in die Zellen zu bringen, sind zwischen die Phospholipidmoleküle Eiweiße (Membranproteine) eingelagert, die als Transporter (Carrier) oder Kanäle fungieren. Andere Membranproteine können Botenstoffe (z. B. Hormone, Zytokine, Neurotransmitter) binden (Rezeptorproteine).

An der Oberfläche der Membranproteine sind zumeist noch Kohlenhydratketten verankert, die in ihrer Gesamtheit als **Glykokalix** (**Abb. 1.4**) bezeichnet werden. Der Aufbau der Glykokalix ist individuell genetisch festgelegt. Somit bildet sie eine Unterscheidungsgrundlage für körpereigene bzw. -fremde Gewebe.

1.1.2.3 Zellorganellen

Die Zellorganellen übernehmen innerhalb des Stoffwechsels der Zelle ganz spezielle Aufgaben. Je nach Typ und Aktivität der Zelle gibt es in unterschiedlicher Anzahl folgende wichtige Organellen:

- Mitochondrien
- Ribosomen und endoplasmatisches Retikulum (raues und glattes)
- Golgi-Apparat
- Lysosomen
- Zentriolen

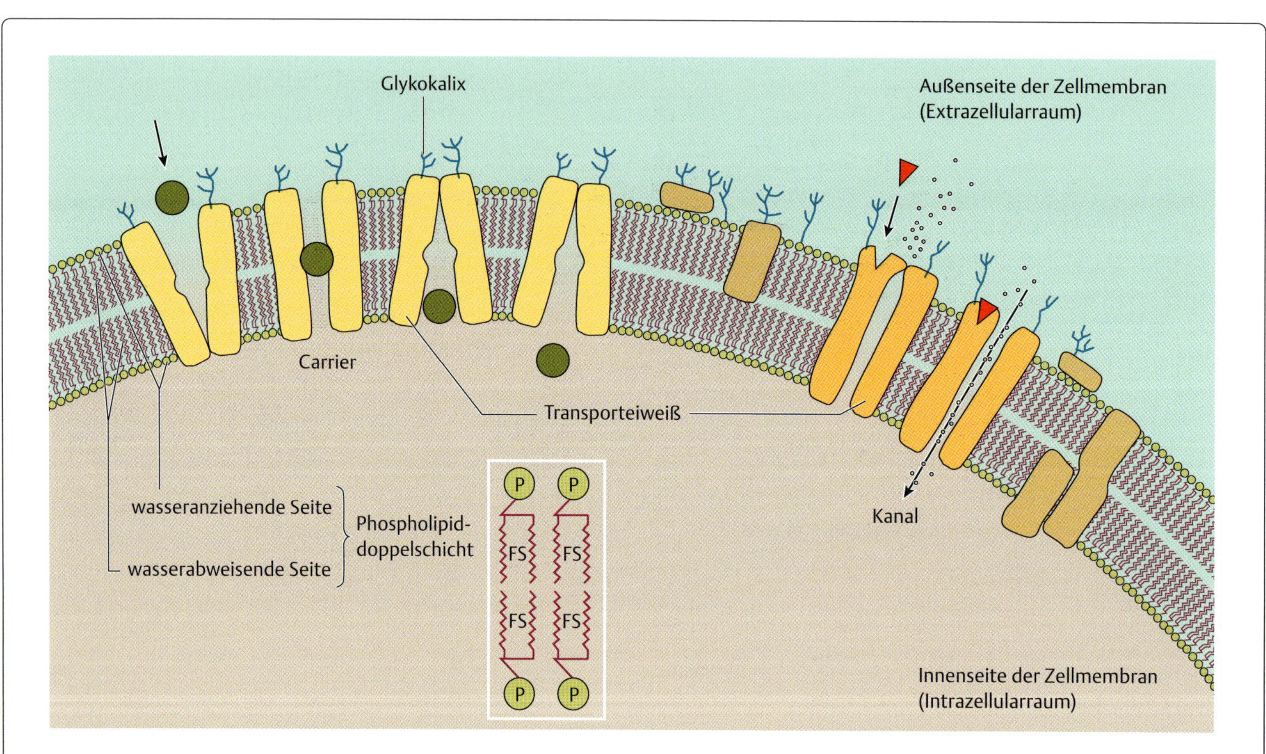

Abb. 1.4 Aufbau der Zellmembran. FS = Fettsäure, P = Phosphor.

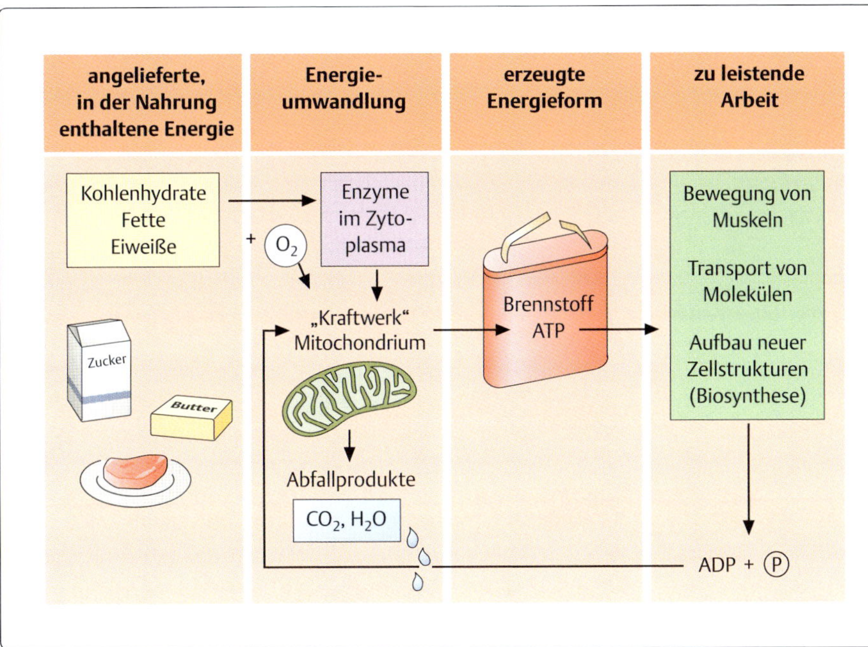

Abb. 1.5 Schematische Darstellung der Energieumwandlung. ATP = Adenosintriphosphat, ADP = Adenosindiphosphat, CO_2 = Kohlendioxid, O_2 = Sauerstoff, H_2O = Wasser.

Mitochondrien

Die Mitochondrien sind für die Energiegewinnung zuständig (**Abb. 1.5**). Sie wandeln aus der Nahrung stammende Energiestoffe in die körpereigene „Energiewährung" ATP (Adenosintriphosphat) um. Diesen Vorgang bezeichnet man als **Zellatmung**, weil er unter Sauerstoffverbrauch (O_2) stattfindet und dabei Wasser (H_2O) und Kohlendioxid (CO_2) entstehen. Das ATP kann man sich wie einen aufgeladenen Akku vorstellen: Geladen besitzt es 3 Phosphatreste (lat. tri). Gibt es einen Phosphatrest ab, wird es zu Adenosindiphosphat (ADP), das 2 Phosphatreste enthält (lat. di). Dabei wird Energie frei, die für Stoffwechselvorgänge zur Verfügung steht. Anschließend wird das ADP im Mitochondrium wieder zu ATP „aufgeladen". Zellen, die einen hohen Energiebedarf haben, besitzen besonders viele Mitochondrien.

Ribosomen und endoplasmatisches Retikulum

Ribosomen und endoplasmatisches Retikulum bilden eine Einheit. Das endoplasmatische Retikulum stellt ein System aus flachen Schläuchen dar, welches die Zelle durchzieht und u. a. als Speicher und Transportsystem dient. Die meisten Ribosomen sitzen an der Oberfläche des endoplasmatischen Retikulums, das dann als rau bezeichnet wird (rER). Ihre Aufgabe ist die Eiweißherstellung (**Proteinbiosynthese**). Das glatte endoplasmatische Retikulum (gER) besitzt keine Ribosomen. Hier werden Fette (Lipide) und fetthaltige Hormone (Steroide) hergestellt.

Golgi-Apparat

Der Golgi-Apparat besteht aus mehreren in der Zelle verteilten Feldern. Er übernimmt die Endkontrolle und -montage bei der Herstellung zelleigener Produkte und „verpackt" sie und andere Stoffe als membranumgebene Vesikel und „adressiert" sie entsprechend ihrem Bestimmungsort. Somit hilft er bei deren Transport durch die Zelle.

Lysosomen

Die Lysosomen (griech. lysis = Lösung) übernehmen die Verdauung in der Zelle. Zu diesem Zweck enthalten sie zahlreiche Enzyme. So können sie aufgenommene Fremdpartikel, eigene zugrunde gegangene Zellbestandteile und anfallende Stoffwechselprodukte abbauen und ggf. einem Recycling zuführen.

Zentriolen

Die Zentriolen (Zentralkörperchen) bilden das Zentrum für ein zelleigenes Transportsystem. Bestandteile des Zytoskeletts (Mikrotubuli) stellen dabei die Transportschienen, die Zentriolen den Ausgangspunkt (Mikrotubulus-Organisations-Zentrum = MTOC) dar. Besonders deutlich wird diese Aufgabe bei der Zellteilung (Mitose), wo sie die unverzichtbare Mitosespindel aufbauen (S. 18).

1.1.2.4 Zytoskelett

Jede Zelle enthält ein mehr oder weniger stark ausgeprägtes Zellskelett (Zytoskelett). Dieses besteht aus 3 unterschiedlichen Komponenten:

- Mikrotubuli
- Aktinfilamente (Mikrofilamente)
- Intermediärfilamente

Mikrotubuli Die Mikrotubuli bilden die Schienen für das zelleigene Transportsystem. An ihnen entlang werden z. B. Zellorganellen, Chromosomen oder Vesikel durch die Zelle geleitet. Außerdem findet man die Mikrotubuli in speziellen beweglichen Oberflächenstrukturen der Zelle, u. a. in Kinozilien (Atemwege oder Eileiter) oder Geißeln (Spermien). Kinozilien und Geißeln können mithilfe von Motorproteinen selbstständig schlagende Bewegungen ausführen und so Partikel an der Gewebeoberfläche entlang- oder die Zelle selbst fortbewegen.

Aktinfilamente (Mikrofilamente) bilden ein passives Stützgerüst für die Zelle. Sie befinden sich überall innen entlang der Zellmembran und ragen auch in Zellausläufer (Mikrovilli) hinein. Die Mikrovilli dienen der Vergrößerung der Zelloberfläche und können sich nicht aktiv bewegen. Besonders viele Aktinfilamente besitzen Muskelzellen (Kap. 1.2.3). Zusammen mit dem Motorprotein Myosin sind sie hier für die Muskelkontraktion (Muskelanspannung) verantwortlich.

Intermediärfilamente Die besonders zugfesten Intermediärfilamente stabilisieren die Zelle, indem sie sie komplett durchziehen.

1.1.2.5 Zellkontakte

Zellkontakte sind definierte Strukturen, die benachbarten Zellen Befestigungs- und Kommunikationsmöglichkeiten geben. Dazu zählen:

- Adhäsionskontakte (Haftkontakte)
- Verschlusskontakte (Barrierekontakte, Tight-Junctions)
- Kommunikationskontakte (Gap-Junctions, Nexus)

Mittels **Haftkontakten** verankern sich Zellen untereinander oder an der Umgebung und sorgen so für eine mechanische Festigkeit. Zwischen den Zellen gelegene **Tight-Junctions** (Verschlusskontakte) verhindern den Durchtritt von wasserlöslichen Stoffen durch die Zellzwischenräume und trennen gegenüberliegende Räume voneinander ab (Barrierekontakte). **Gap-Junctions** (Kommunikationskontakte) erlauben den Stoffaustausch und die Verständigung benachbarter Zellen.

1.1.2.6 Zellkern

Bis auf die roten Blutkörperchen (reife Erythrozyten) besitzen alle Zellen einen Zellkern (Nukleus). Der Zellkern ist von 2 Hüllen umgeben, die Öffnungen (Kernporen) zum Zytoplasma aufweisen, sodass ein Stoffaustausch möglich ist. Die Membranen gehen in das Schlauchsystem des endoplasmatischen Retikulums über (S. 15). Im Inneren enthält der Zellkern die Karyolymphe (Kernsaft) und strukturgebende Kernmatrix. Die meisten Zellkerne enthalten noch ein kleines Kernkörperchen, den Nukleolus. Er produziert die ribosomale Ribonukleinsäure (rRNA), den Baustein der Ribosomen (S. 15).

Der Zellkern enthält die Erbinformation der Zelle, die Gene (Gesamtheit = Genom). Ihre kleinste Einheit ist die Desoxyribonukleinsäure (DNA), die in Form der Chromosomen organisiert ist.

> **Lerntipp**
> DNA = engl. deoxyribonucleic acid (Desoxyribonukleinsäure); RNA = engl. ribonucleic acid (Ribonukleinsäure). Die Abkürzungen DNS/DNA und RNS/RNA finden im Deutschen gleichermaßen Verwendung.

Die Aufgaben des Zellkerns sind:

- Transkription (Kopieren der Baupläne für die Herstellung körpereigener Eiweiße)
- Reduplikation (Verdoppelung der DNA)
- Bildung von Ribosomen

Bei der Transkription (S. 17) wird im Zellkern eine Kopie der Baupläne für die Herstellung körpereigener Eiweiße (**Proteinbiosynthese**) angefertigt und in Form von Botenmolekülen (Messenger-RNA = mRNA) an die beteiligten Zellorganellen, d. h. die Ribosomen, weitergegeben.

Bei der Zellteilung oder Mitose (S. 18) wird die DNA identisch verdoppelt (Reduplikation oder Replikation), damit beide Tochterzellen wieder das vollständige Genom enthalten.

Chromosomen

Die Gene eines Menschen liegen im Zellkern in den Chromosomen. 46 Chromosomen (diploider Chromosomensatz) enthält die menschliche **Körperzelle**. Da jeweils ein entsprechendes Chromosom von der Mutter und eines vom Vater stammt, bilden sich 23 Chromosomenpaare. 22 Paare enthalten die gleichen Erbmerkmale (homologe Chromosomen). Das 23. Paar ist das Geschlechtschromosom (heterologe Chromosomen): Frauen haben 2 X-Chromosomen (XX), Männer 1 X- und 1 Y-Chromosom (XY).

Die **Keimzellen** (Eizellen und Spermien) enthalten dagegen nur einen einfachen Chromosomensatz (haploider Chromosomensatz), also 23 Chromosomen, die gemischt von der Mutter oder vom Vater stammen.

Aufbau Ein Chromosom besteht aus einem langen und kurzen Chromosomenarm, die miteinander durch das Zentromer (primäre Einschnürung) verbunden sind. Während der Zellteilung zeigt ein einzelnes Chromosom den Aufbau aus 2 Chromatiden (**Abb. 1.6**), ansonsten sind diese „entspiralisiert" und nicht sichtbar. Jedes Chromatid besteht aus einem Strang DNA.

Die **DNA** ist ein Doppelstrang aus Zuckermolekülen, der Desoxyribose, und Phosphaten (ein Zuckermolekül und eine Phosphatgruppe ergeben ein Nukleotid). 4 verschiedene Basen legen sich in genetisch codierender Reihenfolge an die Nukleotidketten:

- Adenin (A)
- Thymin (T)
- Guanin (G)
- Cytosin (C)

Dabei liegen sich in dem Doppelstrang als **Basenpaare** (komplementäre Basen) immer Adenin und Thymin sowie Cytosin und Guanin gegenüber. Somit sind die beiden Stränge der DNA wie ein Positiv und Negativ zueinander komplementär. Sie winden sich in Form einer Spirale umeinander (Doppelhelix).

> **Lerntipp**
> Merkspruch: „**A**nton **t**rifft **c**hinesische **G**äste."
> Zuordnung der Basenpaare: **A**denin – **T**hymin; **C**ytosin – **G**uanin.

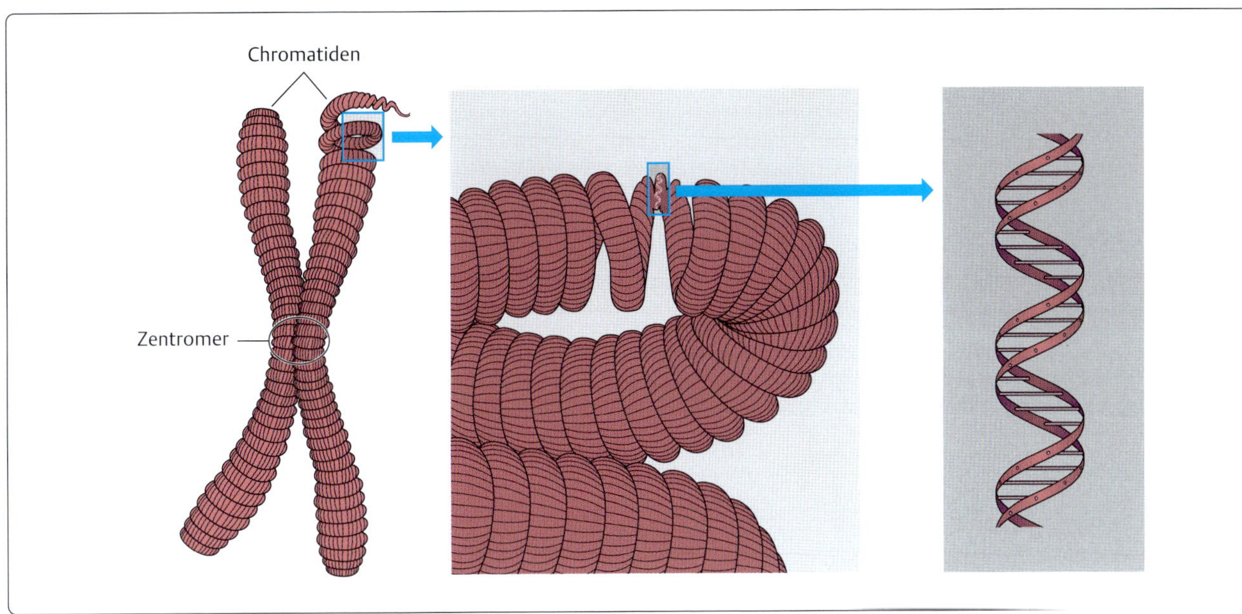

Abb. 1.6 Aufbau eines Chromosoms.

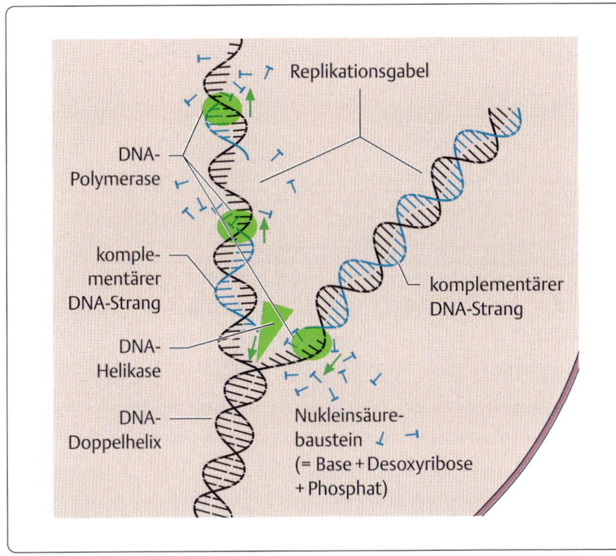

Abb. 1.7 Reduplikation.

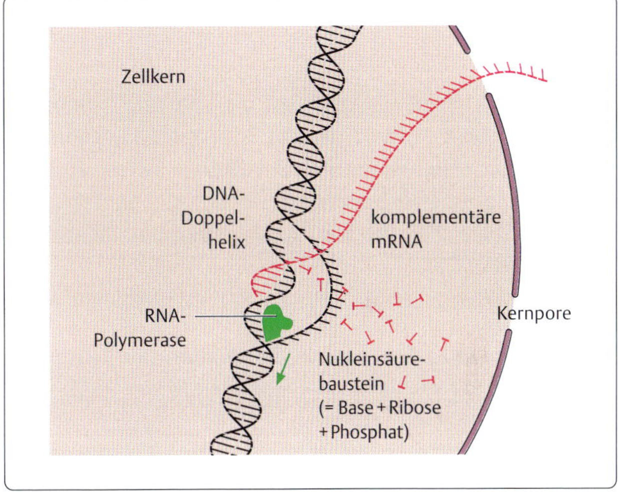

Abb. 1.8 Transkription.

Reduplikation

Bei der Zellteilung muss der genetische DNA-Code identisch kopiert werden. Bei dieser Reduplikation (oder Replikation) wird mithilfe eines Enzyms (Helikase) der Doppelstrang mittig aufgebrochen (**Abb. 1.7**). Stück für Stück werden nun an beiden offenen Strängen die Basenpaare wieder ergänzt und es entstehen 2 neue identische DNA-Stränge, die in die jeweiligen Tochterzellen wandern.

Transkription, Translation und Proteinbiosynthese

Die Basenpaaren der DNA codieren den Bauplan für die Herstellung der Proteine (**Proteinbiosynthese**). Um diese produzieren zu können, muss die Information zu den Ribosomen (S. 15) gelangen. Dies geschieht in Form der mRNA (Messenger-RNA). Die RNA ähnelt der DNA, besteht aber nur aus einem einfachen Strang. Ribose stellt hier das Zuckermolekül und die Base Thymin ist durch Uracil ersetzt.

Die mRNA wird gebildet, indem der jeweils benötigte Abschnitt der DNA mithilfe des Enzyms RNA-Polymerase geöffnet und die Basenfolge auf einen mRNA-Strang kopiert wird. Diesen Vorgang bezeichnet man als **Transkription** (**Abb. 1.8**).

Der mRNA-Strang gelangt zu den Ribosomen des rauen endoplasmatischen Retikulums (rER). Diese lesen ihn ab und setzen dem Bauplan entsprechend Aminosäuren zu Eiweißen zusammen (**Translation**). Die Aminosäuren sitzen wiederum auf einer anderen Form von RNA, der tRNA (Transfer-RNA). 3 Basen (Basentriplett) codieren dabei jeweils eine Aminosäure (**Abb. 1.9**).

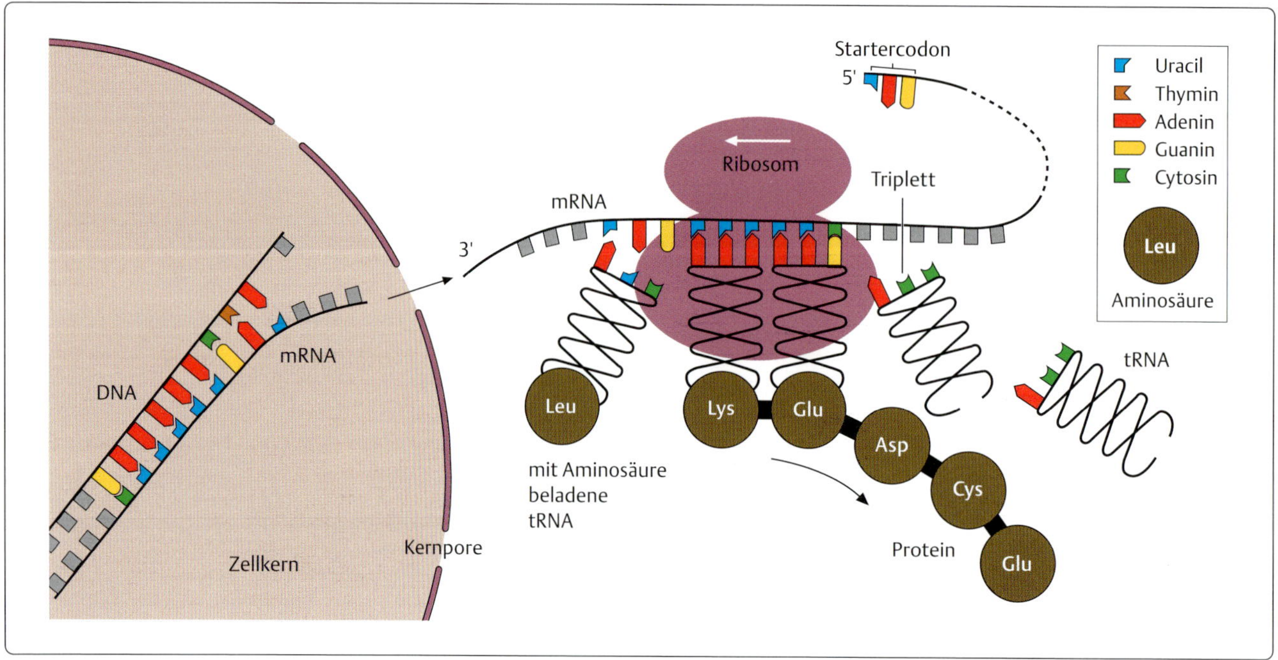

Abb. 1.9 Translation. Aminosäuren: Asp = Asparagin, Cys = Cystein, Glu = Glutamin, Leu = Leucin, Lys = Lysin.

Mitose

Als Mitose (**Abb. 1.10**) bezeichnet man die **Zellteilung von Körperzellen**. Die Chromosomen als Speicher der genetischen Informationen werden vor der Mitose verdoppelt, um die entstehenden Tochterzellen mit dem vollständigen und identischen Genom zu versorgen.

Meiose

Die Meiose (**Abb. 1.11**) dient der **Produktion der Keimzellen** (Eizellen und Spermien/Samenzellen). Sie findet in den Eierstöcken und Hoden statt (Kap. 9.3.1).

Keimzellen enthalten nur einen einfachen Chromosomensatz. Dieser besteht aus zufällig gemischten mütterlichen und väterlichen Erbinformationen. So entsteht später bei einer Befruchtung, also der Verschmelzung von Eizelle und Samenzelle, wieder ein neuer vollständiger Chromosomensatz für den neuen Organismus.

1.2 Gewebe

Ein Verband gleichartig entwickelter Zellen bildet ein Gewebe. Folgende Gewebetypen lassen sich im menschlichen Körper unterscheiden:

- Epithelgewebe
- Binde- und Stützgewebe
- Muskelgewebe
- Nervengewebe

1.2.1 Epithelgewebe

Typische Merkmale des Epithelgewebes sind enge Zellkontakte, wenig Extrazellularraum, die Verankerung auf einer Basalmembran (Glashaut) und eine polare Bauweise.

Der obere (apikale) und untere (basale) Pol der Zellen ist entgegengesetzt ausgerichtet (**polare Bauweise**). Am apikalen Pol befinden sich manchmal besondere Oberflächenstrukturen der Zellen wie Mikrovilli oder Kinozilien (S. 15). Der basale Pol ist zur Basalmembran gerichtet und ggf. dort verankert.

Die **Basalmembran** ist eine Matte aus extrazellulären Fasern und Eiweißzuckerverbindungen (**Abb. 1.12**). Sie ist ein wichtiges Verbindungsglied zwischen dem Epithel und dem darunterliegenden Gewebe. Außerdem stellt sie eine Leitschiene dar, entlang derer sich das Epithel ausbreiten und nach einem Defekt wieder regenerieren kann.

Die Epithelien lassen sich je nach Ort und Funktion 2 Typen zuordnen:

- Oberflächenepithel
- Drüsenepithel

1.2.1.1 Oberflächenepithel

Die Einteilung der Oberflächenepithelien erfolgt nach der Zahl der Zellschichten (einschichtig oder mehrschichtig) und nach der Form der Zellen (flach, würfelförmig = prismatisch oder zylindrisch = hochprismatisch; **Abb. 1.12**).

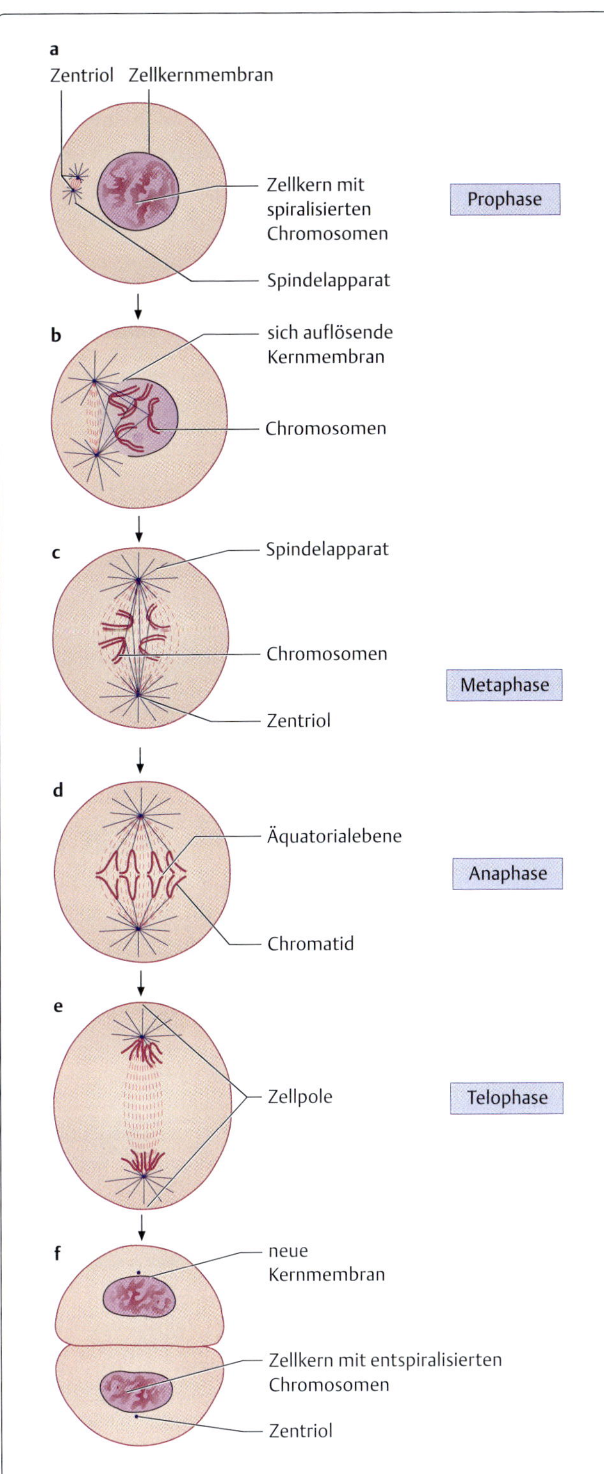

Abb. 1.10 Mitose. Bei der mitotischen Zellteilung entstehen 2 identische Tochterzellen. In mehreren Phasen werden dabei die zunächst verdoppelten Chromosomen mit erbgleichen Informationen verteilt. **a** Prophase: Die verdoppelte DNA spiralisiert sich zu 46 Chromosomen mit je 2 Chromatiden auf. Mikrotubuli beginnen mit dem Aufbau des Spindelapparates, die Kernmembran löst sich auf. **b, c** Metaphase: Die Chromosomen sammeln sich mithilfe des Spindelapparates auf einer Ebene. **d** Anaphase: Die Mikrotubuli des Spindelapparates ziehen die Chromatiden in entgegengesetzte Richtung auseinander. **e, f** Telophase: Um das Zytoplasma der Tochterzellen – mit dem neuen Zellkern und den gleichmäßig verteilten Organellen – schließt sich die Zellmembran.

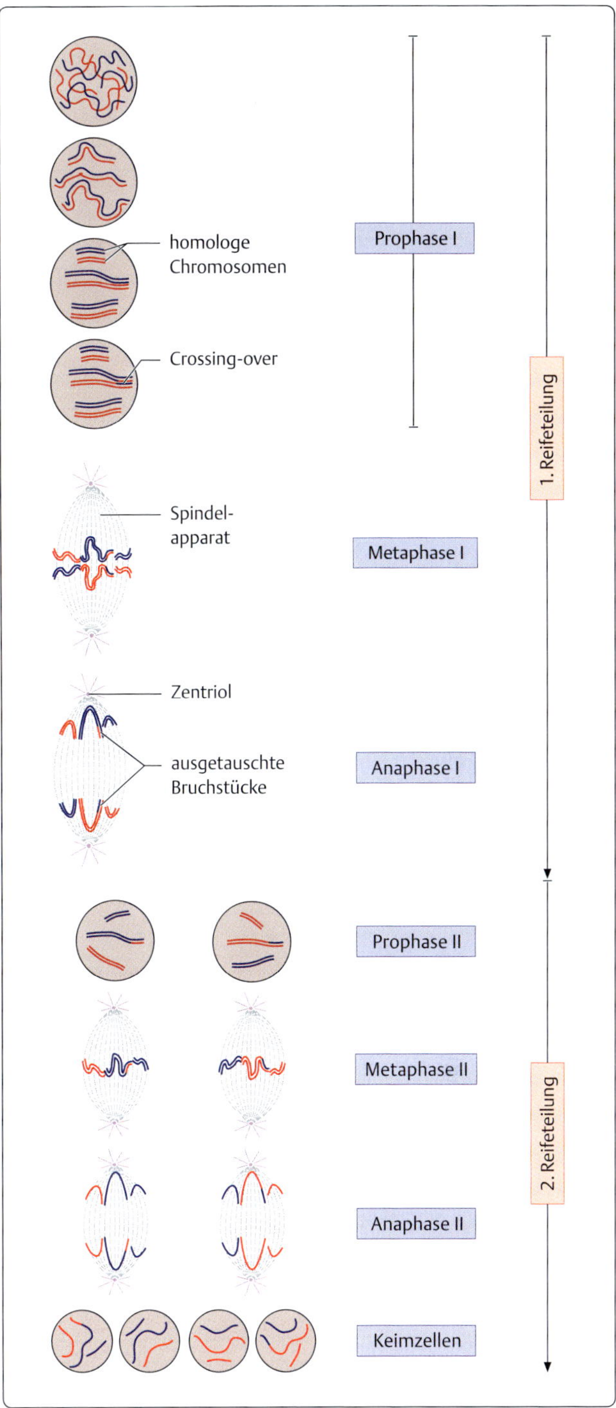

Abb. 1.11 Meiose. Die Meiose ermöglicht die Herstellung der Keimzellen (Samenzelle, Eizelle) mit einem einfachen Chromosomensatz. Aufgrund dieser Halbierung bezeichnet man sie auch als Reduktionsteilung. Sie gliedert sich in die 1. und 2. Reifeteilung. In jeweils mehreren Phasen entstehen schließlich 4 Keimzellen, auf die die mütterlichen und väterlichen Erbinformationen zufällig verteilt sind. In der Prophase sortieren sich die homologen Chromosomen nebeneinander und es kann zum Austausch von einzelnen Abschnitten kommen (Crossing-over). Auf diese Weise vermischen sich bereits väterliche und mütterliche Erbinformationen (Rekombination der Gene). In der Metaphase I werden die homologen Chromosomen nun zufällig auf die Tochterzellen verteilt, also nicht die sich entsprechenden Chromatiden. In der 2. Reifeteilung teilen sich nun in weiteren Schritten die Chromosomen der 2 Tochterzellen in Chromatiden, wandern zu entgegengesetzten Zellpolen und werden von einer Zellmembran umschlossen. Somit entstehen 4 Tochterzellen (Keimzellen).

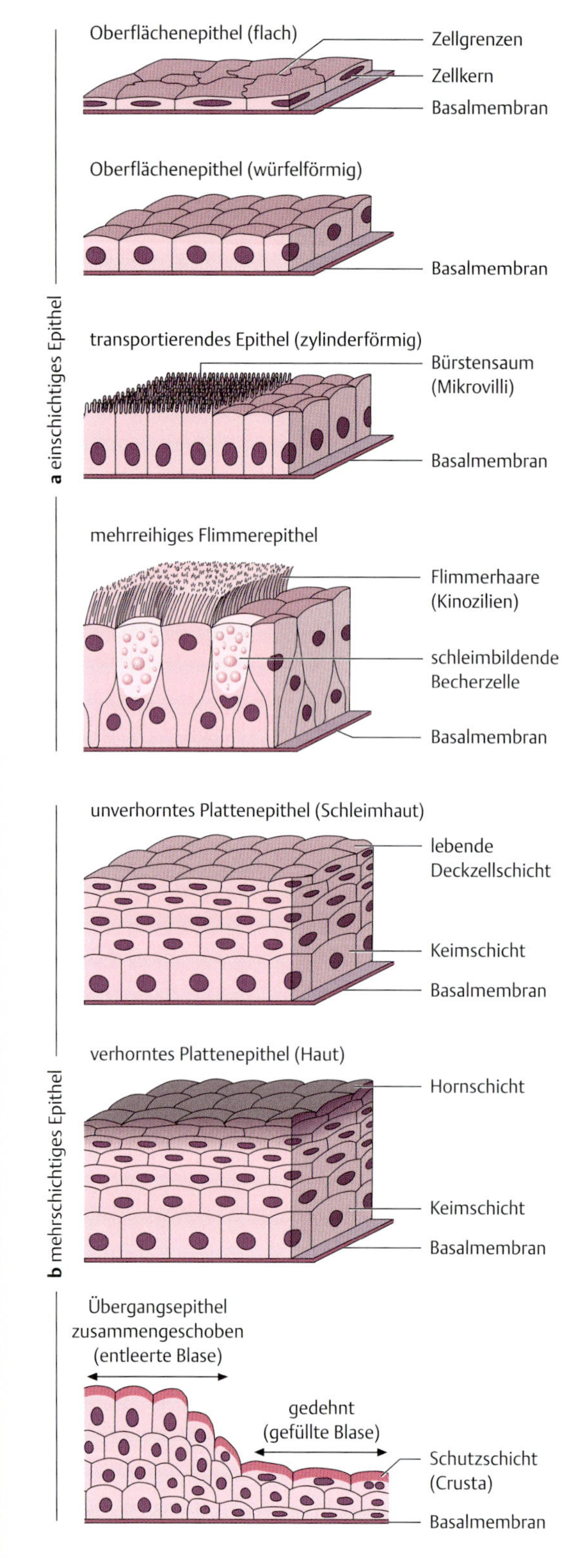

Abb. 1.12 Überblick über die Epithelien. Bei der Einteilung der Epithelien richtet sich die Benennung immer nach der Form der obersten Zellschicht. Zu den einschichtigen Epithelien gehört auch das mehrreihige Epithel. Es unterscheidet sich vom mehrschichtigen Epithel dadurch, dass alle Zellen auf der Basalmembran sitzen, aber nicht alle die Oberfläche erreichen. Beim mehrschichtigen Epithel dagegen haben die höheren Schichten keinen Kontakt mehr zur Basalmembran.

Oberflächenepithel bedeckt die Körperoberfläche und kleidet im Körperinneren die Hohlräume aus. In den Blut- und Lymphgefäßen und im Herzen wird es **Endothel** genannt. Eine wichtige Aufgabe der Oberflächenepithelien ist das Abgrenzen von 2 gegenüberliegenden Räumen. Es dient damit u. a. dem Schutz vor

- mechanischer, chemischer und physikalischer Schädigung,
- dem Eindringen von Krankheitserregern,
- Wasserverlust durch Verdunstung.

Bei manchen Oberflächenepithelien steht aber auch der Stofftransport im Vordergrund (transportierende Epithelien). Dazu gehört z. B. das resorbierende (nährstoffaufnehmende) Epithel der Darmschleimhaut.

1.2.1.2 Drüsenepithel

Drüsenepithelien produzieren biologisch wirksame Stoffe und geben diese an die Oberfläche oder das Blut ab (Sekretion). Sie können ein- oder mehrzellig sein:

- einzellige Drüsen (v. a. Becherzellen)
- mehrzellige Drüsen (z. B. Speichel-, Schweiß-, Tränen- oder Hormondrüse)

Die einzelligen Becherzellen liegen zwischen den oberflächlichen Epithelzellen, z. B. im Darmepithel oder im Epithel der Atemwege.

Mehrzellige Drüsen (Drüsenorgane) sind aufgrund des erhöhten Platzbedarfs unter das Epithel gewandert. Sie gehören entweder zu den exokrinen Drüsen, die ihr Sekret fast immer über einen Ausführungsgang ausschütten (sezernieren), oder zu den endokrinen Drüsen (Hormondrüsen).

Je nach Zusammensetzung ihres Sekrets teilt man die exokrinen Drüsen außerdem ein in:

- seröse Drüsen (Sekret dünnflüssig, proteinreich)
- muköse Drüsen (Sekret zähflüssig, schleimhaltig = muzinreich)
- gemischte Drüsen

Die Aktivität der exokrinen Drüsen wird überwiegend vom vegetativen (unbewussten) Nervensystem gesteuert (Kap. 10.4).

Je nach vorwiegend produzierter Sekretart unterscheidet sich die Form der Drüsen. Produzieren sie ein zähflüssiges (muköses) Sekret, sind sie kurz und plump (tubulöse Form), z. B. Drüsen in Zwölffingerdarm und Speiseröhre. Drüsen mit dünnflüssigem (serösem) Sekret wie Bauchspeicheldrüse, Ohrspeicheldrüse und Prostata haben dagegen lange, dünnlumige und verästelte Kanäle (azinöse Form). Gemischte Drüsen (z. B. tubuloazinöse Form: Unterzungen- und Unterkieferspeicheldrüse) können auch bläschenförmige (alveoläre) Anteile haben wie die Brustdrüse und die großen Schweißdrüsen.

> **Pathologie**
>
> **Karzinome**
>
> Karzinome sind bösartige vom Epithelgewebe ausgehende Tumoren. Sie können in den epithelialen Anteilen aller Organe auftreten und sind die häufigsten bösartigen Tumoren.

1.2.2 Binde- und Stützgewebe

Das Binde- und Stützgewebe erscheint recht unterschiedlich gestaltet (**Abb. 1.13**). Alle Zellen dieser Gewebegruppe entstammen aber dem embryonalen Bindegewebe, dem **Mesenchym**. Die unterschiedlichen Arten des Bindegewebes füllen die Räume zwischen den Skelettanteilen, den Organen oder Organanteilen und den Leitungsbahnen (Blut- und Lymphgefäße, Nerven). Auch das Fettgewebe gehört zum Bindegewebe. Die Stützgewebe (Knorpel und Knochen) bilden die geformten Anteile des Skeletts.

Die allgemeinen Funktionen des Bindegewebes sind:

- Ausfüllen und Polsterung von Organen und Leitungsbahnen
- Stoffverteilung zwischen den Gefäßen und den Bindegewebszellen
- Speicherung von Wasser
- Wundheilung
- Ausbildung der Sehnen und des Bandapparates
- Energiespeicher (weißes Fettgewebe) und Wärmeproduktion (braunes Fettgewebe)

Gemeinsam ist allen Binde- und Stützgeweben der relativ geringe Anteil an Zellen (Fibroblasten) im Vergleich zu einem ausgedehnten Extrazellularraum. Dieser ist mit extrazellulärer Matrix aus verschiedenen Fasern und unterschiedlich fester Grundsubstanz ausgefüllt. Die Zusammensetzung der extrazellulären Matrix bestimmt maßgeblich die jeweiligen Eigenschaften des Gewebes. In der Matrix kommen außerdem regelmäßig verschiedene Abwehrzellen vor.

Zu den in der extrazellulären Matrix vorkommenden Fasern gehören:

- kollagene Fasern
- elastische Fasern
- retikuläre Fasern

Kollagene Fasern sind besonders zugfest. Sie finden sich daher in Sehnen und Bändern. Elastische Fasern finden sich in reversibel dehnbaren Geweben, z. B. in Arterienwänden, der Haut und der Lunge. Retikuläre Fasern bilden netzartige (lat. rete = Netz) Grundgerüste, in deren Zwischenräumen Zellen Halt finden, z. B. in den Lymphknoten oder im Fettgewebe.

Aufgrund des Anteils der verschiedenen Fasern unterscheidet man im Wesentlichen folgende Bindegewebsarten:

- lockeres kollagenes Bindegewebe
- straffes kollagenes Bindegewebe
- retikuläres Bindegewebe

1.2.2.1 Lockeres kollagenes Bindegewebe

Diesen Bindegewebstyp findet man am häufigsten (**Abb. 1.14**). Er bildet ein stützendes Grundgerüst (Stroma) in den Organen, findet sich in den Wänden von Gefäßen und füllt Lücken zwischen unterschiedlichen Strukturen. Seine kollagenen Fasern verlaufen wellig und lassen so eine gewisse Dehnungsreserve. Meist liegen begleitende elastische und retikuläre Fasern vor. Die elastischen Fasern sorgen für die Rückstellung des Gewebes nach Dehnung.

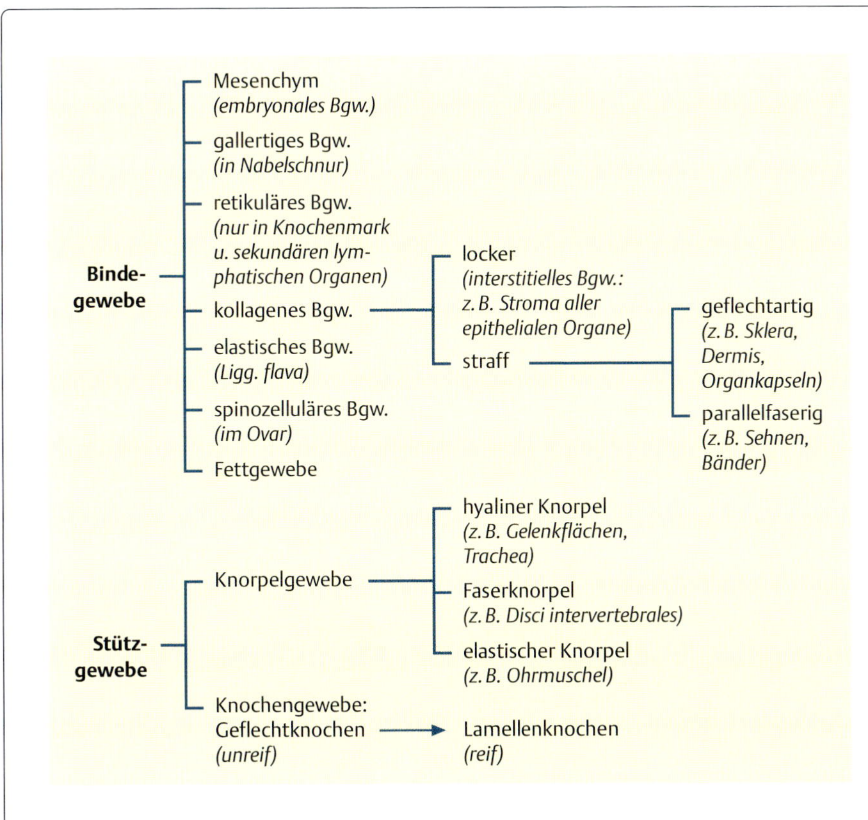

Abb. 1.13 Systematik der Binde- und Stützgewebe. Zusätzlich zu dem kollagenen und retikulären Bindegewebe gibt es noch einige andere sehr spezielle Bindegewebstypen. Ihr Vorkommen ist in der Aufstellung verzeichnet. Bgw. = Bindegewebe.

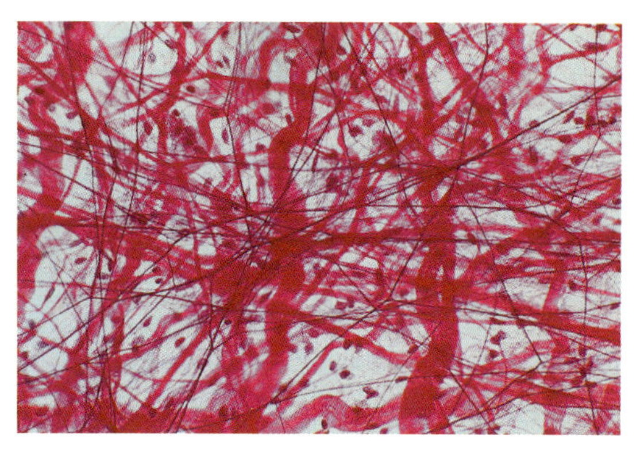

Abb. 1.14 Lockeres Bindegewebe. Dieses Foto zeigt lockeres Bindegewebe im Bereich der Darmaufhängung (Mesenterium). Sie erkennen die rot gefärbten Kollagenfaserbündel, die spinnengewebsartigen elastischen Fasern (dunkel) und dazwischen die Zellkerne der Bindegewebszellen.

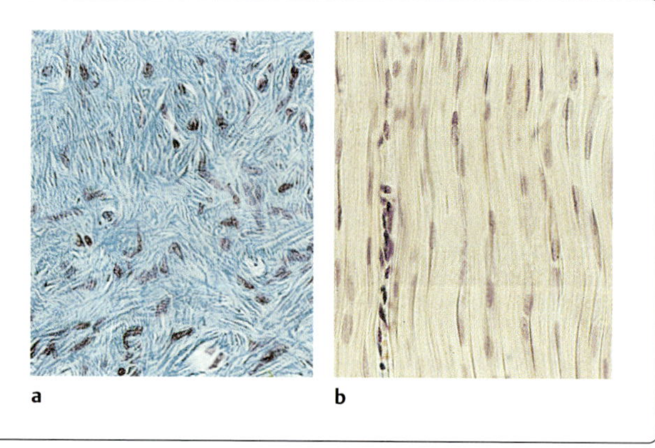

Abb. 1.15 Straffes Bindegewebe.
- **a** Im straffen geflechtartigen Bindegewebe bilden die dichten Faserbündel, in verschiedene Richtungen verlaufend, ein enges Geflecht. So hält es der mechanischen Beanspruchung besser stand.
- **b** Die Faserbündel sind im straffen parallelfaserigen Bindegewebe (hier Längsschnitt durch eine Sehne) in eine Richtung ausgerichtet. So können sie die Beanspruchung auf Zug aus einer Richtung aufnehmen.

1.2.2.2 Straffes kollagenes Bindegewebe

Im straffen kollagenen Bindegewebe (**Abb. 1.15**) liegen die zahlreichen Kollagenfasern dicht gestreckt und streng geordnet vor. Elastische Fasern sind fast keine vorhanden. Diesen Typ findet man überall dort, wo das Gewebe stark durch Zug beansprucht wird. Kommt der Zug aus einer Richtung, liegen die Kollagenfasern parallel (Sehnen und Bänder) angeordnet vor, bei Zug aus verschiedenen Richtungen geflechtartig (harte Hirnhaut, Organ- und Gelenkkapseln, Horn- und Lederhaut des Auges, Muskelfaszien).

1.2.2.3 Retikuläres Bindegewebe

Retikuläres Bindegewebe findet man (im Gegensatz zu retikulären Fasern) ausschließlich im Knochenmark und in den sekundären lymphatischen Organen (Kap. 5.3.2). Es besteht aus Retikulumzellen und den von ihnen hier gebildeten speziellen retikulären Fasern. In den Organen bilden sie gemeinsam ein Maschenwerk für die sich entwickelnden freien Zellen (z. B. unreife Blutzellen, lymphatische Zellen).

> **Pathologie**
>
> **Sarkome**
>
> Bösartige Tumoren, die von Nachkömmlingen des Mesenchyms (embryonales Bindegewebe) ausgehen, sind Sarkome. Sie gibt es z. B. im Knochen (Osteosarkome), im Knorpel (Chondrosarkome), in den Muskeln (Myosarkome) oder im Fettgewebe (Liposarkome). Sarkome sind wesentlich seltener als Karzinome (S. 20).

1.2.2.4 Fettgewebe

Das Fettgewebe gliedert sich in weißes und braunes Fettgewebe. Die Fettzellen (Adipozyten) werden von retikulären Fasern umsponnen. Sie produzieren und speichern die Fette (Lipide) intrazellulär entweder in einer einzelnen großen Vakuole (univakuolär, weißes Fettgewebe) oder in vielen kleinen Vakuolen (plurivakuolär, braunes Fettgewebe; **Abb. 1.16**).

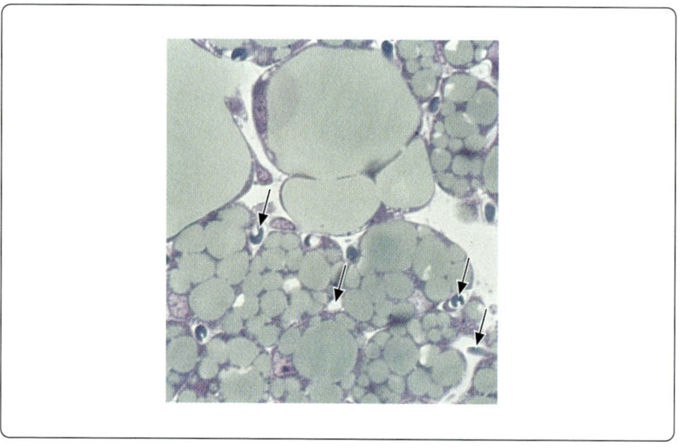

Abb. 1.16 Mikroskopische Darstellung von weißem und braunem Fettgewebe. Weiße Fettzellen beinhalten eine große Vakuole (univakuolär) zur Lipidspeicherung, braune dagegen mehrere kleine (plurivakuolär). Zwischen den braunen Fettzellen sind zahlreiche kleine Blutgefäße (Pfeile) zu erkennen. Sie leiten die Wärme weiter, die die braunen Fettzellen erzeugen.

Weißes Fettgewebe

Weißes Fettgewebe hat einerseits die Aufgabe der Wärmeisolation und des Energiespeichers (**Speicherfett**). Je nach Ernährungszustand ist es als unterschiedlich starke subkutane Fettschicht in der Unterhaut zu finden. Bei Energiebedarf werden die Lipide aus diesen Depots wieder freigegeben und dem Gesamtorganismus zur Verfügung gestellt.

Andererseits dient weißes Fettgewebe als **Baufett** dem Halt von Organen (z. B. Nieren, Augapfel) oder der Polsterung (Hand- und Fußsohlen, in der Umgebung von Leitungsbahnen). Das Baufett wird nur bei extremem Bedarf abgebaut, z. B. zehrenden Erkrankungen, chronischer Unterernährung.

Braunes Fettgewebe

Braunes Fettgewebe ist v. a. beim Säugling zu finden. Hier dient das gespeicherte Fett der Wärmegewinnung. Die Fettzellen

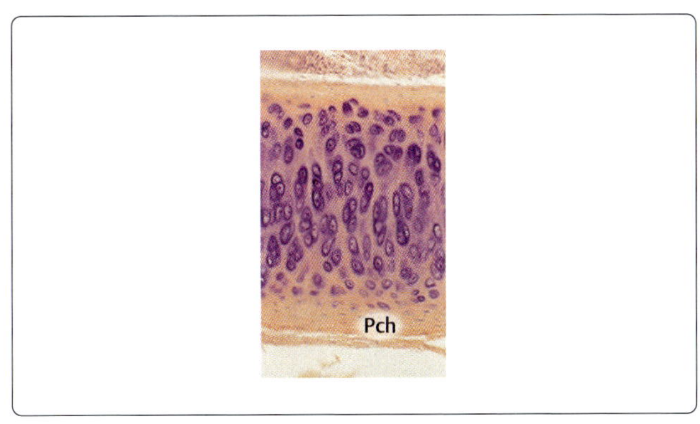

Abb. 1.17 Hyaliner Knorpel. In der Abbildung erkennen Sie die Knorpelzellen (Chondrozyten) in kleinen Gruppen (Chondrone) in der extrazellulären Substanz. In den Außenbereichen befindet sich die Knorpelhaut. Pch = Perichondrium.

selbst verbrennen das gespeicherte Fett und geben die dabei frei werdende Wärmenergie über den Blutkreislauf an den ganzen Körper ab. (In der Tierwelt erhalten winterschlafende Tiere auf diese Weise ihre Körpertemperatur aufrecht.) Für die braune Farbe ist der hohe Gehalt an Mitochondrien verantwortlich, die für die Fettverbrennung benötigt werden.

1.2.2.5 Stützgewebe

Als Stützgewebe werden Knorpel- und Knochengewebe zusammengefasst.

Knorpelgewebe

Die ortsständigen Zellen des Knorpels (**Chondrozyten**) liegen meist in kleinen Gruppen (Chondrone) in der extrazellulären Matrix (**Abb. 1.17**). Diese besteht v. a. aus Kollagenfasern und Proteoglykanen (Eiweißzuckerverbindungen). Durch diese Komponenten wird der Knorpel druckelastisch, d. h. reversibel komprimierbar.

3 Formen von Knorpelgewebe sind bekannt:

- hyaliner Knorpel (z. B. Gelenkknorpel, Atemwege, Kehlkopfskelett, Rippen, Wachstumszone der Knochen)
- Faserknorpel (z. B. Zwischenwirbelscheiben, Symphyse, Menisken, Gelenkflächen und Diskus des Kiefergelenks)
- elastischer Knorpel (z. B. Ohrmuschel, äußerer Gehörgang, Ohrtrompete, Kehlkopfdeckel, kleinste Bronchien)

Knorpelgewebe ist gefäßfrei. Die Ernährung der Knorpelzellen geschieht durch Diffusion vom Rand des Knorpels aus der umgebenden Knorpelhaut (**Perichondrium**). Eine Ausnahme bildet der Knorpel der Gelenke, der von der Gelenkflüssigkeit (**Synovia**) versorgt wird.

Knochengewebe

Das Knochengewebe erhält durch die Mineralisierung der extrazellulären Matrix seine hohe Biegefestigkeit (sowohl druckals auch biegefest). Neben den zahlreichen Kollagenfasern befinden sich in der Matrix große Mengen an **Hydroxylapatit**, welches hauptsächlich aus Kalzium-, Phosphat- und Hydroxidionen besteht (mehr als 99 % des körpereigenen Kalziums sind im Knochen gespeichert). Knochengewebe enthält außerdem noch etwa 25 % Wasser. Hydroxylapatit bildet auch die anorganische Komponente im Schmelz und Dentin der Zähne und verleiht diesen ihre extreme Härte (S. 130).

Lamellenknochen Der Baustein der Knochensubstanz ist das Osteon, welches durch eine Gruppe von Knochenzellen (**Osteozyten**) gebildet wird (**Abb. 1.18**). Diese umgeben konzentrisch

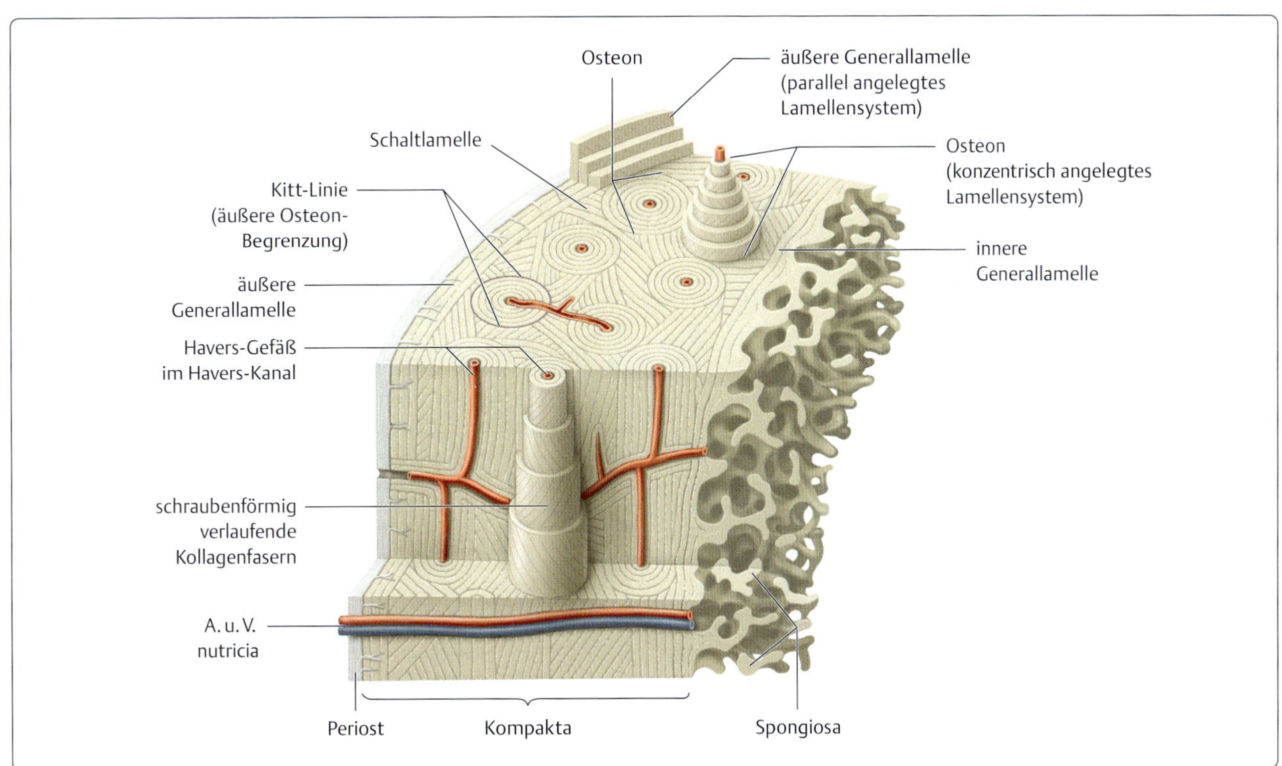

Abb. 1.18 Feinbau des Knochengewebes.

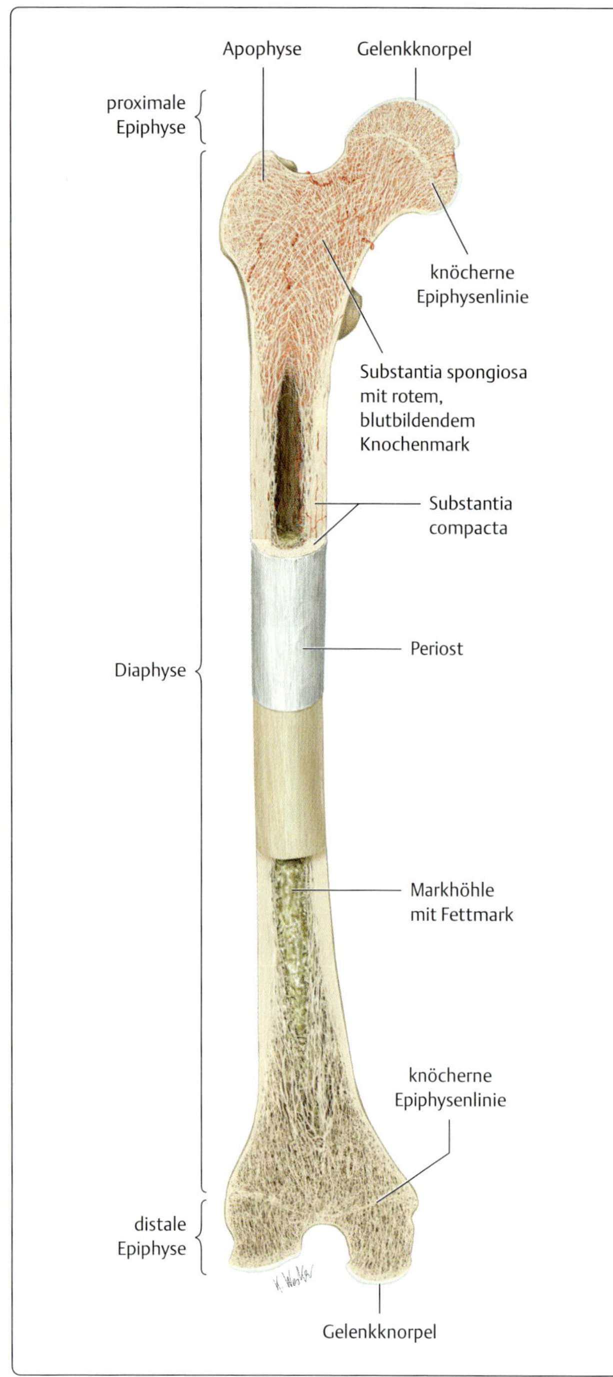

Abb. 1.19 Bau eines typischen Röhrenknochens.

ein kleineres Blutgefäß. Die Osteozyten sind durch die Matrix hindurch über lange Zellausläufer verbunden. Auf diesem Wege können die benötigten Nährstoffe alle Zellen erreichen. Knochengewebe ist gut durchblutet. Die Blutgefäße laufen im reifen Knochen in Kanälen (**Havers-Kanal**), die jeweils von Lamellen aus Osteozyten und mineralisierter extrazellulärer Matrix umgeben (Lamellenknochen) sind. Die Kollagenfasern der Lamellenknochen sind parallel angeordnet. Für den Aufbau der extrazellulären Matrix sind die Knochenzellen selber verantwortlich. Sie heißen in diesem aktiven Zustand noch **Osteoblasten**.

Geflechtknochen Fast alle Knochen – mit Ausnahme der meisten Schädel- und Gesichtsknochen sowie des Schlüsselbeins – werden in der Entwicklung zunächst als Knorpelgerüst angelegt. Sie entwickeln sich über eine Vorstufe, den Geflechtknochen, zu reifen Lamellenknochen. Im Geflechtknochen verlaufen die Kollagenfasern noch recht ungeordnet.

Merke
Auch nach Frakturen des Knochens (Knochenbrüchen) kommt es natürlicherweise zunächst zur Ausheilung über die Bildung von Geflechtknochen. Nur wenn die Bruchenden chirurgisch sehr nahe aneinandergebracht werden (< 1 mm Abstand), ist eine primäre Knochenbruchheilung direkt zu Lamellenknochen möglich.

Kompakta und Spongiosa Um das Gewicht der Knochen zu reduzieren und trotzdem eine maximale Belastbarkeit zu erreichen, ist der Außenbereich der Knochen besonders dicht (kompakter Knochen, **Kompakta** oder Kortikalis; **Abb. 1.19**). Im Inneren ist das Knochengewebe gitterförmig angeordnet (spongiöser Knochen, **Spongiosa**). In den entstehenden Zwischenräumen befindet sich in manchen Knochen bzw. Knochenabschnitten rotes (blutbildendes), in anderen gelbes (fetthaltiges) Knochenmark.

Die Knochenbälkchen sind stets in Richtung der größten Belastung ausgerichtet und werden ständig an diese angepasst. Daher ist es auch immer wieder nötig, dass Knochenmaterial abgebaut wird. Diese Aufgabe übernehmen **Osteoklasten** („Knochenfresszellen"), die Abkömmlinge des blutbildenden Systems sind.

Lerntipp
Merkhilfe: Osteo**b**lasten **b**auen, Osteo**k**lasten **k**lauen.

1.2.3 Muskelgewebe

1.2.3.1 Muskelzellen

Das Besondere an den Muskelzellen ist ihre Fähigkeit, sich auf einen nervalen oder chemischen Reiz hin zusammenzuziehen (zu kontrahieren). Dafür verantwortlich ist die große Menge an Aktin- (Mikrofilamenten) und Myosinfilamenten (Motorproteine), die das Zytoplasma der Zellen fast vollständig ausfüllen (**Abb. 1.20**). Sie sind auf eine ganz bestimmte Art und Weise zu Myofibrillen (Muskelfäden) zusammengesetzt.

Viele Bündel von Myofibrillen durchziehen jede Muskelzelle (Muskelfaser). Der kleinste Baustein der Myofibrille ist das **Sarkomer**. In jeder Myofibrille sind viele Sarkomere hintereinander gereiht (**Abb. 1.21**). Jedes einzelne Sarkomer wird an beiden Enden durch eine Z-Scheibe (Z-Streifen) begrenzt (**Abb. 1.20**). In diesen Strukturproteinen ist jeweils eine Gruppe Aktinfilamente fest verankert, die aufeinander zu gerichtet sind, sich aber nicht berühren. Zwischen den Aktinfilamenten (kurz: Aktin) liegt eine Gruppe Myosinfilamente (kurz: Myosin). Sie be-

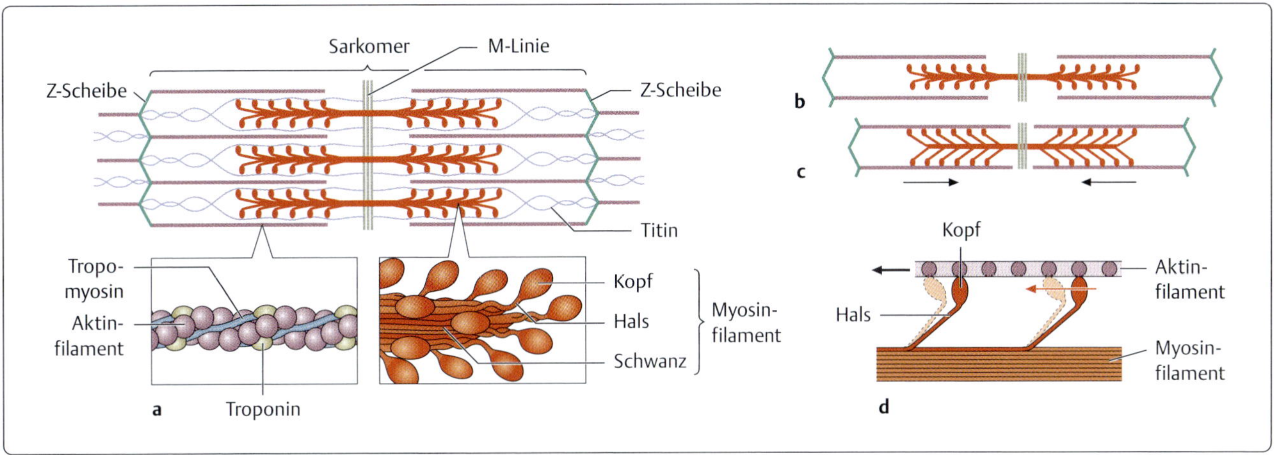

Abb. 1.20 Baueinheit der Myofibrille – das Sarkomer.
a Schema eines Sarkomers.
b Myosinköpfe im Ruhezustand.
c Myosinköpfe bei Kontraktion.
d Interaktion zwischen Myosinköpfen und Aktin.

sitzen an ihren Enden kleine bewegliche Köpfe mit Bindungsstellen für das Aktin.

Muskelkontraktion Auf einen Reiz hin greifen die Myosinköpfe an die umliegenden Aktinfilamente und ziehen diese aufeinander zu. Da das Aktin fest am Z-Streifen verankert ist, nähern sich die Z-Streifen einander, die Muskelzellen verkürzen sich (kontrahieren). Der Kontraktionsvorgang ist energieabhängig. Die Energie wird in Form von ATP geliefert. Ebenfalls wird ATP benötigt, damit sich der Kopf des Myosins wieder vom Aktin lösen kann. Dann kann das Myosinköpfchen entweder erneut an ein Aktinfilament „anpacken" und den Muskel weiter verkürzen, oder es kehrt in seine entspannte Ausgangslage zurück.

Bedeutung von Kalzium Die Bindungsstelle des Myosinköpfchens ist im Ruhezustand mit Platzhaltern (Troponin und Tropomyosin; **Abb. 1.20**a) besetzt. Zur Aktivierung des Myosins ist Kalzium nötig. Bei einer Erregung der Muskelzelle wird deshalb kurzfristig Kalzium (Ca^{2+}) aus seinem Speicherort, dem endoplasmatischen Retikulum (in der Muskelzelle **sarkoplasmatisches Retikulum** genannt), ausgeschüttet. Danach wird das Kalzium sofort wieder ins sarkoplasmatische Retikulum aufgenommen, um eine Dauerkontraktion zu verhindern.

> **Pathologie**
>
> **Totenstarre (Rigor mortis)**
>
> Die Muskelzellen benötigen auch für das Lösen der Myosinköpfchen ATP. Fällt die Versorgung mit ATP aufgrund des eintretenden Todes aus, verbleiben die Mysionköpfchen in Bindungsposition und können sich nicht vom Aktin lösen. Folge ist die eintretende Totenstarre, die erst nachlässt, wenn sich die Zellstrukturen aufzulösen beginnen. Die Totenstarre gehört zu den sicheren Todeszeichen – weitere sichere Todeszeichen sind Totenflecken (Livores) und Verwesung (Autolyse).

1.2.3.2 Glatte und quergestreifte Muskulatur

Beim Muskelgewebe unterscheidet man folgende Formen (**Tab. 1.2**):

- quergestreifte Muskulatur (Skelett- und Herzmuskulatur)
- glatte Muskulatur (Eingeweidemuskulatur)

Quergestreifte Muskulatur

Bei der quergestreiften Muskulatur sind die Myofibrillen so benachbart, dass die Z-Streifen und damit auch die Aktin- und Myosinfilamente jeweils genau nebeneinanderliegen. Im mikroskopischen Bild ergibt sich dadurch das Bild der Querstreifung. Zur quergestreiften Muskulatur gehören die Skelett- und die Herzmuskulatur.

Skelettmuskulatur Die Skelettmuskulatur ermöglicht die Bewegungen der Skelettanteile gegeneinander. Sie ist willkürlich innerviert. Jede Skelettmuskelzelle durchzieht ihren Muskel von einer Seite zur anderen und geht dann in die Sehne aus straffem Bindegewebe über. Diese Länge von mehreren Zentimetern erreicht die Muskelzelle während ihrer Entwicklung durch einen Zusammenschluss aus vielen einzelnen Muskelzellen. Deshalb haben Skelettmuskelzellen mehrere am Rand liegende Zellkerne und werden auch **Muskelfaser** genannt.

Die Vergrößerung eines Skelettmuskels geschieht durch Zunahme des Zellvolumens, aber auch durch Rekrutierung von **Satellitenzellen** (ruhende Muskelzellen), die als Reserve in den Skelettmuskeln liegen. Diese werden auch bei nötigen „Reparaturen" aktiviert.

Fast jeder Skelettmuskel (Ausnahme: mimische Muskulatur des Gesichts) ist von einer bindegewebigen Faszie umgeben. Weitere Bindegewebshüllen gliedern die Muskelfasern zu größeren (**Sekundärbündel** = Fleischfasern, mit bloßem Auge sichtbar) und dann kleineren Bündeln (**Primärbündel**). Von außen nach innen sind diese Hüllen das Epimysium, Perimysium und das Endomysium (**Abb. 1.21**). Die Skelettmuskulatur ist gut mit Blut versorgt, welches den benötigten Sauerstoff und Nährstoffe liefert. Das Myoglobin (roter Muskelfarbstoff) dient als Sauerstoffspeicher und bindet einen Teil desselben.

Tab. 1.2 Charakteristika unterschiedlicher Muskelgewebe (Aumüller et al. 2010, S. 60).

	Skelettmuskulatur	Herzmuskulatur	glatte Muskulatur
Lichtmikroskopie	quergestreift		homogen
(Abb. schematisch dargestellt: a: Längsschnitt b: Querschnitt)			
Muskelzelle(n)	Skelettmuskelfaser	verzweigte Zellen **Glanzstreifen** (Kontaktstellen mit vielen Gap-Junctions)	spindelförmige Zellen
Zellkern(e)	viele Kerne in **randständig**er Lage	meist ein Kern, **zentral** gelegen	
Filamente	Sarkomerstruktur		schräg verlaufende Aktin- und Myosinfilamente mit sarkolemmalen Anheftungsplatten
Innervation	willkürlich (somatisches Nervensystem)	unwillkürlich (vegetatives Nervensystem), zum Teil autonome Steuerung durch Schrittmacherzellen	

Merke

Muskel > Sekundärbündel > Primärbündel > Muskelfaser (= Muskelzelle) > Myofibrille > aufgebaut aus Sarkomeren > aufgebaut aus Aktin- und Myosinfilamenten

Herzmuskulatur Auch die Herzmuskulatur erscheint quergestreift. Ihre Zellen sind allerdings klein und haben nur einen mittig liegenden Zellkern. Untereinander sind die Zellen verzweigt verbunden. Diese Kontaktstellen heißen **Glanzstreifen** und enthalten viele Kommunikationskontakte (Gap-Junctions). Über diese Kontakte wird der Befehl zur Kontraktion weitergegeben. Das Herz besitzt zu diesem Zweck ein eigenes Erregungssystem (Kap. 2.6), das unwillkürlich arbeitet und vom vegetativen Nervensystem nur moduliert wird. Klinisch wichtig ist, dass Herzmuskelzellen nicht mehr teilungsfähig sind. Untergegangene Zellen können also nicht adäquat, sondern nur durch Bindegewebe ersetzt werden.

Pathologie

Angina pectoris

Herzmuskelzellen reagieren äußerst empfindlich auf die Minderversorgung mit Sauerstoff. Eine vorübergehende Ischämie (Blutleere) wie bei der Angina pectoris führt im Gegensatz zum Myokardinfarkt aber noch nicht zu einem irreversiblen Absterben der Zellen (Kap. 2.2.1).

Glatte Muskulatur

In den kleinen, spindelförmigen glatten Muskelzellen liegen die Myofibrillen ungeordnet. Daher erscheinen die Zellen im Mikroskop glatt. Sie finden sich v. a. in der Wand des gesamten Magen-Darm-Traktes und anderer Hohlorgane, in Gefäßwänden und einzeln verteilt als kontraktile Komponente in vielen Geweben. Sie werden vom unwillkürlichen (vegetativen) Nervensystem innerviert, aber auch von chemischen Stoffen (z. B. Hormonen) angeregt. Die glatten Muskelzellen kontrahieren sich nur langsam, halten dafür aber stets eine gewisse Grundspannung aufrecht (Grundtonus). Sie sind engmaschig verbunden, wodurch wellenförmige Kontraktionen möglich werden.

1.2.4 Nervengewebe

Das Nervengewebe besteht aus (**Tab. 1.3**):

- Nervenzellen (Neurone)
- Gliazellen (Neuroglia)

Die **Neurone** empfangen, verarbeiten und versenden Informationen in Form von elektrischen Impulsen. Untereinander geben sie die Reize an bestimmten Kontaktstellen weiter, den Synapsen.

Die **Gliazellen** kann man als eine Art Nervenbindegewebe verstehen. Sie übernehmen Stütz-, Ernährungs- und Abwehrfunktionen und ersetzen untergegangene Neurone (Glianarbe). Außerdem bilden bestimmte Gliazellen eine Membranhülle (Markscheide, Myelinscheide) um die Nervenfasern (Axone) und isolieren sie so gegen das umgebende Gewebe.

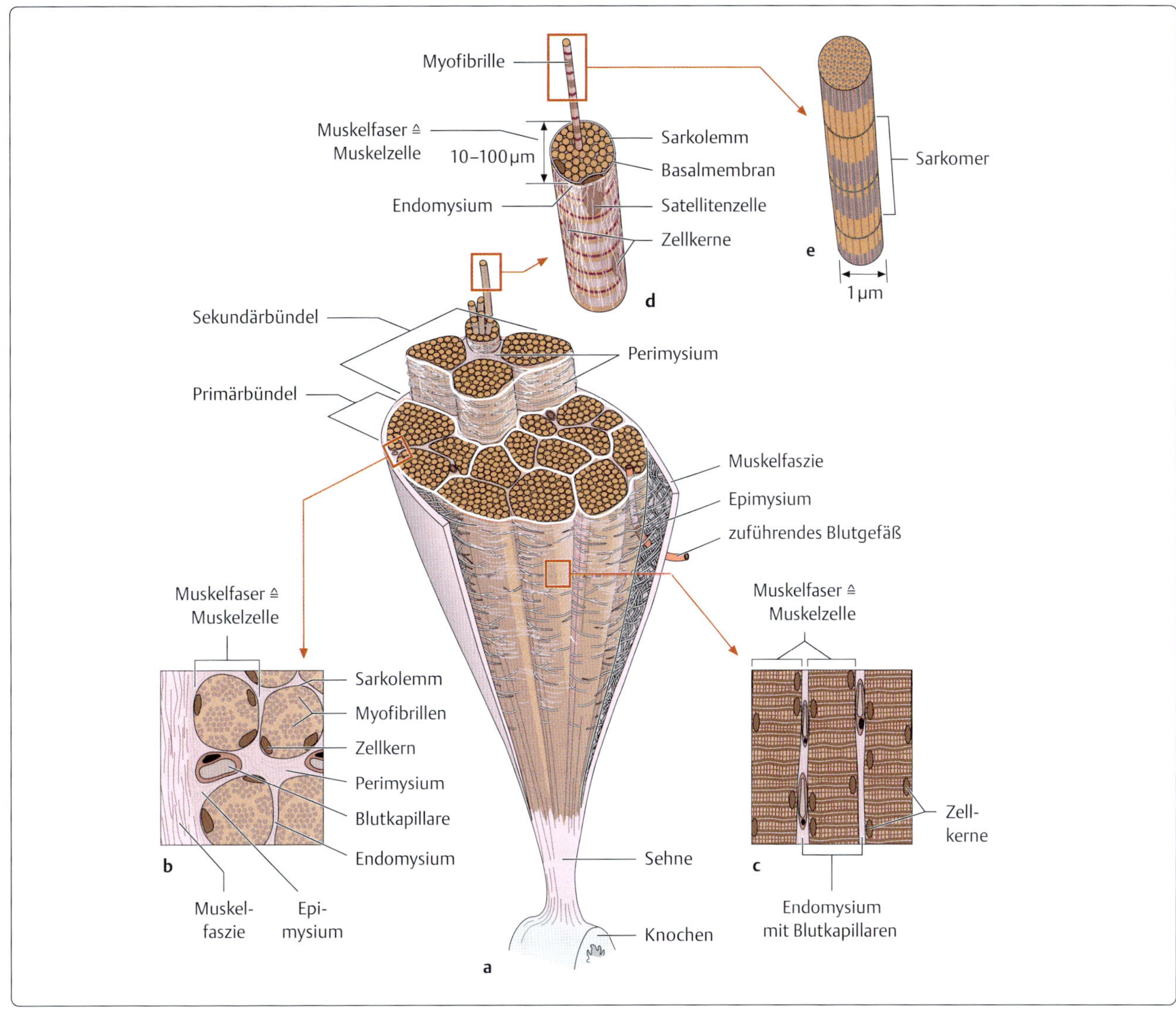

Abb. 1.21 Aufbau eines Skelettmuskels.
a Querschnitt.
b Ausschnittsvergrößerung aus **a** (Querschnitt).
c Ausschnittsvergrößerung aus **a** (Längsschnitt).
d Aufbau einer Muskelfaser.
e Aufbau einer Myofibrille.

1.2.4.1 Neuron

Der Zellkörper des Neurons mit Zellkern, Mitochondrien und den übrigen Zellorganellen heißt **Soma** oder Perikaryon. Eine typische Nervenzelle (**Abb. 1.22**) trägt an ihrer Oberfläche Fortsätze:

- mehrere Dendriten (Eingangsseite)
- 1 Axon (Ausgangsseite)

Die **Dendriten** bilden ein oft reich verzweigtes Netzwerk, um Informationen anzunehmen (afferente Signale).

Zur Informationsausgabe (efferente Signale) dagegen dient ein einziges **Axon** (auch: Neurit). Das Axon mündet dann entweder an einer Effektorzelle (z. B. Muskel- oder Drüsenzelle) oder überträgt die Informationen auf eine weitere Nervenzelle. Das Axon der Nervenzelle hat eine sehr variable Länge. Sehr lange Axone ziehen z. B. vom Rückenmark ohne Unterbrechung in die Zehen oder die Finger.

Im Zytoplasma der Neurone erkennt man im mikroskopischen Bild oft eine deutliche Felderung, die **Nissl-Schollen**. Dies sind Ansammlungen von rauem endoplasmatischem Retikulum (rER) und Zeichen einer ausgeprägten Proteinsynthese, da hier die an den Synapsen benötigten Botenstoffe (Neurotransmitter) hergestellt werden.

Aktionspotenzial

Das Besondere an der Nervenzelle ist ihre elektrische Erregbarkeit, die sie als Impuls weiterleiten kann. Grundlage dieser Fähigkeit ist das Ruhemembranpotenzial (auch: Ruhepotenzial), das sich durch die unterschiedliche Verteilung der Ionen im Intra- bzw. Extrazellularraum aufbaut (Kap. 1.1.1). Es beträgt ca. – 60 mV.

Tab. 1.3 Zellen des zentralen (ZNS) und peripheren Nervensystems (PNS) und deren funktionelle Bedeutung (Schünke et al. 2014, S. 81).

Zelltyp	Funktion
Neurone	
(ZNS und PNS)	• Erregungsbildung • Erregungsleitung • Informationsverarbeitung
Gliazellen	
Astrozyten (nur ZNS) (auch Makroglia genannt)	• Konstanterhaltung des inneren Milieus im ZNS • Beteiligung am Aufbau der Blut-Hirn-Schranke • Phagozytose von abgestorbenen Synapsen • Narbenbildung im ZNS, z. B. nach Hirninfarkt, bei multipler Sklerose
Mikrogliazellen (nur ZNS)	Phagozytose („Makrophagen der Gehirns")
Oligodendrozyten (nur ZNS)	Bildung der Myelinscheide im ZNS
Schwann-Zellen (nur PNS)	Bildung der Myelinscheide im PNS
Satellitenzellen (nur PNS)	modifizierte Schwann-Zellen; umhüllen den Zellleib von Neuronen in Ganglien des PNS

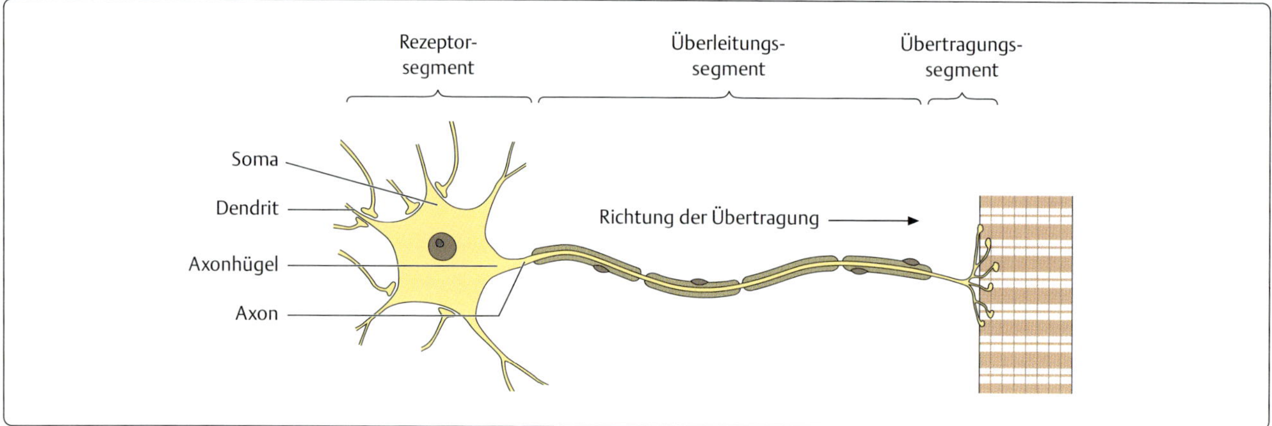

Abb. 1.22 Nervenzelle (Neuron).

Eine Erregung der Zelle entspricht nun einem Aktionspotenzial (**Abb. 1.23**): Es kommt durch eine kurzfristige, vorübergehende Öffnung der Ionenkanäle zu einer Spannungsänderung an der Zellmembran. Das Membranpotenzial wird positiv (20–30 mV = Aktionspotenzial). Schon nach etwa 1 ms ist die ursprüngliche Ionenverteilung allerdings wiederhergestellt. Die Zelle ist damit – nach einer kurzen Refraktärzeit – erneut erregbar.

Synapsen und Neurotransmitter

An den Kontaktstellen der Nervenzellen (Synapsen) wird die elektrische Reizübertragung unterbrochen und auf chemischem Weg mithilfe von Neurotransmittern (Botenstoffen) weitergeführt (**Abb. 1.24**).

Am Ende eines Axons befindet sich gewöhnlich eine kolbenförmige Auftreibung (**synaptisches Endknöpfchen**), in der in Vesikeln verpackt die Neurotransmitter lagern. Ein elektrischer Reiz führt an der Membran (präsynaptische Membran) des synaptischen Endknöpfchens zum Ausschütten des Transmitters. Dieser durchquert den Spalt (**synaptischer Spalt**) zwischen den eng benachbarten Nervenzellen und bindet an Rezeptoren der gegenüberliegenden Membran (**postsynaptische Membran**). Hier löst die Bindung erneut eine elektrische Erregung aus, die über das Axon dieser Nervenzelle weitergeleitet werden kann. Danach wird der Neurotransmitter schnell wieder aus dem synaptischen Spalt entfernt.

Die Wirkung der Neurotransmitter kann, je nach Art des Neurotransmitters und des Rezeptors, erregende oder hemmende Wirkung auf die Zielzelle haben. Wichtige erregende Neurotransmitter sind Azetylcholin und Glutamat, wichtige hemmende Neurotransmitter Glyzin und γ-Aminobuttersäure (GABA). Zu den Neurotransmittern, die beide Wirkungen haben können, gehören Noradrenalin, Dopamin, Serotonin und endogene Opioide (z. B. Endorphine).

> **Merke**
> Die Synapsen bieten einen Ansatzpunkt für medikamentöse Therapien. So kann beispielsweise durch Verzögerung der Wiederaufnahme eines Transmitters seine hemmende oder erregende Wirkung verlängert werden. So wirken z. B. einige Antidepressiva durch eine Serotonin-Wiederaufnahmehemmung.

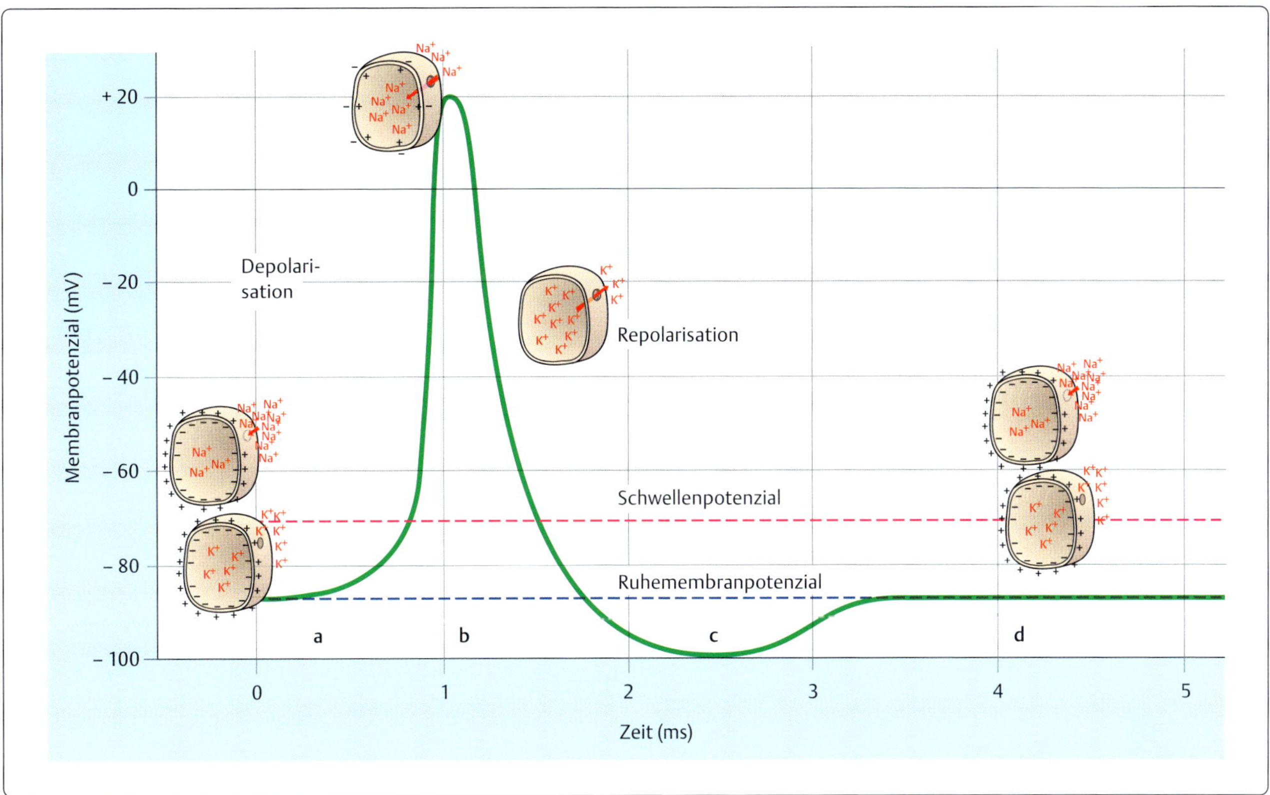

Abb. 1.23 Ablauf eines Aktionspotenzials. a Ausgelöst durch einen Reiz werden Ionenkanäle geöffnet und Natrium kann sehr schnell eindringen. Die elektrische Ladung der Zellmembran kehrt sich dadurch kurzzeitig um, die Innenseite der Zelle wird positiv geladen. **b** Den Vorgang der Ladungsumkehr bezeichnet man als Depolarisation. Mit dem Erreichen des Schwellenpotenzials folgt die Auslösung eines Aktionspotenzials nach dem Alles-oder-nichts-Gesetz. Dieses besagt, dass ein Aktionspotenzial immer den gleichen Verlauf nimmt oder gar nicht erst auftritt. **c, d** Die Repolarisationsphase bringt das Membranpotenzial nach einer kurzen Refraktärphase wieder auf seinen Ruhewert zurück. Für „schnelle Zellen" wie Nerven- oder Skelettmuskelzellen ist es wichtig, dass eine Erregung schnell wieder abklingt, damit durch eine erneute Erregung rasche Bewegungsabläufe möglich werden.

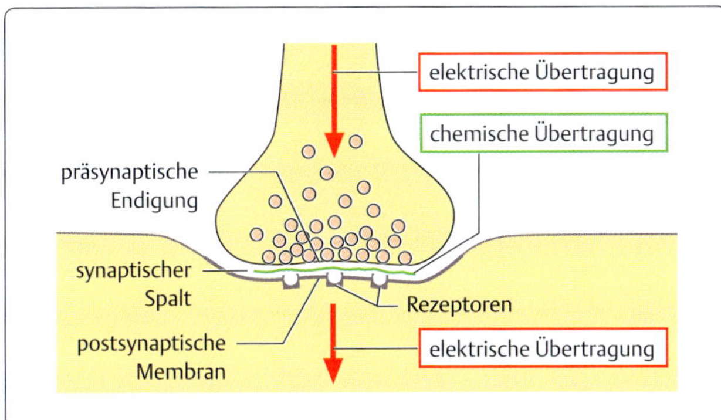

Abb. 1.24 Schematischer Aufbau einer Synapse.

Pathologie

Botulismus

Durch das Neurotoxin (Nervengift), welches das Bakterium Clostridium botulinum produziert, wird die Freigabe des Neurotransmitters Azetylcholin an den Synapsen blockiert. Betroffen sind besonders die Muskulatur und das vegetative Nervensystem. Es kommt zu Allgemeinsymptomen (z. B. Übelkeit, Schwindel und Erbrechen) und diversen neurologischen Ausfällen. Lebensgefahr besteht v. a. durch Lähmung der Atemmuskulatur, wenn die peripheren Nerven angegriffen werden. Zur Intoxikation (Aufnahme des Giftes) kommt es meist durch den Verzehr von nicht ausreichend konservierten Lebensmitteln. In kleinen Dosen wird das Botulinumtoxin (kurz: Botox) auch therapeutisch oder kosmetisch eingesetzt. Es wird dann lokal injiziert.

Wichtig: Die Erkrankung ist nach § 6 des Infektionsschutzgesetzes (IfSG) bei Verdacht, Erkrankung und Tod meldepflichtig. Für Heilpraktiker besteht zudem ein Behandlungsverbot.

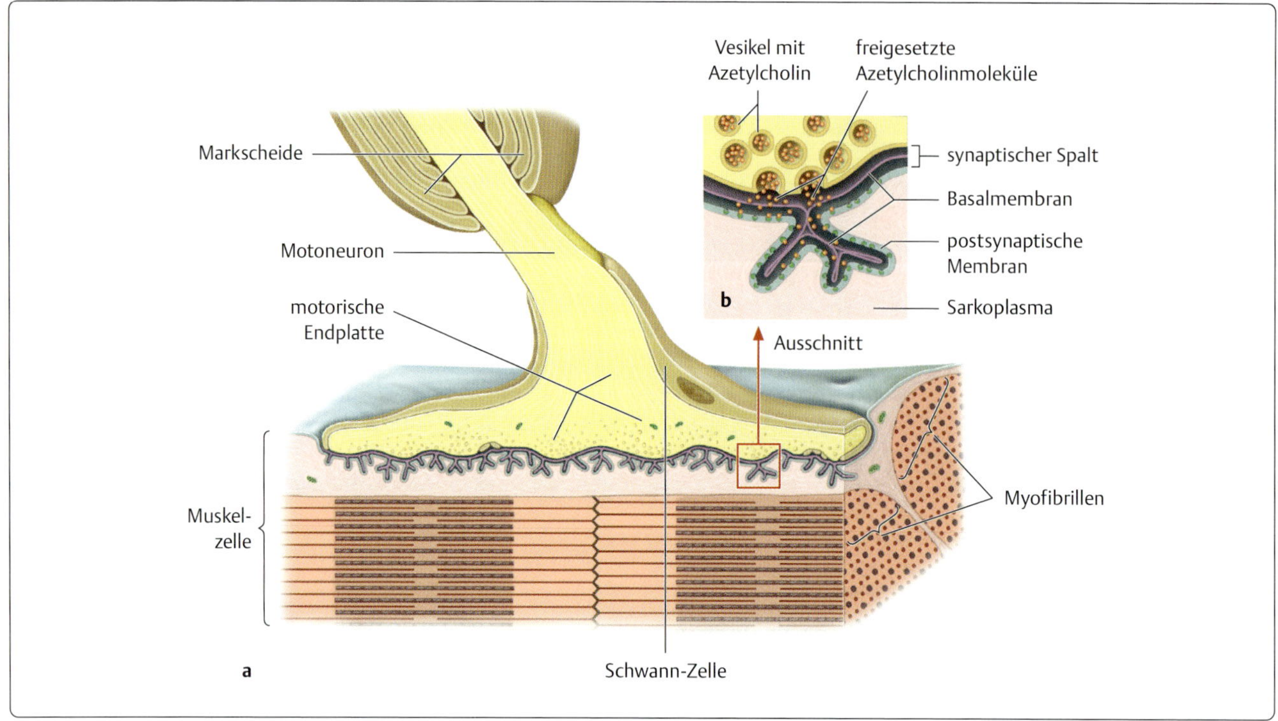

Abb. 1.25 Motorische Endplatte.
a Schematischer Aufbau einer motorischen Endplatte.
b Bestandteile des synaptischen Kontaktes (Ausschnitt aus **a**).

Motorische Endplatte

Am Übergang zwischen Nerven- und Muskelzellen befindet sich als Sonderform einer Synapse die motorische Endplatte (**Abb. 1.25**). Elektrische Impulse erregen über Neurotransmitter die Muskelzellen, die mit einer Kontraktion reagieren (elektromechanische Kopplung). Eine einzelne Nervenfaser kann sehr wenige (bei Muskeln, die sehr präzise arbeiten) oder sehr viele Muskelzellen innervieren.

1.2.4.2 Gliazellen

Die Gliazellen unterscheiden sich je nachdem, ob sie zum ZNS (bestehend aus Gehirn und Rückenmark) oder dem PNS (alle Nervengewebsstrukturen außerhalb des ZNS) gehören.

Gliazellen des ZNS sind folgende (**Tab. 1.3**):

- Astrozyten
- Oligodendrozyten
- Mikrogliazellen
- Ependymzellen

Die **Astrozyten** sind die Stütz- und Füllzellen des ZNS, erfüllen Stoffwechsel- und Ernährungsfunktionen und sind am Aufbau der Blut-Hirn-Schranke beteiligt. Diese stellt eine Barriere für wasserlösliche Stoffe zwischen Blutgefäßen und den Neuronen des Gehirns dar. **Oligodendrozyten** bilden im ZNS Myelinscheiden (Markscheide) um die Axone. Daher befinden sie sich v. a. in der weißen Substanz (Kap. 10.2.1). Während die **Mikrogliazellen** Abwehrfunktion haben, kleiden die **Ependymzellen** als spezialisierte Epithelzellen Hohlräume (Hirnventrikel, Zentralkanal) im Gehirn und Rückenmark aus.

Im PNS besteht die Neuroglia aus **Schwann-Zellen**, die Markscheiden für die peripheren Nervenfasern bilden.

Myelinscheide

Die Myelinscheiden dienen dem Axon als Schutz- und Isolationsschicht. Im ZNS umhüllt ein Oligodendrozyt mit seinen Ausläufern mehrere Axone. Im PNS setzen sich viele Schwann-Zellen hintereinander um ein Axon. Nur bei unmyelinisierten Axonen im PNS sind ebenfalls einzelne Schwann-Zellen für mehrere Axone verantwortlich (**Abb. 1.26**).

Die Zellleiber der Schwann-Zellen wickeln sich mehrfach um das Axon und bilden in ihrer Gesamtheit die lipidhaltige Markscheide. An den Kontaktstellen der Schwann-Zellen (Ranvier'sche Schnürringe) ist die Myelinscheide unterbrochen. Da die Axonmembran hier besonders leicht erregbar ist, kann die elektrische Erregung direkt von einem Schnürring auf den nächsten übergehen (saltatorische Erregungsübertragung). So wird eine sehr schnelle Impulsfortleitung erreicht. Je stärker die Myelinisierung ausgeprägt ist, umso besser sind die Axone isoliert und umso schneller gelingt die Fortleitung.

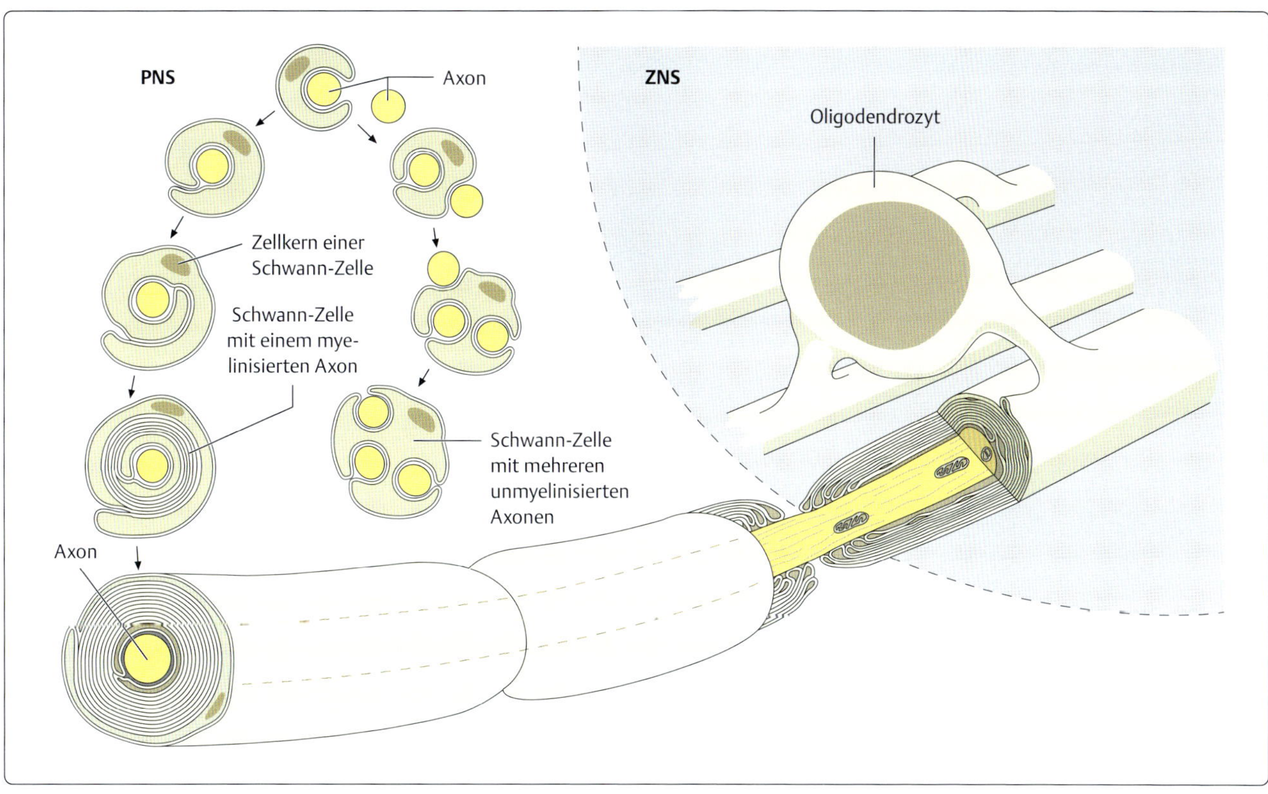

Abb. 1.26 Unterschiede im Aufbau der Myelinscheide im ZNS und PNS.

Pathologie

Multiple Sklerose

Bei der multiplen Sklerose gehen die Myelinscheiden im Bereich des Gehirns und Rückenmarks durch chronische Entzündungsprozesse nach und nach zugrunde. Die Bedeutung der Myelinscheiden wird an dieser Erkrankung offensichtlich, denn es kommt durch die gestörte Impulsleitung der Nerven zu immer ausgedehnteren Empfindungsstörungen und Lähmungserscheinungen (Kap. 10.2.1).

Periphere Nerven

In ihrem Verlauf zu den Erfolgszellen sind die Axone zu Bündeln zusammengefasst. Einzelne Bündel werden durch Bindegewebshüllen gegliedert. Zusammen mit Blutgefäßen werden sie von Fettgewebe gepolstert und ziehen so als peripherer Nerv (**Abb. 1.27**) zu den Zielorganen.

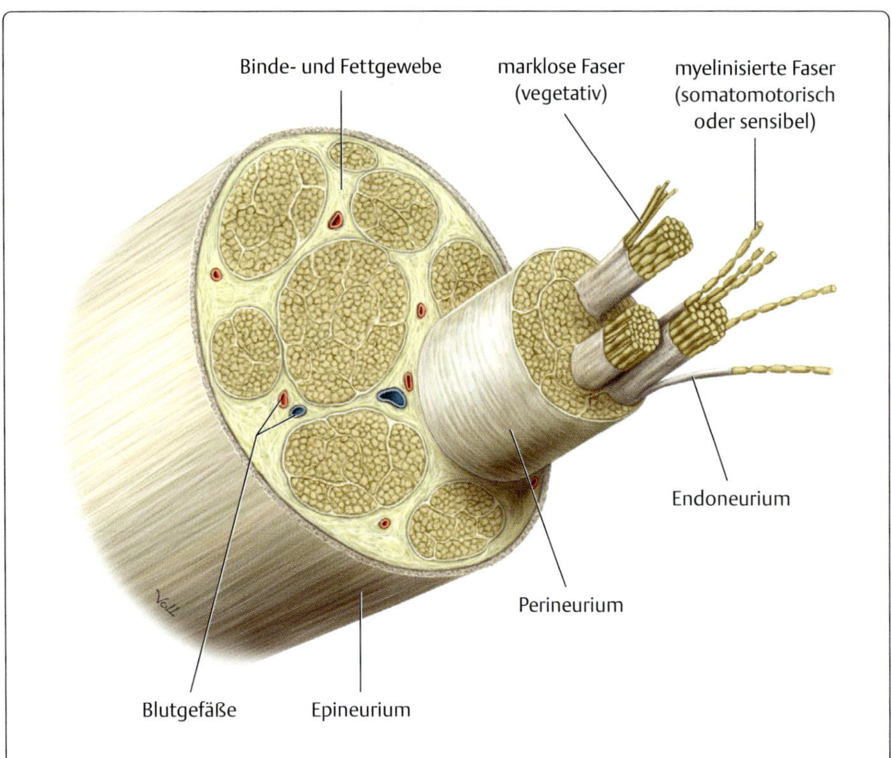

Abb. 1.27 Aufbau eines peripheren Nervs. Marklose und myelinisierte Axone verlaufen in gemeinsamen Faserbündeln. Durch bindegewebige Hüllen (Endoneurium, Perineurium und Epineurium) werden sie gegliedert und gemeinsam mit Blutgefäßen geschützt.

2 Herz

Das Herz ist als muskuläre Pumpe in den Blutkreislauf eingebaut. Mit ca. 100 000 Schlägen pro Tag hält es einen ununterbrochenen zirkulierenden Transport des Blutes durch die Gefäße des Lungen- und des Körperkreislaufs aufrecht. Dabei wirken die Herzklappen als Ventile und sorgen dafür, dass die Richtung des Blutstroms eingehalten wird. Beim Pumpvorgang des Herzens wechseln sich 2 Aktionszustände (4 Phasen) ab: die Diastole = Entspannungs- und Füllungsphase und die Systole = Anspannungs- und Austreibungsphase. Die Hauptaufgabe des Herzens besteht in seiner Pumpleistung zur Aufrechterhaltung des Blutkreislaufs. Das Herz ist aber auch Produzent eines Hormons, des ANP (atriales natriuretisches Peptid), welches es bei starker Dehnung der Vorhöfe ausschüttet. Das ANP nimmt Einfluss auf die Wasser- und Salzausscheidung in der Niere und reguliert darüber letztlich den Blutdruck.

2.1 Lage, Form und Aufbau

Lage Das Herz (Cor) liegt gut geschützt im knöchernen Brustkorb hinter dem Brustbein (Sternum). Es befindet sich zwischen den beiden Lungenflügeln im Mittelfellraum (Mediastinum) und ist umgeben vom Herzbeutel (**Abb. 2.1**, **Abb. 2.2**). Seine linke Hälfte ragt deutlich über die Körpermitte, sodass sich etwa ⅔ des Herzen auf der linken Seite (die linke Lunge ist deshalb kleiner) und nur ⅓ auf der rechten Seite befinden. Hinter dem Herzen verlaufen u. a. die Aorta (Hauptschlagader), die Speiseröhre (Ösophagus) und der Milchbrustgang (Ductus thoracicus; **Abb. 2.3**).

Form und Aufbau Das Herz hat die Form eines abgerundeten Kegels und ist etwa so groß wie das 1½-Fache der eigenen Faust (Gewicht: 250–350 g).

Herzbasis Die Herzbasis ist nicht nach unten (der Begriff Basis legt diese Vermutung nahe), sondern nach rechts oben gerichtet.

Herzspitze Die Herzspitze (Apex cordis) zeigt nach links unten. Außerdem liegt die Herzspitze weiter vorne (ventral) als die Basis. Zwischen Brustbein und Herzspitze bleibt nur ein kleiner, mit Bindegewebe gefüllter Spalt. Die Bewegung der Herzspitze ist als feiner Schlag (= Herzspitzenstoß) im 5. Zwischenrippenraum (ICR = Interkostalraum) links in der Medioklavikularlinie (Linie in der Mitte des Schlüsselbeins senkrecht nach unten) zu tasten.

Herzdämpfung Die luftgefüllten Lungen erzeugen beim Abklopfen (Perkussion) einen tiefen vollen (= sonoren) Ton. Der Ton des flüssigkeitsgefüllten Herzens dagegen ist heller; er wird als Herzdämpfung bezeichnet (**Abb. 2.4**):

- Dort, wo Lungengewebe das Herz überlagert, ist die Herzdämpfung **relativ**, d. h., die Töne „vermischen" sich.
- Dort, wo das Herz direkt hinter der Brustwand liegt, bezeichnet man die Herzdämpfung als **absolut**.

Im Oberbauch geht die Herzdämpfung dann in die Leberdämpfung über. Beim Abklopfen gibt die Herzdämpfung also Auskunft über die ungefähren Grenzen des Herzens.

Pathologie

Herz- und Lungenerkrankungen

Um einen Klangvergleich bei der Beurteilung eines Klopfschalls zu haben, kann man sich an dem matten Geräusch orientieren, das der Oberschenkel als dichtes Gewebe beim Perkutieren erzeugt (= Schenkelton). Einen entsprechenden Ton hört man etwa bei einem Erguss im Herzbeutel (**Perikarderguss**) oder einer Lungenentzündung (**Pneumonie**). Liegt ein **Lungenemphysem** vor, ist durch die Überblähung der Lunge (hypersonorer Klopfschall bis Schachtelton) die absolute Herzdämpfung verkleinert oder sogar aufgehoben (S. 96).

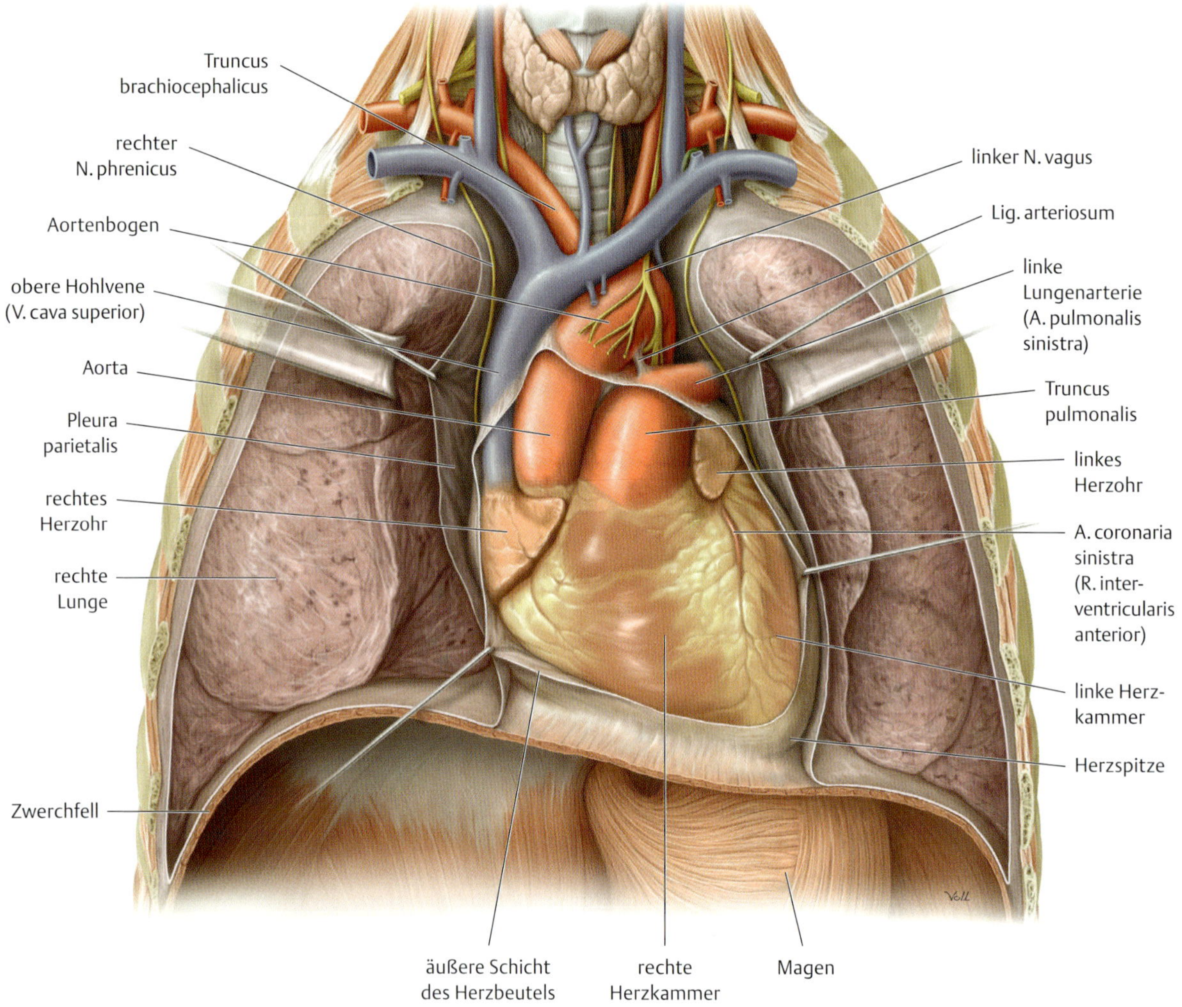

Truncus brachiocephalicus
rechter N. phrenicus
Aortenbogen
obere Hohlvene (V. cava superior)
Aorta
Pleura parietalis
rechtes Herzohr
rechte Lunge
Zwerchfell
linker N. vagus
Lig. arteriosum
linke Lungenarterie (A. pulmonalis sinistra)
Truncus pulmonalis
linkes Herzohr
A. coronaria sinistra (R. interventricularis anterior)
linke Herzkammer
Herzspitze
äußere Schicht des Herzbeutels
rechte Herzkammer
Magen

Abb. 2.1 Herz in situ. In der Ansicht von ventral sind der Brustkorb und der Herzbeutel eröffnet und geben den Blick frei auf die Herzvorderseite (Facies sternocostalis). Die aus der Lungen kommenden Venen sind hier nicht zu erkennen, da sie in den linken Vorhof münden, der hinten liegt.

A. carotis communis dextra und V. jugularis interna dextra
A. carotis communis sinistra und V. jugularis interna sinistra
rechte Schlüsselbeinarterie und -vene
linke Schlüsselbeinarterie und -vene
obere Hohlvene (V. cava superior)
Aorta
rechte Lungenvenen (Vv. pulmonales dextrae)
Truncus pulmonalis
Zwerchfell
Herzspitze

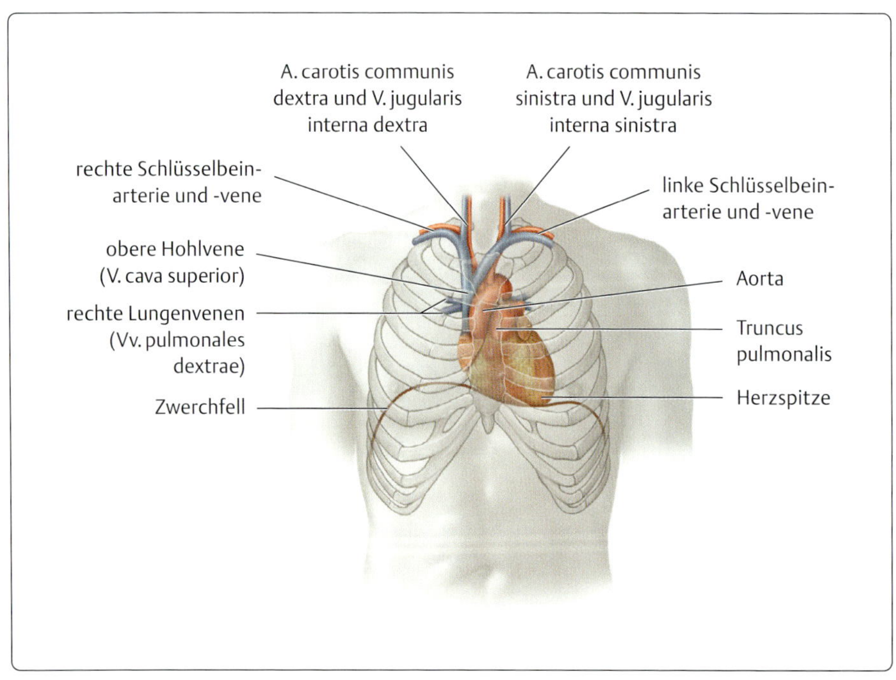

Abb. 2.2 Projektion von Herz und Gefäßen auf die Thoraxwand. Ansicht von ventral.

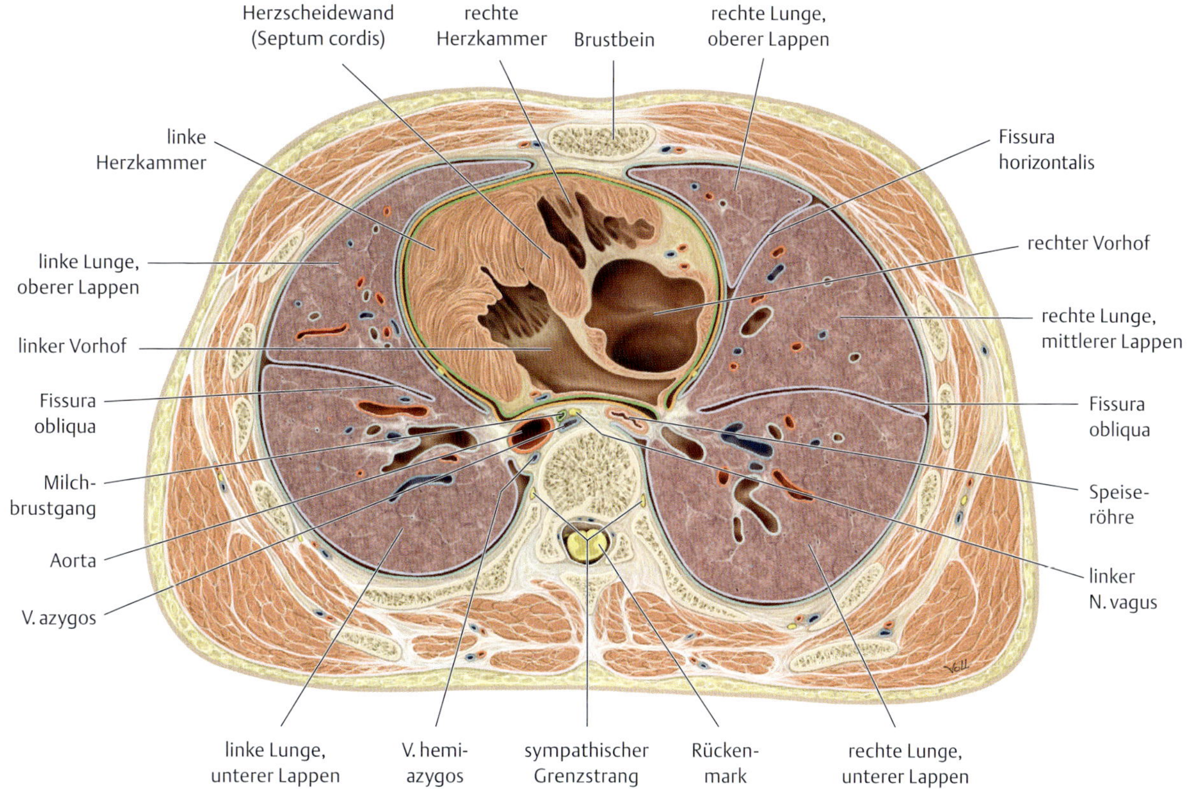

Abb. 2.3 Herz in situ in der Ansicht von kranial. Horizontalschnitt durch den Thorax in Höhe des 8. Brustwirbels.

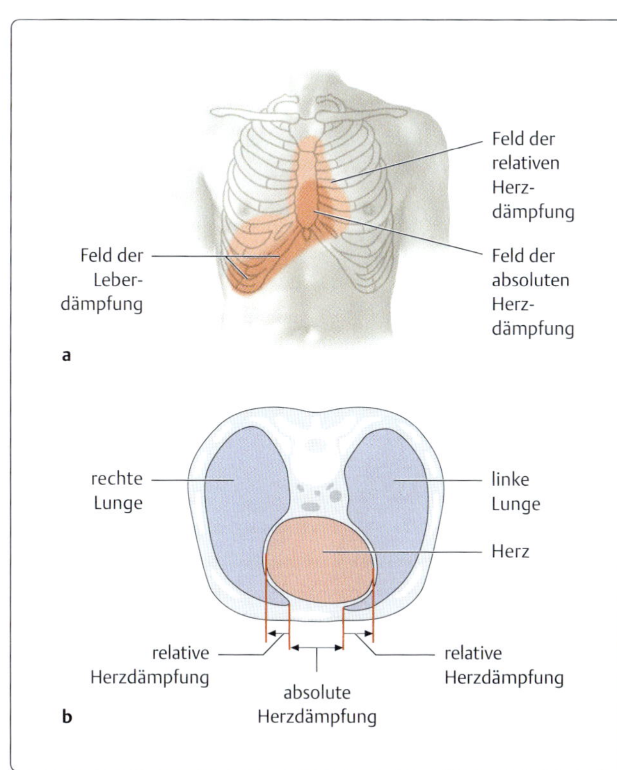

Abb. 2.4 Herzdämpfung bei Thoraxperkussion.
a Ansicht von ventral.
b Im Horizontalschnitt von kranial.

2.1.1 Inneres Herz

Das Herz ist ein muskuläres Hohlorgan, d. h., seine überwiegend muskuläre Wand umgibt einen in mehrere Bereiche gegliederten Innenraum. Dieser wird von der **Herzscheidewand** (Septum cordis) in 2 vollständig getrennte Hälften unterteilt. Die rechte Herzhälfte pumpt sauerstoffarmes Blut, das aus den Venen des Körpers kommt, über den kleinen Kreislauf (= Lungenkreislauf) zur Lunge. Das linke Herz bringt das von der Lunge zurückgekommene und nun sauerstoffreiche Blut wieder in den großen Kreislauf (= Körperkreislauf).

Lerntipp

Merkhilfe: „LIKÖR“ – denn: Das **li**nke Herz pumpt das Blut in den **Kör**perkreislauf. (Folglich pumpt das rechte Herz das Blut in den Lungenkreislauf.)

Jede Herzhälfte wiederum besteht aus einem **Vorhof** (Atrium) und einer **Kammer** (Ventrikel). Das Blut, das das Herz über die Venen des Lungen- und Körperkreislaufs (also die Pulmonal- und die Hohlvenen) erreicht, fließt zunächst immer in den Vorhof der entsprechenden Herzseite und von dort in die Herzkammer. Zwischen den Vorhöfen und Kammern befinden sich Klappen, die je nach Arbeitszustand des Herzens geöffnet oder geschlossen sind.

2.1.2 Äußeres Herz

Am äußeren Herzen sind zu unterscheiden:

- die Herzbasis mit den ein- und austretenden Gefäßen
- die nach links unten gerichtete Herzspitze
- 3 Flächen, deren Namen sich nach ihrer räumlichen Orientierung richten

An der Herzbasis treten als Arterien die Aorta aus der linken Herzkammer und der Truncus pulmonalis (gemeinsamer Lungenarterienstamm) aus der rechten Herzkammer aus. Der Truncus pulmonalis teilt sich bald nach seinem Austritt aus dem Herzen in die A. pulmonalis dextra und sinistra (rechte und linke Lungenarterie).

Als Venen ziehen die Vv. pulmonales (meist 4 Lungenvenen) in den linken Vorhof und die V. cava superior und inferior (obere und untere Hohlvene) in den rechten Vorhof.

> **Merke**
> Definitionsgemäß sind alle (!) Gefäße, die vom Herzen wegziehen, Arterien, und alle (!), die zum Herzen hinführen, Venen, unabhängig davon, ob sie sauerstoffreiches oder sauerstoffarmes Blut führen.

Vorderfläche An der zum Brustbein und zu den Rippen hin gerichteten Vorderfläche (Facies sternocostalis; **Abb. 2.5**) erkennt man die Gefäßstämme bis auf die Lungenvenen. Der rechte Vorhof und die rechte Herzkammer bilden den Großteil der Vorderfläche (auch klinisch Vorderwand). Einen kleinen Anteil hat die linke Herzkammer, der die Herzspitze bildet. Auch die Herzohren (Auricula dextra und sinistra) sind nach vorne gerichtet. Sie sind zipfelförmige Ausstülpungen der Vorhöfe und füllen die Nischen zwischen dem Herzen und den Gefäßstämmen.

Hinterfläche Die Hinterfläche (Facies posterior; **Abb. 2.6**) bilden der linke Vorhof mit der Mündung der Lungenvenen und die linke Kammer, außerdem der Teil des rechten Vorhofs, in den die V. cava superior und inferior münden.

Unterfläche Die Herzunterseite (Facies diaphragmatica), die aber klinisch als Hinterwand bezeichnet wird, liegt dem Zwerchfell auf (**Abb. 2.7**). Sie wird gebildet aus Anteilen beider Herzkammern und dem rechten Vorhof mit dem Eingang der V. cava inferior.

> **Merke**
> Die Vorderfläche des Herzens wird überwiegend von der rechten Herzkammer, die Hinterfläche von der linken Herzkammer gebildet. An der Unterfläche sind beide Herzkammern zu finden.

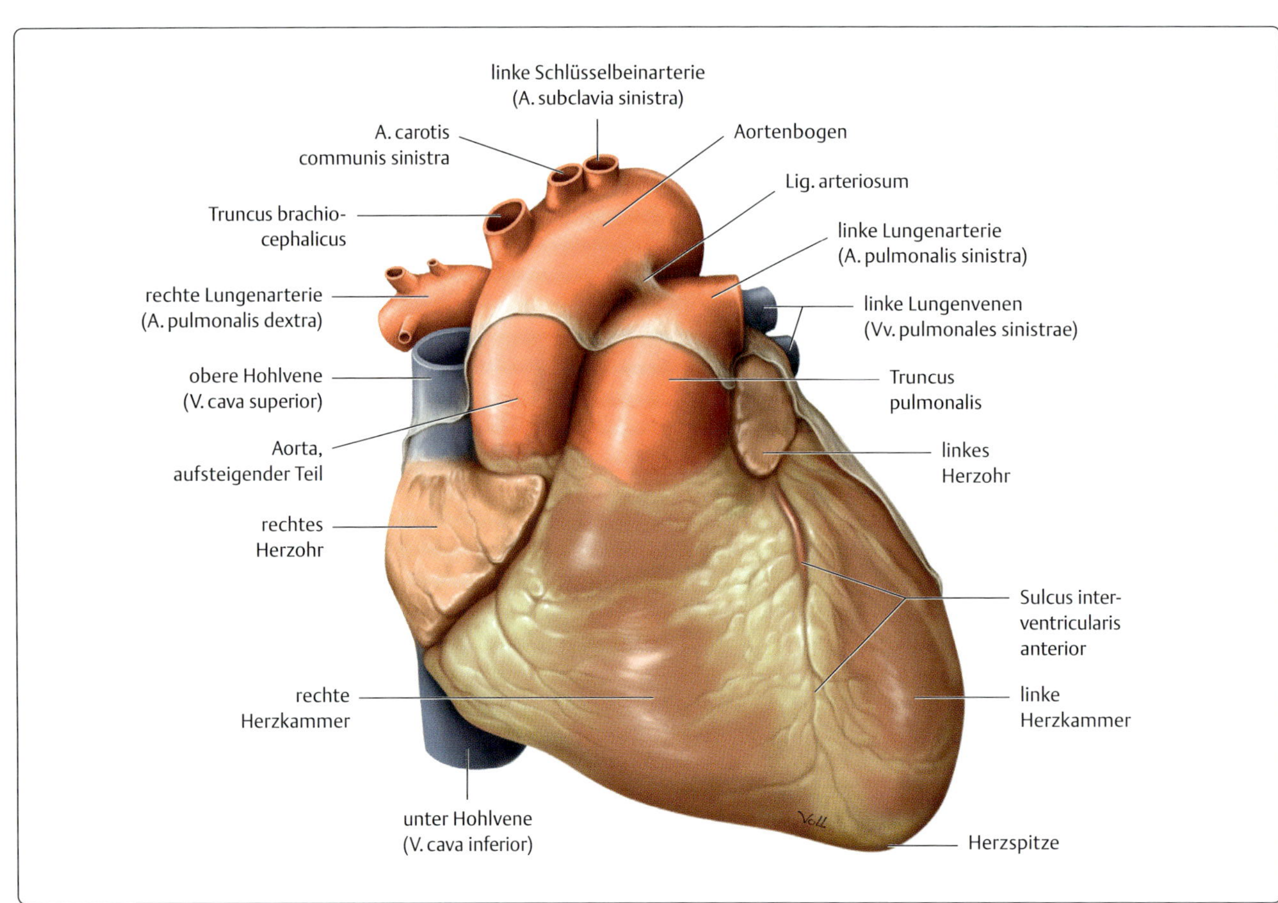

Abb. 2.5 Herz (Cor), Facies sternocostalis. Ansicht von ventral.

Aortenbogen
linke Lungenarterie
(A. pulmonalis sinistra)
V. cava superior
linke Lungenvenen
(Vv. pulmonales sinistrae)
rechte Lungenarterie
(A. pulmonalis dextra)
linkes
Herzohr
rechte Lungenvenen
(Vv. pulmonales dextrae)
linker Vorhof
rechter Vorhof
linke
Herzkammer
Perikard,
Umschlagrand
Sinus coronarius
V. cava inferior

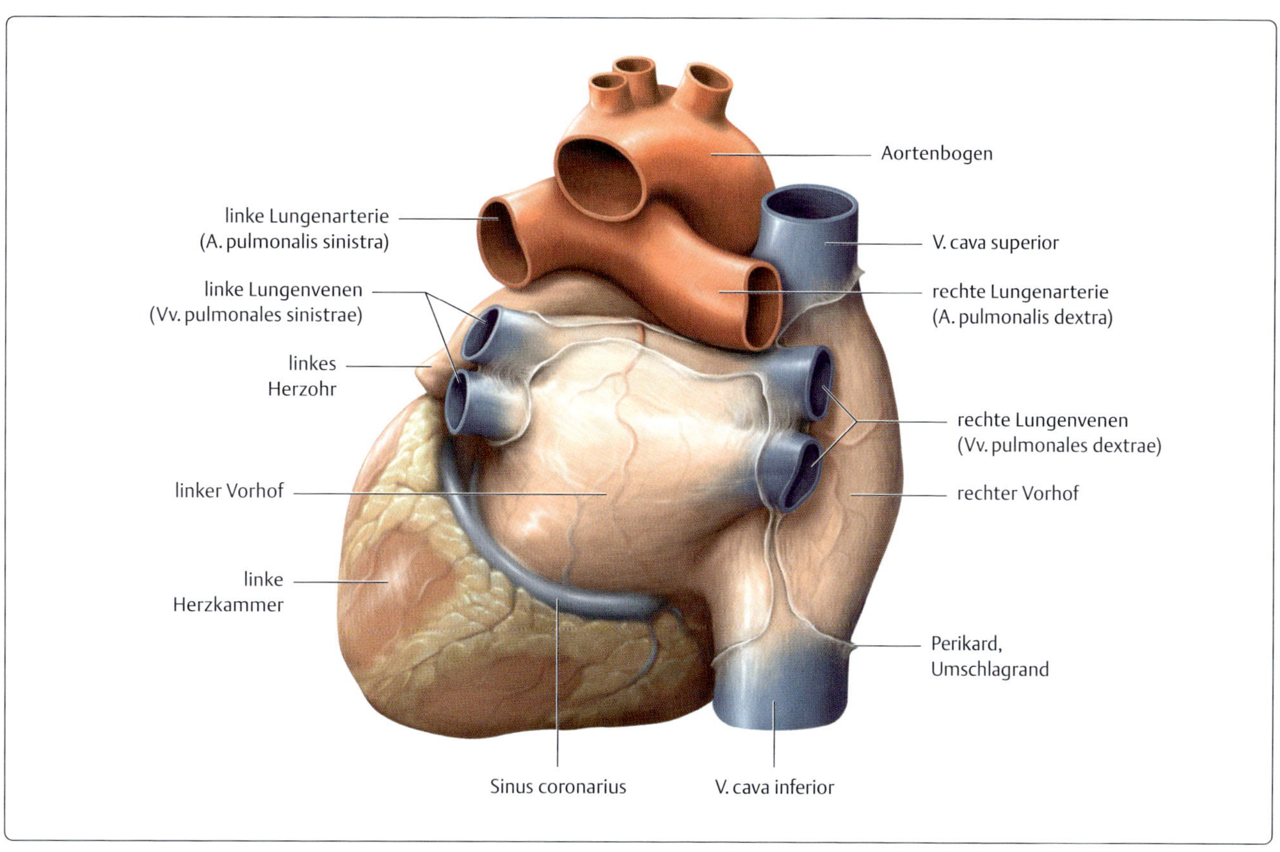

Abb. 2.6 Herz (Cor), Facies posterior. Ansicht von dorsal.

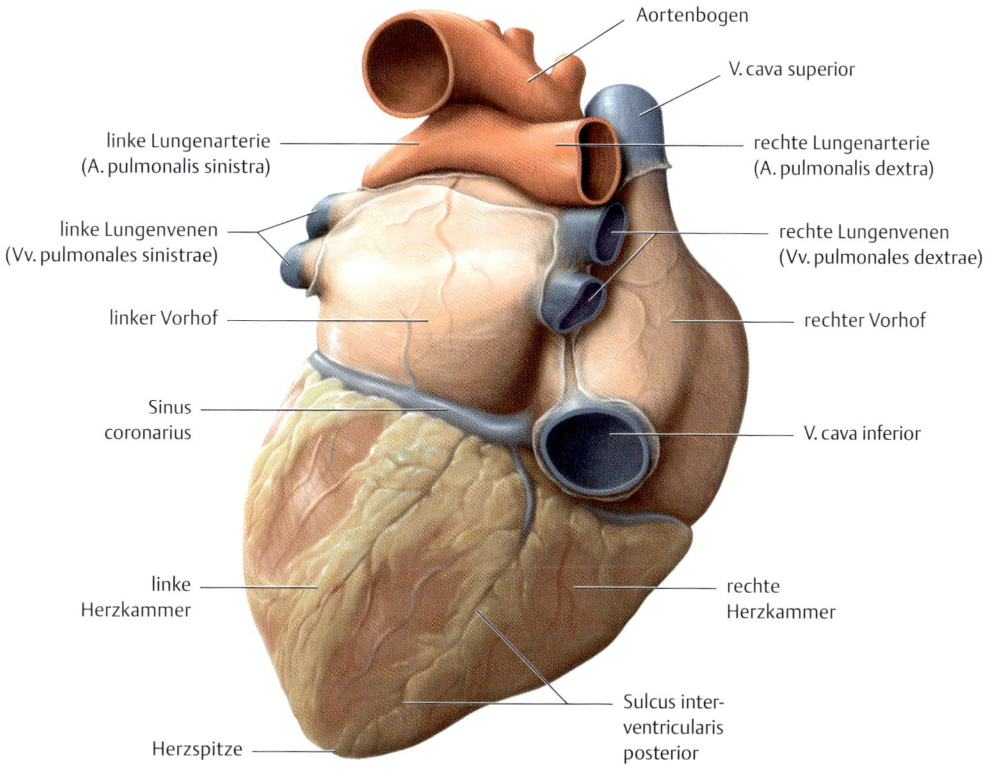

Aortenbogen
V. cava superior
linke Lungenarterie
(A. pulmonalis sinistra)
rechte Lungenarterie
(A. pulmonalis dextra)
linke Lungenvenen
(Vv. pulmonales sinistrae)
rechte Lungenvenen
(Vv. pulmonales dextrae)
linker Vorhof
rechter Vorhof
Sinus
coronarius
V. cava inferior
linke
Herzkammer
rechte
Herzkammer
Sulcus inter-
ventricularis
posterior
Herzspitze

Abb. 2.7 Herz (Cor), Facies diaphragmatica. Ansicht von dorsal und kaudal.

Klinisch – v. a. für die Gebietsbeschreibung eines Herzinfarktes – wird das Herz anders eingeteilt, und zwar nach den Versorgungsgebieten der Arterien. Ein Verschluss der rechten Herzkranzarterie führt zu einem Hinterwandinfarkt. Ein Verschluss des R. interventricularis anterior (Ast der linken Herzkranzarterie) zu einem Vorderwandinfarkt. Die klinische Vorderwand entspricht der anatomischen Vorderfläche. Ist die komplette linke Herzkranzarterie betroffen, spricht man von einem Rieseninfarkt.

2.2 Arterielle und venöse Blutgefäße

2.2.1 Arterielle Blutversorgung

Die Blutversorgung des Herzens übernehmen die Herzkranzgefäße (**Abb. 2.8**). Gleich am aufsteigenden Anfangsteil der Aorta, also nahe der Aortenklappe, zweigen 2 große Arterien ab: die A. coronaria dextra und sinistra (rechte und linke Herzkranzarterie oder auch Koronararterie). Sie umschließen das Herz wie ein Kranz (lat. corona = Kranz, Krone) und geben in ihrem Verlauf verschiedene Äste zu den unterschiedlichen Herzregionen ab, die von außen in das Myokard hineinziehen. Funktionell sind die Koronararterien Endarterien, d. h., es gibt keine bedeutsamen Kollateralen, die die Versorgung eines Gebietes übernehmen können.

Die Versorgungsgebiete der rechten oder linken Koronarie (= Kurzform) unterliegen von Mensch zu Mensch Varianten. Je nachdem, welches Gebiet von den Ästen der jeweiligen Koronararterie erreicht wird, spricht man vom Normal- (70 % der Menschen), Links- (15 % der Menschen) oder Rechtsversorgungstyp (15 % der Menschen).

Linke Koronararterie Meist ist das Volumen der A. coronaria sinistra etwas stärker. Sie versorgt den linken Vorhof, die linke Kammer und den Großteil der Herzscheidewand. Kurz nach ihrem Abgang aus der Aorta teilt sie sich in folgende 2 Äste auf:

R. interventricularis anterior Er verläuft in einer Rinne (Sulcus interventricularis anterior) an der Vorderseite des Herzens in Richtung Herzspitze und folgt dem inneren Verlauf des Kammerseptums.

R. circumflexus Dieser zieht im Sulcus coronarius über den linken Herzrand auf die zum Zwerchfell hin gerichtete Seite des Herzens.

Rechte Koronararterie Die A. coronaria dextra biegt von rechts auf die Hinterseite des Herzens ab, wo sie als einen Endast die A. interventricularis posterior abgibt. Die rechte Koronararterie versorgt den rechten Vorhof, die rechte Kammer, die Herzhinterwand und ebenfalls einen meist kleineren Teil der Herzscheidewand.

Pathologie

Koronare Herzkrankheit

Die koronare Herzkrankheit (KHK) ist die häufigste Todesursache in Deutschland (Männer sind 3 × häufiger betroffen als Frauen). Arteriosklerotische Ablagerungen (Plaques) führen in den Koronargefäßen zu Einengungen des Lumens und einer mangelnden Durchblutung, sodass die dazugehörigen Myokardbereiche weniger Sauerstoff erhalten (Myokardischämie). Wenn ca. 75 % des Lumens verlegt sind, treten Symptome auf. Leitsymptom ist die **Angina pectoris** (Brustenge). Sie wird durch körperliche oder psychische Belastung ausgelöst und ist gekennzeichnet durch drückende, brennende oder reißende

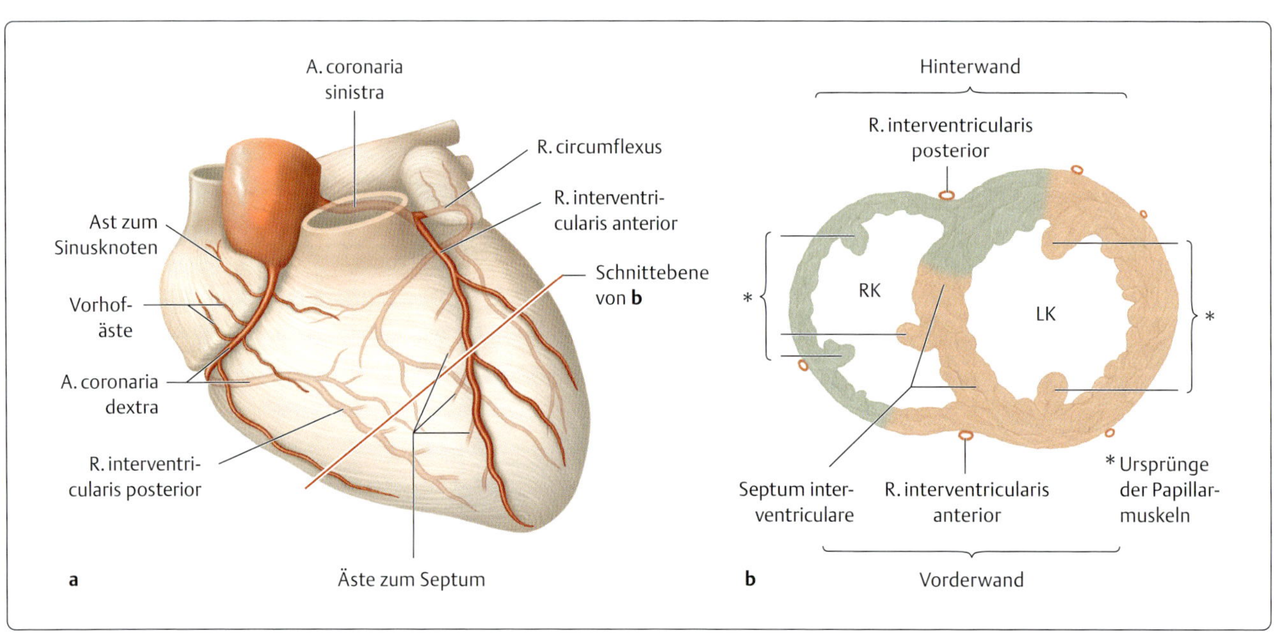

Abb. 2.8 Ausgeglichener Versorgungstyp (Normalversorgungstyp).
a Verlauf der rechten und linken Koronararterien (Ansicht von ventral auf die Facies sternocostalis).
b Querschnitt durch beide Herzkammern (Versorgungsgebiet der rechten Koronararterie: grün; Versorgungsgebiet der linken Koronararterie: rot).

anfallsartig auftretende Schmerzen hinter dem Brustbein, die weiter in den linken Arm oder auch den Kopf-Hals-Bereich ausstrahlen können (**Abb. 2.9**). Begleitend kommt es zu Schweißausbrüchen und Atemnot. Bei einer stabilen Angina pectoris verschwinden die Symptome nach der Belastung (und Gabe von Nitroglyzerin) wieder und sind bei jedem Anfall in etwa gleich stark. Bei der instabilen Form sind die Beschwerden stärker und länger anhaltend; sie verschwinden auch nach der Belastung nicht vollständig. Jeder erste, d. h. neu auftretende, Angina-pectoris-Anfall wird zunächst als instabil angesehen. Insgesamt haben Patienten mit einer Angina pectoris ein hohes Risiko, nachfolgend (Wochen bis Jahre) einen Herzinfarkt zu entwickeln.

Kommt es in einer Koronararterie zu einer zu starken Verengung oder vollständigen Verlegung, meist durch Blutgerinnsel (**Thromben**), die sich etwa aufgrund eingerissener arteriosklerotischer Plaques bilden, werden die dazugehörenden Bereiche der Herzmuskulatur nicht mehr ausreichend mit Sauerstoff versorgt. Es kommt bereits nach 20–30 min zu einer Gewebsnekrose (Myokardinfarkt oder Herzinfarkt), die nicht reversibel ist. Je nach Ausdehnung kann der Infarkt unbehandelt schnell tödlich verlaufen. Ziel jeder Therapie ist es also, so rasch wie möglich eine Auflösung (Lyse) des Thrombus zu erreichen und die Durchlässigkeit des betroffenen Gefäßes wiederherzustellen.

Zu den Risikofaktoren für eine KHK gehören Bluthochdruck (arterielle Hypertonie), Übergewicht (Body-Mass-Index > 25 kg/m^2), Bewegungsmangel, Fettstoffwechselstörungen (Hyperlipidämie), Diabetes mellitus, Rauchen und erbliche Belastung. 4 dieser Risikofaktoren werden als „tödliches Quartett" zusammengefasst und beschreiben so drastisch das Zusammentreffen folgender Stoffwechselerkrankungen beim **metabolischen Syndrom**: Adipositas, Hypertonie, Hyperlipidämie, Diabetes mellitus Typ II.

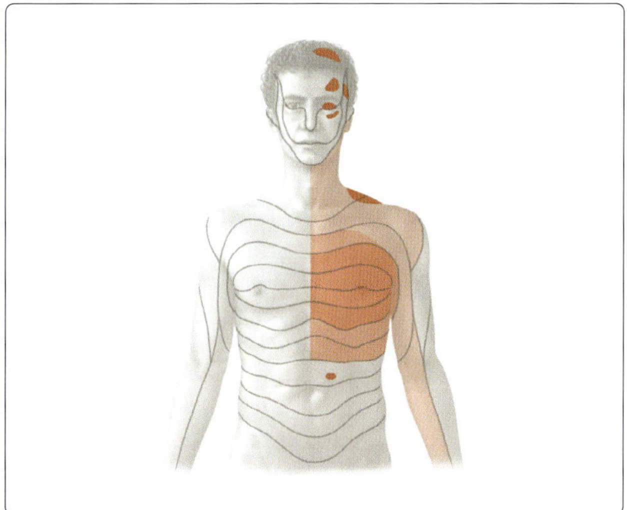

Abb. 2.9 Head-Zonen und vegetative Reaktionsareale bei Herzerkrankungen. Bei Herzerkrankungen, insbesondere bei Durchblutungsstörungen am Herzen (Angina pectoris oder Infarkt) strahlt der Schmerz in charakteristische Körperregionen aus: linke Schulter, linker Arm (Innenseite), linke Hals- und Kopfhälfte („Zahn-/Kieferschmerzen") und linker Bereich des Epigastriums.

2.2.2 Venöse Blutgefäße

Die wichtigsten Venen des Herzens sind: die V. cardiaca magna, media und parva (große, mittlere und kleine Herzvene). Sie fließen in einem venösen Sammelgefäß, dem Sinus coronarius, zusammen, welcher in den rechten Vorhof mündet (**Abb. 2.10**).

Naturheilkundliche Therapie

Therapeutische Anwendungen bei KHK

Kommt es im Rahmen der KHK zu einem Angina-pectoris-Anfall, kann eine Senfkompresse auf dem linken Oberarm Linderung verschaffen. Über die Head-Zone, die mit dem Herzen in Verbindung steht, wird eine bessere Durchblutung der Herzkranzgefäße bewirkt.

Ein wichtiger Aspekt ist auch der Säure-Basen-Haushalt, da die Herzmuskulatur sehr sensibel auf Übersäuerung reagiert. Möglichkeiten sind hier basische Pulver oder „Kükaleiwa" (Kümmel, Kartoffeln, Leinsamen, Wasser).

Als Heilpflanzen sind Buchweizen, Galgant, Knoblauch, Rosmarin und Weißdorn von Bedeutung.

Therapeutische Anwendungen bei Hypertonie

Eine blutdrucksenkende Wirkung ist für eine Ernährung nach den Prinzipien der Mittelmeerkost erwiesen. Empfohlen werden demnach Knoblauch, Bärlauch, Zwiebeln, Olivenöl und ω-3-Fettsäuren aus Seefisch, außerdem reichlich Früchte und frisches Gemüse; dafür eher wenig Milchprodukte, Fleisch und gesättigte Fettsäuren.

Um den Blutdruck zu senken, eignen sich die Kneipp-Hydrotherapie (Arm-/Fußbäder oder Kniegüsse) sowie Dampf- oder Saunabäder. Durch die Wärmeanwendungen kommt es direkt und reflektorisch zu einer peripheren Vasodilatation, dadurch sinkt der Blutdruck. **Wichtig:** Bei Patienten mit akuten Herzproblemen sind kalte Tauchbäder oder Vollbäder kontraindiziert.

Heilpflanzen mit blutdrucksenkender Wirkung sind v. a. Mistelkraut und Rauwolfiawurzel. Das Mistelkraut regt den Parasympathikus an, dadurch kommt es zu einer Gefäßerweiterung – der Blutdruck sinkt. In der Rauwolfiawurzel sind Alkaloide enthalten, die sympathikolytisch wirken.

Therapeutische Anwendungen bei Hypotonie

Ein zu niedriger Blutdruck hat keinen Krankheitswert. Trotzdem kann er für die Betroffenen belastend sein. Ratsam sind hier regelmäßige Kneipp-Anwendungen wie Wechselduschen, Tau- oder Wassertreten. Auch kühle Pulswickel mit Zitronensaft bieten sich an. Empfohlen werden außerdem eher salzhaltige Mineralwässer, um den Blutdruck zu stabilisieren.

Aus der Pflanzenwelt stehen zur Linderung der Hypotonie z. B. Rosmarinöl und Kampfer zur Verfügung (z. B. als Kreislauftropfen).

Allgemeine Empfehlungen zur Minderung des Arterioskleroserisikos

Um die Risiken für eine Arteriosklerose zu senken, sind u. a. regelmäßiges Ausdauertraining, Stressreduktion, Minderung des Kochsalzverbrauchs, Gewichtsreduktion, Einschränkung des Alkoholkonsums und eine Raucherentwöhnung wichtig.

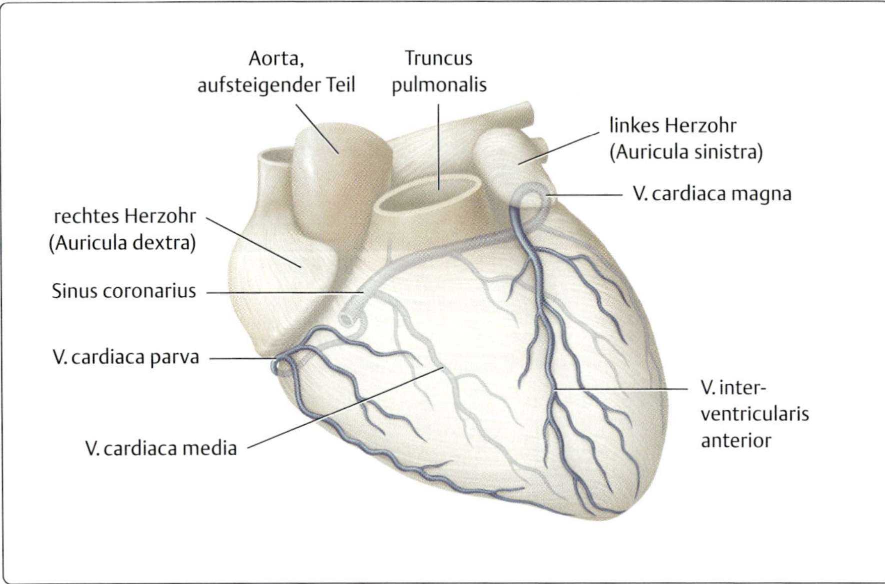

Abb. 2.10 Systematik der Herzvenen. Ansicht von ventral auf die Facies sternocostalis.

Cholesterinsenkende Maßnahmen

Ratsam ist eine eher fettarme Kost, um das LDL-Cholesterin (LDL = engl. low-density lipoprotein), also das „böse" Cholesterin, zu senken. Cholesterinsenkend wirken z. B. Sojaeiweiß, lösliche Ballaststoffe wie Hafer, Pektin in Äpfeln und Zitrusfrüchten, Rotreis sowie Sulfat- und Magnesiumwässer.
Im Bereich der Phytotherapie zählen Knoblauch, Bärlauch, Artischocken- und Bockshornkleepräparate zu den Pflanzen, die den Cholesterinspiegel senken können. Knoblauch gehört zu den wichtigsten Mitteln bei der Vorbeugung von Arteriosklerose und senkt das Risiko, dass sich Thromben bilden. Das „böse" LDL wird gesenkt, das „gute" HDL (= engl. high-density lipoprotein) erhöht. Ähnliches gilt für den Bärlauch. Die Artischocke enthält Bitterstoffe, durch die Cholesterin verstärkt mit der Galle ausgeschieden wird, und hemmt die Neubildung von Cholesterin in den Leberzellen.

2.3 Herzbeutel und Perikardhöhle

Das Herz liegt eingebettet in den **Herzbeutel**. Dieser ist unten mit dem Zwerchfell verwachsen, gegenüber dem seitlich angrenzenden Lungenfell (Pleura) aber verschieblich.

Der Herzbeutel wird gebildet aus dem Perikard (griech. peri = herum) und dem Epikard (= äußere Schicht der Herzwand). Zwischen dem Perikard und dem Epikard befindet sich ein feiner Spalt (**Perikardhöhle**), der mit seröser Flüssigkeit gefüllt ist und die Verschieblichkeit und damit die reibungslose Ausdehnung des Herzens ermöglicht. Das Perikard besteht aus 2 Schichten:

Äußere Schicht Die äußere Schicht (**Pericardium fibrosum**) aus straffem Bindegewebe stabilisiert das Herz in seiner Lage und schützt es vor Überdehnung. Diese Schicht stellt sich als der mit bloßem Auge sichtbare Teil des Herzbeutels dar.

Innere Schicht Die innere Schicht (**Pericardium serosum**) ist zart und bildet eine glatte Fläche. Sie besteht wiederum aus 2 Anteilen. Der äußere (parietales Blatt) ist fest mit dem Pericardium fibrosum verwachsen. Ihr innerer Teil (viszerales Blatt) liegt der Herzoberfläche an und wird Epikard genannt. An den Aus- bzw. Eintrittsstellen der Gefäße gehen die beiden Blätter lückenlos ineinander über. So bilden sie den flüssigkeitsgefüllten Verschiebespalt, die Perikardhöhle.

Pathologie

Herzbeuteltamponade

Der Herzbeutel ist nur wenig dehnbar. Kommt es zu einer Erhöhung der Flüssigkeitsmenge im Perikardspalt (Perikarderguss), wird das Herz zusammengedrückt und in seiner Pumpleistung stark eingeschränkt. Besonders gefährlich sind Blutungen aus einer gerissenen krankhaften Gefäßwandausbuchtung (Aneurysma), die durch die ständig ansteigende Flüssigkeitsmenge die Ausdehnung des Herzens unmöglich machen (Herzbeuteltamponade). Auch eine Entzündung des Herzbeutels (Perikarditis) führt zu einer erhöhten Abgabe von seröser Flüssigkeit. Außerdem kann es in der Folge zu Verhärtungen und Verkalkungen des Herzbeutels mit Funktionseinschränkung des Herzens kommen.

2.4 Herzwand

Die Herzwand ist aufgebaut aus dem
- Epikard,
- Myokard und
- Endokard.

Epikard Unter dem dünnen einschichtigen Epithel, welches zum Perikardspalt gerichtet ist und das viszerale Blatt der Perikardhöhle bildet, besteht das Epikard aus etwas Bindegewebe und einer gut ausgeprägten Fettschicht (**Abb. 2.11**). Diese polstert die Gefäße und Nerven des Herzens und glättet die Oberfläche.

Myokard Das Myokard bildet die mittlere und stärkste Wandschicht (**Abb. 2.11**). Sie besteht aus quergestreifter Herzmuskulatur (S.25). Diese Art der Muskulatur nimmt eine Zwischenstellung zwischen der Skelett- und glatten Muskulatur ein, da sie im Aufbau der Skelettmuskulatur ähnelt und wie diese zur schnellen Kontraktion fähig ist, aber Eigenschaften der glatten Muskulatur zeigt. Sie arbeitet rhythmisch, ist autonom und nicht willkürlich erregbar. Wichtig ist, dass die einzelnen Zellen fortlaufend durch Kommunikationskontakte (Gap-Junctions) verbunden sind, über die die Erregung weitergegeben wird. Im Bereich der linken Herzkammer ist die Myokardschicht aufgrund der höheren Beanspruchung (höherer Blutdruck) wesentlich dicker als in der rechten.

Endokard Das dünne glatte Endokard kleidet alle Herzinnenräume und -vorsprünge aus und setzt sich in die Innenwand der Gefäße fort (**Abb. 2.11**). Unter einem zartem Epithel (= Endothel) befindet sich etwas Bindegewebe, welches Nerven, kleine Blutgefäße und Strukturen des Erregungsleitungssystems (Kap. 2.6) führt. Zum Endokard gehören auch die 4 Herzklappen.

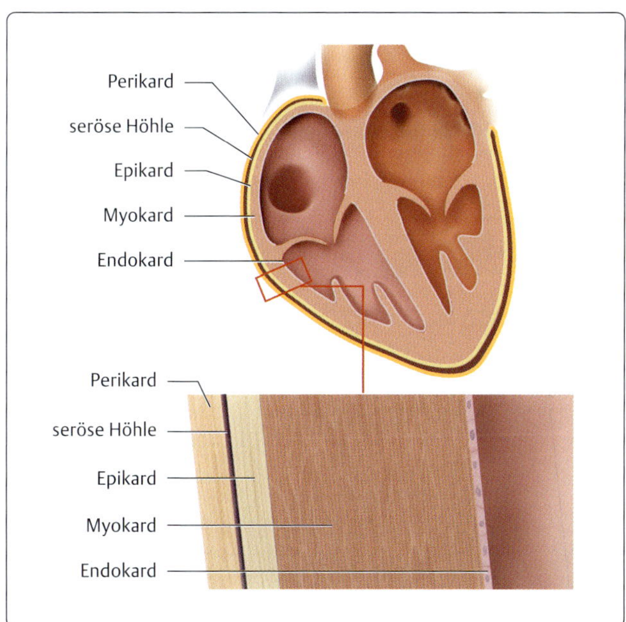

Abb. 2.11 Feinbau der Herzwand. Die Herzwand besteht aus dem dünnen Endokard, der mächtigen Muskelschicht (Myokard) und Bindegewebe (Epikard). Dieses bildet die innere Schicht des Herzbeutels.

> **Lerntipp**
> Merkspruch: „**En**joy **my epi**c **p**oem."
> (Herzwandschichten von innen nach außen: **En**dokard – Innenhaut; **My**okard – Muskelschicht; **Epi**kard und **P**erikard – bilden den Herzbeutel)

2.5 Herzklappen

Jeder Ventrikel hat 2 Öffnungen, nämlich zu den Vorhöfen und zu den großen Arterien (**Abb. 2.12**). An diesen Stellen sind die Herzklappen eingebaut. Sie verhindern, dass das Blut aus den Kammern in die Vorhöfe oder aus den großen Arterien in die Kammern zurückfließen kann. So erlauben sie den Blutstrom in nur eine Richtung. Nach ihrer Bauweise werden Segel- und Taschenklappen unterschieden (**Abb. 2.13**).

2.5.1 Segelklappen

Segelklappen (Semilunarklappen) finden sich jeweils zwischen den Vorhöfen (Atrien) und Kammern (Ventrikeln). Sie bilden die Vorhofklappen = Atrioventrikularklappen (AV-Klappen). Ihre Segel sind über Sehnenfäden (Chordae tendineae) an kleinen Muskeln befestigt, die von der unteren Kammerwand ausgehen. Die Sehnenfäden spannen sich durch die Kontraktion der Papillarmuskeln und den steigenden Kammerdruck bei der Kontraktion des Herzens. So verhindern sie, dass die Segel in die Vorhöfe durchschlagen. Die Segelklappen bleiben also in der Systole geschlossen (**Abb. 2.14**).

Trikuspidalklappe Die Trikuspidalklappe liegt zwischen dem rechten Vorhof und dem rechten Ventrikel und besteht aus 3 (= tri) Segeln.

Mitralklappe Die Mitralklappe (ihre Form erinnert an eine Mitra = Bischofsmütze; Bikuspidalklappe), trennt den linken Vorhof und die linke Kammer. Sie besteht aus 2 (= bi) Segeln.

> **Lerntipp**
> Eine gute Orientierungshilfe bietet die Kenntnis der Lungenlappen:
> - links: 2 Lungenlappen → Bikuspidalklappe = Mitralklappe (Mitra = Bischofsmütze)
> - rechts: 3 Lungenlappen → Trikuspidalklappe
>
> Merkspruch: „Der **Mistral tr**eibt das **Segel**boot von der **A**dria nach **V**enezuela."
> (**Mitral**klappe + **Tr**ikuspidalklappe = **Segel**klappen = **AV**-Klappen)

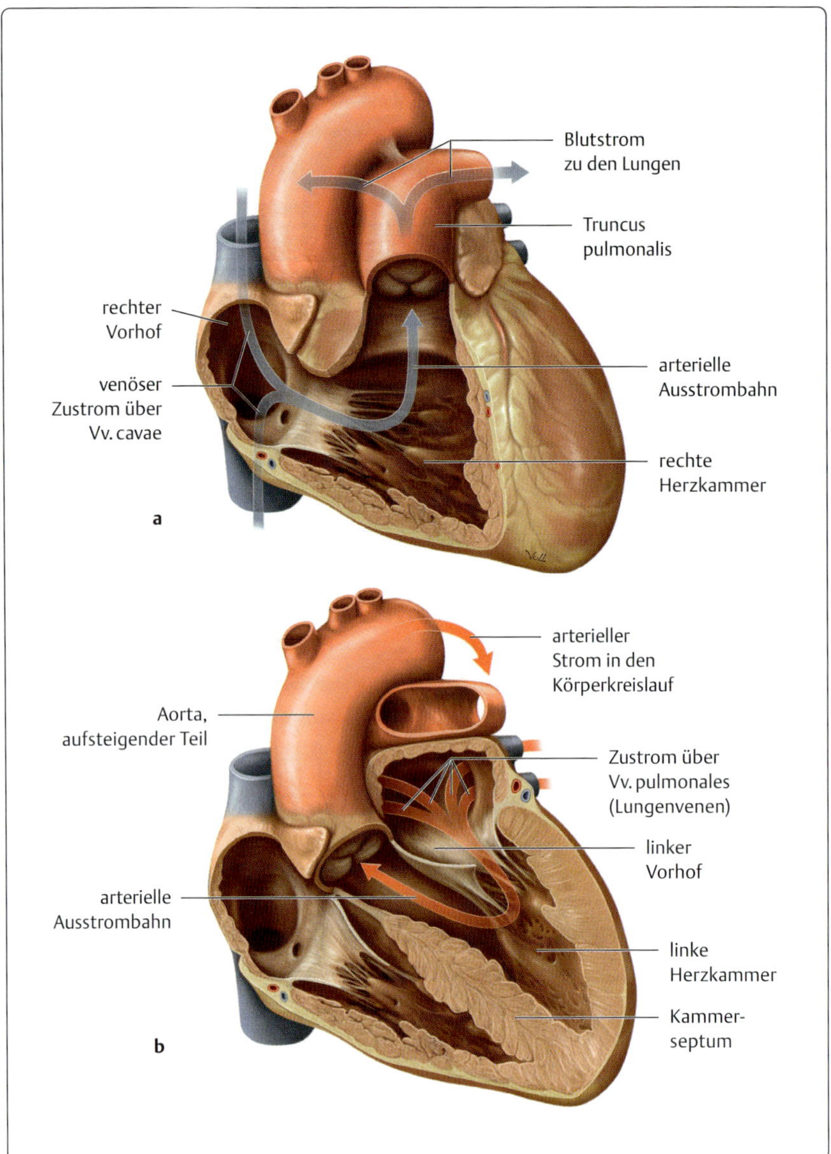

Abb. 2.12 Blutstrom im Herzen.
a Blutstrom im rechten Herzen.
b Blutstrom im linken Herzen.

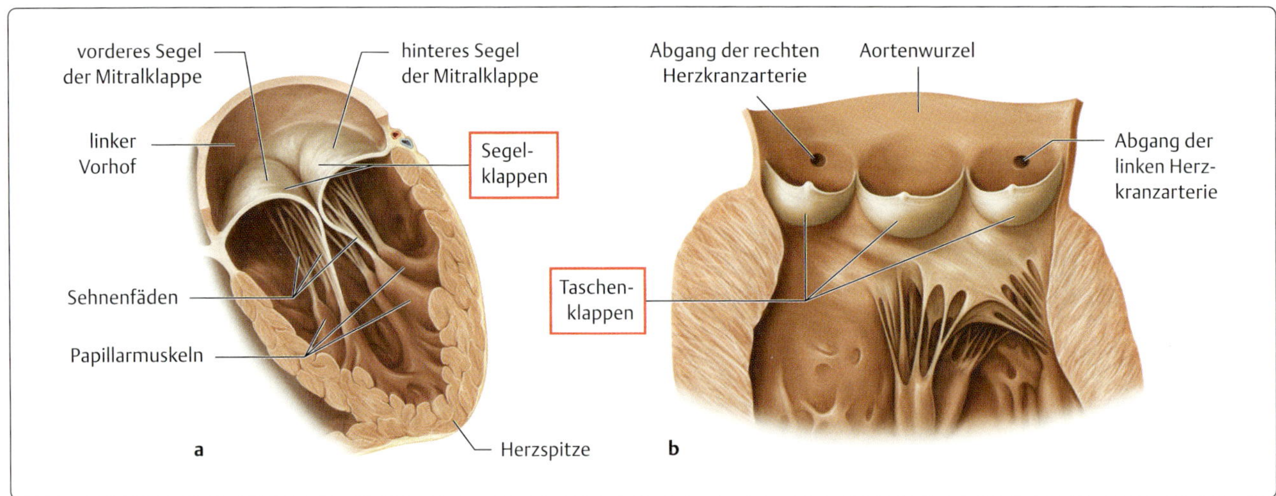

Abb. 2.13 Mechanik der Herzklappen.
a Die Segelklappen werden während der Kontraktionsphase des Herzens von Sehnenfäden geschlossen gehalten.
b Zwischen den Herzschlägen verschließen Taschenklappen (hier die Aortenklappe) die großen Arterien des Herzens. Der Blutdruck ist dort höher als im Inneren der Herzkammern. Die Klappen verhindern so, dass Blut aus den Arterien in die Herzkammern zurückströmt. Während einer Herzaktion öffnet der Druck in den Herzkammern die Klappen und Blut strömt durch die dreieckige Öffnung aus.

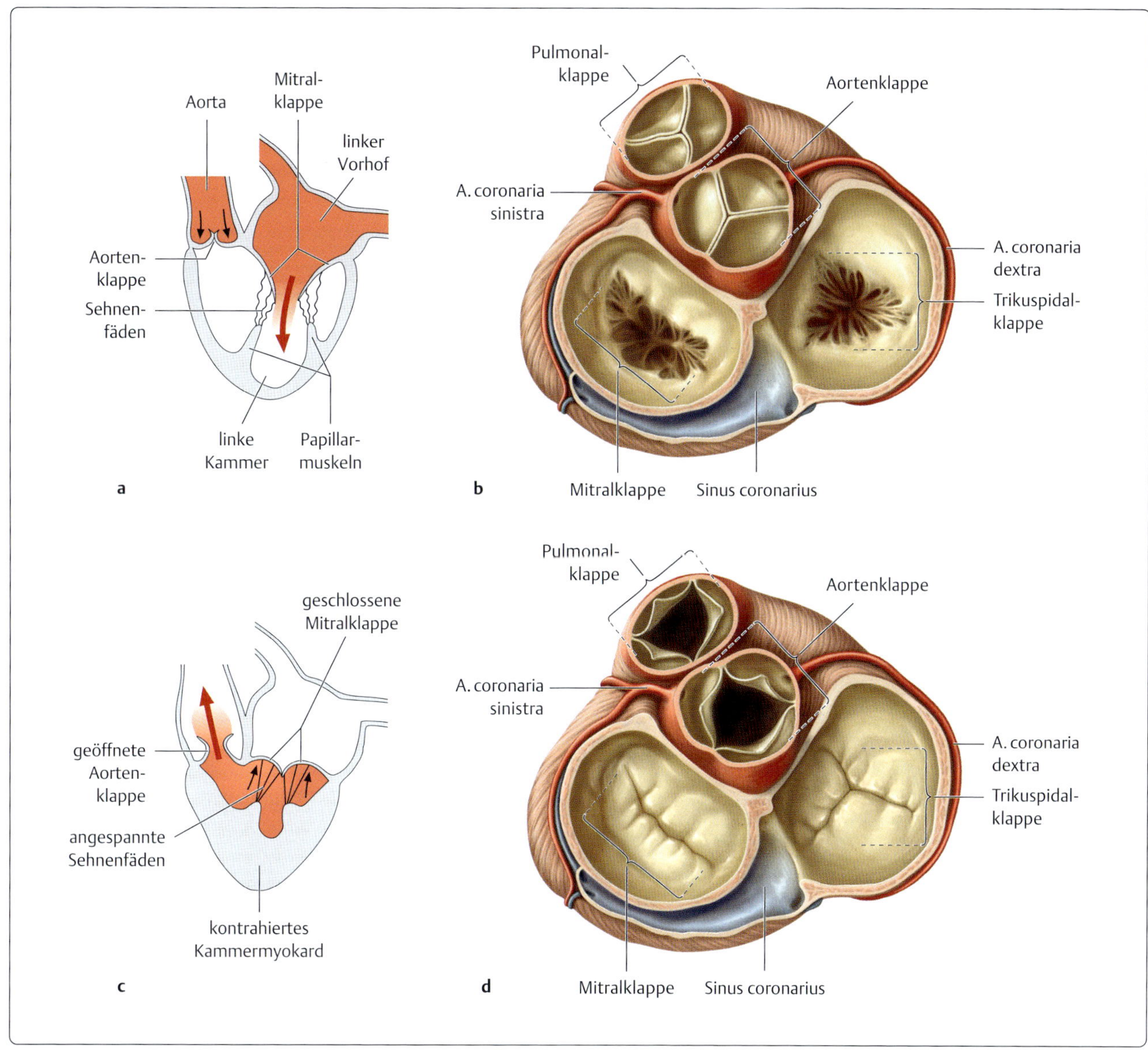

Abb. 2.14 Herzklappen im Überblick.
a Ventrikeldiastole: Richtung des Blutflusses im linken Herzen.
b Ventrikeldiastole: Sicht auf die Klappenebene.
c Ventrikelsystole: Richtung des Blutflusses im linken Herzen.
d Ventrikelsystole: Sicht auf die Klappenebene.

2.5.2 Taschenklappen

Die Taschenklappen befinden sich jeweils am Übergang von den Kammern in die großen Arterien. Diese geben den Klappen auch ihre Namen:

Aortenklappe Die Aortenklappe liegt zwischen der linken Kammer und der Aorta.

Pulmonalklappe Die Pulmonalklappe liegt zwischen der rechten Kammer und dem Truncus pulmonalis.

Aufbau Ihr Aufbau ist leicht zu erfassen. Die 3 taschenförmigen Ausstülpungen des Endokards bilden jeweils eine Klappe. Am Ende der Austreibungsphase (Systole), wenn kein Blut mehr in die Arterien gepumpt wird, fällt der Druck ab, und das Blut würde zurück in die Kammer fließen. Es wird nun aber von den Taschen aufgefangen. Sie füllen sich und nähern sich einander dadurch so stark, dass der Weg zurück fest verschlossen ist. Während der Füllungsphase (Diastole) bleiben sie geschlossen (**Abb. 2.14**).

Lerntipp
Merkspruch: „**P**inke in der **Tasche** ist das **A** und **O**!"
(**Tasche**nklappen = **P**ulmonalklappe und **Ao**rtenklappe)

Tab. 2.1 Anatomische Projektion und Auskultationsorte der Herzklappen (parasternal = neben dem Brustbein).

Klappe	Anatomische Projektion	Auskultationsort
Mitralklappe	4./5. Rippenknorpel links	5. ICR links in der Medioklavikularlinie
Trikuspidalklappe	Sternum in Höhe Rippenknorpel 5	5. ICR* rechts parasternal
Aortenklappe	linker Sternalrand in Höhe der 3. Rippe	2. ICR rechts parasternal
Pulmonalklappe	linker Sternalrand in Höhe Rippenknorpel 3	2. ICR links parasternal

* In älterer Literatur wird hier auch der 4. ICR genannt.

2.5.3 Auskultation der Herzklappen

Das Abhorchen (Auskultation) der Herzklappen durch die Brustwand (**Abb. 2.15**, **Tab. 2.1**) gibt Auskunft über mögliche Erkrankungen der Klappen (Verengungen = Stenosen oder ungenügender Klappenschluss = Insuffizienzen). Sie erzeugen dann Herzgeräusche, die durch Verwirbelungen des Blutes an den geschädigten Klappen entstehen. Zu hören sind sie meist nicht direkt über den Projektionspunkten, sondern weiter entfernt in den Geräuschfeldern. Gesunde Klappen erzeugen kein Strömungsgeräusch.

Merke

Herzgeräusche sind immer pathologisch, Herztöne hingegen physiologisch.

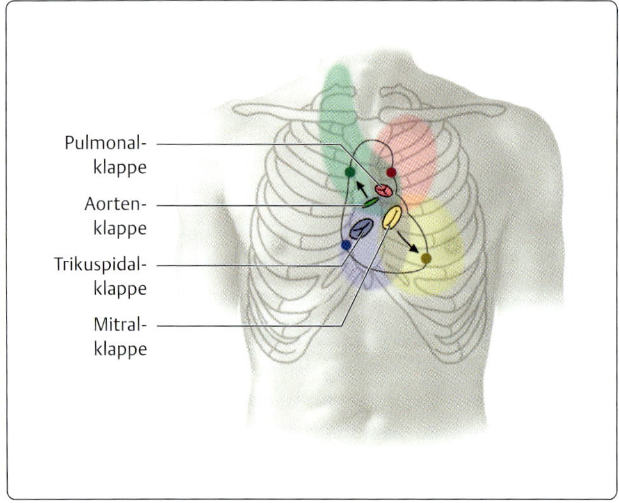

Abb. 2.15 Abhorchen (Auskultation) der Herzklappen. Sie erkennen die Projektion der Klappen auf die Brustwand. Außerdem dargestellt sind die Geräuschfelder, in die pathologische Geräusche weitergeleitet werden. Ein weiterer Auskultationspunkt, der Erb'sche Punkt, liegt im 3. ICR links, etwa 2 Querfinger parasternal. Hier hört man besonders deutlich Herzgeräusche, die von einer Aortenklappeninsuffizienz und einer Mitralstenose herrühren.

Lerntipp

Merkspruch: „Anton **Pul**lman **tri**nkt **3 Li**ter **Mi**lch um **22:55** Uhr."

Auskultation am Herzen:

- Anton = **A**ortenklappe, **2.** ICR, rechts
- Pullmann = **Pul**monalklappe, **2.** ICR, links
- trinkt = **Tri**kuspidalklappe, **5.** ICR, rechts
- Milch = **Mi**tralklappe, **5.** ICR, links
- 3 Liter = Erb'scher Punkt, **3.** ICR, **li**nks

Am gesunden Herzen zu hören sind die Herztöne: Der 1. Herzton kommt dadurch zustande, dass die Herzmuskulatur bei der Anspannung Schwingungen erzeugt (Anspannungston) und sich die Segelklappen schließen. Der 2. Herzton meldet den Schluss der Taschenklappen (Klappenschlusston).

2.5.4 Ventilebene und Herzskelett

Alle Herzklappen liegen in einer Ebene, die deshalb Klappen- oder Ventilebene genannt wird. Die Herzklappen werden hier durch eine Platte aus Bindegewebe gehalten, das Herzskelett (**Abb. 2.16**). Um jede Klappe bildet das Bindegewebe zusätzlich einen stabilisierenden Ring (Anulus fibrosus). Das Herzskelett dient der Muskulatur von Vorhöfen und Kammern als Ursprung, trennt sie dabei aber vollständig voneinander. Diese Trennung (elektrische Isolation) ist für die zeitliche Abfolge der Erregung der Muskulatur wichtig.

Naturheilkundliche Therapie

Phytotherapeutika bei Herzinsuffizienz

Auch bei leichteren Formen der Herzinsuffizienz können Heilpflanzen eingesetzt werden.

Zu nennen ist zunächst der **Weißdorn** (Crataegus) aus der Gruppe flavonoidhaltiger Pflanzenstoffe. Weißdorn stärkt die Herzkraft, wirkt ausgleichend auf den Blutdruck und den Herzrhythmus, fördert die Durchblutung und wirkt zudem leicht beruhigend.

Große Bedeutung haben auch die **Herzglykoside**. Sie steigern die Kontraktionskraft des Herzens und ermöglichen so ein höheres Schlagvolumen (positiv inotrop); sie verlangsamen die Herzfrequenz (negativ chronotrop); sie verzögern

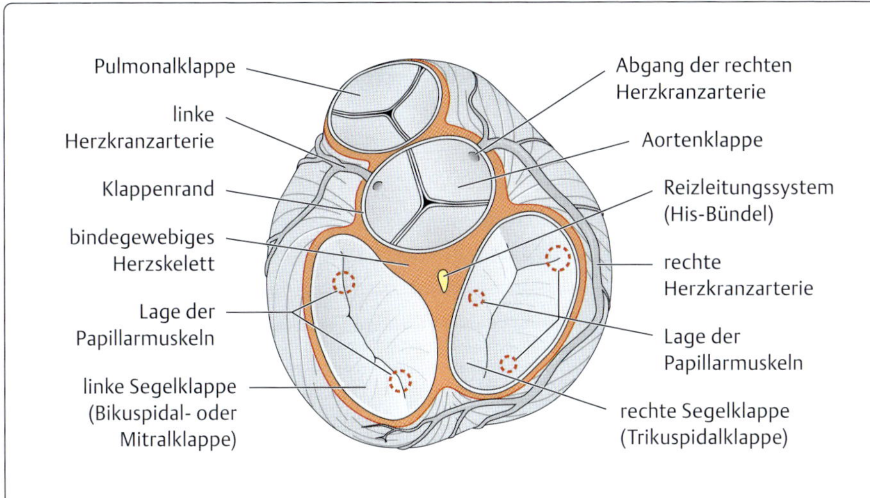

Abb. 2.16 Herzskelett. Sicht von der Herzbasis auf die Klappenebene.

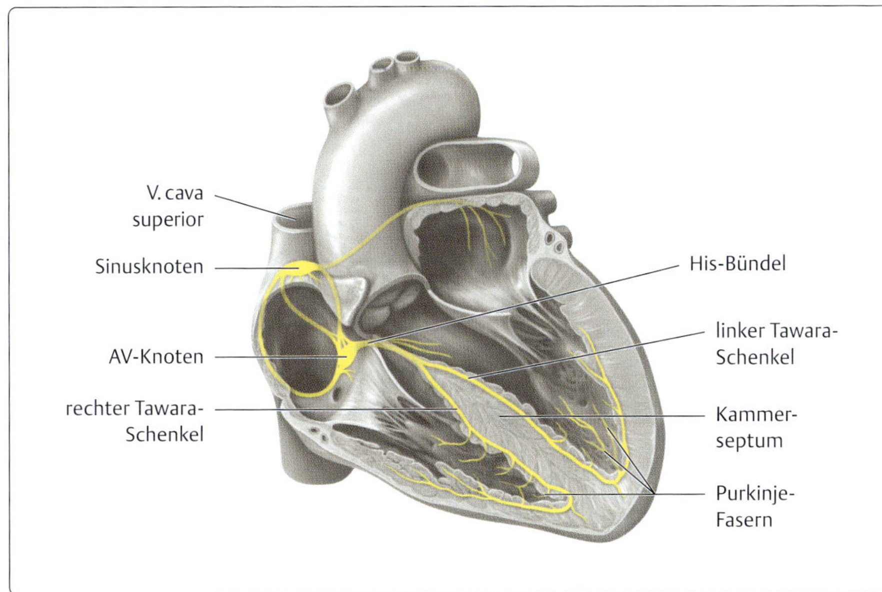

Abb. 2.17 Übersicht über das Erregungsbildungs- und -leitungssystem des Herzens. Sicht von ventral.

die Erregungsleitung (negativ dromotrop); sie beschleunigen die Erregungsbildung (positiv bathmotrop):

- Zu den Herzglykosiden 1. Ordnung gehört der Fingerhut (Digitalis). Sie werden inzwischen nur noch synthetisch hergestellt und haben eine enge therapeutische Breite. Will man die volle Wirksamkeit erreichen, besteht die Gefahr, in den Bereich zu kommen, in dem Vergiftungserscheinungen auftreten.
- Herzglykoside 2. Ordnung haben dagegen keine derart gravierenden Nebenwirkungen. Allerdings werden sie schlechter resorbiert. Zu den Glykosiden 2. Ordnung (= Digitaloide) gehören z. B. Meerzwiebel, Adonisröschen, Oleanderblätter, Maiglöckchenkraut und Strophantin.

2.6 System der Erregungsbildung und -leitung am Herzen

Das Herz ist in der Lage, seine Kontraktion unabhängig vom Nervensystem auszulösen. Denn es besitzt ein System aus umgewandelten, spezialisierten Muskelzellen, die nicht mehr für die Kontraktion zuständig sind, sondern für die Bildung und Weiterleitung von elektrischen Impulsen (**Abb. 2.17**). Die Erregungsbildung und -leitung am Herzen erfolgen über folgende Strukturen:

- Sinusknoten
- AV-Knoten (Atrioventrikularknoten)
- His-Bündel
- rechter und linker Tawara-Schenkel
- Purkinje-Fasern

2.6.1 Sinusknoten

Als „Schrittmacher“ befindet sich der Sinusknoten (Nodus sinuatrialis) an der Einmündung der oberen Hohlvene im rechten Vorhof. Von ihm gehen beim Gesunden alle Erregungen aus (Ruhefrequenz 60–70 Schläge/min). Sie breiten sich über das Vorhofmyokard in Richtung Kammermuskulatur aus.

Da die Muskulatur der Vorhöfe und der Kammern durch das Herzskelett elektrisch voneinander isoliert ist, erfolgt die Weiterleitung nur über die nachfolgenden Strukturen des Leitungssystems.

2.6.2 AV-Knoten

Dem Sinusknoten untergeordnet ist der AV-Knoten (= Atrioventrikularknoten). Er liegt an der Vorhofscheidewand des rechten Vorhofs nahe der Mündung des Sinus coronarius, an der Grenze zwischen Atrium und Ventrikel (daher der Name) und leitet die Erregung leicht zeitverzögert weiter.

Er kann ebenfalls Erregungen auslösen, was aber wegen der niedrigeren Frequenz (40–50 Schläge/min) nur bei einem Ausfall des Sinusknotens von Bedeutung ist.

2.6.3 His-Bündel

Das ca. 2 cm lange His-Bündel zieht vom AV-Knoten am Boden des rechten Ventrikels in Richtung Kammerseptum und tritt durch das Bindegewebe des Herzskeletts in das Septum ein. So erreicht die Erregung das Kammermyokard.

2.6.4 Tawara-Schenkel und Purkinje-Fasern

Das His-Bündel teilt sich dann in 2 Schenkel auf, den rechten und linken **Tawara-Schenkel**. Der linke Schenkel gliedert sich nachfolgend in einen vorderen, mittleren und hinteren Faszikel. Über die Tawara-Schenkel wird die Erregung entlang des Septums zur Herzspitze gebracht und an die Papillarmuskeln sowie die Kammerwand verteilt. Die Weiterleitung auf die Kammermuskulatur in Richtung Herzbasis zurück erfolgt nun als letzter Schritt über die unter dem Endokard verlaufenden **Purkinje-Fasern** (**Abb. 2.18**).

Die einzelnen Herzmuskelzellen geben die Erregung dann von Zelle zu Zelle über **Gap-Junctions** (Kommunikationskontakte, in besonders großer Zahl in den Glanzstreifen) weiter.

> **Lerntipp**
> Merksprüche:
> „**Sin**as **Av**atar **hi**lft **Ta**mara beim **Pu**tzen.“
> „**Sin**d **a**lle **H**unde **t**ypisch **p**ink?“
> (Sinusknoten → AV-Knoten → His-Bündel → Tawara-Schenkel → Purkinje-Fasern)

Das genaue Einhalten der Erregungsausbreitung gewährleistet z. B., dass sich die Vorhöfe vor den Kammern zusammenziehen und so eine möglichst große Blutmenge in die Kammern gelangt ist, bevor diese kontrahieren.

Die Herzspitze kontrahiert vor der übrigen Kammermuskulatur und zieht so die gesamte Ventilebene nach unten. Dies erleichtert der Muskulatur anschließend das Austreiben des Blutes aus den Kammern.

Die Anspannung der Papillarmuskeln vor der Kammermuskulatur sorgt für einen sicheren Verschluss der Segelklappen bei der Kammersystole.

> **Pathologie**
>
> **Herzrhythmusstörungen (Arrhythmien)**
> Bei den Rhythmusstörungen werden ein beschleunigter (Tachykardie) und ein verlangsamter Herzschlag (Bradykardie) unterschieden. Die Abweichung von der normalen Herzschlagfrequenz kann ihre Ursache in den Erregungsbildungsstrukturen haben (z. B. Sinusarrhythmie) oder in einer Störung der Weiterleitung (z. B. sinuatrialer Block = SA-Block, atrioventrikulärer Block = AV-Block).
> Besonders gefährlich ist das Kammerflattern (250–350 Schläge/min) oder -flimmern (> 350 Schläge/min), das mit einem vollständigen Kreislaufstillstand (Asystolie) einhergehen kann.
> Treten tödliche Rhythmusstörungen ohne vorab erkennbaren Grund auf, spricht man vom plötzlichen Herztod.
> Als Therapie der Rhythmusstörungen kommen je nach Typ Medikamente (Antiarrhythmika) oder Herzschrittmacher zum Einsatz.

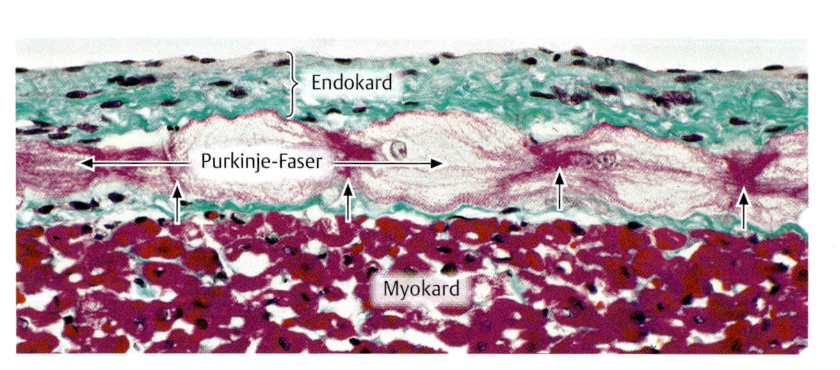

Abb. 2.18 Purkinje-Fasern. Die kleinen Pfeile zeigen auf die Glanzstreifen, d. h. auf die Zellgrenzen mit vielen Gap-Junctions. Über diese Zellkontakte wird die Erregung weitergegeben. Die Glanzstreifen zwischen den Zellen des Myokards sind in dieser Abbildung nicht zu erkennen.

Naturheilkundliche Therapie

Phytotherapeutika bei Herzrhythmusstörungen

Als Antiarrhythmika aus dem Bereich der Phytotherapie sind v. a. Besenginsterkraut, Jasmin, Schlangenkaktus und Weißdorn zu nennen.

Das Besenginsterkraut gilt hier als am wirksamsten. Es enthält Alkaloide, die die pathologische Reizbildung im Vorhof dämpfen. Die Pflanze wird bei hypotonen, tachykarden Rhythmusstörungen empfohlen.

Therapeutische Anwendungen bei funktionellen Herzbeschwerden

Bei funktionellen Herzbeschwerden liegen keine organischen Ursachen vor. Dennoch klagen die Patienten z. B. über Herzstiche oder Herzstolpern, Engegefühl in der Brust. Hier werden – ergänzend zu den pflanzlichen Herzmitteln wie Weißdorn und Herzgespann – v. a. beruhigende Arzneipflanzen wie Baldrian, Hopfen, Melisse, Passionsblume und Johanniskraut eingesetzt. Herzsalben enthalten häufig Kampfer-, Rosmarin-, Lavendel- oder Eukalyptusöl. Die Salbe wird im Bereich der Herzsegmente (Dermatome C 3, C 4, C 8, Th 1–Th 8) aufgetragen.

Weitere Behandlungen: Herzkompressen mit Arnikatinktur und eine Bach-Blüten-Mischung (sog. Notfall- oder auch Rescue-Tropfen).

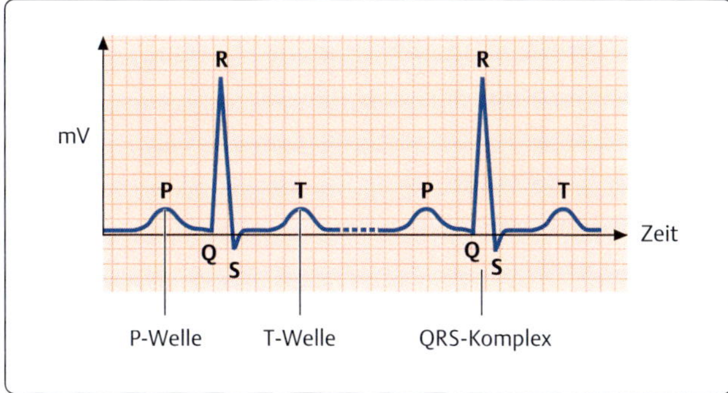

Abb. 2.19 EKG-Kurve: Erregungszyklus (Aufzeichnung von 2 Herzaktionen nach Wilson). Die EKG-Kurve weist verschiedene Zacken und Wellen auf, deren Benennung vereinbarte Bezeichnungen darstellen (**Tab. 2.2**).

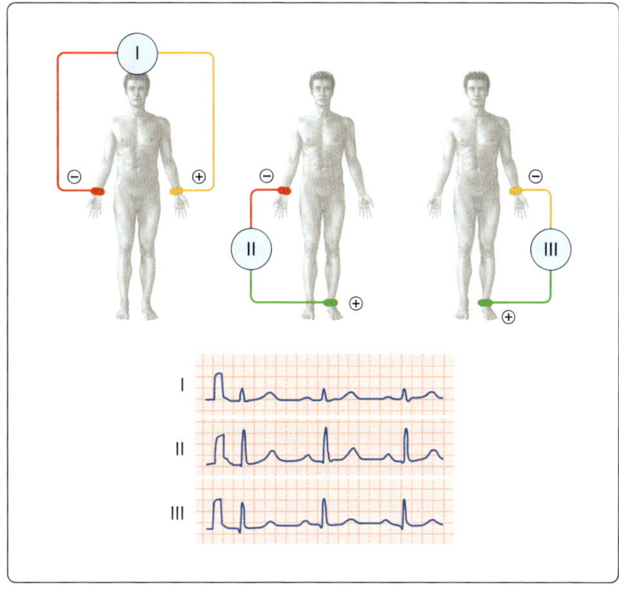

Abb. 2.20 Elektrokardiogramm (EKG). Bipolare Extremitätenableitung nach Einthoven.

2.7 Elektrokardiogramm

Mithilfe des Elektrokardiogramms (EKG) lässt sich die Erregungsausbreitung über das Herz an der Körperoberfläche nachverfolgen. Während der Erregungsausbreitung entstehen Spannungsunterschiede zwischen unterschiedlichen Körperstellen, die gemessen (abgeleitet) und in der EKG-Kurve aufgezeichnet werden.

Das gesunde Herz zeigt eine bestimmte Form und Abfolge von Zacken und Wellen (**Abb. 2.19**, **Tab. 2.2**). 12 Standardableitungen haben sich in der Praxis bewährt (12-Kanal-EKG): die Extremitätenableitungen nach Einthoven (3 Ableitungen; **Abb. 2.20**) und Goldberger (3 Ableitungen; **Abb. 2.21**) sowie die Brustwandableitungen nach Wilson (6 Ableitungen; **Abb. 2.22**).

Tab. 2.2 Bezeichnungen der Kurven, Zacken und Intervalle im EKG.

Name	Bezeichnung für
P-Welle	Ausbreitung und Erregung in den Vorhöfen (< 0,1 s)
Q-, R- und S-Zacke (sog. QRS-Komplex)	Beginn der Kammererregung (< 0,1 s)
T-Welle	Ende der Kammererregung
PQ-Intervall	Beginn der Vorhoferregung bis Beginn Kammererregung = Überleitungszeit = 0,1–0,2 s
QT-Intervall	Q-Zacke bis Ende T-Welle = Zeit, die beide Kammern zur Erregungsausbreitung und -rückbildung benötigen = abhängig von individueller Herzfrequenz = 0,32–0,39 s
Herzperiode	Intervall zwischen 2 R-Zacken
Herzfrequenz	60 s/R-Zacken-Abstand (s) = Schläge/min; z. B.: 60/0,8 = 75

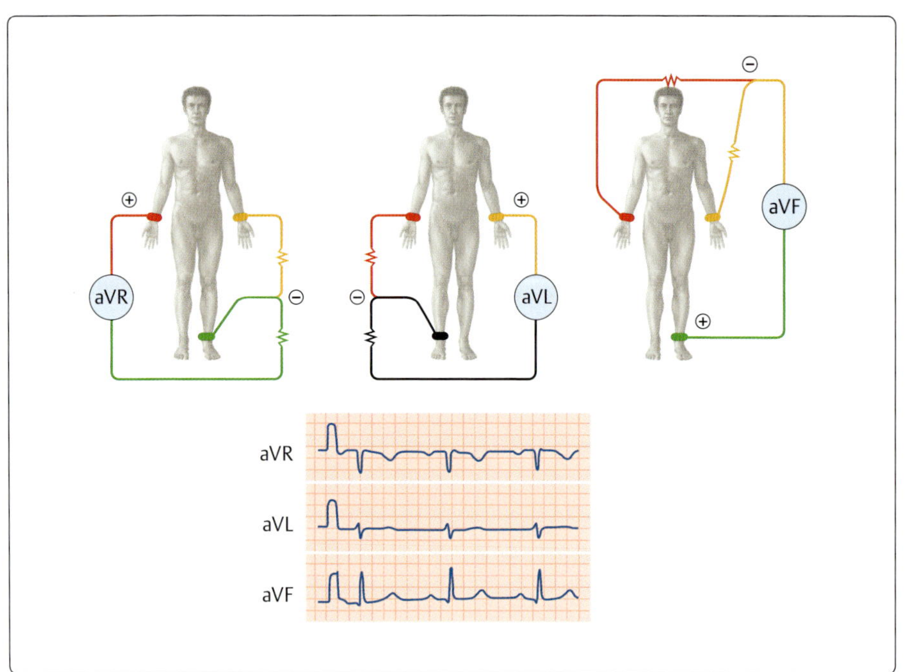

Abb. 2.21 Elektrokardiogramm (EKG). Unipolare Extremitätenableitung nach Goldberger.

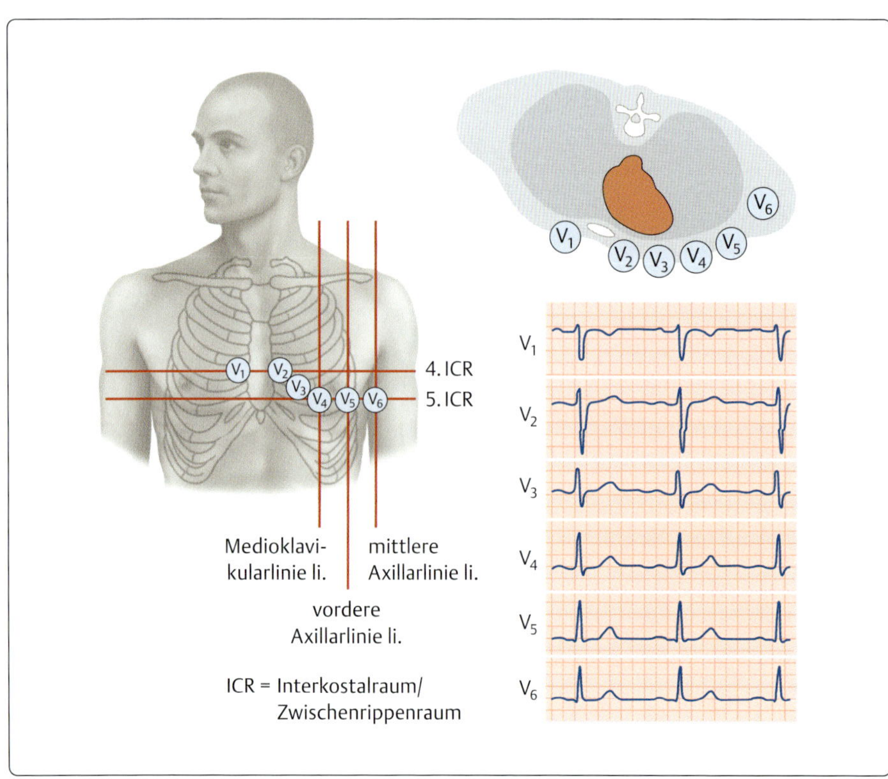

Abb. 2.22 Elektrokardiogramm (EKG). Brustwandableitungen nach Wilson.

Da 6 Extremitätenableitungen über 3 miteinander kombinierte Kabel vom rechten und linken Arm sowie dem linken Fuß empfangen werden, 6 Kabel von der Brustwandableitung kommen und 1 weiteres Kabel vom rechten Fuß der Erdung dient (bessere störungsfreie Ableitung), ergeben sich 10 Kabel, die am Patienten mit Klebe- oder Saugelektroden befestigt werden.

2.8 Innervation

Die Frequenz der Impulse und die Schnelligkeit der Erregungsfortleitung stehen dabei unter dem Einfluss des vegetativen (unwillkürlichen) Nervensystems. Der Sympathikus und der Parasympathikus regeln somit die Anpassung der Herzarbeit auf die körperliche Aktivität. In Ruhe beträgt die Schlagfrequenz beim Erwachsenen ca. 70 Schläge/min, beim Neugeborenen 130 Schläge/min.

Die sympathischen Fasern kommen aus den Ganglien des Brustgrenzstrangs, die parasympathischen Fasern liefert der X. Hirnnerv, der N. vagus.

2.9 Zusammenfassung: Der Weg des Blutes durch den Lungen- und Körperkreislauf

Die obere und untere Hohlvene (V. cava superior und inferior) bringen sauerstoffarmes Blut aus dem Körperkreislauf zum Herzen und münden – ohne Klappe – in den rechten Vorhof. Das venöse Blut aus der Versorgung des Herzens sammelt sich im Sinus coronarius und strömt ebenfalls in den rechten Vorhof. Aus dem rechten Vorhof gelangt das Blut durch die Trikuspidalklappe (Segelklappe) in die rechte Herzkammer. Aus der rechten Herzkammer fließt das Blut durch die Pulmonalklappe (Taschenklappe) in den Truncus pulmonalis (Lungengefäßstamm), der sich bald darauf in die rechte und linke Lungenarterie teilt. Das Blut befindet sich nun im **Lungenkreislauf** (= kleiner Kreislauf). In der Lunge findet der Gasaustausch statt, d. h., das Blut gibt Kohlendioxid an die Atemluft ab und nimmt Sauerstoff auf.

Dann strömt das nun sauerstoffreiche Blut über die 4 Lungenvenen (Vv. pulmonales) zurück zum Herzen und mündet, ohne eine Klappe passieren zu müssen, in den linken Vorhof. Durch die Mitralklappe gelangt das Blut in die linke Herzkammer. Von dort wird das Blut durch die Aortenklappe (Taschenklappe) in die Aorta gepumpt, in den **Körperkreislauf** (= großer Kreislauf). Es durchströmt die Organe und versorgt sie mit Sauerstoff. Sauerstoffarm fließt es in den Venen, die schließlich in der oberen oder unteren Hohlvene münden, zurück zum rechten Herzen. Der Kreislauf ist geschlossen.

2.9.1 Vorgeburtlicher (pränataler) Kreislauf

Beim ungeborenen Kind sind die Lungen noch nicht entfaltet und es findet hier noch kein Austausch der Atemgase statt. Der kindliche Organismus erhält seinen Sauerstoff aus dem mütterlichen Blutgefäßsystem und gibt auch sein Kohlendioxid dorthin ab. Dieser Gasaustausch findet außerhalb des kindlichen Körpers im Mutterkuchen (Plazenta) statt (**Abb. 2.23**).

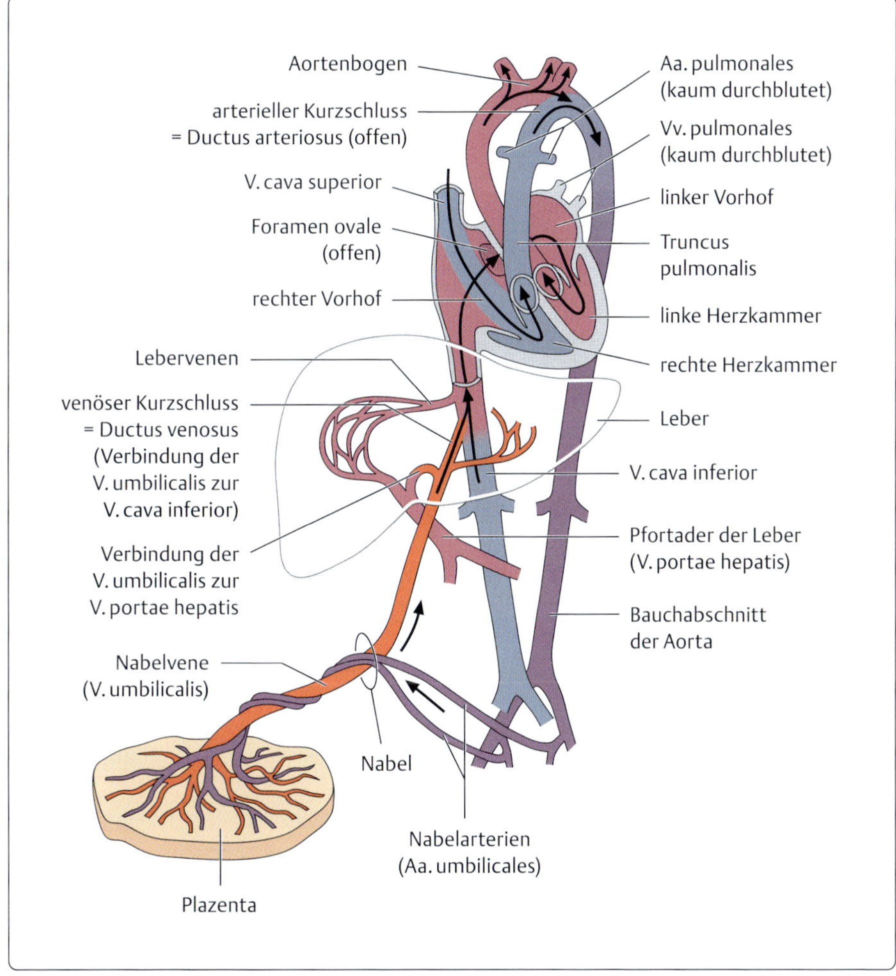

Abb. 2.23 Pränataler Kreislauf.

Durch die Gefäße des kleinen Kreislaufs (Lungenkreislauf) fließt vor der Geburt nur Blut für die Versorgung des Lungengewebes. Das Blut aus dem Körperkreislauf strömt über einen Rechts-links-Shunt aus dem rechten Herzen gleich wieder in den Körperkreislauf:

- Das Blut aus der unteren Hohlvene fließt aus dem rechten Vorhof durch eine Öffnung (ovales Loch = Foramen ovale) in der Vorhofscheidewand direkt in den linken Vorhof.
- Das Blut aus der oberen Hohlvene gelangt in den rechten Ventrikel und von dort zunächst in den Truncus pulmonalis, jedoch nicht weiter in die Lungen. Vielmehr fließt es über einen arteriellen Kurzschluss (Ductus arteriosus = Ductus Botalli) in die Aorta und dann in die Peripherie zu den Organen.

Über die paarige Nabelarterie (A. umbilicalis) gelangt es wieder zur Plazenta. Es gibt hier Kohlendioxid und Stoffwechselabbauprodukte ab und nimmt Sauerstoff und Nährstoffe auf. Über die unpaare Nabelvene (V. umbilicalis) verlässt es den Mutterkuchen. Auf ihrem Weg zurück zum Herzen zieht die V. umbilicalis nahe an der Leber vorbei, gibt einen Ast zu diesem Organ ab und mündet über einen venösen Kurzschluss (Ductus venosus) in die untere Hohlvene.

2.9.2 Umstellung des Kreislaufs nach der Geburt (postnataler Kreislauf)

Nach der Geburt entfalten sich die Lungen. Das Blut fließt nun durch den Truncus pulmonalis und die Lungenarterien. Der arterielle Kurzschluss verödet, übrig bleibt nur ein bindegewebiger Strang (Lig. arteriosum). Der Druck im rechten Vorhof fällt ab, der Druck im linken ist nun stärker, sodass kein Blut mehr durch das Foramen ovale strömt und sich dieses schließt. Auch der venöse Kurzschluss und der Ast zur Leber werden geschlossen. Die Umstellung auf den postnatalen (nachgeburtlichen) Kreislauf ist vollzogen.

Pathologie

Angeborener Herzfehler

Durch genetische Faktoren (z. B. Trisomie 21 = Mongolismus) oder schädigende Einflüsse während der Schwangerschaft (z. B. Alkohol, Medikamente, Virusinfekte wie Röteln, ionisierende Strahlung), besonders in der 4. und 7. Embryonalwoche, kann es zu angeborenen Herzfehlern kommen. Häufig liegt ein fehlender Schluss der vorgeburtlichen Kurzschlüsse vor: Vorhofseptumdefekt, Ventrikelseptumdefekt und ein weiterhin bestehender Ductus arteriosus. Unbehandelt führen diese Fehlbildung langfristig dazu, dass die Lunge nicht ausreichend durchblutet wird und somit das Blut nicht genügend Sauerstoff aufnehmen kann.

3 Kreislauf und Gefäßsystem

Gemeinsam mit dem Herzen bilden die Blutgefäße das Herz-Kreislauf-System. Es ist ein geschlossenes Röhrensystem, in dem das Blut vom Herzen angetrieben zirkuliert. Auf diese Weise werden die Körperorgane ununterbrochen mit Sauerstoff und Nährstoffen versorgt und Abbauprodukte abtransportiert. Ein weiteres Gefäßsystem des Körpers ist das Lymphgefäßsystem. Es bildet allerdings keinen geschlossenen Kreislauf, sondern die Lymphkapillaren beginnen blind im Gewebe, vereinigen sich zu immer größer werdenden Lymphstämmen und münden schließlich im Venenwinkel, der im Bereich des Schlüsselbeins liegt, in die venösen Blutgefäße.

3.1 Überblick über das Kreislauf- und Gefäßsystem

Die **Abb. 3.1** vermittelt einen Überblick über das Herz-Kreislauf-System. Das Herz pumpt das Blut über die Arterien und deren immer kleinere Verzweigungen in die Endstrombahn, wo der Stoffaustausch zwischen Blut und Gewebe stattfindet. Von dort gelangt es über zunehmend größer werdende Venen zurück zum Herzen (Körperkreislauf = großer Kreislauf). Das Blut fließt nun zu den Lungen, wo es mit Sauerstoff angereichert wird, und dann zurück zum Herzen (Lungenkreislauf = kleiner Kreislauf), um erneut in die Körperperipherie gepumpt zu werden (Kap. 2.9).

3.1.1 Hoch- und Niederdrucksystem

Weiterhin unterteilt man das Kreislaufsystem nach dem unterschiedlich hohen Blutdruck, der in den verschiedenen Abschnitten des Gefäßsystems herrscht: Man unterscheidet zwischen einem Hoch- und einem Niederdrucksystem (**Abb. 3.2**).

Niederdrucksystem Zum Niederdrucksystem gehören alle Venen, Venolen (kleine Venen), Kapillaren (Haargefäße), das rechte Herz, der linke Vorhof und alle Gefäße des Lungenkreislaufs. Im Niederdrucksystem befinden sich etwa 85 % des gesamten Blutvolumens (**Abb. 3.3**).

Hochdrucksystem Das Hochdrucksystem besteht damit aus der linken Herzkammer und allen Arterien bis zu den Arteriolen (hier fällt der Druck bereits ab; **Abb. 3.4**, **Abb. 3.5**) des Körperkreislaufs. Im Hochdrucksystem sind nur 15 % des Blutes enthalten.

Gliederung des Blutgefäßsystems
- Arterien (Hochdrucksystem = Versorgungsfunktion):
  - Arterien vom elastischen Typ
  - Arterien vom muskulären Typ
- terminale Strombahn (Mikrozirkulation = Austauschfunktion):
  - Arteriolen
  - Kapillaren
  - Venolen
- Venen (Niederdrucksystem = Reservoirfunktion):
  - kleine und mittelgroße Venen (mit Venenklappen)
  - große Venenstämme

3.1.2 Wandaufbau großer Gefäße

Grundsätzlich ist der Wandaufbau der Arterien und Venen gleich (**Abb. 3.6**). Die Gefäße bestehen von innen nach außen aus 3 Schichten:

Tunica intima (Intima = innere Schicht) Sie setzt sich aus einer Lage Endothelzellen (einschichtiges Plattenepithel) und einer feinen darunterliegenden Bindegewebsschicht zusammen.

Tunica media (Media = mittlere Schicht) Es handelt sich um eine Schicht aus ringförmig angeordneter, glatter Muskulatur, die vom vegetativen Nervensystem innerviert wird. Sie ist verantwortlich für die Wandspannung und die Weite der Gefäße. Zu den angrenzenden Schichten kann ihr jeweils eine Membran aus elastischen Fasern aufliegen (Membrana elastica interna bzw. externa).

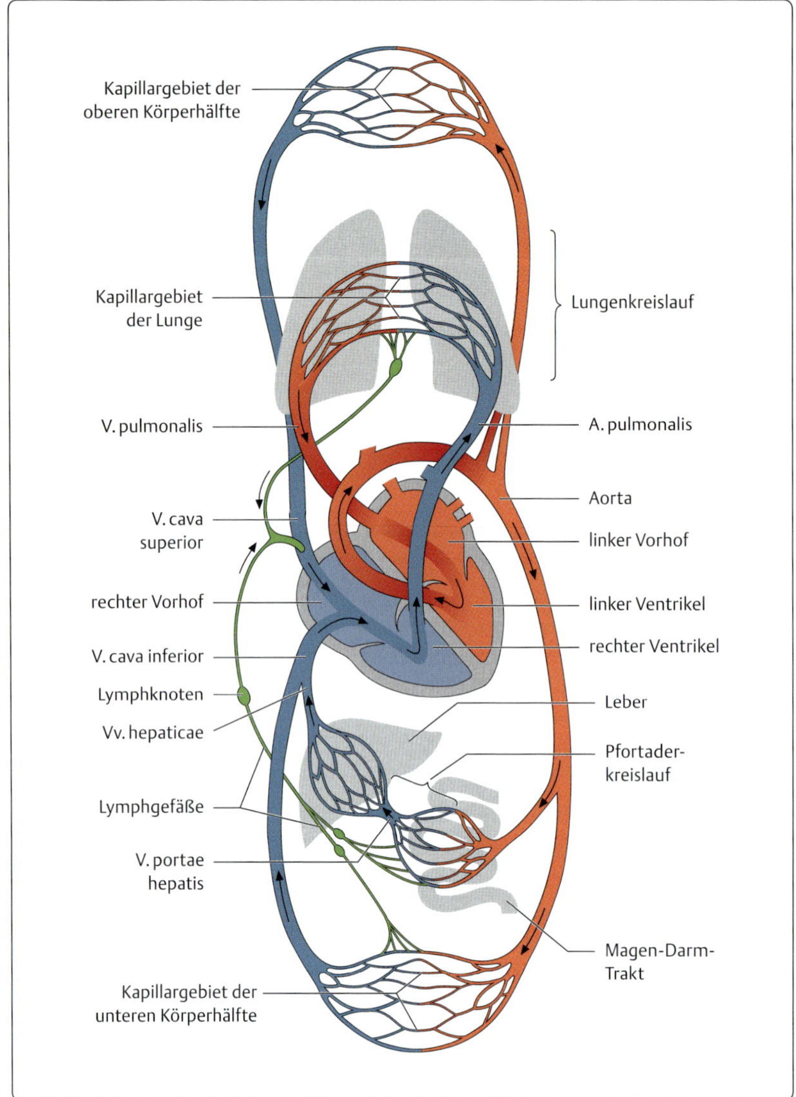

Abb. 3.1 Herz-Kreislauf-System im Überblick.

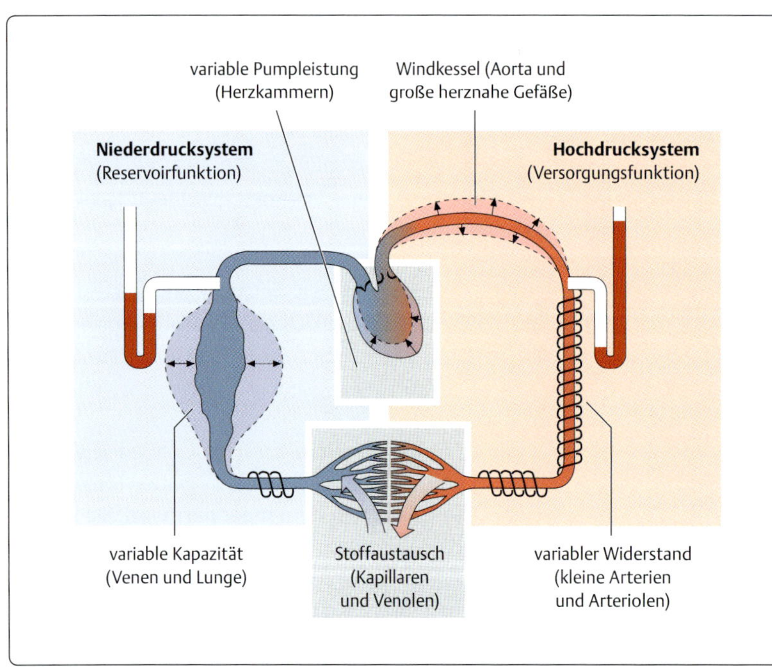

Abb. 3.2 Allgemeiner Funktionsplan des Blutkreislaufs (ohne Unterscheidung zwischen großem und kleinem Kreislauf).

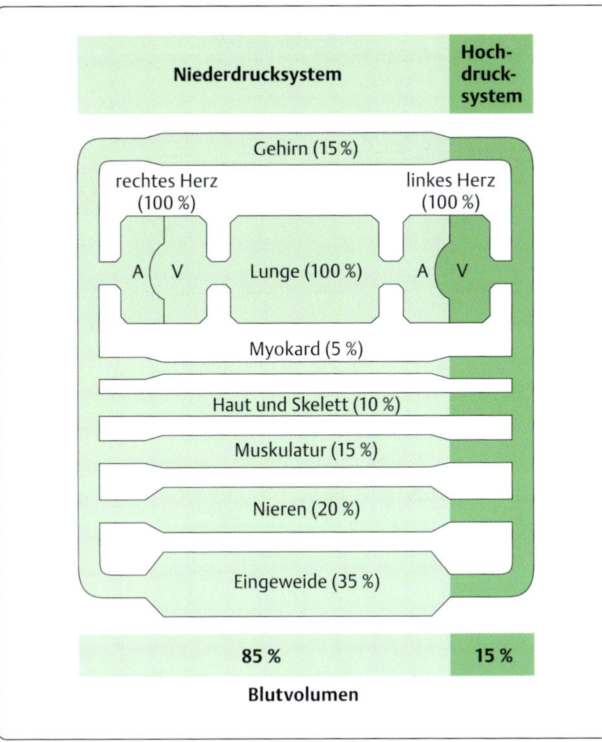

Abb. 3.3 Niederdrucksystem des menschlichen Blutkreislaufs. Dargestellt sind die prozentualen Anteile der verschiedenen Organe am Herzminutenvolumen (HMV) unter Ruhebedingungen.

Tunica adventitia (Adventitia = äußere Schicht) Sie besteht aus lockerem Bindegewebe. Sie sorgt für den Einbau des Gefäßes in das umgebende Gewebe und erlaubt dabei eine gewisse Verschieblichkeit. Bei größeren Gefäßen befinden sich hier die sog. **Vasa vasorum** (= Gefäße der Gefäße), die die Adventitia und angrenzende Media mit Sauerstoff und Nährstoffen versorgen.

3.2 Arterien und Venen

Merke

Arterien sind alle (!) Gefäße, die Blut vom Herzen wegführen, Venen alle (!) Gefäße, die Blut zum Herzen hinführen.

In der Lunge wird das Blut mit Sauerstoff angereichert: Die zur Lunge ziehenden Arterien führen deshalb sauerstoffarmes Blut, das auf seinem Rückweg zum Herzen, in den Venen, nun sauerstoffreich ist (Lungenkreislauf). Dieses Blut wird vom Herzen in die größte Arterie, die Aorta, gepumpt, die es weiter in die Peripherie verteilt, bis der Stoffaustausch stattfindet und die Venen das Blut zum Herzen zurückführen. Im Körperkreislauf führen die Arterien also sauerstoffreiches Blut, die Venen sauerstoffarmes Blut.

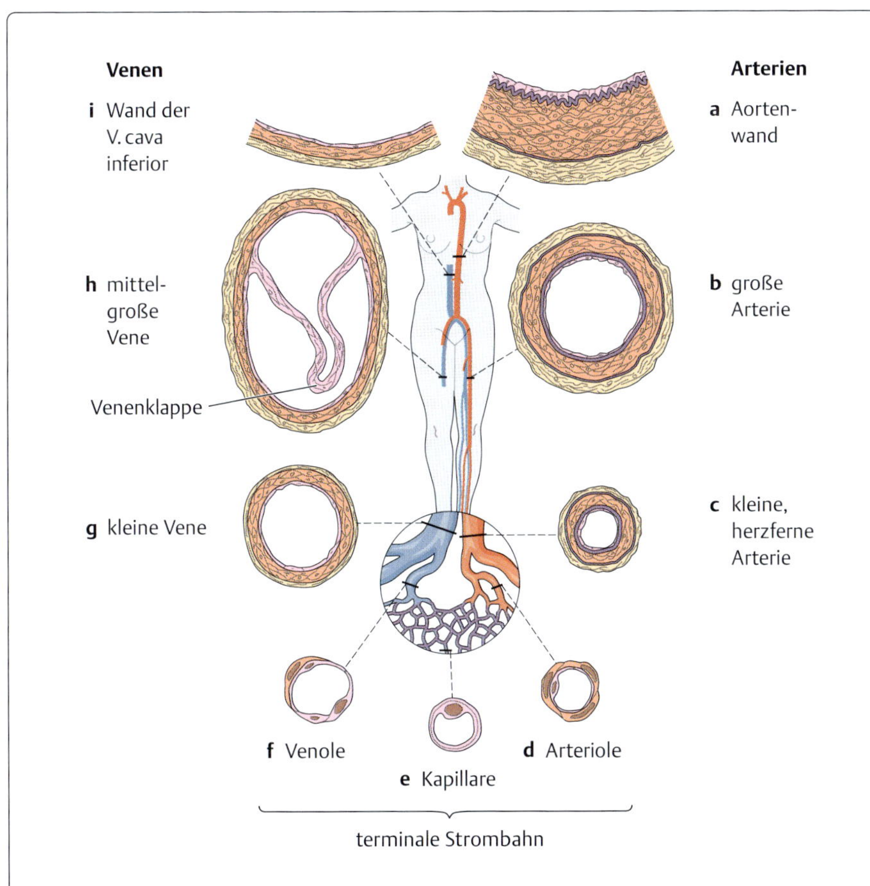

Abb. 3.4 Aufbau der Blutgefäße in den einzelnen Abschnitten des großen Kreislaufs. Der Blutdruck in den Venen ist im Vergleich zu den Arterien deutlich geringer. Daher ist ihre Media dünner und die glatten Muskelzellen sind weniger dicht gepackt. Die kleinen Austauschgefäße, die Kapillaren, besitzen keine Muskelschicht mehr. Dargestellt sind außerdem die Klappen der peripheren Venen in den Extremitäten.

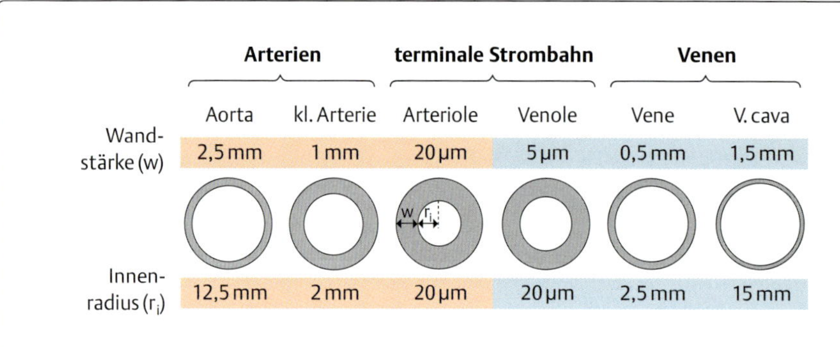

Abb. 3.5 Gliederung des Blutgefäßsystems.

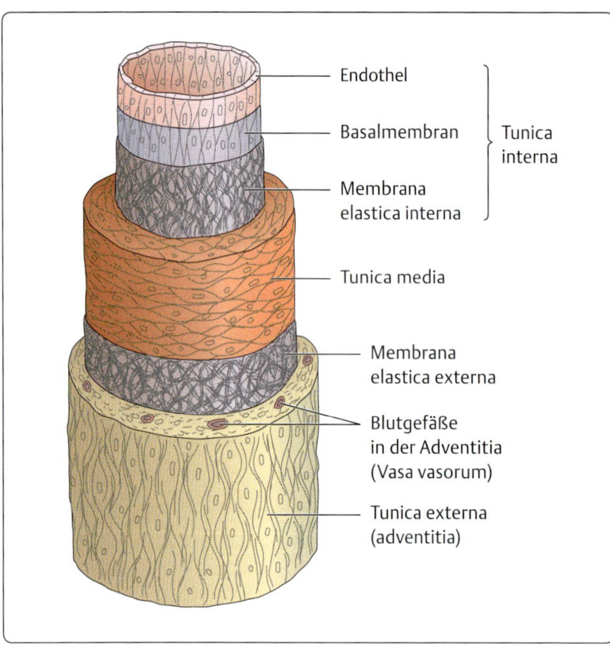

Abb. 3.6 Prinzipieller Wandaufbau großer Gefäße. Die größeren Transportgefäße (Arterien, Venen) bestehen prinzipiell aus 3 Schichten, der Tunica intima, Tunica media und Tunica adventitia.

Da die Venen dem Niederdrucksystem angehören und deshalb weniger Druck aushalten müssen, ist ihre Media weniger dick als die der Arterien (**Abb. 3.4**, **Abb. 3.7**). Ihr Lumen erscheint oval, das der Arterien kreisrund. Der Durchmesser der Venen (Kapazitätsgefäße) ist außerdem deutlich größer als das der entsprechenden Arterien (Kap. 3.2.2). Das wird besonders deutlich, wenn man das Verhältnis der Wandstärke zum Innenradius betrachtet (**Abb. 3.5**).

3.2.1 Arterien

Die Arterien besitzen eine kräftige Media, die die Wandspannung und damit auch die Gefäßweite reguliert. So kann durch Vasokonstriktion (Verengung) oder Vasodilatation (Erweiterung) Einfluss auf das durchströmende Blutvolumen und den Blutdruck genommen werden. Zusätzlich zu den glatten Muskelzellen befinden sich in der Media elastische Fasern. Deren Anteil richtet sich nach dem Anspruch an die Arterien und variiert daher in den unterschiedlichen Regionen des Körpers. Es werden Arterien vom elastischen Typ (hoher Anteil an elastischen Fasern) und vom muskulären Typ (wenig elastische Fasern) unterschieden. Arterien vom elastischen Typ findet man in den großen herznahen Arterien. Je weiter sie in die Peripherie ziehen, desto mehr gehen sie in den muskulären Typ über.

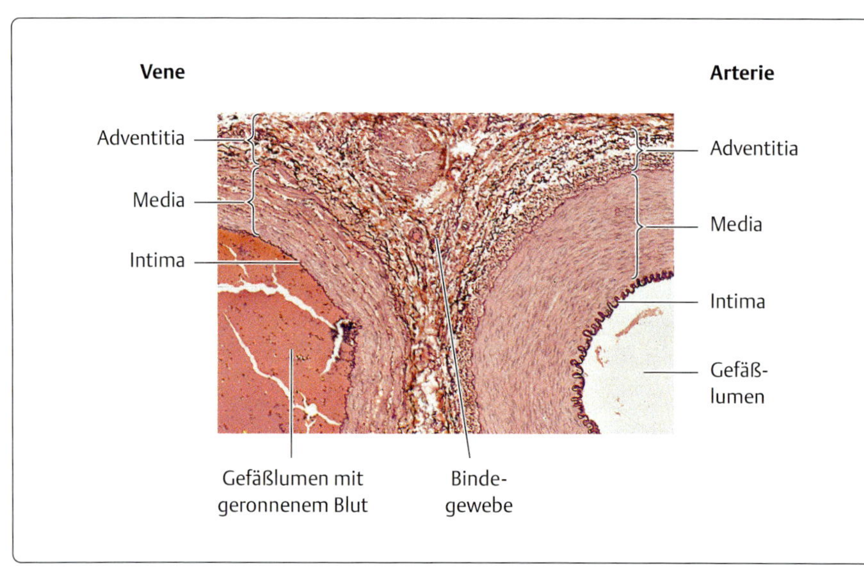

Abb. 3.7 Unterschiedlicher Wandaufbau einer Arterie und Vene. Ausschnitt aus der Wand einer Arterie vom muskulären Typ und einer Begleitvene. H.E.-Resorcin-Fuchsin-gefärbter Schnitt (A. und V. tibialis posterior).

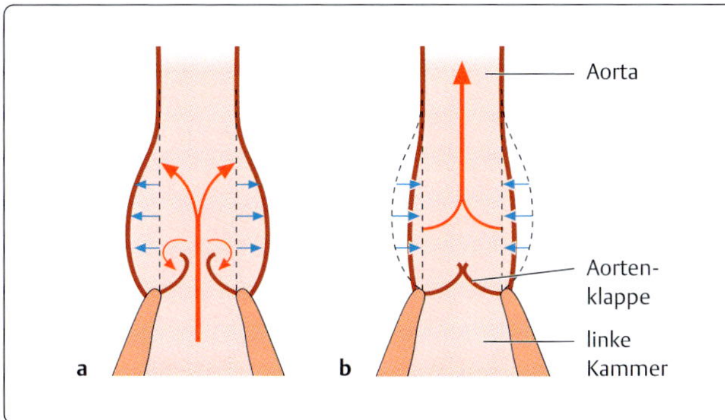

Abb. 3.8 Windkesselfunktion der Aorta.
a Während der Systole wird ein Teil des Schlagvolumens in der elastischen Aortenwand gespeichert (nach außen gerichtete blaue Pfeile).
b Während der Diastole wird es wieder abgegeben (nach innen gerichtete blaue Pfeile).

3.2.1.1 Windkesselfunktion

Während der Austreibungsphase des Herzens (Systole) wird ein großes Blutvolumen in die großen, herznahen Arterien befördert. Ein großer Teil dieses Blutes wird von deren elastischen Wänden zunächst unter Dehnung aufgenommen und dann während der folgenden Diastole nach und nach in den Gefäßverlauf abgegeben. So wird der schwallartige Blutauswurf des Herzens in einen kontinuierlichen Blutstrom umgewandelt. Diese Aufgabe der Arterien vom elastischen Typ wird als Windkesselfunktion bezeichnet (**Abb. 3.8**).

3.2.1.2 Arterielle Anastomosen

Oft bestehen zwischen benachbarten Arterien Querverbindungen (= Anastomosen). Sie dienen dazu, ein Gebiet über **Umgehungskreisläufe** (Kollateralkreisläufe) mit Blut zu versorgen, sollte ein Gefäß stark verengt oder gar verschlossen sein.

Es gibt allerdings Organe (z. B. Gehirn, Herz und Nieren), deren Gefäße Endarterien darstellen, in denen somit keine Anastomosen existieren, die im Falle eines stenosierten oder verschlossenen Gefäßes genutzt werden könnten.

> **Pathologie**
>
> **Arteriosklerose**
> Diese krankhafte Wandveränderung der Arterien führt zu Einengungen des Lumens (Stenosen) und zur Versteifung der Gefäßwand. Vermutlich aufgrund von Schäden des Endothels kommt es zur Ablagerung von Fetten, Cholesterin, Bindegewebszellen und glatten Muskelzellen unter dem Endothel der Intima, die dort „arteriosklerotische Plaques" bilden. Eine zunehmende Stenose des Gefäßes kann zu einer Minderdurchblutung in dem Gebiet führen (Ischämie). Bildet sich an einer solchen Stelle zusätzlich ein Thrombus (Blutgerinnsel), ist ein Verschluss des Gefäßes und ein Absterben (Nekrose) des nicht mehr versorgten Gewebes möglich (Infarkt).

> **Naturheilkundliche Therapie**
>
> **Therapeutische Anwendungen bei peripherer arterieller Verschlusskrankheit**
> Die periphere arterielle Verschlusskrankheit (pAVK) ist meistens eine Folge der Arteriosklerose. Es geht also darum, die Risikofaktoren wie Hypercholesterinämie, Hypertonie, Übergewicht, Rauchen usw. zu senken (Kap. 2.2.2). Empfohlen wird außerdem ein regelmäßiges Gehtraining. Betroffene sollten keine engen Schuhe oder Strümpfe mit Gummizug tragen und auf eine vorsichtige Fußpflege achten.
> Trockenextrakte mit Ginkgoblättern verbessern die Fließeigenschaften des Blutes und hemmen die Thrombozytenaggregation. Außerdem schützen sie die Nervenzellen und unterstützen die Funktion bestimmter Botenstoffe im Gehirn. Auch Buchweizenkrauttee kann bei Durchblutungsstörungen helfen.

3.2.1.3 Endstrombahn (Mikrozirkulation)

Die kleinsten Gefäße, die Kapillaren (Haargefäße), befinden sich zwischen Arteriolen und Venolen. Sie verzweigen sich sehr stark und bilden das Kapillarbett. Arteriolen, Venolen und Kapillaren werden zusammen als Endstrombahn (terminale Strombahn, Mikrozirkulation) bezeichnet (**Abb. 3.9**). Hier findet der Stoffaustausch (z. B. Sauerstoff, Kohlendioxid, Nährstoffe, Wasser, Ionen) zwischen Blut und Gewebe statt. Je höher der Sauerstoffbedarf eines Gewebes ist, desto zahlreicher sind dort die Kapillaren. Die Wand dieser kleinen Gefäße ist stark ausgedünnt, um den Übertritt aus dem Gefäß heraus und in dieses hinein zu erleichtern (kapilläre Austauschgefäße).

Durch die starke Aufzweigung der Gefäße nimmt deren Gesamtquerschnitt im Kapillarbereich sehr stark zu. Er ist etwa 800 × größer als in der Aorta. Dadurch sinkt die Strömungsgeschwindigkeit des Blutes in diesem Bereich deutlich ab (Aorta: ca. 50 cm/s, Kapillaren: ca. 0,05 cm/s). Diese Verlangsamung gibt dem Gewebe ausreichend Zeit für den Stoffaustausch (**Abb. 3.10**).

3.2.1.4 Arteriolen und Kapillaren

Die Arteriolen haben einen Durchmesser von etwa 20 µm und bestehen nur aus einer Lage glatter, ringförmig angeordneter Muskelzellen, die aber sehr gut vom vegetativen Nervensystem innerviert wird. So können die Weite dieser Gefäße und damit die Durchblutung der Endstrombahn sowie der periphere Widerstand des Gefäßsystems (Widerstandsgefäße) sehr fein reguliert werden.

Um die Durchblutung bedarfsabhängig noch besser abzustimmen und eventuell vorübergehend ganz zu verhindern, befinden sich am Eingang ins Kapillarbett zusätzliche kleinste Schließmuskeln (**präkapilläre Sphinkter**; **Abb. 3.9**). Das Blut wird dann über ein zentrales Gefäß (Metarteriole) oder außen über Verbindungen zwischen Arteriole und Venole (**arteriovenöse Anastomose**) am Kapillarbett vorbeigeführt. Diese Vorrichtung wird beispielsweise bei der Thermoregulation genutzt, wenn die Hautdurchblutung bei tiefen Außentemperaturen vermindert wird, um den Wärmeverlust zu reduzieren.

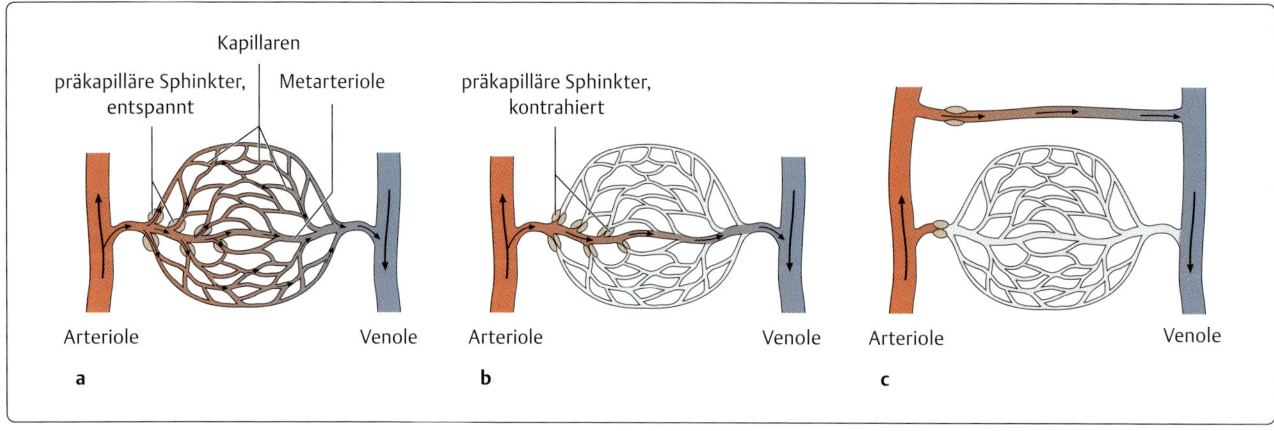

Abb. 3.9 Endstrombahn.
a In den Arterien und Venen steht der Transport des Blutes funktionell im Vordergrund, im Bereich der Endstrombahnen ist es der Austausch.
b In Bezug auf die Durchblutung der Organe ist es wichtig, dass nicht alle Kapillaren gleichmäßig durchblutet sind. Um den Blutfluss zu regulieren, findet man präkapilläre Sphinkter aus glatten Muskelzellen, welche die Durchblutung einer Kapillare regeln.
c Daneben gibt es arteriovenöse Anastomosen, welche die Durchblutung einer Gruppe von benachbarten und zu einer funktionellen Einheit zusammengefassten Kapillaren regeln.

3.2.1.5 Kapillartypen

Die Kapillaren (mittlerer Durchmesser 7 µm) bestehen nur noch aus der Intima (Endothel mit Basalmembran) und einigen Zellen (Perizyten; griech. peri = herum), die sie umgeben. Größere Kapillaren mit einem Durchmesser von > 10 µm werden als Sinus oder Sinusoide bezeichnet.

Um den Stoffaustausch ggf. zu vereinfachen, haben die Wände mancher Kapillaren unterschiedlich große Poren oder Lücken. 3 Kapillartypen werden nach ihrer Wanddurchlässigkeit unterschieden (**Abb. 3.11**):

- kontinuierlicher (geschlossener) Typ
- fenestrierter Typ
- diskontinuierlicher Typ

Kontinuierlicher Kapillartyp Der kontinuierliche Typ ist der häufigste Kapillartyp (Vorkommen u. a. in der Skelett- und Herzmuskulatur, dem Binde- und Stützgewebe und der Lunge). Er lässt nur Wasser und kleine gelöste Moleküle relativ leicht passieren, und zwar durch die Räume zwischen den Zellen (parazellulär; griech. para = neben). Alle anderen Stoffe benötigen Transportsysteme, um vom Blut ins Gewebe zu gelangen und umgekehrt. Eine Sonderform bilden die Kapillaren des Gehirns, wo auch der parazelluläre Weg durch Verschlusskontakte (Tight-Junctions) dicht verschlossen ist. So bildet sich hier sehr wirksam eine Blut-Hirn-Schranke (S. 30) aus und jeder Stofftransport (bis auf Gase, die immer frei durch die Plasmamembran diffundieren können) muss aktiv erfolgen.

Fenestrierter Kapillartyp Das fenestrierte Endothel (Vorkommen v. a. in Hormondrüsen, Darmschleimhaut, Nieren) weist zusätzlich siebplattenartige Fenster (= Fenestrae) auf, die den Stoffaustausch erleichtern. Die Durchlässigkeit dieser Fenster kann durch eine Membran (Diaphragma) reguliert werden.

Diskontinuierlicher Kapillartyp Das diskontinuierliche Endothel dieser Kapillaren (Vorkommen in Sinusoiden der Leber, der Milz, im Knochenmark) besitzt große Poren bis Lücken, durch die alle Plasmabestandteile und manchmal sogar Zellen hindurchpassen.

3.2.1.6 Kolloidosmotischer Druck

Die Wände der meisten Kapillaren können kleine Moleküle und Wasser also passieren, Substanzen mit einem hohen Moleküldurchmesser werden aber zurückgehalten. Dazu gehören v. a. Eiweiße des Blutes (Kolloide) wie das Albumin. Diese binden nun wiederum Wasser und hindern es am Austritt aus den Gefäßen. So wird ein Druck von etwa 20–24 mmHg erzeugt, der kolloidosmotische Druck.

3.2.2 Venen

Als sog. Kapazitätsgefäße können die Venen sehr viel mehr Blut aufnehmen als die entsprechenden Arterien. Mehr als ⅔ des Blutes befinden sich im venösen System. Es bildet ein Reservoir und kann bei Bedarf schnell Blut in andere Regionen des Körpers abgeben (**Abb. 3.3**).

Den Rückstrom venösen Blutes zum Herzen begünstigen die Venenklappen und andere Faktoren.

3.2.2.1 Venenklappen

Fast alle Venen besitzen an ihrer Innenwand Klappen (**Abb. 3.12**). Besonders ausgeprägt ist dies in den **unteren Extremitäten**. Ausnahmen bilden v. a. die großen herznahen Venen und die Venen des Gehirns. Die Venenklappen sind wie die Taschenklappen des Herzens aufgebaut: Es sind Endothelausstülpungen, die taschenartig in das Lumen des Gefäßes hineinragen. Sie wirken wie Rückschlagventile, die den Blutstrom nur in Richtung zum Herzen zulassen und einen Rückstrom verhindern (Kap. 2.5.2).

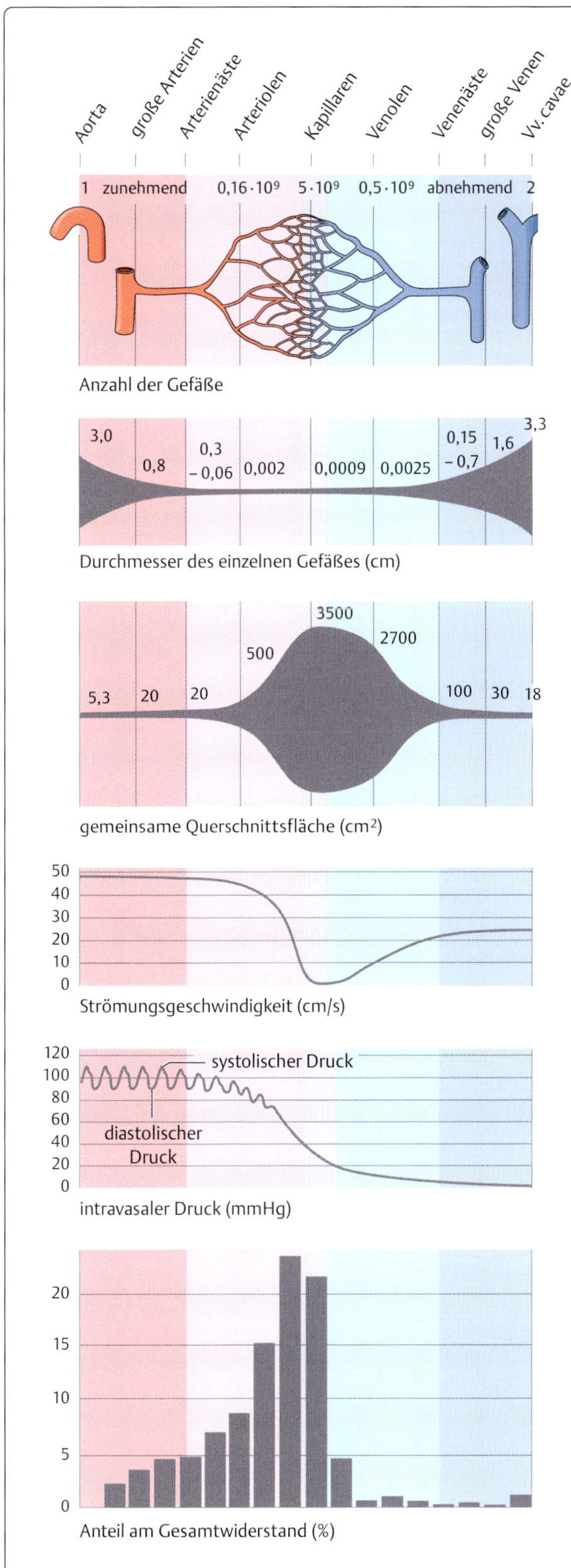

Abb. 3.10 Charakteristische Eigenschaften der unterschiedlichen Gefäßabschnitte

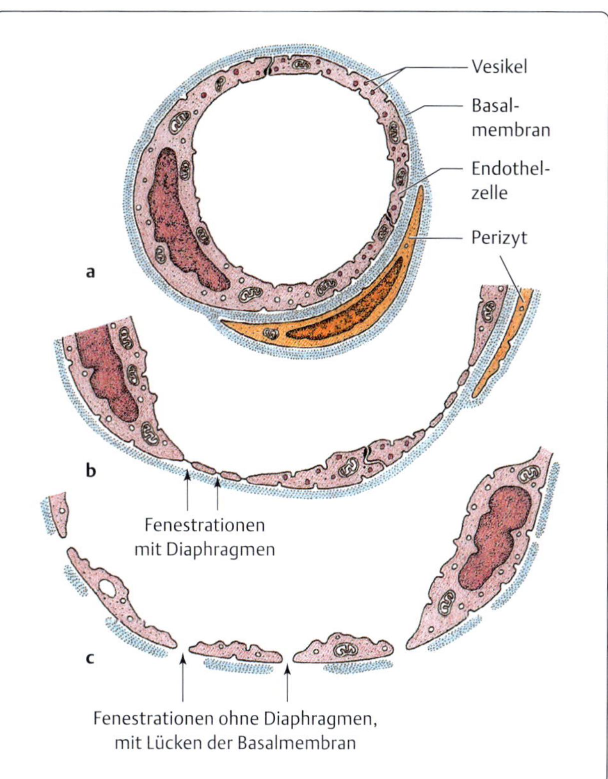

Abb. 3.11 Verschiedene Bautypen von Kapillarwänden (Schema).

a Geschlossene Kapillare.

b Kapillarwand mit Fenestration, mit Diaphragmen und kontinuierlicher Basalmembran.

c Kapillarwand mit Fenestration ohne Diaphragmen und unterbrochener Basalmembran.

3.2.2.2 Arteriovenöse Kopplung und Muskelpumpe

Als arteriovenöse Kopplung wird der gemeinsame Verlauf von Arterien und Venen in einem bindegewebig umhüllten Bündel bezeichnet. Die Ausdehnung der Arterienwand während jedes Pulsschlags drückt die Venen rhythmisch zusammen und treibt das Blut voran, wobei die Venenklappen die Richtung zum Herzen vorgeben. Unterstützend wirkt die umgebende Skelettmuskulatur, die durch ihre Kontraktion ebenfalls Druck auf die Venenwände ausübt (Muskelpumpe). Deshalb ist regelmäßige körperliche Betätigung besonders für die Venen an den Beinen wichtig, um die Venenklappen vor Überlastung zu schützen.

3.2.2.3 Sogwirkung des Herzens und Einfluss der Atmung

Ein weiterer Mechanismus, der dem Blut den Rückstrom zum Herzen trotz des geringen Drucks in den Venen erleichtert, besteht in der Sogwirkung des Herzens. Die Ventilebene wird während der Systole in Richtung Herzspitze gezogen. Dadurch entsteht in den Vorhöfen ein Unterdruck, der sich in die Venen fortsetzt und das Blut in das Herz hineinzieht. Auch die Atmung nimmt Einfluss, denn bei der Einatmung erweitert sich das Lumen der Venen im Brustkorb, die einströmende Blutmenge nimmt zu, zumal das gleichzeitige Absinken des Zwerchfells den Druck im Bauchraum vergrößert.

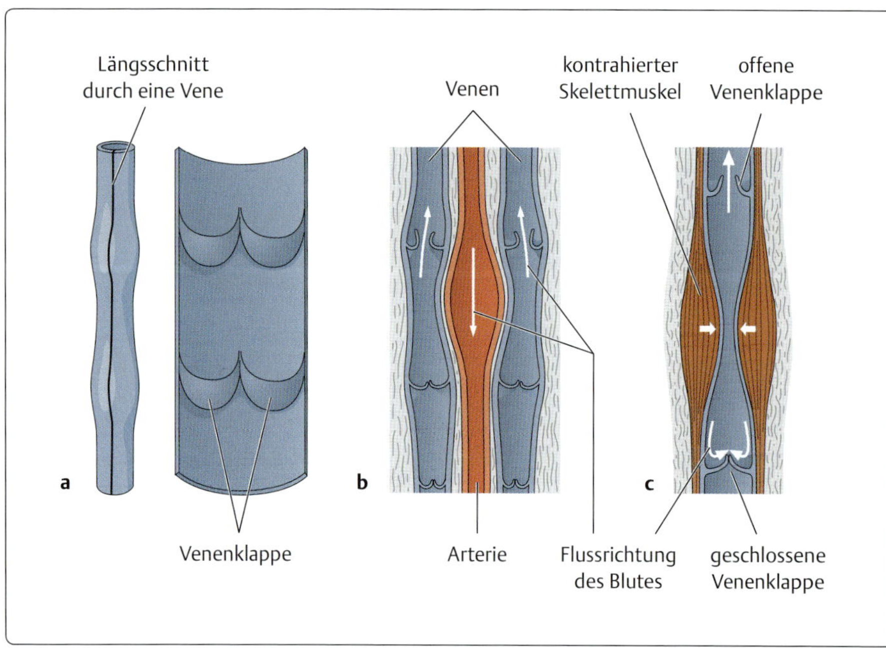

Abb. 3.12 Venöser Rückstrom zum Herzen. Der venöse Rückstrom wird durch folgende Faktoren bewirkt:
a Öffnen und Schließen der Venenklappen.
b Arteriovenöse Kopplung (die Pulswelle der Arterie wird auf die Begleitvene übertragen).
c Muskelpumpe.

3.3 Systematik der Blutgefäße

Alle Arterien des Körperkreislaufs erhalten ihr sauerstoffreiches Blut von der Aorta, der Hauptschlagader (**Abb. 3.13**). Dazu gehören auch die **Vasa privata** (= Gefäße zur Eigenversorgung) der Lunge, die Rr. bronchiales, die das Lungengewebe mit Sauerstoff und Nährstoffen versorgen. Diese dürfen nicht mit den Aa. pulmonales verwechselt werden, die sauerstoffarmes Blut vom Herzen zur Lunge führen und die **Vasa publica** (= öffentliche Gefäße) der Lunge darstellen.

Alle Venen aus dem Körperkreislauf münden entweder in die obere oder die untere Hohlvene (V. cava superior oder inferior; **Abb. 3.14**). Diese beiden münden wiederum in den Vorhof des rechten Herzens. Die Lungenvenen (Vv. pulmonales), die sauerstoffreiches Blut aus dem kleinen Kreislauf zum Herzen bringen, ziehen in den linken Herzvorhof.

Die nachfolgenden Aufstellungen der wichtigsten Arterien und Venen sollen einen Überblick verschaffen. Eine genauere Beschreibung der Gefäßversorgung ist teilweise bei den entsprechenden Organen aufgeführt. Es wurden die lateinischen Namen der größeren, zentralen Gefäße ins Deutsche übersetzt. Allerdings ist der Gebrauch nicht immer üblich.

3.3.1 Arterielles System

Eine Übersicht des arteriellen Systems ist der **Abb. 3.13** zu entnehmen.

3.3.1.1 Aorta

Die Aorta verlässt als größtes arterielles Gefäß die linke Herzkammer. Sie wird ihrem Verlauf entsprechend in mehrere Abschnitte eingeteilt (**Abb. 3.15**, **Abb. 2.2**):
- Aorta ascendens (aufsteigende Aorta)
- Arcus aortae (Aortenbogen)
- Aorta descendens (absteigende Aorta), bestehend aus 2 Abschnitten:
  - Aorta thoracica (Brustaorta)
  - Aorta abdominalis (Bauchaorta)

Gleich nach der Aortenklappe gehen die beiden Herzkranzarterien (**Aa. coronariae**) von der Aorta ab. Danach steigt sie leicht nach links auf (Aorta ascendens), schlingt sich um die Teilungsstelle der Luftröhre und bildet dann den Aortenbogen (Arcus aortae; **Abb. 3.16**). Danach zieht sie direkt vor der Wirbelsäule – also hinter der Luftröhre, der Speiseröhre und dem Herzen – nach unten (Brustabschnitt der Aorta descendens, Brustaorta), um durch eine für sie bestimmte Lücke (**Hiatus aorticus**) des Zwerchfells in den Bauchraum zu treten. Hier verläuft sie senkrecht weiter abwärts (Bauchabschnitt der Aorta descendens, Bauchaorta), bis sie sich auf Höhe des 4. Lendenwirbels (**Bifurcatio aortae**) aufgabelt in die beiden Arterien (A. iliaca communis dextra und sinistra) für die unteren Extremitäten und das Becken (**Abb. 3.17**).

3.3.1.2 Arterien des Kopfes und der oberen Extremitäten

Aus dem Aortenbogen gehen in folgender Reihenfolge Gefäße für die obere Körperhälfte ab:
- Truncus brachiocephalicus (Arterienstamm für Arm und Kopf der rechten Körperhälfte)
- A. carotis communis sinistra (linke gemeinsame Kopfschlagader, auch Halsschlagader genannt)
- A. subclavia sinistra (linke Schlüsselbeinarterie)

Der Truncus brachiocephalicus bildet auf der rechten Seite also den gemeinsamen Abgang der A. carotis communis dextra und der A. subclavia dextra.

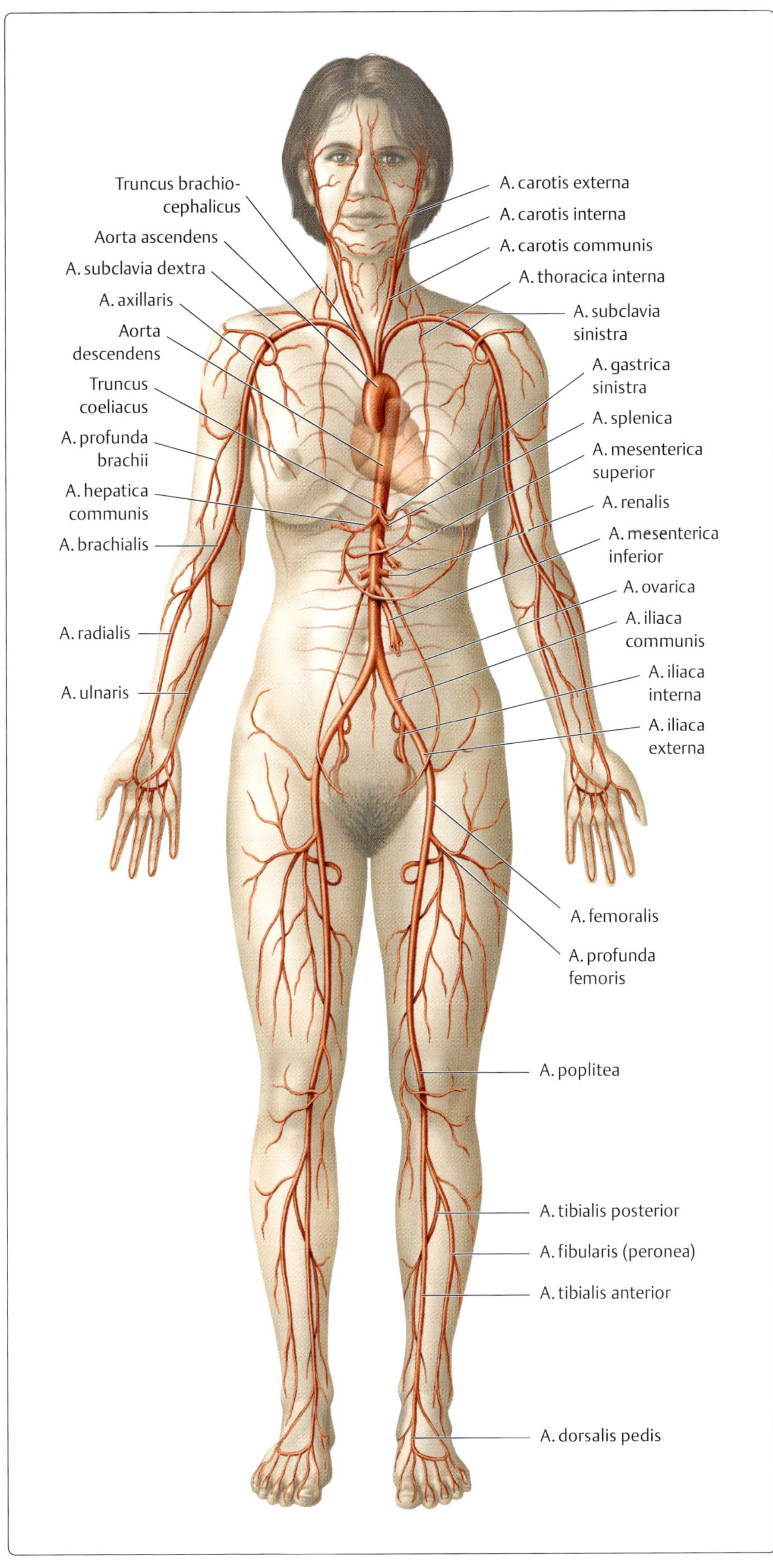

Abb. 3.13 Übersicht über die wichtigsten Arterien (Schlagadern) des Körperkreislaufs.

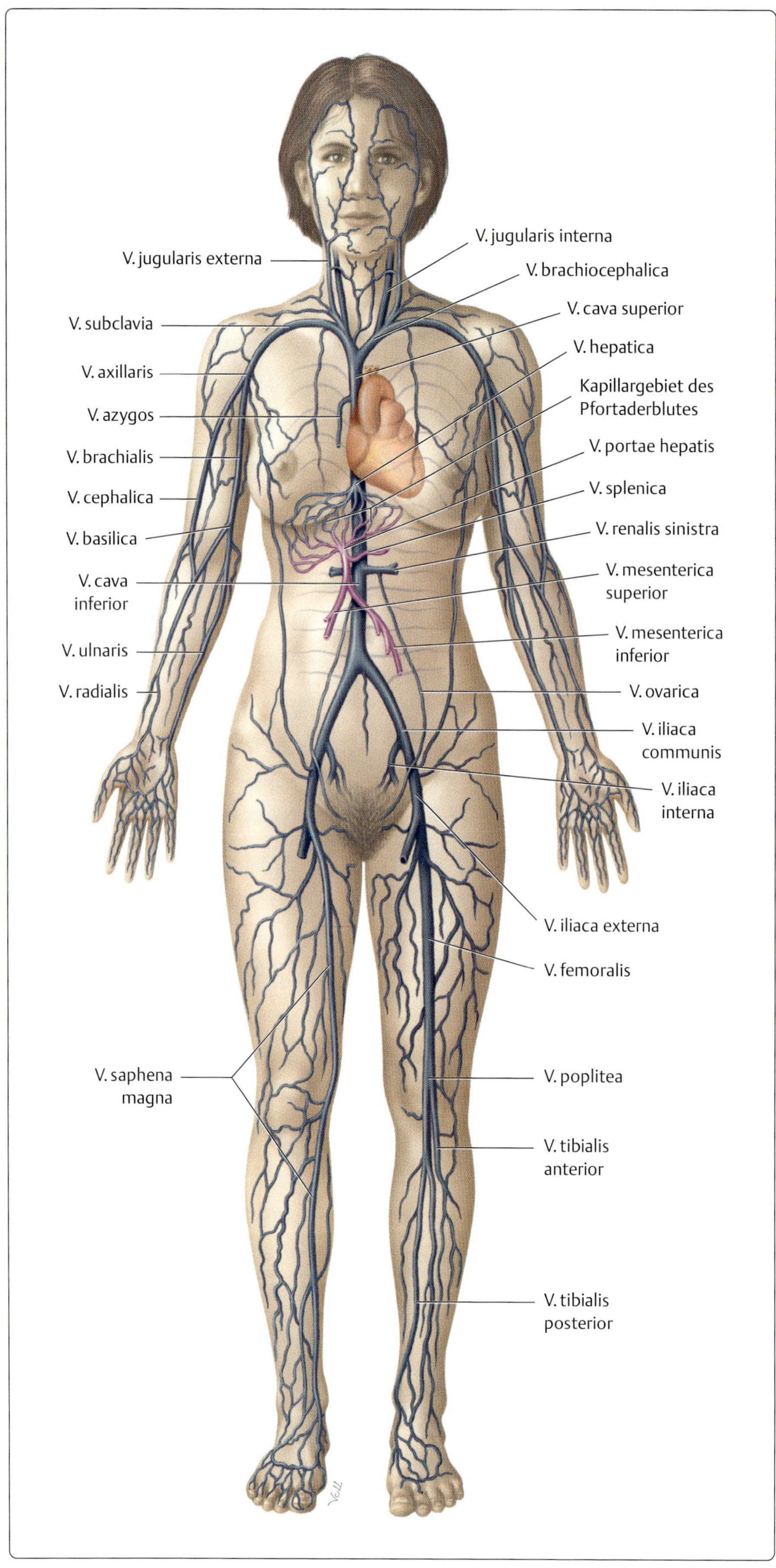

Abb. 3.14 Übersicht über die wichtigsten Venen (Blutadern) des Körperkreislaufs.

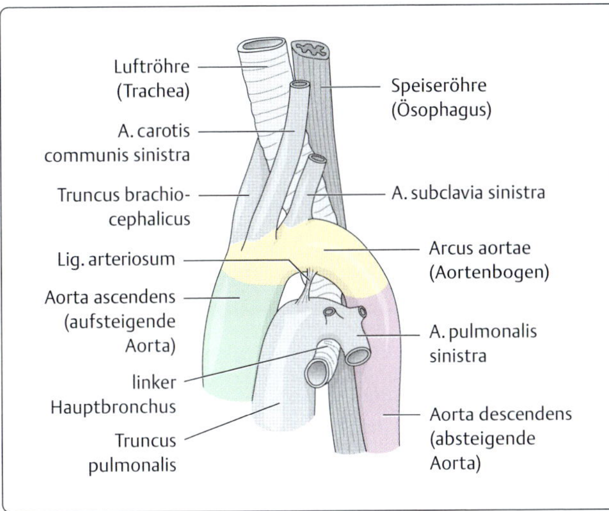

Abb. 3.15 Abschnitte der Aorta und Lage zu Trachea und Ösophagus. Das Band (Lig. arteriosum), welches sich zwischen der Aorta und der A. pulmonalis sinistra spannt, ist ein Relikt des arteriellen Kurzschlusses (Ductus arteriosus) aus dem vorgeburtlichen Kreislauf.

Lerntipp

Merkspruch: „**Corona trinkend brachte** der **Ce**llner **Carot**ten-**Su**ppe."

(erste Abgänge der Aorta: linke und die rechte A. **corona**ria [Koronararterie], **Tr**uncus **brach**io**ce**phalicus, A. **carot**is communis sinistra, A. **su**bclavia sinistra)

A. carotis communis

Die beiden Karotiden (Karotis = Kurzbezeichnung für die Kopf- oder Halsschlagader) ziehen aufwärts und teilen sich etwa auf Höhe des 4. Halswirbels, an der Karotisgabel (Bifurcatio carotidis), in 2 Äste:

- A. carotis externa (äußere Hals- oder Kopfschlagader)
- A. carotis interna (innere Hals- oder Kopfschlagader)

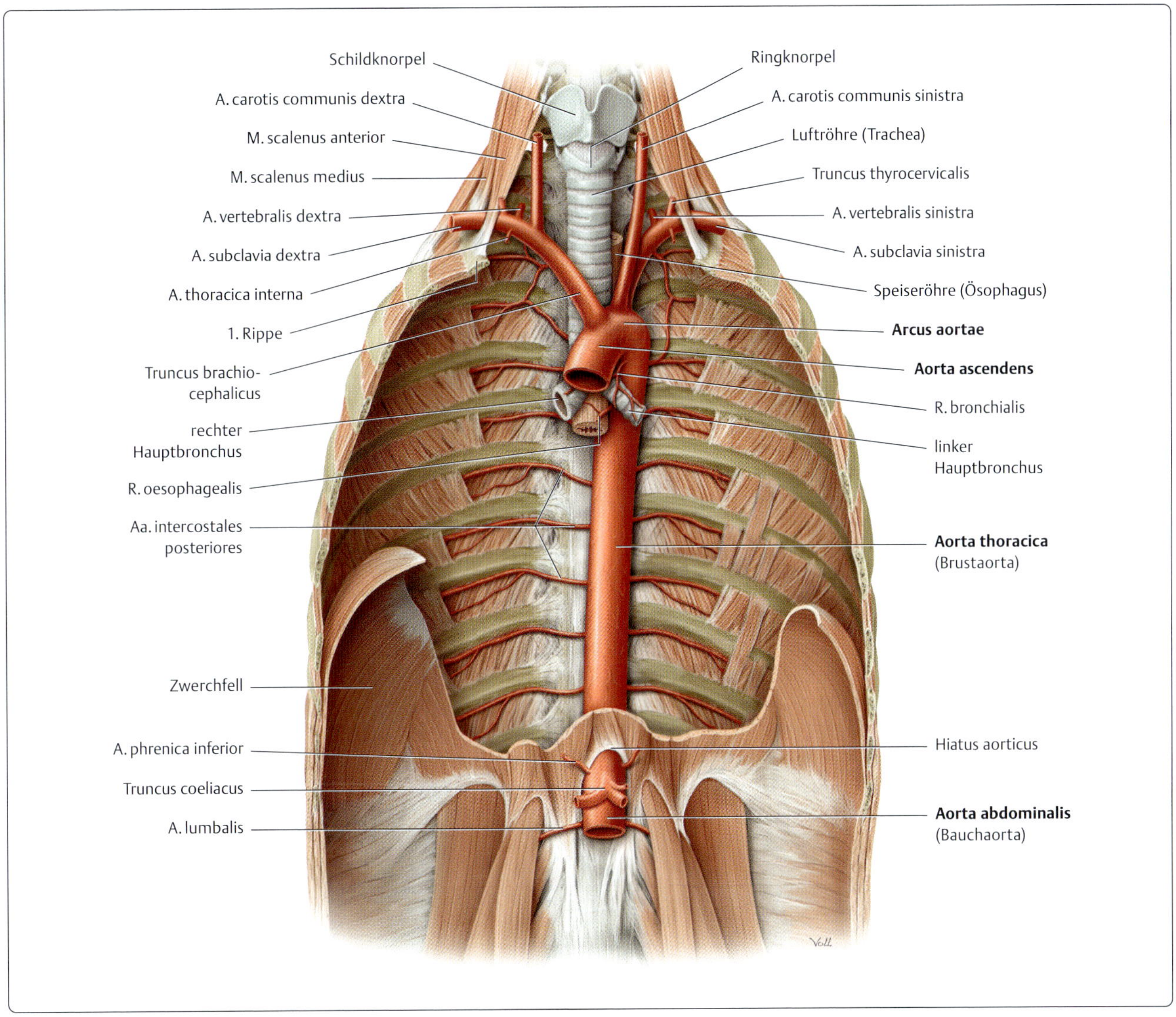

Abb. 3.16 Lage der Aorta im Thorax.

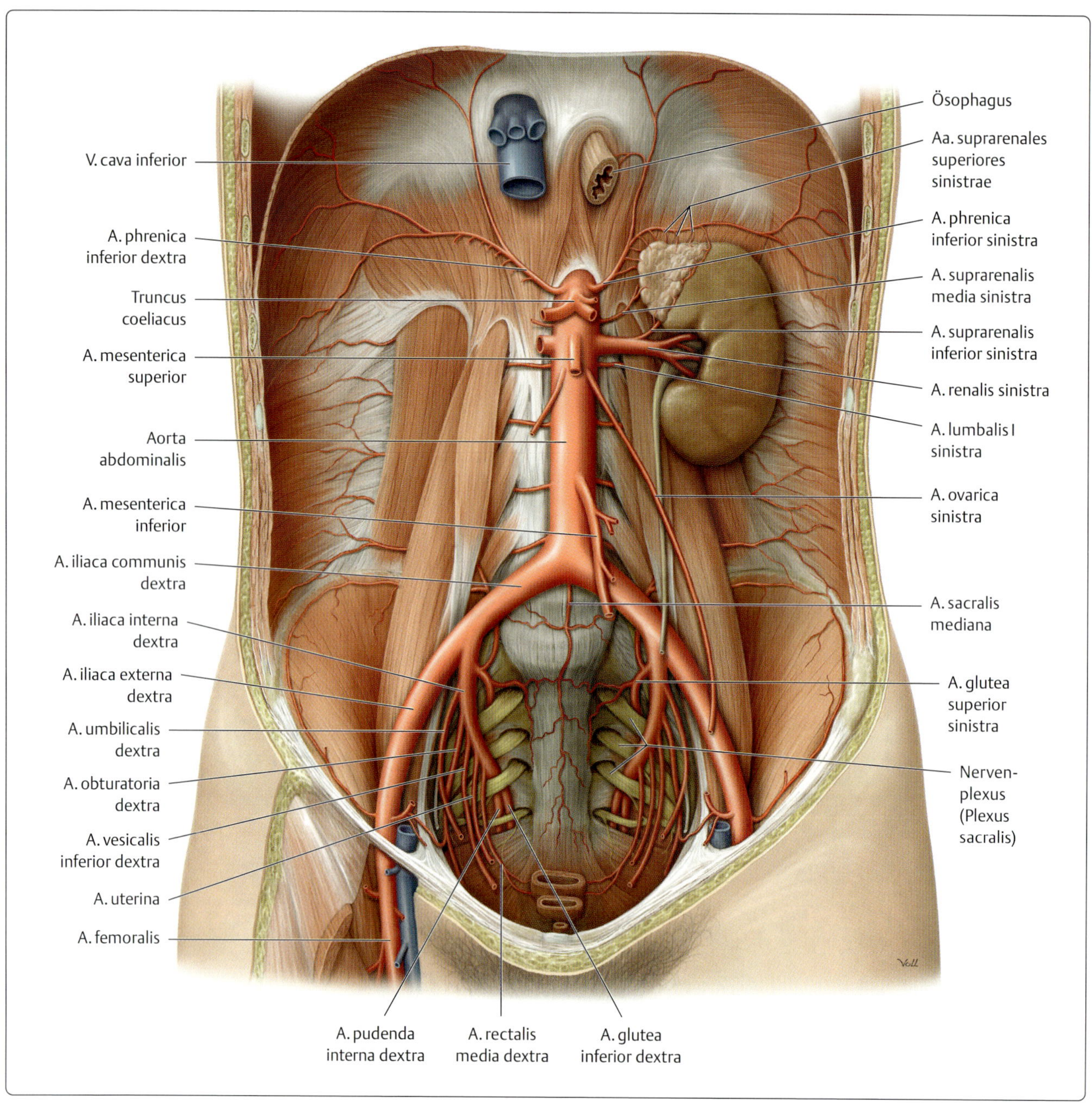

Abb. 3.17 Aorta abdominalis (Bauchaorta) und Beckenarterien im Überblick (Bauchorgane entfernt).

A. carotis externa

Die A. carotis externa (**Abb. 3.18**) versorgt mit ihren Abgängen die Schilddrüse, den Kehlkopf, die äußere Kopfregion und das Gesicht. Einer ihrer Äste, die **A. meningea media** (mittlere Hirnhautarterie), zieht aus der tiefen seitlichen Gesichtsregion, aber auch in den Schädel hinein und versorgt den vorderen und mittleren Teil der harten Hirnhaut und des Schädels.

Abgänge der A. carotis externa

- A. thyroidea superior (obere Schilddrüsenarterie)
- A. lingualis (Zungenarterie)
- A. facialis (Gesichtsarterie)
- A. pharyngea ascendens (aufsteigende Rachenarterie)
- A. occipitalis (Hinterhauptsarterie)
- A. auricularis posterior (hintere Ohrarterie)
- A. temporalis superficialis (oberflächliche Schläfenarterie)
- A. maxillaris (Oberkieferarterie)

Lerntipp

Merkspruch: „**Th**eo **Ling**en **fa**briziert **ph**änomenale **Oc**hsenschwanzsuppe **au**s **t**oten **M**äusen."
(Abgänge der A. carotis externa: In dieser Reihenfolge verlassen die Äste die A. carotis externa.)

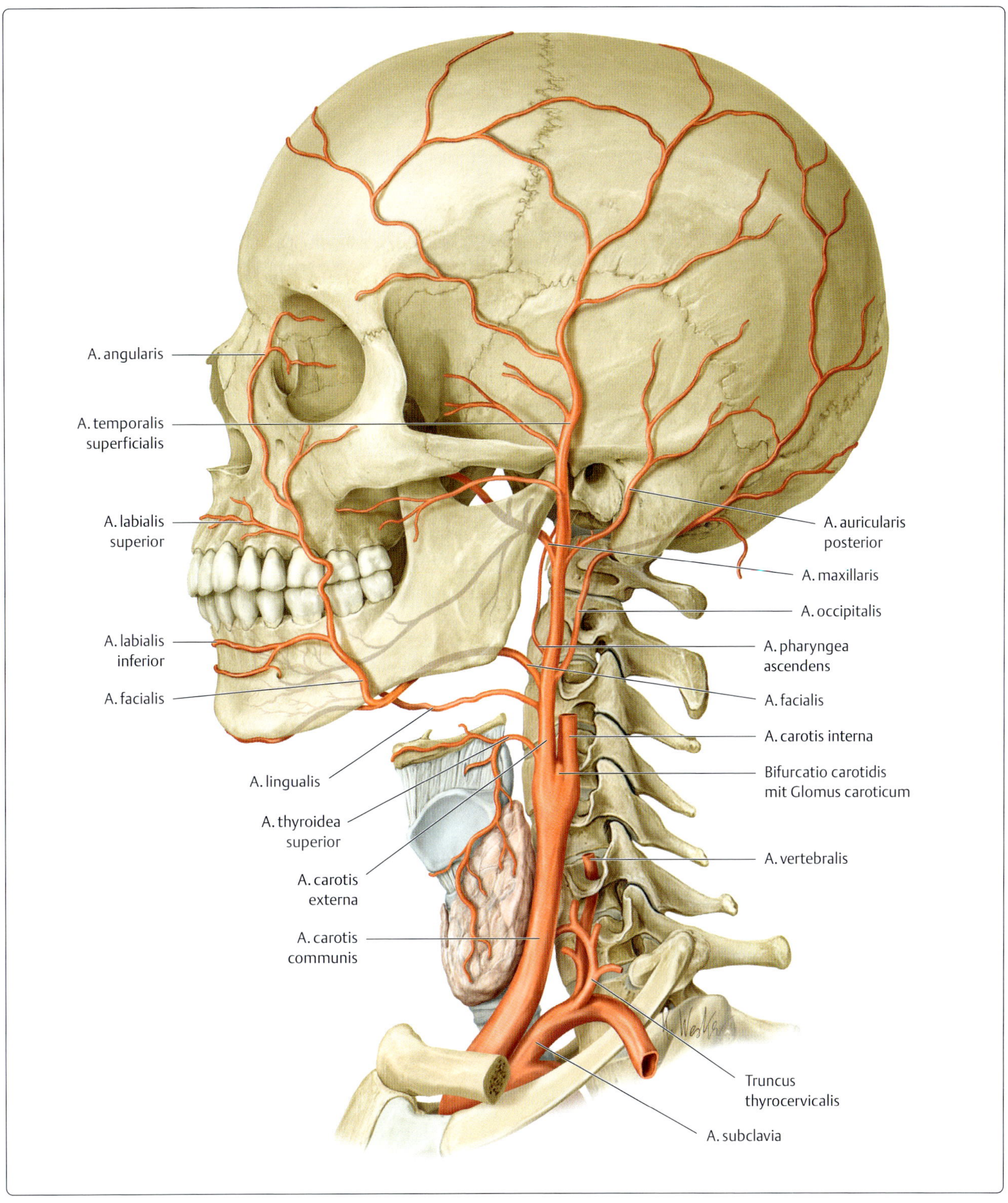

Abb. 3.18 Arterien des Kopfes im Überblick. Ansicht von links. Aus der A. carotis interna werden v. a. die vorderen und mittleren Gehirnabschnitte versorgt. In den hinteren Bereich zieht die A. vertebralis. Die Stromgebiete der Arterien werden durch Verbindungsäste vereint.

A. carotis interna

Die A. carotis interna (**Abb. 3.19**) zieht komplett ins Schädelinnere und durchblutet einen großen Teil des Gehirns, die Augen und – von innen kommend – einen Teil der Nase.

Karotissinus

Am Anfangsteil der A. carotis interna befindet sich eine Gefäßerweiterung, der Karotissinus (Sinus caroticus). Hier sitzen Messfühler für eine Sollwertüberschreitung des Blutdrucks (Barorezeptoren, Pressorezeptoren). Wenn der IX. Hirnnerv (N. glossopharyngeus, Kap. 10.3.2) einen zu hohen Blutdruck registriert, reduziert der X. Hirnnerv (N. vagus) die Herzaktivität und kann so den Blutdruck senken (gleichartige Rezeptoren finden sich auch in der Aortenwand).

Glomus caroticum und Glomus aorticum

An der Karotisgabel und am Aortenbogen befindet sich je eine kleine bindegewebig umhüllte Zellgruppe. An der Karotisgabel heißt diese Zellgruppe **Glomus caroticum**, am Aortenbogen **Glomus aorticum**. Sie registrieren als Chemorezeptoren einen Abfall des Sauerstoff-, einen Anstieg des Kohlendioxidgehalts sowie ein Absinken des pH-Wertes im Blut. Diese Informationen werden über den N. glossopharyngeus (Glomus caroticum) und den N. vagus (Glomus aorticum) fortgeleitet und bewirken im Gehirn eine Steigerung des zentralen Atemantriebs.

> **Pathologie**
>
> **Karotissinussyndrom**
>
> Ist die A. carotis im Bereich des Sinus caroticus verengt (stenosiert), z. B. durch arteriosklerotische Ablagerungen oder Tumoren, reagieren die Pressorrezeptoren überempfindlich. Schon ein geringer Druck im Bereich der Karotisgabel, z. B. durch einen engen Hemdkragen, kann dann zu einer reflektorischen Blutdrucksenkung (arterielle Hypotonie) und Reduktion der Herzschlagfrequenz (Bradykardie) führen. Dabei kann es zu einer Synkope (Kreislaufkollaps) kommen.

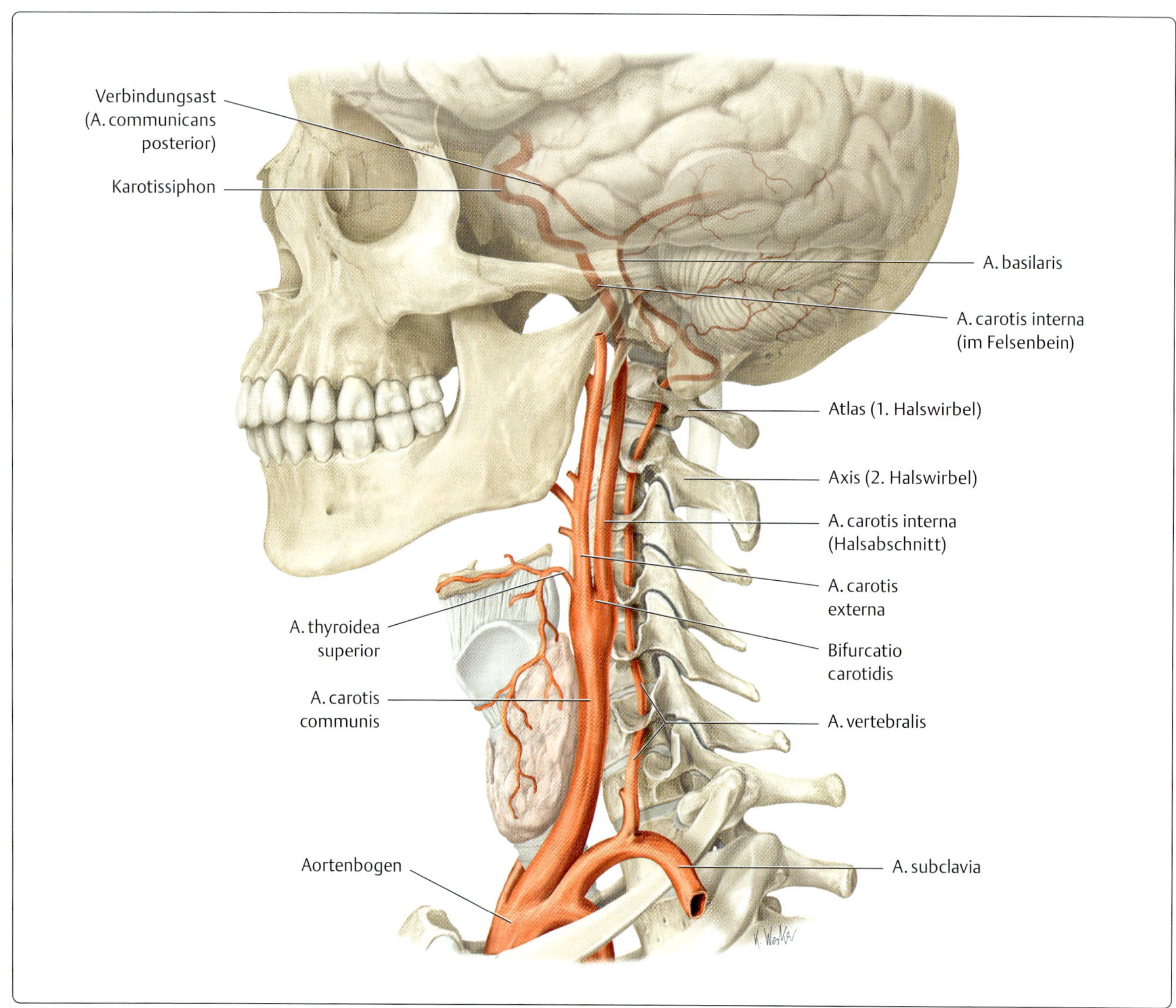

Abb. 3.19 Arterielle Versorgung des Gehirns im Überblick. Ansicht von links.

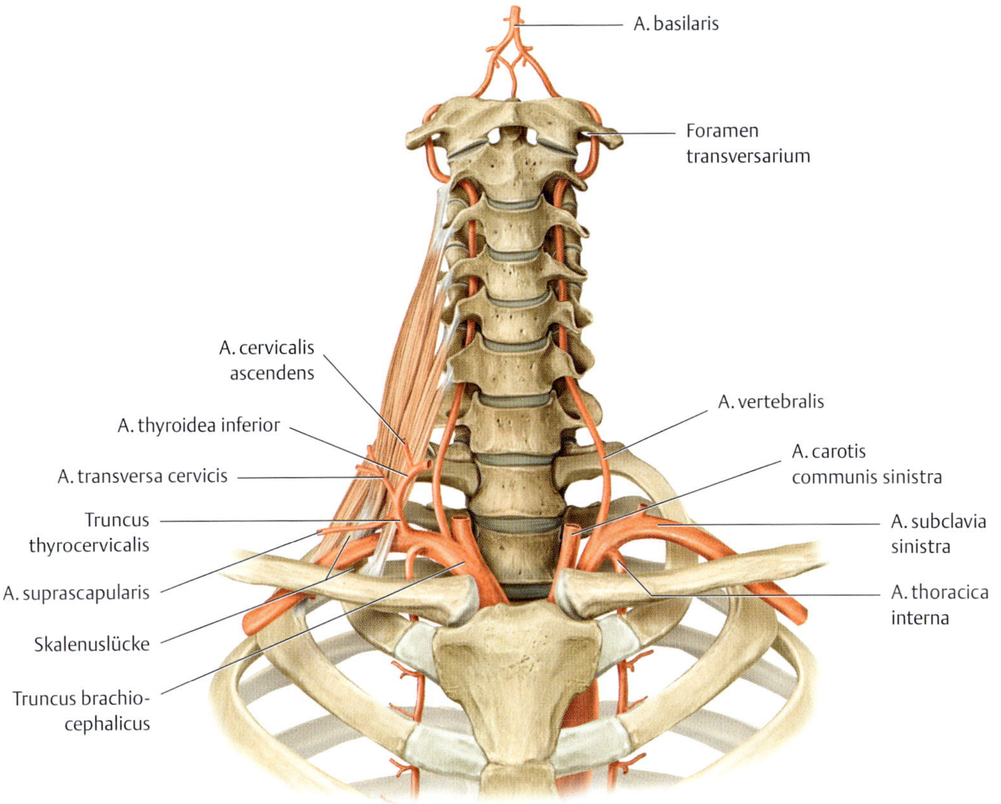

Abb. 3.20 A. subclavia und ihre Äste. Ansicht von ventral.

A. subclavia

Die Schlüsselbeinarterie (A. subclavia) gibt folgende Äste ab (**Abb. 3.20**):

- A. vertebralis (Wirbelarterie)
- A. thoracica interna (innere Brustwandarterie)
- Truncus thyrocervicalis (Arterienstamm zur Schilddrüse und zum Hals)
- Truncus costocervicalis (Arterienstamm zu den Rippen und zum Hals)

> **Lerntipp**
> Merkspruch: „**V**oller **T**emperament **i**st die **T**ante im **Co**ckpit."
> (Abgänge der A. subclavia: In dieser Reihenfolge verlassen die Äste die A. subclavia.)

A. vertebralis

Die rechte und die linke A. vertebralis (Wirbelarterie; **Abb. 3.19**) ziehen durch Löcher im Querfortsatz der Halswirbel und dann durch das große Hinterhauptsloch in den Schädel, wo sie sich zur Schädelbasisarterie (**A. basilaris**) vereinigen. Die Schädelbasisarterie versorgt den hinteren Teil des Gehirns. Sie steht über Verbindungsäste mit den Ästen der beiden **Aa. carotides internae** in Verbindung. Die Gefäße bilden an der Basis des Gehirns einen arteriellen Gefäßring (Circulus arteriosus cerebri/Willisii; **Abb. 3.21**). In beschränktem Maße kann so eine Blutversorgung gesichert werden, wenn es zu Stenosen in einem der Gefäße kommt.

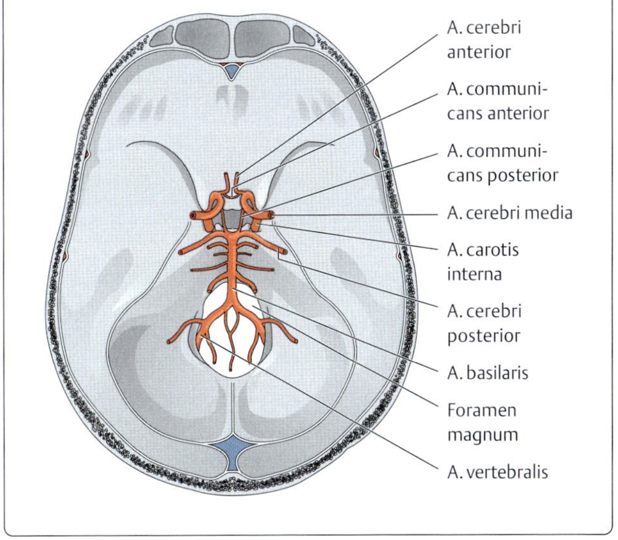

Abb. 3.21 Projektion des Circulus arteriosus cerebri (Willisii) auf die innere Schädelbasis. Ansicht von oben.

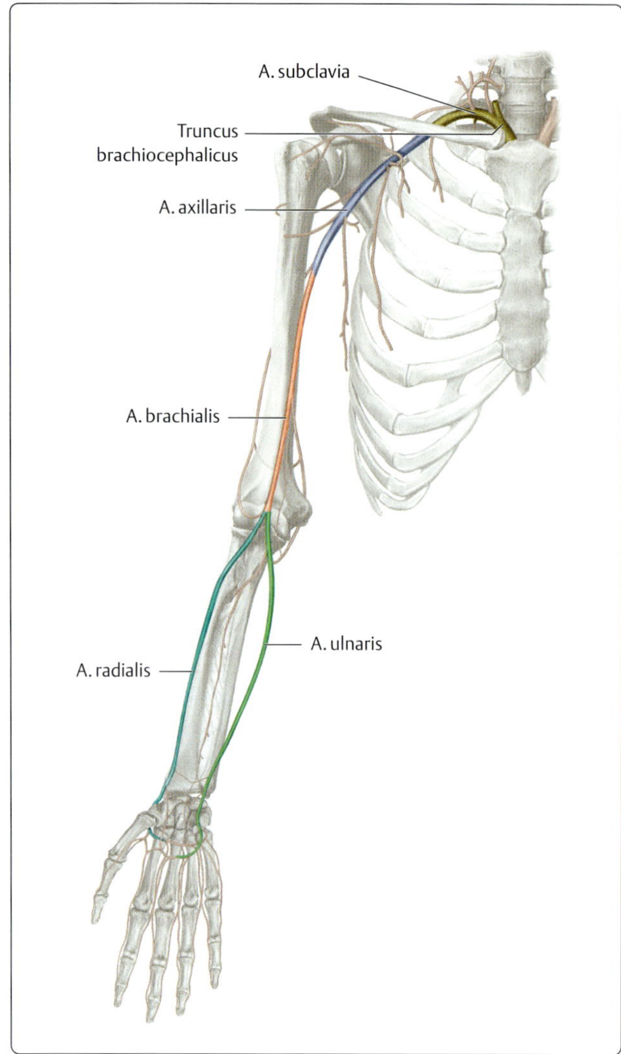

Abb. 3.22 Verlauf der unterschiedlichen Abschnitte der Schulter- und Armarterien.

A. thoracica interna

Die A. thoracica interna verläuft neben dem Brustbein und versorgt die vordere Brustwand, den oberen Teil der Bauchwand, Teile des Mittelfellraums, des Herzbeutels und des Zwerchfells.

Truncus thyrocervicalis und Truncus costocervicalis

Diese Gefäßstämme versorgen im Wesentlichen die Organe an der Basis des Halses, die Nackenmuskulatur und die oberen Rippen.

3.3.1.3 Arterien der oberen Extremität

A. subclavia

In ihrem Verlauf in Richtung Hand tritt die A. subclavia durch die Skalenuslücke (gebildet von der 1. Rippe und dem vorderen und mittleren Treppenmuskel = M. scalenus anterior und medius) in den Arm und wechselt ihren Namen (**Abb. 3.22**). Sie wird zunächst zur Achselarterie (**A. axillaris**) und im Bereich des Oberarms zur (Ober-)Armarterie (**A. brachialis**).

A. brachialis

In der Ellenbeuge teilt sich die A. brachialis auf in die **A. radialis** (Speichenschlagader) und die **A. ulnaris** (Ellenschlagader), die den Unterarm und die Hand versorgen. Auf der Handinnenfläche bilden die beiden Arterien 2 Gefäßschlingen miteinander, den oberflächlichen und tiefen Hohlhandbogen (Arcus palmaris superficialis und Arcus palmaris profundus), von denen die Fingerarterien (Aa. digitales palmares) abgehen (**Abb. 3.23**).

3.3.1.4 Arterien des Brustraums

In ihrem absteigenden Teil durch den Brustraum sendet die Aorta zwischen je 2 Rippen eine Zwischenrippenarterie (A. intercostalis). Außerdem gehen Äste zur Speiseröhre (Rr. oesophageales), zum Mittelfellraum (Rr. mediastinales), zum Herzbeutel (Rr. pericardiaci) und zum Zwerchfell (Aa. phrenicae) ab. Aus der Aorta descendens stammen auch die Äste, die sauerstoffreiches Blut zur Lunge führen (Rr. bronchiales).

3.3.1.5 Arterien des Bauchraums

Die Aorta tritt auf Höhe des 12. Brustwirbels durch das Zwerchfell (**Abb. 3.17**, **Abb. 3.24**). Als **Aorta abdominalis** gibt sie dann unpaare und paarige Äste zur Rumpfwand und zum Zwerchfell sowie an die Organe des Bauchraums und des Beckens ab (**Tab. 3.1**).

Unpaare Äste

Der erste unpaare Ast ist der kräftige Bauchhöhlenstamm (**Truncus coeliacus**), der mit seinen 3 Ästen die Milz, den Magen, den Zwölffingerdarm, die Leber, die Gallenblase und die Bauchspeicheldrüse versorgt (Kap. 6.8). In kurzem Abstand folgt ihm die obere Eingeweidearterie (**A. mesenterica superior**), die die Durchblutung des Dünn- und Dickdarms bis zur linken Biegung des Dickdarms übernimmt. Ab hier ist die untere Eingeweidearterie (**A. mesenterica inferior**) für die Blutversorgung zuständig. Sie tritt kurz vor deren Gabelung (in die rechte und linke A. iliaca communis) aus der Bauchaorta aus. Der letzte unpaare Ast ist die kleine A. sacralis mediana.

Paarige Äste

Die größten paarigen Äste der Bauchaorta sind die rechte und linke Nierenarterie (**A. renalis dextra und sinistra**), die unmittelbar unterhalb der A. mesenterica superior entspringen. Weniger kräftig sind die Äste zur Unterseite des Zwerchfells (Aa. phrenicae inferiores), zu den Nebennieren (Aa. suprarenales), zu den Eierstöcken (Aa. ovaricae) bzw. den Hoden (Aa. testiculares) und die 4 Lumbalarterien (Aa. lumbales I–IV) an die hintere Rumpfwand.

Abgänge aus der Aorta abdominalis

- A. phrenica inferior dextra und sinistra
- Truncus coeliacus
- A. suprarenalis media dextra und sinistra
- A. mesenterica superior
- A. renalis dextra und sinistra
- A. ovarica (testicularis) dextra und sinistra
- A. mesenterica inferior
- Aa. lumbales dextrae u. sinistrae (I–IV)
- A. sacralis mediana (mit Aa. lumbales imae)

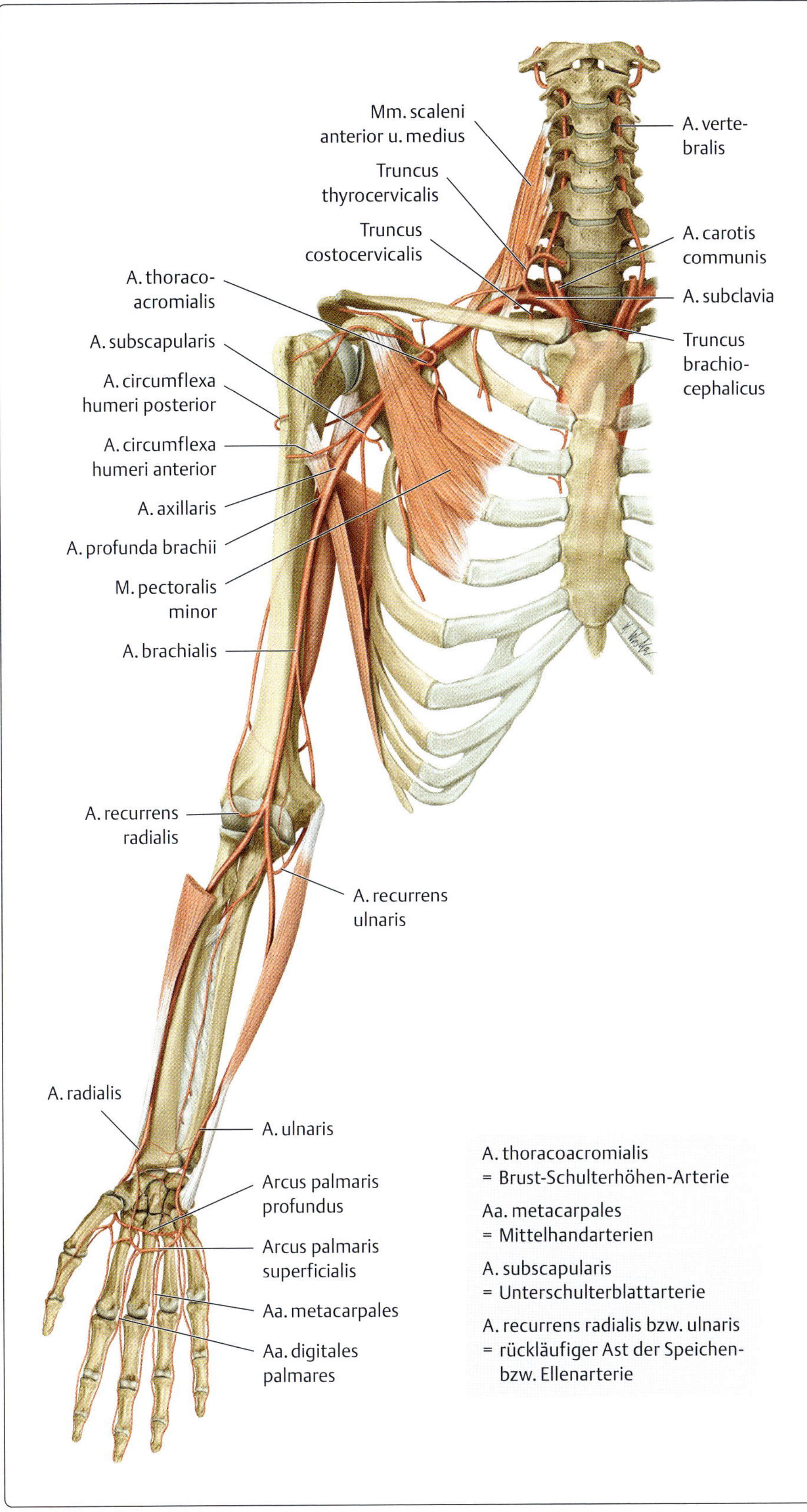

Abb. 3.23 Arterien der rechten oberen Extremität. Ansicht von vorne mit supiniertem Unterarm.

Tab. 3.1 Systematik der Arterien zur Versorgung von Abdomen und Becken. Die Äste der Aorta abdominalis sowie der Beckenarterien lassen sich 5 großen Versorgungsgebieten zuordnen (→ = daraus geht hervor; nach Schünke et al. 2012a, S. 203 u. 205).

Arterien	Deutsche Bezeichnung
paarige Äste (und ein unpaarer Ast) zur Versorgung des Diaphragmas, der Nieren und Nebennieren, der hinteren Abdominalwand, des Rückenmarks und der Keimdrüsen	
A. phrenica inferior dextra u. sinistra	untere rechte u. linke Zwerchfellarterie
→ A. suprarenalis superior dextra u. sinistra	→ obere rechte u. linke Nebennierenarterie
A. suprarenalis media dextra u. sinistra	mittlere rechte u. linke Nebennierenarterie
A. renalis dextra u. sinistra	rechte u. linke Nierenarterie
→ A. suprarenalis inferior dextra u. sinistra	→ untere rechte u. linke Nebennierenarterie
A. testicularis (A. ovarica) dextra u. sinistra	rechte u. linke Hoden-/Eierstockarterie
Aa. lumbales dextrae u. sinistrae (I–IV)	rechte und linke Lumbalarterien (I–IV)
A. sacralis mediana	mittlere Steißbeinarterie
ein unpaarer Stamm zur Versorgung des Drüsenbauches mit Magen und Duodenum (Kap. 6.8)	
Truncus coeliacus mit	Bauchhöhlenstamm mit
– A. gastrica sinistra	– linker Magenarterie
– A. splenica	– Milzarterie
– A. hepatica communis	– gemeinsamer Leberarterie
ein unpaarer Stamm zur Versorgung des Darmbauches bis zur linken Kolonflexur (Kap. 6.8)	
A. mesenterica superior	obere Eingeweidearterie
ein unpaarer Stamm zur Versorgung des Darmbauches ab der linken Kolonflexur (Kap. 6.8)	
A. mesenterica inferior	untere Eingeweidearterie
ein indirekter paariger Stamm zur Versorgung des Beckens	
A. iliaca interna* mit Ästen zur Versorgung der	innere Beckenarterie* mit Ästen zur Versorgung der
Eingeweide (**viszerale Äste**):	Eingeweide (**viszerale Äste**):
→ A. umbilicalis	→ Nabelarterie
→ A. vesicalis inferior	→ untere Harnblasenarterie
→ A. uterina (A. ductus deferentis)	→ Gebärmutter-/Samenleiterarterie
→ A. rectalis media	→ mittlere Mastdarmarterie
→ A. pudenda interna	→ innere Schamarterie
Beckenwände (wichtige **parietale Äste**):	Beckenwände (wichtige **parietale Äste**):
→ A. obturatoria	→ Hüftlocharterie
→ A. glutea superior u. inferior	→ obere u. untere Gesäßarterie
*aus der A. iliaca communis (gemeinsamen Beckenarterie), also nicht direkt aus der Aorta, daher „indirekter paariger Stamm“	

Lerntipp

Merkspruch: „**Phreni zö**gert, **s**ich **mi**t (dem) **Mess**er (am) **re**chten **O**hr (zu) **m**assakrieren.“
(Abgänge der Aorta abdominalis: In dieser Reihenfolge verlassen die Äste die Aorta abdominalis, nicht erfasst sind die Aa. lumbales und A. sacralis mediana.)

3.3.1.6 Arterien der unteren Extremität

A. iliaca communis

Die gemeinsame Beckenarterie (A. iliaca communis) teilt sich in einen inneren Ast (A. iliaca interna) zur Versorgung der Beckenorgane und einen äußeren Ast (A. iliaca externa) auf, der unterhalb des Leistenbands weiter in das Bein zieht (**Abb. 3.25**).

A. femoralis

Nach Eintritt in den Oberschenkel heißt das Gefäß Oberschenkelarterie (A. femoralis). Die A. femoralis verläuft relativ oberflächlich an der Oberschenkelinnenseite abwärts, gibt einen tiefen Ast (A. profunda femoris) ab und tritt dann durch den

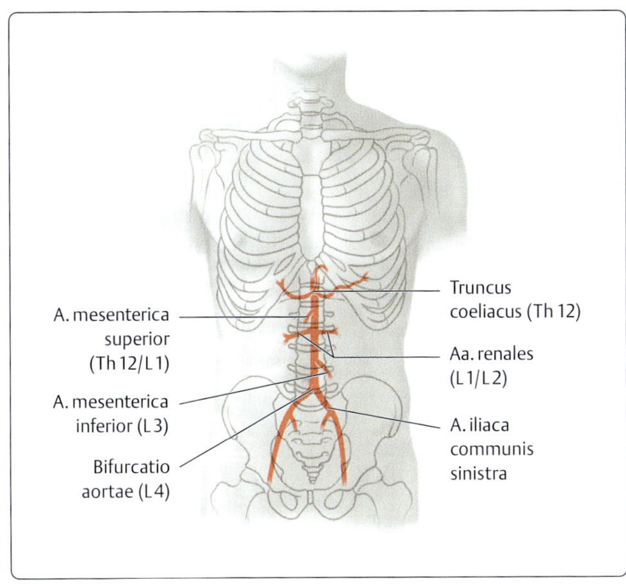

Abb. 3.24 Projektion der Aorta abdominalis und ihrer Hauptäste auf Wirbelsäule und Becken. Ansicht von ventral.

Adduktorenkanal (**Abb. 3.25**, **Abb. 3.26**) auf die Rückseite des Beins. Nun Kniekehlenarterie (**A. poplitea**) genannt, gabelt sie sich in ihrem weiteren Verlauf in eine vordere und hintere Schienbeinarterie (A. tibialis anterior und posterior).

A. tibialis

Die **A. tibialis anterior** zieht nach vorne zur Außenfläche des Schienbeins, von dort weiter fußwärts und wird zur Fußrückenarterie (A. dorsalis pedis). Die **A. tibialis posterior** zieht an der Rückseite des Unterschenkels herunter, gibt die Wadenbeinarterie (A. fibularis oder A. peronea) ab und endet als seitliche Fußsohlenarterie (A. plantaris lateralis).

Arcus plantaris

Auch am Fuß gibt es einen (an der Hand sind es 2!) Arterienbogen (Arcus plantaris). Er wird von der seitlichen Fußsohlenarterie und der Fußrückenarterie gebildet. Von hier ziehen die Endäste in die Zehen (Aa. digitales plantares).

3.3.1.7 Blutdruck und Puls

Blutdruck

Den Druck, gegen den das Herz das Blut in die Arterien pumpen muss, bezeichnet man als (arteriellen) Blutdruck.

Für diesen ergeben sich durch die Aktivität des Herzens Schwankungen: Man unterscheidet den systolischen Wert, der den maximalen Blutdruck während der Austreibungsphase beschreibt, und den diastolischen Wert, also den minimalen Blutdruck während der Füllungsphase.

Ein physiologischer Blutdruck liegt etwa im Bereich von 120 mmHg (systolischer Wert) und 80 mmHg (diastolischer Wert). Werte, die auch bei körperlicher Ruhe deutlich über oder unter diesen Referenzwerten liegen, bedeuten eine Hypertonie (Bluthochdruck) bzw. eine Hypotonie (niedriger Blutdruck).

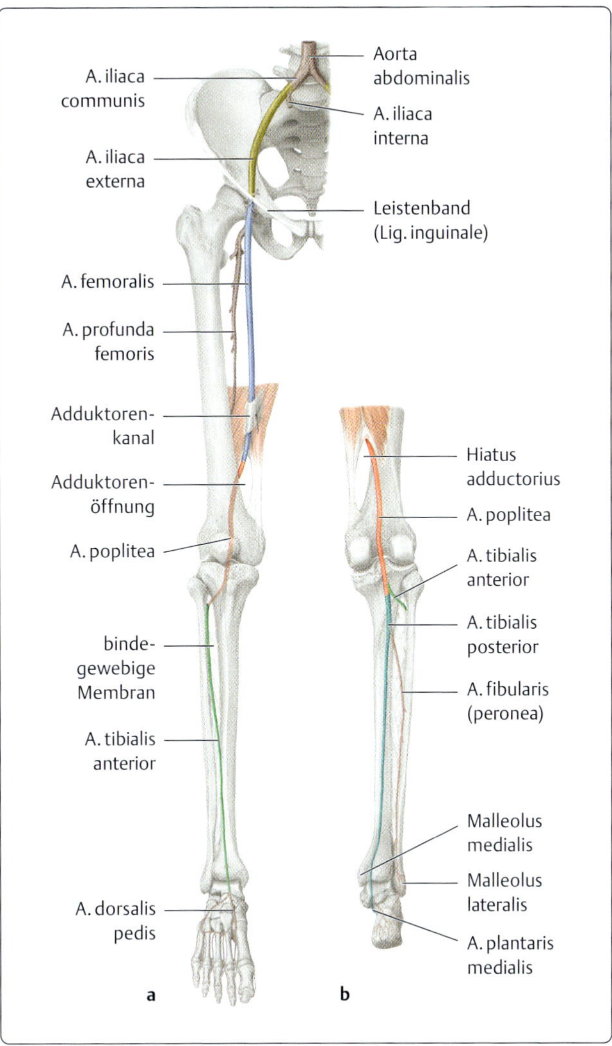

Abb. 3.25 Unterschiedliche Abschnitte der Beinarterien. Die einzelnen Abschnitte sind farbig hervorgehoben.
a Rechtes Bein, Ansicht von vorne.
b Rechter Unterschenkel, Ansicht von hinten.

Puls

Die durch die Herzaktion in die Körperperipherie fortgeleitete Druckwelle ist als Puls (Arterienpuls) tastbar. Er zählt zusammen mit der Atmung und dem Blutdruck zu den Vitalzeichen (Lebenszeichen) und gibt Auskunft über die momentane Herz- und Kreislauffunktion.

Meist wird der Puls an der A. radialis (Speichenarterie), am daumenwärts gelegenen Handgelenk (Handgelenkpuls), beurteilt. Er ist aber an vielen Stellen (**Abb. 3.27**) tastbar, und zwar immer dort, wo Arterien relativ oberflächlich verlaufen und gegen eine härtere Unterlage wie einen Knochen oder Muskel gedrückt werden können.

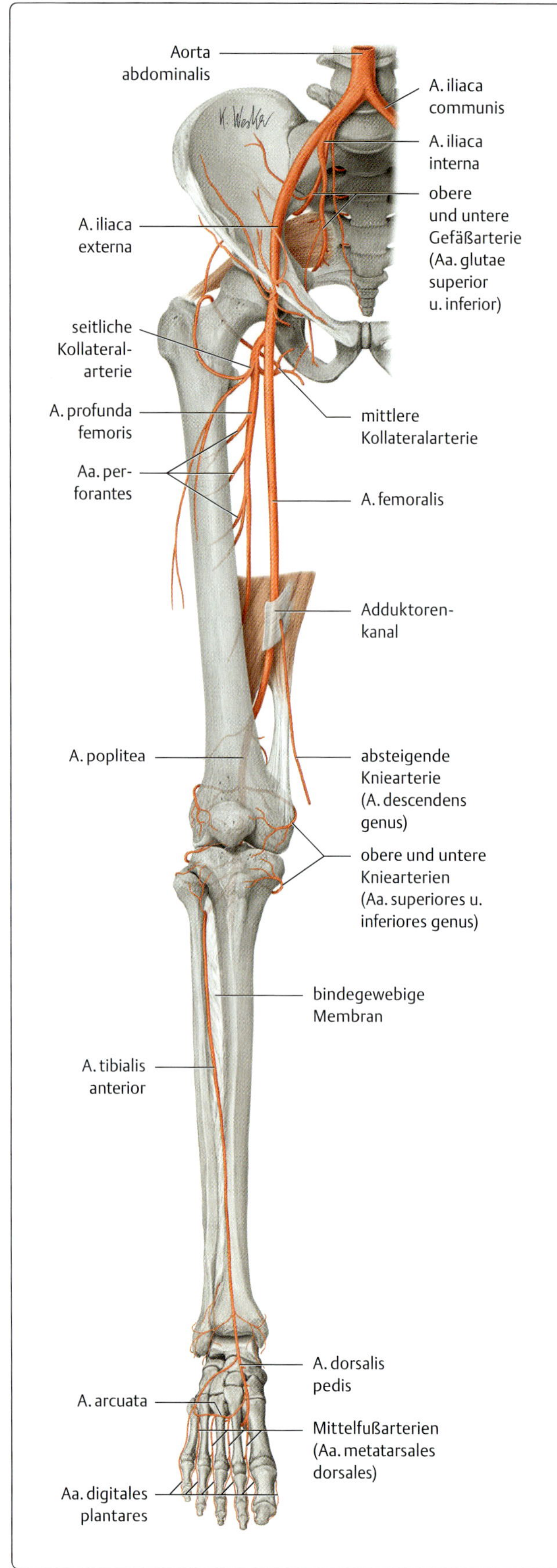

Abb. 3.26 Arterien der unteren Extremität. Rechtes Bein, Ansicht von vorne mit plantarflektiertem Fuß.

Pathologie

Pulsdefizit

Sind nicht alle vom Herz ausgesandten Druckwellen, die mittels Auskultation oder EKG nachweisbar sind, peripher tastbar, spricht man von einem Pulsdefizit. Die Ursache kann z. B. ein Vorhofflimmern mit einer reduzierten Muskelkontraktion sein. Aber auch Extrasystolen, ein sehr niedriger Blutdruck (Hypotonie) oder arterielle Durchblutungsstörungen können ein Pulsdefizit hervorrufen.

3.3.2 Venöses System

Grundsätzlich werden die Arterien in ihrem Verlauf von namensgleichen Venen begleitet, die das sauerstoffarme Blut zurück in Richtung Herz bringen.

Es gibt allerdings mehr Venen als Arterien und so auch einige wichtige Ausnahmen, die einen eigenen Verlauf nehmen. Dazu gehören auch die obere und untere Hohlvene (V. cava superior und inferior), in die alle Venen des Körpers letztlich münden, und die Pfortader der Leber (V. portae hepatis).

3.3.2.1 Obere und untere Hohlvene

V. cava superior

Die obere Hohlvene (V. cava superior) bringt das Blut aus der oberen Körperhälfte zurück zum Herzen. Sie entsteht aus dem Zusammenfluss der rechten und linken V. brachiocephalica, die sich auf Höhe der 1. Rippe vereinigen (**Abb. 3.28**). Die V. cava superior nimmt kurz vor ihrem senkrechten Eintritt in den rechten Vorhof noch die **V. azygos** (ungebundene Vene) auf (**Abb. 3.29**).

Das „verbrauchte“ Blut aus dem Kopfbereich fließt über die innere, äußere und vordere Drosselvene, auch Halsvene genannt, ab (**Abb. 3.30**, **Abb. 3.31**):

- V. jugularis interna (innere Drosselvene): entsorgt das Schädelinnere (inklusive Gehirn!)
- V. jugularis externa (äußere Drosselvene): entsorgt den Kopf (oberflächlich)
- V. jugularis anterior (vordere Drosselvene): entsorgt den Hals und Teile des Kopfes

Die V. jugularis interna bildet mit der V. subclavia (Schlüsselbeinvene), die das Blut aus dem Arm drainiert, auf der entsprechenden Halsseite den **Venenwinkel**.

Dann ziehen sie vereint als V. brachiocephalica (Arm-Kopf-Vene) weiter. In die V. brachiocephalica fließt auch Blut aus den Organen des Mittelfellraums (Mediastinum) und der Brustwand.

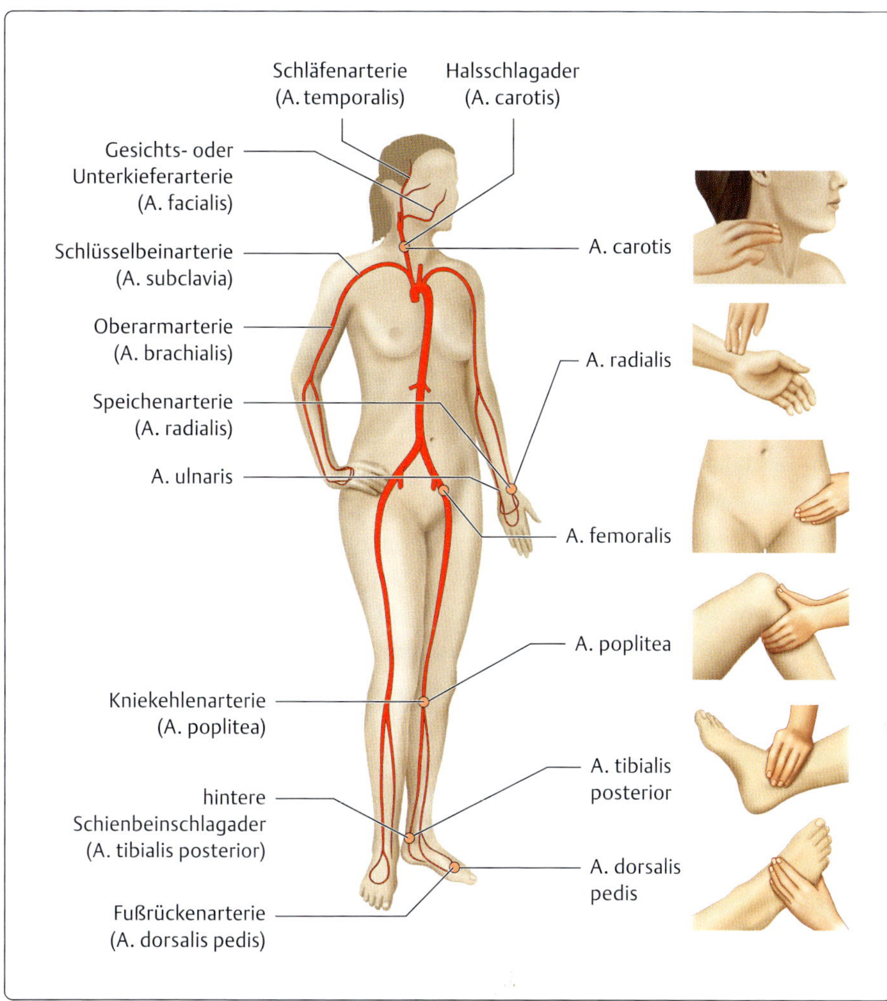

Abb. 3.27 Pulsmesspunkte. An vielen oberflächlich gelegenen Arterien ist die Pulsmessung möglich. Die A. radialis oberhalb des Handgelenks wird aber am häufigsten verwendet.

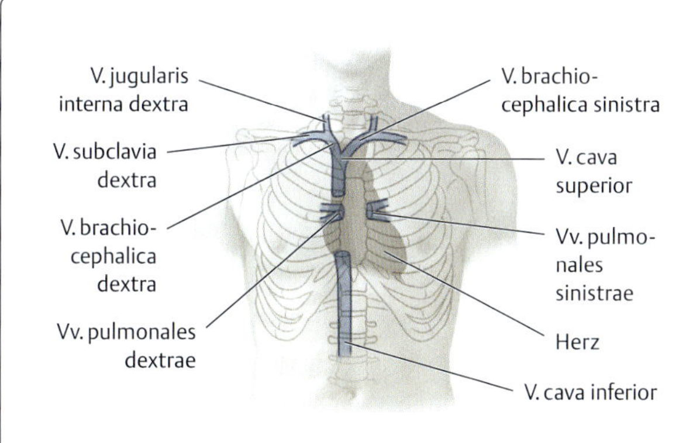

Abb. 3.28 Projektion der Vv. cavae auf das Skelett. Ansicht von ventral.

Pathologie

Verstärkter Venenpuls

Generell führt jede Rechtsherzinsuffizienz zu einem Rückstau des Blutes in die herznahen, klappenlosen Venen. Neigt der Patient den Oberkörper um etwa 45°, werden die stark gefüllten Halsvenen sichtbar. Ein mangelnder Schluss (Insuffizienz) der Trikuspidalklappe zwischen dem rechten Vorhof und der rechten Herzkammer hat über die V. cava superior einen Rückstau in die V. jugularis interna zur Folge. Er kann als verstärkter Venenpuls am Hals getastet werden.

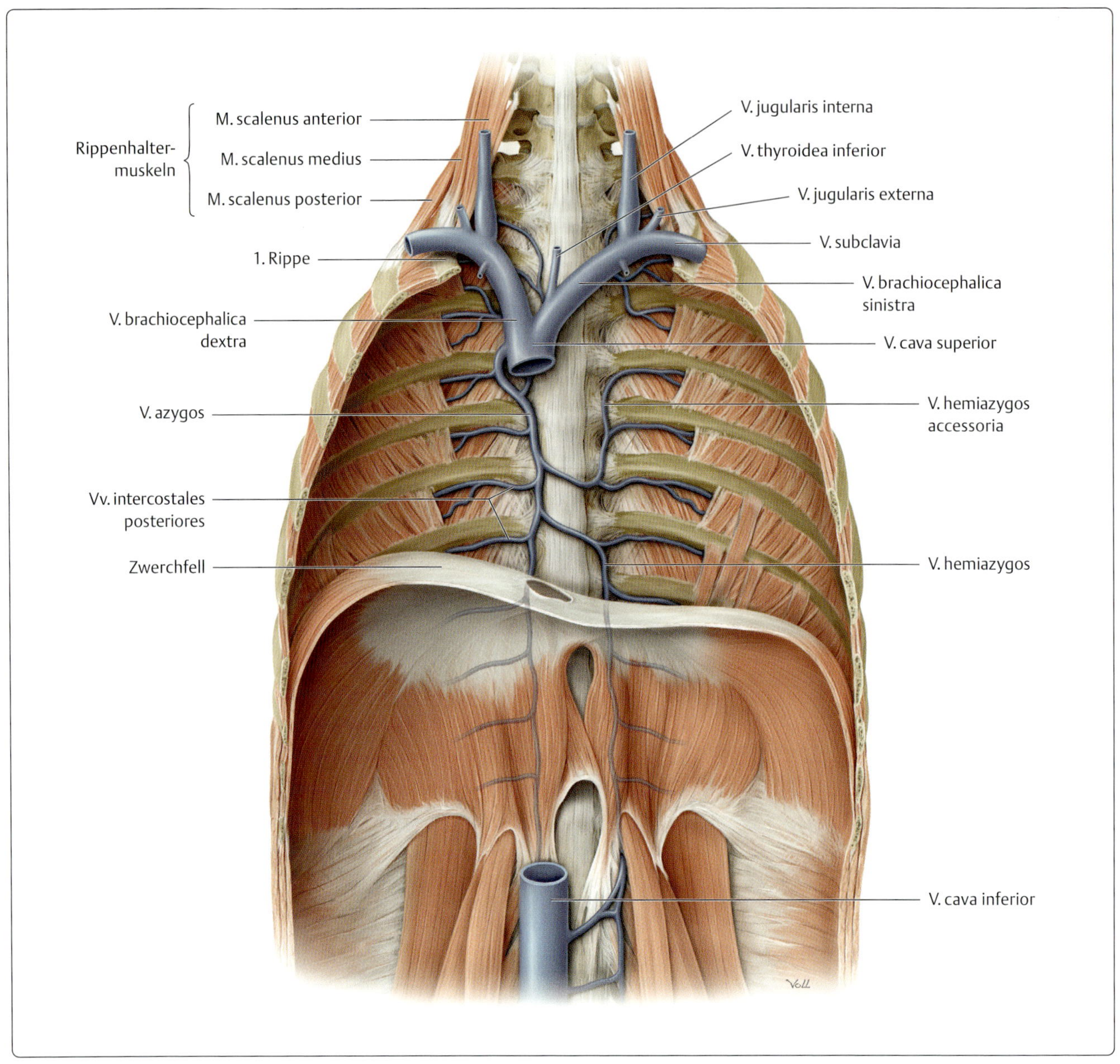

Abb. 3.29 V. cava superior und Azygos-System im Thorax. Ansicht von ventral, Thorax aufgeschnitten, Organe, Binnenfaszien und seröse Häute entfernt; V. cava inferior in Höhe der Lendenwirbelkörper L 1/L 2 abgetrennt zur Sicht auf die V. lumbalis ascendens dextra.

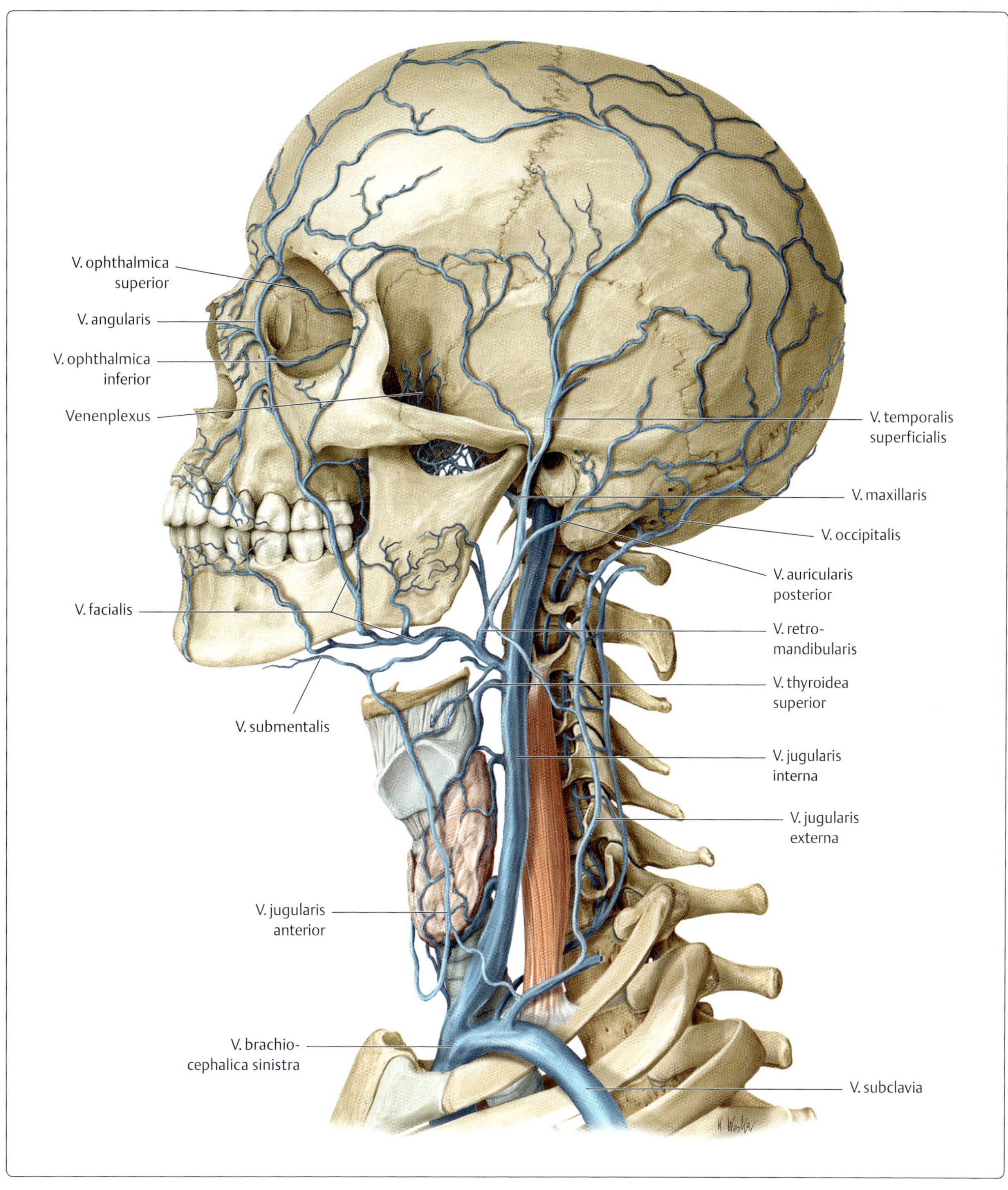

Abb. 3.30 Oberflächliche Kopf- und Halsvenen und deren Abfluss in die V. brachiocephalica. Ansicht von links.

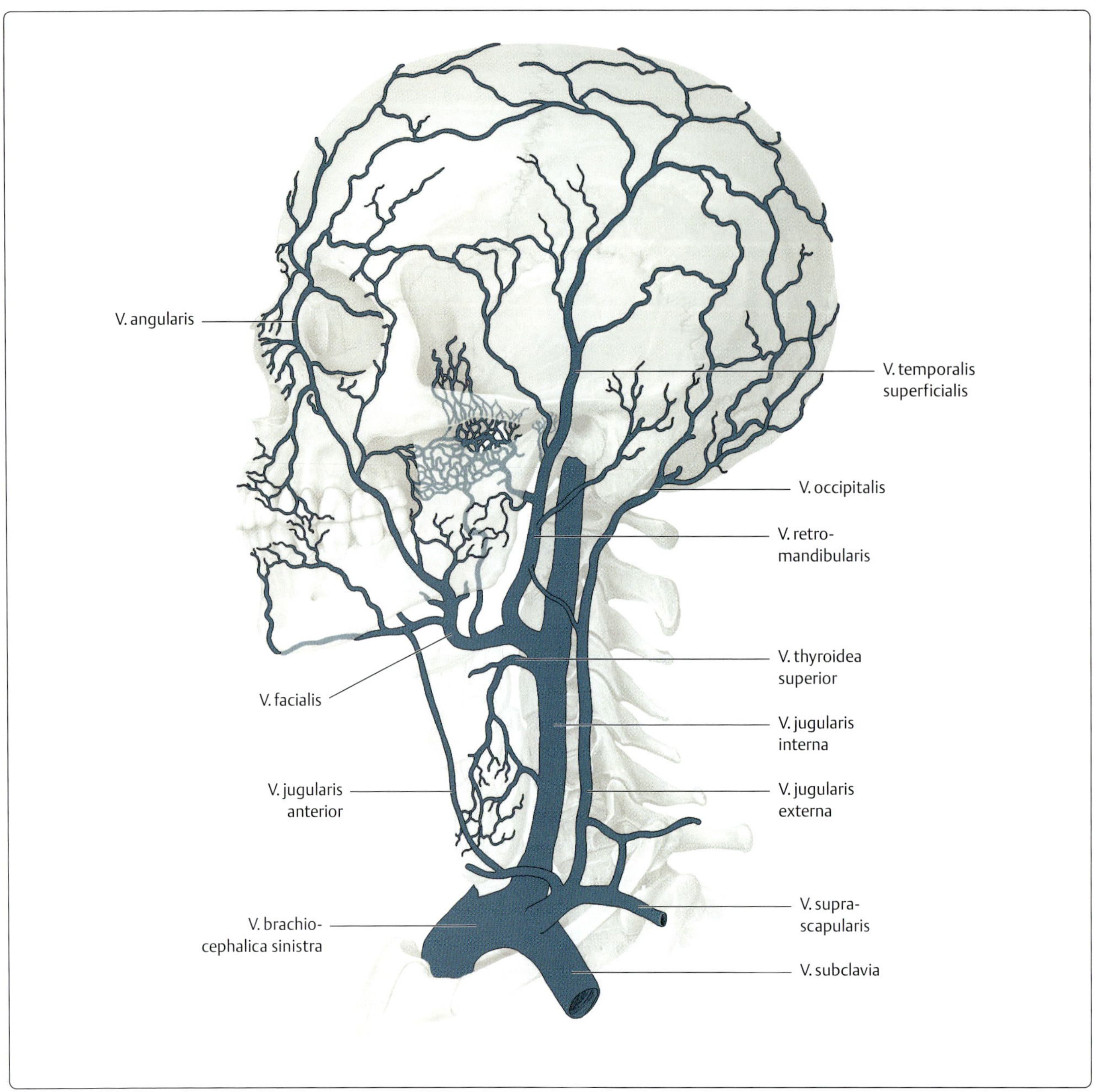

Abb. 3.31 Überblick über die wichtigsten oberflächlichen Kopf- und Halsvenen. Ansicht von links.

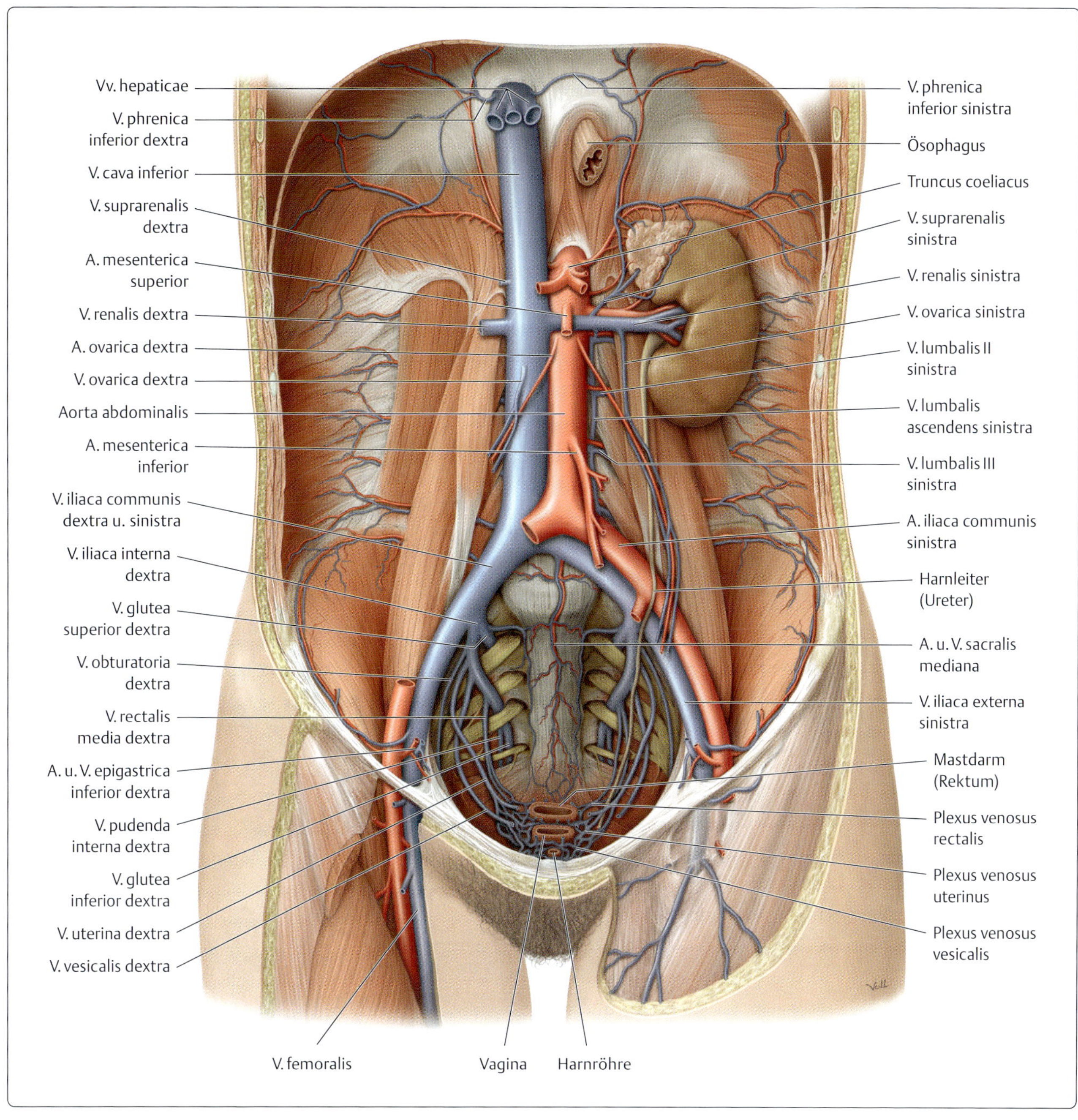

Abb. 3.32 Zuflüsse zur V. cava inferior an der hinteren Bauch- und Beckenwand. Ansicht eines weiblichen Situs von ventral, alle Organe bis auf die linke Niere und Nebenniere entfernt.

V. cava inferior

Die untere Hohlvene bringt das Blut aus der unteren Körperhälfte zurück zum Herzen (**Abb. 3.32**). Sie ist mit einem Durchmesser von ca. 3 cm die stärkste Vene des Körpers und entsteht aus dem Zusammenfluss der gemeinsamen Beckenvenen (V. iliaca communis dextra und sinistra) beider Seiten (**Abb. 3.33**, **Abb. 3.34**).

Dann zieht sie rechts von der Aorta vor der Wirbelsäule aufwärts und nimmt im Bauchraum die Venen der Bauchwand, der Eierstöcke bzw. der Hoden, der Nieren, der Nebennieren, des Zwerchfells und der Leber auf, bevor sie durch das Zwerchfell tritt und senkrecht von unten in den rechten Vorhof des Herzens mündet.

Eine genaue Aufstellung der Zuflüsse zeigt die **Tab. 3.2**.

Tab. 3.2 Direkte Zuflüsse zur V. cava inferior (→ = mündet in; nach Schünke et al. 2012a, S. 207).

Venen	Deutsche Bezeichnung
V. phrenica inferior dextra u. sinistra	untere rechte u. linke Zwerchfellvene
Vv. hepaticae	Lebervenen
V. suprarenalis dextra	rechte Nebennierenvene
V. renalis dextra u. sinistra in Höhe L 1/L 2	rechte u. linke Nierenvene
→ V. testicularis/ovarica sinistra u. V. suprarenalis sinistra → V. renalis sinistra	→ linke Hoden-/Eierstockvene und linke Nebennierenvene → linke Nierenvene
Vv. lumbales	Lendenvenen
V. testicularis/ovarica dextra	rechte Hoden-/Eierstockvene
Vv. iliacae communes (Höhe L 5)	gemeinsame Beckenvenen (Höhe L 5)
V. sacralis mediana	mittlere Steißbeinvene
→ V. iliaca communis sinistra	→ gemeinsame linke Beckenvene

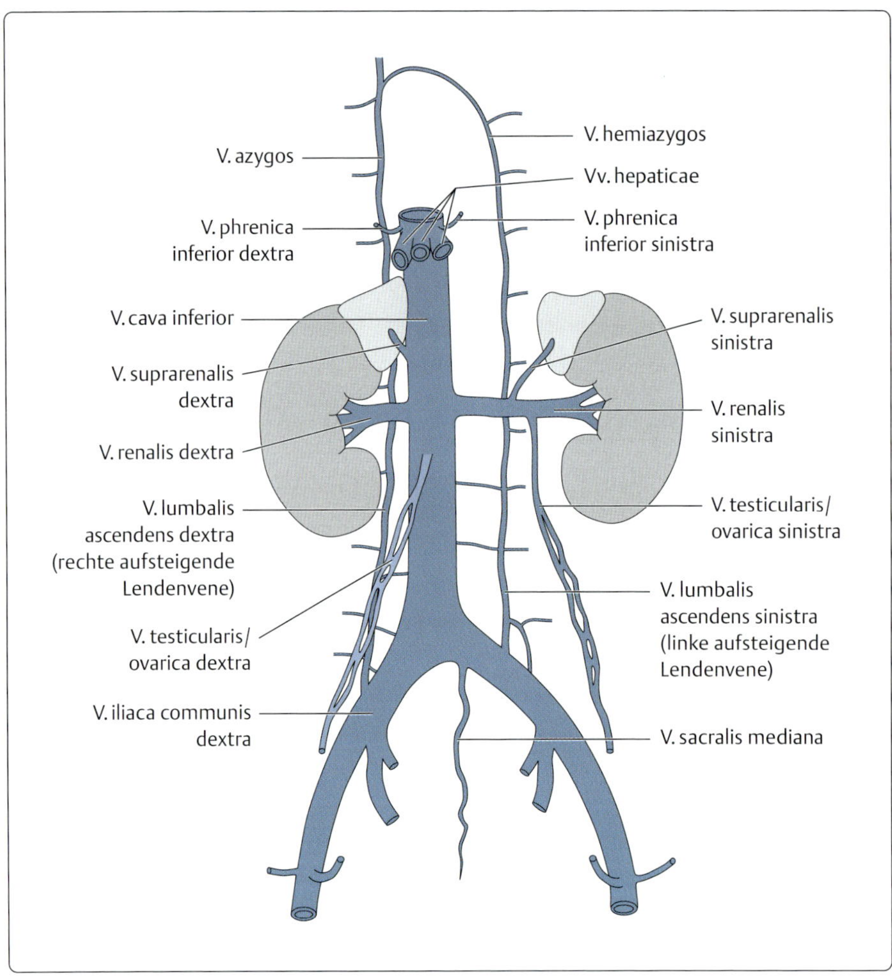

Abb. 3.33 Zuflüsse zur V. cava inferior.

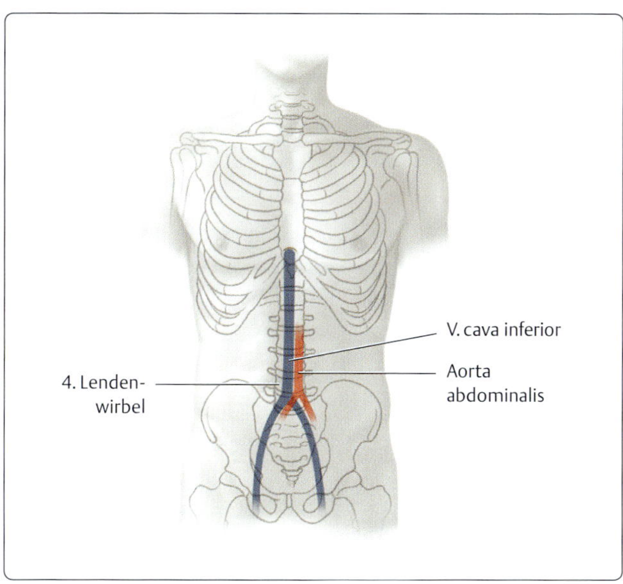

Abb. 3.34 Projektion der V. cava inferior auf die Wirbelsäule. Ansicht von ventral.

3.3.2.2 Oberflächliche und tiefe Venen der Arme

Zu den oberflächlichen Venen des Arms gehören die Königsvene (**V. basilica**) und die kopfwärts laufende Vene (**V. cephalica**). Sie nehmen das Blut aus einem venösen Netz am Handrücken auf, ziehen den Arm hinauf und leiten es über Verbindungsvenen (Perforansvenen) in die tiefen Venen. Die oberflächlichen Venen des Arms sind der Ort, an dem am häufigsten Blut abgenommen wird oder Medikamente intravenös (i. v.) injiziert werden.

3.3.2.3 Venen des Beckens und der unteren Extremität

Innerhalb des Beckens bringen verschiedene Venenplexus das Blut auf beiden Seiten zunächst in die innere Beckenvene (V. iliaca interna), die dann mit der äußeren Beckenvene (V. iliaca externa) die gemeinsame Beckenvene (V. iliaca communis) bildet (**Abb. 3.32**).

Oberflächliche und tiefe Venen der Beine

Aus den Beinen fließt das Blut zum größten Teil (ca. 90 %) über ein tiefes Venensystem, dessen erste Sammelstation die Kniekehlenvene (V. poplitea) ist. Dann folgt die Oberschenkelvene (V. femoralis), die sich schließlich in die V. iliaca externa fortsetzt (**Abb. 3.35**).

Über Verbindungsvenen (**Perforansvenen**) stehen die tiefen Venen (epifasziale Venen) mit oberflächlich verlaufenden Venen (superfasziale Venen) in Kontakt, welche keine begleitenden Arterien besitzen (**Abb. 3.36**). Die oberflächlichen Venen drainieren etwa 10 % des Blutes, immer in Richtung der tiefen Venen.

Zu den oberflächlichen Venen gehören die V. saphena magna und die V. saphena parva (große und kleine Rosenarterie). Die V. saphena parva zieht vom Außenknöchel bis in die Kniekehle und dort in die V. poplitea. Die V. saphena magna zieht von der Knöchelinnenseite bis in die Leistenregion und mündet hier in die V. femoralis. Zu dieser Stelle, dem sog. **Venenstern**, ziehen auch andere oberflächliche Venenäste der äußeren Haut vom Oberschenkel, von der Bauchwand und von den äußeren Geschlechtsorganen.

> **Pathologie**
>
> **Bypass-Operation**
>
> Die V. saphena magna kann ersatzlos entnommen werden, wenn sie als Umgehung (Bypass) einer **Stenose der Herzkranzgefäße** gebraucht wird.

> **Pathologie**
>
> **Krampfadern (Varizen) und venöse Durchblutungsstörungen**
>
> Als Krampfadern bezeichnet man unregelmäßige Erweiterungen und Veränderungen der Venenwand. Sie kommen aufgrund der hydrostatischen Druckbelastung v. a. in den Beinen vor. Durch die Aufweitung können sich die Venenklappen nicht mehr ordentlich schließen (Veneninsuffizienz) und es kommt zu einem Rückfluss des Blutes. Durch den erhöhten Druck im venösen Teil der Endstrombahn tritt vermehrt Flüssigkeit ins Gewebe über. Kann das Lymphsystem diesen verstärkten Zustrom nicht mehr abtransportieren, kommt es zur Bildung von Ödemen. Der erhöhte Gewebedruck und der Blutrückstau wirken sich auch auf die Arterien aus, in der Folge treten Durchblutungsstörungen auf. Folge können „offene Beine“ (Ulcus cruris) sein, da die Minderdurchblutung zum Absterben (Nekrose) von Gewebe führt, das dann von Bakterien besiedelt wird.
>
> Besonders häufig sind von den unterschiedlichen Stadien dieser Erkrankungen Frauen betroffen, aufgrund von Schwangerschaften und der geschlechtsbedingten Bindegewebsschwäche. Risikofaktoren sind zusätzlich zu der erblichen Belastung Bewegungsmangel, Übergewicht, langes Stehen oder Sitzen. Bei Krampfadern gilt die goldene 3L-3S-Regel: „Lieber Laufen und Liegen – statt Sitzen und Stehen!“

> **Naturheilkundliche Therapie**
>
> **Therapeutische Anwendungen bei chronisch venöser Insuffizienz (CVI), Varikosis**
>
> Bei Venenerkrankungen sollten die Füße im Bett 10–15 cm hoch gelagert werden. Abzuraten ist von Sonnenbädern. Hydrotherapie: Hilfreich sind morgens und abends kalte Beinwaschungen. Heiße Fußbäder und Sauna sind kontraindiziert. Als Heilpflanze ist v. a. die Rosskastanie zu nennen. Die Rosskastanie fördert den venösen Rückfluss, strafft erschlaffte Venen und verhindert die Thrombosebildung. Die Rosskastanie kann allerdings Magen-Darm-Beschwerden verursachen. Verträglicher sind Mäusedornextrakte. Weitere Heilpflanzen aus dem Bereich der Venentherapeutika sind Buchweizenkraut und Rotes Weinlaub. Auch Arnikasalben oder -auflagen können eine Linderung bringen, außerdem Beinwellumschläge, Heilerde-, Hamamelis- und Quarkauflagen.

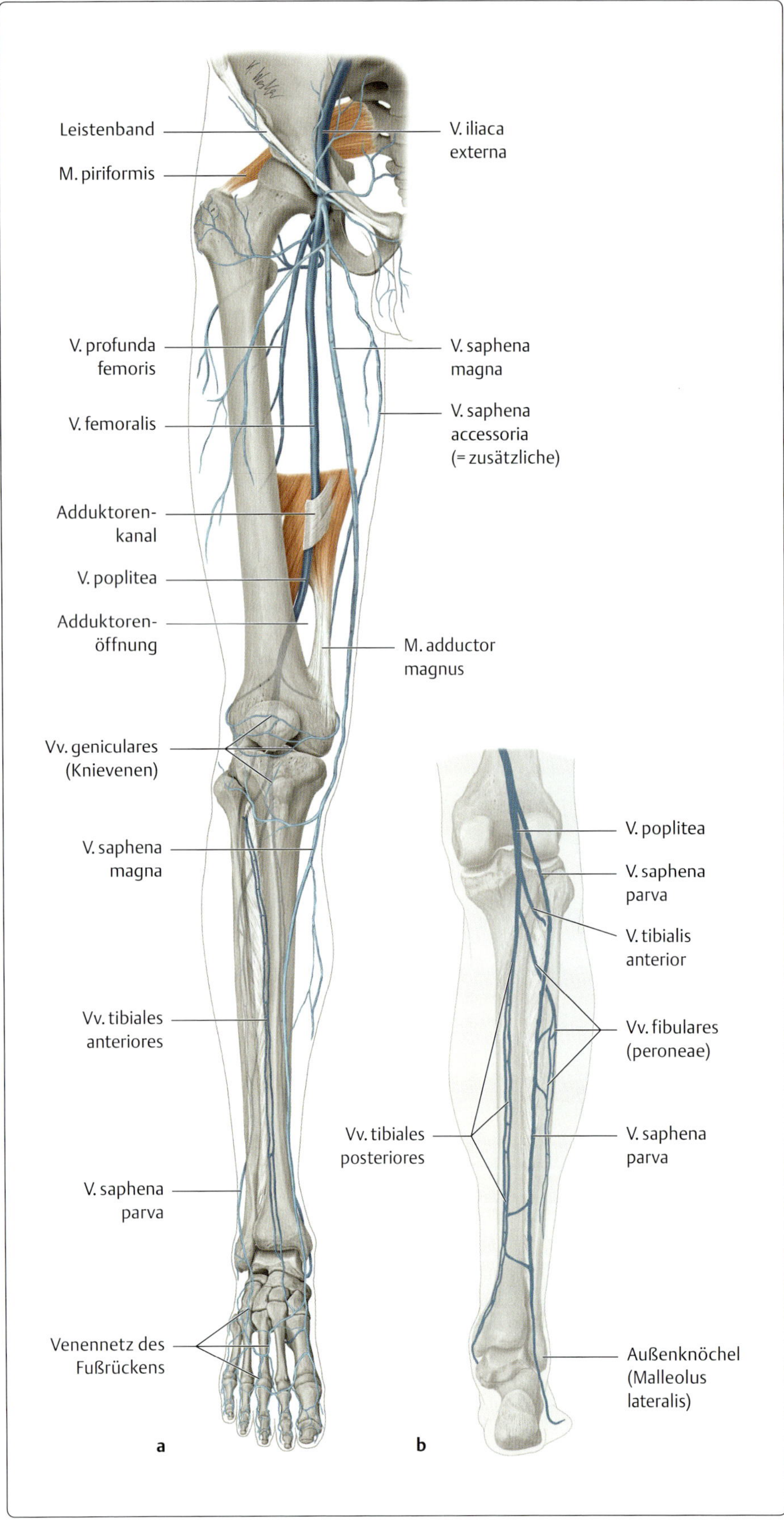

Abb. 3.35 Tiefe und oberflächliche Venen der rechten unteren Extremität.

a Oberschenkel, Unterschenkel und Fußrücken von vorne.

b Unterschenkel, Ansicht von hinten.

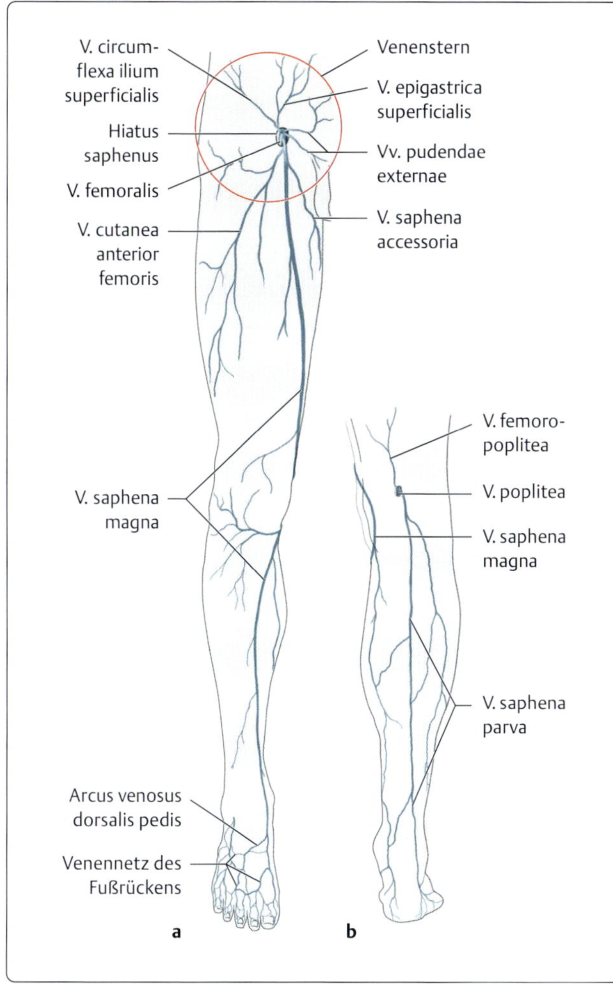

Abb. 3.36 Oberflächliche (epifasziale) Venen der rechten unteren Extremität.

a Oberschenkel, Unterschenkel und Fußrücken von vorne.

b Unterschenkel, Ansicht von hinten.

3.3.2.4 Venen des Magen-Darm-Traktes

Die Venen aus den unpaaren Bauchorganen – dazu zählen die Milz, der Magen, der Darm und die Bauchspeicheldrüse – bringen ihr Blut nicht sofort zur unteren Hohlvene, sondern schließen sich zur Pfortader der Leber (V. portae hepatis, Kap. 6.8.2) zusammen.

Pfortadersystem

Im Pfortadersystem der Leber sind 2 Kapillargebiete im Kreislauf hintereinandergeschaltet (**Abb. 3.1**): Das erste Kapillarbett befindet sich in den Organen des Magen-Darm-Traktes und in der Milz. Das vom Herzen kommende Blut durchströmt zunächst deren Gewebe, versorgt es mit Sauerstoff und nimmt Nährstoffe aus den Verdauungsprozessen auf. Das Blut in ableitenden Venen ist also schon sauerstoffarm, aber nährstoffreich. Diese Venen (V. mesenterica superior und inferior, V. splenica) vereinigen sich und bilden die Pfortader der Leber (V. portae hepatis). Innerhalb der Leber zweigt sich diese in ein weiteres Kapillarbett auf. Die daraus hervorgehenden Venen ziehen dann über die untere Hohlvene (V. cava inferior) zurück zum Herzen.

> **Merke**
> Die Pfortader sammelt das Blut aus den unpaaren Bauchorganen (Magen, Dünndarm, Dickdarm, Teile des Mastdarms, Bauchspeicheldrüse, Milz) und führt es der Leber zu. Das Blut ist sauerstoffarm, aber nährstoffreich.

Azygos-System

Die venöse Drainage der Brust- und Bauchwand geschieht noch über ein weiteres Venensystem, welches keine Begleitarterien hat. Lendenvenen (Vv. lumbales) und Zwischenrippenvenen (Vv. intercostales) führen das Blut in das Azygos-System (**Abb. 3.37**), welches den Bauch- und Brustraum von unten nach oben durchzieht:

- Rechts der Wirbelsäule verläuft die **V. azygos** (ungebundene Vene, der Ausdruck ist aber ungebräuchlich),
- links die **V. hemiazygos** (griech. hemi = halb), die in die V. azygos mündet.

Die V. azygos tritt dann in die obere Hohlvene (V. cava superior) ein.

Die besondere Bedeutung des Azygos-Systems liegt darin, dass es die beiden Hohlvenen (Vv. cavae) miteinander verbindet: Über diese **kavokavale Anastomose** kann das Blut bei einer Abflussbehinderung in der V. cava inferior das Herz immer noch über die V. cava superior erreichen.

3.3.3 Lymphgefäße

Das Lymphgefäßsystem beginnt blind im Gewebe im Bereich des Kapillarbettes. Aus dem arteriellen Teil der Endstrombahn werden ca. 20 l pro Tag in das Gewebe filtriert und nur etwa 18 l wieder in den venösen Abschnitt aufgenommen. Die verbleibende Flüssigkeit nehmen die **Lymphkapillaren** auf. Dies sind etwa 10 % der Flüssigkeitsmenge, die während des Stoffaustausches ins Interstitium gelangt ist (**Abb. 3.38**). Außerdem nimmt die Lymphe ausgetretene Proteine auf und drainiert sie aus dem Gewebe, da diese nicht wieder ins Blut übertreten können.

Die Lymphkapillaren der unteren Extremitäten und des Bauchraums vereinigen sich zu größeren Gefäßen, münden in einer Sammelstation im Oberbauch (Lymphzysterne, Cysterna chyli) und ziehen schließlich als Milchbrustgang (**Ductus thoracicus**) zum linken Venenwinkel (Zusammenfluss der V. subclavia = Schlüsselbeinvene und V. jugularis interna = Drossel- bzw. Halsvene; **Abb. 3.39**). Die Lymphe aus der oberen Körperhälfte mündet jeweils im linken oder rechten Venenwinkel (**Abb. 3.40**).

Auf dem Weg zurück ins Blut passiert die Lymphe zahlreiche Lymphknotenstationen. Diese filtern die Lymphe im Dienste der Immunabwehr (Kap. 5.3).

Die Wand der Lymphgefäße besteht aus Endothel, umgeben von einer feinen Schicht glatter Muskulatur. Deren rhythmische Kontraktionen treiben die Lymphe voran, zahlreiche Klappen (wie bei den Venen) verhindern einen Rückfluss und auch die Arbeit der Skelettmuskulatur (Muskelpumpe) unterstützt den Strom der Lymphe.

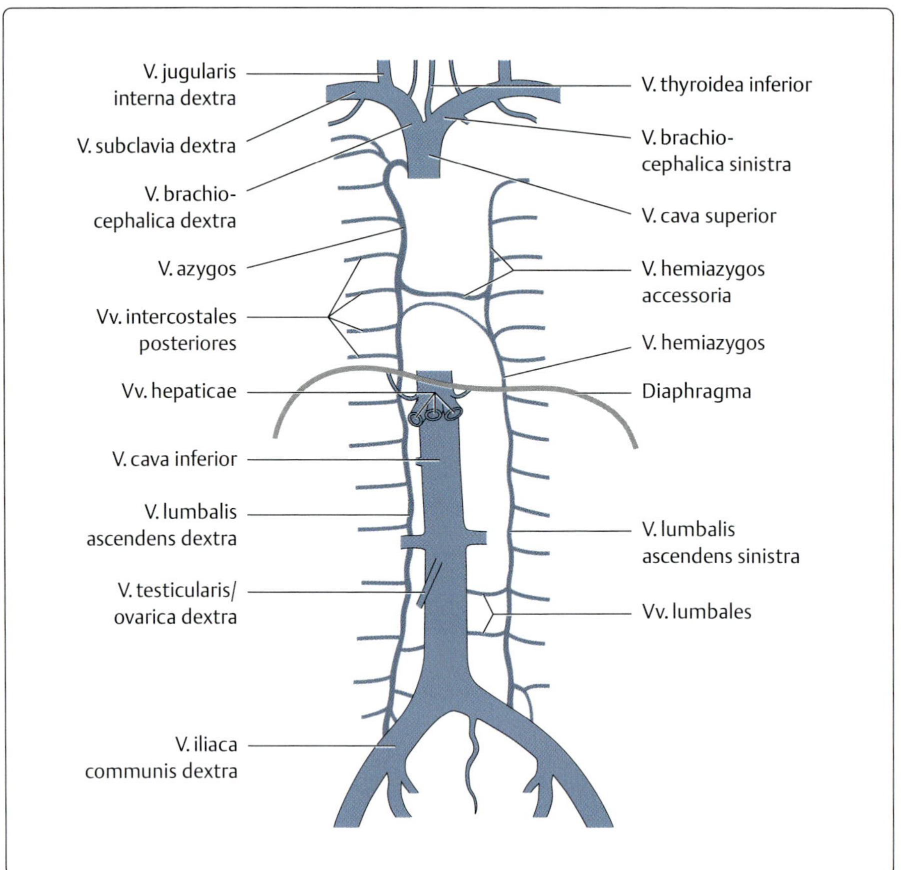

Abb. 3.37 Das Azygos-System. Ansicht von ventral.

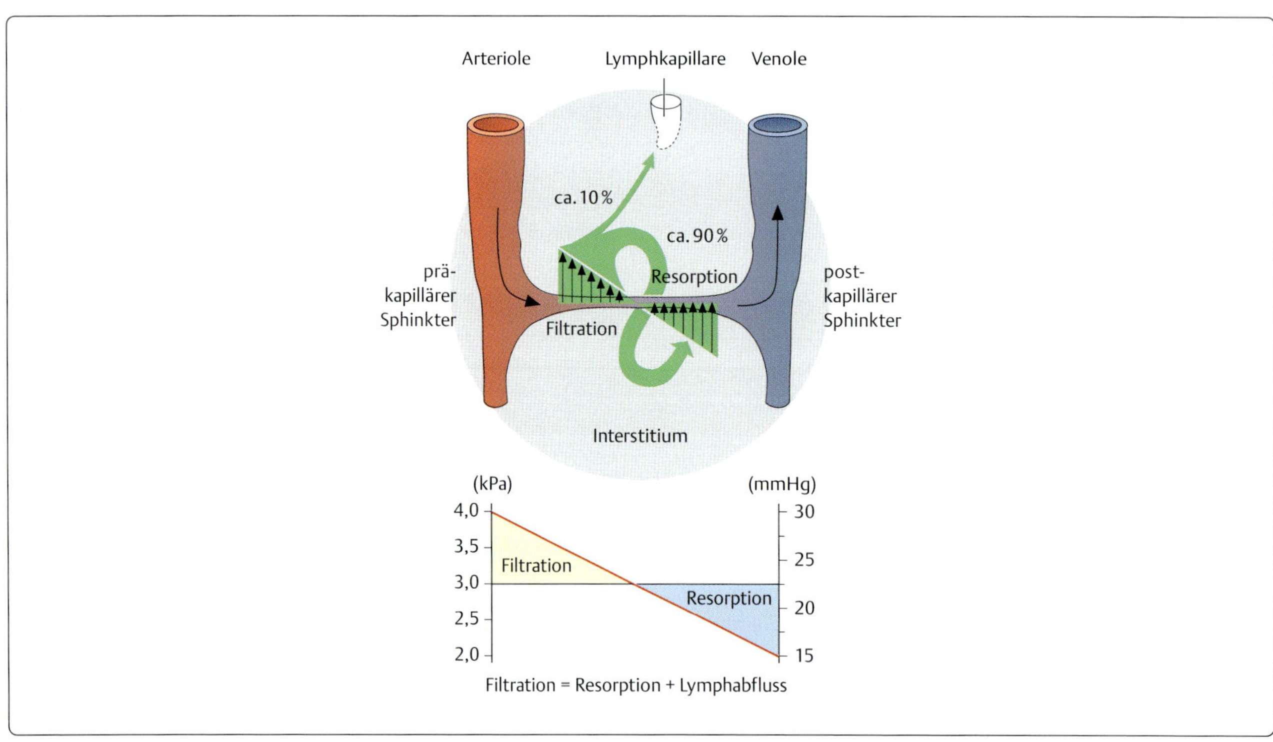

Abb. 3.38 Schema zum Mechanismus des Flüssigkeitsaustausches in einer Kapillare (nach Silbernagl u. Despopoulos). Der Blutdruck ist am Anfang der Kapillare höher als der kolloidosmotische Druck, welcher das Wasser in den Gefäßen zurückhält. Dieser Druckunterschied führt dazu, dass Flüssigkeit sowie gelöste Teilchen aus den Kapillaren in das umliegende Gewebe (Interstitium) filtriert werden. Am Ende der Kapillaren drehen sich die Druckverhältnisse um, sodass ein Großteil (90 %) des Filtrates in die Kapillare rückresorbiert wird. Der verbleibende Rest wird von den Lymphgefäßen aufgenommen.

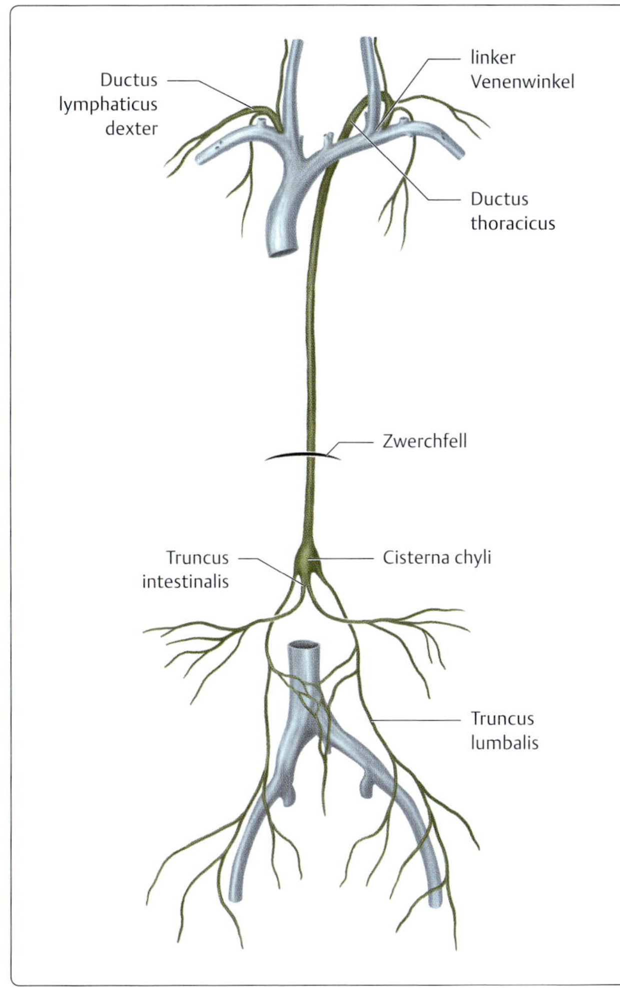

Abb. 3.39 Die großen Lymphstämme.

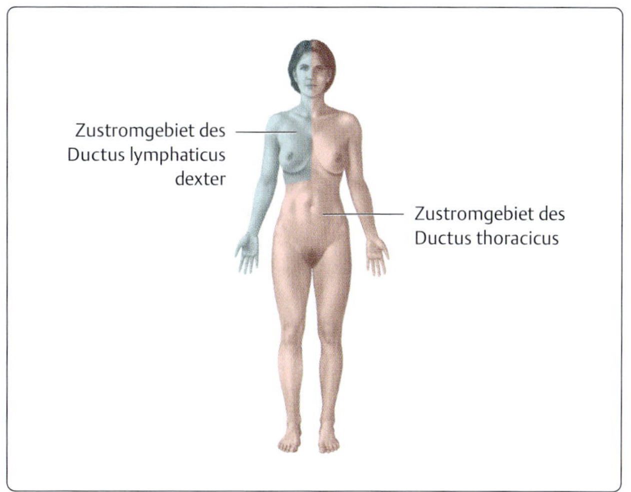

Abb. 3.40 Einteilung des Körpers in Lymphabfluss-Quadranten.

Pathologie

Ödeme

Eine erhöhte Ansammlung von Flüssigkeit im Gewebe führt zur Ödembildung. Das Verhältnis von Flüssigkeitsaustritt aus dem Blut ins Gewebe steht nicht im Gleichgewicht zu dem Abtransport durch die Lymphgefäße. Mögliche Ursachen sind:

- ein gestörter Lymphabfluss aufgrund einer Verletzung (Lymphödem)
- eine erhöhte Durchlässigkeit der Kapillarwände, verursacht durch Entzündungen (entzündliches Ödem)
- erhöhter Blutdruck in den Kapillaren durch Rückstau in den Venen (z. B. bei Herzinsuffizienz)
- eine Verminderung des kolloidosmotischen Drucks durch eine zu geringe Konzentration der Bluteiweiße (z. B. Hungerödem, Ödem bei Nierenfunktionsstörungen)

4 Atmungsorgane

Alle Zellen des menschlichen Körpers benötigen für ihre Stoffwechselaktivität Sauerstoff (O_2) und es entsteht dabei Kohlendioxid (CO_2). Um diese innere Atmung (Zellatmung) zu ermöglichen, übernehmen die Atmungsorgane die Aufgabe, den notwendigen Sauerstoff aus der Umgebung ins Körperinnere zu transportieren (äußere Atmung). Er wird aufbereitet und in das Blut aufgenommen. Im Gegenzug wird das Kohlendioxid über die Lungen aus dem Körper abgeatmet (Gasaustausch). Ihren Aufgaben entsprechend werden die Atmungsorgane in luftleitende (konduktive) und gasaustauschende (respiratorische) Abschnitte eingeteilt. Eine weitere Einteilung mit eher klinischem Bezug ist die Einteilung in die oberen (Naseneingang bis einschließlich Kehlkopf) und unteren Atemwege (Luftröhre, Bronchien und Lunge).

4.1 Luftleitende Atemwege

Zu den luftleitenden Atemwegen gehören:

- Nase (Nasus)
- Nasennebenhöhlen (Sinus paranasales)
- Rachen (Pharynx)
- Luftröhre (Trachea)
- 2 Hauptbronchien (Bronchi principales)
- deren Aufzweigungen (Bronchialbaum) einschließlich der Endbronchiolen (Bronchioli terminales)

Sie leiten die Atemluft den gasaustauschenden Bereichen zu. Auf dem Weg wird sie angewärmt, angefeuchtet und von Staubpartikeln befreit.

4.1.1 Nase und Nasennebenhöhlen

Außer der Aufbereitung (Reinigung, Anfeuchtung und Erwärmung) der Atemluft ist die Nase mit ihren Nebenhöhlen Resonanzraum für die Stimme. Der Geruchssinn übernimmt die Kontrolle der eingesogenen Luft und in der Schleimhaut vorhandene antibakterielle Stoffe sind an der allgemeinen Körperabwehr beteiligt.

Den äußeren Eingang der Nase bilden die Nasenlöcher (Nares), die mit kleinen borstigen Haaren (Vibrissae) besetzt sind, um größere Partikel und Insekten abzuhalten. Über einen kleinen Vorhof (Vestibulum nasi) gelangt die Atemluft in die eigentliche **Nasenhöhle** (Cavitas nasi propria; **Abb. 4.1**). Diese ist durch das **Nasenseptum** (Septum nasi, Nasenscheidewand) in eine rechte und eine linke Nasenhöhle geteilt. Da das Septum individuell nicht ganz gerade verläuft, sind die Nasenhöhlen unterschiedlich groß. Deren hintere Öffnungen, die Choanen, münden in den oberen Rachen (Nasopharynx).

Die Begrenzungen der Nasenhöhlen werden weitgehend knöchern gebildet und im vorderen Bereich durch Knorpel ergänzt. Dies macht die Nasenspitze flexibler und schützt die exponierte Stelle vor Brüchen. In der **Abb. 4.2** sind die am Aufbau der knöchernen Nasenhöhle beteiligten **Schädelknochen** zu erkennen:

- Tränenbein (Os lacrimale)
- Nasenbein (Os nasale)
- Stirnbein (Os frontale)
- Siebbein (Os ethmoidale)
- Keilbein (Os sphenoidale)
- Gaumenbein (Os palatinum)
- Oberkiefer (Maxilla)
- untere Nasenmuschel (Concha nasalis inferior)
- Pflugscharbein (Vomer)

Auch das Nasenseptum besteht vorne aus Knorpel und hinten aus Knochen, der sich zusammensetzt aus dem Pflugscharbein (Vomer) und einem Ausläufer des Siebbeins (Os ethmoidale).

Das Dach der Nase bildet einen Teil des Siebbeins, die Lamina cribrosa (Siebbeinplatte). Durch ihre zahlreichen Öffnungen ziehen die Nervenfasern aus der Riechschleimhaut ins Schädelinnere.

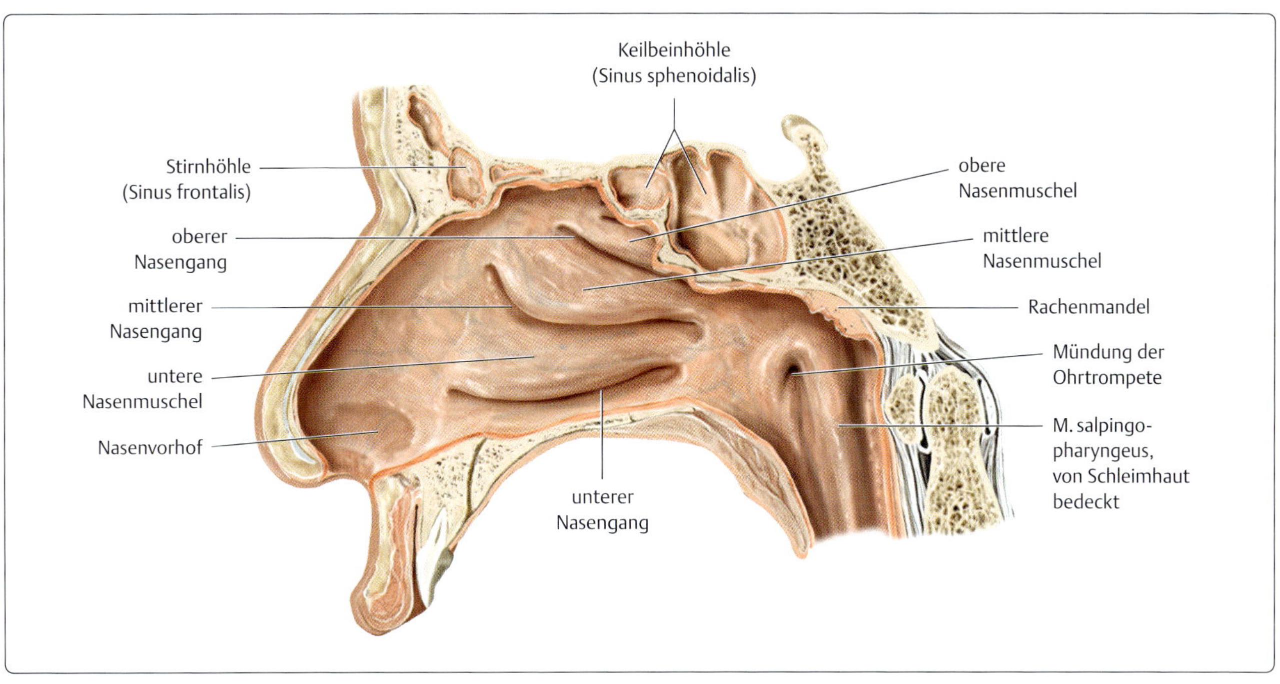

Abb. 4.1 Schleimhaut der Nasenhaupthöhle. Schleimhaut der rechten lateralen Nasenwand, Ansicht von links.

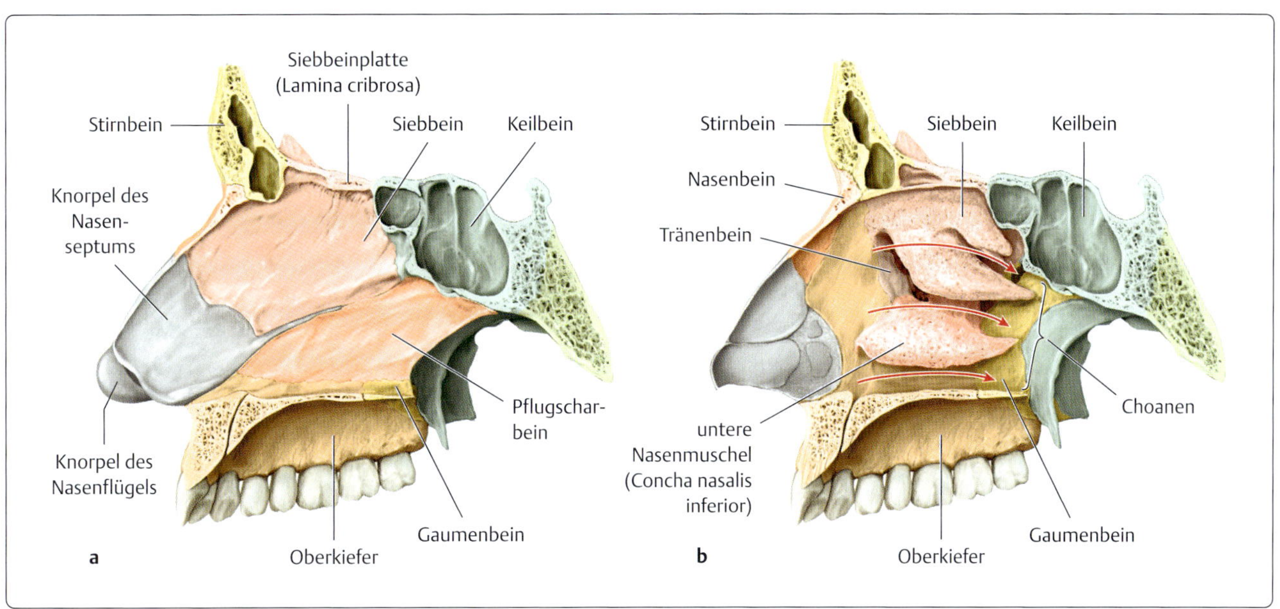

Abb. 4.2 Nasenseptum und Nasenhöhle. Ansicht von links.

a Knochen des Nasenseptums. Paramedianschnitt.

b Knochen der lateralen Wand der rechten Nasenhöhle. Die Pfeile zeigen den Weg der Atemluft durch den oberen, mittleren und unteren Nasengang.

> **Pathologie**
>
> **Septumdeviation**
>
> Weicht das Nasenseptum stark zu einer Seite ab (Septumdeviation), kann es durch Einengung der einen Nasenhöhle zu einer mangelhaften Luftzirkulation kommen. Dann fehlt den Nasennebenhöhlen dieser Seite die notwendige Belüftung und oft sind chronische Entzündungen (Sinusitiden) die Folge.

4.1.1.1 Nasenmuscheln und Nasengänge

In jede Nasenhöhle wölben sich von der Seitenwand 3 knöcherne Vorsprünge hinein, die obere, mittlere und untere **Nasenmuschel**: Concha nasalis superior, media und inferior. Sie vergrößern die zur Verfügung stehende Oberfläche der Naseninnenseite. Die obere und mittlere Muschel gehören zum Siebbein, während die untere Nasenmuschel einen eigenen Knochen darstellt.

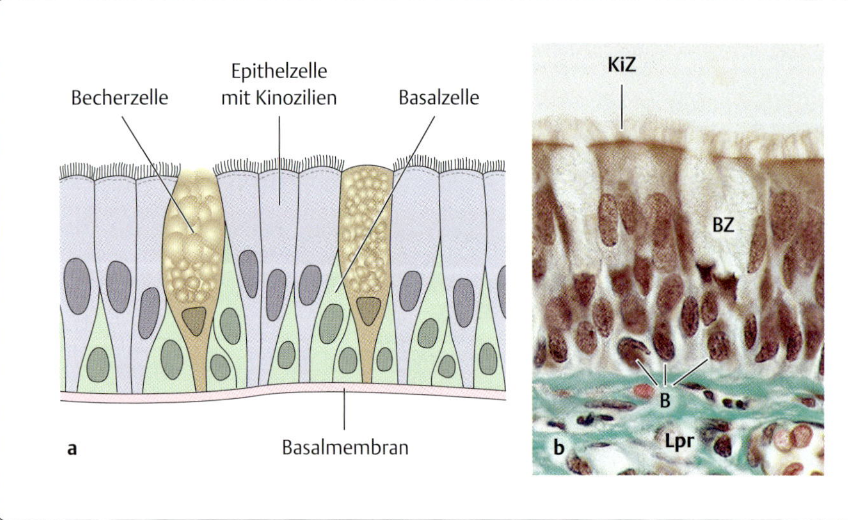

Abb. 4.3 Wandaufbau von Trachea und Bronchi principales. Aufbau des Epithels.
a Querschnitt.
b Mikroskopische Aufnahme bei 560-facher Vergrößerung: B = Basalzellen auf der Basalmembran, BZ = Becherzellen, KiZ = Kinozilien, Lpr = Lamina propria aus Bindegewebe.

Im Bereich der oberen Nasenmuschel befindet sich die **Riechschleimhaut** (Regio olfactoria), die Gerüche an den I. Hirnnerv, den N. olfactorius, weiterleitet.

Die Nasenmuscheln teilen in jeder Nasenhälfte 3 Nasengänge ab, die jeweils unter den Nasenmuscheln vom Naseneingang zu den Choanen verlaufen, den oberen, mittleren und unteren **Nasengang** (Meatus nasi superior, medius und inferior). In den oberen und mittleren Nasengang münden die Öffnungen der verschiedenen Nasennebenhöhlen. In dem unteren befindet sich die Öffnung des Tränennasengangs (Ductus nasolacrimalis), der die Tränenflüssigkeit des Auges in die Nase ableitet.

4.1.1.2 Nasenschleimhaut

Die Schleimhaut der ganzen Nasenhöhle trägt – wie die der gesamten luftleitenden Atemwege – das typische respiratorische Flimmerepithel (**Abb. 4.3**).

> **Merke**
> Der Begriff „respiratorisch" ist hier verwirrend, da das respiratorische Epithel gerade die luftleitenden Atemwege auskleidet, während der respiratorische Abschnitt der Atemwege von einem Plattenepithel bedeckt wird.

An der zum Lumen hin gerichteten Zellmembran des respiratorischen Flimmerepithels befindet sich ein dichter Besatz mit eigenbeweglichen **Kinozilien** (Flimmerhärchen), die ständig in Bewegung sind, um die Atemwege zu reinigen. Das Epithel enthält außerdem **Becherzellen**, einzellige Drüsen, die ein schleimiges (muköses) Sekret produzieren, das sich zusammen mit einem flüssigeren Sekret aus seromukösen Drüsen der Submukosa auf die Oberfläche der Schleimhäute auflegt. Dieser Schleimfilm fängt Staubpartikel ab und dient außerdem der Anfeuchtung der Atemluft. In wellenartigen Bewegungen transportiert der Zilienschlag das Sekret stets rachenwärts, wo es samt der aufgefangenen Teilchen meist unbemerkt verschluckt wird (mukoziliäre Reinigung).

Die gesamte Schleimhaut des Nasenraums ist sehr gut durchblutet und wärmt die vorbeiströmende Luft an. So werden die empfindlichen tieferen Abschnitte des Atemsystems vor Kältereizen geschützt. Gegen Krankheitserreger befinden sich in den Sekreten Immunglobuline (Antikörper) vom Typ A (IgA).

4.1.1.3 Arterielle Blutversorgung

Das arterielle Blut für die Versorgung der Nase kommt im Wesentlichen aus 2 Arterien (**Abb. 4.4**):

- A. maxillaris (Oberkieferarterie, aus der A. carotis externa)
- A. ophthalmica (Augenhöhlenarterie, aus der A. carotis interna)

Außerdem versorgt die A. facialis (Gesichtsarterie, aus der A. carotis externa) Bereiche der äußeren Nase, nämlich die Nasenflügel und den unteren Teil des Septums. Den übrigen Bereich der äußeren Nase übernehmen die A. infraorbitalis (aus der A. maxillaris) und A. dorsalis nasi (aus der A. ophthalmica).

Im Bereich des vorderen Nasenseptums befindet sich ein besonders stark durchbluteter Bereich, der **Locus Kiesselbachi**. Gefäßverletzungen in diesem Bereich der Nase sind die häufigste Ursache für Nasenbluten.

> **Pathologie**
>
> **Epistaxis (Nasenbluten)**
> Meist ist Nasenbluten harmlos und nach kurzer Zeit zu stillen. Es kann allerdings, z. B. im Rahmen von Allgemeinerkrankungen oder Verletzungen der tiefer in der Nase gelegenen Gefäße, auch zu erheblichem bis lebensgefährlichem Blutverlust kommen.
> Von möglichen lokalen Ursachen wie Nasenbohren, Drogenabusus, Fremdkörpern, Tumoren, Traumata (z. B. Schädelbasisbrüche), iatrogener (ärztlich bedingter) oder entzündlicher Perforation des Nasenseptums wird das Nasenbluten als Symptom unterschieden. Ursächlich sein können z. B. akute Virusinfektionen, Gefäß- und Kreislauferkrankungen (z. B. Arteriosklerose, arterielle Hypertonie) oder Stoffwechselerkrankungen (z. B. Diabetes mellitus) sowie Störungen der Blutgerinnung (Hämophilie oder medikamentös bedingt).

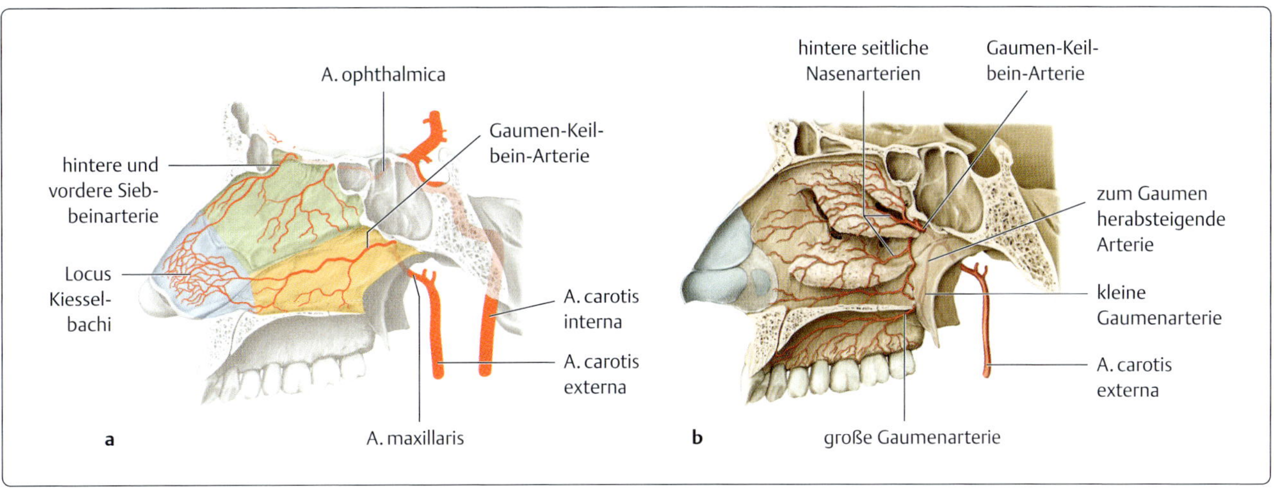

Abb. 4.4 Arterielle Versorgung der Nase. Ansicht von links.
a Versorgung des Nasenseptums.
b Versorgung der lateralen Wand der Nasenhöhle.

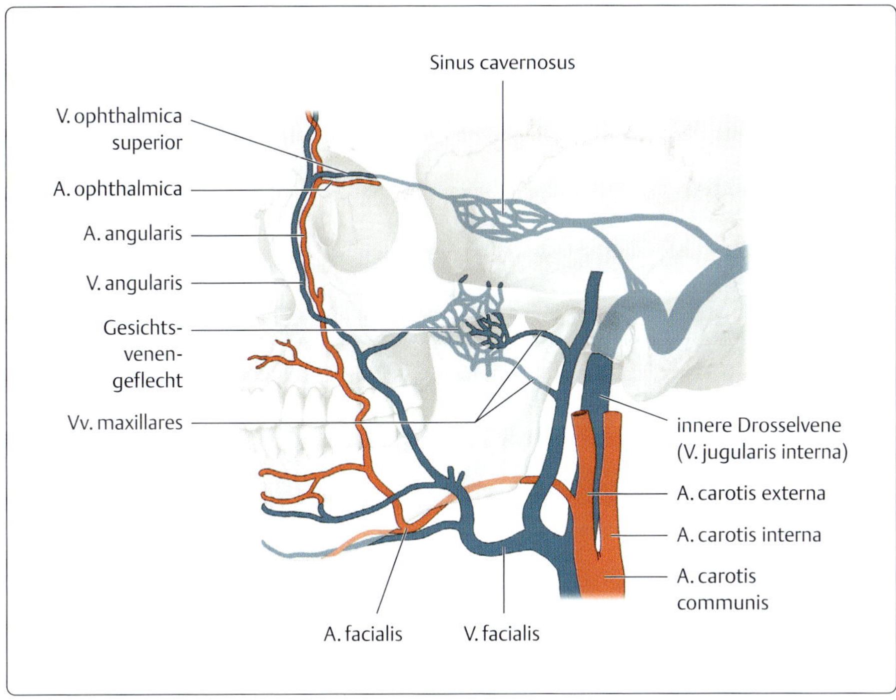

Abb. 4.5 Klinisch wichtige Gefäßbereiche im Gesicht.

Der venöse Abfluss aus dem äußeren Gebiet der Nase erfolgt einerseits über die V. facialis (Gesichtsvene) in die V. jugularis interna (innere Drosselvene), andererseits über die V. angularis (Vene des Augenwinkels) in die V. ophthalmica (Augenhöhlenvene). Diese bringt das Blut in den Sinus cavernosus (venöser Blutleiter der Schädelbasis), dessen Wand von der harten Hirnhaut gebildet wird (**Abb. 4.5**).

Warndreieck des Gesichts Entzündungen aus dem Gesichtsbereich (z. B. Nasen- oder Oberlippenfurunkel, Wurzelentzündungen der Schneide- und Eckzähne) können auf diesem Weg eine Hirnhautentzündung (Meningitis) hervorrufen. Achtung ist geboten in dem dreieckigen Bereich (Warndreieck) zwischen der Nasenwurzel und dem Oberkiefer (**Abb. 4.6**), wenn es Anzeichen einer Entzündungsausbreitung in Richtung Augenwinkel gibt.

4.1.1.4 Nasennebenhöhlen

Die Nasennebenhöhlen (Sinus paranasales) sind luftgefüllte Räume des Gesichtsschädels, die mit der Nasenhöhle in Verbindung stehen (**Abb. 4.7**, **Abb. 4.8**). Zu ihnen gehören die paarige

- Stirnhöhle (Sinus frontalis),
- Kieferhöhle (Sinus maxillaris),
- Keilbeinhöhle (Sinus sphenoidalis) und
- die Siebbeinzellen (Cellulae ethmoidales).

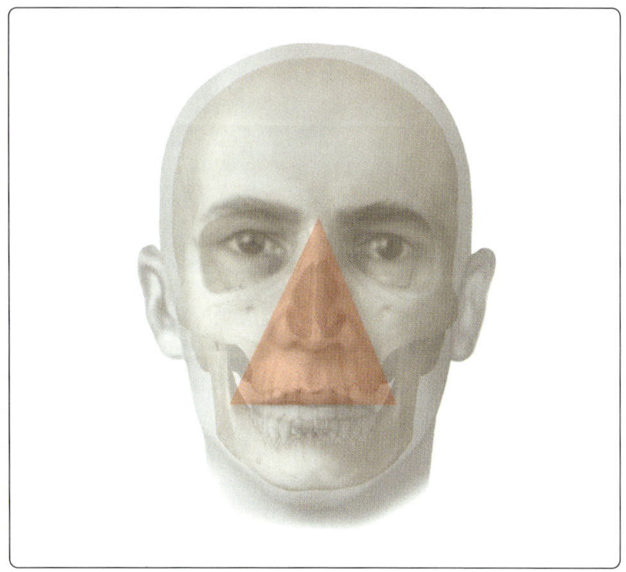

Abb. 4.6 **Warndreieck des Gesichts.**

Lerntipp

Merkspruch: „Das **Sieb**enge**stirn** hat sich in der **Kieferhöhle** ver**keil**t."
(Nasennebenhöhlen: **Sieb**beinhöhle/Siebbeinzellen, **Stirn**höhle, **Kieferhöhle**, **Keil**beinhöhle)

Die Nasennebenhöhlen dienen der Gewichtserleichterung des Kopfes und sind als Resonanzräume an dem Klang der Stimme beteiligt.

Bei der Geburt sind nur die Siebbeinzellen ausgebildet, alle anderen Nebenhöhlen wachsen erst im Laufe der Zeit zu größer werdenden Hohlräumen aus (**Abb. 4.9**). Deshalb finden Nasennebenhöhlenentzündungen im Kindesalter auch überwiegend in den Siebbeinzellen statt.

Die Nasennebenhöhlen sind ebenfalls mit Flimmerepithel ausgekleidet. Alle haben eine Öffnung in die Nasenhöhle, über die die Belüftung und der Abtransport von Sekreten stattfinden. Diese Öffnungen befinden sich entweder unter der oberen oder der mittleren Nasenmuschel.

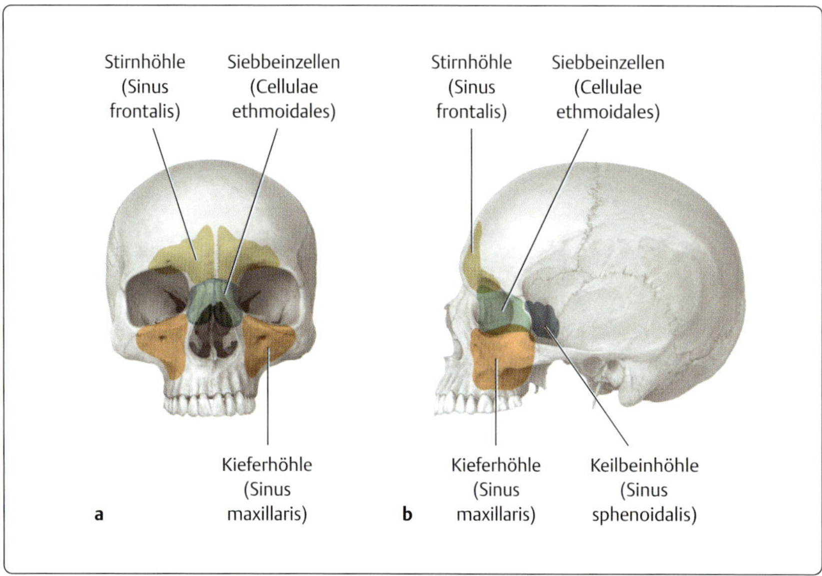

Abb. 4.7 Projektion der Nasennebenhöhlen auf den Schädel.
a Ansicht von frontal.
b Ansicht von links.

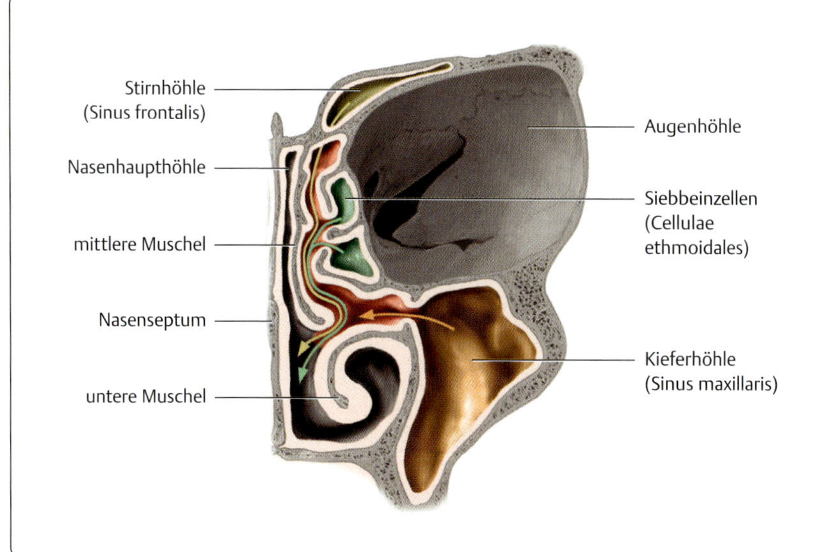

Abb. 4.8 Osteomeatale Einheit der linken Nase. Frontalschnitt. Wenn die Schleimhaut (respiratorisches Flimmerepithel) in den Siebbeinzellen (grün) aufgrund einer Entzündung (Sinusitis) anschwillt, blockiert dies den Sekretfluss aus Stirn- (gelb) und Kieferhöhle (ocker) in der osteomeatalen Einheit (rot).

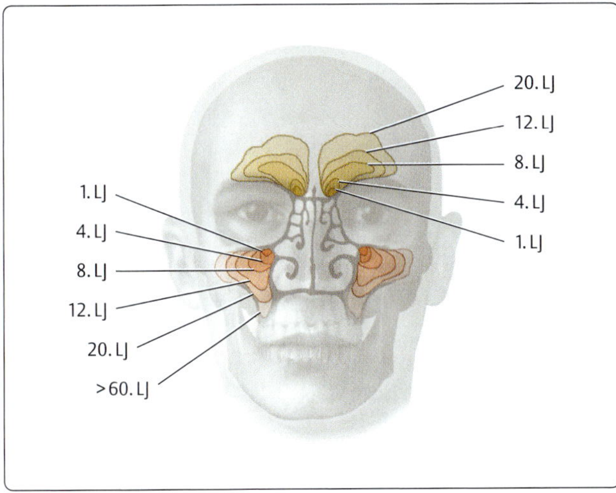

Abb. 4.9 Pneumatisation der Kiefer- und Stirnhöhle. Ansicht von frontal. LJ = Lebensjahr.

Pathologie

Sinusitis (Nasennebenhöhlenentzündung)
Die Öffnungen der Nasennebenhöhlen sind relativ klein und liegen im Falle der Kieferhöhle ungünstig (nämlich deutlich höher als der Boden der Kieferhöhle). Deshalb ist der Sekretabfluss bei Schwellung der Schleimhaut, z. B. bei Schnupfen (Rhinitis), schnell gestört und es kann zu schmerzhaften und oft langwierigen Nasennebenhöhlenentzündungen (Sinusitiden) kommen.

Durch die (mit dem Alter zunehmende) enge räumliche Lage der Kieferhöhlen zu den Wurzeln der Oberkieferzähne können Entzündungen von dort übergreifen (**Abb. 4.9**). Dann ist die Sinusitis meist einseitig. Kieferhöhlenentzündungen können aber auch Zahnschmerzen an gesunden Zähnen verursachen. Die Nasennebenhöhlen liegen zudem eng an den Augenhöhlen und der Schädelbasis, sodass hier ein mögliches Übergreifen der Entzündungen berücksichtigt werden muss.

Naturheilkundliche Therapie

Inhalationen und Bäder bei Erkältungskrankheiten
Durch das **Inhalieren** von Wasserdampf mit ätherischen Ölen können Erkältungskrankheiten gelindert werden. Je nach Öl wirken die Inhalationen schleimlösend, spasmolytisch und entzündungshemmend. Geeignete Stoffe sind Öle der Weißtanne, Anisöl, Eukalyptusöl, Fenchelöl, Kamillenöl, Teebaumöl, Niaouliöl, Pfefferminzöl, Myrtol und Latschenkieferöl. Vor allem Thymianöl, Fenchelöl und Teebaumöl haben eine antimikrobielle Wirkung.
Bei Erkältungskrankheiten und Erkrankungen der Atemwege können **Bäder** hilfreich sein. Es gibt verschiedene Fertigpräparate. Sie enthalten meist Eukalyptusöl, Kampfer, Thymianöl, Kiefernadelöl, Fenchelöl usw. Die Badezusätze kann man sich in der Apotheke auch individuell anfertigen lassen.

Wichtig: Große Vorsicht ist bei Kindern geboten! Ätherische Öle dürfen v. a. bei Säuglingen und Kleinkindern nicht im Bereich der Nase aufgetragen werden, weil die Gefahr eines Glottiskrampfes besteht.

4.1.2 Nasen-Rachen-Raum

Die Choanen öffnen sich hinten in den Nasopharynx (**Abb. 4.1**). Hier fängt die Rachenmandel (Tonsilla pharyngealis) mit der Atemluft eingedrungene Krankheitserreger ab. Außerdem mündet hier die Ohrtrompete (Tuba auditiva oder auch Eustachi'sche Röhre), deren knorpeliger Eingang (Torus tubarius) ebenfalls von lymphatischem Gewebe umgeben ist. Sie dient dem Druckausgleich im Mittelohr. Bei jedem Schlucken unterstützt ein kleiner Rachenmuskel (M. salpingopharyngeus) ihre Öffnung.

Pathologie

Erkältungskrankheiten
Diese führen auch im Bereich des Mittelohres zu einem Anschwellen der Schleimhaut und zu einer eingeschränkten Öffnung der Ohrtrompete. Die Belüftung des Mittelohres ist vermindert. Deshalb ist das Hörvermögen bei Schnupfen oft herabgesetzt. Durch „Ausschnauben“ öffnet sich die Ohrtrompete unter Umständen wieder.
Dieses gleicht dem **Valsalva-Manöver**: Bei zugehaltenen Nasenlöchern und geschlossenem Mund wird kräftig ausgeatmet und so der Druck im Nasen-Rachen-Raum erhöht. Es kann auch zu einem Druckausgleich in größeren Höhen (Flugzeugstart) oder Tiefen (Tauchen) durchgeführt werden.

Otitis media (Mittelohrentzündung)
Über die Tuba auditiva aufsteigende Keime können außerdem eine Mittelohrentzündung (Otitis media) hervorrufen. Betroffen sind besonders Kleinkinder, deren Ohrtrompete wachstumsbedingt noch enger ist.

Naturheilkundliche Therapie

Nasenspülungen, -tropfen und -sprays bei Sinusitis/Rhinitis
Vor allem bei einer Sinusitis und Rhinitis können Nasenspülungen eingesetzt werden. Dazu werden isotonische Salzlösungen verwendet. Dadurch wird die Schleimhaut der Nase befeuchtet, die Aktivität des Flimmerepithels gesteigert und weniger Nasensekret abgesondert.
Auch Koch- oder Meersalzsprays befeuchten die Nasenschleimhaut. Als pflanzliche Wirkstoffe sind außerdem Kamillenöl, Eukalyptusöl, Pfefferminzöl und Menthol geeignet. Ein befreiendes Nasenöl kann aus den Ölen von Pfefferminze, Thymian und Kamille hergestellt werden: Davon je 1 Tropfen in 10 ml Johanniskrautöl geben und unter die Nasenöffnungen und um die Nase auftragen.

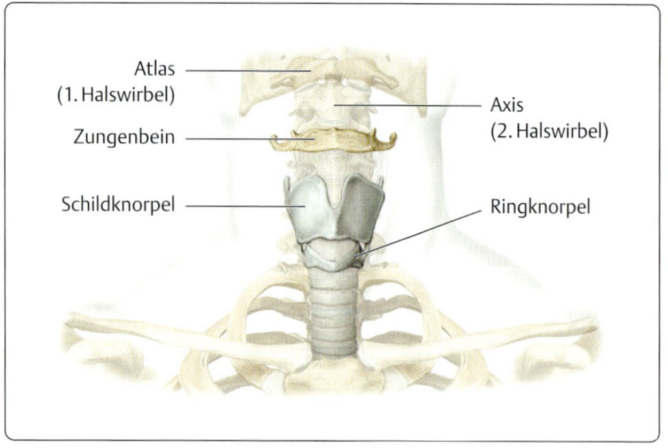

Abb. 4.10 Lage des Kehlkopfes im Hals. Ansicht von ventral.

Von den pflanzlichen Nasensprays/-tropfen sind abschwellende Sprays mit chemischen Substanzen zu unterscheiden. Letztere dürfen keinesfalls zu lange oder gar dauerhaft genommen werden. Sonst besteht die Gefahr, dass die Schleimhaut schrumpft und die Flimmerhärchen nicht mehr richtig funktionieren.

4.1.3 Kehlkopf

Der Kehlkopf (Larynx) befindet sich im unteren Rachenraum (Laryngopharynx) an der Grenze zwischen den oberen und unteren Luftwegen (**Abb. 4.10**). Er übernimmt die wichtige Aufgabe, die unteren Atemwege beim Schlucken zu verschließen. Außerdem ist er das Organ zur Stimmbildung.

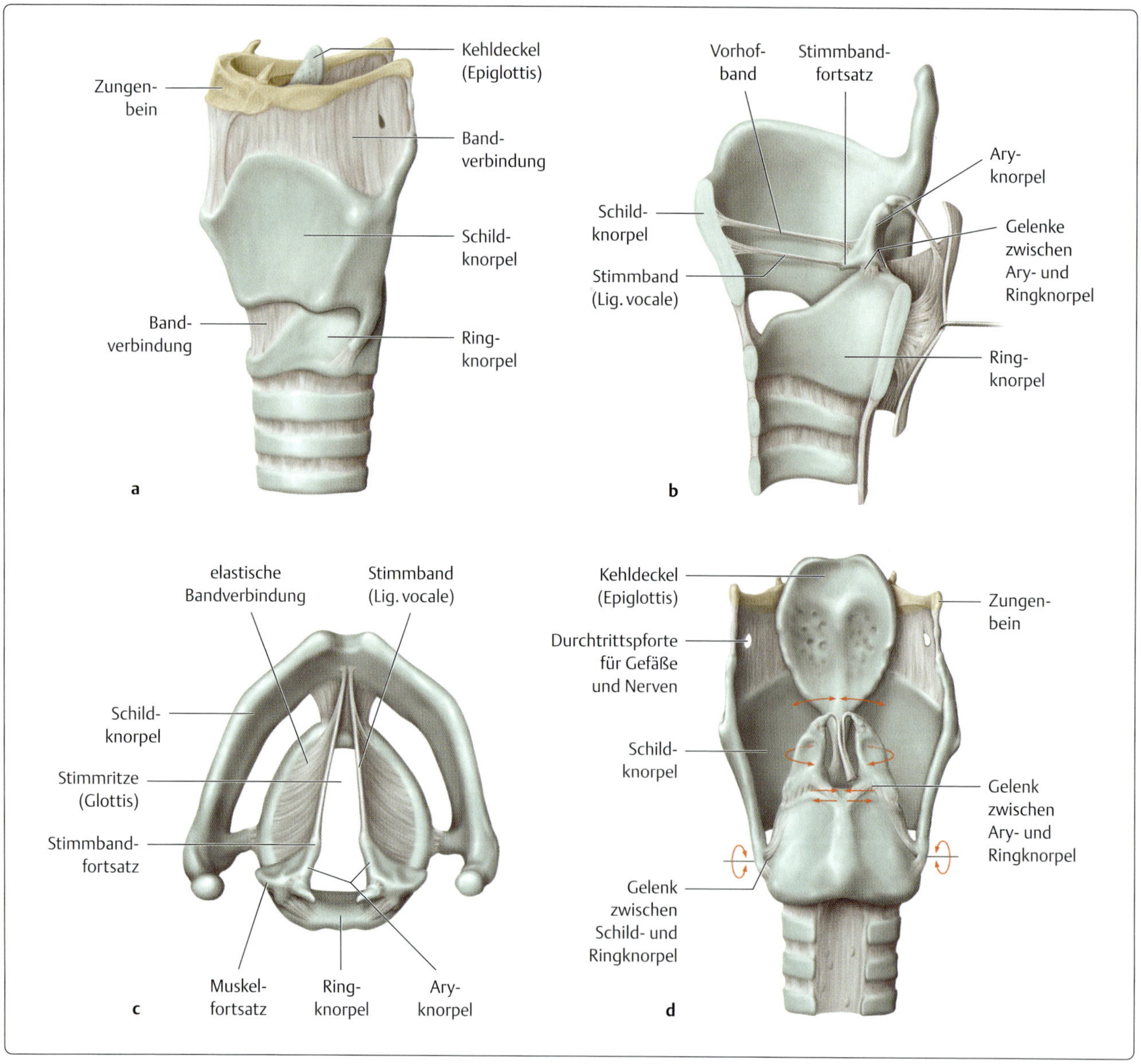

Abb. 4.11 Kehlkopf.
a Kehlkopf mit Zungenbein und kranialer Trachea. Ansicht von links-ventral.
b Kehlkopfknorpel und -bänder. Sagittalschnitt, Ansicht von links-medial.
c Verbindung von Aryknorpel und Stimmband. Rechter Knorpel, Ansicht von lateral-kranial.
d Die roten Pfeile zeigen die Bewegungsrichtungen an, in die die Kehlkopfknorpel gegeneinander bewegt werden können. Ansicht von dorsal.

Aufbau Das Grundgerüst des Kehlkopfes bilden 5 gegeneinander bewegliche Knorpel (**Abb. 4.11**):

- Schildknorpel (Cartilago thyroidea)
- Stellknorpel oder Aryknorpel, paarig (Cartilago arytaenoidea)
- Ringknorpel (Cartilago cricoidea)
- Kehlkopfdeckel (Epiglottis)

Lerntipp

Merkspruch: „Die **Schild**kröte hat an **2 Stell**en **Ring**e in der **Kehl**e."

Die Knorpel sind durch bindegewebige Membranen und Bänder miteinander und nach oben hin mit dem Zungenbein (Os hyoideum) verbunden. Der beim Mann besonders dominante vorspringende Teil des Schildknorpels wird als Adamsapfel sichtbar.

Im Inneren des Kehlkopfes befinden sich die **Stimmbänder** (Ligg. vocalia), die von der Innenseite des Schildknorpels zu je einem Aryknorpel ziehen und die Stimmritze (Glottis) begrenzen. Zahlreiche kleine Muskeln führen exakte Bewegungen zur Spannung der Stimmbänder oder Öffnung der Stimmritze aus.

Zu diesen Muskeln gehört der „Antikus" (M. cricothyroideus), der äußere Kehlkopfmuskel. Da er den Ring- gegen den Schildknorpel kippt, spannt er die Stimmbänder (grobe Vorspannung). Die Feinabstimmung übernehmen die übrigen (inneren) Kehlkopfmuskeln, v.a. der M. vocalis (Stimmbandmuskel; **Abb. 4.12**). Besondere Bedeutung kommt dem „Postikus" (M. cricoarytaenoideus posterior) zu, da er als einziger Muskel die Stimmritze öffnet.

Alle Kehlkopfmuskeln und auch die Kehlkopfschleimhaut (sensibel und parasympathisch) werden von Ästen des X. Hirnnervs, dem N. vagus, innerviert. Es sind dies der N. laryngeus superior (oberer Kehlkopfnerv) und der N. laryngeus recurrens (rückläufiger Kehlkopfnerv).

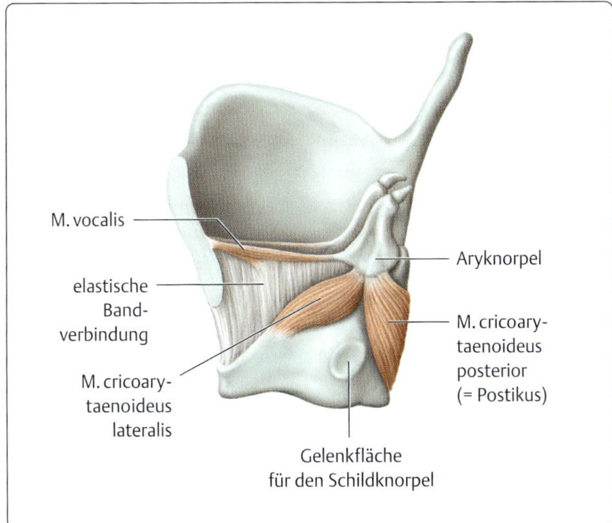

Abb. 4.12 Kehlkopfmuskeln. Ansicht von lateral-links, linke Schildknorpelhälfte entfernt. Antikus hier nicht zu sehen.

Pathologie

Rekurrenslähmung

Der N. laryngeus recurrens versorgt auch den wichtigen Öffner der Stimmritze („Postikus"). Ein einseitiger Ausfall dieses Muskels ruft starke Heiserkeit hervor, ein beidseitiger Atemnot mit Erstickungsgefahr. Da der Nerv mitten durch die Schilddrüse verläuft, die dem Kehlkopf aufliegt, muss er bei Schilddrüsenoperationen geschont werden.

4.1.3.1 Etagengliederung

Der Kehlkopf lässt sich in 3 Etagen aufteilen, die sich durch die Lage von 2 Schleimhautfalten (Taschen- und Stimmfalten) ergeben (**Abb. 4.13**):

- obere Etage (Supraglottis): Raum vom Kehlkopfeingang bis zu den Taschenfalten
- mittlere Etage (Glottis): Raum zwischen Taschen- und Stimmfalten
- untere Etage (Subglottis): Raum unter den Stimmfalten bis zur Luftröhre

4.1.3.2 Taschen- und Stimmfalten

Die **Taschenfalten** (Plicae vestibulares) enthalten viele Drüsen, die der Befeuchtung der Schleimhaut der darunterliegenden Stimmfalten (Plicae vocales) dienen.

In den **Stimmfalten** befinden sich am oberen Rand die Stimmbänder (Ligg. vocalia), darunter der Stimmbandmuskel (M. vocalis). Der Spalt zwischen den Stimmfalten ist die Stimmritze (Rima glottidis, kurz: Glottis). Diese kann durch Muskelzug unterschiedlich stark geöffnet oder geschlossen werden. Zusammen mit der Spannungsstärke der Stimmbänder ergeben sich so die unterschiedlichen Töne unserer Sprache.

Die Stimmbänder der Männer (27–29 cm) sind länger als die der Frauen (14–20 cm), deshalb ist die männliche Stimme tiefer. Der Stimmbruch der Jungen hängt mit dem starken Wachstum der Stimmbänder während der Pubertät zusammen.

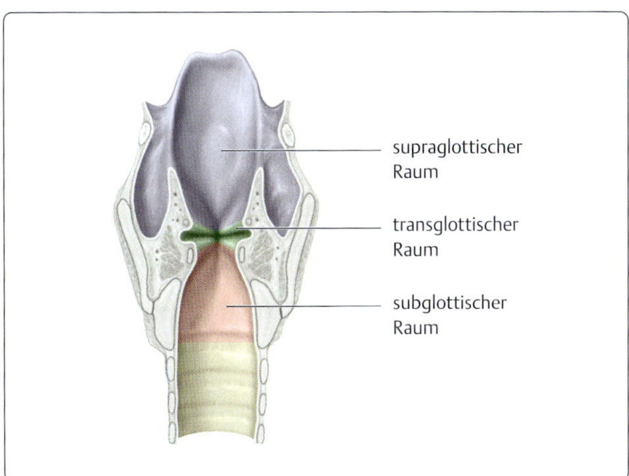

Abb. 4.13 Klinische Einteilung der Kehlkopfetagen und ihre Begrenzung. Ansicht von dorsal.

Pathologie

Diphtherie

Die Diphtherie (**echter Krupp**) ist eine meldepflichtige bakterielle Infektionskrankheit. Die Krankheit wird auch als Halsbräune bezeichnet, da sich im Rachenraum grau-weiße Pseudomembranen bilden, die beim Abstreifen mit dem Spatel bluten. Typische Symptome sind bellender Husten, Heiserkeit und Stimmlosigkeit, begleitet von allgemeinen Krankheitszeichen wie Fieber und Abgeschlagenheit. Charakteristisch ist außerdem ein fad-süßlicher Mundgeruch. Die ursächlichen Corynebakterien bilden ein Diphtherietoxin, welches zu einer Entzündung mit starken Schleimhautschwellungen u. a. im Kehlkopfbereich (Glottisödem) führt. Außerdem können die Erreger mit dem Blut in andere Organe (z. B. Herz, Leber, Nieren) gelangen. Eine schützende Impfung wird von der STIKO empfohlen.

Wichtig: Da Diphtherie in § 6 des Infektionsschutzgesetzes (IfSG) aufgeführt ist, besteht für Heilpraktiker Meldepflicht bei Verdacht, Erkrankung und Tod – die Meldepflicht für Heilpraktiker ist in § 8 IfSG geregelt. Zugleich gilt für Heilpraktiker ein Behandlungsverbot aufgrund von § 24 IfSG.

Pseudokrupp/Epiglottitis

Im Gegensatz zum echten Krupp sind die Erreger des **Pseudokrupps** unspezifisch (meist sind es Viren). Hauptsächlich sind Säuglinge und Kleinkinder betroffen. Der charakteristische bellende Husten („Schafhusten") tritt anfallsweise und häufig nachts auf. Die Erkrankung ist von Heiserkeit und bei schweren Verläufen auch von Atemnot geprägt.

Von dem Pseudokrupp ist die **Epiglottitis** zu unterscheiden. Sie zeigt teilweise ähnliche Symptome wie der Pseudokrupp. Leitsymptome sind aber v. a. hohes Fieber, Halsschmerzen, Schluckstörungen, vermehrter Speichelfluss und eine kloßige Sprache. Die Epiglottitis ist durch die mögliche Verlegung der Atemwege lebensbedrohlich und somit ein Notfall! Erreger ist im Kindesalter fast immer das Bakterium Haemophilus influenzae Typ b (§ 7 IfSG). Durch die hohe Impfrate (Hib) ist diese Erkrankung selten geworden.

Glottisödem

Als allergische Reaktion (z. B. nach Bienen- oder Wespenstichen, auf Medikamente), bei Infektionen, beim Verschlucken von Gegenständen sowie nach Intubationsfehlern kann die Schleimhaut des Kehlkopfes stark anschwellen (Glottisödem) und zu extremer Atemnot bis zur Erstickungsgefahr führen. Führt die Gabe von Kortikoiden nicht zu einem schnellen Abschwellen, muss in akuten Fällen ein „Luftröhrenschnitt" (Tracheotomie oder Koniotomie) durchgeführt werden.

4.1.4 Luftröhre und Hauptbronchien

Unterhalb des Kehlkopfes beginnen mit der Luftröhre (Trachea) die unteren Atemwege (**Abb. 4.14**, **Abb. 4.15**). Sie ist etwa 10–12 cm lang und besteht aus 15–20 hufeisenförmigen **Knorpelspangen** (**Abb. 4.16**), die über Ringbänder (Ligg. anularia) flexibel miteinander verbunden sind. Die Knorpelspangen geben

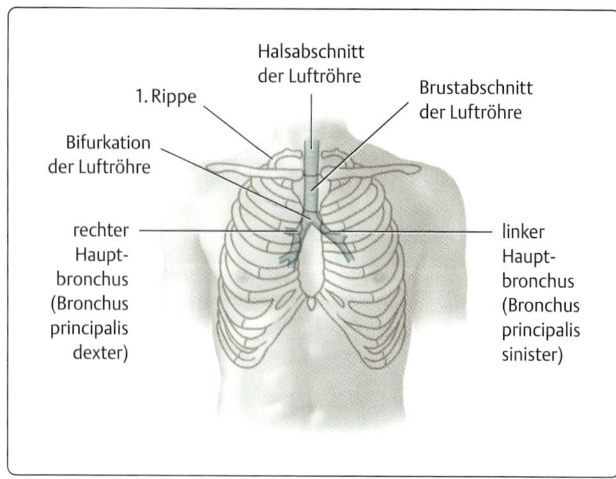

Abb. 4.14 Luftröhre (Trachea). Projektion auf Hals und Thorax.

genügend Stabilität und sorgen dafür, dass das Lumen (1,5–2 cm) der Luftröhre stets offen bleibt. Die bindegewebige Verknüpfung ermöglicht es ihr, sämtliche Bewegungen des Halses mitzumachen.

Die offene Seite der „Knorpelhufeisen" ist nach hinten zur Speiseröhre gerichtet. Hier sind sie mit einer Platte aus Muskel- und Bindegewebe verschlossen. Größere Nahrungsanteile, die die Speiseröhre passieren, drücken diesen Bereich vorübergehend ein, werden aber auf ihrem Weg in den Magen nicht behindert.

Etwa auf Höhe des 5. Brustwirbels (die Lage ist altersabhängig) teilt sich die Luftröhre an der **Bifurkation** (Gabelung, ca. 70°, ändert sich ebenfalls altersabhängig) in die beiden Hauptbronchien (Bronchus principalis dexter und sinister). Der rechte Bronchus hat ein größeres Lumen und verläuft steiler als der linke, der dem Herzen ausweicht. Der Wandaufbau der Bronchien entspricht dem der Trachea, die Knorpelanteile werden allerdings zunehmend geringer.

Pathologie

Bronchitis nach Aspiration

Aufgrund seines steileren Verlaufs gelangen eingeatmete (aspirierte) Fremdkörper häufiger in den rechten Bronchus. Bei Kleinkindern sind dies häufig Nüsse oder Karottenstücke. Tritt über einen längeren Zeitraum Husten auf, ohne begleitenden Infekt, muss an eine Aspiration gedacht werden. Mittels einer Bronchoskopie (Luftröhrenspiegelung) kann der Verdacht abgeklärt werden.

4.2 Lunge

Das Organsystem Lunge (Pulmo) besteht aus der rechten und linken Lunge (Pulmo dexter und sinister). Oft wird auch vom rechten und linken Lungenflügel gesprochen.

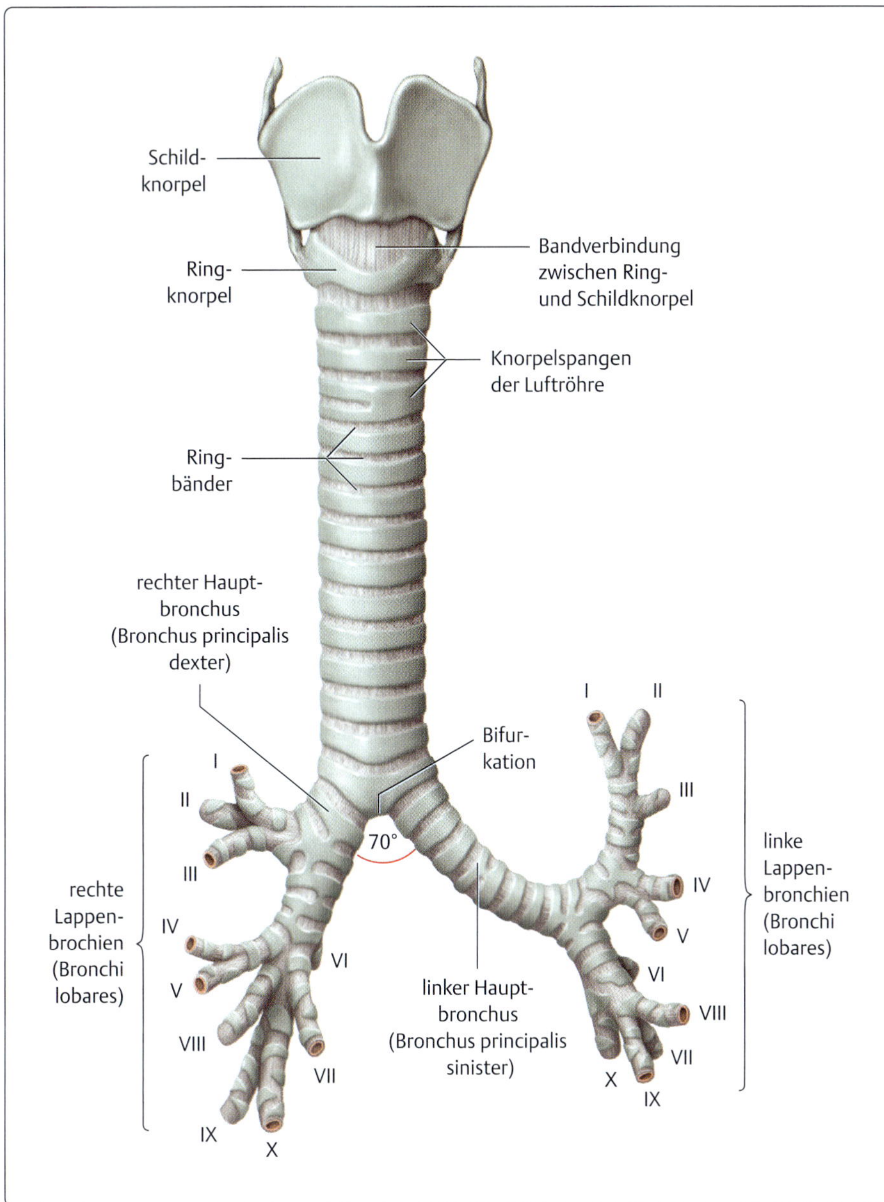

Abb. 4.15 Aufbau von Luftröhre (Trachea) und Bronchialbaum (Arbor bronchialis). Ansicht von ventral.

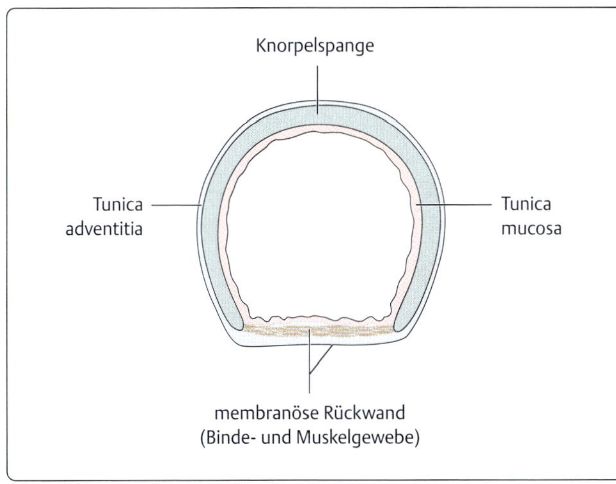

Abb. 4.16 Wandbau der Luftröhre. Die Schleimhaut (Mukosa) der Trachea trägt das Flimmerepithel der luftleitenden Atemwege. Nach außen folgen die hyaline Knorpelspange bzw. dorsal Bindegewebe und Muskulatur. Die außen gelegene Adventitia baut die Trachea beweglich in die Umgebung ein.

Lage Die Lungen nehmen einen großen Raum im Brustkorb ein und lassen zwischen sich nur Platz für das Herz, die Speiseröhre, die Luftröhre und die großen Gefäße. Dieser Raum zwischen den Lungen wird als Mittelfellraum (**Mediastinum**) bezeichnet (**Abb. 4.17**). Mit Ausnahme der Lungenpforte (Lungenhilum) ist die gesamte Oberfläche der Lunge mit dem Lungenfell (**Pleura**) bedeckt.

Form Die Form der Lungen erinnert an einen stumpfen Kegel. Ihre Spitze (Apex pulmonis) schiebt sich unter dem Schlüsselbein (Klavikula) und der 1. Rippe bis in die Schlüsselbeingrube (**Abb. 4.17**b, **Abb. 4.18**) hervor. Die breite, konkave Basis liegt dem Zwerchfell auf (Facies diaphragmatica). Die seitliche Oberfläche (Facies costalis) schmiegt sich an die Rippen und die innere Oberfläche (Facies mediastinalis) ist zum Mediastinum gerichtet. Hier, am Lungenhilum, treten die Blut- und Lymphgefäße sowie die Nerven ein und aus und die Hauptbronchien ein.

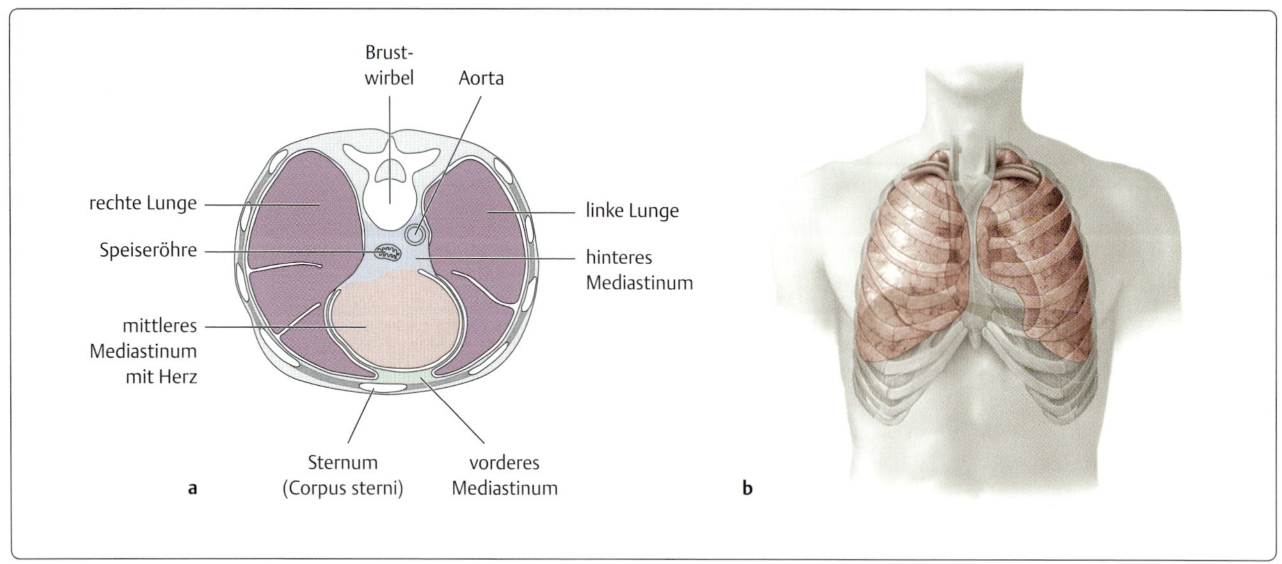

Abb. 4.17 Lage der Lungen im Thorax.
a Horizontalschnitt durch den Thorax, Ansicht von kranial.
b Projektion der Lungen auf den knöchernen Thorax, Ansicht von ventral.

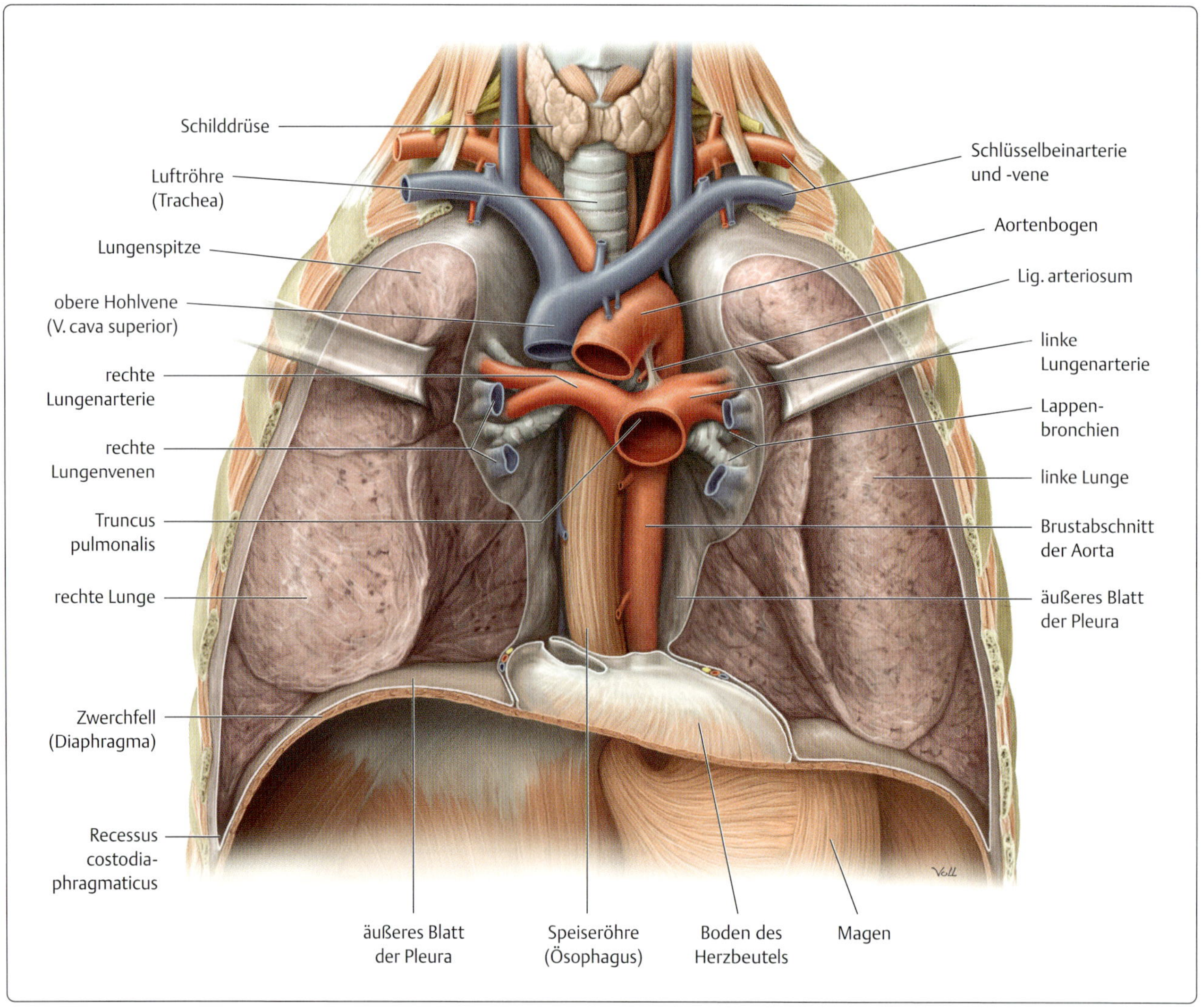

Abb. 4.18 Lungen und Pleura. Sicht von ventral in den eröffneten Thorax.

4.2.1 Lungenlappen

Beide Lungen sind in Lungenlappen gegliedert (**Abb. 4.19**). Die rechte Lunge besteht aus 3 Lungenlappen (Lobus superior, medius und inferior). Da die Herzspitze nach links gerichtet ist, bleibt für die linke Lunge weniger Raum, sie besteht daher nur aus 2 Lappen (Lobus superior und inferior). Zwischen den Lappen sind deutliche Grenzen zu erkennen, in die auch das Lungenfell hineinzieht. Es sind rechts ein horizontal und ein schräg verlaufender Einschnitt (Fissura horizontalis und obliqua) und links nur ein schräg verlaufender vorhanden. In jeden Lungenlappen zieht eine Aufzweigung des Hauptbronchus (Bronchus principalis) als sog. Lappenbronchus (Bronchus lobaris).

Auch die weitere Aufteilung der Lungenlappen in Segmente, Läppchen und Azini entspricht der weiteren Aufzweigung der Lappenbronchien in immer kleiner werdende Anteile (**Tab. 4.1**).

4.2.2 Lungensegmente

Die rechte Lunge enthält 10 Segmente. In der kleineren linken Lunge zählt man nur 9, da das 7. Segment mit dem 8. Segment zusammengefasst oder gar nicht ausgebildet ist.

Die Lungensegmente sind eine eigenständige Funktionseinheit der Lunge (**Abb. 4.19**). Sie erhalten jeweils einen Segmentbronchus und das Blut zur Sauerstoffanreicherung aus einer Segmentarterie (Ast der A. pulmonalis = Lungenarterie) und bilden so eine **bronchoarterielle Einheit**. Deshalb ist die operative Entfernung eines oder mehrerer Lungensegmente auch ohne größere Schwierigkeiten möglich.

4.2.3 Bronchialbaum

Die Segmentbronchien (Bronchi segmentales) gehen aus den Lappenbronchien hervor und teilen sich weiter in immer kleiner werdende Bronchien. Aus den kleinen Bronchien gehen schließlich viele Generationen von Bronchioli hervor. Durch die reiche Verzweigung ergibt sich der Bronchialbaum. Im Gegensatz zu den Bronchien haben die Bronchiolen keine Knorpelanteile und keine Drüsen mehr. Sie besitzen auch nur noch ein einschichtiges Flimmerepithel ohne Becherzellen. In ihrer Wand finden sich glatte Muskelzellen und elastische Fasern.

Nach mehreren Aufzweigungen gehen die Bronchioli schließlich über in die **Bronchioli terminales**, die noch zu den luftleitenden (konduktiven) Atemwegen gehören. Aus diesen gehen die **Bronchioli respiratorii** hervor, die ersten Anteile des gasaustauschenden (respiratorischen) Gewebes (**Abb. 4.20**).

Die Bronchioli respiratorii öffnen sich dann über kurze Gänge (Ductus alveolares) in die Alveolarsäckchen (Sacculi alveolares) und schließlich in die **Alveolen** (Lungenbläschen; **Abb. 4.21**).

4.2.4 Lungenläppchen

Jedes Lungensegment besteht aus Lungenläppchen, den kleinsten Funktionseinheiten der Lunge. Ein Lungenläppchen besteht wiederum aus mehreren Azini. Alle Abschnitte, die von einem Bronchiolus terminalis abgehen, bilden einen Azinus. Dieser umfasst:

- mehrere Bronchioli respiratorii
- Ductus alveolares
- Alveolen (Lungenbläschen, ca. 200)

Tab. 4.1 Zusammenhang zwischen Abschnitten des Bronchialbaumes und zugehörigem Lungenabschnitt (Aumüller et al. 2010, S. 491).

Lungengewebe Einheit	Trennstrukturen	Bronchialbaumabschnitt	Anzahl rechts	Anzahl links
Lobus pulmonalis (Lungenlappen)	**Fissurae** (Fissuren)	**Bronchus lobaris** (Lappenbronchus)	3/Lunge	2/Lunge
Segmentum bronchopulmonale (bronchopulmonales Segment)	Bindegewebssepten (an der Lungenoberfläche nicht erkennbar) mit Segmentvenen	**Bronchus segmentalis** (Segmentbronchus)	10/Lunge	9(10)/Lunge
Lobulus pulmonalis (Lungenläppchen)	Bindegewebe, unvollständige Trennung (makroskopisch nur sichtbar bei z. B. Rauchern)	**Bronchiolus lobularis** (1. Generation der Bronchioli)	ca. 4 000/Lunge	
Azinus	–	**Bronchiolus terminalis** mit Aufzweigung in **Bronchiolus respiratorius** I, II, III	ca. 12–18 Azini/Lobulus	
		Ductus alveolaris, der an seinem distalen Ende übergeht in mehrere **Sacculi alveolares** sowie **Alveolen** (Lungenbläschen)	ca. 200 Alveolen/Bronchiolus respiratorius	

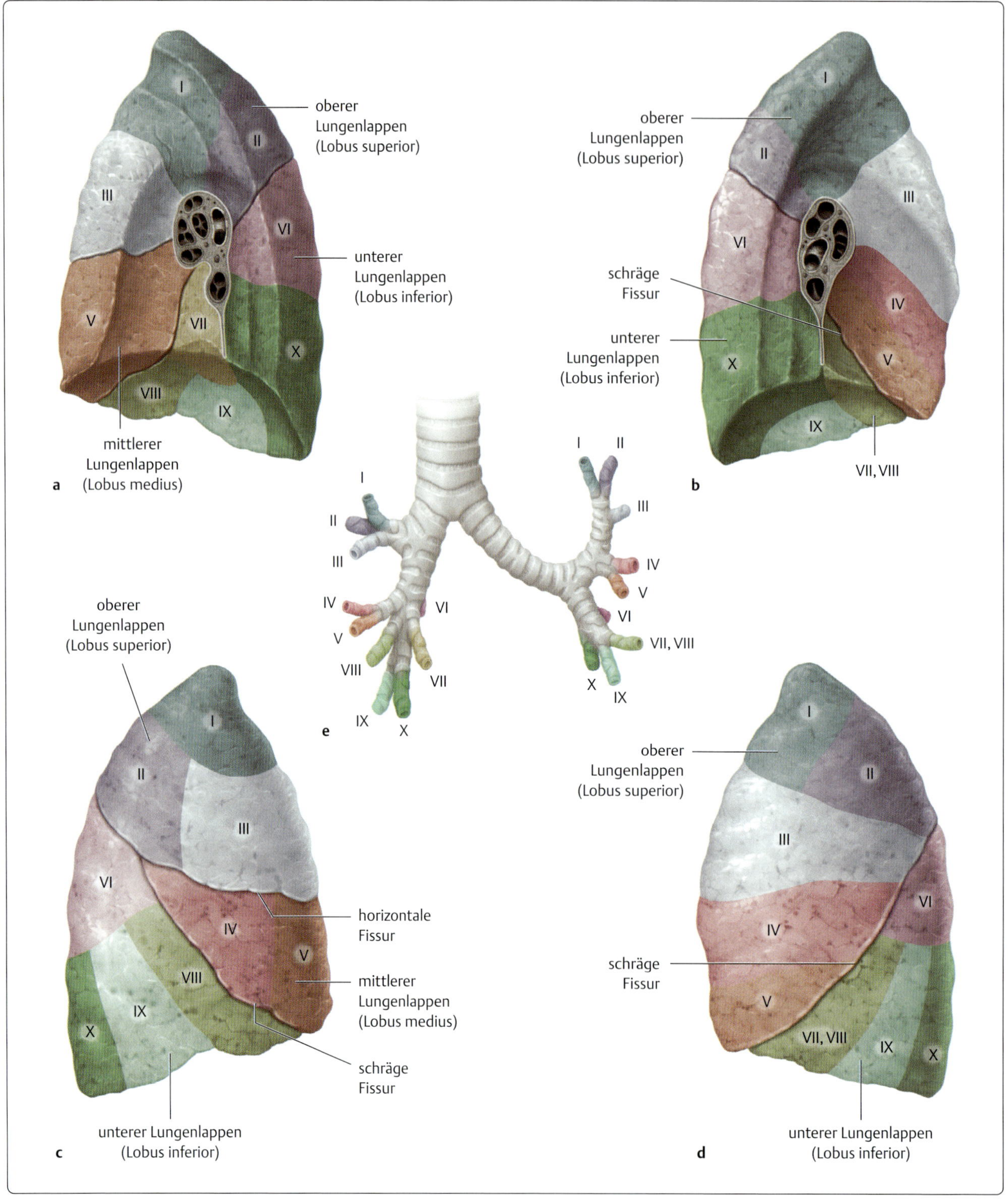

Abb. 4.19 Segmentaufbau der Lungen.

a Rechte Lunge von medial.
b Linke Lunge von medial.
c Rechte Lunge von lateral.
d Linke Lunge von lateral.
e Bronchialbaum mit Abgängen.

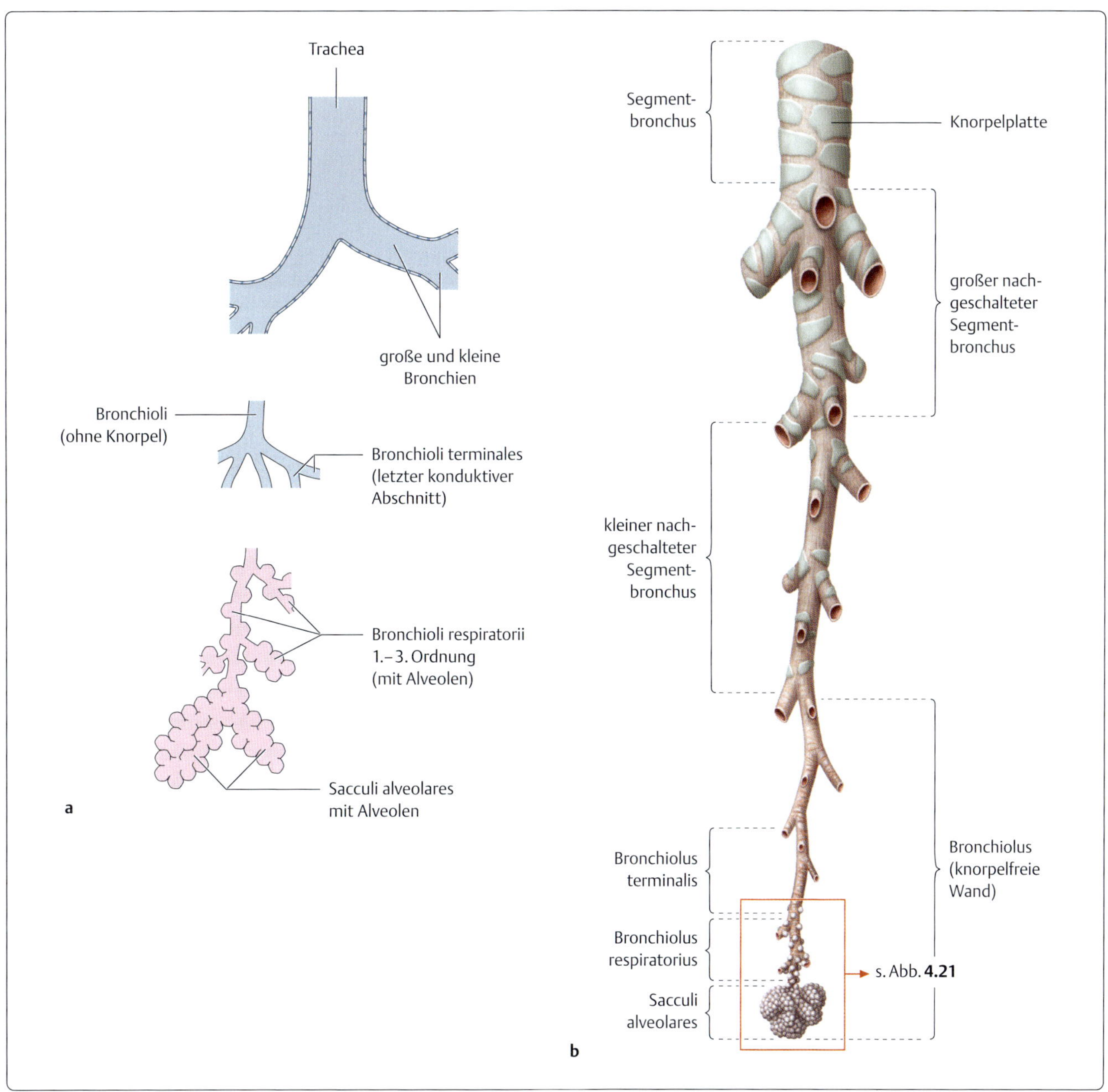

Abb. 4.20 Konduktive und respiratorische Anteile des Bronchialbaumes.
a Konduktiver Anteil (blau), respiratorischer Anteil (rot).
b Übersicht ohne versorgende Gefäße.

4.2.5 Alveolen

Die Wand der Alveolen ist sehr dünn. Sie besteht aus den **Pneumozyten** (Alveolarepithelzellen) Typ I und Typ II. Außerdem sind hier die Alveolarmakrophagen (professionelle Fresszellen) zu finden.

In der Wand verlaufen feine Kapillaren, die die Endaufzweigung der Lungenarterien darstellen und sauerstoffarmes Blut führen (**Abb. 4.22**, **Abb. 4.23**). Die Kapillarwand bildet mit den Pneumozyten Typ I und einer gemeinsamen Basalmembran eine dichte Grenze für viele, v. a. wasserlösliche Stoffe (**Blut-Luft-Schranke**). Gase können allerdings problemlos transportiert werden.

Durch die geringe Dicke der Wand (ca. 0,5 µm) wird die Diffusion erleichtert. Aus der eingeatmeten Luft wird nun Sauerstoff in das Blut abgegeben. Auf umgekehrtem Weg gelangt das Kohlendioxid aus dem Blut in die Alveolen und wird bei der nächsten Ausatmung aus dem Körper entfernt (Gasaustausch).

- Zusammensetzung der **Einatemluft**:
  - 78 % Stickstoff (N_2)
  - 21 % Sauerstoff (O_2)
  - 1 % Kohlendioxid (CO_2), Edelgase und Wasserdampf

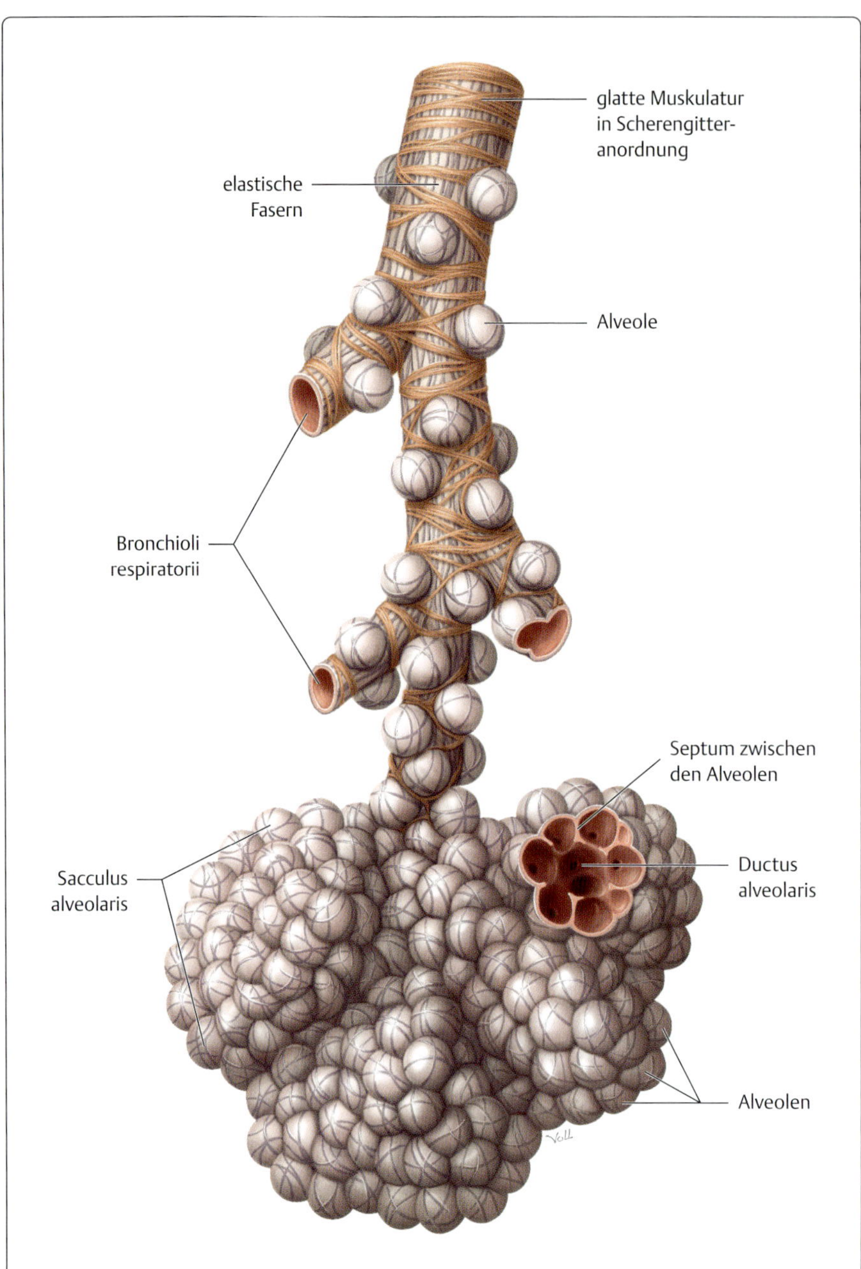

Abb. 4.21 Feinbau eines Bronchiolus respiratorius.

- Zusammensetzung der **Ausatemluft**:
  - 78 % Stickstoff (N_2)
  - 17 % Sauerstoff (O_2)
  - 4 % Kohlendioxid (CO_2)
  - 1 % Edelgase und Wasserdampf

Pathologie

Lungenemphysem

Unter einem Lungenemphysem versteht man die dauerhafte Erweiterung der Alveolen. Die Kammerung geht verloren und damit viel Oberfläche zum Gasaustausch. Der Klopfschall der Lungen bei der Perkussion (Abklopfen des Brustkorbs) klingt nun hohler (hypersonor) als bei der gesunden Lunge (sonorer Klopfschall). Einen deutlich ausgeprägten hypersonoren Klang nennt man Schachtelton.

Surfactant (Surface Active Agent, Oberflächenfaktor) Die Wände der Alveolen sind nicht stabil und fallen bei der Ausatmung (Exspiration) zusammen. Damit sie nicht aneinanderhaften und sich bei der Einatmung (Inspiration) wieder entfalten, sind sie mit dem Surfactant bedeckt, der die Oberflächenspannung verringert. Dieser wird von den Pneumozyten Typ II gebildet.

Pathologie

Atemnotsyndrom des Frühgeborenen

Auffällig wird die Bedeutung des Surfactant bei Frühgeborenen. Deren Lungen können sich immer schlechter und schließlich gar nicht mehr entfalten, da die Pneumozyten erst ca. ab der 30. Schwangerschaftswoche funktionstüchtig sind.

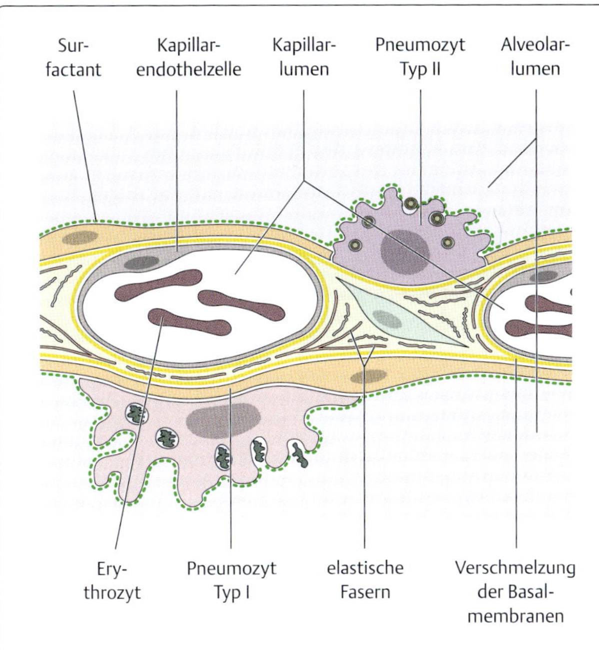

Abb. 4.22 Auskleidung der Alveolen.

Naturheilkundliche Therapie

Therapeutische Anwendungen bei Bronchitis und Reizhusten

Bei der Therapie des Hustens wird grundsätzlich zwischen 2 Arten von Mitteln unterschieden:

Bei produktivem Husten werden **Expektoranzien** eingesetzt. Sie fördern den Auswurf des Bronchialsekrets, erleichtern also das Abhusten von Schleim. Wichtig ist, parallel dazu ausreichend zu trinken, damit sich der Schleim verflüssigt. Expektoranzien sind z. B. Anis, Efeu, Eukalyptusöl, Fenchel, Fichtennadelöl, Kiefernadelöl, Pfefferminzöl, Salbei und Thymian.

Bei trockenem und unproduktivem Husten, dem sog. Reizhusten, werden als **Antitussiva** Schleimdrogen (Muzilaginosa) verabreicht. Die Schleimstoffe überziehen die Schleimhäute und wirken so reizmildernd auf die Rezeptoren für den Hustenreiz, die sich dort befinden. Zu den Schleimdrogen gehören Eibisch, Huflattich, Isländisch Moos, Linde, Malve und Spitzwegerich.

Es gibt Heilpflanzen, die sowohl reizlindernd als auch schleimlösend wirken (z. B. Lungenkraut). Die Pflanzen können – je nach Beschaffenheit und Eignung – als Tee, Tinktur, Presssaft, ätherisches Öl oder Fertigarzneimittel eingesetzt werden.

Naturheilkundliche Therapie

Therapeutische Anwendungen bei Atemwegsbeschwerden

Es gibt verschiedene Möglichkeiten, mit Wickeln und Kompressen Beschwerden im Bereich der Atemwege zu mildern: Bei Husten und Bronchitiden eignen sich Ingwerkompressen und Kartoffelwickel. Quarkauflagen sind v. a. bei Halsschmerzen indiziert. Zwiebelwickel wirken entzündungshemmend. Auch Wickel mit Kohl (v. a. bei Bronchitiden und Fieberzuständen), Leinsamen (bei Rhinitis und Sinusitis) und Meerrettich (bei Sinusitis und hartnäckigem Schnupfen) fördern den Heilungsprozess.

Schließlich gibt es noch die Möglichkeit, Ölkompressen einzusetzen. Geeignet sind z. B. Lavendel-, Melissen-, Thymian- und Eukalyptusöl.

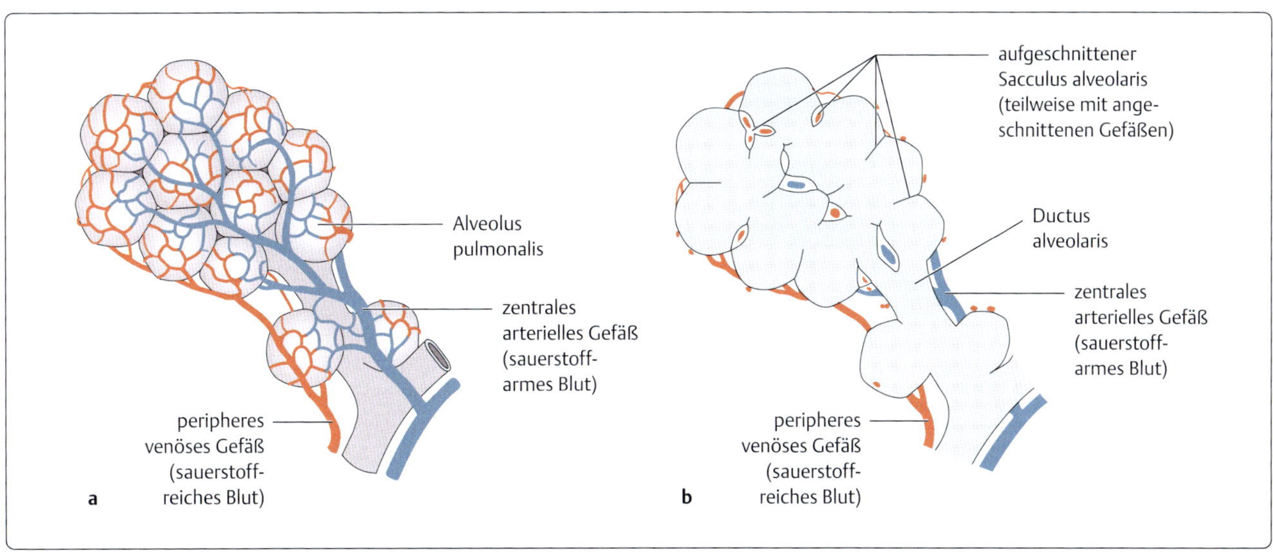

Abb. 4.23 Feinbau eines Sacculus alveolaris.

a Gefäße mit sauerstoffreichem Blut (venöser Schenkel der Gefäßstrecke) rot, Gefäße mit sauerstoffarmem Blut (arterieller Schenkel der Gefäßstrecke) blau.

b Aufgeschnittener Sacculus alveolaris.

4.2.6 Gefäße und Innervation der Lunge

4.2.6.1 Blutgefäße der Lunge

Die Blutgefäße der Lunge werden in 2 Systeme eingeteilt:

- die Vasa publica = öffentliche Gefäße, die im Dienste des Gesamtorganismus stehen, und
- die Vasa privata = private Gefäße für die Versorgung der Lungen selber.

Vasa publica

Die Vasa publica (**Abb. 4.24**) bringen sauerstoffarmes Blut über die A. pulmonalis dextra und A. pulmonalis sinistra (rechte und linke Lungenarterie) vom Herzen zur Lunge. Die Aa. pulmonales entspringen als gemeinsamer Stamm (Truncus pulmonalis) aus der rechten Herzkammer. Beim Eintritt in die Lunge teilen sie sich in Lappenarterien, Segmentarterien und weiter entsprechend dem Bronchialbaum auf. Nachdem in den Alveolen der Gasaustausch stattgefunden hat, verlaufen die rückführenden Venen getrennt von den Arterien (**Abb. 4.25**). Sie ziehen als Vv. pulmonales (Lungenvenen), die nun sauerstoffreiches Blut führen, zurück zum Herzen. Aus der linken Herzkammer wird es in den Körperkreislauf geleitet.

Die Vasa publica bilden den **Lungenkreislauf** = kleiner Kreislauf. Im Lungenkreislauf führen die Arterien also sauerstoffarmes, die Venen sauerstoffreiches Blut.

Vasa privata

Die Vasa privata sind die Rr. (früher: Aa.) bronchiales = Bronchialäste (**Abb. 4.25**), die aus der Aorta entspringen und sauerstoffreiches Blut zur Lunge bringen, und die Vv. bronchiales = Bronchialvenen. Diese Gefäße gehören zum **Körperkreislauf** = großer Kreislauf.

4.2.6.2 Lymphgefäße

Der Lymphabfluss der Lunge läuft über 2 getrennte Wege:

- Der eine Abfluss folgt dem Verlauf des Bronchialbaumes (peribronchiales Netz) zum Hilus.
- Der andere Abfluss beginnt außen unter der Pleura (subpleurales Netz) und leitet die Lymphe zu den Lymphknoten der Thoraxwand.

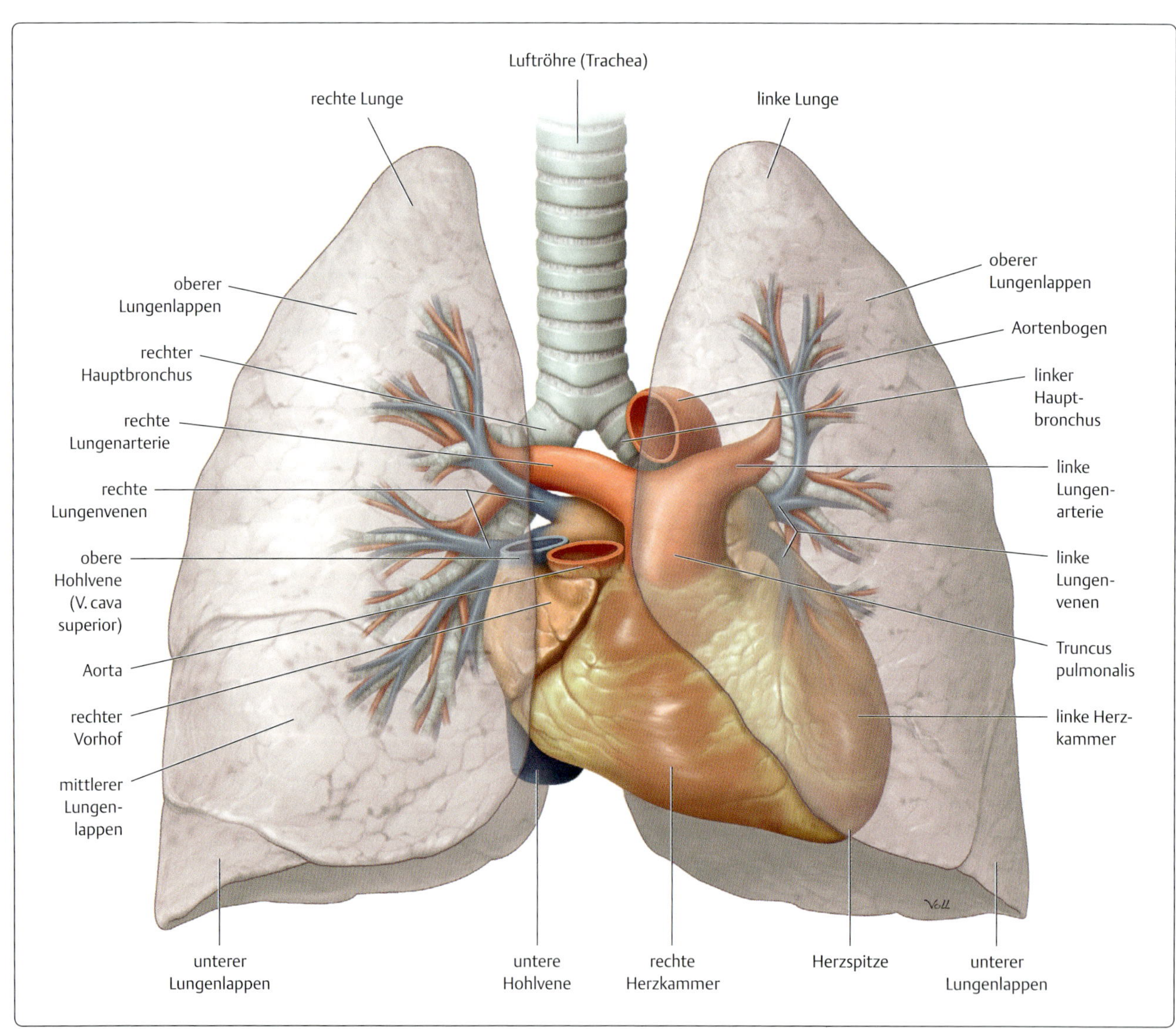

Abb. 4.24 Topografie der Lungengefäße. Ansicht von ventral auf Herz und Lunge.

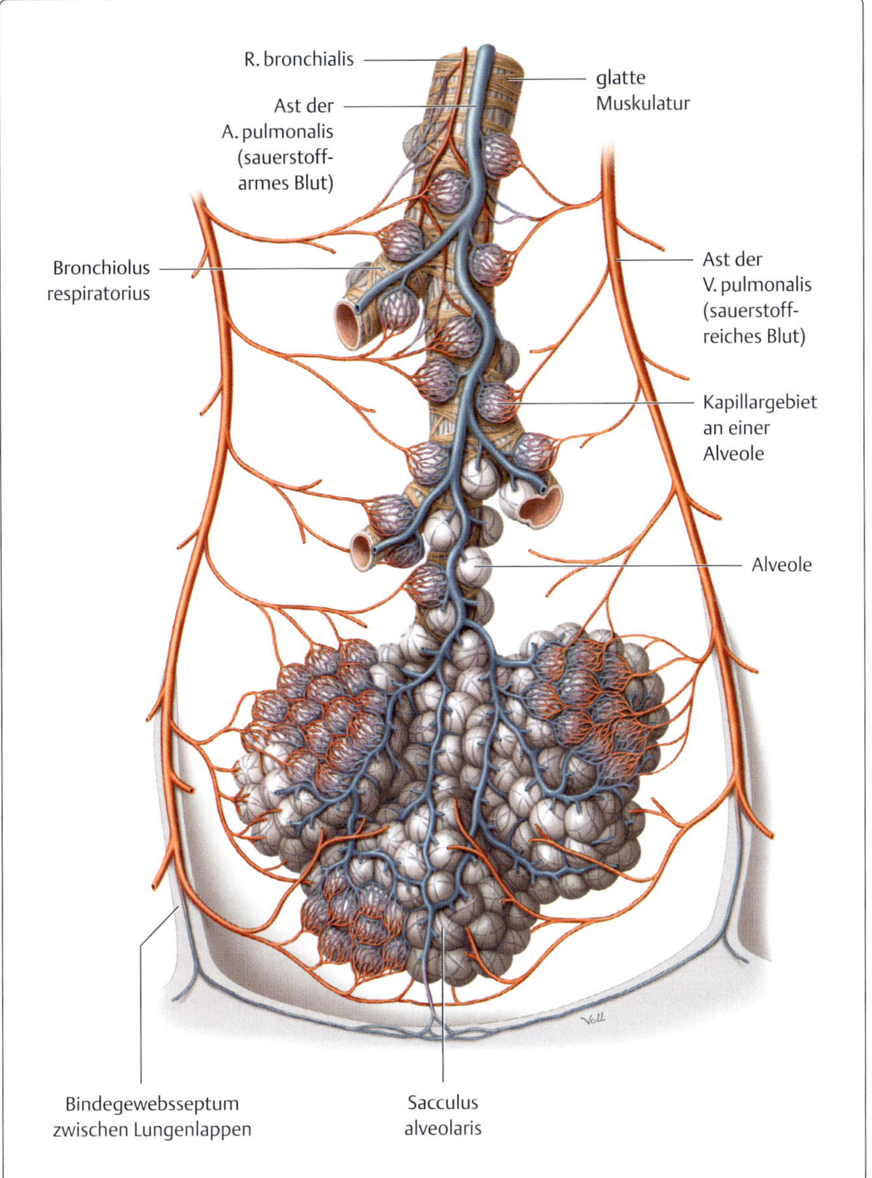

Abb. 4.25 Aufbau des Gefäßbaumes im Überblick. Gefäße mit sauerstoffreichem Blut (venöser Schenkel der Gefäßstrecke) rot, Gefäße mit sauerstoffarmem Blut (arterieller Schenkel der Gefäßstrecke) blau.

Merke

Aufgrund der vorwiegend lymphogenen Streuung (Metastasierung) von Lungentumoren sind diese Zusammenhänge wichtig.

4.2.6.3 Innervation

Die parasympathische Versorgung der Luftröhre und des Bronchialbaumes übernimmt der N. vagus (X. Hirnnerv), die sympathische Versorgung erfolgt durch Nerven aus dem oberen Grenzstrang. Der Sympathikus bewirkt eine Erweiterung (Dilatation) der Atemwege, der Parasympathikus verengt sie (Kontraktion). Angriffspunkt für die Nerven sind v. a. die glatten Muskelzellen in der Wand des Bronchialbaumes.

Pathologie

Asthma bronchiale

Ursächlich für die akute Atemnot bei einem Asthmaanfall ist ein Spasmus (Krampf) der Bronchien und Bronchioli. Medikamente, die den Sympathikus anregen (Sympathikomimetika), erleichtern die Atmung.

4.2.7 Pleura

Jeder Lungenflügel ist von einer eigenen serösen Höhle (Kap. 6.7.1), der Pleurahöhle (= Pleuraspalt), umgeben.

Merke

Der Begriff „Pleurahöhle" wird oft auch für den Raum im Brustkorb genutzt, den die Lungen ausfüllen.

Der Pleuraspalt ist der Verschiebe- und Reserveraum der Lunge für die deutlichen Volumenänderungen während der Atmung. Die Pleurahöhle besitzt einige Aussackungen als Reserveräume (Recessus pleurales), in die sich die Lunge bei verstärkter Einatmung hinein ausdehnt. Der größte und wichtigste ist der Recessus costodiaphragmaticus am Übergang von den Rippen zum Zwerchfell (**Abb. 4.26**).

Aufbau Die Pleura besteht aus 2 dünnen Häuten:

- Das innere Blatt der Pleura, die Pleura visceralis (= **Lungenfell**), liegt der Lungenoberfläche auf und ist mit dem Lungengewebe fest verwachsen.
- Am Lungenhilus geht das innere Blatt der Pleura in das äußere Blatt über, die Pleura parietalis (= **Rippenfell**). Dieses ist wiederum fest mit der Innenseite des Brustkorbs (Thorax) und dem Zwerchfell (Diaphragma) verwachsen.

Zwischen den beiden Pleurablättern befindet sich der **Pleuraspalt**, der mit seröser Flüssigkeit gefüllt ist. Diese wird von den Deckzellen der Pleurablätter gebildet und ständig erneuert. In dem luftleeren Pleuraspalt herrscht ein Unterdruck. Daher haften die beiden Pleurablätter fest aneinander, sind aber durch den Flüssigkeitsfilm gegeneinander gut verschieblich.

Lerntipp
Für die Funktionsweise können Sie sich 2 feuchte, aufeinanderliegende Glasplatten vorstellen: Es gelingt nicht, diese auseinanderzuziehen, sie sind aber gut zu verschieben.

Atemmechanik Da das äußere Pleurablatt fest mit dem Brustkorb und dem Zwerchfell verwachsen ist, macht es deren Bewegung mit, die Lungen folgen passiv. Die Einatmung (Inspiration) ist also ein aktiver Vorgang der beteiligten Muskeln, die für die rhythmische Vergrößerung und Verkleinerung des Brustkorbund somit des Lungenvolumens sorgen. Die Luft wird bei der Einatmung durch den entstehenden Unterdruck in die Lungen eingesaugt („Blasebalgwirkung“; **Abb. 4.27**).

Pathologie

Pneumothorax
Gelangt Luft in den Pleuraspalt, z. B. durch Stichverletzungen, gehen der Unterdruck und die Haftung der Pleurablätter aneinander verloren. Die Lunge kann sich nicht ausdehnen, es kommt zur Atemnot. Die Perkussion ergibt einen hypersonoren Schall (Schachtelton).

4.2.8 Atemmuskeln

Die an der Atmung beteiligten Muskeln werden in Hauptatemmuskeln sowie inspiratorische und exspiratorische Atemhilfsmuskeln eingeteilt.

4.2.8.1 Hauptatemmuskeln

Die Hauptatemmuskeln sind das Zwerchfell (Diaphragma), die äußeren Zwischenrippenmuskeln (Mm. intercostales externi) und die Treppenmuskeln (Mm. scaleni; **Abb. 4.27**):

- Das **Zwerchfell**, welches als breite durchgehende Platte den Brust- vom Bauchraum trennt, vergrößert den vertikalen Durchmesser des Brustkorbs: Bei Anspannung verändert es seine kuppelartige Form und flacht deutlich ab (Bauch- oder Zwerchfellatmung).
- Die Anhebung und Erweiterung des Brustkorbs bei der Inspiration übernehmen die **Mm. intercostales externi** und **Mm. scaleni** (Brust- oder Rippenatmung).

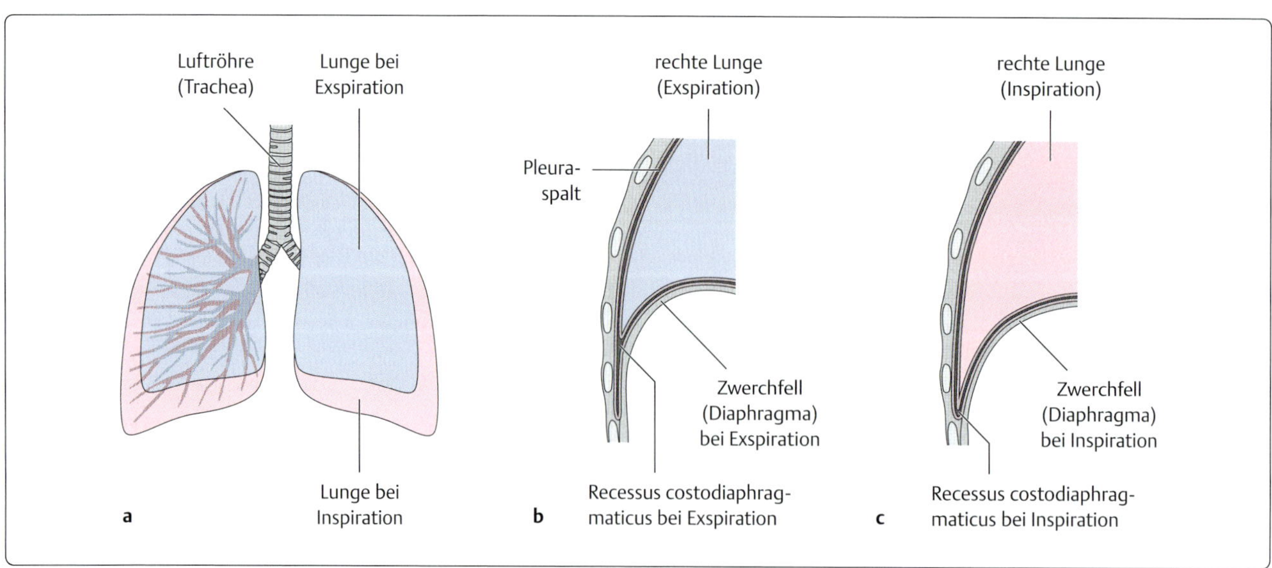

Abb. 4.26 Respiratorische Änderung des Lungenvolumens.
a Respiratorische Verschiebung des Bronchialbaumes.
b Respiratorische Verkleinerung bei Exspiration.
c Respiratorische Vergrößerung bei Inspiration.

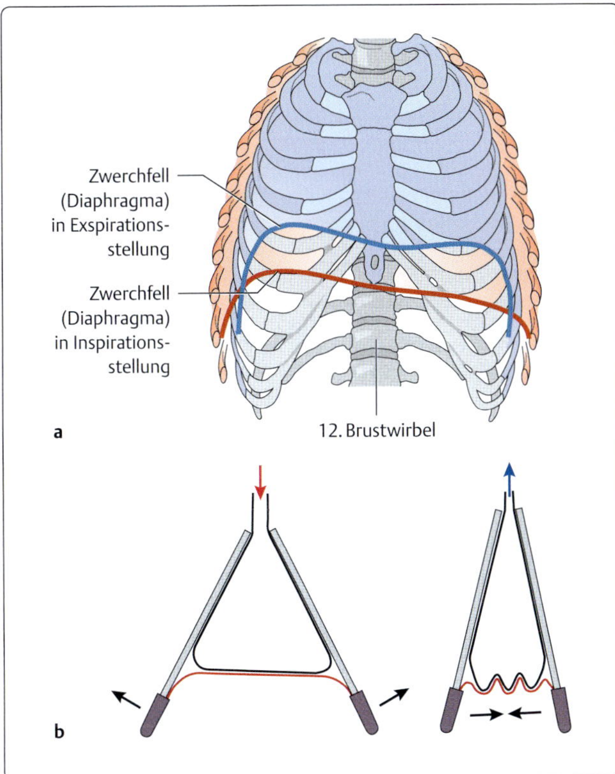

Abb. 4.27 Atemmechanik.

a Mit jeder Einatmung senkt sich das Zwerchfell (Zwerchfellatmung, rot). Dadurch kann sich die Lunge nach unten und in den Reserveraum der Pleura hinein vergrößern. Gleichzeitig bewegen sich die Rippen nach außen und verbreitern den Brustkorb (Rippenatmung, blau).

b Der Brustkorb arbeitet damit nach dem Prinzip des Blasebalgs.

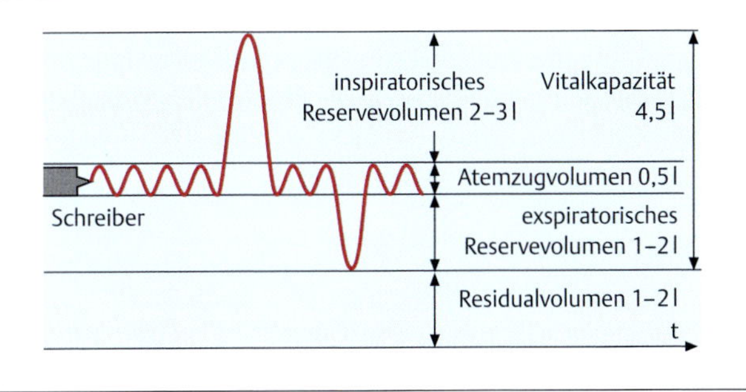

Abb. 4.28 Spirometrie. Mithilfe der Spirometrie bestimmt man, wie viel Reserveraum der Lunge eines Patienten noch zur Verfügung steht. Die Vitalkapazität gibt dabei das maximale Volumen an, das eine Versuchsperson auf einmal ein- und anschließend ausatmen kann.

Wie wichtig das Zwerchfell für die Atmung ist, wird bei einem Ausfall seiner Innervation deutlich. Diese erfolgt über den N. phrenicus aus den (Hals-)Rückenmarksegmenten C3–C5 (der Hauptanteil kommt aus C4). Ein einseitiger Ausfall des N. phrenicus mit Lähmung und Hochstand der betroffenen Zwerchfellhälfte führt bereits zu Atembeschwerden. Wenn z. B. bei Querschnittslähmung im hohen Halsbereich die Innervation des Zwerchfells ganz ausfällt, droht der Tod durch Ersticken.

Lerntipp

Merkspruch: „C 3 to C 5 keeps you alive."

4.2.8.2 Atemhilfsmuskeln

Bei verstärkter (forcierter) Einatmung kommen die inspiratorischen Atemhilfsmuskeln zum Einsatz:

- M. serratus posterior superior und inferior (hinterer oberer und unterer Sägemuskel)
- M. sternocleidomastoideus (Kopfwender)
- M. erector spinae (Rückenstrecker)
- M. pectoralis major und minor (großer und kleiner Brustmuskel)

Merke

Die Arbeit der Atemhilfsmuskulatur kann durch den „Kutschersitz" noch verbessert werden. Der Patient sitzt vornübergebeugt und stützt sich mit den Armen auf den Knien oder einer anderen Unterlage ab.

Die Ausatmung (Exspiration) dagegen erfolgt passiv durch das Erschlaffen der Atemmuskeln und die Rückstellkraft der Lunge (elastische Fasern im Bindegewebe). Erst an einer forcierten Exspiration sind der M. latissimus dorsi (breiter Rückenmuskel oder auch „Hustenmuskel") und die Bauchwandmuskeln (Kap. 12.3.6) beteiligt:

- M. rectus und transversus abdominis (gerader und querer Bauchmuskel)
- M. obliquus externus und internus abdominis (äußerer und innerer schräger Bauchmuskel)

4.2.9 Lungenvolumina

Totraum und Atemzugvolumen Die luftleitenden Anteile der Atemwege – also vom Naseneingang bis einschließlich der Bronchioli terminales – werden unter physiologischen Gesichtspunkten auch als anatomischer Totraum bezeichnet, weil sie nicht unmittelbar am Gasaustausch beteiligt sind. Hier verbleibt jeweils ein Anteil der Ein- bzw. Ausatemluft von etwa 150–200 ml. Von den etwa 500 ml Luft, die bei einem Atemzug aufgenommen werden (= **Atemzugvolumen**, AZV), erreichen also nur ca. 300–350 ml die Alveolen.

Reservevolumen Das Atemzugvolumen kann bei Bedarf (z. B. körperliche Anstrengung) deutlich gesteigert werden (**Abb. 4.28**). Etwa 2–3 l Luft können zusätzlich eingeatmet werden (= inspiratorisches Reservevolumen, IRV). Bei einer forcierten Ausatmung können etwa 1–2 l Luft mehr abgegeben werden (exspiratorisches Reservevolumen, ERV).

Vitalkapazität Aus der Summe des AZV, des IRV und des ERV errechnet sich die Vitalkapazität (VK). Diese ist somit definiert als das Luftvolumen, das bei einem Atemzug maximal bewegt werden kann. Eine reduzierte Vitalkapazität gibt Hinweise auf Ventilationsstörungen des Lungengewebes.

Residualvolumen Es ist zu beachten, dass auch bei stärkster Ausatmung stets ein Restvolumen von ebenfalls 1–2 l Luft in der Lunge (= Residualvolumen) verbleibt.

4.2.10 Atemverschieblichkeit

Durch **Abklopfen** (Perkussion) des Brustkorbs kann die atmungsabhängige Ausdehnung der Lunge kontrolliert werden (**Abb. 4.29**). Es werden die Lungengrenzen bei tiefer Inspiration und Exspiration verglichen. Die unteren Lungenränder verschieben sich dabei etwa um einen Zwischenrippenraum (ICR), das entspricht ca. 3 Querfingern bzw. 4–6 cm.

4.2.11 Steuerung der Atmung

Die Steuerung der Atmung übernimmt das Atemzentrum, welches sich im verlängerten Mark (Medulla oblongata) des Hirnstamms befindet. Es setzt sich aus verschiedenen Neuronengruppen zusammen, die nach Ein- und Ausatmung getrennt sind. Das Atemzentrum wird durch körperliche Aktivitäten, einen veränderten pH-Wert des Blutes und v. a. durch die Änderung des Sauerstoff- bzw. Kohlendioxidgehalts im Blut aktiviert. Dabei ist der Anstieg des Kohlendioxidgehalts der stärkste Atemanreiz.

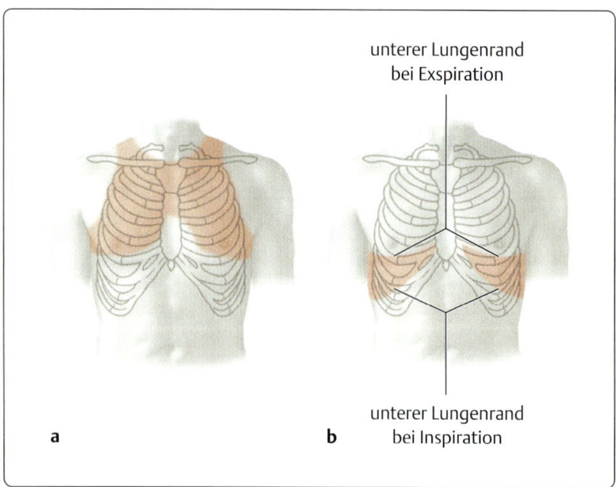

Abb. 4.29 Perkussion des Brustkorbs.

a Klopfschallfeld der Lungen. Nur die belüfteten Anteile der Lungen erzeugen beim Beklopfen der Körperoberfläche des Patienten den typischen „sonoren" Schall. Daher entspricht das Klopfschallfeld der Lungen nicht exakt der Ausdehnung der Lunge. Durch Vergleich der Grenzen bei tiefer Inspiration und Exspiration lässt sich die Atemverschieblichkeit der Lunge prüfen.

b Respiratorische Änderung des Lungenvolumens. Unterer Lungenrand bei Exspiration und Inspiration.

Gemessen wird der Gehalt an den peripheren Chemorezeptoren (Glomuszellen). Diese befinden sich am Aortenbogen (Glomus aorticum) und der Gabelung der Halsschlagader, der A. carotis communis (Glomus caroticum). Zusätzlich gibt es zentrale Chemorezeptoren in der Medulla oblongata.

Naturheilkundliche Therapie

Atemtherapie

Die Atmung geschieht von allein – sie wird über das Atemzentrum gesteuert. Es ist aber möglich, die Atmung auch willentlich zu beeinflussen. Neben der Atemschulung in der Physiotherapie oder Gymnastik gibt es viele weitere Methoden im Bereich der Atemtherapie. Hier sollen nur einige Beispiele herausgegriffen werden:

„Der erfahrbare Atem" nach **Ilse Middendorf** ist eine Form, bei der es nicht um eine bestimmte Technik geht. Im Vordergrund steht die Wahrnehmung des Atems, ohne ihn zu manipulieren. So sollen Spannungen und Blockaden gelöst werden.

Eine weitere Methode ist die sog. **Terlusollogie** (Kurzform für „Terra", „Luna" und „Sol", auf Deutsch „Erde", „Mond", „Sonne"). Ihre Vertreter gehen davon aus, dass Erde, Sonne und Mond den Atem beeinflussen, und zwar so, dass es 2 Atemtypen gibt. Der eine Typ ist der solare Typ oder Sonnentyp, bei dem die Ausatmung im Vordergrund steht. Der andere Typ ist der lunare Typ oder Mondtyp bzw. Einatemtyp.

Die Atemübungen im **Yoga** werden als „Pranayama" bezeichnet. Es gibt mehr als 50 Übungen und Formen. Verschiedene Muskelgruppen werden angesprochen, z. B. Zwerchfell, Brust- und Bauchmuskeln. Dadurch kann gezielt auf die Atmung eingewirkt werden.

Sauerstofftherapie

Bei der Sauerstofftherapie wird reiner Sauerstoff inhaliert – über eine Brille, Maske oder Nasensonde. Dadurch soll eine Erhöhung des Sauerstoffpartialdrucks (pO_2) in der eingeatmeten Luft erreicht werden. Diese Therapieform kann beispielsweise bei Durchblutungsstörungen, bestimmten Lungenfunktionsstörungen, bei Stoffwechselstörungen wie Diabetes mellitus oder Hyperurikämie angewandt werden.

5 Blut, Immunsystem und lymphatisches System

Unsere Blut (Häm) nimmt etwa 6–8 % unseres Körpergewichts (4,5–6 l) ein und hat vielfältige Aufgaben. Es dient dem Transport der Atemgase Sauerstoff (O_2) und Kohlendioxid (CO_2), von Nährstoffen und Stoffwechselabbauprodukten, von körpereigenen Botenstoffen (z. B. Hormonen), Arzneistoffen und von Wärme. Es sorgt für die Blutgerinnung und übernimmt wichtige Aufgaben bei der Körperabwehr. Daher ist es eng mit dem Immunsystem verbunden, welches mithilfe der weißen Blutkörperchen (Leukozyten), der löslichen Proteine und der lymphatischen Organe auf das Eindringen von Krankheitserregern und körperfremden Stoffen reagiert. Außerdem tragen die Puffersysteme des Blutes (besonders der Bikarbonatpuffer) dazu bei, dass die Konzentration der gelösten Substanzen in den Körperflüssigkeiten ausgeglichen (Homöostase) bleibt.

5.1 Zusammensetzung des Blutes

Blut ist eine Suspension (= Flüssigkeit mit fein darin verteilten Festkörpern). Es besteht aus einer elektrolythaltigen Flüssigkeit, dem Blutplasma, und einer festen Komponente, den Blutzellen (**Abb. 5.1**). Durch eine geringe Schwankung in der Zusammensetzung seiner Bestandteile erhält das Blut einen ziemlich konstanten pH-Wert (7,2–7,4) und osmotischen Druck aufrecht. Dieses „stabile innere Milieu" ist für den fehlerfreien Ablauf vieler Prozesse Voraussetzung, da besonders Funktionseiweiße empfindlich auf jede pH-Wert-Änderung reagieren.

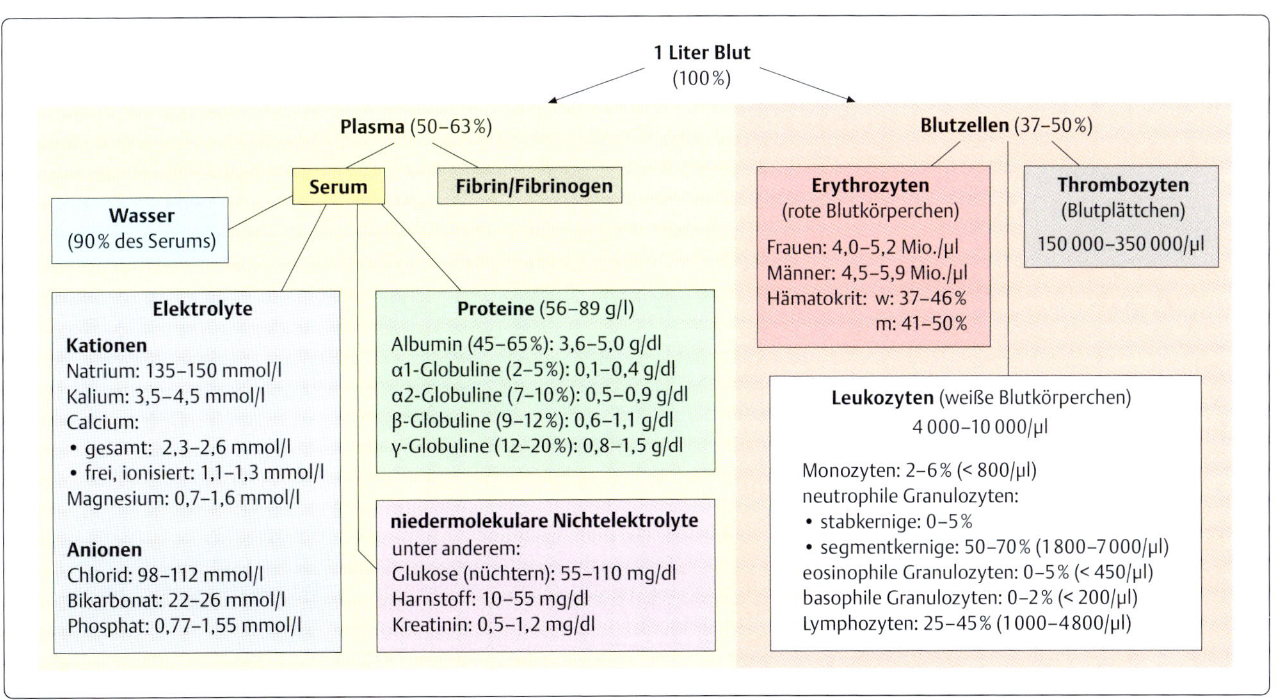

Abb. 5.1 Blutbestandteile.

5.1.1 Blutplasma und Blutserum

Das **Plasma** ist eine klare gelbliche Flüssigkeit und besteht zu 90 % aus Wasser. Die restlichen 10 % bilden Salze (Elektrolyte), Gerinnungsfaktoren, Proteine, Lipide (Cholesterin und Fettsäuren), Kohlenhydrate (Glukose), Stoffwechselprodukte wie Harnstoff und Harnsäure, Vitamine, Spurenelemente und Aminosäuren.

Entfernt man die Gerinnungsfaktoren aus dem Plasma, erhält man das etwas dünnflüssigere Serum.

> **Lerntipp**
> Merkspruch: „Serum **pl**us Gerinnungsfaktoren = **Pl**asma"

5.1.1.1 Plasmaproteine

Etwa 70 g/l Eiweiß enthält das menschliche Plasma. Zu den Aufgaben der Plasmaproteine gehört der Druckausgleich zwischen Blut und Gewebe (kolloidosmotischer Druck), sie haben Puffer- und Transportfunktion und sind an der Abwehr beteiligt. Die etwa 100 verschiedenen Arten werden aufgrund ihrer Größe, ihrer Form und ihrer Ladungseigenschaft (**Abb. 5.2**) eingeteilt in:

- Albumine
- α_1-Globuline
- α_2-Globuline
- β-Globuline
- γ-Globuline

Albumine bilden die größte Gruppe der Plasmaproteine. Sie sind verantwortlich für den kolloidosmotischen Druck, da sie Wasser binden und so einen zu starken Übertritt von Flüssigkeit ins Gewebe verhindern. Bei Eiweißmangel des Körpers dienen sie als Proteinreserve.

Außer den γ-Globulinen, die fast ausschließlich als Immunglobuline (= Antikörper, Kap. 5.2.1) vorkommen, haben alle Plasmaproteine auch eine Transportfunktion. Sie binden schlecht wasserlösliche Stoffe und bestimmte Wertstoffe an sich und ermöglichen so einen sicheren Transport im Blut. Beispiele für gebundene Stoffe sind (in Klammern jeweils die Transportform):

- freies Hämoglobin (Haptoglobin)
- Eisen (Transferrin)
- Vitamin B_{12} (Transkobalamin)
- Lipide (Lipoproteine)

5.1.1.2 Gerinnungsfaktoren

Auch die 13 Gerinnungsfaktoren gehören zu den Plasmaproteinen. Sie werden wie die meisten Plasmaproteine (wichtige Ausnahme: γ-Globuline) in der Leber synthetisiert. Für die Bildung der Faktoren II, VII, IX und X wird dabei Vitamin K benötigt.

> **Lerntipp**
> Merkhilfe: „1972" – denn: 10, 9, 7 und 2 sind die Vitamin-K-abhängigen Gerinnungsfaktoren.

5.1.2 Blutzellen

Zu den zellulären Anteilen des Blutes gehören folgende Blutzellen. Die angegebenen Zahlen vermitteln nur einen groben Überblick, genauere Angaben und geschlechtsspezifische Unterschiede sind der **Abb. 5.1** zu entnehmen:

- Erythrozyten = rote Blutkörperchen (5 Mio./µl)
- Thrombozyten = Blutplättchen (250 Tsd./µl)
- Leukozyten = weiße Blutkörperchen (5 000/µl)

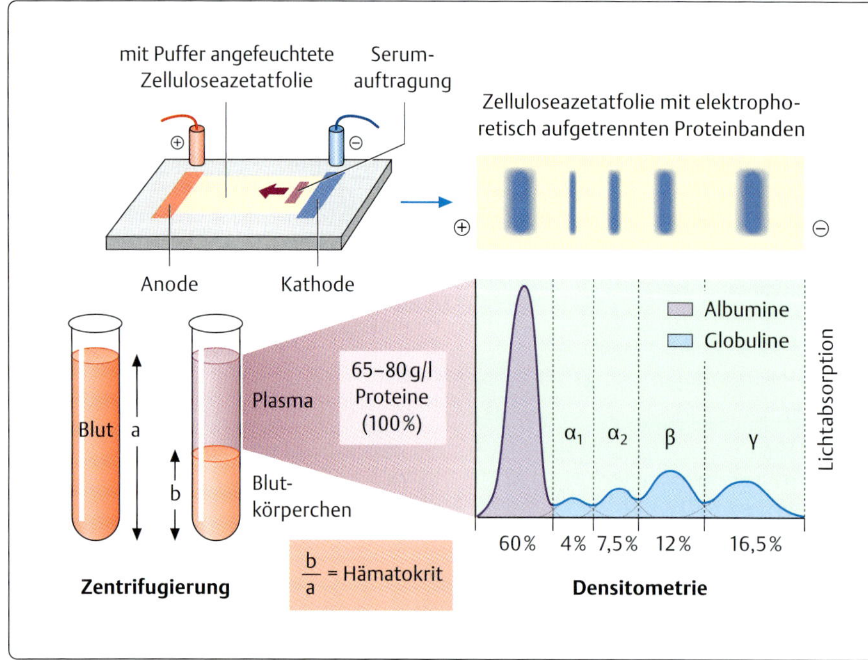

Abb. 5.2 Zusammensetzung des Blutes. Nach dem Zentrifugieren haben sich die zellulären Bestandteile des Blutes abgesetzt. Die Plasmaproteine können nun durch eine Trägerelektrophorese auf einer Zelluloseazetatfolie einzeln dargestellt werden. Nach der Auftrennung im elektrischen Feld werden die Proteinbanden durch Anfärbung sichtbar gemacht und mithilfe einer Densitometrie (Farbdichtemessung) ausgewertet.

Die Leukozyten werden noch weiter unterteilt in folgende Gruppen:

- Granulozyten (neutrophile, basophile und eosinophile)
- Lymphozyten
- Monozyten

Aufgaben Jeder Zellgruppe kommen spezielle Aufgaben zu: Die Erythrozyten übernehmen den Transport der Atemgase und anderer Stoffe. Die Thrombozyten sind maßgeblich an der Blutgerinnung beteiligt. Die Leukozyten stehen im Dienst der Körperabwehr.

Hämatokrit Den prozentualen Anteil aller Blutzellen am Gesamtblutvolumen bezeichnet man als Hämatokrit. Da die Erythrozyten aber die Hauptmasse der zellulären Bestandteile des Blutes ausmachen, ist der Hämatokrit (Hk) das Maß für das Erythrozytenvolumen im Blut. Er beträgt durchschnittlich 45 % des Gesamtblutvolumens (das Blutplasmavolumen liegt also bei 55 %). Dabei ist der Hämatokritwert bei Männern etwas höher als bei Frauen.

Lerntipp

Merkspruch: „**Th**eo **ly**ncht **Er**ich **g**anz **mon**dän."
(Blutzellen in der Reihenfolge ihrer Größe: **Th**rombozyten < **Ly**mphos < **Er**ys < **G**ranulozyten < **Mon**ozyten)

Pathologie

Krankhafte Veränderungen der Zellen

Krankhafte Veränderung der Zellen bezüglich der Anzahl oder der Funktion werden durch die Endung charakterisiert:

- -zytose = erhöhte Anzahl einer Blutzellpopulation im Blut, also Erythrozytose, Thrombozytose, Leukozytose, Granulozytose etc.
- -penie = verminderte Anzahl einer Population, z. B. Thrombozytopenie (kurz: Thrombopenie)
- -pathie = gestörte Funktion einer Population, z. B. Thrombozytopathie

Bildung Vor der Geburt findet die Blutzellbildung (**Hämatopoese**) in verschiedenen Organen statt, zunächst im Dottersack, dann in der Leber, der Milz und dem roten Knochenmark aller Knochen; beim Erwachsenen dann im roten Knochenmark der platten Knochen (Beckenschaufel, Brustbein, Rippen, Schädel, Wirbelkörper) sowie in den gelenknahen (proximalen) Abschnitten der Extremitätenknochen.

Die Blutzellen stammen von einer Population im Knochenmark ansässiger, multipotenter Stammzellen ab, die für die ständige Neubildung sorgen. Multipotente („alles könnende") Stammzellen können sich noch in jede Blutzellart umformen. Aus den Stammzellen entwickeln sich über verschiedene Vorstufen die reifen Blutzellen, die dann ins fließende Blut abgegeben werden (**Abb. 5.3**, **Abb. 5.4**). Überschüssige oder mangelhaft ausgebildete Zellen werden von Makrophagen abgebaut. Eine Ausnahme bilden die Lymphozyten, die zwar ebenfalls im Knochenmark ihre Stammzellen besitzen, sich dann aber besonders in den lymphatischen Organen (Kap. 5.3) vermehren und differenzieren.

Pathologie

Linksverschiebung

Eine vermehrte Freisetzung von unreifen (stabkernigen) Granulozyten aus dem Knochenmark ins Blut wird als Linksverschiebung bezeichnet (die Entwicklungsstufen werden oft von links nach rechts dargestellt). Grund ist meist ein erhöhter Bedarf an neutrophilen Granulozyten in der Peripherie. So findet man eine reaktive Linksverschiebung bei vielen Infektionskrankheiten, Entzündungen und eitrigen Prozessen.

5.1.2.1 Erythrozyten

Die roten Blutkörperchen (Erythrozyten, kurz: Erys) transportieren Sauerstoff (O_2) und Kohlendioxid (CO_2). Sie haben die Form einer beidseits eingedrückten (= bikonkaven) Scheibe, sind etwa 7,5 µm groß und zellkernlos. Aufgrund ihres flexiblen Zytoskeletts sind sie sehr gut verformbar und können so auch kleinste Kapillaren passieren. Ihre Zellmembran ist semipermeabel (= halbdurchlässig), sodass z. B. Wasser durch sie hindurchgelangen kann. Ihren Zellkern haben sie im Laufe ihrer Reifung abgestoßen, weshalb sie sich nicht mehr teilen können. Sie besitzen auch keine Mitochondrien. So haben sie viel Raum für den roten, eisenhaltigen Blutfarbstoff, das Hämoglobin (Hb). Es besteht aus großen Eiweißmolekülen und nimmt etwa ⅓ des Gesamtvolumens des Erythrozyten ein. In seinem Inneren enthält es 4 Eisenionen, die den zu transportierenden Sauerstoff reversibel binden, sodass er im Gewebe leicht wieder abgegeben werden kann (**Abb. 5.5**). Sauerstoffreiches (arterialisiertes) Blut erscheint dabei viel heller als sauerstoffarmes (venöses) Blut.

Der Gehalt an Hämoglobin beträgt etwa 150–160 g/l. Es befindet sich nahezu ausschließlich in den Erythrozyten, der Gehalt im Plasma ist zu vernachlässigen. In **Tab. 5.1** sind einige wichtige Laborgrößen zusammengestellt.

Tab. 5.1 Ausgesuchte Laborgrößen.

Laborgröße	Maß
Hk (Hämatokrit)	gesamtes Erythrozytenvolumen im Blut
Hb (Hämoglobin)	gesamter Hämoglobingehalt des Blutes
MCV (mean cell volume)	mittleres Erythrozytenvolumen (gibt die Größe des einzelnen Erythrozyten an)
MCHC (mean cell hemoglobin concentration)	mittlere Hämoglobinkonzentration der Erythrozyten
MCH (mean cell hemoglobin)	mittlerer Hämoglobingehalt des einzelnen Erythrozyten

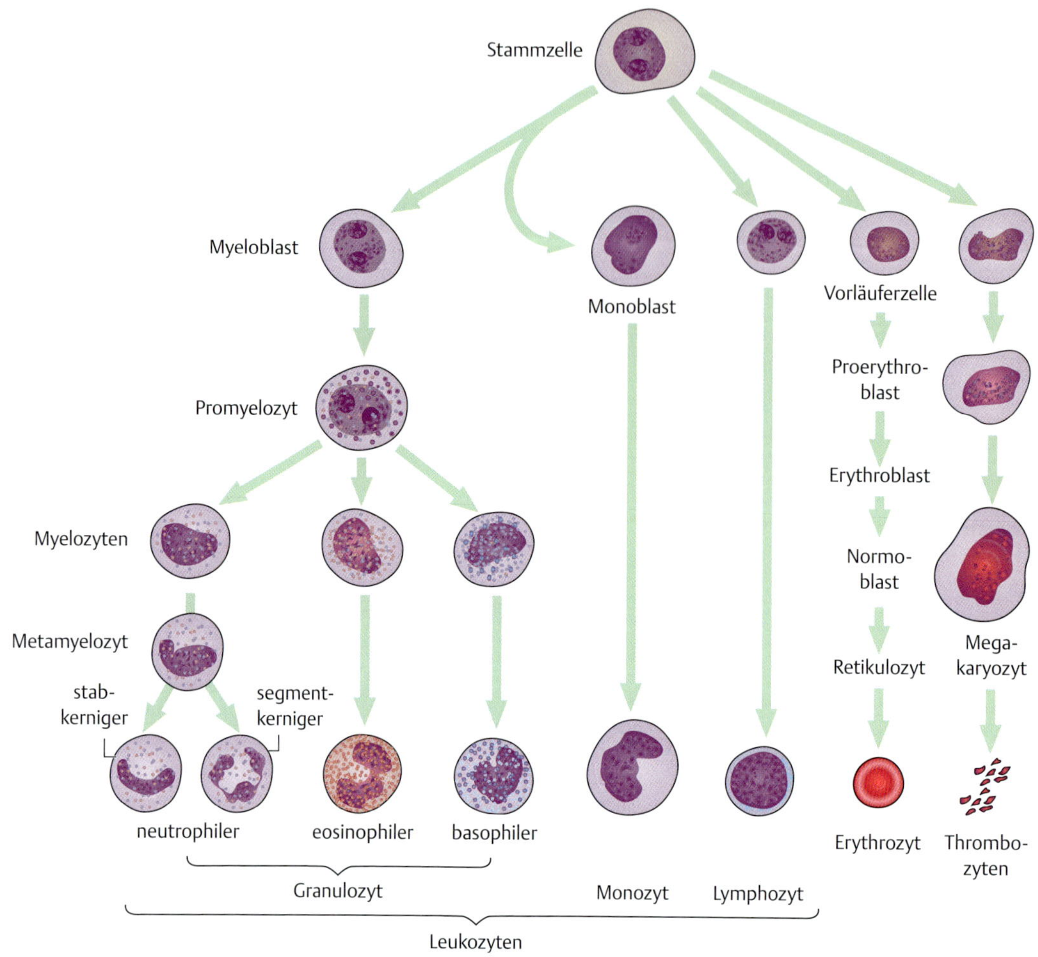

Stammzelle
Myeloblast
Monoblast
Vorläuferzelle
Promyelozyt
Proerythro-blast
Erythroblast
Myelozyten
Normo-blast
Metamyelozyt
stab-kerniger
segment-kerniger
Retikulozyt
Mega-karyozyt
neutrophiler
eosinophiler
basophiler
Erythrozyt
Thrombo-zyten
Granulozyt
Monozyt
Lymphozyt
Leukozyten

Abb. 5.3 Herkunft und Entwicklung der Blutzellen. Alle Blutzellen entstammen einer gemeinsamen multipotenten Stammzelle. Über verschiedene Vorstufen entwickeln sie sich zu den reifen Zellen, die ins Blut gelangen (unterste Reihe). Die Lymphozyten vermehren sich in den lymphatischen Organen weiter. Die Vorstufen der Monozyten (Monoblasten, Promonozyten) sind im Knochenmarksausstrich nicht zu identifizieren und deshalb in der Abbildung nicht dargestellt.

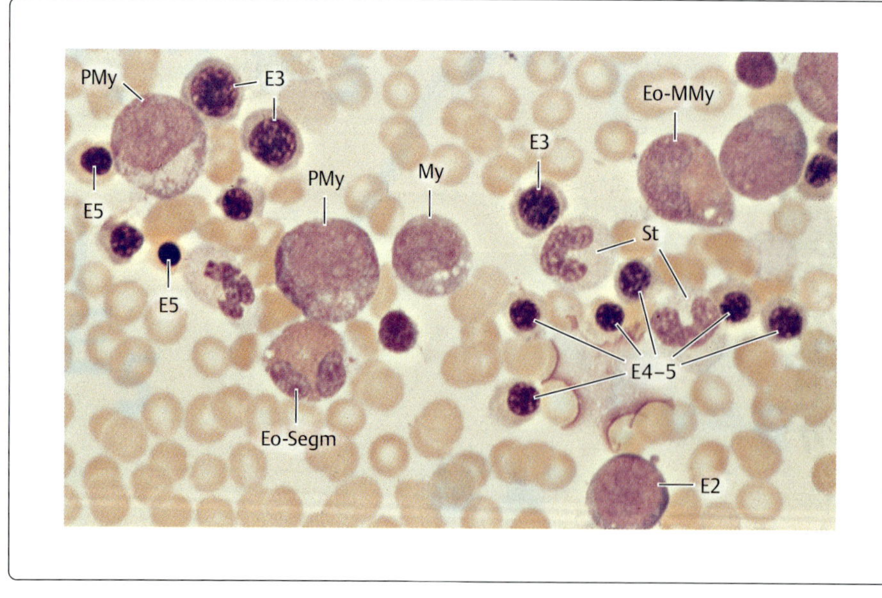

Abb. 5.4 Knochenmarksausstrich. E2–5 = verschieden Reifestufen der Erythrozyten, Eo-MMy und Eo-Segm = eosinophiler Metamyelozyt und Segmentkerniger, My = neutrophiler Myelozyt, PMy = Promyelozyt, St = stabkerniger Neutrophiler.

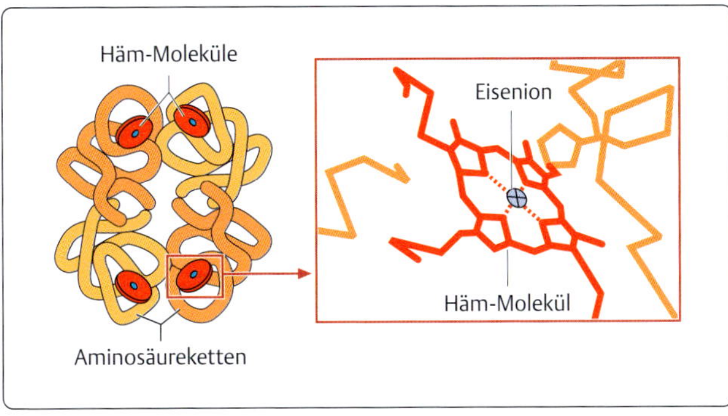

Abb. 5.5 Aufbau eines Hämoglobinmoleküls. Hämoglobin ist ein großes Eiweißmolekül aus 4 Einzelketten. Im Zentrum jeder Kette befindet sich 1 Häm-Molekül, mit je 1 Eisenion.

> **Pathologie**
>
> **Anämie**
> Eine Anämie wird umgangssprachlich als „Blutarmut" bezeichnet. Es handelt sich aber um einen zu geringen Hämoglobingehalt oder eine reduzierte Erythrozytenzahl.
>
> **Normochrome Anämie**
> Ursache für eine reduzierte Erythrozytenzahl sind Blutungen (Blutungsanämie) oder eine abnorme Zerstörung von Erythrozyten (hämolytische Anämie). Der einzelne Erythrozyt enthält aber ausreichend Hämoglobin, er ist normal gefärbt. Man spricht von einer normochromen Anämie. Der Hk ist erniedrigt, das MCH normal. Häufigste Ursache für eine Eisenmangelanämie bei Männern ist eine Blutung aus dem Gastrointestinaltrakt (Magen-Darm-Trakt).
>
> **Hypochrome mikrozytäre und hyperchrome makrozytäre Anämie**
> Ist der Gehalt an Hämoglobin im Erythrozyten erniedrigt, liegt eine **hypochrome mikrozytäre Anämie** vor. Die Erythrozyten sind dabei zu wenig gefärbt (hypochrom) und zu klein (mikrozytär). Das MCH und MCV sind erniedrigt. Ursache ist meist ein Eisenmangel, sodass nicht ausreichend Hämoglobin gebildet werden kann. Um einen Eisenmangel festzustellen, kann der Wert für die Speicherform des Eisens, das Ferritin, bestimmt werden.
> Bei einer **hyperchromen makrozytären Anämie** sind die Erythrozyten zu groß (makrozytär) und zu stark gefärbt (hyperchrom). Häufigste Ursache sind ein Vitamin-B_{12}- oder Folsäuremangel. Diese Stoffe fehlen bei der Reifung der Erythrozytenvorläuferzellen. Es werden viele zu große Erythrozyten ins Blut abgegeben. Es gibt nur wenige reife Erythrozyten, die dann kompensatorisch mehr Hämoglobin enthalten. Dadurch sind das MCH und MCV erhöht.

Lebensdauer Die Erythrozyten haben eine Lebensdauer von 120 Tagen, die sie im Gefäßsystem (intravasal) verbringen. Ihr Bildungs- und Reifungsort ist – wie der fast aller zellulärer Blutbestandteile – das Knochenmark. Die letzte Entwicklungsstufe vor dem reifen Erythrozyten ist der Retikulozyt (lat. rete = Netz). Er hat noch eine netzartige Struktur, die sich aber nach einigen Tagen verliert.

Entwicklung Für die gesunde Entwicklung der Erythrozyten (**Erythropoese**) sind Vitamin B_{12}, Eisen und Folsäure unerlässlich. Außerdem spielt das in der Niere gebildete Hormon Erythropoetin (Epo) eine wichtige Rolle. Reiz für seine Ausschüttung ist ein Sauerstoffmangel des Blutes. Im Knochenmark regt es die Teilung der Erythrozyten und Reifung der roten Blutkörperchen an.

> **Pathologie**
>
> **Polyglobulie (= Erythrozytose)**
> Eine Polyglobulie bezeichnet einen Anstieg der Erythrozytenzahl über die Norm. Sie kann durch Flüssigkeitsverlust zustande kommen, etwa nach anhaltendem Erbrechen oder massivem Durchfall. Da es sich nur um eine Verschiebung des Zell-Plasma-Verhältnisses handelt, wird sie auch als Pseudopolyglobulie oder relative Polyglobulie bezeichnet.
> Die absolute Polyglobulie oder Polycythaemia vera (echte Polyglobulie) hat ihre Ursache in der erhöhten Synthesezahl von Erythrozyten im Knochenmark. Diese kann maligne Ursachen haben, aber auch eine hormonelle Reaktion sein (Erythropoetin). Auch die anderen beiden Blutzellreihen (Thrombozyten und Leukozyten) zeigen erhöhte Werte.

Abbau Nach ihrer Wirkungsphase werden die Erythrozyten von Makrophagen der Milz abgebaut (bei größeren Mengen auch in der Leber und im Knochenmark). Dabei wird das **Hämoglobin** zunächst in seine beiden Proteine Häm und Globin zerlegt:

Globin Das Globin wird in Aminosäuren gespalten und dem Stoffwechsel übergeben. Das Eisen der Hämgruppe wird ebenfalls recycelt, indem es abgetrennt und dann von einem Transporteiweiß (Transferrin) aufgenommen und zur erneuten Verwendung abtransportiert wird.

Häm Das Häm wird zu **Biliverdin** und schließlich zu **Bilirubin** umgewandelt (**Abb. 5.6**). An Albumin gekoppelt, gelangt das Bilirubin auf dem Blutweg zur Leber. An Gallensalze gebunden (Konjugation) – und nun wasserlöslich – erreicht es den Darm. Hier sorgen Bakterien für weitere Umbauprozesse, sodass ein Teil des Bilirubins zu Urobilinogen wird, welches von der Darmwand wieder aufgenommen und über die Nieren ausgeschieden wird (gelbe Farbe des Urins). Den anderen Teil zersetzen die Bakterien zu dem braunen Sterkobilinogen, welches dann über den Darm ausgeschieden wird.

Pathologie

Ikterus (Gelbsucht)

Durch eine Störung im Bilirubinstoffwechsel (vermehrter Anfall oder verminderte Ausscheidung) kommt es zu einem Anstieg des Bilirubingehalts im Blut (Hyperbilirubinämie). Die durch Ablagerung ins Gewebe bedingte Gelbfärbung der Haut, der Schleimhäute und der Skleren (Lederhaut der Augen) bezeichnet man als Gelbsucht bzw. Ikterus (S. 171).

Naturheilkundliche Therapie

Aderlass

In der Regel wird pro Sitzung eine Menge von 500 ml Blut abgenommen, in bestimmten Fällen auch kleinere Mengen. Eine Rolle spielt der Aderlass v. a. bei folgenden Erkrankungen: Polycythaemia vera, Polyglobulie und Hämochromatose. Der Aderlass zählt zu den ausleitenden Verfahren. Durch den Aderlass können die Fließeigenschaften und die Sauerstoffkapazität des Blutes verbessert werden.

Eigenbluttherapie

Bei dieser Therapie wird dem Patienten zunächst eine bestimmte Menge Blut aus der Vene entnommen (meist 0,5–5 ml) und dann später wieder injiziert, je nach Therapieform in den Muskel oder die Haut. Der Gedanke dahinter: Durch das Eigenblut werden Eiweißverbindungen freigesetzt, die als Reizstoffe im Organismus wirksam werden und eine entzündliche Abwehrreaktion auslösen sollen. Das reinjizierte Blut soll also das Immunsystem anregen. Es gibt verschiedene Möglichkeiten der Eigenbluttherapie: Das Blut kann unverändert wieder injiziert werden oder wird mit bestimmten Stoffen angereichert, z. B. mit einem Ozon-Sauerstoff-Gemisch oder homöopathischen/phytotherapeutischen Präparaten.

Blutegelbehandlung

Die Blutegelbehandlung ist eine Form des Aderlasses. Dazu werden Blutegel (Hirudo officinalis oder Hirudo medicinalis) an bestimmte Hautstellen gesetzt, sodass ein Aderlass von 8–10 ml Blut herbeigeführt wird. Der Speichel der Blutegel enthält **Hirudin**, eine gerinnungshemmende Substanz. Dadurch kann es auch nach der Behandlung zu Nachblutungen kommen. Hirudin wirkt außerdem gefäßerweiternd, entzündungshemmend und entkrampfend. Das Verfahren wird bei Venenentzündungen und Krampfadern eingesetzt, aber auch bei Lymphstau, Wundheilungsstörungen usw.

Antidyskratika

Antidyskratika werden umgangssprachlich auch als Blutreinigungsmittel bezeichnet. Sie sollen die Ausscheidungsfunktionen von Leber, Nieren, Darm und Haut verbessern. Einer „schlechten Säftezusammensetzung" (Dyskrasie) soll so entgegengewirkt werden. Eingesetzt werden hier z. B. Birkenblätter oder Brennnessel.

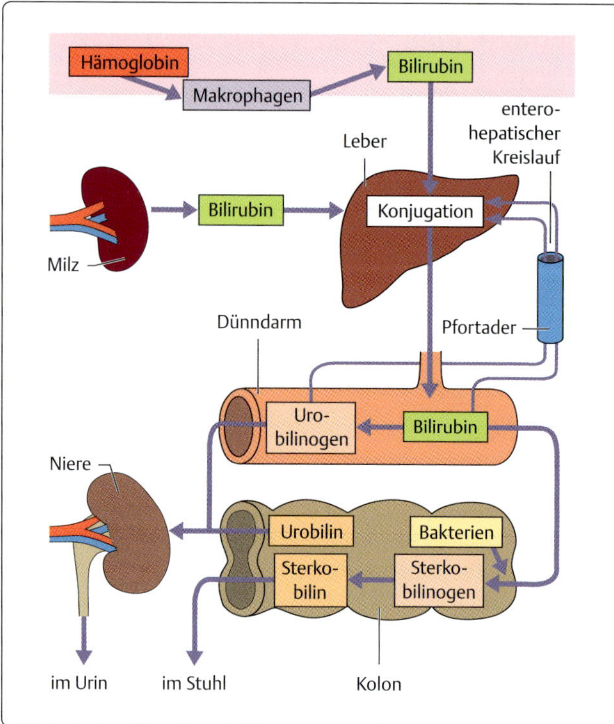

Abb. 5.6 Stoffwechsel des Bilirubins. Bilirubin wird über die Galle in den Darm abgegeben und färbt nach einigen Abbauvorgängen den Stuhl braun. Ein Teil der Abbauprodukte wird wieder aufgenommen und an die Nieren weitergeleitet, wo der Großteil als Urobilinogen ausgeschieden wird. Der andere Teil nimmt, ähnlich wie die Gallensalze, am enterohepatischen Kreislauf teil.

5.1.2.2 Thrombozyten

Die Blutplättchen (= Thrombozyten) haben einen Durchmesser von 2,5 µm und sind kernlose, membranumhüllte Zellbruchstücke. Sie entstammen ebenfalls dem Stammbaum der blutbildenden Stammzelle und schnüren sich aus dem Zytoplasma von Knochenmarksriesenzellen (Megakaryozyten) ab (**Abb. 5.3**). Sie zirkulieren etwa 1–2 Wochen im Blut, bevor sie in der Leber und der Milz wieder abgebaut werden – es sei denn, sie werden vorher bei einem Gerinnungsvorgang verbraucht. Die Thrombozyten enthalten verschiedene Enzyme und Gerinnungsfaktoren, die bei der Regulierung der Blutgerinnung mitwirken. Zu den wichtigsten zählen Thromboxan A und der Plättchenfaktor 3.

Blutstillung und -gerinnung

Nach Verletzung eines Blutgefäßes zieht sich das Gefäß zusammen (Vasokonstriktion) und es lagern sich große Mengen von Thrombozyten zu einem Pfropf zusammen (Plättchen- oder Thrombozytenaggregation). Dieser verschließt die Wunde nach 2–4 min als weißer Thrombus (**Abb. 5.7**). Unterstützend wirkt hierbei das von den Thrombozyten selbst gebildete Thromboxan A, welches die Aggregation anregt. Den Vorgang bis zur Blutstillung bezeichnet man als **primäre Hämostase**, die dafür benötigte Zeit heißt Blutungszeit.

Die Gefäßverletzung setzt parallel eine kaskadenartige Aktivierung der Gerinnungsfaktoren in Gang, die mit der Umwandlung von Fibrinogen (= Faktor I) in das aktive Fibrin endet. Fibrinfäden durchziehen nun den weißen Thrombus, binden rote und weiße Blutzellen mit ein und bilden so einen stabilen roten Thrombus (**sekundäre Hämostase**).

Nachfolgend wird die verletzte Gefäßwand durch Bindegewebs- und Epithelzellen wieder aufgebaut. Auch hierbei wirken die Thrombozyten durch Produktion von unterschiedlichen Wachstumsfaktoren unterstützend.

> **Merke**
> Der stabile rote Thrombus wird für Gerinnsel außerhalb des Gefäßsystems im klinischen Sprachgebrauch oft auch als Koagulum (Koagel) bezeichnet, während für intravasale Gerinnsel eben der Begriff „Thrombus" gebräuchlich ist. Allerdings gibt es keine definierte Abgrenzung, sodass die Begriffe häufig synonym verwendet werden. Von dem Ausdruck Koagulum leiten sich die Bezeichnungen für die Antikoagulationstherapie (gegen die Bildung von Koageln – also gegen die Gerinnung) und die eingesetzten Medikamente, die Antikoagulanzien, ab.

Aktivierung der Gerinnung Bei der Aktivierung der Gerinnungsvorgänge wird zwischen 2 Wegen unterschieden:

- endogenes System: ausgelöst durch Verletzungen an der Gefäßinnenseite (Endothel)
- exogenes System: ausgelöst durch Verletzungen, die auch die äußere Gefäßwand betreffen sowie den Kontakt mit extravasalen Gewebestrukturen

Die Systeme unterscheiden sich in der unterschiedlichen Reihenfolge, in der die Gerinnungsfaktoren aktiviert werden. Sie münden aber in einer gemeinsamen Endstrecke, an deren Ende stets die Umwandlung von Fibrinogen in Fibrin steht. Wichtig für die Funktion der Gerinnungskaskade sind Kalziumionen, da sie für die Aktivierung einiger Faktoren unerlässlich sind. Für Laboruntersuchungen kann man das Kalzium durch Zugabe von Natriumzitrat binden und das Blut so an der Gerinnung hindern. Es gibt aber auch natürliche Inhibitoren (Hemmstoffe) der Gerinnung, die wichtigsten sind Antithrombin III, Protein C und Protein S.

Medikamentöse Gerinnungshemmung Bei manchen Patienten ist es nötig, die Blutgerinnung einzuschränken. Dies betrifft z. B. Patienten mit arteriosklerotisch verengten Herzkranz- oder Hirngefäßen, um einem Herzinfarkt oder Schlaganfall vorzubeugen. Die eingesetzten Medikamente sind Antikoagulanzien. Es gibt Antikoagulanzien, die die Wirkung des Vitamin K hemmen (Vitamin-K-Antagonisten) und so die Bildung der Vitamin-K-abhängigen Gerinnungsfaktoren verhindern (Kumarine, z. B. Marcumar). Andere Wirkstoffe wie Azetylsalizylsäure (ASS, z. B. Aspirin) hemmen die Thrombozytenaggregation. Heparin wiederum bindet v. a. an Antithrombin III. Der entstehende Komplex hemmt die Wirkung verschiedener Gerinnungsfaktoren. Heparin wird nicht als Dauermedikation eingesetzt, sondern v. a. zur Thromboseprophylaxe vor und nach einer Operation.

Wichtig zu wissen ist, dass die Wirkung der Vitamin-K-Antagonisten langfristiger ist, während die Azetylsalizylsäure (und das Heparin) kurze Halbwertzeiten haben. Vor einer geplanten Operation muss der Vitamin-K-Antagonist also rechtzeitig abgesetzt werden, um eine ausreichende Gerinnung zu gewährleisten. Mithilfe von Azetylsalizylsäure kann dann kurzfristig und sehr fein abgestimmt die Gerinnung reguliert werden.

> **Merke**
> Umgangssprachlich wird bezüglich der Anikoagulationstherapie oft von „Blutverdünnung" gesprochen. Dieser Ausdruck ist so allerdings nicht korrekt, da die Zusammensetzung und die Viskosität des Blutes nicht verändert, sondern nur die Gerinnungsabläufe eingeschränkt werden. Bei einer wirklichen Blutverdünnung, der Hämodilution, wird entweder das Blutvolumen als Ganzes reduziert (isovolämisch) oder das Blut wird durch Zusatz von Flüssigkeiten physiologisch (hypervolämisch) verdünnt. So wird die Durchblutung von Gefäßengstellen verbessert (häufig beim Schlaganfall). Auch wenn eine Herz-Lungen-Maschine zum Einsatz kommen muss, wird die Hämodilution genutzt.

Gerinnungstests Verschiedene Test können bei der Diagnostik von Gerinnungsstörungen eingesetzt werden. Hierzu gehören z. B. der Quicktest und die International Normalized Ratio (INR, Prüfung des exogenen Systems).

Quicktest Um den Quickwert zu ermitteln, wird dem entnommenen Blut ein Gerinnungsfaktor (Gewebethromboplastin) des exogenen Systems zugegeben und die Zeit (= Thromboplastinzeit, TPZ) bis zur Gerinnung gemessen – Normwert: 75–125 % (orientiert an 100 % = 14 s). Allerdings ist die Berechnung von Labor zu Labor sehr unterschiedlich, sodass jeweils eine Umrechnungsformel mitgeschickt werden sollte.

International Normalized Ratio (INR) Mithilfe der Thromboplastinzeit wird auch die INR ermittelt, die aber einen international vergleichbaren Gerinnungswert liefert und den Quickwert deshalb zunehmend ersetzt. Die INR gibt das Verhältnis an, durch das die Gerinnung zum Normwert verzögert ist. Die Gerinnungszeit eines Gesunden entspricht einer INR von 1, d. h., bei einem INR-Wert von 2 gerinnt das Blut des Patienten 2 × langsamer als normal.

Fibrinolyse

Um den bei der Gerinnung entstandenen Thrombus nach erfolgter Wundheilung wieder abzubauen, wird die Fibrinolyse (Lyse = Lösung) aktiviert (**Abb. 5.7**). Wichtig ist dieses System auch, um eine zu starke Gerinnung in den Gefäßen (Thrombose) zu verhindern. Das verantwortliche Funktionseiweiß ist das Plasmin, das in seiner inaktiven Form, dem Plasminogen, im Plasma vorhanden ist. Es wird schon während der Gerinnungsvorgänge von Enzymen aktiviert. Wichtige physiologische Aktivatoren sind Urokinase und gewebespezifischer Plasminogenaktivator (TPA). Diese können aber wie das Fibrinolytikum Streptokinase auch therapeutisch eingesetzt werden (Lysetherapie).

Pathologie

Thrombose

Unter einer Thrombose versteht man den teilweisen oder vollständigen Verschluss eines Gefäßes, sei es einer Arterie oder Vene, durch ein an der Gefäßwand entstandenes Blutgerinnsel (Thrombus). Begünstigt wird eine Thrombose u. a. durch eine Verlangsamung des Blutstroms, wie es bei eingeschränkter Bewegung nach Operationen der Fall ist. Auch arteriosklerotische Veränderungen der Gefäßwände und eine erhöhte Viskosität des Blutes erhöhen das Thromboserisiko. Als Prophylaxe und Therapie von Thrombosen kann Heparin als Gerinnungshemmer eingesetzt werden (S. 109). Es blockiert die Wirkung mehrerer Gerinnungsfaktoren.

Embolie

Unter einem Embolus versteht man einen Thrombus, der sich von der Gefäßwand gelöst hat und nun frei im Blut schwimmt. In engeren Blutgefäßen kann er stecken bleiben und so eine Embolie verursachen. Aber auch andere Stoffe wie Fetttröpfchen (nach Knochenbrüchen), Luft (bei Injektionen) oder Fruchtwasser (bei der Geburt) können ins Gefäßsystem gelangen und zu einer Embolie führen.

Lungenembolie

Löst sich ein Thrombus der Beinvenen, gelangt er über das venöse System schließlich in die untere Hohlvene (V. cava inferior), ins rechte Herz und von dort weiter in die Lungenarterien. Diese verzweigen sich und ihr Lumen wird immer enger, sodass der Embolus schließlich hängen bleibt und das Gefäß verschließt. Wird ein großer Anteil (mehr als 85 %) der Lungendurchblutung verhindert, kommt es durch Rückstau zu einem akuten Versagen des rechten Herzens. Eine solche Lungenembolie kann innerhalb von Minuten tödlich enden.

Paradoxe Embolie

Durch Defekte im Bereich der Herzscheidewand (meist handelt es sich um ein offenes Foramen ovale) kann ein in den Venen entstandener Embolus in den arteriellen Kreislauf gelangen (paradoxe Embolie). Es besteht nun die Gefahr eines Hirn- oder Myokardinfarktes.

Merke

Eine Embolie entsteht entfernt vom Ursprungsort des Embolus, während bei einer Thrombose ein Blutgerinnsel (sog. Thrombus) direkt am Ort seines Entstehens zum Gefäßverschluss führt.

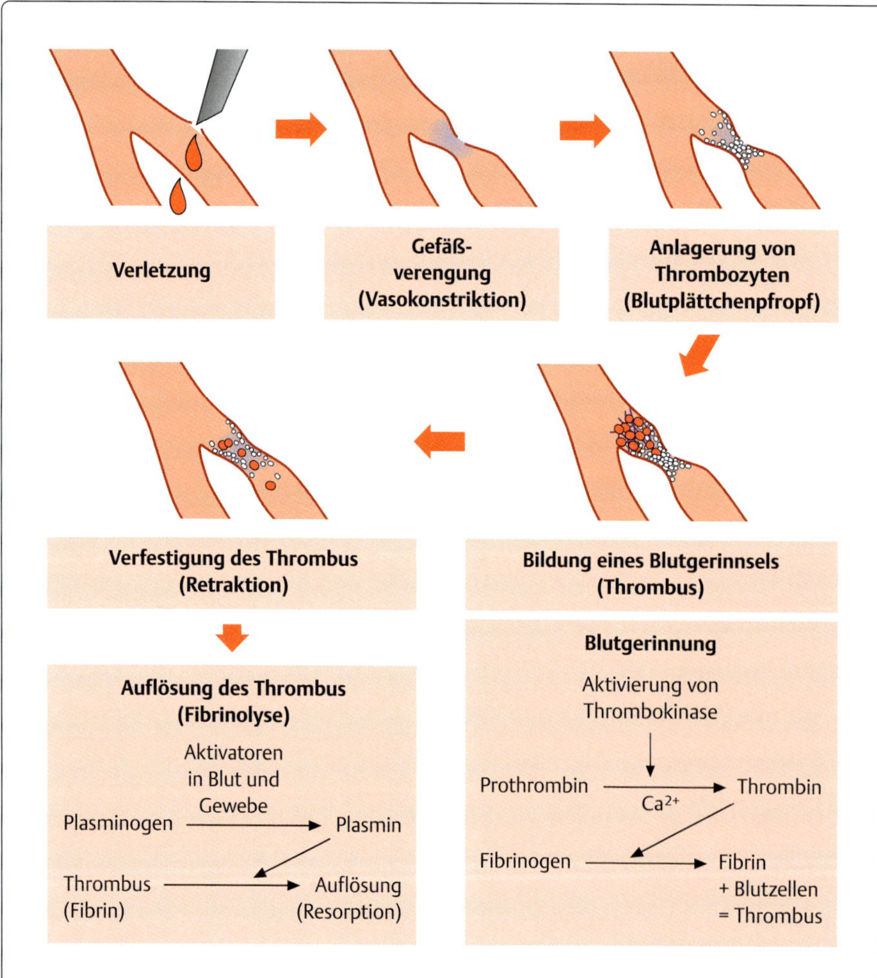

Abb. 5.7 Blutstillung, Blutgerinnung und Fibrinolyse.

5.1.2.3 Leukozyten

Alle weißen Blutkörperchen sind an der Immunabwehr beteiligt. Sie sind kernhaltig und beweglich. Ihre Lebensdauer ist sehr unterschiedlich: Sie kann wenige Tage, aber auch Jahre dauern. Ihre relativ geringe Anzahl im Blut (4000–10000/µl) rührt daher, dass Leukozyten das Blut nur als Transportmittel nutzen und sich die meisten (ca. 90 %) im Bindegewebe und in den lymphatischen Organen (Kap. 5.3) aufhalten. Besonders bei Entzündungen können ihre Blutwerte allerdings stark ansteigen. Die Leukozyten werden in folgende Arten untergliedert, die im Differenzialblutbild dargestellt werden können:

- neutrophile Granulozyten (60 %)
- eosinophile Granulozyten (3 %)
- basophile Granulozyten (< 1 %)
- Monozyten (6 %)
- Lymphozyten (30 %)

Auch die Leukozyten werden im Knochenmark gebildet, reifen dort heran und gelangen dann über das Blut an ihre Wirkungsorte. Eine Ausnahme bilden die Lymphozyten: Deren Stammzellen liegen zwar ebenfalls im Knochenmark, ihre weitere Vermehrung und Differenzierung finden allerdings auch in anderen lymphatischen Organen (Kap. 5.3) statt.

Lerntipp

Merkspruch: „**Ne**ver **l**et **mon**keys **e**at **ba**nanas!"
(weiße Blutzellen nach Häufigkeit geordnet: **Ne**utrophile > **L**ymphozyten > **Mon**ozyten > **E**osinophile > **Ba**sophile; in Prozent ausgedrückt: 60 % > 30 % > 6 % > 3 % > 1 %)

Granulozyten

Die Unterteilung der Granulozyten (10–12 µm) beruht auf der unterschiedlichen Anfärbbarkeit ihrer im Zytoplasma gelegenen Granula. Alle besitzen den typisch segmentierten Zellkern.

Neutrophile Granulozyten Den größten Anteil dieser Leukozytengruppe bilden die neutrophilen Granulozyten (95 %). Ihre Granula bleiben bei der Anfärbung farblos (= neutral). Sie sind professionelle Fresszellen (Phagozyten) und gehören zur unspezifischen (angeborenen) Abwehr. Meist sind sie als Erste an einem Entzündungsort anzutreffen. Die lysosomalen Enzyme ihrer Granula vernichten Krankheitserreger nach der Phagozytose. Die Granulozyten gehen dabei mit zugrunde. Besonders Bakterien werden von den „Neutrophilen" angegriffen, deren Beteiligung an einer Infektion dann an der vorhandenen Eiterbildung zu erkennen ist.

Eosinophile und basophile Granulozyten Die Granula der eosinophilen Granulozyten (3 %) färben sich rot (griech. eos = Morgenröte), die der basophilen Granulozyten (2 %) blauviolett. Die „Eosinophilen" sind spezialisiert auf die Vernichtung von Wurmparasiten. Außerdem enthalten ihre Granula antibakterielle und antivirale Stoffe. Gemeinsam mit den „Basophilen" sind sie an allergischen Reaktionen vom Soforttyp beteiligt. Die Granula der basophilen Granulozyten enthalten Histamin und Heparin:

- Bei den allergischen Abläufen steigert **Histamin** die Gefäßdurchlässigkeit und die Kontraktion der glatten Muskelzellen.
- **Heparin** dagegen verhindert eine zu starke Blutgerinnung.

Merke

Ähnlich wie die basophilen Granulozyten arbeiten die ebenfalls aus der Hämatopoese stammenden Mastzellen (S. 105). Diese frei im Interstitium vorkommenden Zellen, deren Verwandtschaftsbeziehung noch nicht geklärt ist, siedeln sich besonders im Bereich von Gefäßen und Nerven an und enthalten ebenfalls Heparin und Histamin.

Monozyten

Die größten Leukozyten sind die Monozyten mit einem Durchmesser von 15–20 µm. Sie haben einen nierenförmigen Zellkern. Nach etwa einem Tag im Blut wandern sie in sämtliche Organe und reifen zu Makrophagen (professionellen Riesenfresszellen) heran. Neben den neutrophilen Granulozyten sind sie die wichtigsten Phagozyten des Körpers. Sie gehören zum **mononukleären Phagozytensystem** (MPS), in dem alle professionell phagozytierenden Zellen zusammengefasst werden. Hierzu gehören z. B. folgende Phagozyten:

- Osteoklasten (Knochen)
- Langerhans-Zellen (Haut)
- Kupffer-Sternzellen (Leber)
- Mikrogliazellen (Gehirn)
- Mesangiumzellen (Niere)
- Alveolarmakrophagen (Lunge)
- Retikulumzellen (Lymphknoten)

Lymphozyten

Nur ca. 2 % der Lymphozyten (Durchmesser 4–7 µm) befinden sich jeweils im Blut, da die Lymphozyten ständig zwischen den lymphatischen Organen oder dem Interstitium, der Lymphe und dem Blut zirkulieren. Ihr Kern ist meist rund und von einem schmalen Zytoplasmasaum umgeben. Im Blutausstrich lassen sich die 3 funktionellen Hauptgruppen nicht unterscheiden:

- B-Lymphozyten
- T-Lymphozyten
- natürliche Killerzellen (NK-Zellen)

Die B- und T-Lymphozyten sind maßgeblich verantwortlich für die erworbene (spezifische) Abwehr (Kap. 5.2.3).

Pathologie

Veränderung des Differenzialblutbildes bei Entzündungen

Im Laufe einer Infektion verändert sich das Differenzialblutbild oft charakteristisch. Es beginnt mit der neutrophilen Kampfphase, die von der monozytären Überwindungsphase abgelöst wird. Am Ende der Erkrankung steht die lymphozytäre eosinophile Heilungsphase, die wegen der erhöhten Zahl an eosinophilen Granulozyten auch als „Morgenröte der Genesung" bezeichnet wird.

5.1.3 Blutgruppen

Die bekanntesten und klinisch bedeutenden Blutgruppen gehören zum AB0-System (0 = null) und zum Rhesussystem. Sie kommen dadurch zustande, dass die Erythrozyten auf ihrer Oberfläche unterschiedliche, genetisch kodierte Membranbestandteile aus Glykoproteinen bzw. Glykolipiden tragen. Diese Blutgruppenantigene führen in einem fremden Organismus zur immunologischen Abwehrreaktion.

5.1.3.1 AB0-System

In diesem System gibt es 2 genetisch festgelegte Antigene: Antigen A und Antigen B. Dadurch ergeben sich 4 Blutgruppen (in Klammern: Blutgruppenhäufigkeit in Mitteleuropa):

- Blutgruppe A (44 %): Erythrozyten tragen das Antigen A.
- Blutgruppe B (10 %): Erythrozyten tragen das Antigen B.
- Blutgruppe AB (4 %): Erythrozyten tragen das Antigen A und das Antigen B.
- Blutgruppe 0 (42 %): Erythrozyten tragen keines der beiden Antigene.

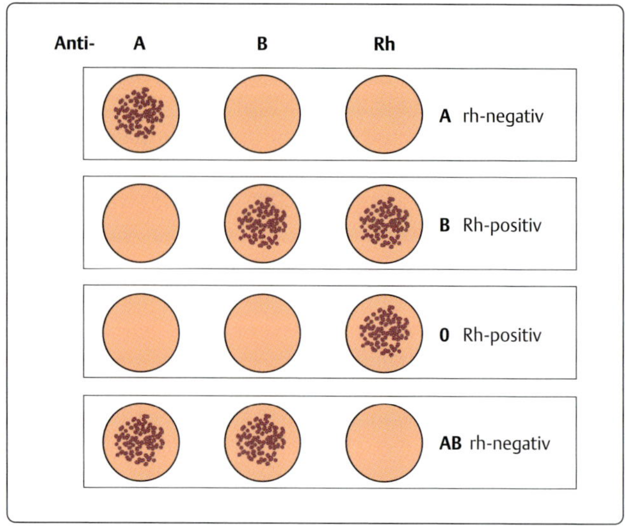

Abb. 5.8 Blutgruppenbestimmung. Eine positive Reaktion zwischen einem Blutgruppenantigen und einem Antikörper erkennt man an der Agglutination.

Im Blutplasma befinden sich jeweils Antikörper (Agglutinine) gegen das fehlende Antigen (**Tab. 5.2**): Gruppe A hat also Antikörper gegen B (Anti-B), Gruppe B gegen A (Anti-A). Die Blutgruppe 0 enthält Antikörper gegen beide Antigene, während die Blutgruppe AB keine Antikörper enthält.

Tab. 5.2 Blutgruppenantigene und die jeweils im Blutplasma vorhandenen Antikörper (Faller u. Schünke, S. 308).

Antigen auf den Erythrozyten (Blutgruppe)	Antikörper im Blutserum (Blutserum = Blutplasma ohne Gerinnungsfaktoren)
A	Anti-B
B	Anti-A
AB	keine
0	Anti-A und Anti-B

5.1.3.2 Bluttransfusion

Bei einer Bluttransfusion ist auf eine Übereinstimmung der entsprechenden Blutgruppe zu achten, da die Antikörper auf die Antigene der fremden Blutgruppe reagieren, diese binden und die Erythrozyten schädigen. Es kommt zur Verklumpung (Agglutination).

Eine Ausnahme bildet die Blutgruppe AB, die keine Antigene enthält und daher als Universalempfänger gilt. Die Blutgruppe 0 gilt als Universalspenderblut, da ihre Erythrozyten keine Antigene auf ihrer Oberfläche enthalten und die im Plasma vorhandenen Antikörper im Empfänger stark verdünnt werden und daher nicht berücksichtigt werden müssen.

> **Lerntipp**
> Merkspruch: „Der Anrufbeantworter/**AB empfängt alle** Nachrichten."
> (Bluttransfusion: Blutgruppe AB = Universalempfänger; analog: Blutgruppe 0 = Universalspender)

Um eine fehlerhafte Bluttransfusion zu verhindern, wird vor jeder Übertragung eine Verträglichkeitsprobe durchgeführt, indem je 1 Tropfen Blut mit den unterschiedlichen Antikörpern gemischt und eine mögliche Agglutination beobachtet wird (**Abb. 5.8**).

5.1.3.3 Rhesussystem

Nach diesem System, das erstmals beim Rhesusaffen entdeckt wurde, werden die Menschen in Rhesus positiv (Rh+) oder Rhesus negativ (rh−) eingeteilt. Es gibt unterschiedliche Rhesusfaktoren (= Rhesusantigene), der bedeutendste ist aber das Antigen D, welches 86 % der Bevölkerung besitzen.

Ein wichtiger Unterschied zum AB0-System besteht darin, dass ohne Sensibilisierung keine Antikörper gegen das Rhesusantigen vorliegen. Diese entstehen erst, wenn Blut von einem Rh + -Menschen auf einen rh−-Empfänger übertragen wird (z. B. bei einer Transfusion oder einer Geburt). Bei einer weiteren Übertragung von Rh+-Blut an diesen Empfänger kommt es dann zu einer Agglutination.

5.2 Immunsystem

Vor eindringenden Krankheitserreger wie Bakterien, Viren, Pilzen und Parasiten schützt sich der Körper mithilfe eines gut ausgebildeten Abwehrsystems, des Immunsystems. Je nachdem, ob einzelne Funktionen des Immunsystems bereits bei der Geburt ausgebildet sind oder erst erlernt werden müssen, teilt man sie der angeborenen (unspezifischen) oder der erworbenen (adaptiven, spezifischen) Abwehr zu. Zu beiden Systemen gehören zelluläre Anteile (Leukozyten) und lösliche (humorale) Faktoren (**Tab. 5.3**).

Tab. 5.3 Aufbau des Immunsystems (Behrends et al. 2012, S. 194).

Immunsystem	Komponenten	
unspezifisch (angeboren)	zellulär	• Granulozyten • Monozyten/Makrophagen • Mastzellen • natürliche Killerzellen (NK-Zellen)
	humoral	• Komplementsystem • Lysozym • Akute-Phase-Proteine • Zytokine
spezifisch (erworben)	zellulär	• T-Lymphozyten
	humoral	• B-Lymphozyten • Antikörper • Zytokine

Bestimmte Signalmoleküle koordinieren die Vorgänge der Immunabwehr. Dies sind die Zytokine, zu denen z. B. Interferone, Interleukine, Tumor-Nekrose-Faktoren und Chemokine gehören. Sie sorgen für die Verständigung zwischen den einzelnen Anteilen des Immunsystems.

5.2.1 Antigen, Antikörper

Um die Abwehrvorgänge verstehen zu können, sollten 2 grundsätzliche Begriffe geläufig sein: Antigen und Antikörper.

Antigen Antigene sind körperfremde Stoffe, an die sich Antikörper oder Lymphozytenrezeptoren spezifisch binden. Sie lösen dadurch eine Immunreaktion aus. Antigene sind meist Proteine. Sie befinden sich auf der Oberfläche von Krankheitserregern oder Zellen (z. B. Fremd- oder Krebszellen). Aber auch Bakterientoxine oder Gifte können antigen wirken.

Merke
Werden körpereigene Strukturen fälschlicherweise als Antigen angesehen, lösen sie ebenfalls eine Immunreaktion mit Bildung von Antikörpern aus. Man spricht dann von einer Autoimmun- oder Autoaggressionskrankheit (griech. auto = selbst).

Antikörper Antikörper sind Eiweißmoleküle des Plasmas (γ-Globuline), die der Abwehr dienen. Sie werden als Immunglobuline (Ig) bezeichnet. Auf der Oberfläche von B-Lymphozyten fungieren sie als Antigenrezeptor. Als lösliche Antikörper werden sie von aktivierten B-Lymphozyten (Plasmazellen) gebildet, um spezifisch gegen Antigene zu reagieren. Sie haben deshalb Bindungsstellen für Antigene, Bestandteile des Komplementsystems und andere Abwehrzellen (**Abb. 5.9**).

Es gibt 5 unterschiedliche Klassen von Antikörpern: IgA, IgD, IgE, IgG, IgM.

Immunglobulin G (IgG) stellt die mengenmäßig größte Gruppe (75 %) dar. IgG ist ein Spätantikörper und etwa 2–4 Wochen nach einer Infektion nachweisbar. Es sind die einzigen Antikörper, die von einer werdenden Mutter auf den Fetus übertragbar sind; ab der 18. Schwangerschaftswoche sind sie plazentagängig (Plazenta = Mutterkuchen). Dadurch erhält das Neugeborene einen etwa 3–6 Monate anhaltenden Schutz (Nestschutz) gegen Infektionskrankheiten (z. B. Masern).

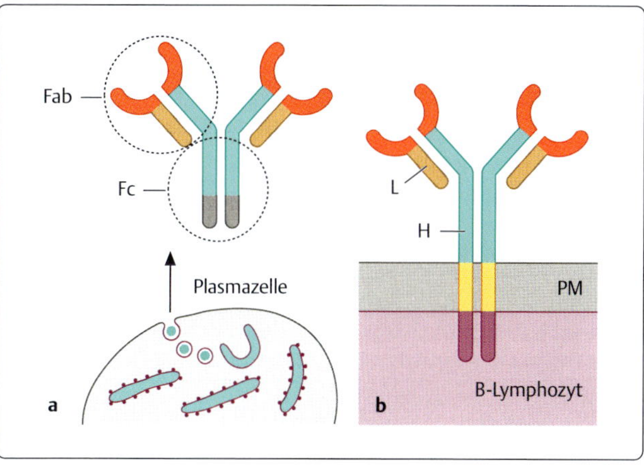

Abb. 5.9 Aufbau eines IgG-Antikörpers. Das Grundgerüst eines Antikörpers besteht aus je 2 schweren (H = heavy, grün) und 2 leichten (L = light, ocker) Eiweißketten. Sie tragen 2 antigenbindende Fragmente (Fab) und ein Fragment zur Bindung von Komplement (Fc). PM = Plasmamembran.
a Lösliche Form.
b Membranständige Form.

Immunglobulin A (IgA) ist v. a. an Abwehrvorgängen an den Schleimhäuten beteiligt. IgA gelangt über die Muttermilch zum Säugling und schützt insbesondere dessen Verdauungstrakt.

Immunglobulin M (IgM) ist nach einem Antigenkontakt der erste produzierte Antikörper (Frühantikörper). Deshalb deutet eine Erhöhung dieser Immunglobuline auf eine aktuelle Infektion hin.

Immunglobulin E (IgE) Ihre Anzahl ist bei Parasitenbefall und allergischen Reaktionen erhöht.

Immunglobulin D (IgD) Die Funktion von IgD ist unklar.

5.2.2 Angeborene (unspezifische) Abwehr

5.2.2.1 Zelluläre Anteile

Zu den zellulären Anteilen der angeborenen Abwehr gehören folgende Abwehrzellen:

- Granulozyten, wichtigste Vertreter: neutrophile Granulozyten (S. 111)
- Monozyten und Makrophagen (S. 111)
- natürliche Killerzellen (NK-Zellen)

Antigenpräsentation Alle Phagozyten haben wichtigen Anteil an unserer Abwehr. Haben sie einen Krankheitserreger als solchen erkannt, senden sie Zytokine aus, die andere Abwehrzellen anlocken (**Chemotaxis**). Oft sind sie in der Lage, Krankheitserreger direkt zu zerstören. Zusätzlich stellen sie aber ein unverzichtbares Bindeglied zur spezifischen Abwehr dar, indem sie Bruchstücke der phagozytierten Substanzen an ihrer Oberfläche einbauen. So präsentieren sie die Struktur des Krankheitserregers und ermöglichen anderen Zellen eine sehr genaue Abwehrreaktion. Diese Darbietung nennt man Antigenpräsentation.

Natürliche Killerzellen Die natürlichen Killerzellen sind eine besonders große Art der Lymphozyten. Sie können mit Krankheitserregern (besonders Viren) infizierte Zellen erkennen, die andere Abwehrzellen nicht (oder nur schwer) als solche wahrnehmen. Mithilfe von Enzymen (z. B. Perforinen) schneiden sie Löcher in die Zellwand der infizierten Zelle. Die Zelle stirbt dadurch ab, mit ihr aber auch das Virus, das ohne den Stoffwechsel der Wirtszelle nicht lebensfähig ist.

5.2.2.2 Lösliche Faktoren

Zu den löslichen Faktoren der angeborenen Abwehr gehören folgende:

- Komplementsystem (ca. 20 verschiedene Plasmaproteine)
- Lysozyme
- Akute-Phase-Proteine

Komplementsystem Das Komplementsystem wird ähnlich wie die Gerinnungsfaktoren treppenartig aktiviert und mündet in dem Membranangriffskomplex (MAK). Dieser beschädigt die Zellmembran der Zielzelle und bewirkt dadurch deren Lyse. Außerdem steigert das Komplementsystem die Gefäßdurchlässigkeit (Permeabilität), lockt Leukozyten an und aktiviert sie. Eine weitere wichtige Aufgabe besteht in der Opsonierung (griech. opson = Würze) von Krankheitserregern und Fremdkörpern: Durch Bindung des Komplementfaktors C 3 an deren Oberfläche werden sie als fremd markiert und besonders „appetitlich gemacht" (opsoniert) für Phagozyten.

Lysozyme kommen in den Granula von phagozytierenden Zellen, im Plasma, in der Lymphflüssigkeit und im Mundspeichel vor. Es sind kohlenhydratspaltende Enzyme, die Zellwände von Bakterien angreifen.

Akute-Phase-Proteine sind Plasmaproteine, deren Konzentration gleich nach Auftreten einer Entzündung im Plasma erhöht ist. Sie werden bei stärkeren Entzündungsreaktionen von der Leber gebildet. Ein wichtiges Akute-Phase-Protein ist das C-reaktive Protein (CRP), welches sich auf die Oberfläche von Bakterien setzt und so die Aufmerksamkeit des Komplementsystems auf das Bakterium lenkt.

5.2.3 Erworbene (spezifische) Abwehr

Die angeborene Abwehr kann sehr schnell und auf viele verschiedene Erreger reagieren. Die erworbene Abwehr wird verzögert aktiv, agiert dafür aber sehr viel spezifischer. Sie erkennt selektiv Antigenstrukturen und kann dann durch klonale Zellvermehrung sehr gezielt reagieren. Ihre besondere Fähigkeit besteht in der Ausbildung von Gedächtniszellen, die bei einer erneuten Infektion mit demselben Antigen eine schnelle Abwehrreaktion ermöglichen und oftmals eine Erkrankung verhindern (Immunität).

5.2.3.1 T-Lymphozyten (zelluläre Anteile)

Die zellulären Vertreter der spezifischen Abwehr sind die T-Lymphozyten (T-Zellen; T = Thymus). Auf ihrer Oberfläche tragen sie spezielle Rezeptoren (T-Zell-Rezeptoren, TRZ) für die Bindung spezifischer Antigene (**Abb. 5.10**).

> **Lerntipp**
> Merkspruch: „**T**aschendiebe sitzen in der **Zelle**."
> (T-Lymphozyten = spezifische zelluläre Abwehr)

Die Voraussetzung für einen T-Lymphozyten, ein Antigen zu erkennen, ist allerdings, dass ihm Makrophagen Bruchstücke des Antigens präsentieren (S. 113). Diese Bruchstücke werden immer im Zusammenhang mit einem speziellen Molekül dargeboten, einem MHC-Molekül (MHC I oder MHC II). Durch Bindung eines Antigens werden die T-Lymphozyten aktiviert. Sie vermehren sich (klonale Expansion) und differenzieren sich in T-Helfer-Zellen oder zytotoxische T-Zellen.

T-Helfer-Zellen erkennen Antigene, die mit MHC II verbunden sind, und schütten Interleukine aus, die wiederum die B-Lymphozyten stimulieren.

Zytotoxische T-Zellen reagieren auf die Verbindung von MHC I mit einem Antigen. Sie töten die infizierten Zellen und auch entartete Zellen (Tumorzellen) z. B. mithilfe von Perforinen ab.

MHC-Moleküle Die MHC-Moleküle I und II (major histocompatibility complex, Haupt-Gewebeverträglichkeits-Komplex) sind Proteinstrukturen der Zellen, die bei jedem Menschen individuell sind (Ausnahme: bei eineiige Zwillingen sind sie gleich). Sie werden auch HLA I und II genannt (human leucocyte antigen). An ihnen kann das Immunsystem körpereigen und -fremd unterscheiden.

Regulatorische T-Zellen Eine weitere Gruppe bilden die regulatorischen T-Zellen (frühere Bezeichnung: T-Suppressor-Zellen). Sie regulieren die immunologischen Abläufe mithilfe von Zytokinen und verhindern so eine zu starke Reaktion.

> **Pathologie**
>
> **Transplantation**
> Die MHC-Moleküle sind verantwortlich dafür, dass bei einer Gewebe- oder Organtransplantation der Empfänger Antikörper bildet und es zu einer Abstoßung des Gewebes kommt. Daher muss man auf einen geeigneten Spender achten, der eine möglichst ähnliche MHC-Struktur hat. Zusätzlich gibt man Medikamente, die die Abwehrreaktion unterdrücken (Immunsuppressiva).

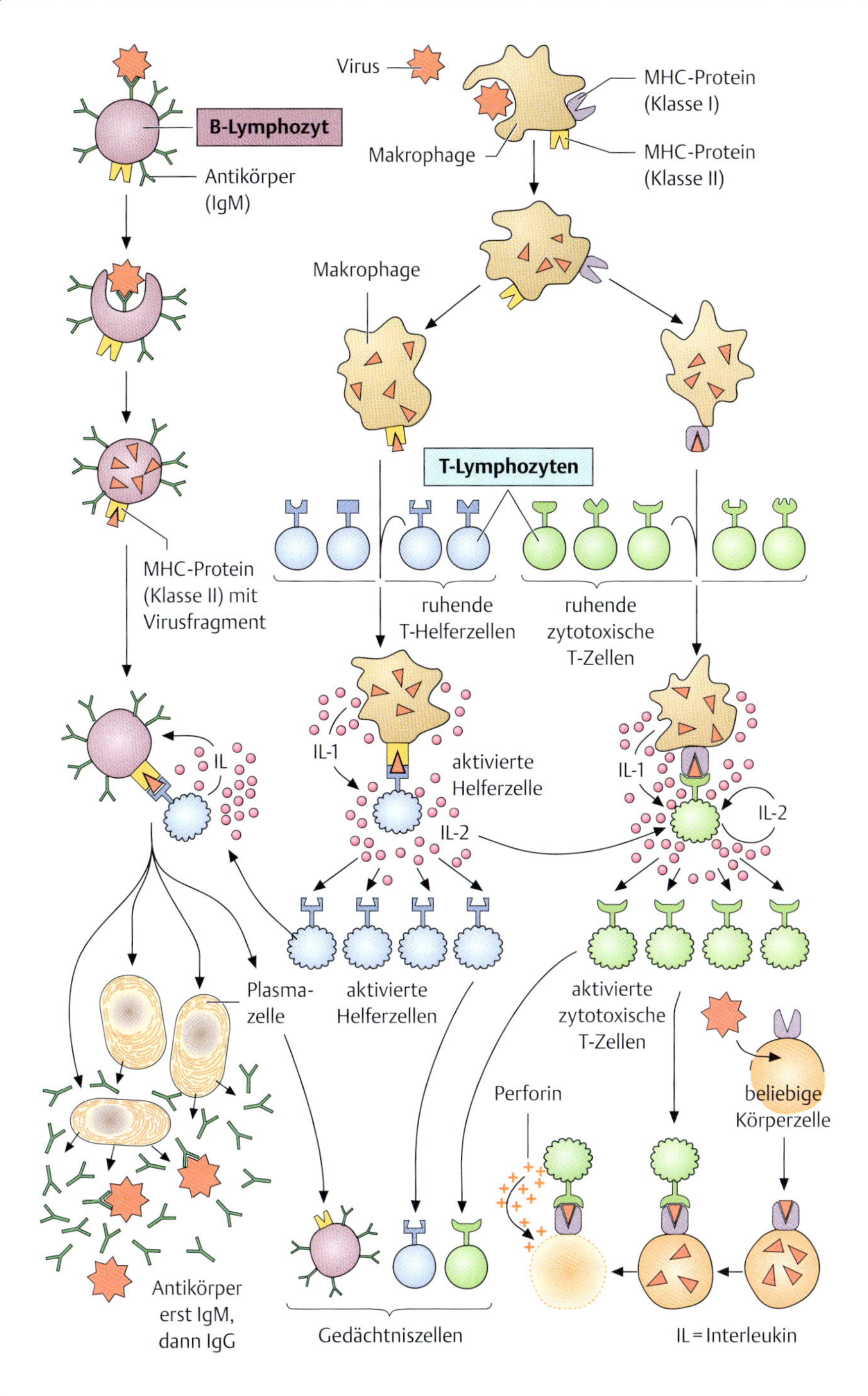

Abb. 5.10 Spezifische Immunabwehr. An der Immunabwehr sind außer den B- und T-Lymphozyten v. a. Makrophagen beteiligt. Sie übernehmen z. B. die unbedingt notwendige Antigenpräsentation für die T-Lymphozyten. Die B-Lymphozyten sind dagegen in der Lage, das Antigen direkt an ihre Rezeptoren zu binden und es dann zu phagozytieren. Sie präsentieren dann Bruchstücke an ihrer Oberfläche, welche von T-Helfer-Zellen erkannt werden können. Von diesen ausgeschüttete Zytokine veranlassen dann die Umwandlung der B-Lymphozyten in antikörpersezernierende Plasmazellen.

5.2.3.2 B-Lymphozyten (humorale Abwehr)

B-Lymphozyten (B-Zellen) erkennen im Gegensatz zu T-Lymphozyten auch freie Antigene. Die B-Lymphozyten (B-Zellen) tragen auf ihrer Oberfläche als Rezeptoren Antikörper (IgM), an die sich ein Antigen direkt binden kann (**Abb. 5.10**).

Hat ein B-Lymphozyt ein Antigen als solches erkannt, nimmt er es auf und zerlegt es. Ein Fragment desselben präsentiert er dann gemeinsam mit einem MHC-Molekül auf seiner Oberfläche. An dieses Antigenfragment binden sich nun T-Helfer-Zellen. Sie stimulieren mithilfe von Interleukinen die Umwandlung des B-Lymphozyten in eine Plasmazelle.

Die Plasmazelle vermehrt sich und beginnt mit der Produktion von genau zu dem Antigen passenden Antikörpern (= **humorale Abwehr**). Sie gelangen ins Blut und ins umliegende Gewebe. Treffen sie auf ein passendes Antigen, binden sie dieses und bilden einen sog. Antigen-Antikörper-Komplex. Ein Antikörper kann ein Antigen dadurch zwar unschädlich machen, abgebaut werden die Komplexe aber von Makrophagen oder dem Komplementsystem.

Lerntipp
Merkspruch: „**B**auchredner haben **Humor**."
(B-Lymphozyten = humorale Abwehr)

Gedächtniszellen Beim ersten Kontakt mit einem Antigen (Primärantwort) verläuft die Bildung der Antikörper (IgM) relativ langsam. Von allen an einer Immunreaktion beteiligten Zellen des spezifischen Immunsystems bilden sich aber Gedächtniszellen aus, die jahrelang überleben können. Kommt es nun zu einem erneuten Kontakt mit demselben Antigen, können diese sofort mit der Bildung von spezifischen Antikörpern beginnen (Sekundärantwort). Diese gehören dann überwiegend der Klasse IgG an. Durch die unmittelbare spezifische Immunantwort bleibt eine Erkrankung dadurch meist aus oder verläuft sehr viel glimpflicher.

5.2.3.3 Impfung

Aktive Immunisierung

Die Ausbildung von Gedächtniszellen macht man sich bei der aktiven Schutzimpfung (aktive Immunisierung) zunutze. Es werden in ihrer Wirkung unschädlich gemachte Erreger (Lebendimpfstoff) oder tote Antigene (oder deren Bruchstücke/Gifte) injiziert. Diese lösen im Körper eine Primärantwort mit der Bildung von Gedächtniszellen aus. Diese „absichtliche Infektion" verläuft allerdings ohne oder nur mit stark abgeschwächten Symptomen.

Die von der Ständigen Impfkommission (STIKO) empfohlenen Impfungen sind in **Tab. 5.4** aufgeführt.

Passive Immunisierung

Bei der sog. passiven Immunisierung werden einem Patienten nur die Antikörper eines bestimmten Antigens verabreicht. Die Wirkung tritt sofort ein, hält aber nur kurz an. Diese Form der Immunisierung wird nötig, wenn der Patient dem Erreger bereits ausgesetzt ist. Eine aktive Immunisierung würde in diesem Falle zu lange dauern (z. B. bei einer verunreinigten Verletzung, wenn kein Tetanusimpfschutz vorliegt oder der Patient keine Angaben darüber machen kann).

Auch die Übertragung von IgA an den Säugling stellt eine Form der passiven Immunisierung da.

5.3 Lymphatisches System

Das lymphatische System ist ein wichtiger Teil des Immunsystems. Es besteht aus dem fein verzweigten Lymphgefäßsystem (**Abb. 5.11**; Kap. 3.3.3) und den lymphatischen Organen. In den lymphatischen Organen befinden sich ca. 98 % der Lymphozyten, nur 2 % zirkulieren im Blut. Neben der Immunabwehr ist das lymphatische System für die Drainage der Gewebsflüssigkeit (Kap. 3.3.2) und den Abtransport von Lipiden, die vom Darm aus der Nahrung aufgenommen werden, verantwortlich.

Lymphe Die Lymphe ist eine wasserklare Flüssigkeit, mit Ausnahme der milchigen Lymphe, die aus dem Dünndarm kommt und die aufgenommenen Nahrungsfette transportiert (deshalb heißt der Ductus thoracicus auch „Milchbrustgang"). Täglich entstehen etwa 2 l Lymphe durch das im Überschuss ins Gewebe filtrierte Plasma (**Abb. 5.12**). Stoffe bzw. Stoffwechselprodukte, die nach der Filtration nicht über das Blut, sondern über die Lymphe abtransportiert werden, bezeichnet man als **lymphpflichtige Substanzen**. Dazu gehören Eiweiße, Wasser, weiße und vereinzelt rote Blutzellen, Krankheitserreger, Fremdstoffe und Fette.

Lymphatische Organe In Bezug auf ihre Funktion unterscheidet man primäre und sekundäre lymphatische Organe. Zu den primären lymphatischen Organen gehören der Thymus und das Knochenmark, zu den sekundären die Lymphknoten, die Milz und das lymphatische Gewebe der Schleimhaut = MALT (mukosaassoziertes lymphatisches Gewebe). Das MALT fasst die Mandeln (Tonsillen), Lymphozytenansammlungen der Darmschleimhaut (Peyer-Plaques) und den Wurmfortsatz des Blinddarms (Appendix vermiformis) zusammen (**Abb. 5.13**).

5.3.1 Primäre lymphatische Organe

In den primären lymphatischen Organen werden die Lymphozyten für ihre Aufgaben im Dienste der Körperabwehr vorbereitet (geprägt). Sie lernen zwischen körpereigenen und -fremden Strukturmerkmalen zu unterscheiden. Die Fähigkeit des Immunsystems, körpereigene Strukturen „in Ruhe zu lassen" und keine Abwehrreaktionen zu entwickeln, bezeichnet man als **Immuntoleranz**.

5.3.1.1 Knochenmark

Das rote Knochenmark ist nicht nur Bildungsort der Blutzellen, sondern auch der Ort, an dem die **B-Lymphozyten** (B = bone marrow, Knochenmark) ihre immunologische Prägung erhalten und sich vermehren (S. 115). Danach wandern die Zellen über das Blut in die sekundären lymphatischen Organe ab.

Tab. 5.4 Empfohlene Impfungen der STIKO.

Alter	Impfungen gegen
Säuglingsalter	Tetanus (Wundstarrkrampf), Diphtherie (echter Krupp), Pertussis (Keuchhusten), Hib (Haemophilus influenza Typ b), Poliomyelitis (kurz: Polio, Kinderlähmung), Hepatitis B, Pneumokokken, Rotaviren, Meningokokken C, Masern, Mumps, Röteln, Varizellen (Windpocken)
Mädchen ab dem 9. Lebensjahr	HPV (humane Papillomaviren)
ab 60 Jahren	Influenza (echte Grippe)

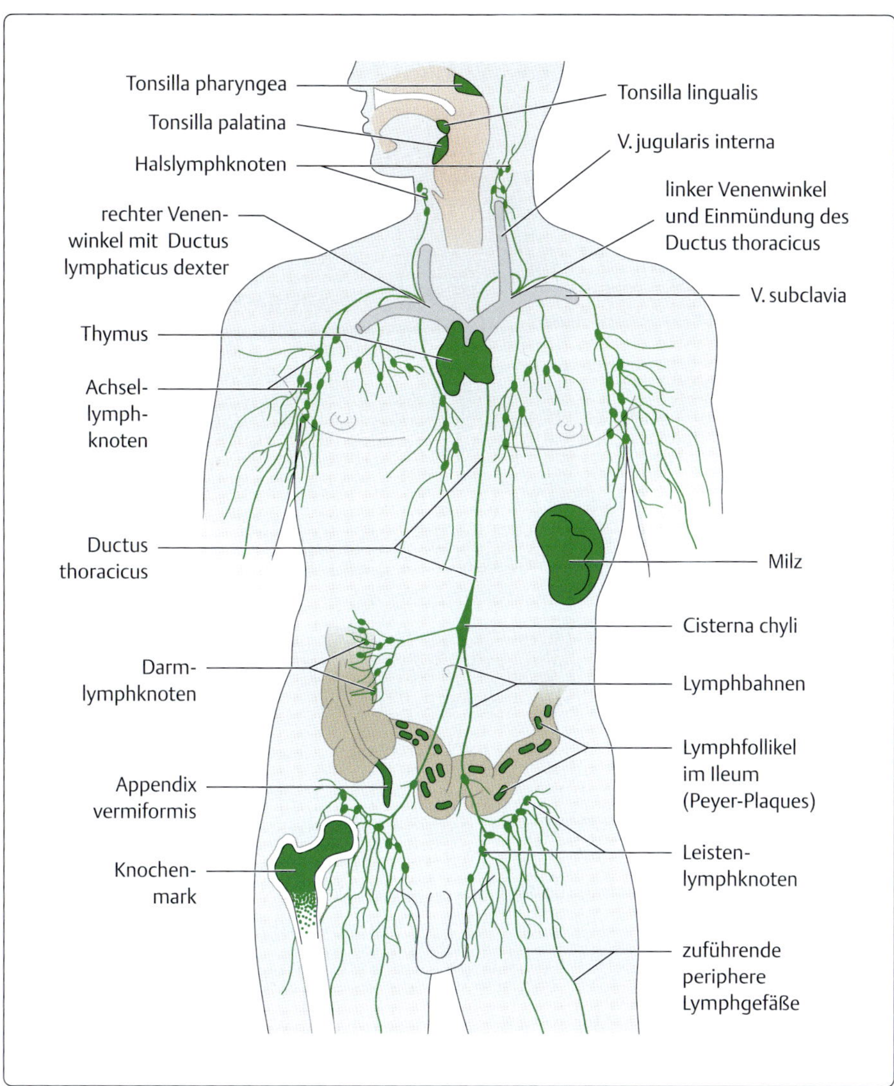

Abb. 5.11 Das lymphatische System des Menschen.

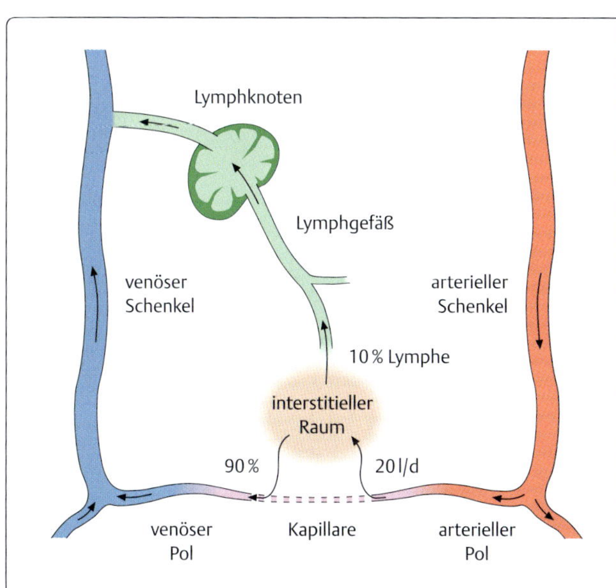

Abb. 5.12 Entstehung der Lymphe. Die Lymphe entsteht durch Filtration von Flüssigkeit aus dem Blut ins Gewebe. Da nur 90 % dieser Flüssigkeit wieder in den venösen Schenkel der Endstrombahn aufgenommen werden, wird der Rest von den Lymphkapillaren abtransportiert.

5.3.1.2 Thymus

Im Thymus werden die **T-Lymphozyten** (T = Thymus) ausgebildet (S. 114). Der Thymus liegt im Mittelfellraum (Mediastinum) des Brustkorbs der Herzbasis an (**Abb. 5.14**). Er besteht aus den beiden 5–10 cm großen Lappen, die in ihrer Ausdehnung stark variieren. Die Lappen gliedern sich in weitere Läppchen (Lobuli), die um stark verzweigte Blutgefäße angeordnet sind.

Auf einem Schnitt erkennt man die Gliederung des Thymus in eine Mark- (**Medulla**) und eine Rindenregion (**Kortex**), der eine bindegewebige Kapsel (**Capsula fibrosa**) aufliegt (**Abb. 5.15**a). Von ihrer Bildungsstelle, dem Knochenmark, gelangen unreife T-Lymphozyten zunächst in die Rinde. Hier vermehren sie sich, erwerben ihre Immuntoleranz und wandern dann ins Mark. An der Rinden-Mark-Grenze erfolgt eine strenge Kontrolle, ob die Prägung korrekt verlaufen ist. Alle fehlerhaften Lymphozyten werden von Makrophagen abgebaut. Diejenigen Lymphozyten, welche die Prüfung bestanden haben, differenzieren sich weiter zu T-Helfer-, zytotoxische T-Zellen und regulatorischen T-Zellen und treten in der Markregion ins Blut über. Sie machen sich auf den Weg in die sekundären lymphatischen Organe, um dort ihre Aufgaben bei der zellvermittelten spezifischen Abwehr zu erfüllen (Kap. 5.2.3).

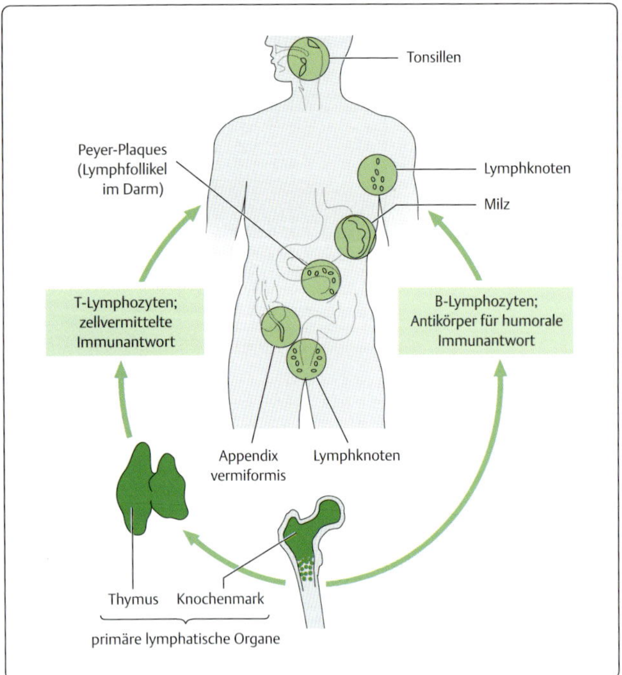

Abb. 5.13 Primäre und sekundäre lymphatische Organe.

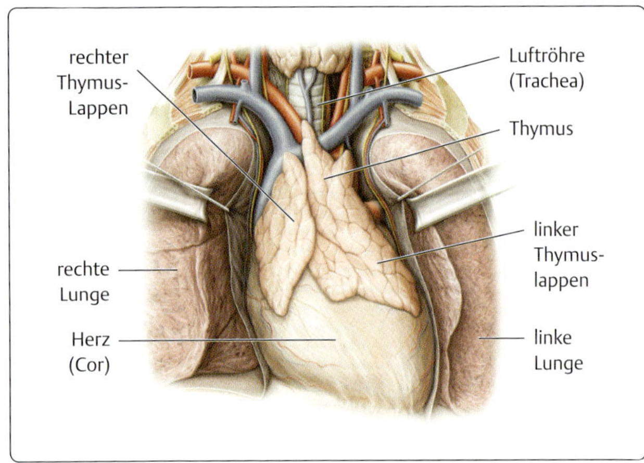

Abb. 5.14 Lage des Thymus. Im Kindesalter bedecken der rechte und linke Thymuslappen im Mittelfellraum (Mediastinum) fast die gesamte Herzbasis.

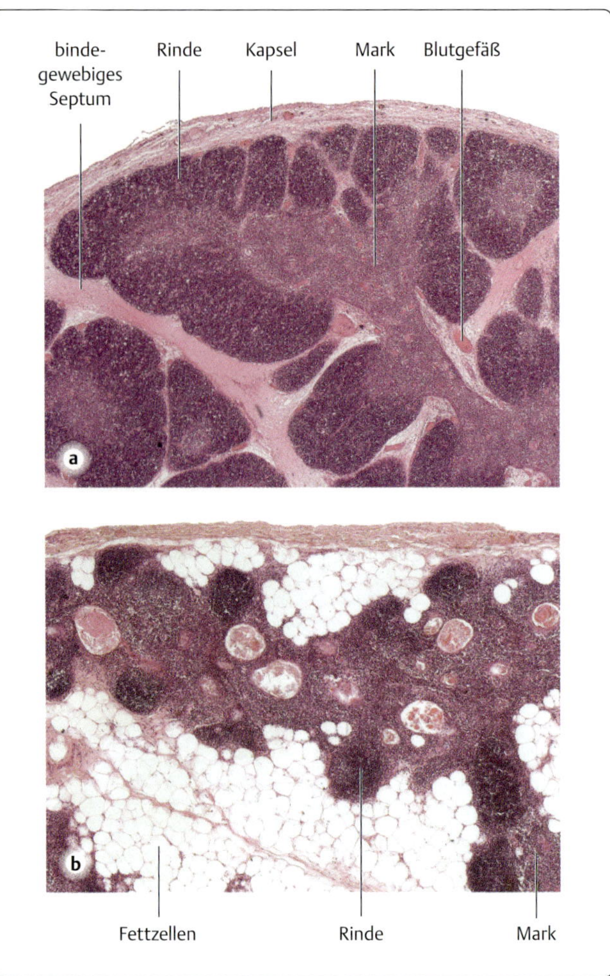

Abb. 5.15 Rückbildung des Thymus.
a Histologisches Bild des kindlichen Thymus.
b Nach der Pubertät bildet sich der Thymus immer weiter zurück (Involution). Das lymphatische Gewebe wird durch Fettgewebe ersetzt, bis nur Reste an funktionsfähigem Thymusgewebe übrig sind.

Diese klare Gliederung des Thymusgewebes besteht allerdings nur bis zur Pubertät. Denn dann hat der Thymus seine Funktion erfüllt und wandelt sich zunehmend in Fettgewebe um, in dem nur Restinseln der ursprünglichen Zellen verbleiben (**Abb. 5.15**b).

5.3.2 Sekundäre lymphatische Organe

Die sekundären lymphatischen Organe sind der Wirkungsort der Lymphozyten. Dabei übernehmen dieser Organe die Überwachung der möglichen Eintrittspforten von Antigenen: Die Zellen des MALT fangen Antigene ab, die über die Schleimhäute einzudringen versuchen, die Lymphknoten überwachen die Lymphe und die Milz das Blut.

Alle sekundären lymphatischen Organe besitzen ein Grundgerüst aus retikulärem (netzartigem) Bindegewebe, in das die Lymphozyten eingelagert sind. Im mikroskopischen Bild (**Abb. 5.17**b) fallen besonders die eiförmigen **Lymphfollikel** auf. Hier gruppieren sich die B-Lymphozyten unterschiedlicher Entwicklungsstadien und bilden in ihrer Gesamtheit die sog. B-Zone (B-Region). Um die Follikel herum befindet sich die T-Zone (T-Region), in der sich ziemlich ungeordnet die T-Lymphozyten aufhalten. Die Lymphozyten zirkulieren allerdings immer wieder zwischen den lymphatischen Organen über das Blut- und Lymphgefäßsystem hin und her. Sie nutzen dabei die Venolen (kleinste Venen) als Eintrittsort in das Gefäßsystem. Die Endothelzellen der Venolen sind in den lymphatischen Organen (Ausnahme: Milz) etwas höher und rutschen auseinander, um den Lymphozyten den Durchtritt durch die Gefäßwand zu erleichtern (**hochendotheliale Venolen**).

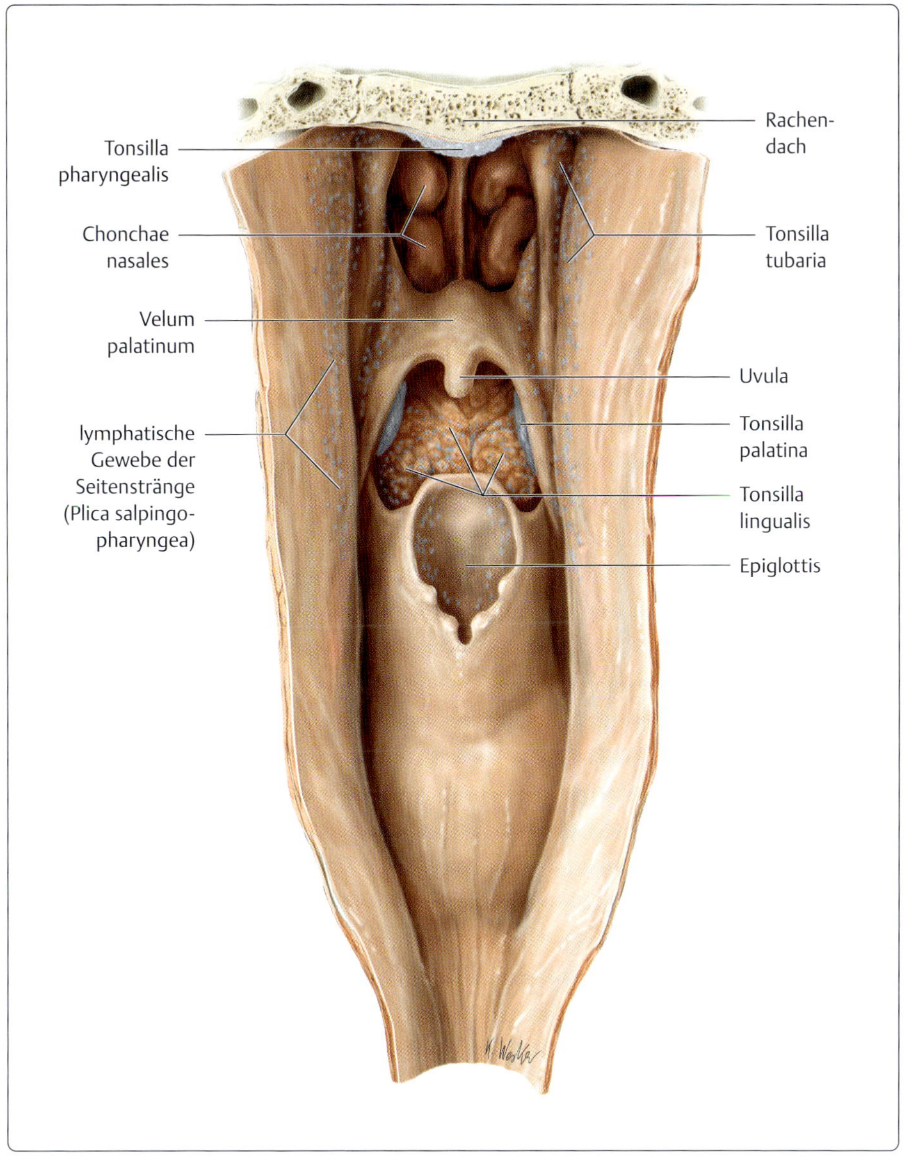

Abb. 5.16 Anteile des Waldeyer'schen Rachenrings. Ansicht von dorsal durch den eröffneten Rachen.

5.3.2.1 MALT

Das MALT fasst alle Lymphozyten der Schleimhäute zusammen, die entweder in Organen (Tonsillen = Mandeln) oder Lymphfollikeln organisiert sind oder einzeln verteilt liegen. Sie kontrollieren die Schleimhäute des Atem- und Verdauungstraktes sowie der ableitenden Harnwege und der äußeren Geschlechtsorgane.

5.3.2.2 Tonsillen

Die Tonsillen (Mandeln) liegen im oberen Teil des Rachens und bilden gemeinsam mit Lymphfollikeln der Rachenhinterwand und des weichen Gaumens den Waldeyer'schen Rachenring (**Abb. 5.16**). Zu den Tonsillen gehören folgende Formen:

- Gaumenmandeln (Tonsillae palatinae), paarig
- Rachenmandel (Tonsilla pharyngealis), unpaar
- Zungenmandel (Tonsilla lingualis), unpaar
- lymphatisches Gewebe im Bereich der Tubenöffnungen (Tonsilla tubaria)
- lymphatische Seitenstränge

Diese Tonsillen übernehmen die Abwehr der über die Nahrung oder die Atemluft eingedrungenen Antigene. Sie liegen unter dem Epithel der Mundhöhle. Ihre Oberfläche senkt sich an vielen Stellen kryptenhaft in die Tiefe und vergrößert so die Oberfläche, an der Antigene mit dem lymphatischen Gewebe in Kontakt treten können (**Abb. 5.17**).

Pathologie

Adenoide („Polypen“)

Im Kindesalter können vergrößerte Rachenmandeln (Adenoide, volkstümlich Polypen genannt) zur Behinderung der Nasenatmung führen. Mögliche Folgen sind eine verstärkte Mundatmung mit Austrocknung der Schleimhäute, Husten, eine erhöhte Infektanfälligkeit, Schwerhörigkeit (eventuell mit gestörter Sprachentwicklung), häufig auftretende Mittelohrentzündungen und Schluckbeschwerden.

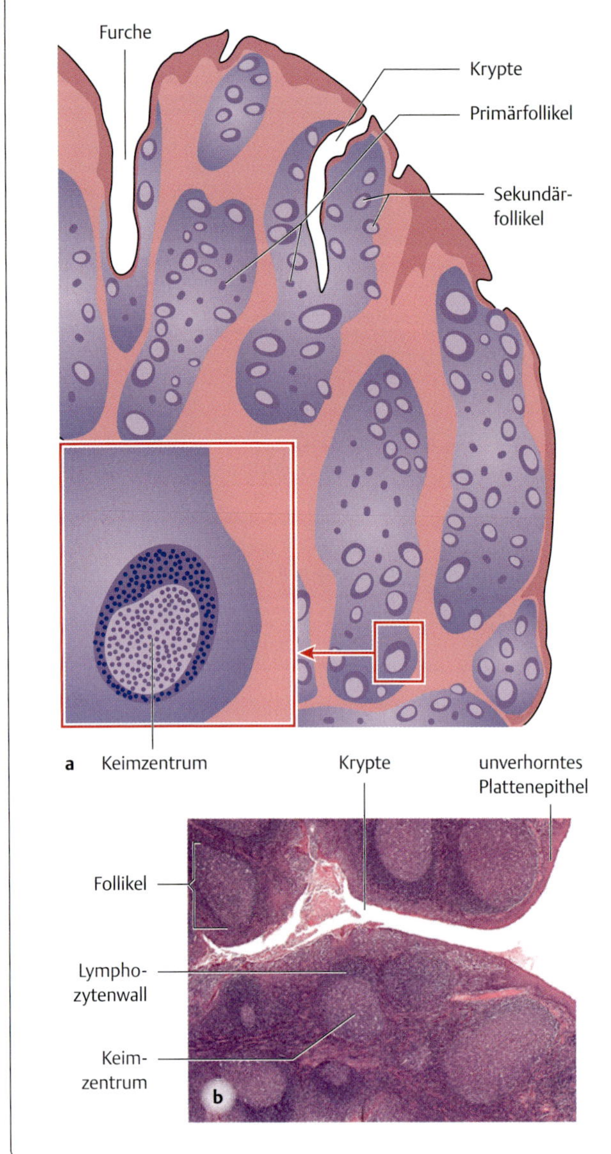

Abb. 5.17 Schnitt durch eine Gaumenmandel (Tonsilla palatina).

- **a** Die Oberfläche der Mandeln ist durch Furchen und Krypten zerklüftet. Dies vergrößert die Fläche für den Antigenkontakt.
- **b** Auf dem histologischen Schnitt ist die Anordnung der Lymphfollikel (B-Zone) entlang der Krypten zu erkennen. Sie sind umgeben von der T-Zone, in der sich die T-Lymphozyten befinden.

Mandelentzündung

Besonders in den Gaumenmandeln laufen bei Kindern und Jugendlichen (Altersgipfel 5–15 Jahre) häufig Entzündungen ab (Tonsillitis, Angina), die oft durch Bakterien ausgelöst werden. Dennoch sollten die Organe nicht voreilig entfernt werden (Tonsillektomie), da sie als „immunologische Wächter" des Rachenraums eine wichtige Aufgabe übernehmen.

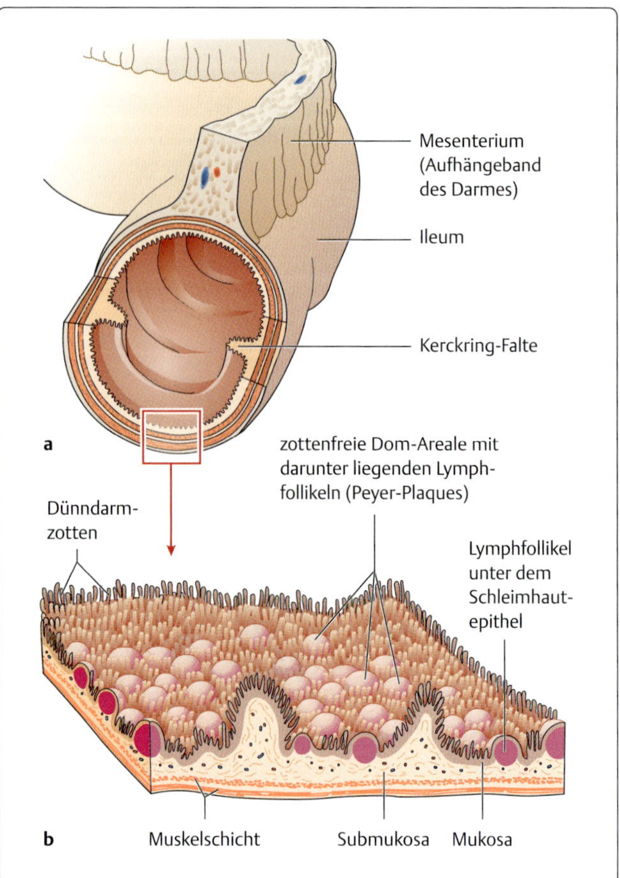

Abb. 5.18 Lymphatisches Gewebe im Ileum (Peyer-Plaques).

5.3.2.3 Peyer-Plaques

Der Verdauungstrakt kommt mit seiner großen Oberfläche direkt mit Krankheitserregern in Kontakt, die mit der Nahrung aufgenommen werden. Daher sind in der gesamten Schleimhaut zahlreiche lymphatische Zellen einzeln und in Gruppen (Follikeln) eingelagert. Besonders auffällig sind die plattenförmig angeordneten Follikelgruppen (20–80 Follikel pro Gruppe), die Peyer-Plaques, im hinteren Dünndarm (terminalen Ileum) und im Wurmfortsatz des Blinddarms (**Abb. 5.18**).

Über den Follikeln (**Dom-Areal**) ist das Darmepithel aufgewölbt und zottenfrei. So können Erreger mit Unterstützung von Schleuserzellen (dendritischen Zellen, M-Zellen) leichter zu den immunologischen Zellen gelangen.

5.3.2.4 Lymphknoten

Die Lymphknoten (Nodi lymphatici) sind als Filterstationen in das Lymphgefäßsystem eingebaut, um die aus der Körperperipherie kommende Lymphe auf Antigene zu überprüfen. Zuerst erreicht die Lymphe – und ggf. mit ihr transportierte Antigene oder auch entartete Zellen – aus einem Organ die regionären Lymphknoten. Die nachgeschalteten Sammellymphknoten befinden sich organferner und erhalten die vorgereinigte Lymphe mehrerer regionärer Lymphknotenstationen.

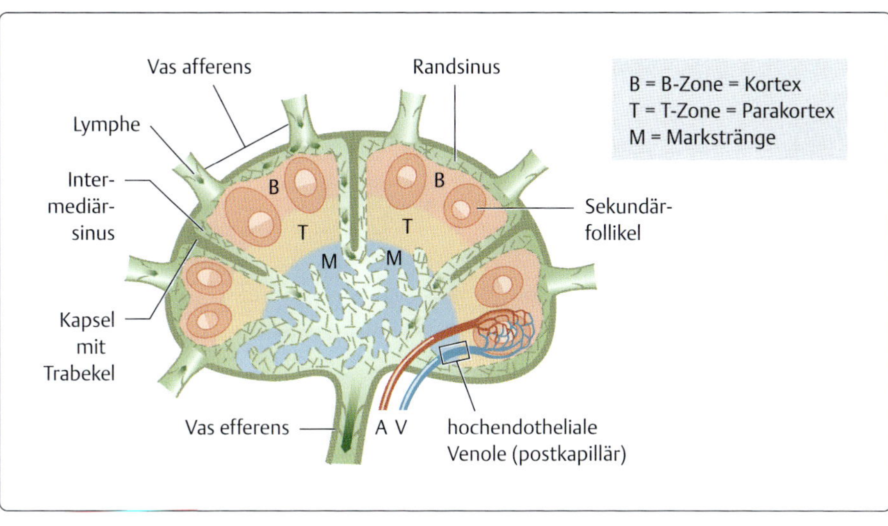

Abb. 5.19 Schematischer Aufbau eines Lymphknotens.

Aufbau Der Lymphknoten (**Abb. 5.19**) ist rundherum von einer derben, bindegewebigen Organkapsel umschlossen, von der aus kurze Bindegewebsbälkchen (**Trabekel**) radiär ins Organinnere ziehen. Das lymphatische Gewebe gliedert sich in eine Rinde (Kortex), eine darunterliegende Zone (Parakortex) und das Mark. In der Rinde befinden sich zahlreiche Lymphfollikel (B-Zone), während der Parakortex überwiegend von T-Lymphozyten besiedelt ist. Im Mark finden sich außerdem Makrophagen (z. B. Retikulumzellen) und Plasmazellen.

An der gebogenen Außenseite des Lymphknotens treten zahlreiche heranführende Lymphgefäße (Vasa afferentia) in das Organ ein. Die Lymphe wird nun in Sinus (kleine weite Gefäße) durch das Gewebe geleitet und mündet schließlich am Hilum in ein abführendes Gefäß (Vas efferens). Die Lymphe tritt auf ihrem Weg von der Rinde ins Mark großflächig mit dem lymphatischen Gewebe in Kontakt, sodass die Lymphozyten genügend Zeit haben, sich mit möglichen Erregern auseinanderzusetzen.

Pathologie

Lymphknotenschwellung

Lymphknoten sind etwa 0,3–1 cm groß. Sie können aber während einer ablaufenden Entzündung erheblich an Größe zunehmen. Sie sind dann deutlicher zu tasten und meist schmerzempfindlich, bleiben in der Regel aber verschieblich. Ist ein Lymphknoten tumorös vergrößert, ist er meist schmerzlos, aber oftmals mit der Umgebung „verbacken". Besondere Bedeutung in der Tumorbeurteilung (besonders bei Brust-, Prostatakrebs oder Melanomen = schwarzem Hautkrebs) haben die Lymphknoten, die als erstes befallen sind und als „Wächterlymphknoten" bezeichnet werden. Sind sie bereits von Tumorzellen besiedelt, findet man sehr wahrscheinlich weitere Metastasen in der Umgebung; sind sie frei von Tumorzellen, ist die Wahrscheinlichkeit von Metastasen gering.

5.3.2.5 Milz

Die Milz (Lien, Splen) ist als Kontrollorgan des Immunsystems in den Blutkreislauf eingebunden. Mehrere Male täglich fließt das gesamte Blutvolumen durch dieses etwa 150 g schwere Organ.

Die Milz übernimmt außerdem das Aussortieren überalterter Blutzellen (**Blutzellmauserung**). Zusätzlich speichert sie Thrombozyten, die sie bei Bedarf ins Blut abgibt, und Monozyten, die sich hier zu Makrophagen (professionellen Fresszellen) entwickeln können. Während der Fetalzeit ist sie an der Blutbildung beteiligt.

Lage und Form Die Milz liegt gut geschützt von den Rippen, unmittelbar unterhalb des Zwerchfells, im linken oberen Bauchraum (**Abb. 5.20**). Tastbar ist sie nur bei krankhafter Vergrößerung, z. B. bei Infektions- oder Stoffwechselerkrankungen sowie Tumoren des lymphatischen Systems. Als intraperitonea-

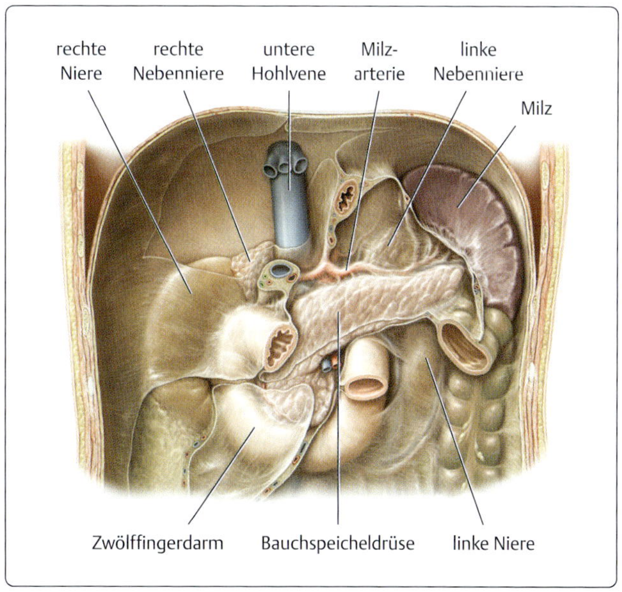

Abb. 5.20 Lage der Milz (Oberbauchorgane entfernt). Die Milz liegt im linken Oberbauch und grenzt an das Zwerchfell, den Magen, die Bauchspeicheldrüse, die linke Niere und die linke Nebenniere.

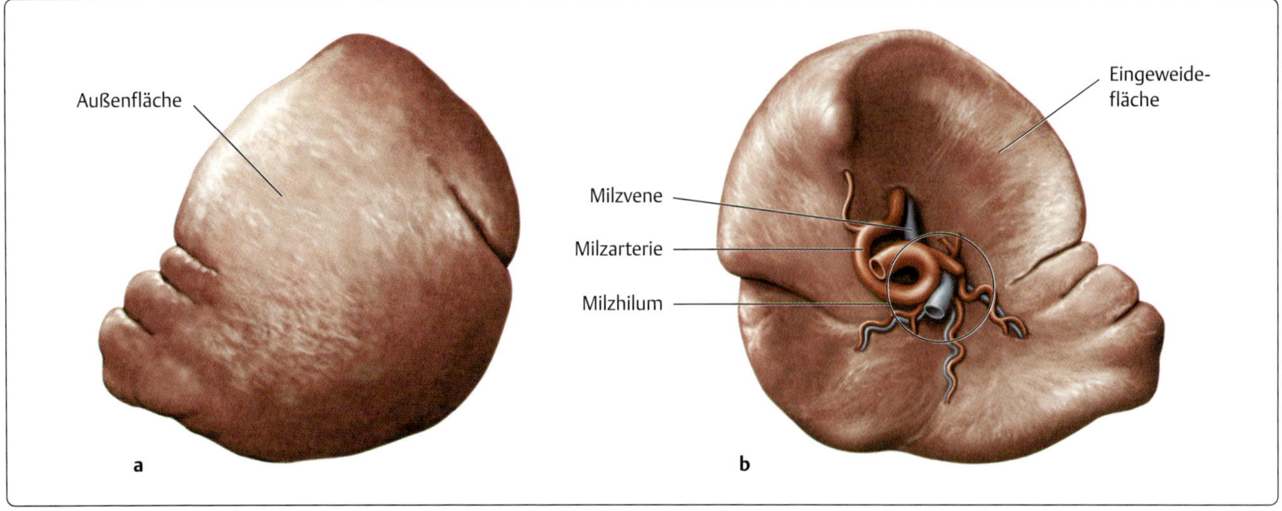

Abb. 5.21 Milz.
a Außenfläche des in seiner Form recht variablen Organs.
b Auf der Innenseite erkennt man die Eintrittspforte (Hilum) der Milz, an der die versorgenden Gefäße dargestellt sind.

les Organ ist sie bis auf den Hilumbereich allseits von Bauchfell umgeben. Ihre Gestalt gleicht einer flachen Bohne (**Abb. 5.21**). Das Hilum liegt an der leicht eingezogenen Innenseite. Hier treten die versorgenden Blutgefäße, Nerven und auch die Lymphgefäße ein und aus.

Lerntipp

Merkhilfe: „4711-Organ" (Kölnisch-Wasser-Organ) – denn die Größe der Milz beträgt ca. 4 × 7 × 11 cm.

Aufbau Das Gewebe der Milz setzt sich aus 2 Anteilen zusammen: der weißen (20 %) und der roten Pulpa (80 %). Die weiße Pulpa besteht aus lymphatischem Gewebe (Lymphozyten); die rote Pulpa aus netzartigem (retikulärem) Bindegewebe, das von weitlumigen venösen Sinus durchzogen ist. Sie ist der Ort der Blutzellmauserung.

An der Schnittfläche einer Milz erkennt man, dass die weiße Pulpa die rote Pulpa mit kleinen runden Herden durchsetzt, die **Malpighi-Milzkörperchen** genannt werden. Hier befinden sich die B-Lymphozyten. Die T-Lymphozyten sind dagegen konzentrisch um kleine arterielle Gefäße (Zentralarterien) angeordnet und bilden die sog. Lymphscheiden (**Abb. 5.22**). So fließen mit dem Blut angeschwemmte Antigene direkt an der weißen Pulpa vorbei. Werden sie dort von den Lymphozyten erkannt, lösen sie eine Immunreaktion aus.

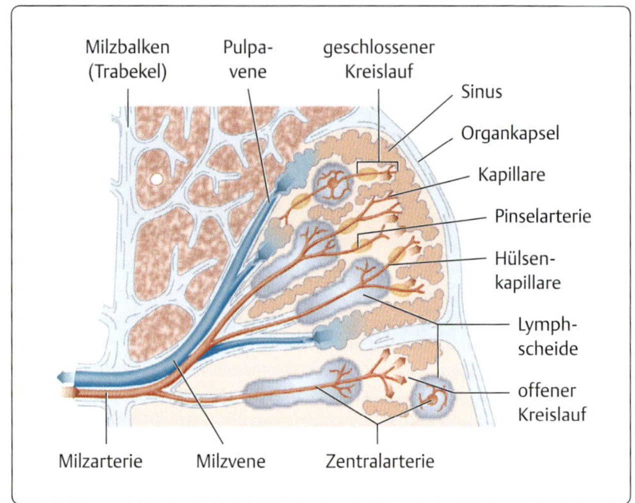

Abb. 5.22 Aufbau der Milz. In der Abbildung ist der offene Kreislauf durch die frei ins retikuläre Bindegewebe endenden Hülsenkapillaren erkennbar. Dargestellt ist auch der geschlossene Kreislauf, in dem das Blut aus den Hülsenkapillaren direkt ins venöse System geleitet wird.

Merke

Die Malpighi-Milzkörperchen sind nicht zu verwechseln mit den Malpighi-Körperchen der Nieren!

Geschlossener und offener Kreislauf

Die Zentralarterien verzweigen sich dann zu zahlreiche Arteriolen (Pinselarterien) und weiter in Kapillaren (Hülsenkapillaren), die von einer Hülse aus Makrophagen umgeben sind. Einige der Hülsenkapillaren gehen nun direkt ins venöse System (geschlossener Kreislauf) über.

Ein großer Teil der Hülsenkapillaren aber mündet offen in das Netzwerk der roten Pulpa (offener Kreislauf), sodass das Blut aus den Gefäßen austritt. Makrophagen bauen hier überalterte und abnorm geformte Erythrozyten ab. Danach wird das Blut wieder in venöse Sinus aufgenommen. Diese Sinus haben Lücken – diskontinuierliches Epithel (S. 56) – in ihrer Gefäßwand. Erythrozyten, die aufgrund ihres Alters ihre Flexibilität verloren haben, gelingt es nicht, durch die Lücken in das Gefäß einzutreten. Dies ist, neben einer altersabhängigen Veränderung der Zelloberfläche der Erythrozyten, ein Zeichen für die Makrophagen, tätig zu werden.

Pathologie

Milzentfernung

Die Milz ist nicht lebenswichtig. Ihre Funktionen werden bei Verlust von der Leber (Erythrozytenabbau), dem Knochenmark und anderen lymphatischen Organen (Immunabwehr) übernommen. Allerdings besteht eine erhöhte Gefahr für schwere bakterielle Infektionen, sodass nach einer operativen Milzentfernung (Splenektomie) eine Impfung gegen besonders gefährliche Bakterien (z. B. Pneumokokken, Meningokokken) vorgenommen werden sollte.

Naturheilkundliche Therapie

Lymphdrainage

Die Lymphdrainage ist eine physikalische Therapie. Ziel ist es v. a., Ödeme und Stauungen zu lösen. Die Pumpleistung der Lymphgefäße soll aktiviert werden. Dies geschieht durch verschiedene Griffe (Pump-, Schöpf-, Drehgriffe). Unter sanftem Druck wird interstitielle Flüssigkeit in die Richtung transportiert, in der sich zentrale Lymphknotenregionen befinden. Gleichzeitig wird der N. vagus aktiviert.

Schröpfen

Beim Schröpfen wird gezielt in bestimmten Hautarealen ein Unterdruck aufgebaut, und zwar durch Schröpfgläser. Dabei werden Haut und Unterhaut tief in das Gefäß hineingesogen. Über das Schröpfen sollen Verbindungen zwischen dem Körperinneren und der Körperoberfläche hergestellt werden. Bei Erkrankungen der inneren Organe können gezielt die zugeordneten Segmente behandelt werden. Die Wirkung erfolgt über Reflexpunkte wie Head-Zonen, über Bindegewebszonen, Gelosen usw. Auch die Bahnen des Rückenmarks und die Leitbahnen (Meridiane) können Schröpfareale sein. Es wird unterschieden zwischen dem trockenen und dem blutigen Schröpfen. Beim blutigen Schröpfen wird zunächst in die Haut eingestochen, bis etwas Blut austritt. Dann wird der Schröpfkopf auf die entsprechende Stelle gesetzt. Das blutige Schröpfen wird bei umschriebenen, heißen Gelosen angewandt. Das trockene Schröpfen erfolgt ohne vorheriges Einstechen der Haut, um Leeregelosen oder schlecht durchblutete Areale zu behandeln. Blutiges Schröpfen hat sich bewährt, wenn es darum geht, den Lymphfluss zu verbessern. Trockenes Schröpfen aktiviert die Durchblutung, verbessert die Stoffwechselaktivität und stimuliert das Immunsystem.

Kantharidenpflaster

Die Pflaster sind mit einer Salbe aus der getrockneten und gemahlenen „Spanischen Fliege" bestrichen. Die Spanische Fliege ist ein südeuropäischer Vertreter der Ölkäfer. Sie produziert ein starkes Reizgift, dessen wesentlicher Bestandteil das Kantharidin ist. Das Pflaster reizt die Haut, es kommt zu einer künstlichen Verbrennung. Die Pflaster sollen die Durchblutung fördern und lymphstrombeschleunigend wirken. Die Anwendung wird wegen der Wirkung auf das Lymphsystem auch als „weißer Aderlass" bezeichnet. Das Kantharidenpflaster gehört unter den ausleitenden Verfahren zu den „blasenziehenden" Mitteln (Vesikanzien). Hauptindikationen sind Wirbelsäulen- und Gelenkleiden, aber auch verschiedene HNO-Erkrankungen, Gicht, Neurodermitis, Depressionen usw.

Baunscheidt-Verfahren

Mit einem Nadelinstrument, dem sog. „Lebenserwecker", wird die Oberfläche der Haut leicht angeritzt, sodass 1–2 mm tiefe Poren entstehen. In die angeritzten Hautstellen wird dann meist noch ein hautreizendes Öl gerieben (oft Kroton-, Wacholder- oder Senföl). Mit dem Baunscheidtieren soll die Haut angeregt werden, den Organismus durch Aus- und Ableitung zu reinigen. Der Lymphfluss soll angeregt, das Immunsystem aktiviert werden. Die behandelte Hautregion wird stärker durchblutet.

6 Stoffwechsel- und Verdauungsorgane

Das Verdauungssystem hat die Aufgabe, Nährstoffe aufzunehmen und daraus Energie zu gewinnen. Dazu wird die Nahrung zerkleinert (mechanische Verdauung) und durch Enzyme in ihre Bestandteile zerlegt (chemische Verdauung). Außerdem werden Abfallprodukte des Stoffwechsels ausgeschieden. Der Verdauungstrakt wird auch Gastrointestinaltrakt (griech. gaster = Magen; lat. intestinum = Darm) genannt. Wichtig ist aber: Der Verdauungstrakt besteht nicht nur aus Magen und Darm, sondern umfasst den gesamten Nahrungsweg von der Mundhöhle bis zum After. Die Leber, die Gallenblase und die Bauchspeicheldrüse gehören als anhängende Drüsen dazu. Insgesamt steht das Verdauungssystem mit der Umwelt in Kontakt: Man kann sich den Mund-Magen-Darm-After-Kanal als Einstülpung der Umgebung in den Körper vorstellen (**Abb. 6.1**). Erst wenn Nahrungsbestandteile über die Darmwand in das Gefäßsystem aufgenommen (= resorbiert oder absorbiert) wurden, sind sie ins „Innere" des Körpers gelangt.

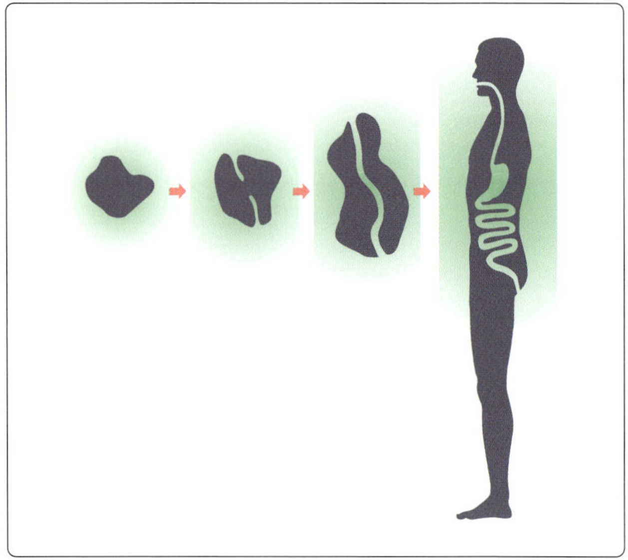

Abb. 6.1 Entstehung des Magen-Darm-Kanals.

6.1 Weg der Nahrung durch den Verdauungstrakt

Wir folgen nun den beteiligten Strukturen des Verdauungstraktes in der Reihenfolge, in der die Nahrung sie passiert.

Der Verdauungstrakt (**Abb. 6.2**) beginnt im Mund, der die Zunge, die Zähne und die Speicheldrüsen beherbergt. Die Nahrung wird mit den Lippen aufgenommen, mit der Zunge auf Geschmack und Konsistenz getestet und mit den Zähnen zerkleinert. Der Speichel macht sie gleitfähig und setzt erste Verdauungsenzyme zur Spaltung von Kohlenhydraten hinzu. Weiter führt der Weg über den Rachen in die Speiseröhre und dann in den Magen. Hier erfolgen eine Zwischenlagerung und Durchmischung der Nahrung sowie eine weitere Zugabe von Verdauungsenzymen, jetzt auch für Eiweiße und Fette. Portionsweise verlässt der Nahrungsbrei den Magen über den Magenpförtner und gelangt in den Dünndarm. Dieser wird unterteilt in den Zwölffingerdarm (Duodenum), den Leerdarm (Jejunum) und den Krummdarm (Ileum). In den Dünndarm geben die Gallenblase und die Bauchspeicheldrüse ihre Sekrete ab. Auf dem Weg durch den Dünndarm werden dem Nahrungsbrei alle verwertbaren Bestandteile (Energielieferanten, Mineralien, Vitamine) entnommen. Sie werden über den Blutstrom, d. h. die Pfortader, zur weiteren Verarbeitung zur Leber transportiert (Kap. 6.8.2).

Der letzte Dünndarmabschnitt mündet schließlich im rechten Unterbauch in den Dickdarm. Auch dieser ist noch einmal untergliedert

- in den Blinddarm (mit anhängendem Wurmfortsatz),
- den Grimmdarm (mit einem aufsteigenden, einem quer verlaufenden, einem absteigenden und einem s-förmigen Teil) und
- den Mastdarm.

Der Dickdarm entzieht dem Restdarminhalt Wasser, damit nicht zu viel davon mit dem Kot verloren geht. Er speichert den Kot, bis dieser über den Darmausgang, den After, entleert wird.

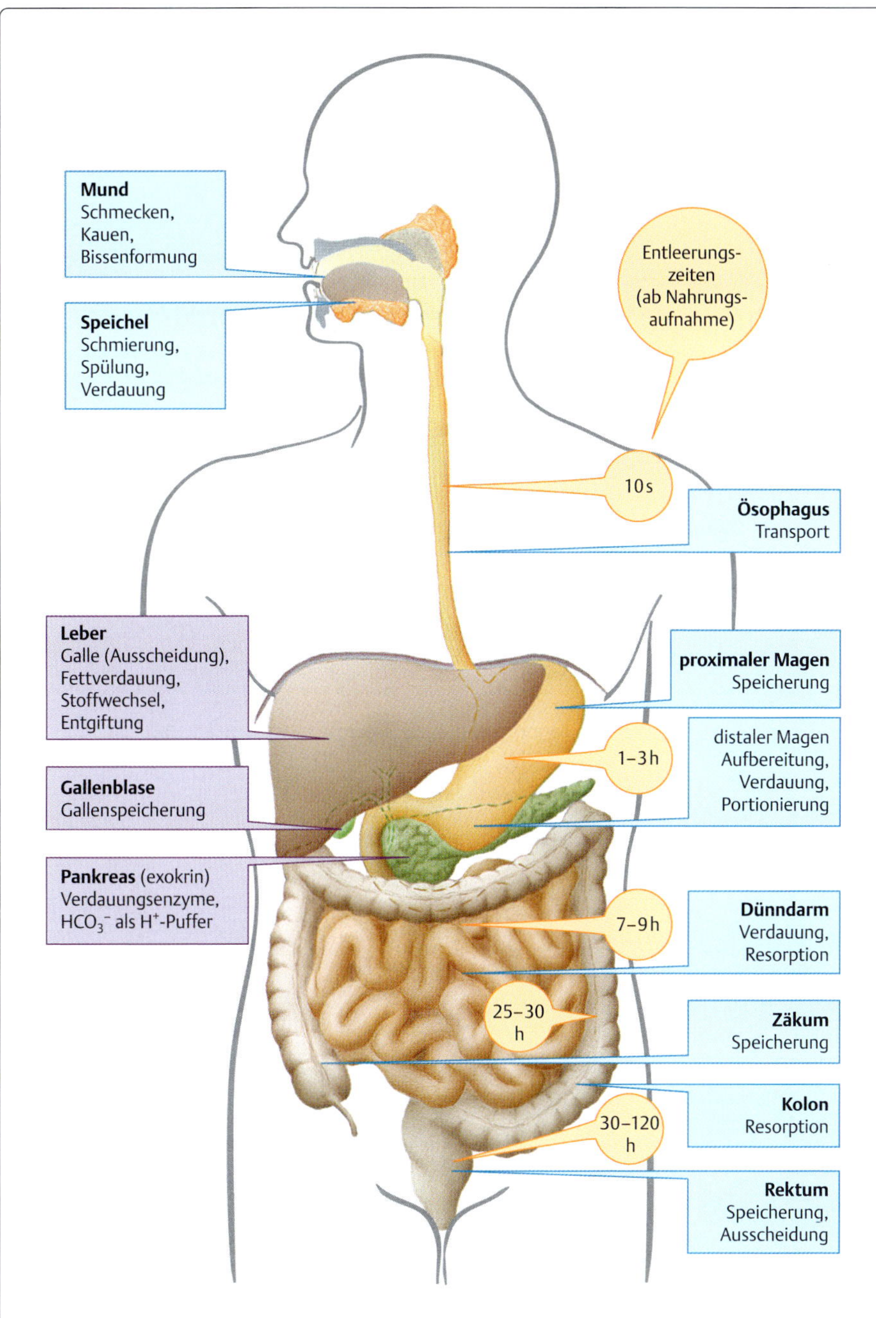

Abb. 6.2 Organe des Verdauungssystems. Zum Verdauungssystem zählen alle Anteile des Magen-Darm-Kanals von der Mundhöhle bis zum Anus (Darmausgang), außerdem die Mund- und Bauchspeicheldrüsen (Pankreas) sowie die Leber und die Gallenblase.

Naturheilkundliche Therapie

Ernährungstherapie

Es gibt viele verschiedene Ernährungsansätze und -therapien. Eine Ernährung im Rahmen eines ausgewogenen Säure-Basen-Haushaltes bedeutet beispielsweise, dass der Körper von überschüssigen Säuren entlastet werden soll. Dies soll erreicht werden, indem die Ernährung zu ⅓ aus säurebildenden, zu ⅔ aus basenbildenden Nahrungsmitteln besteht. Als basenspendende Lebensmittel gelten Gemüse, Kartoffeln, frisches Obst, frisch gepresste Obstsäfte, Rohmilch, frische Sahne und Joghurt, Nüsse und Mandeln. Säurebildend sind dagegen Zucker und Honig, Getreideprodukte, Kaffee, Tee, Fleisch, Fisch, Käse.

Weitere Ernährungsformen: Hay-Trennkost, Mayr-Kost (nach F. X. Mayr), vitalstoffreiche Vollwertkost nach Bruker, Rohkosternährung, makrobiotische Ernährung

Heilfasten: Zur Regeneration und Entschlackung von Körper, Geist und Seele. Es gibt verschiedene Arten, beispielsweise Saft-Fasten, Tee-Fasten, Früchte-Fasten.

6.2 Wandaufbau von Speiseröhre und Magen-Darm-Kanal

Trotz der funktionellen und anatomischen Unterschiede von Speiseröhre, Magen, Dünn- und Dickdarm ist die Wandstruktur dieser Anteile des Verdauungstraktes weitgehend identisch (**Abb. 6.3**). Sie besteht aus folgenden Schichten:

- Schleimhaut (Mukosa)
- Submukosa
- Muskelschicht (Muskularis)
- Serosa oder Adventitia

Schleimhaut Dabei richtet sich der Feinbau der Schleimhaut (Mukosa) nach den spezifischen Aufgaben des jeweiligen Abschnitts des Magen-Darm-Traktes. Die Speiseröhre und der Anus haben ein mehrschichtig unverhorntes **Plattenepithel**. Die übrigen Abschnitt sind mit einem einschichtigen **Zylinderepithel** (= hochprismatisch) ausgekleidet. Die Mukosa befindet sich an der inneren Oberfläche und wird von Drüsensekreten feucht gehalten (deshalb „Schleim"haut). Sie hat eine ganz kleine eigene Muskelschicht (Muscularis mucosae), die sie beweglich hält, sodass sich der Nahrungsbrei an ihrer Oberfläche gut mischt.

Submukosa Nach außen schließt sich die Submukosa an (lat. sub = unter, darunterliegend). Sie liegt also unter der Mukosa, in diesem Fall etwas weiter außen. Die Submukosa ist eine Bindegewebsschicht mit Nerven, Lymph- und Blutgefäßen.

Muskularis Nun folgt eine Muskelschicht (Muskularis), die für die Fortbewegung des Nahrungsbreis im Verdauungstrakt sorgt. Sie teilt sich in einen inneren ringförmig verlaufenden und einen darauf liegenden längsorientierten Teil.

Serosa oder Adventitia Ganz außen sind die Organe von Bindegewebe begrenzt. Entweder umhüllt sie eine Serosa oder eine Adventitia. **Serosa** heißt die äußerste Schicht an den Stellen des Magen-Darm-Traktes, die innerhalb des Bauchfells liegen (Kap. 6.7.1). Anteile, die nicht vom Bauchfell überzogen sind, werden **Adventitia** genannt.

Innervation Die Muskulatur der Wand wird von je einem eigenen Nervengeflecht (Plexus) versorgt. Die Plexus unterliegen zwar der Kontrolle des vegetativen (unbewussten) Nervensystems des Körpers, haben aber eine gewisse Selbstständigkeit, um die Darmbewegungen besonders fein abzustimmen. Sie befinden sich als Plexus submucosus (**Meissner-Plexus**) direkt unter der Schleimhautmuskulatur und als Plexus myentericus (**Auerbach-Plexus**) in der Muskularis zwischen Längs- und Ringmuskulatur.

Lerntipp

Merkspruch: „**Mu**tti **ko**cht **Sa**hne-**Su**ppe für **Musk**el-**Ser**um im **Advent**."
(Wandschichten von innen nach außen: **Mukosa**, **Su**bmukosa, **Musk**ularis, **Ser**osa, **Advent**itia)

Vorkommen von **unverhorntem Plattenepithel**:

- Vagina
- Mundhöhle
- Ösophagus
- Anus
- Stimmfalten

6.3 Mundraum

Der Mundraum umfasst den Mundvorhof, die Zahnbögen und die eigentliche Mundhöhle, die hinter den Zähnen beginnt, bis zu den Gaumenbögen reicht und die Zunge enthält.

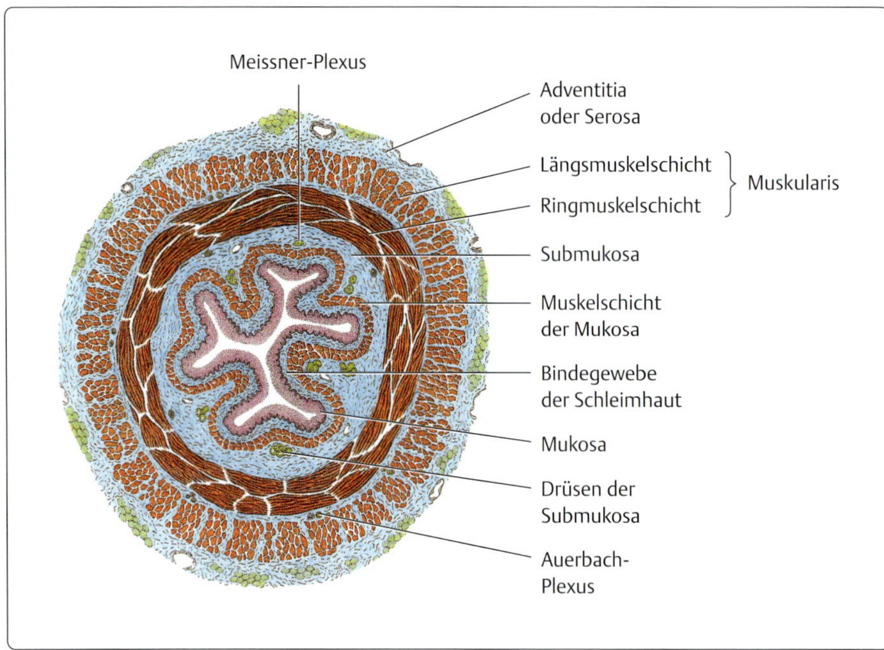

Abb. 6.3 Wandaufbau von Speiseröhre und Magen-Darm-Kanal.

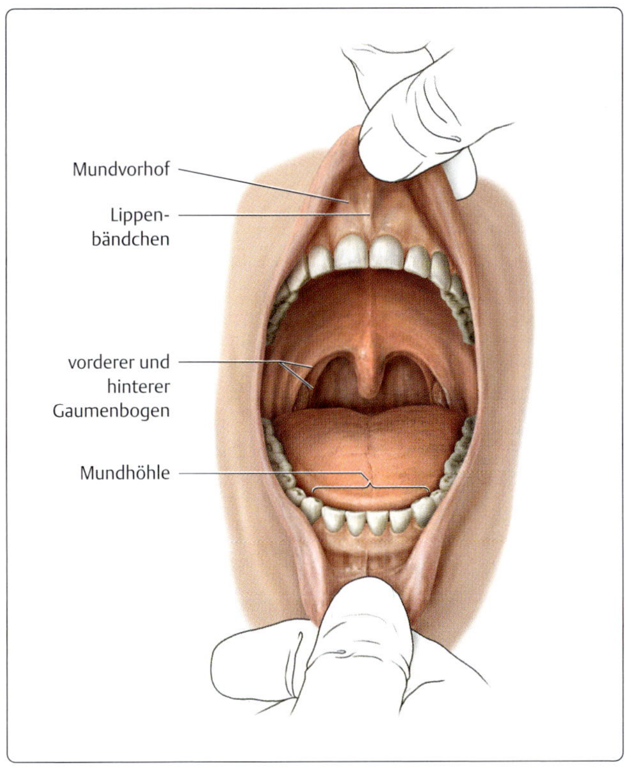

Abb. 6.4 Mundhöhle (Cavitas oris). Ansicht von ventral.

6.3.1 Mundvorhof

Die Lippen und die Innenflächen der Wangen bilden die äußere Grenze des Mundvorhofs (Vestibulum oris), der bis an die Zahnreihen heranreicht (**Abb. 6.4**).

6.3.2 Lippen

Den Eingang zum Verdauungstrakt bilden die Lippen (Labiae oris). An der Grenze des Lippenrots wechselt die verhornte Gesichtshaut zur Schleimhaut. Deren Merkmal ist im gesamten Mund-Rachen-Raum und der Speiseröhre ein mehrschichtig unverhorntes Plattenepithel (S. 126).

Diese empfindliche Schleimhaut macht die Lippen äußerst sensibel (wichtig z. B. für die Lautbildung und den Saugreflex des Neugeborenen).

> **Pathologie**
>
> **Lippenzyanose**
> Bläulich-violett verfärbte Lippen können Zeichen für einen allgemeinen Sauerstoffmangel des Körpers sein. Der Blutfarbstoff (Hämoglobin) färbt sich bei dieser sog. Zyanose bläulich. Dies ist an den Lippen gut zu beobachten, weil die Schleimhaut über den Blutleitern sehr dünn ist. Auch bei Kälte werden die Lippen bläulich, obwohl die Sauerstoffversorgung des Körpers normal ist. Hier nimmt nur die Durchblutung der Gesichtshaut ab, um weniger Wärme zu verlieren.

6.3.3 Zähne

Am Gebiss eines Lebewesens kann man die Art seiner Ernährung erkennen: Fleischfresser benötigen lange, spitze Eckzähne, während sich Pflanzenfresser durch großflächige, platte Backenzähne auszeichnen. Der Mensch besitzt aufgrund seiner gemischten Ernährungsweise verschiedene Zahnformen.

6.3.3.1 Dauer- und Milchgebiss

Erwachsenengebiss Das vollständige Dauergebiss des Erwachsenen besteht aus 32 Zähnen: Die beiden Kiefer werden in 4 Quadranten (S. 127) eingeteilt, und jeder Quadrant besteht aus jeweils 8 Zähnen (**Abb. 6.5**):

- 2 Schneidezähnen (Incisivi)
- 1 Eckzahn (Canini)
- 2 Backenzähnen (Prämolaren)
- 3 Mahlzähnen (Molaren)

Der hinterste Mahlzahn ist der Weisheitszahn, der in der Regel erst nach dem 16. Lebensjahr auswächst, manchmal aber auch gar nicht angelegt ist. Oft ist der Kiefer für die Weisheitszähne zu klein (dies hängt mit der Entwicklung des Menschen zusammen), und sie müssen entfernt werden (**Abb. 6.6**).

Milchgebiss Beim kindlichen Milchgebiss folgen pro Kieferhälfte auf jeden Eckzahn nur 2 Milchmolaren. Das vollständige kindliche Gebiss setzt sich somit aus nur 20 Zähnen zusammen (**Abb. 6.7**). Die Milchzähne sind jeweils kleiner als die bleibenden Zähne. Der Durchbruch der Milchzähne beginnt beim Säugling ca. im 6.–8. Lebensmonat mit den vorderen Schneidezähnen. Nach hinten folgen zunächst der vordere Milchmolar, dann der Eckzahn und zum Schluss mit etwa 2½ Jahren der hintere Milchmolar.

Wechselgebiss Im Alter von ungefähr 6 Jahren („Sechsjahresmolar") findet der Durchbruch des 1. Molaren des Dauergebisses hinter dem letzten Milchmolaren statt (**Abb. 6.8**). Nun beginnt der eigentliche Zahnwechsel mit den vorderen Schneidezähnen und setzt sich wie bei den Milchzähnen nach hinten fort. Der 2. bleibende Molar schließt sich mit durchschnittlich 12 Jahren („Zwölfjahresmolar") an die Zahnreihe an.

> **Merke**
> Die Durchbruchszeiten der Zähne schwanken individuell, können bei großen Verzögerungen aber Hinweise auf allgemeine Entwicklungsstörungen eines Kindes geben.

6.3.3.2 Zahnformeln

Die Kiefer werden in 4 Quadranten aufgeteilt, in denen die Zähne jeweils beziffert werden (**Abb. 6.9**). Die Zähne jedes Quadranten werden von vorne nach hinten durchnummeriert und diese Zahl wird dann jeweils hinter die Ziffer für den Quadranten gestellt. Daraus ergibt sich ein Zahnschema mit Kombinationen aus jeweils 2 Ziffern. Beispiel: Der Weisheitszahn rechts oben bekommt die Ziffer 18 (1 für den 1. Quadranten oben rechts, 8 für den letzten Zahn in dieser Reihe). Die zweistelligen Ziffern werden dabei getrennt gesprochen, also „eins-acht".

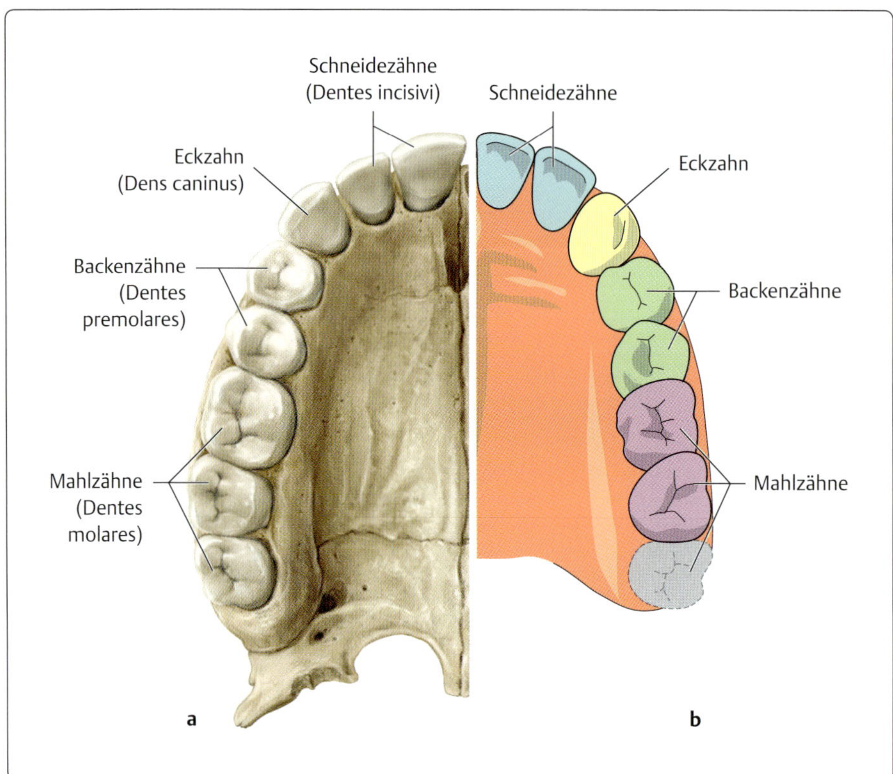

Abb. 6.5 Dauergebiss.
a Charakterisierung der Zähne.
b Gebiss eines jungen Erwachsenen vor dem Durchbruch der Weisheitszähne.

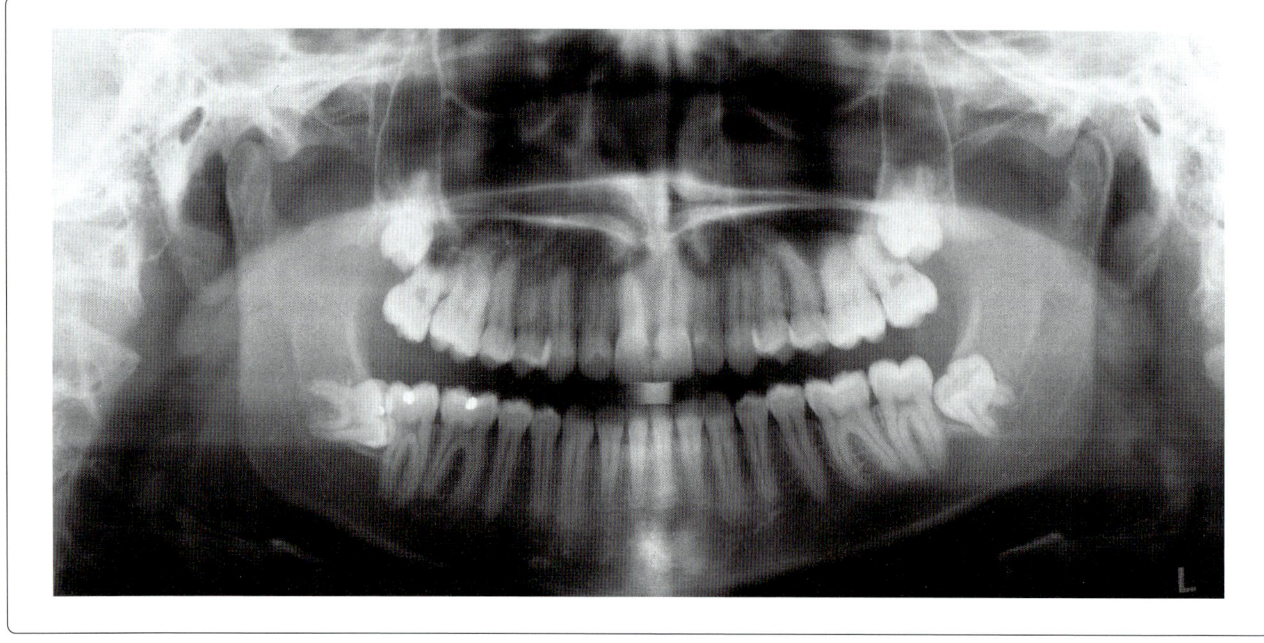

Abb. 6.6 Röntgendiagnostik der Zähne. Panoramaschichtaufnahme (PSA). Auf dem Röntgenbild erkennen Sie im Unterkiefer den Platzmangel, zusätzlich ist der rechte Weisheitszahn gegen den hinteren Molaren gekippt.

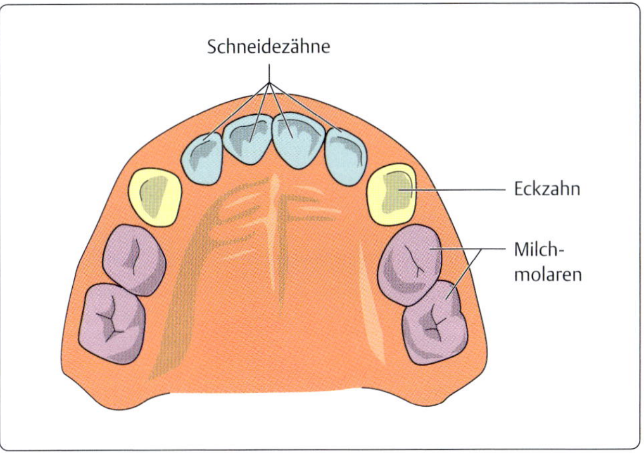

Abb. 6.7 Milchgebiss. Blick auf die Zahnreihen des Oberkiefers beim 3- bis 5-jährigen Kind.

Bei den Milchzähnen werden die Quadranten von 5–8 weiter durchnummeriert (**Abb. 6.10**).

> **Lerntipp**
> Merkspruch: „‚Rechts vor Links!', befiehlt der Oberst dem Untertan."
> (Beim Zählen der Quadranten fängt man in der **rechten** Kieferhälfte des Patienten **oben** an.)

6.3.3.3 Aufbau der Zähne

Jeder Zahn gliedert sich von oben nach unten in (**Abb. 6.11**):

- Zahnkrone (Korona)
- Zahnhals (Zervix)
- Zahnwurzel (Radix), 1 oder mehrere

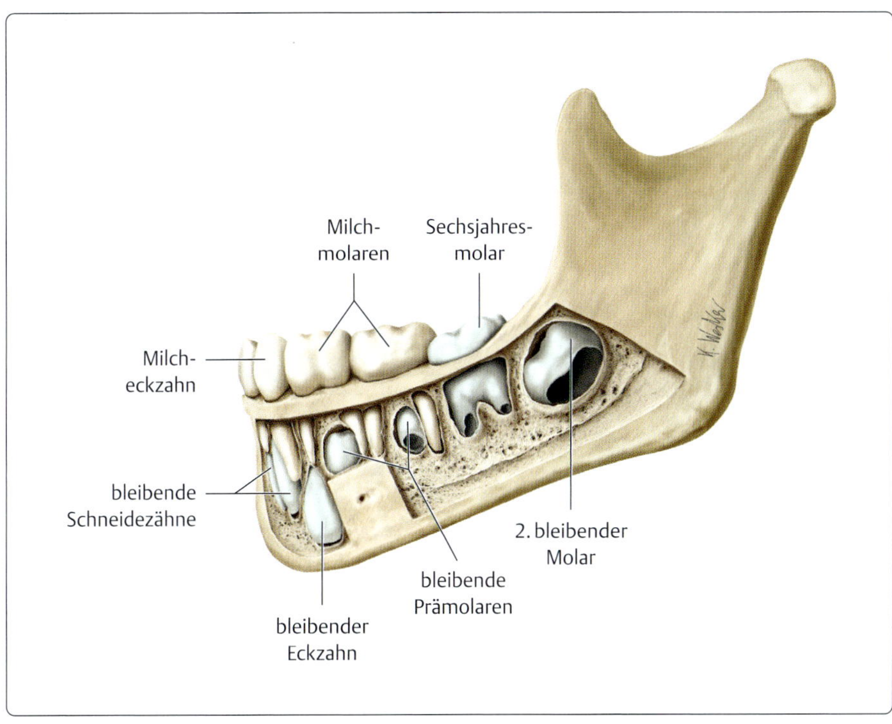

Abb. 6.8 Milchzähne (Dentes decidui) und Anlagen der bleibenden Zähne im Unterkiefer eines 6-jährigen Kindes. Ansicht von links.

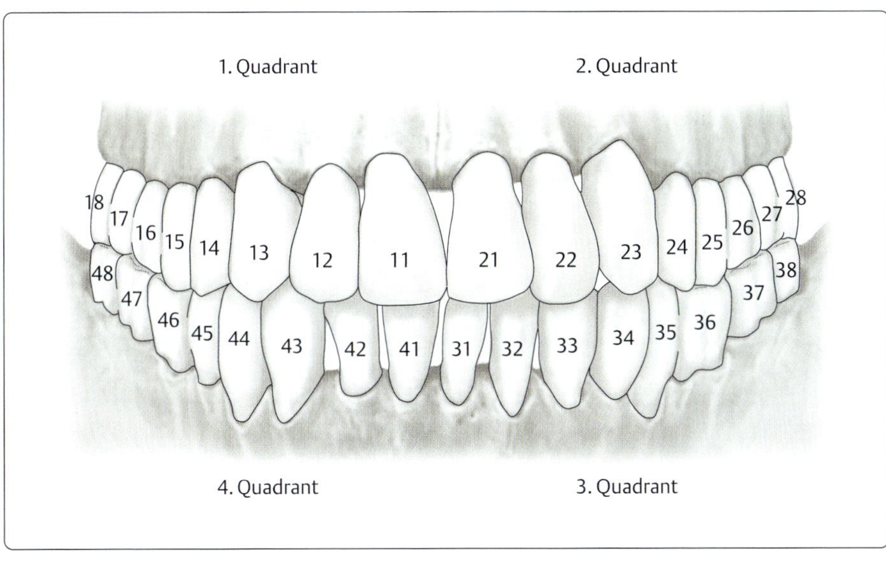

Abb. 6.9 Zahnschema (Zahnformel) des Dauergebisses.

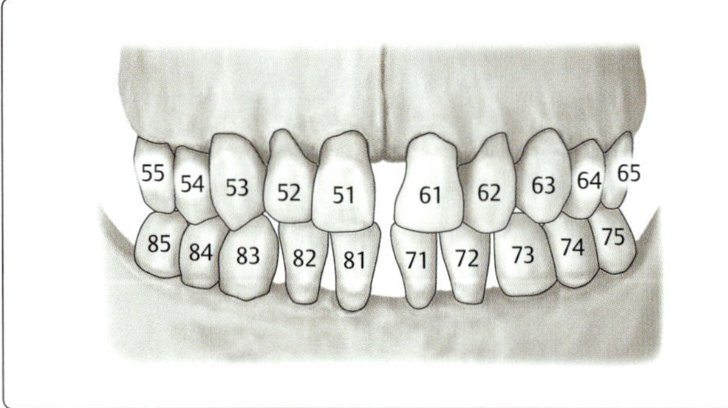

Abb. 6.10 Zahnformel des Milchgebisses.

Die Zahnwurzeln sind über straffe Bindegewebsfasern elastisch in den Zahnfächern, den Alveolen, der Kieferknochen befestigt.

„Skelett" des Zahnes

Das Skelett des Zahnes besteht aus (**Abb. 6.11**):

- Zahnbein (Dentin)
- Zahnschmelz (Enamelum)
- Zahnzement (Cementum)

Das Dentin ähnelt dem Knochengewebe und bildet den Kern des Zahnes. Es ist an der Krone, die oberhalb des Zahnfleisches liegt, von Zahnschmelz überzogen. Der Zahnschmelz ist die härteste Struktur des Körpers und besteht nahezu ausschließlich aus Mineralien (Hydroxylapatit). Im Bereich der Zahnwurzel ist das Dentin von Zahnzement (Cementum) bedeckt. Dieser nimmt über die in die Wurzelhaut (Periodontium oder Desmodont) eingelagerten straffen Bindegewebsfasern Kontakt zu den knöchernen Zahnfächern auf. Im Bereich des Zahnhalses gehen Schmelz und Zement ineinander über. Bei gesundem Zahnfleisch (Gingiva) ist der Zahnhals von diesem bedeckt.

Zahnmark (Pulpa)

Das Innere der Zähne ist von Zahnmark, der Pulpa, ausgefüllt. Diese besteht aus Bindegewebe mit einem dichten Netz aus Blutgefäßen und sensiblen Nerven, die über eine Öffnung in der Wurzelspitze in den Zahn eintreten. Die empfindsamen Nervenendigungen reichen bis in das Dentin hinein, weshalb das „Bohren" des Zahnarztes so unangenehm ist.

Pathologie

Wurzelentzündung

Die Entzündung des in der Markhöhle befindlichen Gewebes (Pulpitis) erhöht den Druck auf die Nervenendigungen und ist oft extrem schmerzhaft. Meist wird eine Wurzelbehandlung durch den Zahnarzt nötig, bei der das entzündete Gewebe entfernt und durch eine Wurzelfüllung ersetzt wird. Der nun „tote" Zahn kann aber noch jahrelang im Mund verbleiben und seinen Dienst verrichten.

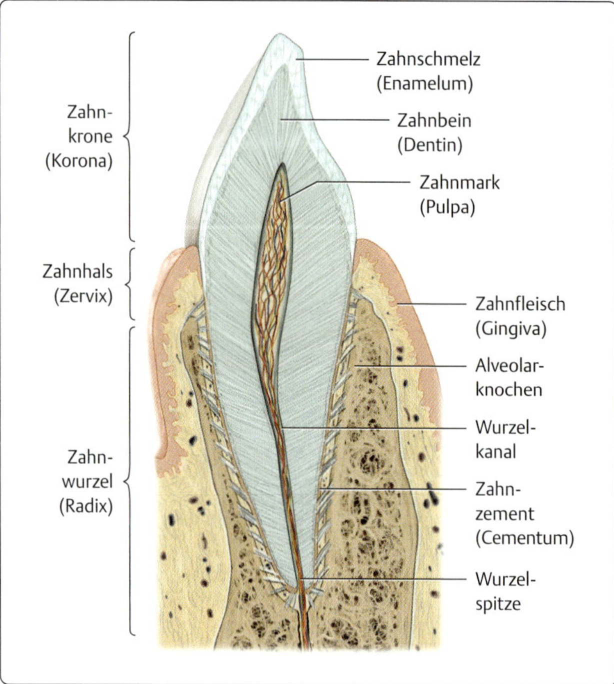

Abb. 6.11 Histologie eines Zahnes im Längsschnitt. Als Beispiel ist ein Schneidezahn im Unterkiefer dargestellt.

Merke

Das „Gesetz über die Ausübung der Zahnheilkunde" besagt, dass die Zahnheilkunde nur von Ärzten und Zahnärzten ausgeübt werden darf. Für Heilpraktiker ist dies somit verboten. Die Zahnheilkunde umfasst nicht nur die Behandlung von Zähnen, sondern auch die von Mund- und Kieferkrankheiten. Das bedeutet: Einen Herpes labialis der äußeren Lippe dürfen Heilpraktiker behandeln, ein Herpes labialis der inneren Lippe jedoch nicht! Ebenso verboten ist die Behandlung von Mundsoor oder Aphthen. Die Inspektion des Mundraums zu diagnostischen Zwecken oder eine Beratung hinsichtlich einer Kariesprophylaxe sind aber erlaubt. Die Grenzen des Mundes bilden einerseits die Lippen, andererseits das Gaumensegel mit dem vorderen Gaumenbogen.

Naturheilkundliche Therapie

Energetische Wechselbeziehungen zwischen dem ahn-Kiefer-Gebiet und dem übrigen Organismus

Schon im alten China erkannte man Wechselbeziehungen zwischen Zähnen und Organen. Diese Theorie hat sich im Laufe der Zeit weiterentwickelt. Das entsprechende Zahn-Organ-Schema (Odontontabelle) der heutigen Zeit geht auf den Arzt Voll und den Zahnarzt Kramer zurück. Demnach sind die Zähne sozusagen „Spiegelbilder" für unsere körperliche Verfassung. Den einzelnen Zähnen werden verschiedene Sinnesorgane, Gelenke, Drüsen, Wirbel usw. zugeordnet (Kap. 22). So soll beispielsweise eine Wechselbeziehung zwischen dem Zahn 33 und Auge sowie Hüfte bestehen.

Störfelder können durch entzündliche Herde oder Fremdkörper im Rahmen einer kieferorthopädischen oder zahnärztlichen Behandlung entstehen. Als Störfaktoren gelten beispielsweise Wurzelreste, Fremdkörper und Implantate oder auch verlagerte Zähne. Die Störfelder – so die Annahme – wirken permanent auf die jeweiligen zugeordneten Bereiche ein. Erkrankungen bestimmter Zähne können also Erkrankungen der jeweiligen Bezugsorgane hervorrufen; umgekehrt können Organerkrankungen auch die zugeordneten Zähne beeinflussen.

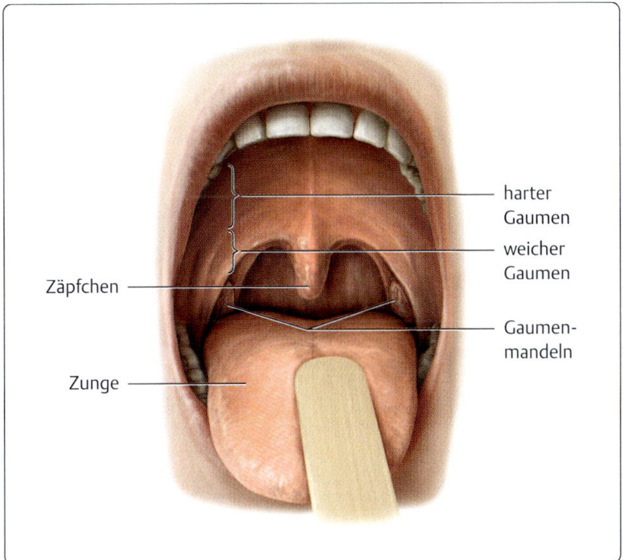

Abb. 6.12 Gaumenmandeln (Tonsillae palatinae). Ansicht von frontal in die Mundhöhle.

6.3.4 Mundhöhle

Hinter den Zahnreihen von Unter- und Oberkiefer beginnt die Mundhöhle (**Abb. 6.12**, **Abb. 6.13**). Sie wird folgendermaßen begrenzt:

- oben vom harten Gaumen (Palatum durum)
- unten von der Muskulatur des Mundbodens
- seitlich von den Zahnreihen und den Gaumenmandeln (Tonsillae palatinae)

Den harten Gaumen bedeckt eine derbe, unverschiebliche Schleimhaut. Er geht nach hinten in den weichen Gaumen (Palatum molle) mit dem mittelständigen Zäpfchen (Uvula) über. Gemeinsam bilden beide das Gaumensegel. Dieses grenzt die Mundhöhle hinten oben gegen den oberen Rachenraum (Nasopharynx) ab. Vom Gaumensegel gehen der vordere (Arcus palatoglossus) und der hintere Gaumenbogen (Arcus palatopharyngeus) aus. Dieser bildet die hintere Begrenzung der Mundhöhle gegen den mittleren Rachenraum (Oropharynx). Jeweils in der Nische zwischen den beiden Gaumenbögen liegt die Gaumenmandel (Tonsilla palatina; **Abb. 6.12**).

Merke

Wenn von den „Mandeln" (Tonsillen) die Rede ist, sind damit in der Regel die Gaumenmandeln gemeint. Zusätzlich gibt es aber noch weitere Tonsillen am Übergang von der Mundhöhle in den Rachen: Rachenmandel, Zungenmandel, Tubenmandel (S. 119). Sie alle sind Teil des lymphatischen bzw. Waldeyer'schen Rachenrings. Dieser gehört zu den lymphatischen Organen, die wichtiger Bestandteil des körpereigenen Abwehrsystems sind.

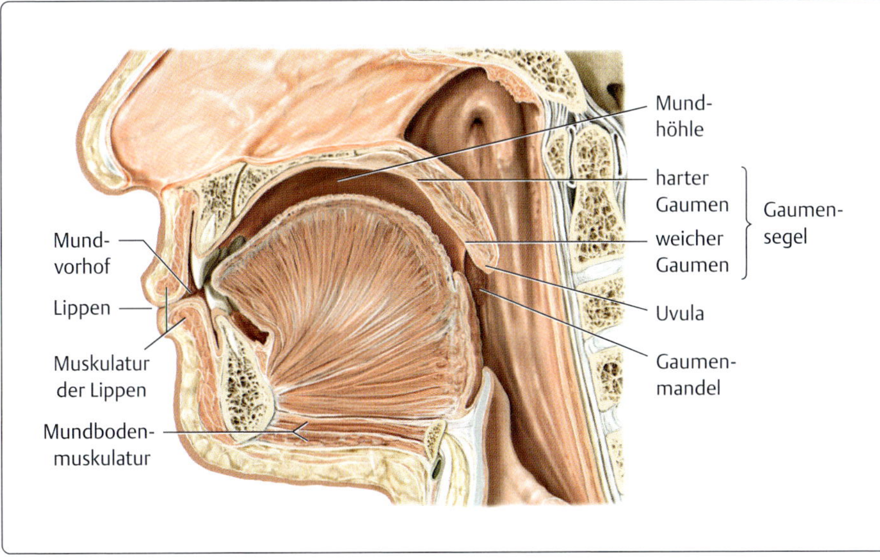

Abb. 6.13 Gliederung und Begrenzung der Mundhöhle. Mediansagittalschnitt, Ansicht von links.

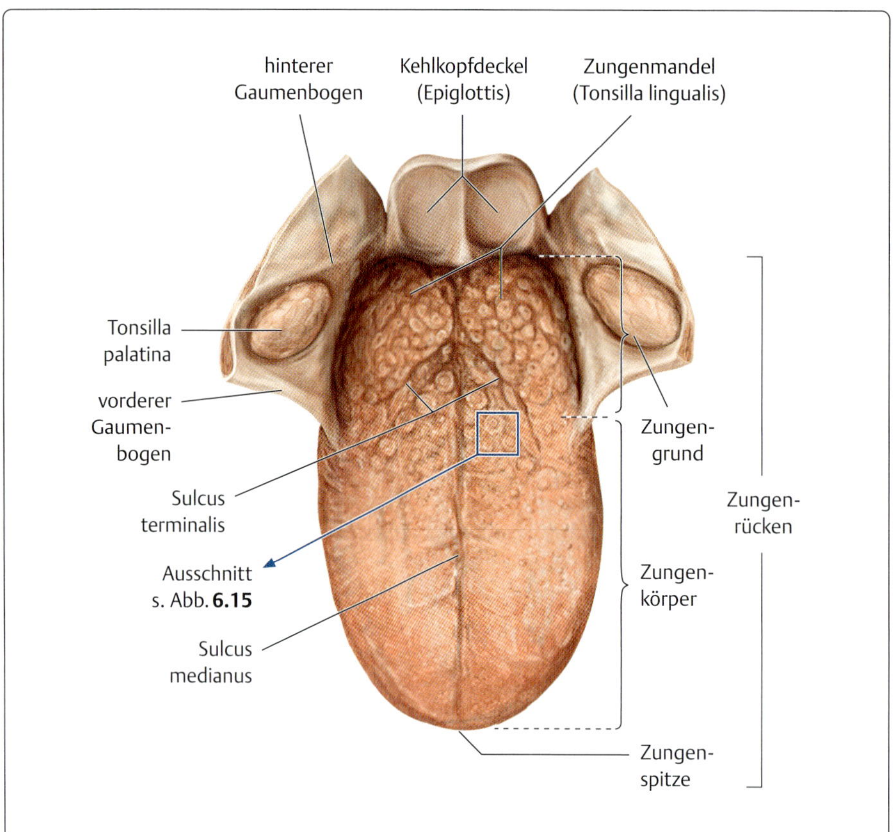

Abb. 6.14 Schleimhautrelief der Zunge. Ansicht von kranial.

> **Naturheilkundliche Therapie**
>
> **Mundakupunktur**
>
> Die Mundakupunktur ist ein Verfahren nach dem Arzt Jochen Gleditsch. Er beobachtete, dass sich durch Injektionen von Lokalanästhetika in die Mundschleimhaut auch Schmerzen und Beschwerden in anderen Bereichen lindern lassen. Ähnlich wie bei der Ohrakupunktur (Kap. 19) bildet das Mikro-Akupunktur-System in der Mundhöhle den gesamten Organismus ab. Damit können also alle Leitbahnen (Meridiane) und damit auch alle Organsysteme erreicht werden. Die Mundakupunktur kann ergänzend zur Körperakupunktur eingesetzt werden.

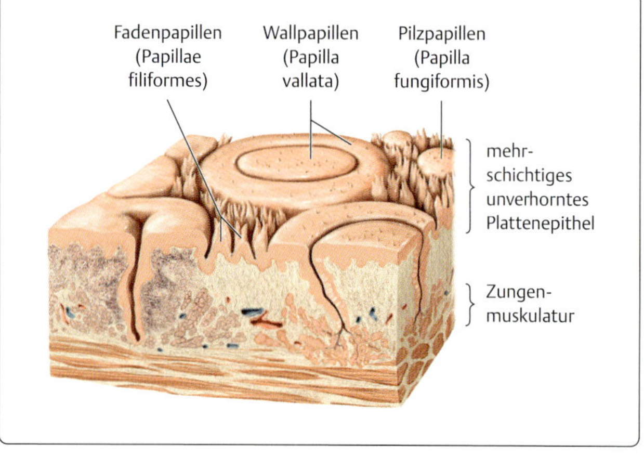

Abb. 6.15 Zungenpapillen (Papillae linguales). Blockförmige Darstellung verschiedener Zungenpapillen.

6.3.5 Zunge

Die Zunge (Lingua) ist ein sehr beweglicher mit Schleimhaut überzogener Muskel. Sie ist sehr gut mit Nervenfasern versorgt. Dadurch erreicht sie ihre gezielte Beweglichkeit und ihre hohe Sensibilität, die sie für ihre verschiedenen Aufgaben braucht:

- Sprachbildung
- Beteiligung am Kauen und Schlucken
- Tast- und Geschmacksempfinden

Aufbau Den Hauptteil der Zunge bildet der Zungenkörper, der vorne in die Zungenspitze übergeht. Der hintere Teil der Zunge heißt Zungengrund. Hier liegt die paarige Zungenmandel (Tonsilla lingualis).

Die Unterseite der Zunge ist glatt und über das Zungenbändchen mit dem Boden der Mundhöhle verwachsen. Die Schleimhaut ist sehr gut durchblutet, und sublingual (unter der Zunge) aufgebrachte Wirkstoffe gelangen über venöse Blutgefäße schnell in den großen Blutkreislauf. Der Zungenrücken (Oberseite) ist jedoch rau.

Hier befinden sich warzenförmige Erhebungen, sog. Papillen (**Abb. 6.14**, **Abb. 6.15**):

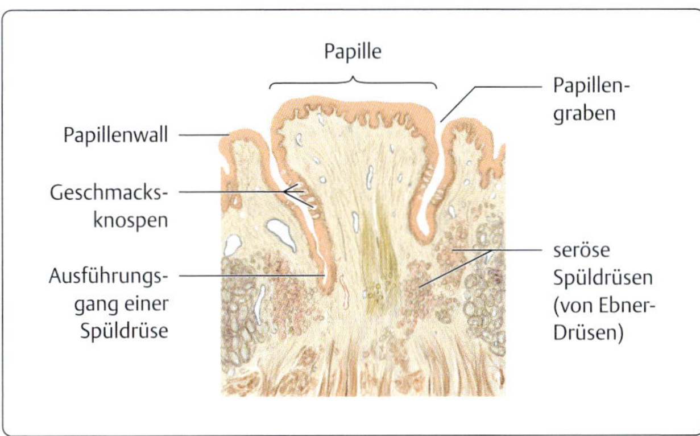

Abb. 6.16 Zungenpapillen (Papillae linguales). Papilla vallata.

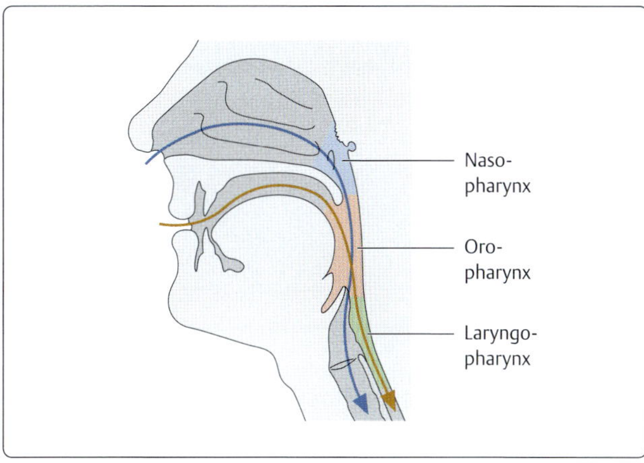

Abb. 6.17 Gliederung des Rachens in 3 Abschnitte.

- Fadenpapillen dienen dem Tast-, Temperatur- und Schmerzempfinden.
- Die Wall-, Pilz- und Blätterpapillen besitzen an ihrem Boden Geschmacksknospen (**Abb. 6.16**). Dies sind die Rezeptoren des Geschmackssinns (Kap. 11.3).

Spüldrüsen in der Nähe sorgen für einen raschen Abtransport der Geschmacksstoffe, um die Rezeptoren für neue Eindrücke frei zu halten.

Nach neueren Erkenntnissen ordnet man keine der 5 Geschmacksrichtungen (süß, sauer, salzig, bitter, umami) einer besonderen Papille oder einer Zungenregion zu: Alle Geschmacksknospen nehmen die Informationen wahr, je nach Rezeptoranzahl mehr oder weniger intensiv.

Auch in der Schulmedizin kann die Zunge Hinweise auf Krankheiten geben.

Pathologie

Veränderungen der Zunge

- **Himbeerzunge:** Scharlach; anfangs Zunge weißlich belegt, dann entzündungsbedingtes Anschwellen der Papillen, wodurch das typische Bild der Himbeer- oder Erdbeerzunge entsteht
- **Lackzunge:** Leberzirrhose, Vitamin-B_{12}-Mangel; glatte, glänzende und hochrote Zunge, oft mit brennendem Gefühl, durch Abbau der Papillen bedingt
- **Landkartenzunge:** gutartige Veränderung der Zungenoberfläche; betroffener Bereich leicht entzündlich

Naturheilkundliche Therapie

Zungendiagnose

Die Zungendiagnose ist ein Verfahren in der Traditionellen Chinesischen Medizin (TCM). Wichtige Merkmale sind hier: Größe, Farbe, Topografien der Zunge und ggf. Beläge (Kap. 16.3).

6.4 Rachen

Die Mundhöhle geht hinten in den Rachen (Pharynx) über, der sich in 3 Etagen gliedert (**Abb. 6.17**):

- obere Etage (Nasopharynx)
- mittlere Etage (Oropharynx)
- untere Etage (Laryngopharynx)

Am Dach der **oberen Etage** befindet sich die Rachenmandel (Tonsilla pharyngealis; **Abb. 6.18**). Hier mündet die Ohrtrompete (Tuba auditiva), die eine Verbindung zum Mittelohr darstellt und für dessen Belüftung sorgt. Um ihre Öffnung herum befindet sich ebenfalls lymphatisches Gewebe (Tonsilla tubaria). Beim Schluckvorgang verschließen das Gaumensegel und der obere Muskel des Rachens (oberer Schlundschnürer) die Nasenhöhle.

In der **mittleren** Etage überkreuzt der Speiseweg die Luftwege, die in der **unteren Etage** vor der Speiseröhre mit dem Kehlkopf beginnen. Der Kehlkopfdeckel sorgt dafür, dass keine Speise in die Luftröhre gelangt.

Der Vorgang des Schluckens wird willkürlich eingeleitet, indem der Speisebolus mithilfe der Zunge in den hinteren Teil der Mundhöhle gebracht wird. Nach Erreichen des Zungengrunds verlaufen die weiteren Vorgänge reflektorisch und können nicht mehr aufgehalten werden (**Abb. 6.19**).

6.5 Speicheldrüsen

Etwa 1–1,5 l Speichel pro Tag produzieren die vielen kleinen in der Mundschleimhaut, auf der Zunge und dem Gaumen verteilten und v. a. die 3 großen, paarig angelegten Speicheldrüsen (**Abb. 6.20**):

- Ohrspeicheldrüse (Glandula parotis)
- Unterkieferspeicheldrüse (Glandula submandibularis)
- Unterzungenspeicheldrüse (Glandula sublingualis)

Eine Aufgabe des Speichels ist es, die zerkleinerte Nahrung gleitfähig zu machen. Er besteht zu 99 % aus Wasser. Außerdem enthält er Schleimstoffe, Elektrolyte und Abwehrstoffe (IgA, Ly-

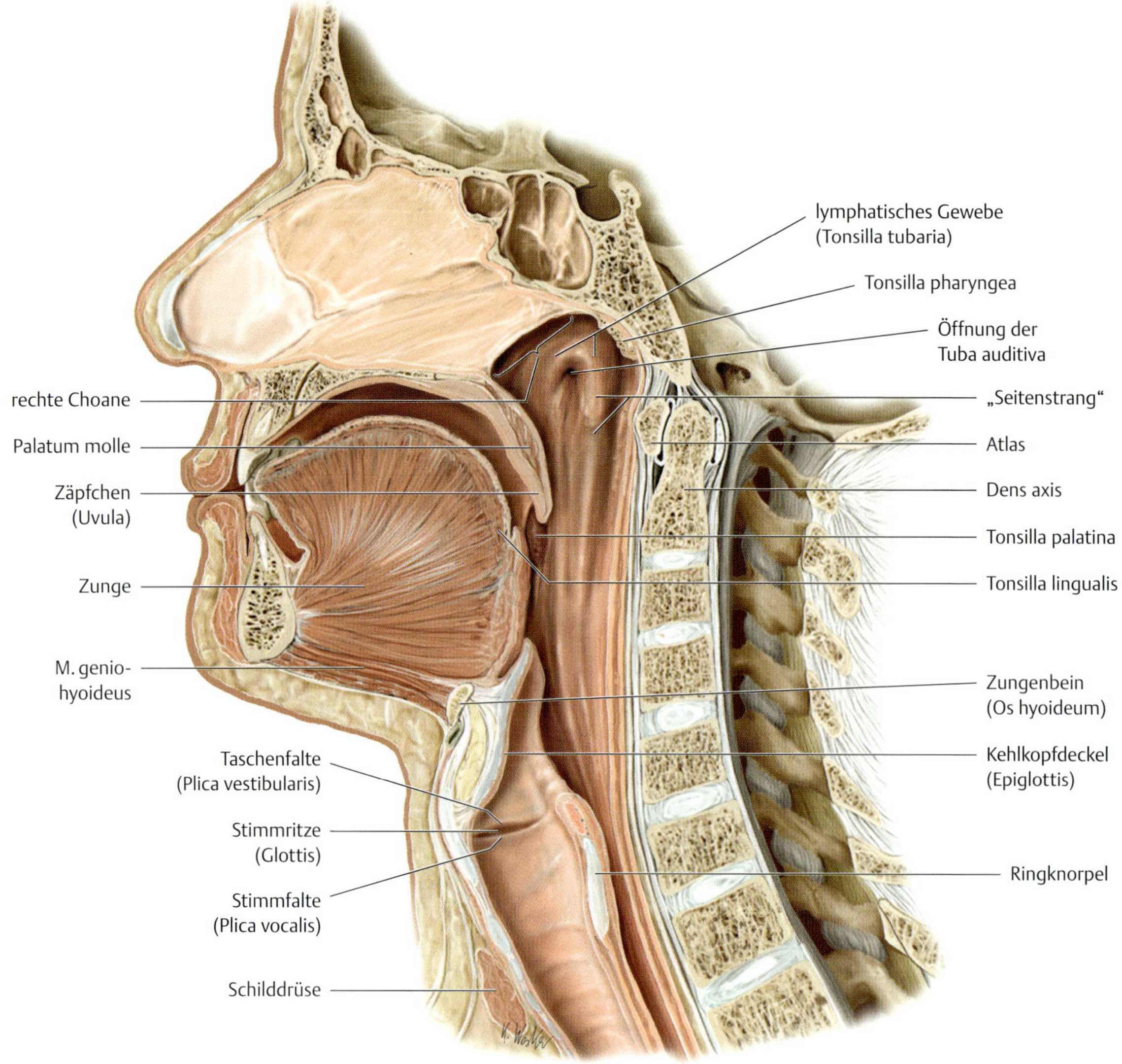

lymphatisches Gewebe
(Tonsilla tubaria)
Tonsilla pharyngea
Öffnung der
Tuba auditiva
„Seitenstrang“
Atlas
Dens axis
Tonsilla palatina
Tonsilla lingualis
Zungenbein
(Os hyoideum)
Kehlkopfdeckel
(Epiglottis)
Ringknorpel
rechte Choane
Palatum molle
Zäpfchen
(Uvula)
Zunge
M. genio-
hyoideus
Taschenfalte
(Plica vestibularis)
Stimmritze
(Glottis)
Stimmfalte
(Plica vocalis)
Schilddrüse

Abb. 6.18 Topografie des Rachens. Mediansagittalschnitt, Ansicht von links.

weicher
Gaumen
(Palatum
molle)
Mund-
boden
Zungenbein
(Os hyoideum)
Kehlkopf
Ringknorpel
Passavant-
Ringwulst
(kontrahierter
oberer Schlund-
schnürer)
Kehlkopf-
deckel
M. thyro-
hyoideus
Schildknorpel

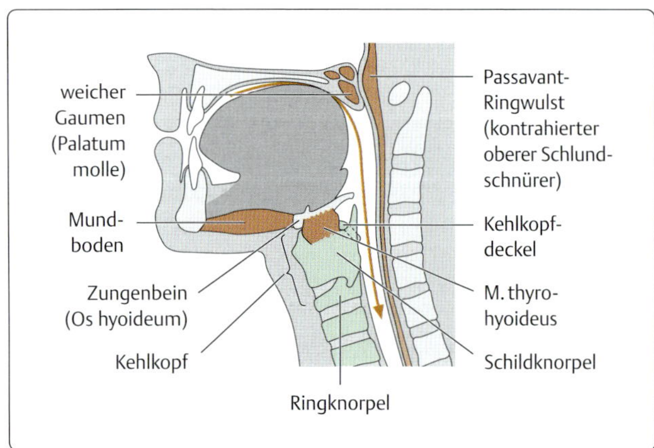

Abb. 6.19 Anatomie des Schluckaktes. Gezeigt sind der zunächst willkürlich beginnende Schluckakt, der reflektorische Verschluss der Atemwege und der weitere reflektorische Transport in die Speiseröhre.

sozym). Aus der Nahrung gelöste Geschmacksstoffe werden mit seiner Hilfe an die Geschmacksknospen transportiert. Da auch Enzyme (α-Amylase: Ptyalin) zur Aufspaltung von Kohlenhydraten in ihm enthalten sind, beginnt deren Verdauung bereits im Mund, während die Aufspaltung von Fetten und Eiweißen erst im Magen anfängt.

Die Produktion wird vom vegetativen (unbewussten) Nervensystem gesteuert. Der Parasympathikus (Aktivator der Verdauung) regt dabei die Produktion an, bereits der Gedanke an leckeres Essen „lässt uns das Wasser im Munde zusammenlaufen“ und der Speichel ist eher dünnflüssig. Der Sympathikus dagegen hemmt den Speichelfluss, und der Speichel ist eher zähflüssig. Deshalb haben wir bei Aufregung (Sympathikus aktiv) oft einen ganz trockenen Mund. Angeregt wird die Speichelproduktion aber auch durch das Kauen und die Zusammensetzung der Nahrung (besonders säuerliche Anteile).

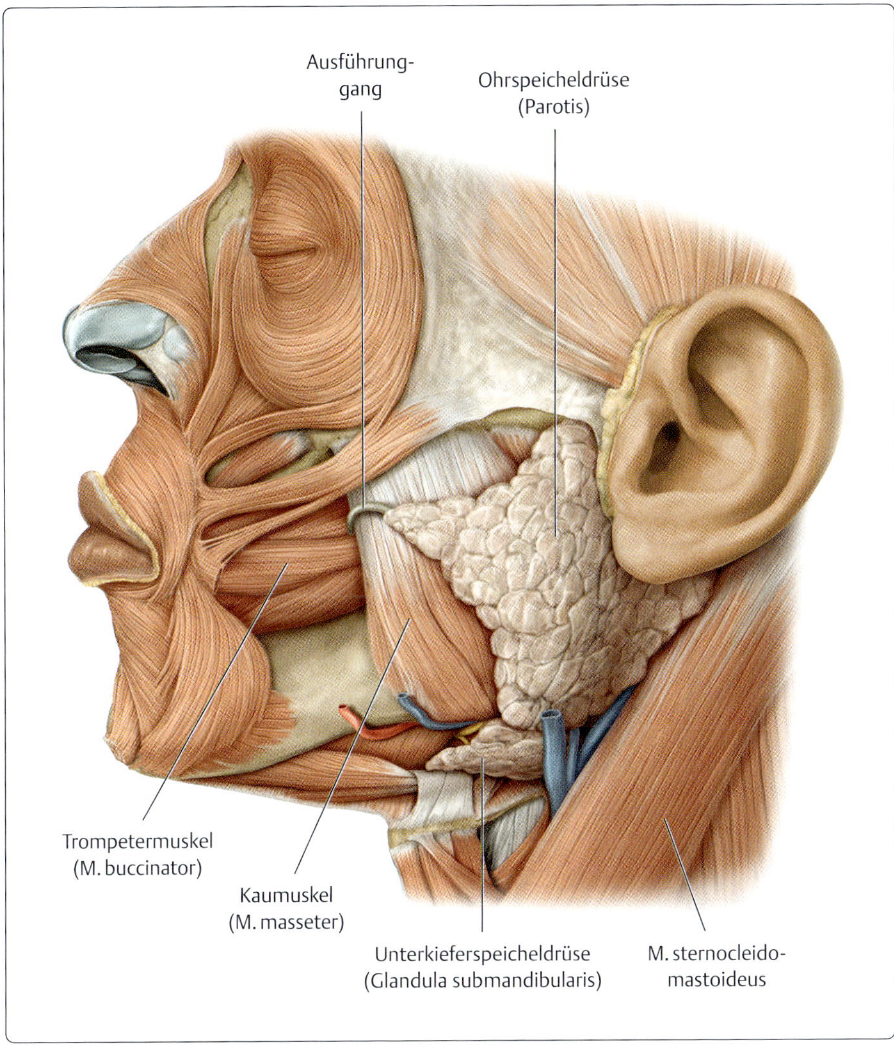

Abb. 6.20 Große Kopfspeicheldrüsen. Ansicht von lateral. Zu erkennen sind die Ohrspeicheldrüse und der äußere Anteil der Unterkieferspeicheldrüse. Die Unterzungenspeicheldrüse liegt an der Innenseite des Unterkiefers in der Mundhöhle und ist deshalb hier nicht zu sehen.

6.5.1 Ohrspeicheldrüse

Die Ohrspeicheldrüse (Parotis) liegt vor und unterhalb des Ohres und produziert einen dünnflüssigen (serösen) Speichel. Ihr Ausführungsgang überquert den M. masseter (Kaumuskel), tritt dann durch den Trompetermuskel (M. buccinator) und mündet im Mundvorhof des Oberkiefers auf Höhe des 2. Mahlzahnes (**Abb. 6.21**). Bei Entzündungen der Drüse ist der Mündungsbereich stark gerötet, auch kann Eiter austreten.

Zu beachten ist, dass Anteile des Gesichtsnervs, des N. facialis (VII. Hirnnerv, Kap. 10.3.2), mitten durch die Drüse ziehen. Diese können bei Schwellungen der Drüse durch Druck beeinträchtigt werden.

> Pathologie
>
> **Mumps**
> Mumps ist eine durch Viren bedingte Infektionskrankheit, die die Ohrspeicheldrüse und andere Organe (u. a. Hoden, Bauchspeicheldrüse) angreift. Sie gehört zu den klassischen Kinderkrankheiten. Eine Impfung wird von der Ständigen Impfkommission (STIKO) empfohlen. Es kann als Komplikationen u. a. zu Meningitis, Taubheit und bei Jungen zu Zeugungsunfähigkeit kommen.
>
> **Wichtig:** Da Mumps in § 6 des Infektionsschutzgesetzes (IfSG) aufgeführt ist, besteht für Heilpraktiker Meldepflicht bei Verdacht, Erkrankung und Tod – die Meldepflicht für Heilpraktiker ist in § 8 IfSG geregelt. Zugleich gilt für Heilpraktiker ein Behandlungsverbot aufgrund von § 24 IfSG.

6.5.2 Unterkiefer und Unterzungenspeicheldrüse

Die Unterkieferspeicheldrüse (Glandula submandibularis) erstreckt sich von außen um den Unterrand des Unterkiefers herum bis in den Mundraum hinein. Ihr langer Ausführungsgang zieht nach vorne bis in die Nähe des Zungenbändchens, wo sie mündet. Ihr Speichel ist gemischt, aber überwiegend serös.

Die Unterzungenspeicheldrüse (Glandula sublingualis) bildet ebenfalls gemischten, aber überwiegend mukösen Speichel. Sie befindet sich an der Innenseite des Unterkiefers am Mundboden. Ihr Sekret gibt sie über einen größeren Ausführungsgang zusammen mit der Unterkieferspeicheldrüse und über viele kleinere Öffnungen ab.

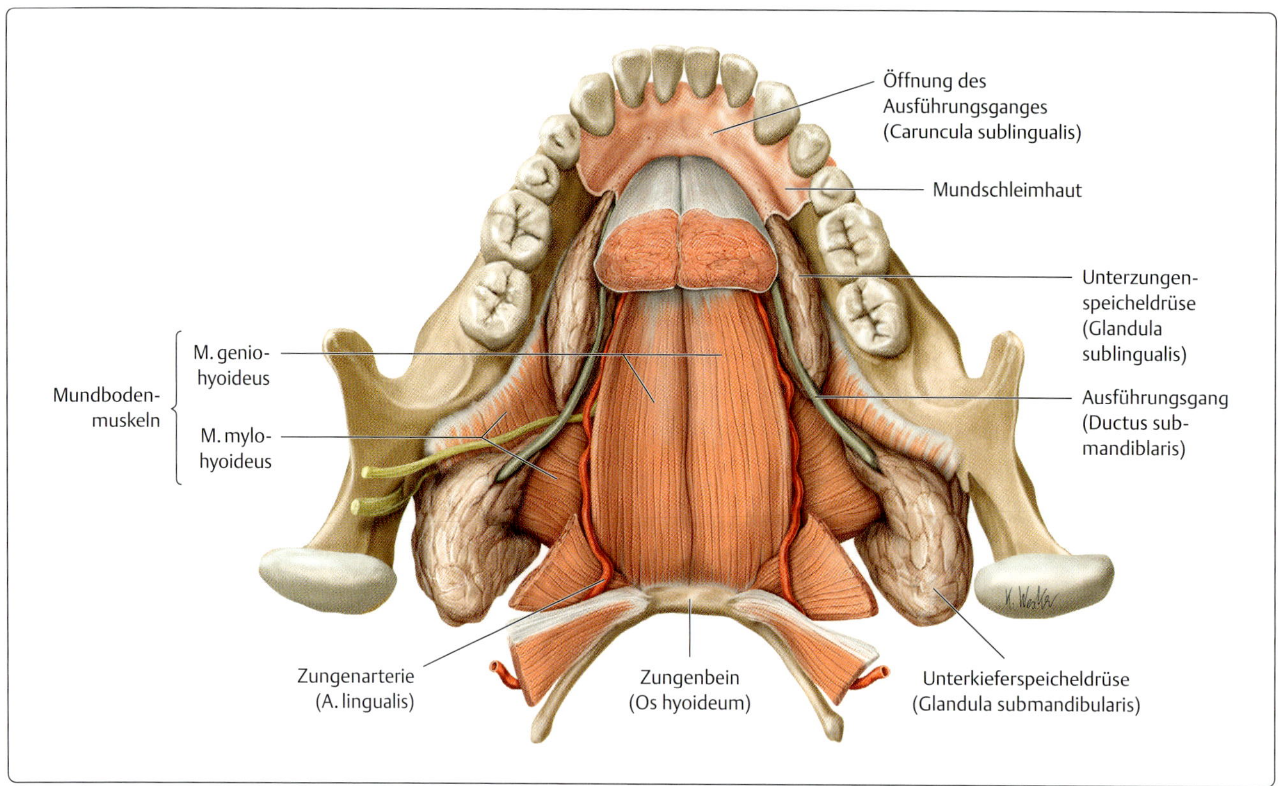

Abb. 6.21 Große Kopfspeicheldrüsen. Ansicht von kranial.

> **Pathologie**
>
> **Speichelsteine**
> Besonders im Ausführungsgang der Unterzungenspeicheldrüse kann es zur Ausbildung von Speichelsteinen kommen. Diese bereiten besonders bei den Mahlzeiten Beschwerden, wenn der vermehrt gebildete Speichel nicht abfließen kann.

6.6 Speiseröhre

Der Weg der Nahrung von der Mundhöhle (gemessen an den Schneidekanten der Zahnreihen) in den Magen beträgt ca. 36–38 cm. Auf Höhe des 6. Halswirbels, hinter dem Kehlkopf, übernimmt die etwa 23–27 cm lange Speiseröhre (Ösophagus) den Transport der Nahrung vom Rachen in den Magen. Sie durchzieht leicht rechts von der Mittellinie (Medianlinie), zwischen Luftröhre und Wirbelsäule gelegen, den Brustkorb (**Abb. 6.22**). Ihr Verlauf ist nicht ganz geradlinig. Direkt vor ihrem Durchtritt durch das Zwerchfell (Hiatus oesophageus) wechselt sie nach links über die Mittellinie und liegt nun vor der großen Hauptschlagader, der Aorta (**Abb. 6.23**). Diese übernimmt mit zahlreichen Ästen (Rr. oesophageales aortae) auch die Blutversorgung der Speiseröhre.

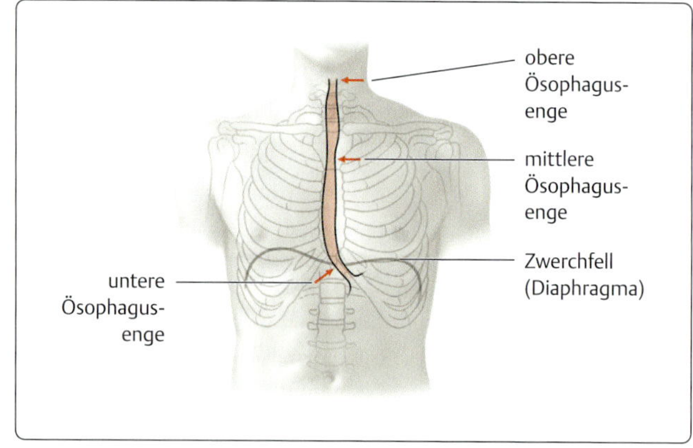

Abb. 6.22 Projektion der Speiseröhre auf den knöchernen Thorax. Ansicht von ventral.

6.6.1 Natürliche Engen der Speiseröhre

Es ergeben sich 3 physiologische Engen durch den Verlauf des Ösophagus entlang der Organe des Halses, durch den Brustbereich sowie funktionell beim Durchtritt durch das Zwerchfell (**Abb. 6.24**). Sie verschmälern den Durchschnitt, der sonst ca. 20 mm beträgt, auf eine Weite von maximal 14 mm.

Ösophaguseingang/Ösophagusmund Die obere Enge ergibt sich durch den Ringknorpel des Kehlkopfes. Sie liegt etwa 14–16 cm von den Zahnreihen entfernt.

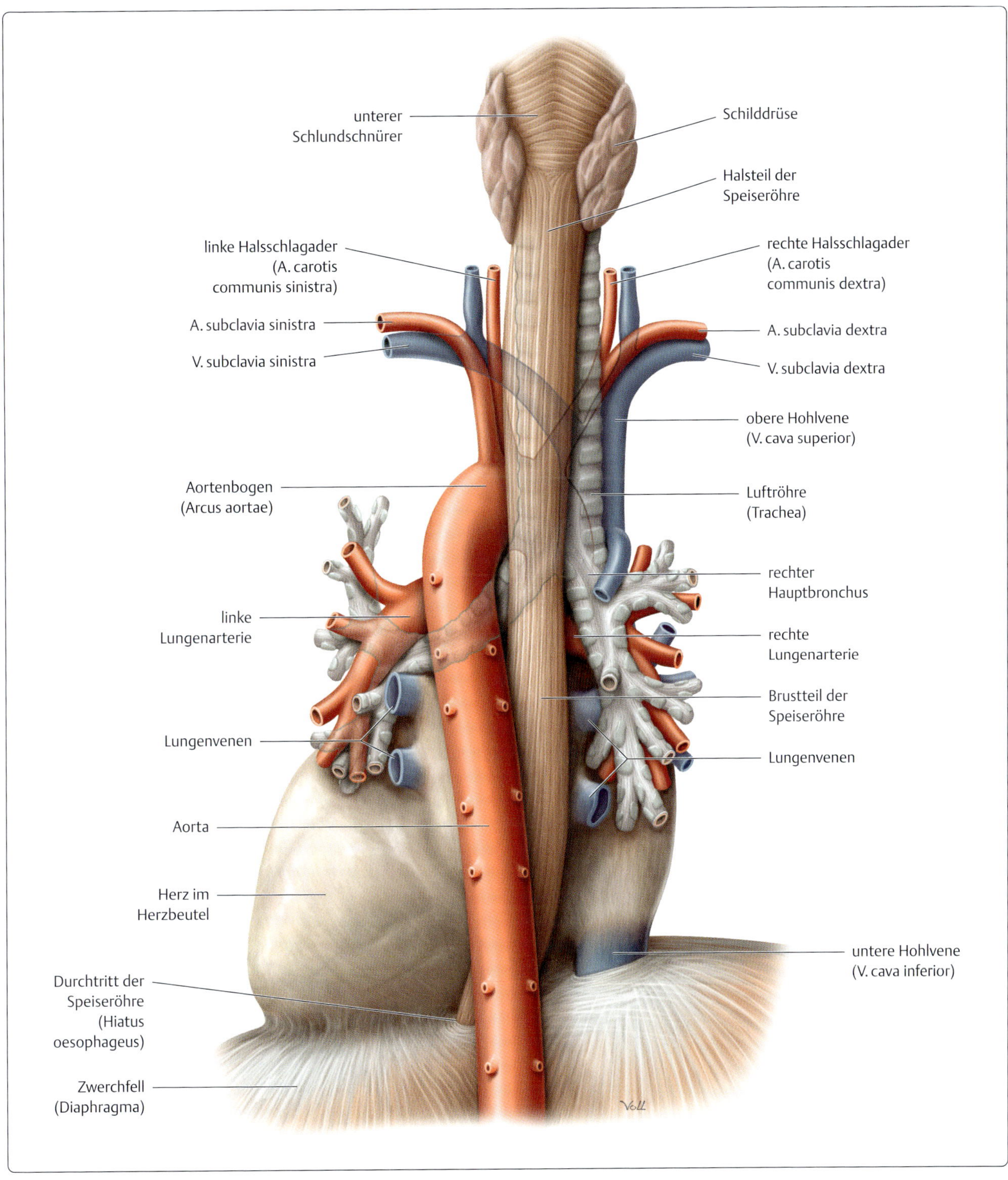

Abb. 6.23 Topografische Beziehungen der Speiseröhre. Ansicht von dorsal.

Aortenbogen/Aortenenge Die mittlere Enge entsteht durch den Bogen, den die Aorta an dieser Stelle macht (ca. 25–27 cm von den Zahnreihen aus gemessen).

Zwerchfellenge Die untere Enge wird funktionell von der Wandmuskulatur und den Venen der Speiseröhre erzeugt und vom Zwerchfell unterstützt. Sie verschließt den Ösophagus am Mageneingang (unterer Ösophagussphinkter genannt, auch wenn kein spezieller Sphinktermuskel vorhanden ist) und verhindert, dass saurer Mageninhalt zurückfließt. Sie öffnet sich nur bei Nahrungsaufnahme in den Magen. Auch der spitze Winkel, in dem die Speiseröhre in den Magen eintritt, unterstützt den Verschluss.

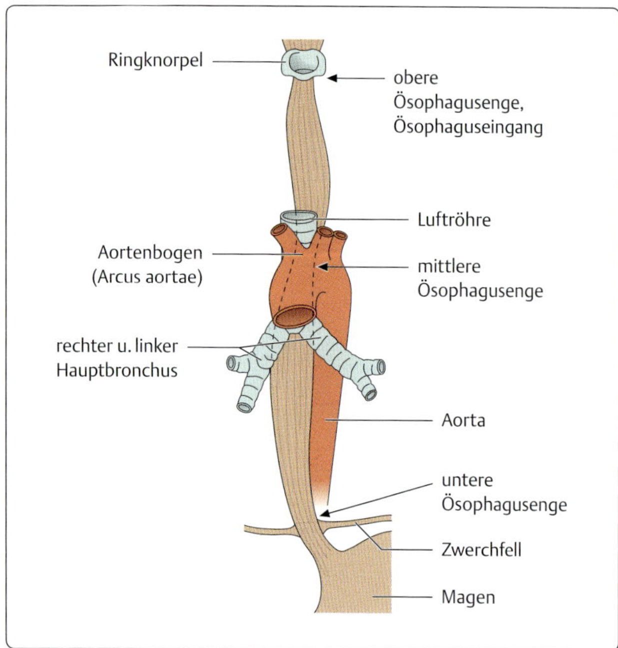

Abb. 6.24 Ösophagusengen und -krümmungen. Ansicht von ventral.

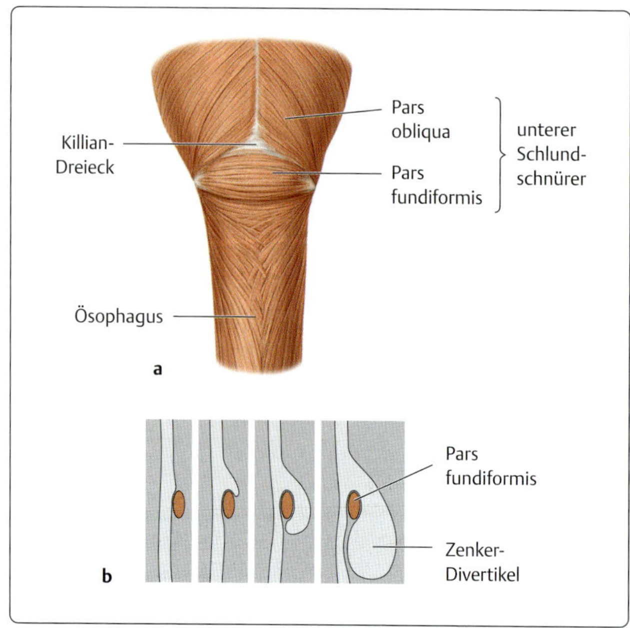

Abb. 6.25 Übergang Pharynx-Ösophagus-Muskulatur und Entstehung eines Zenker-Divertikels.
a Ansicht von dorsal.
b Ansicht von links.

Lerntipp

Merksprüche:
„**Ö**sterreichische **Münd**er sind das **A** und **O**, um die **Zwer**ge in die **Enge** zu treiben."
„**Ö**hrchen auf und **Münd**er zu, das ist das **A** und **O** der **Zwergen**ruh."
(Die 3 physiologischen Engen des Ösophagus: Ösophagusmund, Aortenenge, Zwerchfellenge)

Pathologie

Divertikel

An Schwachstellen der Speiseröhrenwand kann es bei erhöhtem Innendruck, z. B. beim „normalen" Schlucken, zu Ausstülpungen der Mukosa und Submukosa durch die Muskelschicht kommen. Diese Ausstülpungen werden als unechte oder **Pulsationsdivertikel** bezeichnet.
Davon unterschieden werden die echten Divertikel, welche **Traktionsdivertikel** sind, bei denen sich durch Zug von außen die gesamte Wand ausstülpt. Sie entstehen meist im Zusammenhang mit Entzündungen, durch Verwachsungen oder Narbenbildung.
Das bekannte **Zenker-Divertikel** ist ein Pulsationsdivertikel. Es ist genau genommen aber kein Ösophagusdivertikel (auch wenn es oft als solches beschrieben wird), sondern ein Divertikel der unteren Etage des Rachens (Hypopharynx).

Die Muskeln des untersten Rachenabschnitts, direkt über dem Beginn der Speiseröhre, laufen in einem Winkel zu, der unten von geraden Muskelzügen begrenzt ist (**Abb. 6.25**). Dadurch entsteht ein muskelschwaches Dreieck (**Killian-Dreieck**), das besonders mit fortschreitendem Lebensalter dem Innendruck nicht mehr standhalten kann. Verfangen sich Speisereste in der Aussackung und zersetzen sich dort, kann starker Mundgeruch die Folge sein. Typisches Symptom ist auch die Regurgitation, das Zurückströmen des Inhaltes aus dem Divertikel in Richtung Mundhöhle. Dies ist für die Patienten nicht nur sehr unangenehm, sondern kann zur Gefahr werden, wenn es zur Aspiration (Einatmung) in die Atemwege und dort nachfolgend zu Entzündungen kommt.

6.6.2 Transport der Nahrung durch die Speiseröhre

Der sonst schlitzförmig verengte Ösophaguseingang öffnet sich bei Eintritt von Nahrung (Speisebolus). Der weitere Transport erfolgt aktiv durch peristaltische Bewegung der Muskelschicht in der Wand des Ösophagus. Dabei zieht sich der Muskelabschnitt jeweils oberhalb des Speisebolus zusammen und schiebt ihn so vor sich her in Richtung Magen. Reflektorisch öffnet sich nun der Eingang in den Magen.

Pathologie

Refluxösophagitis

Das Epithel der Speiseröhre ist nicht wie die Magenschleimhaut gegen die Säure geschützt. Fließt Mageninhalt in den Ösophagus zurück (Reflux), äußert sich dies im sog. Sodbrennen. Wenn es zu gehäuftem Reflux kommt, kann sich die Schleimhaut des Ösophagus entzünden (Ösophagitis). Dies ist nicht nur sehr schmerzhaft, sondern kann zu einer Veränderung des Epithels führen: Das an dieser Stelle übliche mehrschichtig unverhornte Plattenepithel wandelt sich in ein einschichtiges Zylinderepithel um (Barrett-Syndrom). Dieses hat in der Folge ein erhöhtes Risiko, bösartig zu entarten (Ösophaguskarzinom).

Zusammenfassend gilt für das Symptom Sodbrennen die „Zehnerregel":

- Jeder 10. Patient mit Refluxbeschwerden hat eine Refluxösophagitis.
- Jeder 10. Patient mit Refluxösophagitis hat einen Barrett-Ösophagus.
- Jeder 10. Patient mit Barrett-Ösophagus entwickelt ein Ösophaguskarzinom (= bösartiger Tumor der Speiseröhre).

6.7 Lageverhältnisse der Organe im Bauch- und Beckenraum

Der Bauchraum ist von dem Brustraum durch das Zwerchfell abgegrenzt, während er ohne klare Trennung in den Beckenraum übergeht. Gemeinsam sind sie nach vorne und hinten von der Rumpfmuskulatur begrenzt und nach unten von den Beckenbodenmuskeln. Innerhalb des Bauch- und Beckenraums erfahren die Organe eine Gliederung und teilweise lockere Fixierung durch das Bauchfell (Peritoneum), welches die Wand der Bauchfellhöhle (Peritonealraum) bildet (**Abb. 6.26**). Die Unterteilung des Bauchraums in den oberen und unteren Bauchraum bezieht sich nur auf eine gedachte horizontale Linie durch den Bauchnabel.

6.7.1 Bauchfell und Bauchfellhöhle

Um die Begriffe Bauchfell (Peritoneum) und Bauchfellhöhle (Peritonealraum) – die man besser Bauchfellspalte nennen sollte – zu verstehen, muss man einen Blick auf die Entwicklung einer serösen Höhle (= mit Serosa ausgekleideter Spalt) werfen (**Abb. 6.27**).

Innerhalb eines abgeschlossenen Raums, z. B. des Bauch- und Beckenraums, befindet sich mittig eine flüssigkeitsgefüllte Blase, deren Wand von einer bindegewebigen Haut (Serosa) gebildet wird. Organanlagen wachsen nun von der Wand des Raums aus in Richtung Mitte und schieben die Serosa vor sich her. Diese bedeckt einige Organe immer mehr, bis sie sie vollständig umschließt. Diese Organe liegen **intraperitoneal** (lat. intra = innerhalb). Der Anteil der Serosa, der auf dem Organ liegt, wird viszerales Blatt genannt, derjenige, der an der Wand bleibt, parietales Blatt. Intraperitoneal liegende Organe haben dort, wo die Serosaschichten aufeinandertreffen, somit eine Bauchfellduplikatur (Mesenterium, Meso). Hier können die versorgenden Leitungsbahnen zum Organ gelangen.

Organe, die nicht in das Bauchfell vorgewachsen sind, kommen nur mit ihrer Oberfläche mit dem Bauchfell in Berührung, man spricht von einer primär **retroperitonealen** (lat. retro = hinter) oder **subperitonealen** (lat. sub = unter) Lage. Andere Organe wiederum wachsen zunächst ganz in die Bauchfellhöhle vor, ziehen sich dann aber wieder so weit zurück, dass sie eben doch nur an der Oberfläche mit Peritoneum bedeckt sind. Diese Organe liegen sekundär retroperitoneal.

Organe, die gar nicht in Beziehung zum Bauchfell treten, liegen **extraperitoneal** (lat. extra = außerhalb).

Die Bauchfellhöhle wird durch die einwachsenden Organe immer mehr zusammengedrängt, bis an fast allen Stellen nur noch ein dünner Spalt übrig bleibt. Deshalb wäre der Ausdruck Peritonealspalt verständlicher.

- intraperitoneal:
  - Magen
  - Milz
  - Leber
  - Gallenblase
  - oberer Teil des Zwölffingerdarms
  - Jejunum
  - Ileum
  - quer verlaufendes Kolon
  - s-förmig verlaufendes Kolon
  - Gebärmutter
  - Eierstöcke

Lerntipp

Merkspruch: „**Ma**cht **mi**t, **Le**ute! **G**ebt den **ob**szönen **zwölf** **Quer**ulanten **Ko**pfnüsse für **je**den **I**rrtum, den **Si**egern **geb**t **Eier**!"

Die übrigen Organe liegen primär oder sekundär retroperitoneal, subperitoneal oder extraperitoneal. Eine genaue Übersicht finden Sie nachfolgend:

- primär retroperitoneal:
  - Nieren
  - Nebennieren
  - Harnleiter
  - große Gefäßstämme des Bauchraums
- sekundär retroperitoneal:
  - Bauchspeicheldrüse
  - Zwölffingerdarm (mit Ausnahme des oberen Teils)
  - Blinddarm (variabel)
  - auf- und absteigendes Kolon
  - Rektum (nur der Anfangsteil)
- subperitoneal:
  - Harnblase
- extraperitoneal:
  - Rektum (mit Ausnahme des Anfangsabschnitts)
  - Prostata

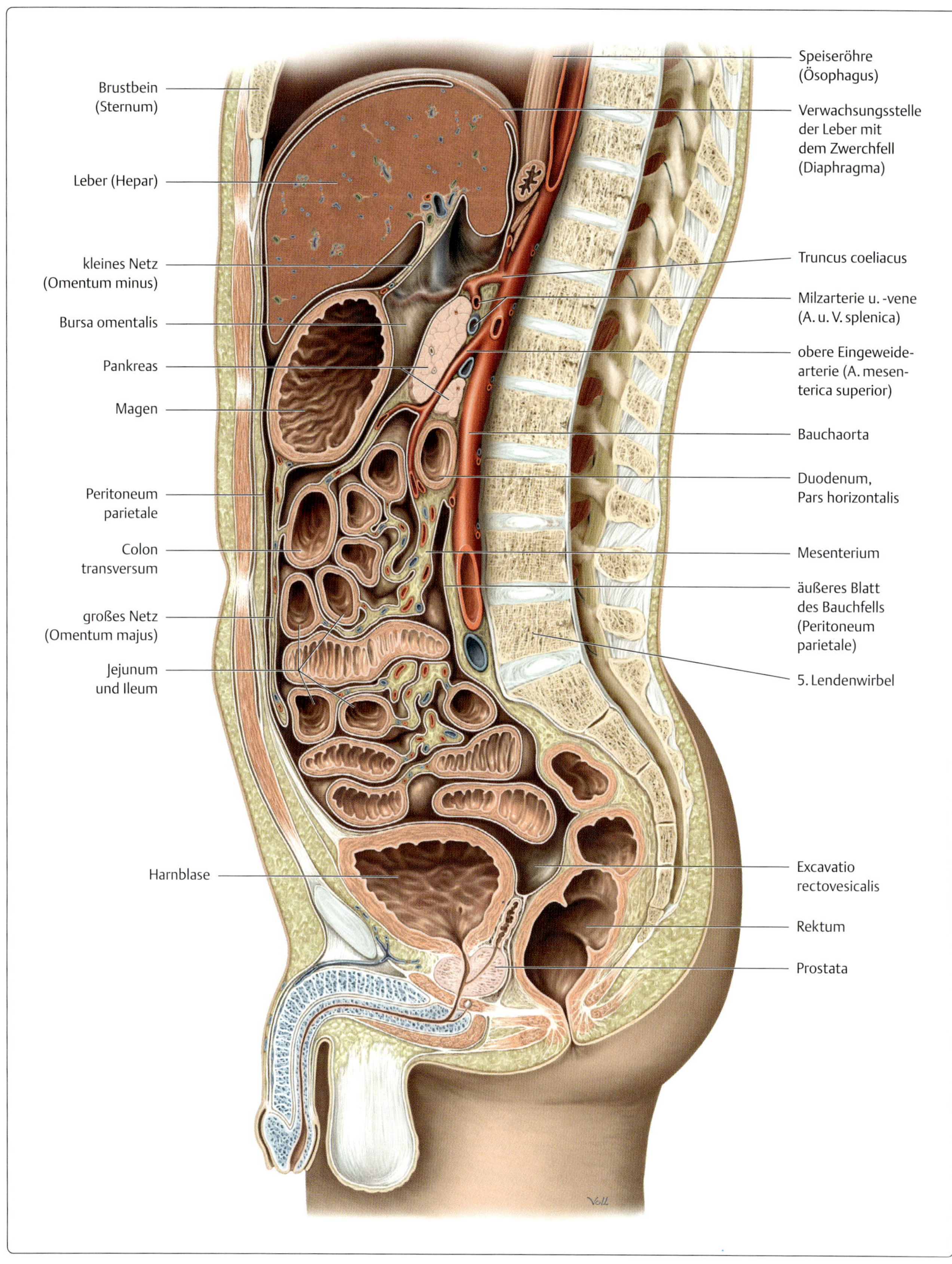

Abb. 6.26 Lageverhältnisse der Organe in Abdomen und männlichem Becken im Überblick. Mediansagittalanschnitt, Ansicht von links. Beachten Sie auch die Bursa omentalis (Bauchfelltasche, Netzbeutel) hinter dem Magen und die Vertiefung im Beckenraum zwischen der Harnblase und dem Mastdarm (im weiblichen Becken zwischen Gebärmutter und Mastdarm = Douglas-Raum).

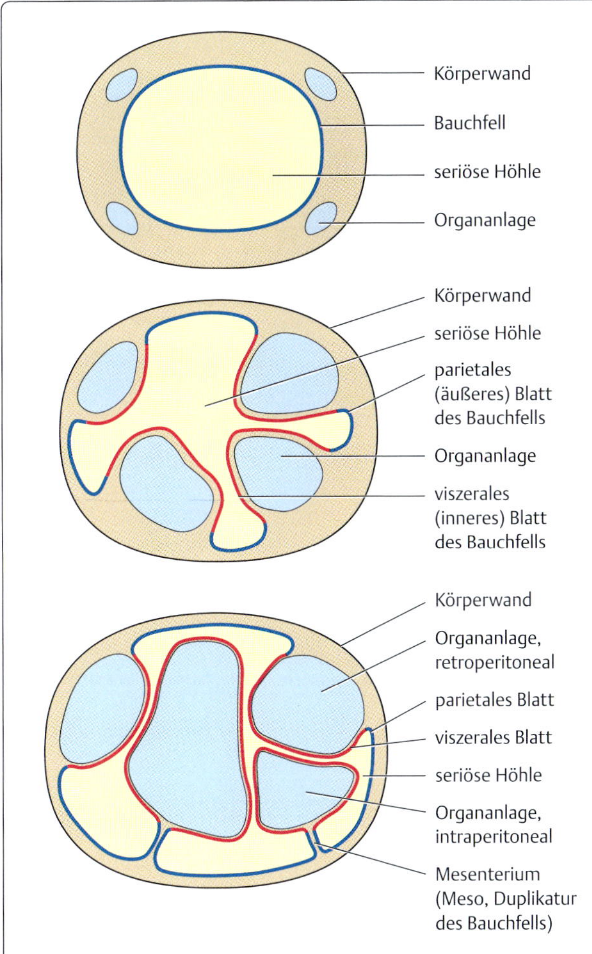

Abb. 6.27 Entwicklung des Peritonealraums.

> **Merke**
> Seröse Räume im menschlichen Körper sind der Bauchraum (Peritonealraum), der Brustraum (Pleurahöhle), der Herzbeutel (Perikardraum) sowie die männliche Hodenhöhle.

6.7.2 Bursa omentalis und Douglas-Raum

Durch die Art, wie die Organe in die Peritonealhöhle vorgewachsen sind, verbleibt zwischen dem Magen und der Bauchspeicheldrüse ein größerer Spalt, der Bauchfelltasche oder Netzbeutel genannt wird (**Bursa omentalis**). Da die sonst schwer zu erreichende Bauchspeicheldrüse unmittelbar an deren Hinterwand liegt, spielt dieser Raum eine wichtige Rolle bei chirurgischen Eingriffen am Pankreas.

Den tiefsten Punkt der Bauchfellhöhle, in dem sich daher z. B. bei Entzündungen auch Blut oder Eiter sammeln können, findet man im Becken zwischen der Harnblase und dem Mastdarm (Excavatio rectovesicalis) beim Mann. Bei der Frau liegt er zwischen der Harnblase und der Gebärmutter (Excavatio rectouterina) und wird hier auch **Douglas-Raum** genannt.

6.8 Arterielle und venöse Blutgefäße und Lymphabfluss der Verdauungsorgane

6.8.1 Arterielle Blutversorgung

Die Bauch und auch die Beckenorgane werden aus dem Bauchabschnitt (abdominaler Abschnitt) der Aorta (**Abb. 6.28**) versorgt. Sie gibt in ihrem Verlauf durch den Bauchraum 3 große unpaare Äste und mehrere paarige Äste ab, bis sie sich am Beckeneingang in 2 großen Äste (A. iliaca communis dextra und sinistra) aufzweigt: Die unpaaren Äste versorgen die Verdauungsorgane und die Milz; die paarigen das Zwerchfell, die Nieren und Nebennieren, die hintere Bauchwand, das Rückenmark und die Keimdrüsen.

Die 3 unpaaren Äste der Bauchaorta zu den Verdauungsorganen sind:

- Truncus coeliacus (Bauchhöhlenstamm) mit den Hauptästen (**Abb. 6.29**):
  - A. gastrica sinistra (linke Magenarterie)
  - A. hepatica communis (gemeinsame Leberarterie)
  - A. splenica (Milzarterie)
- A. mesenterica superior (obere Eingeweidearterie; **Abb. 6.30**)
- A. mesenterica inferior (untere Eingeweidearterie; **Abb. 6.31**)

Die weiteren Aufzweigungen werden jeweils in den entsprechenden Organabschnitten vorgestellt.

Truncus coeliacus Der Truncus coeliacus zweigt kurz nach dem Durchtritt der Aorta durch das Zwerchfell ab und übernimmt mit seinen Ästen die Versorgung des Magens und des angrenzenden Teils der Speiseröhre, der Milz, Leber, Gallenblase, Bauchspeicheldrüse und des Zwölffingerdarms.

A. mesenterica superior Aus der A. mesenterica superior, die etwas unterhalb des Truncus coeliacus aus der Aorta tritt, erhalten der Dünndarm und etwa die Hälfte des Dickdarms arterielles Blut.

A. mesenterica inferior Ab der linken Kolonbiegung übernimmt die A. mesenterica inferior die Versorgung des Kolons und fast des gesamten Rektums.

6.8.2 Venöse Blutgefäße

Aus dem Bauch- und Beckenraum drainieren 2 große venöse Systeme das Blut aus den Organen:

- untere Hohlvene (V. cava inferior)
- Pfortader der Leber (V. portae hepatis)

Untere Hohlvene Die V. cava inferior (**Abb. 6.32**) nimmt im Bereich des Bauch- und Beckenraums das Blut aus den Harnorganen, den Nebennieren, den Geschlechtsorganen, den Bauch- und Beckenwänden direkt aus den Organvenen auf und leitet es zum Herzen.

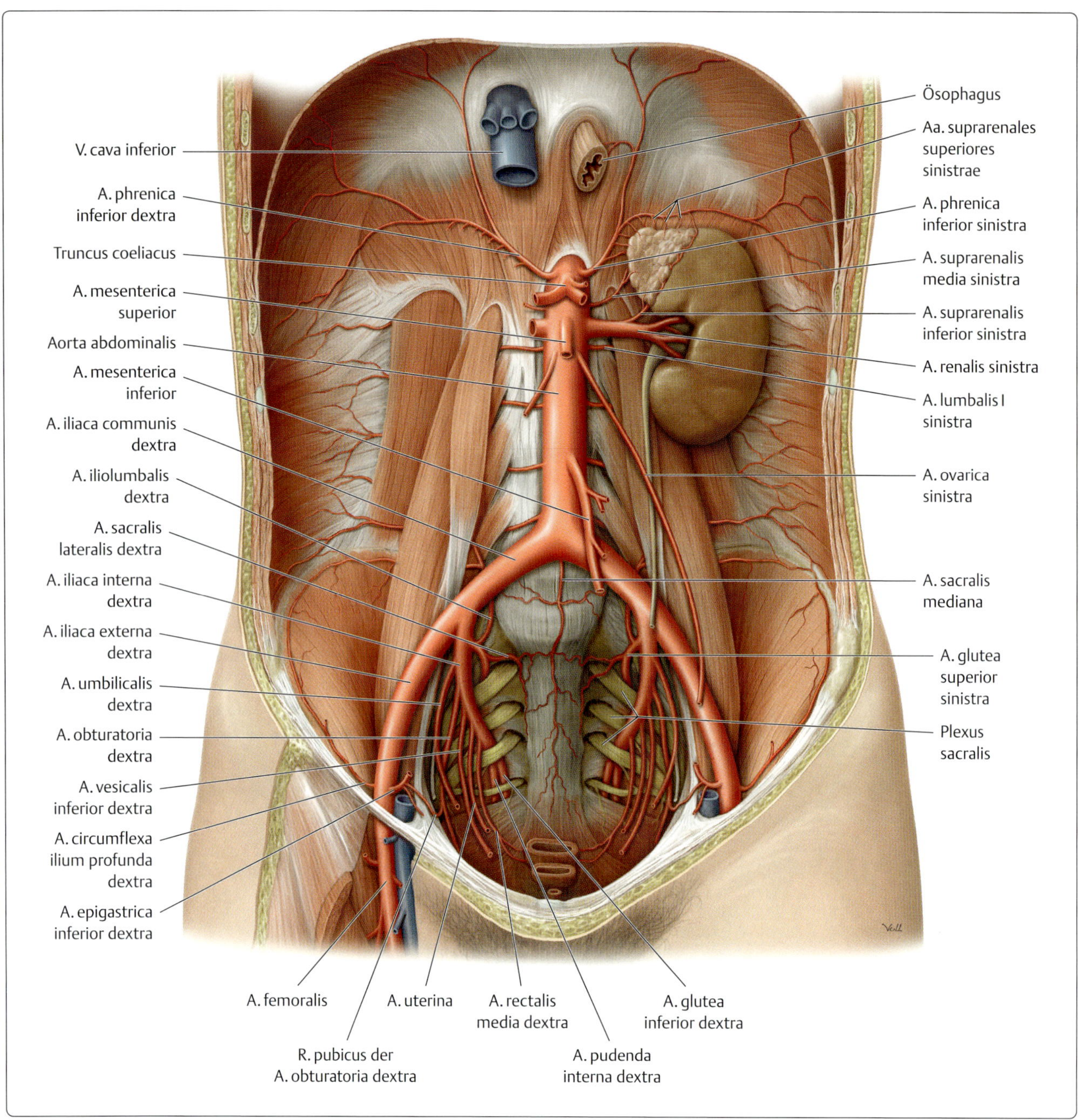

Abb. 6.28 Aorta abdominalis und Beckenarterien im Überblick (Bauchorgane entfernt). Ansicht von ventral (weibliches Becken).

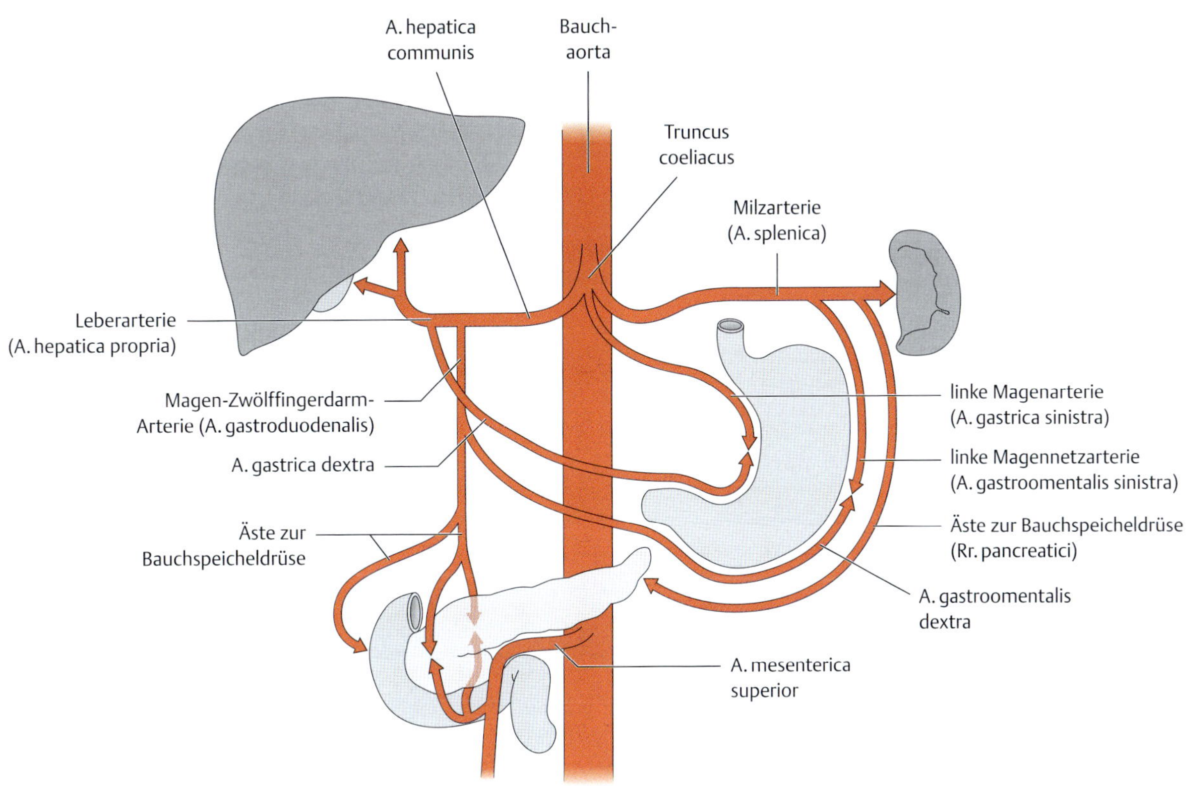

A. hepatica communis
Bauch-aorta
Truncus coeliacus
Milzarterie (A. splenica)
Leberarterie (A. hepatica propria)
Magen-Zwölffingerdarm-Arterie (A. gastroduodenalis)
A. gastrica dextra
Äste zur Bauchspeicheldrüse
linke Magenarterie (A. gastrica sinistra)
linke Magennetzarterie (A. gastroomentalis sinistra)
Äste zur Bauchspeicheldrüse (Rr. pancreatici)
A. gastroomentalis dextra
A. mesenterica superior

Abb. 6.29 Überblick über das arterielle Versorgungsgebiet des Truncus coeliacus.

Ast zu Bauchspeicheldrüse u. Zwölffingerdarm
A. mesenterica superior
linke Kolonbiegung
mittlere Kolonarterie (A. colica media)
rechte Kolonarterie (A. colica dextra)
Aa. jejunales
A. ileocolica
Aa. ileales
Wurmfortsatzarterie (A. appendicularis)

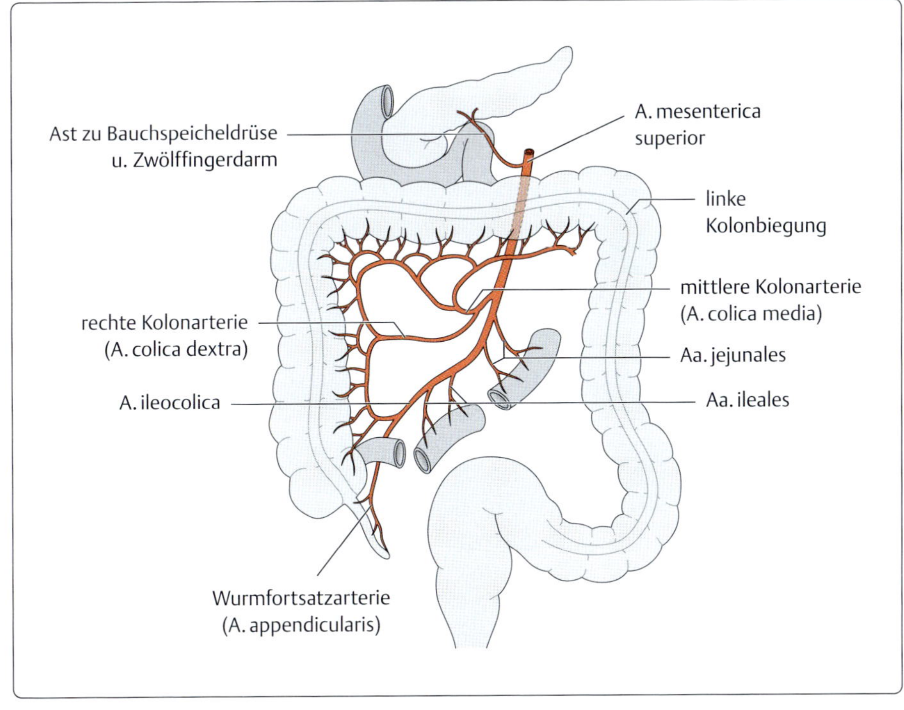

Abb. 6.30 Astfolge der A. mesenterica superior.

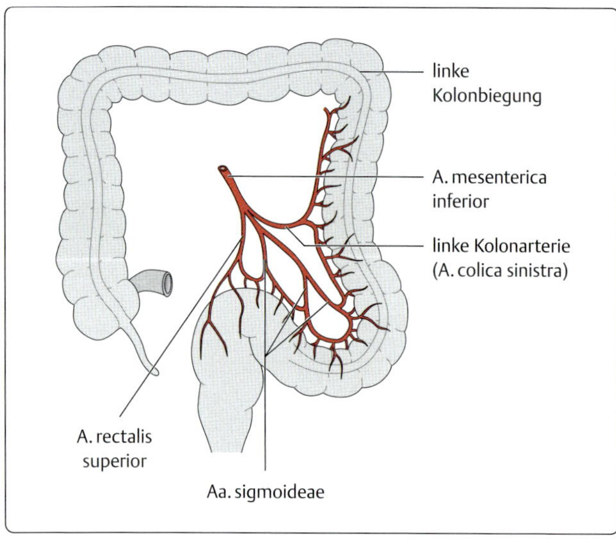

Abb. 6.31 Astfolge der A. mesenterica inferior.

Pfortader Das abströmende Blut aus den Verdauungsorganen und der Milz fließt zur Pfortader (**Abb. 6.33**) der Leber zusammen. Das Blut der Pfortader ist sauerstoffarm, aber nährstoffreich. In der Leber zweigt sich die Pfortader in ein weiteres Kapillarbett auf. Erst wenn das Blut auch dieses durchströmt hat, wird es über die Lebervenen an die untere Hohlvene abgegeben und zum Herzen geleitet.

Merke

Unter einem Pfortadersystem versteht man 2 Kapillargebiete, die das Blut nacheinander durchströmt. Bei der Pfortader der Leber ist es zunächst das Kapillargebiet der Verdauungsorgane und dann die weitere Aufzweigung der Pfortader in der Leber. Ein weiteres Pfortadersystem des Körpers gibt es in der Hirnanhangsdrüse (Hypophyse).

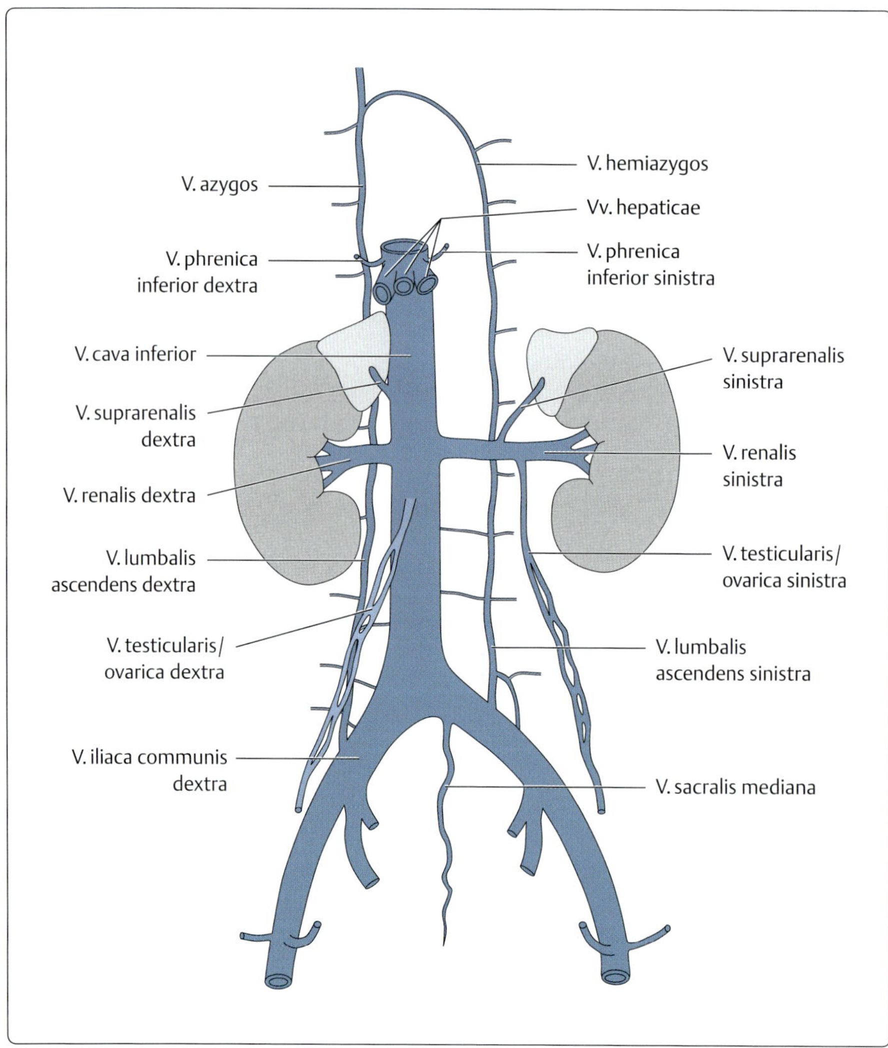

Abb. 6.32 Zuflüsse der V. cava inferior.

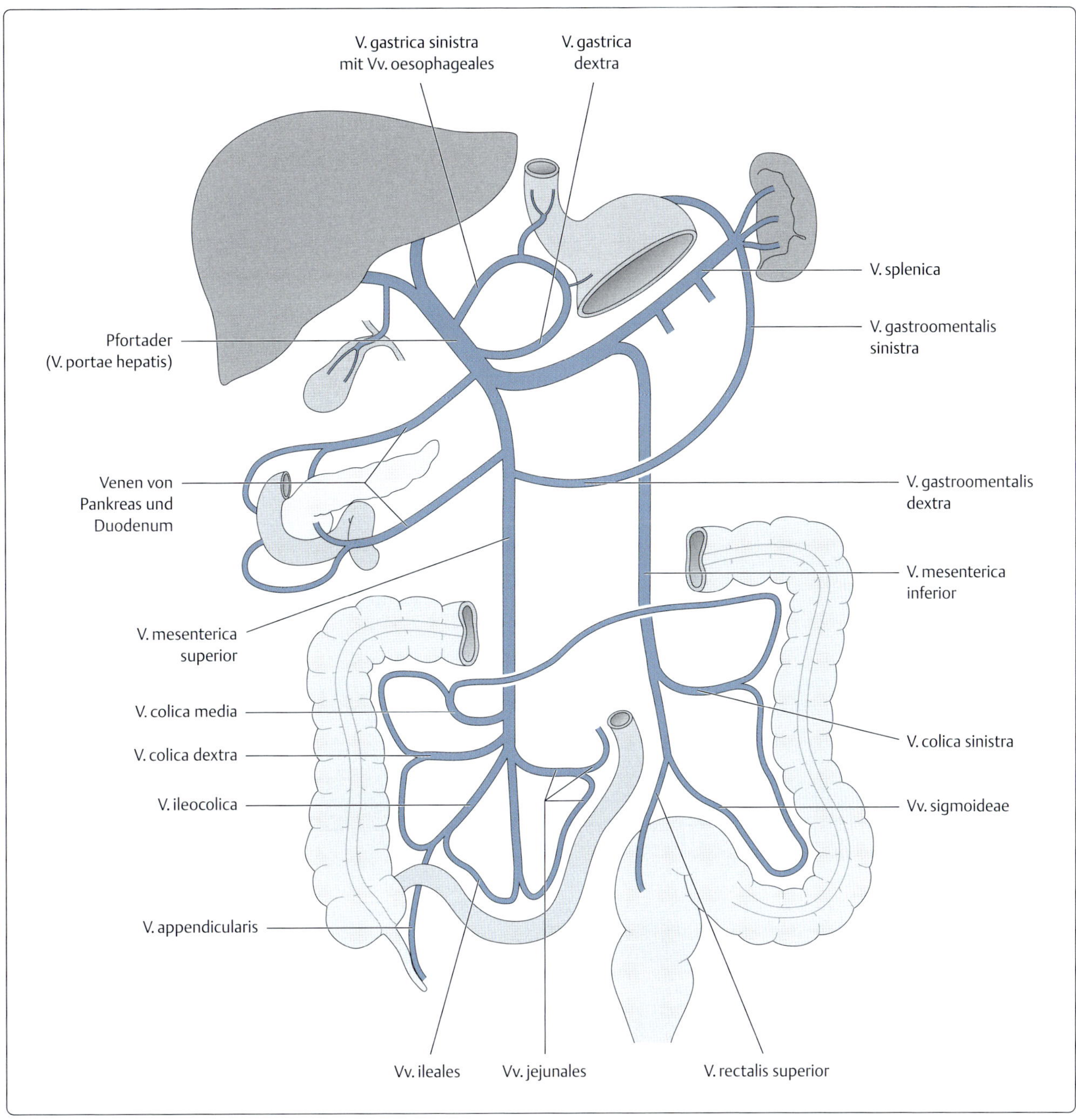

Abb. 6.33 Zuflussgebiet der V. portae hepatis.

6.8.3 Lymphsystem

Die Lymphbahnen der einzelnen Organsysteme fließen, nachdem sie einen bis mehrere Lymphknoten passiert haben, in größere Lymphstämme (**Abb. 6.34**) zusammen. Diese wiederum vereinigen sich in der **Cisterna chyli**, einer Erweiterung im Lymphgefäßsystem, die sich neben der Aorta etwa auf Höhe des Truncus coeliacus befindet. Von dort führt der **Ductus thoracicus** (auch „Milchbrustgang" genannt, wegen der weißlich trüben Farbe der Lymphe) die Lymphe durch den Brustkorb zum linken Venenwinkel (Kap. 5.3). Dort gelangt die Lymphe wieder in das Blut.

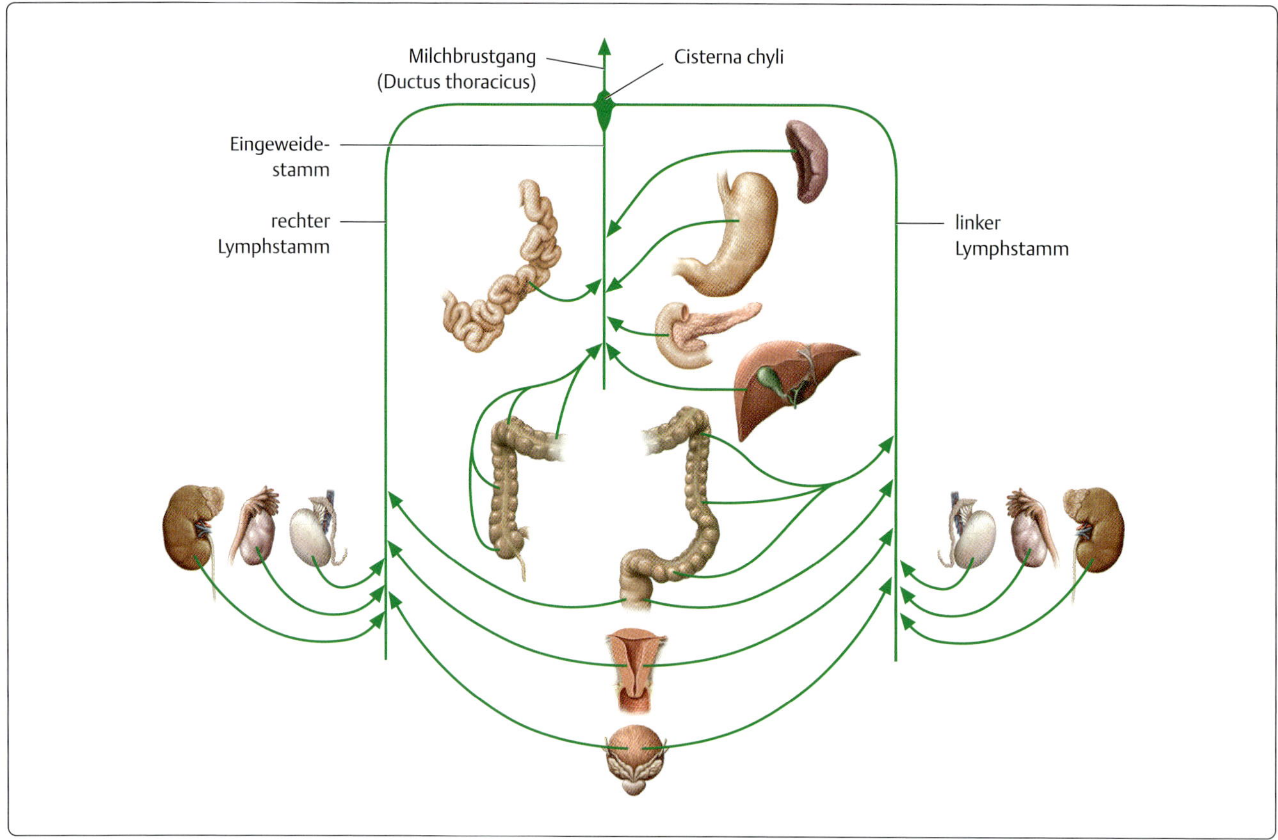

Abb. 6.34 Lymphstämme (Trunci lymphatici) in Abdomen und Becken.

6.9 Magen

Der Magen hat die Aufgabe, die aufgenommene Nahrung zu speichern, sie zu durchmischen und mithilfe des von den Magendrüsen gebildeten Magensaftes weiter in ihre Bestandteile aufzuspalten.

Lage Der Magen (Gaster, Ventriculus) liegt im linken Oberbauch (Epigastrium) direkt unter dem Zwerchfell (**Abb. 6.35**), teilweise von den Rippen bedeckt. Er befindet sich ungefähr auf Höhe des Übergangs vom letzten Brust- (Th 12) zum 1. Lendenwirbel (L 1). Je nach Füllungszustand (Fassungsvermögen etwa 1,5 l) und Haltung des Menschen zeigt er sich in einer eher vertikalen oder horizontalen Lage.

Form Der Magen reicht links bis an die Milz, seine rechte Seite ist teilweise vom linken Leberlappen überdeckt. An die Hinterseite grenzt ein Teil des Netzbeutels (Bursa omentalis, Kap. 6.7.2) die Bauchspeicheldrüse vom Magen ab (**Abb. 6.36**).

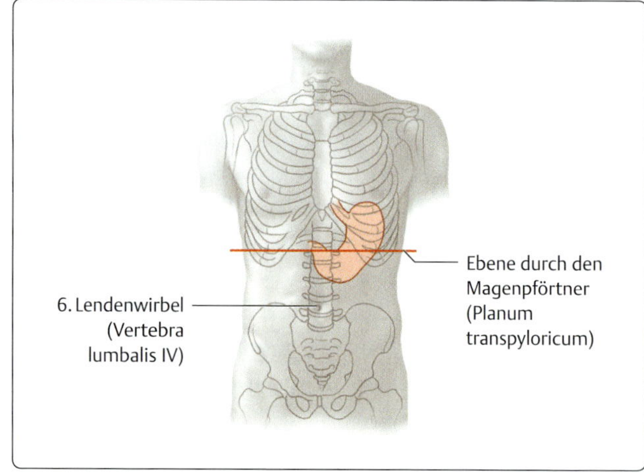

Abb. 6.35 Projektion des Magens auf den Rumpf. Ansicht von ventral.

Aufbau Der Magen ist komplett mit Peritoneum umgeben, liegt also intraperitoneal. Er bleibt so gut verschieblich gegen seine Nachbarorgane und kann sich ungehindert ausdehnen oder zusammenziehen. Folgende 2 Bauchfellduplikaturen gehen von ihm aus:

- An seiner unteren nach außen gebogenen Seite (**große Kurvatur**) ist das große Netz (Omentum majus) befestigt, das mit viel Fettgewebe und lymphatischen Zellen angereichert ist und sich wie eine schützende Schürze über die Schlingen des Darms legt (**Abb. 6.37**).
- Von seiner inneren Ausbuchtung (**kleine Kurvatur**) zieht das kleine Netz (Omentum minus) in Richtung Leber und bildet das zarte Dach der Bursa omentalis.

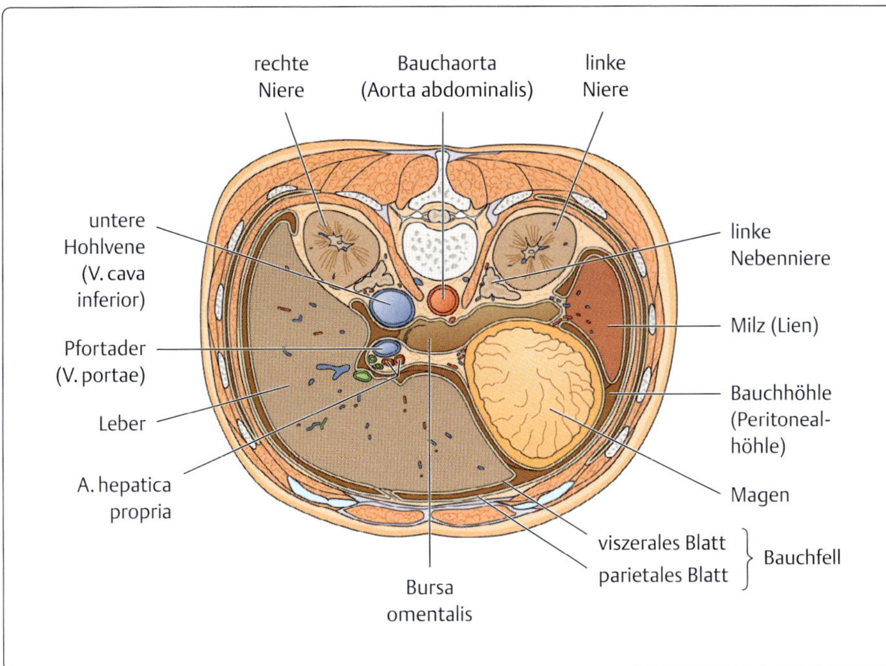

Abb. 6.36 Querschnitt durch den Oberbauch. Ansicht von oben.

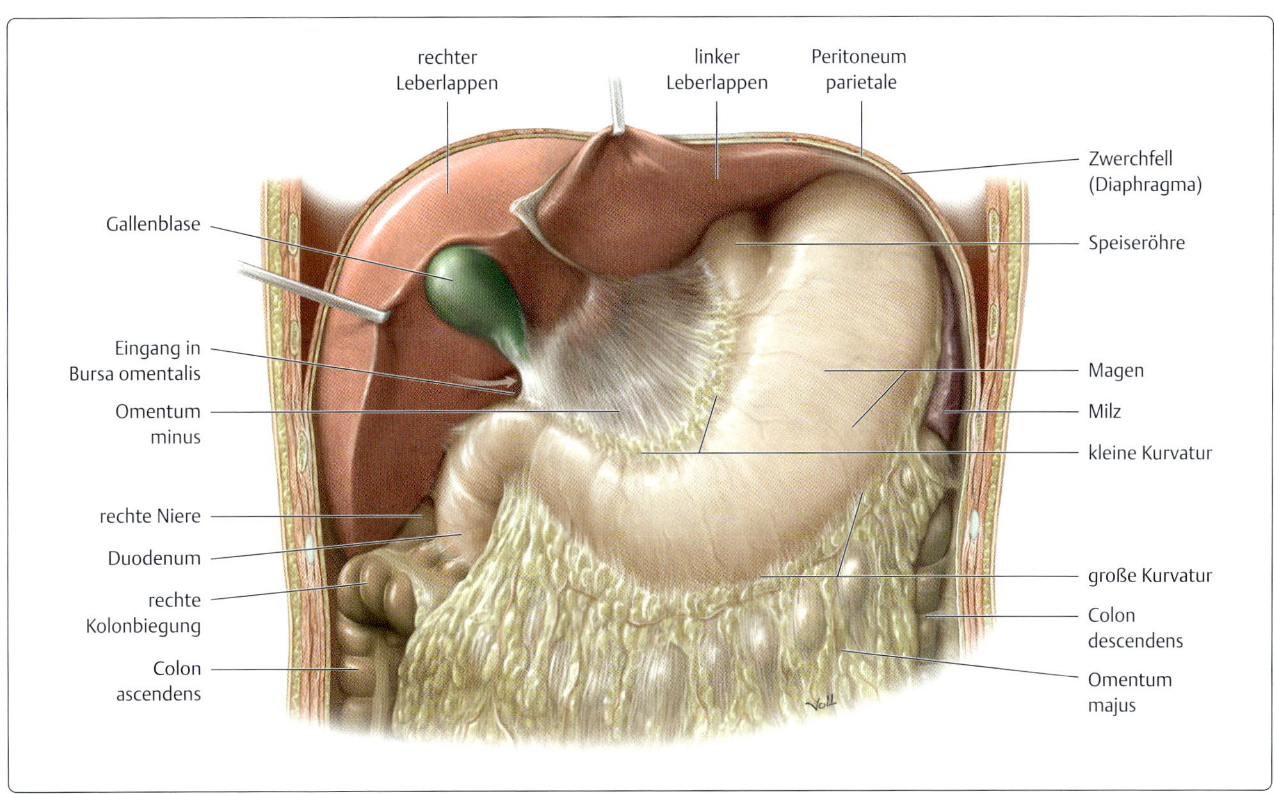

Abb. 6.37 Magen in situ.

6.9.1 Arterielle Blutversorgung

Die Blutversorgung des Magens (**Abb. 6.38**, vgl. auch **Abb. 6.59**) geschieht über den arteriellen Bauchhöhlenstamm (Truncus coeliacus). Je 2 Arterienäste treffen sich an der kleinen bzw. großen Kurvatur des Magens:

- zur kleinen Kurvatur:
  - linke Magenarterie (A. gastrica sinistra)
  - rechte Magenarterie (A. gastrica dextra)
- zur großen Kurvatur:
  - rechte Magennetzarterie (A. gastroomentalis dextra) aus der Pankreasarterie
  - linke Magennetzarterie (A. gastroomentalis sinistra) aus der Milzarterie (A. splenica)

6.9.2 Magenabschnitte

Die **Abb. 6.39** zeigt die verschiedenen Abschnitte des Magens:

- Mageneingang (Kardia)
- Magengrund (Fundus)
- Magenkörper (Korpus)
- Magenausgang mit Vorraum (Antrum) und Magenpförtner (Pylorus)

> **Lerntipp**
> Merkspruch: „**Ka**rl **f**liegt im **Co**ckpit **große und kleine Kurv**en im **anth**razitfarbenen **Py**jama."
> (Aufbau des Magens unter Berücksichtigung der großen und kleinen Kurvatur)

In den Mageneingang (Kardia) mündet die Speiseröhre. Sie hat nach ihrem Durchtritt durch das Zwerchfell nur noch einen kurzen Verlauf (2–3 cm). Muskelzügel des Zwerchfells verhindern, dass saurer Mageninhalt zurück in die Speiseröhre fließt. Links vom Mageneingang und etwas höher gelegen befindet sich der Magengrund (Fundus), der trotz seines Namens im Stehen den obersten Teil des Magens bildet. Hier sammelt sich mit der Nahrung verschluckte Luft, die im Röntgenbild als „Magenblase" zu erkennen ist. Er geht ohne scharfe Grenze in den Magenkörper (Korpus) über, der den größten Teil des Magens ausmacht. Durch einen Vorraum (Antrum) am Magenausgang und einen kräftigen Schließmuskel, den Magenpförtner (Pylorus), gelangt die Nahrung in den Zwölffingerdarm (**Abb. 6.40**).

6.9.3 Magenschleimhaut

An der Innenseite des Magens ist die Schleimhaut in Längsfalten (**Plicae gastricae**) aufgeworfen, die auch Magenstraßen genannt werden. Sie stellen eine Dehnungsreserve dar und vergrößern außerdem die Magenoberfläche. Zudem weisen sie den Weg vom Mageneingang zum Pylorus.

Im histologischen Schnitt (**Abb. 6.41**) erkennt man den typischen Aufbau der Wand des Magen-Darm-Traktes. Es fällt die hohe Schleimhaut auf, die in Felder gegliedert ist (Areae gastricae), zwischen denen sich Einstülpungen, die Magengrübchen (Foveolae gastricae), absenken.

Entlang dieser Einstülpungen sitzen dicht gedrängt die **Magendrüsen** (**Abb. 6.42**). Diese produzieren pro Tag bis zu 3 l Magensaft, der Salzsäure, Schleim und verschiedene Verdauungsenzyme enthält. Gesteuert wird die Aktivität der Magendrüsen vom vegetativen Nervensystem und zahlreichen endokrinen Zellen des Magen-Darm-Traktes (Kap. 6.10.1).

Die Zellen der Magendrüsen sind sehr unterschiedlich und jeweils für ein bestimmtes Produkt verantwortlich:

Hauptzellen bilden Pepsinogen, eine Vorstufe des Enzyms Pepsin. Es wird durch den sauren pH-Wert des Magens in seine wirksame Form gebracht und sorgt für die Eiweißaufspaltung.

Nebenzellen bilden Schleim (Muzine) zum Schutz der Magenschleimhaut vor Selbstverdauung.

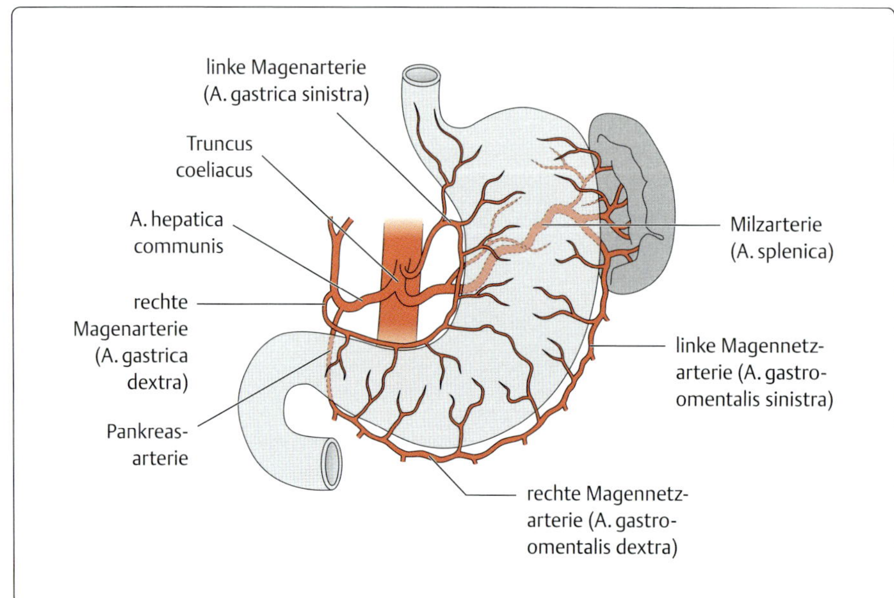

Abb. 6.38 Arterien des Magens.

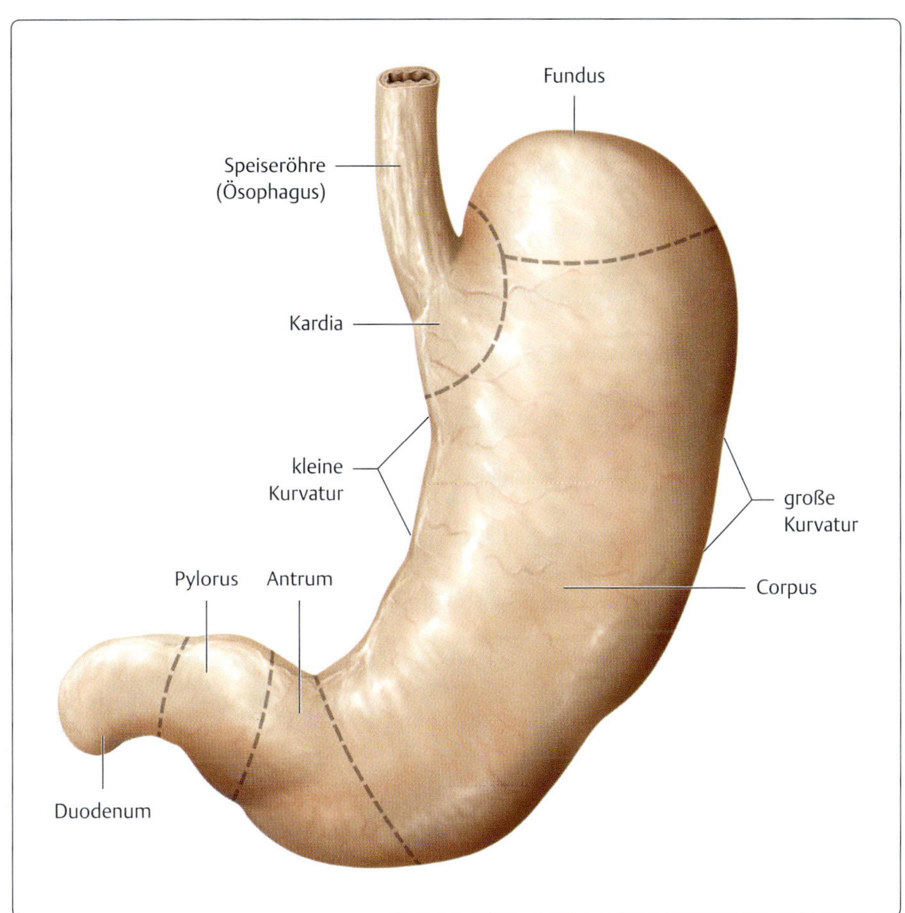

Abb. 6.39 Form und Gliederung des Magens. Sicht von ventral auf die Vorderwand (Paries anterior).

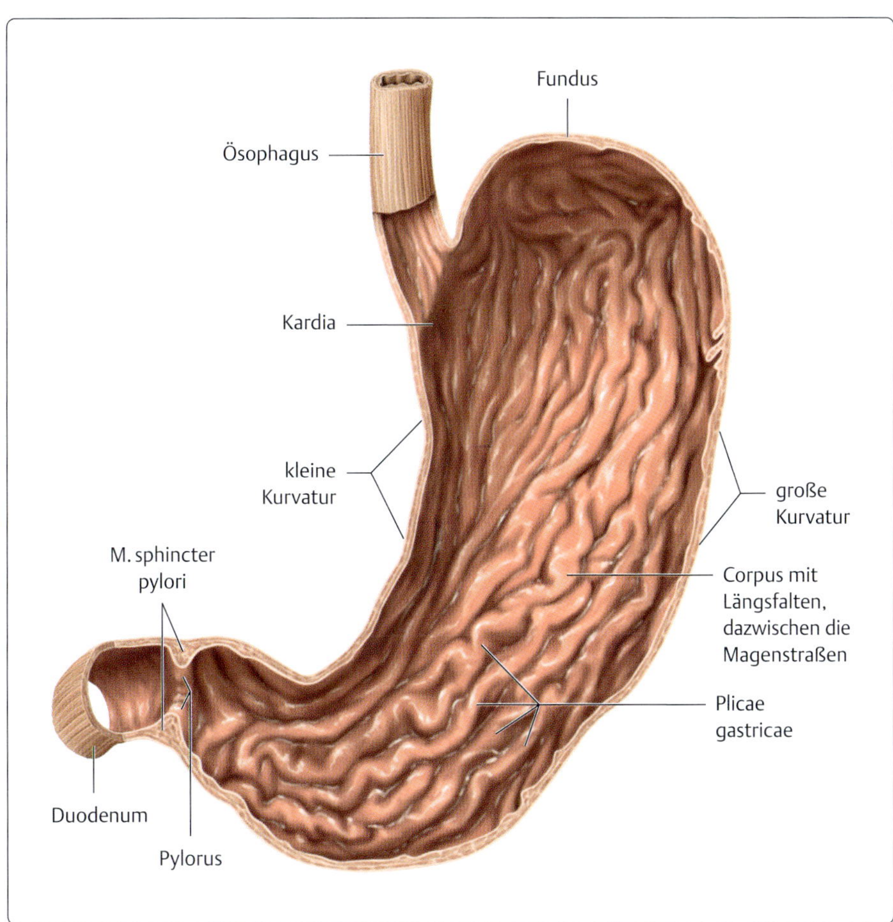

Abb. 6.40 Innenansicht des Magens. Ansicht des aufgeschnittenen Magens von ventral.

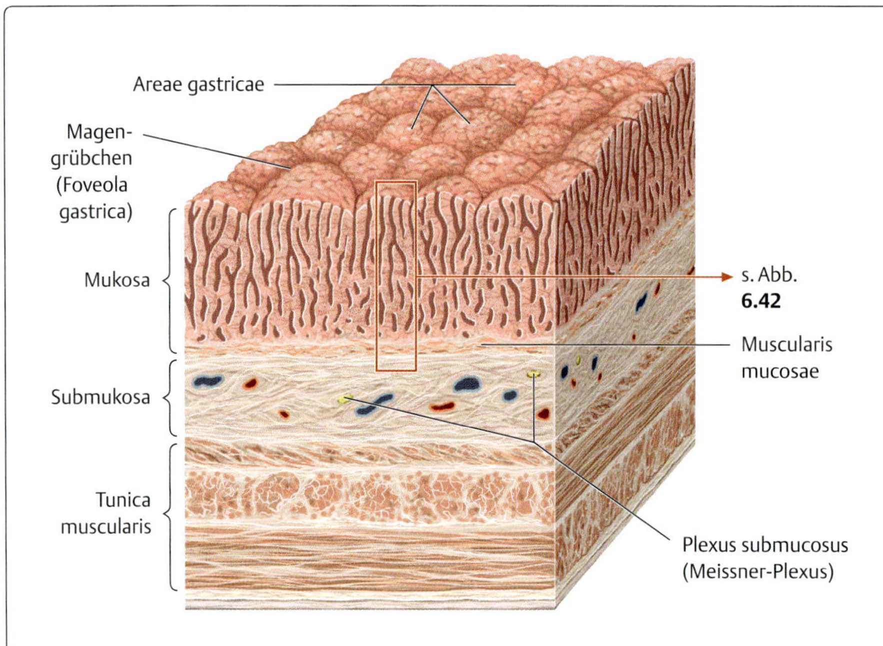

Abb. 6.41 Aufbau von Magenwand und Drüsen. Schichtaufbau der Magenwand. Am Schnitt durch den Magen ist der typische Wandaufbau des Magen-Darm-Traktes zu erkennen. Die Muskelschicht (Tunica muscularis) enthält hier noch einen weiteren quer verlaufenden Anteil, sodass sich der Magen sehr differenziert bewegen kann.

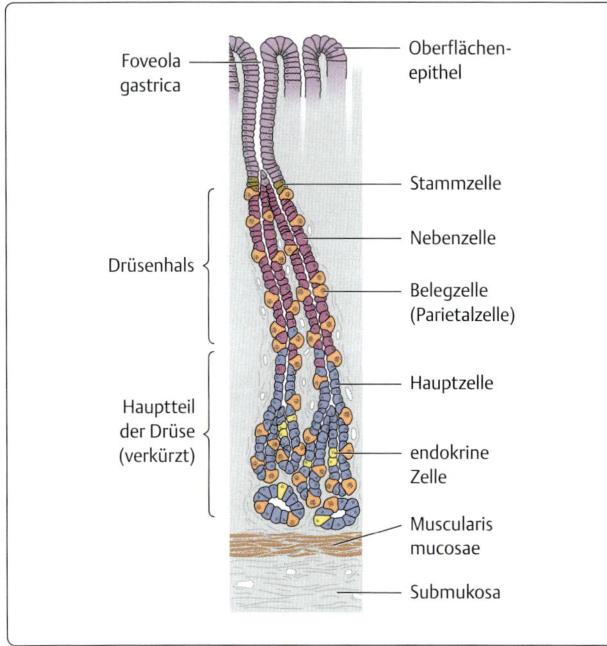

Abb. 6.42 Anordnung der Drüsenzellen entlang der Magengrübchen. Zu erkennen ist auch die eigene kleine Muskelschicht (Muscularis mucosae) der Schleimhaut.

Belegzellen (auch Parietalzellen genannt) bilden Salzsäure und schaffen so einen sauren pH-Wert von 1–3, der mit für die Aufspaltung (Denaturierung) der Eiweiße verantwortlich ist. Das saure Milieu wirkt außerdem bakterizid. Weiterhin bilden die Belegzellen auch den intrinsischen Faktor, der die Aufnahme von Vitamin B_{12} im Dünndarm ermöglicht (Kap. 6.10.6).

Lerntipp

Merkspruch: „Der **Haupt**mann trinkt **Pepsi**. Die **Neben**sitzer **schleimen**. Die **Beleg**schaft ist **sauer** und produziert **Intrinsic-Faktor**."

Unter dem Oberflächenepithel sitzen **Stammzellen**, die für die Erneuerung der Epithelzellen sorgen. In den tieferen Drüsenabschnitten befinden sich außerdem einzelne **endokrine Zellen**, die das Hormon Gastrin bilden, welches – ebenso wie der Parasympathikus – aktivierenden Einfluss auf die Salzsäureproduktion nimmt.

Lerntipp

Merkspruch: „**Sauer mag Har**ry **spei**en!"
(saure Flüssigkeiten im Körper: Magensaft, Harn, Speichel)

6.10 Dünndarm

Im bis ca. 3 m langen Dünndarm (Intestinum tenue) werden die Nahrungsbestandteile des Chymus (Nahrungsbrei) mithilfe von Enzymen weiter gespalten. Hier wird der Großteil der verwertbaren Stoffe über die Schleimhaut aufgenommen (resorbiert) und über das Blut zur Leber weitergeleitet. Eine Ausnahme bilden die Fette, die vom Darmepithel in Lymphgefäße geleitet werden und zunächst an der Leber vorbeifließen. Weitere Informationen hierzu sind Lehrbüchern der Physiologie zu entnehmen.

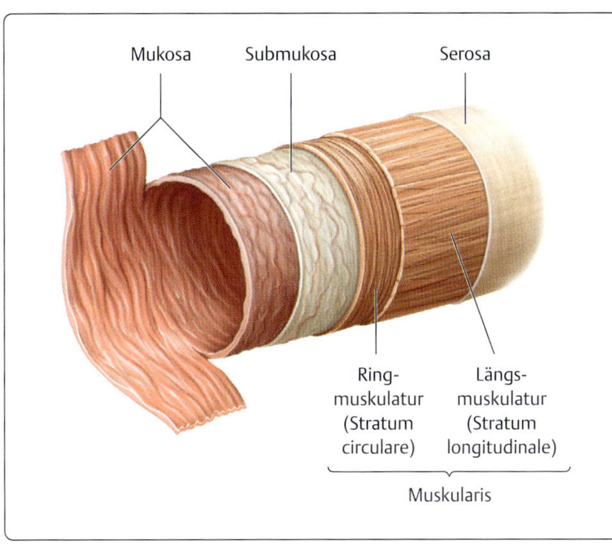

Abb. 6.43 Wandaufbau von Jejunum und Ileum.

Aufbau Der Dünndarm gliedert sich in 3 Abschnitte:

- Duodenum (Zwölffingerdarm)
- Jejunum (Leerdarm)
- Ileum (Krummdarm)

Lerntipp

Merkspruch: „**Zwölf Le**hrer **kr**aulen **Du**tzende **j**ammernde **I**gel."
(Reihenfolge Dünndarmabschnitte auf Deutsch und Latein: **Zwölf**fingerdarm, **Le**erdarm, **Kr**ummdarm; **Du**odenum, **J**ejunum, **I**leum.)
Üblicherweise werden für Jejunum und Ileum die lateinischen Begriffe verwendet, seltener die deutschen.

Auch der gesamte Dünndarm zeigt den grundsätzlichen Wandaufbau des Magen-Darm-Traktes. Seine Wand kennzeichnen allerdings typische ringförmige Falten, die **Kerckring-Falten** (Plicae circulares), die in seinem Verlauf in Richtung Dickdarm immer flacher werden (**Abb. 6.43**).

Die Schleimhaut selber verläuft ebenfalls nicht glatt, sondern zeigt **Zotten**, mit einem hohen Anteil an resorbierendem Epithel. Dazwischenliegende Einsenkungen heißen **Krypten** (Lieberkühn-Krypten). Diese sind die Orte der Zellerneuerung für das Darmepithel. Die einzelnen Epithelzellen wiederum haben zum Darmlumen hin Membranausstülpungen (Mikrovilli), entlang derer viele Pumpen und Transporteiweiße untergebracht sind. Alle diese Falten dienen der wirksamen Oberflächenvergrößerung (**Abb. 6.44**).

6.10.1 Endokrine Drüsen

Zwischen den Epithelzellen der Zotten und Krypten sitzen endokrine (hormonbildende) Drüsen, die u. a. Gastrin, Serotonin, GIP (engl. gastric inhibitory peptide), Cholezystokinin und Sekretin bilden (**Tab. 6.1**). Außerdem finden sich Zellen der natürlichen Abwehr (Paneth-Zellen), die antimikrobielle Stoffe produzieren.

6.10.2 Darmbewegungen

Die Peristaltik (Bewegung) des Dünndarms wird von der Tunica muscularis übernommen. Durch regelmäßige abschnittsweise Kontraktion der Ring- (Segmentationsperistaltik) oder Längsmuskulatur (Pendelperistaltik) wird der Speisebrei durchmischt und dann durch wellenartige Kontraktionen weiter vorangeschoben (propulsive Peristaltik; **Abb. 6.45**).

6.10.3 Duodenum

Der Zwölffingerdarm schließt sich unmittelbar an den Magenausgang (**Abb. 6.37**) an und ist etwa so lang wie 12 quer hintereinandergelegte Finger (ca. 25 cm). Er hat die Form eines „C" mit einem oberen Teil (Pars superior), einem absteigenden Teil (Pars descendens), einem unteren Teil (Pars inferior) und einem wieder aufsteigenden Teil (Pars ascendens; **Abb. 6.46**), welcher mit einer scharfen Biegung in das Jejunum übergeht.

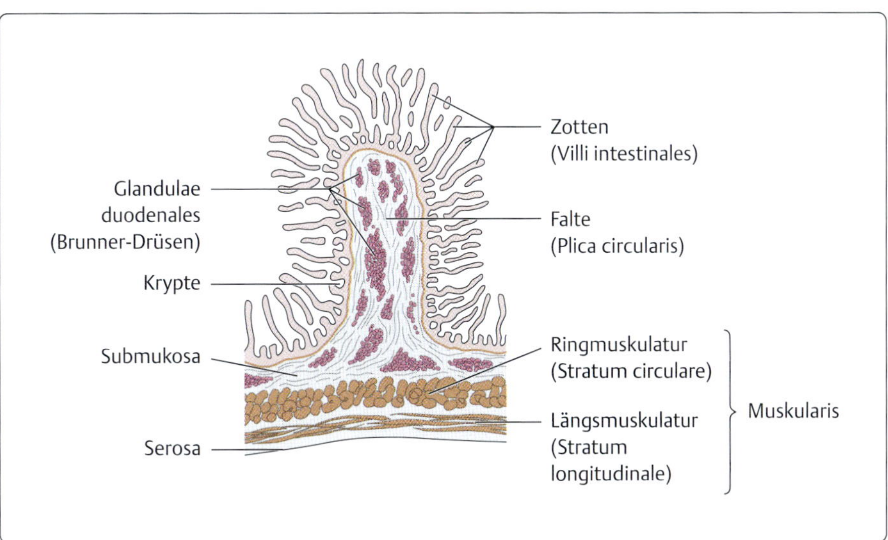

Abb. 6.44 Histologischer Aufbau des Duodenums. Längsschnitt durch die Duodenumwand.

Tab. 6.1 Neuroendokrine Zellen im gastroenteropankreatischen System (Auswahl; Lüllmann-Rauch u. Paulsen 2012).

Zelltyp	Lokalisation	Hormon[1]	Wirkungen (Auswahl)
A	Inselorgan der Bauchspeicheldrüse	**Glukagon**	Blutzuckerspiegel ↑
B	Inselorgan	**Insulin**	Blutzuckerspiegel ↓
D	Inselorgan, Magen, Dünn- und Dickdarm	**Somatostatin**	Hemmung anderer endokriner und exokriner Zellen
EC[2]	Magen, Dünn- und Dickdarm	**Serotonin** und verschiedene Peptide	Darmmotilität ↑
ECL[3]	Magen (Korpus/Fundus)	**Histamin**	Magensäureproduktion ↑
G	Magen (Pars pylorica), Duodenum	**Gastrin**	Magensäureproduktion ↑ Pepsinogensekretion ↑ Stimulus für ECL-Zellen
I	Dünndarm	**Cholezystokinin** (CCK) = Pankreozymin	Gallenblase: Kontraktion Sphincter Oddi: Erschlaffung Pankreas: Enzymsekretion ↑
K	Dünndarm	**GIP**[4]	Insulinfreisetzung ↑ Magensäureproduktion ↓
L	Dünn- und Dickdarm	**GLP-1**[5]	Insulinfreisetzung ↑
S	Dünndarm	**Sekretin**	Pankreas, Duodenaldrüsen und Gallengänge: Sekretion von H_2O und HCO_3^- ↑

[1] Die meisten Zellen können mehrere Hormone synthetisieren; nur das jeweils vorherrschende Hormon ist hier genannt.
[2] EC = engl. enterochromaffin cell
[3] ECL = engl. EC-like
[4] GIP = engl. glucose-dependent insulinotropic peptide = gastric inhibitory peptide
[5] GLP-1 = engl. glucagon-like peptide 1

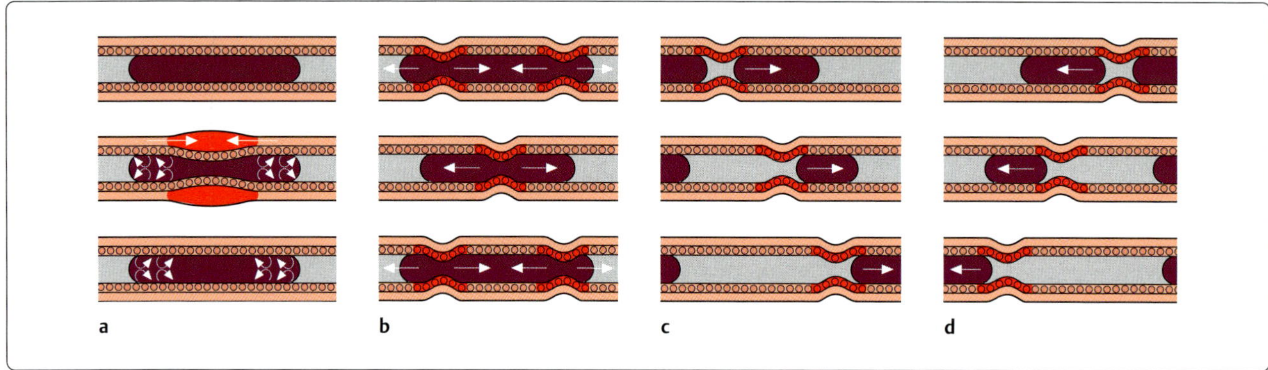

Abb. 6.45 Formen der Darmperistaltik.
a Pendelperistaltik, alle 5–8 s.
b Segmentationsperistaltik, alle 4–5 s.
c Propulsive Peristaltik, 1–10 cm/s, 1–2 Wellen/min.
d Retrograde Peristaltik.

Im absteigenden Abschnitt münden die Ausführungsgänge der Gallenblase (Kap. 6.14) und der Bauchspeicheldrüse (Kap. 6.12), deren Kopfteil sich in die Schlinge des Duodenums legt. Deren Sekrete unterstützen hier die Aufspaltung der Nahrungsbestandteile.

Nur der Anfang des Zwölffingerdarms liegt intraperitoneal, der Rest retroperitoneal, ist also nur oberflächlich von Bauchfell bedeckt.

Direkt unter der Schleimhaut des Duodenums liegen viele Drüsenpakete (**Brunner-Drüsen**), die gemeinsam mit Becherzellen Schleimstoffe (Muzine) zum Oberflächenschutz der Schleimhaut produzieren. Zur Neutralisation des sauren Magensaftes sezernieren die Brunner-Drüsen sowie die Bauchspeicheldrüse und die Darmepithelzellen selber Bikarbonate (HCO_3^-).

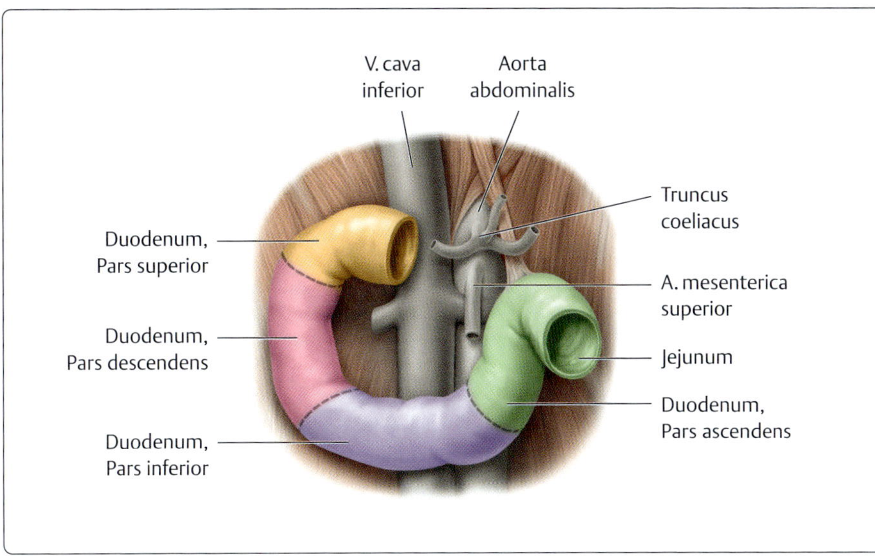

Abb. 6.46 Bauabschnitte des Duodenums. Ansicht von ventral.

6.10.4 Jejunum und Ileum

Der Zwölffingerdarm geht mit einem Knick (Flexura duodenojejunalis) in den nächsten Dünndarmabschnitt über. Die sich an das Duodenum anschließenden Darmabschnitte, das Jejunum (ca. ⅔ der Länge) und das Ileum (ca. ⅓ der Länge), werden gemeinsam auch als Dünndarmkonvolut bezeichnet.

Beide liegen intraperitoneal und sind über Bauchfellduplikaturen (Mesenterien, Gekröse) sehr beweglich an der hinteren Bauchwand aufgehängt. Sie werden vom Dickdarm wie von einem Rahmen umgeben (**Abb. 6.47**) und vom großen Netz (Omentum majus, Kap. 6.9) bedeckt.

6.10.5 Arterielle Blutversorgung des Dünndarms

Ein großer Ast der Bauchaorta, die obere Eingeweidearterie (A. mesenterica superior), übernimmt mit ihren Ästen die Blutversorgung des gesamten Dünndarms; der Zwölffingerdarm erhält zusätzlich Blut aus dem Truncus coeliacus (Kap. 6.8.1). Die zahlreichen Äste zweigen sich am Darm zu einem arkadenartigen Verlauf auf und haben untereinander Verbindungen (Anastomosen). So ist durchgehend eine ausreichende Blutversorgung gewährleistet. Dabei sind die Gefäße immer nach dem entsprechenden Darmabschnitt benannt (**Abb. 6.48**).

6.10.6 Besonderheiten von Jejunum und Ileum

Eine genau zu definierende Grenze zwischen Jejunum und Ileum gibt es nicht. Die Ringfalten rücken im Darmverlauf mehr auseinander und werden flacher. Typisch für das Ileum sind allerdings zahlreiche Gruppen von Abwehrzellen – Lymphfollikel, die als **Peyer-Plaques** bezeichnet werden und die Abwehr von Antigenen im Darminhalt übernehmen (S. 120).

Wichtig ist die besondere Fähigkeit des Ileumendabschnitts, sowohl Gallensäuren, die dann zur Leber zurückgebracht und dort recycelt werden, zu resorbieren als auch unter Mithilfe des Intrinsic-Faktors Vitamin B_{12} (Cobalamin) aufzunehmen.

Im linken Unterbauch mündet der Dünndarm in den 1. Abschnitt des Dickdarms. Hier befindet sich eine Verschlusseinrichtung (**Bauhin-Klappe**), die einen Rückfluss von Darminhalt verhindert (**Abb. 6.49**). So können keine Dickdarmbakterien in den Dünndarm gelangen.

6.10.7 Darmflora

Vor der Geburt ist der Darmtrakt des Menschen noch steril. Bereits bei der natürlichen Entbindung und nachfolgend über die Nahrung kommt es dann zu einer Besiedlung mit typischen Darmbakterien, deren Anzahl und Artenreichtum im Laufe des Lebens deutlich zunehmen. Die Mengenangaben schwanken stark, liegen aber im Billionenbereich. Ein Unterschied besteht auch zwischen Dünn- und Dickdarmbakterien (hier 10^{11}–10^{12}/ml). Der Großteil aller Bakterien ist anaerob.

Diese Bakterienbesiedlung ist physiologisch und für die Darmfunktion unerlässlich. Die Bakterien nehmen u. a. Einfluss auf die Immunabwehr, bilden Vitamine und unterstützen die Verdauung (besonders Dickdarmbakterien, die nicht resorbierbare Stoffe umwandeln können).

Naturheilkundliche Therapie

Mikrobiologische Therapie/Symbioselenkung

Ziel ist es, das Gleichgewicht der Darmflora wiederherzustellen. Dazu werden verschiedene Darmbakterien verabreicht, in lebender oder abgetöteter Form, als Kapseln, Tabletten oder Tropfen.

Indikationen: geschädigte Darmflora (durch Antibiotika-/Laxanzieneinnahme, Darmmykosen usw.), Colitis ulcerosa, Morbus Crohn, Infekte, Allergien, Neurodermitis, Rheuma etc.

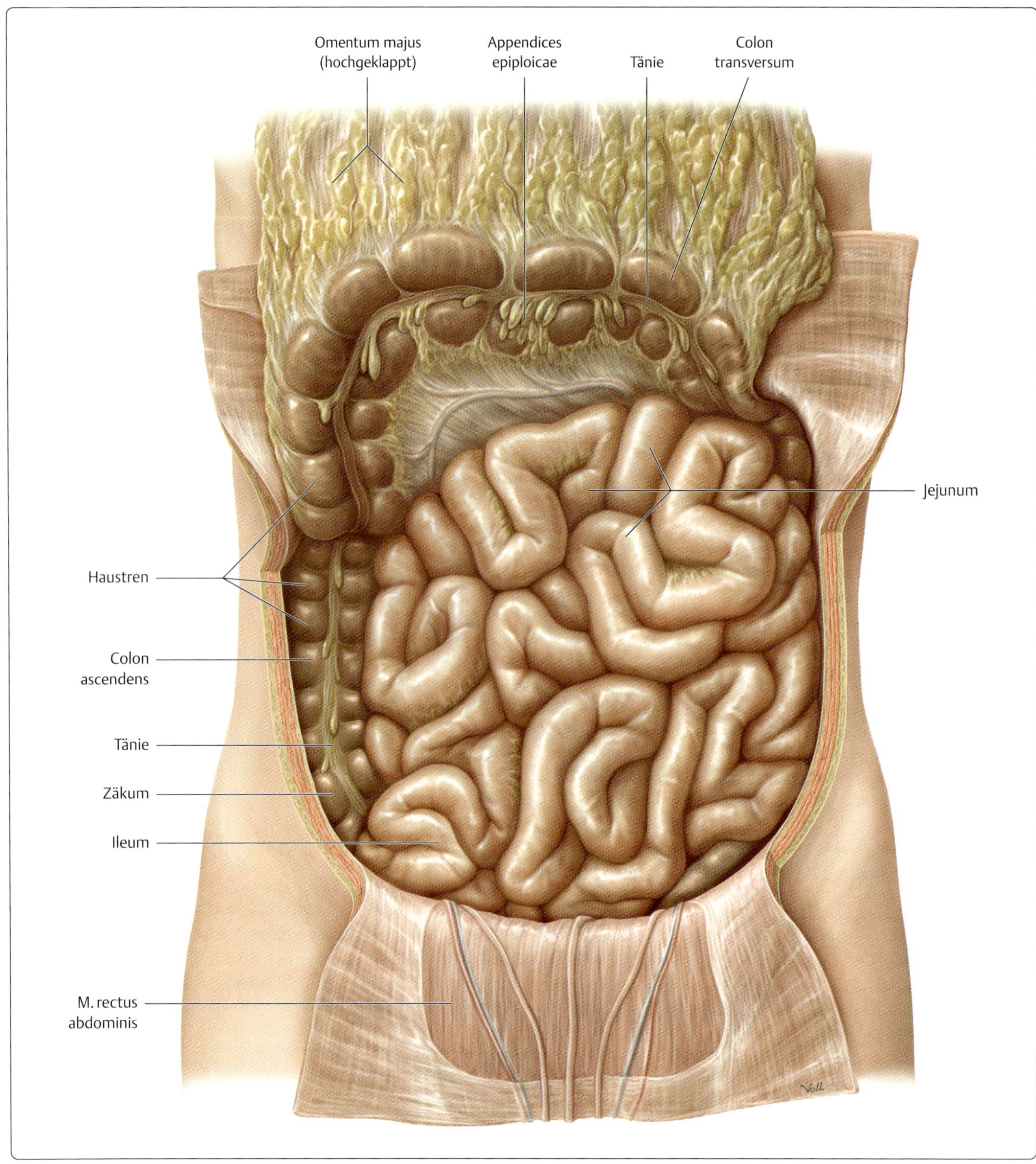

Abb. 6.47 Jejunum und Ileum in situ. Sicht von ventral. Bei angehobenem großen Netz (Omentum majus) erhält man den Blick auf die Dünndarmschlingen und den Dickdarm, der sie wie ein Rahmen umgibt.

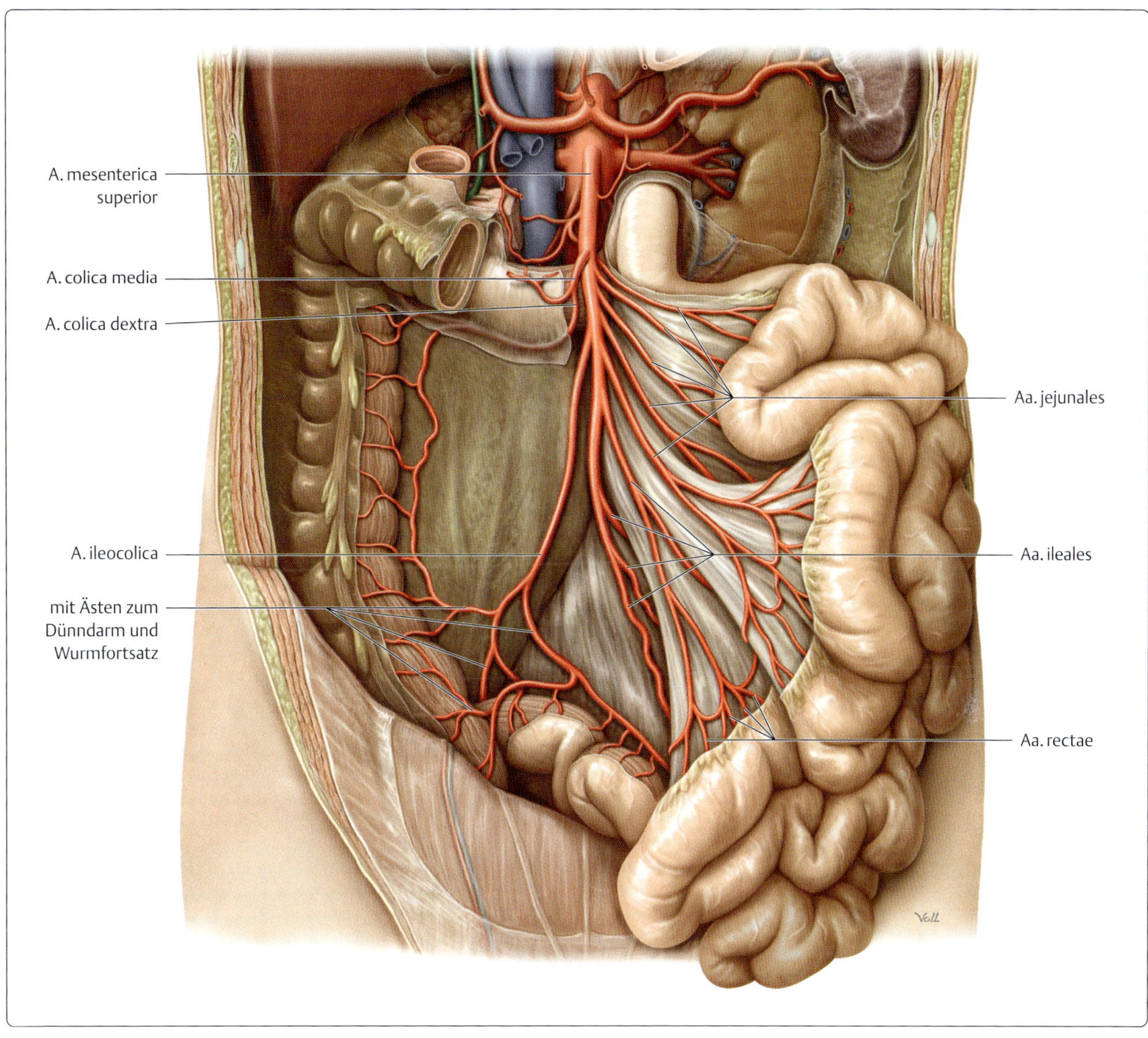

Abb. 6.48 Versorgungsgebiete und Äste der A. mesenterica superior.

6.11 Dickdarm

Im Dickdarm (Intestinum crassum, der lateinische Ausdruck ist allerdings eher ungebräuchlich) werden v. a. noch Wasser und Elektrolyte aufgenommen. Er dickt somit den restlichen Darminhalt, der jetzt Fäzes (Kot, Stuhl) genannt wird, ein und leitet ihn über den Analkanal aus dem Körper.

Aufbau Der Dickdarm besteht aus folgenden Anteilen:

- Zäkum mit dem Appendix vermiformis (Blinddarm mit dem Wurmfortsatz)
- Kolon (Grimmdarm)
- Rektum (Mastdarm)

Der Dickdarm (**Abb. 6.50**) weist Besonderheiten auf, die am Zäkum und Rektum allerdings nicht oder nur bedingt zu erkennen sind:

Tänien sind Streifen der Längsmuskultur der Muskularis der Darmwand, die am Dickdarm nicht umschließend ausgebildet ist, sondern eben aus diesen Strängen besteht.

Haustren sind Ausbuchtungen in der Dickdarmwand, die zwischen Wandabschnitten entstehen, die durch Kontraktion der Ringmuskulatur in regelmäßigen Abständen zusammengezogen werden.

Appendices epiploicae sind mit Fett gefüllte Ausstülpungen der Serosa.

An der Schleimhaut des Dickdarms findet man keine Zotten mehr, sondern nur noch tiefe Krypten. Um den festeren Darminhalt gut weitertransportieren zu können, sind zahlreiche Becherzellen in der Schleimhaut untergebracht, die ihr muköses Sekret in den Darm sezernieren. Der Schleimteppich enthält außerdem antimikrobielle Stoffe, die der Abwehr dienen. Die

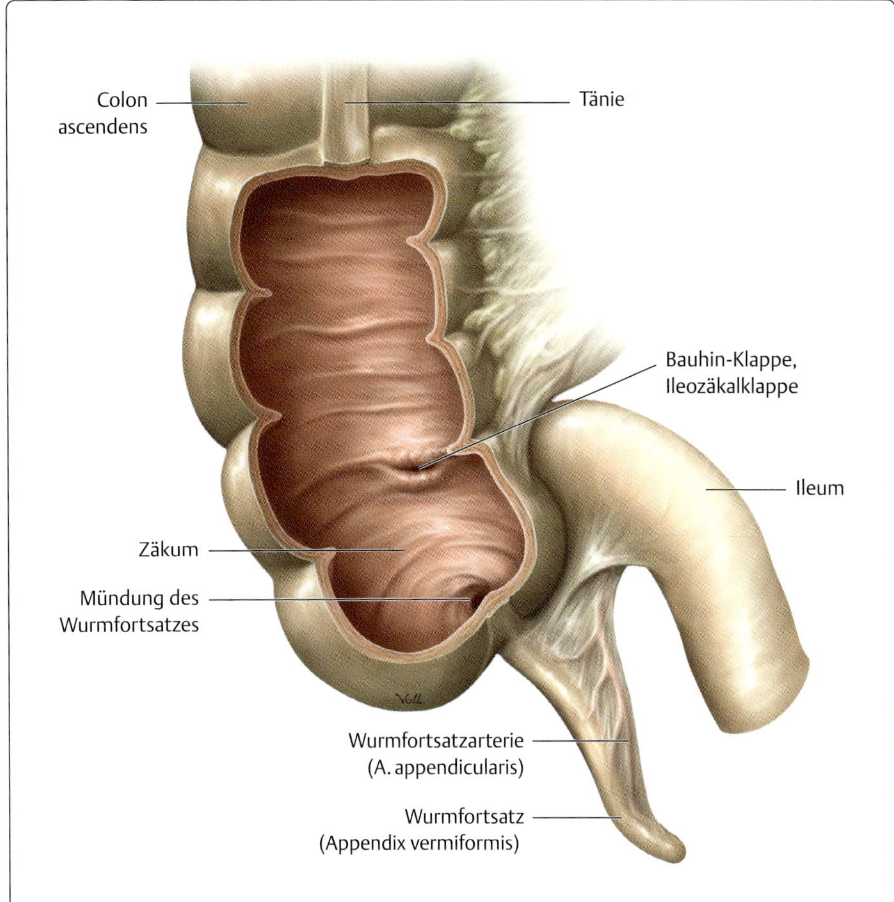

Abb. 6.49 Zäkum und terminales Ileum. Gut sichtbar sind am eröffneten Blinddarm die Mündung des Ileums, die von der Bauhin-Klappe verschlossen wird, und der Eingang in den Appendix (Wurmfortsatz).

ortsständigen (kommensalen) und für die Darmfunktion unerlässlichen Darmbakterien (im Dickdarm ist die Zahl deutlich höher als im Dünndarm) finden in diesem Milieu Schutz.

Merke

Wie der Körper zwischen „Gut und Böse" unterscheidet, ist noch nicht geklärt. Chronisch-entzündliche Darmerkrankungen, z. B. Morbus Crohn, beruhen wahrscheinlich auf einer falschen Einschätzung der Pathogenität der beteiligten Bakterien durch die körpereigene Abwehr.

6.11.1 Blinddarm

Lage Der nur 6–8 cm lange Blinddarm (Zäkum) beginnt kaudal, also unterhalb der Bauhin-Klappe, und stellt eine Sackgasse dar. An seinem unteren Ende hängt der Wurmfortsatz (der Appendix), dessen Länge (etwa 2–15 cm) variabel ist.

Der Wurmfortsatz ist voll besetzt mit Abwehrzellen in Form von Lymphfollikeln, die besonders im Kindesalter aktiv sind. Durch die ungünstige Gestalt dieses Darmabschnitts kann es hier durch verbleibende Nahrungsreste zu einer Entzündung kommen. Diese wird im allgemeinen Sprachgebrauch meist als „Blinddarmentzündung" bezeichnet. Der Ausdruck ist allerdings nicht korrekt, da es sich um eine Entzündung des Wurmfortsatzes handelt.

Pathologie

Appendizitis

Die „Blinddarmentzündung", deren korrekte deutsche Bezeichnung „Wurmfortsatzentzündung" ist, heißt in der Fachsprache Appendizitis. Diese Entzündung birgt die Gefahr des Durchbruchs (Perforation) durch die Wand des Darmabschnitts. Dann ergießt sich der stark infektiöse Darminhalt in den Peritonealraum und gelangt so an die Oberfläche zahlreicher Organe, die sich ebenfalls entzünden können (Peritonitis). Diese Situation ist lebensbedrohlich. Daher wird bei einem begründeten Verdacht auf eine akute Appendizitis der Wurmfortsatz chirurgisch entfernt.

6.11.2 Kolon

Aufbau Das sich an den Blinddarm anschließende Kolon (**Abb. 6.50**) besteht aus folgenden Abschnitten:

- Colon ascendens (aufsteigender Grimmdarm)
- Colon transversum (quer verlaufender Grimmdarm)
- Colon descendens (absteigender Grimmdarm)
- Colon sigmoideum (s-förmiger Grimmdarm)

Das Colon ascendens geht an der rechten Dickdarmbiegung (Flexura coli dextra), direkt unterhalb der Leber, in das Colon transversum über. Dieses wiederum führt an der linken Dick-

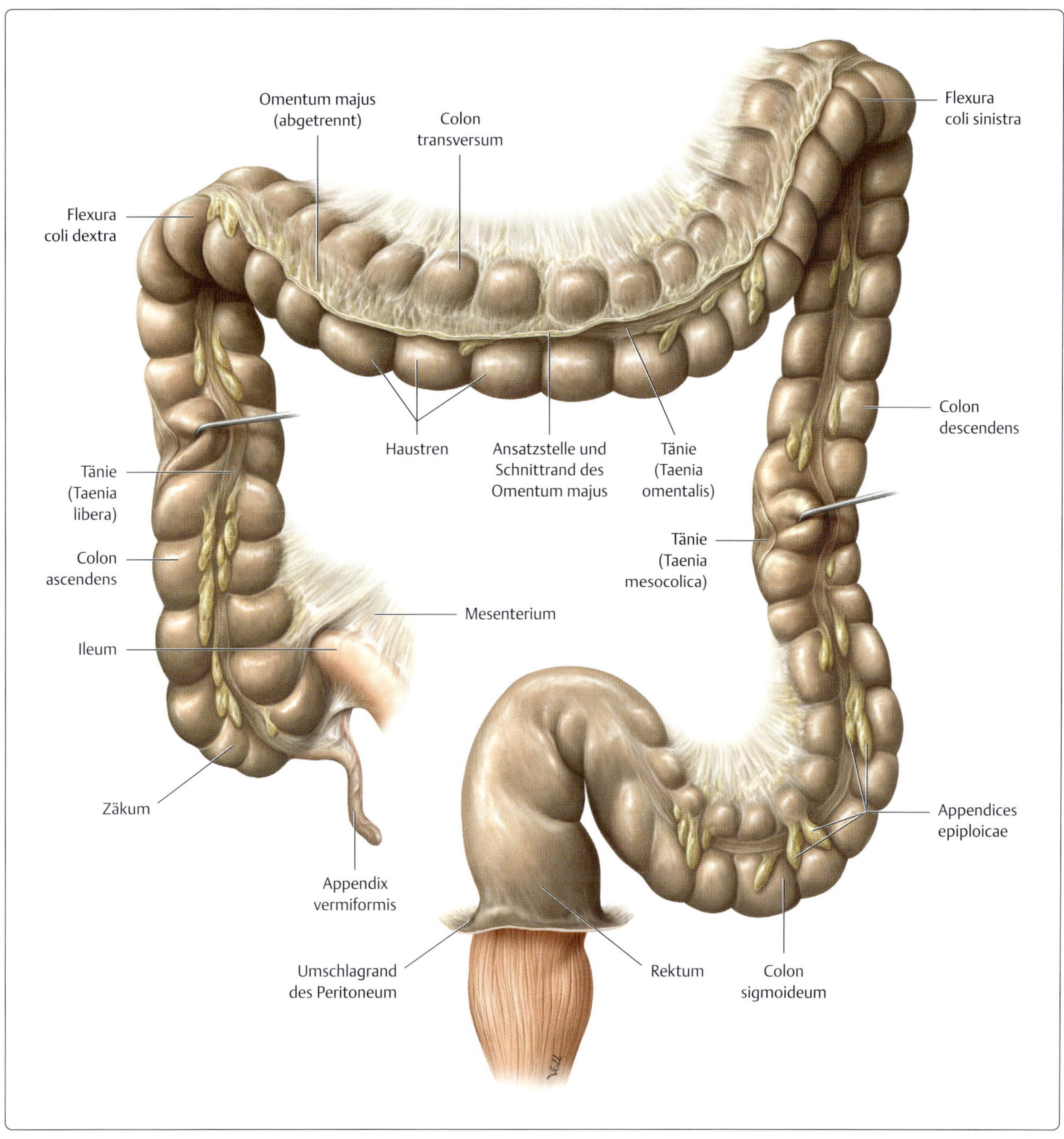

Abb. 6.50 Dickdarm: Abschnitte, Form und Besonderheiten. Sicht von ventral. Dargestellt sind die Abschnitte des Dickdarms sowie dessen Besonderheiten: Tänien, Haustren und Fettanhängsel (Appendices epiploicae).

darmbiegung (Flexura coli sinistra = Cannon-Böhm-Punkt) in das Colon descendens. Im linken Unterbauch schließt sich das Colon sigmoideum, auch Sigmoid genannt, an. Dieses stellt den Übergang zum geraden Endabschnitt des Darms, dem Rektum, dar.

Lage Der aufsteigende und absteigende Abschnitt des Kolons liegen sekundär retroperitoneal, das Colon transversum und sigmoideum intraperitoneal, während der überwiegende Teil des Rektums gar keinen Bezug zum Bauchfell hat (extraperitoneale Lage). Dementsprechend haben die Abschnitte entweder eine Serosa oder eine Adventitia.

6.11.3 Rektum

Das Rektum (gerader Darm, ca. 15 cm lang) ist in Wirklichkeit s-förmig gebogen; dies ist allerdings nur in der Seitenansicht erkennbar. Durch diese Form drückt die Stuhlsäule nicht gerade nach unten auf den Darmausgang, sondern wird vom Beckenboden gehalten.

Das Rektum besteht aus einer ampullenartigen Aufweitung (Ampulla recti) und dem sich anschließenden Analkanal (Canalis analis), der mit dem Anus (After) endet.

Im Analkanal geht das Schleimhautepithel des Dickdarms über in das mehrschichtig verhornte Plattenepithel der äußeren Haut (mit Haaren, Talg- und Schweißdrüsen; Kap. 11.4).

Die Ampulle, die unterhalb einer Querfalte (Kohlrausch-Falte) der Darmwand beginnt, dient nicht grundsätzlich der Speicherung von Stuhl, sie ist normalerweise leer. Gelangt Stuhl in die Ampulle, melden Nerven aus Dehnungsrezeptoren dieses an das Gehirn und es wird Stuhldrang wahrgenommen. Nun kann die Entleerung (**Defäkation**) über den Analkanal willkürlich eingeleitet werden.

6.11.4 Arterielle Blutversorgung von Kolon und Rektum

Bis zur rechten Kolonbiegung kommt das Blut noch aus der oberen Eingeweidearterie, die nachfolgenden Abschnitte des Dickdarms übernimmt die untere Eingeweidearterie (A. mesenterica inferior; **Abb. 6.51**). Nur der Analkanal wird von Ästen der inneren Beckenarterie (A. pudenda interna) versorgt.

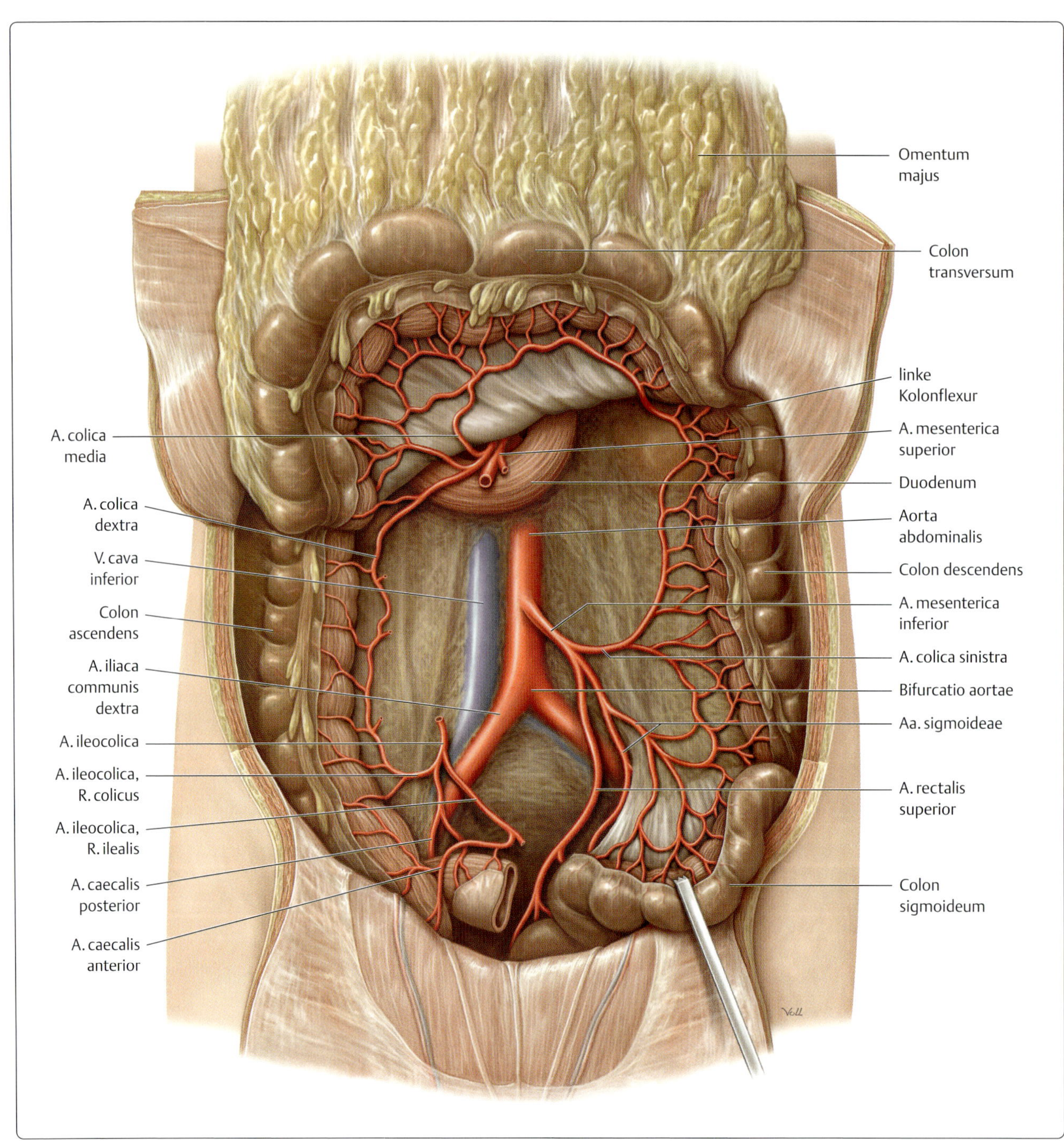

Abb. 6.51 Arterielle Versorgung des Dickdarms durch die A. mesenterica superior und inferior.

6.11.5 Kontinenzorgan

Den Verschluss (**Kontinenz**) des Analkanals übernehmen ein Gefäßgeflecht (vaskulärer Verschluss), 2 Schließmuskeln sowie Anteile der Beckenbodenmuskulatur (**Abb. 6.52**):

- M. sphincter ani internus (innerer Schließmuskel)
- M. sphincter ani externus (äußerer Schließmuskel)
- M. puborectalis (Muskel des Beckenbodens: vom Schambein zum Rektum)

Der aus glatter Muskulatur bestehende innere Schließmuskel verläuft ringförmig und wird vom vegetativen, d. h. unbewussten, Nervensystem (viszeromotorisch) innerviert. Der äußere Schließmuskel dagegen wird willkürlich (somatomotorisch) bewegt und besteht aus quergestreiften Muskeln der Beckenbodenmuskulatur. Ein langer, ebenfalls quergestreifter Beckenbodenmuskel (M. puborectalis) bildet vom Schambein aus eine Schlinge um das Rektum und unterstützt so wirksam dessen Verschluss.

Das spezielle, außer bei der Darmentleerung ständig gefüllte Gefäßgeflecht des Analkanals bildet einen Schwellkörper, der besonders flüssigen und gasförmigen Darminhalt zurückhalten kann. Das arterielle Blut wird ihm über die A. rectalis superior (obere Mastdarmarterie) zugeführt und fließt über Venen, die durch den inneren Schließmuskel ziehen, ab. Dieser Weg wird aber nur bei Entspannung des Muskels frei, sodass dann auch der Schwellkörper erschlafft.

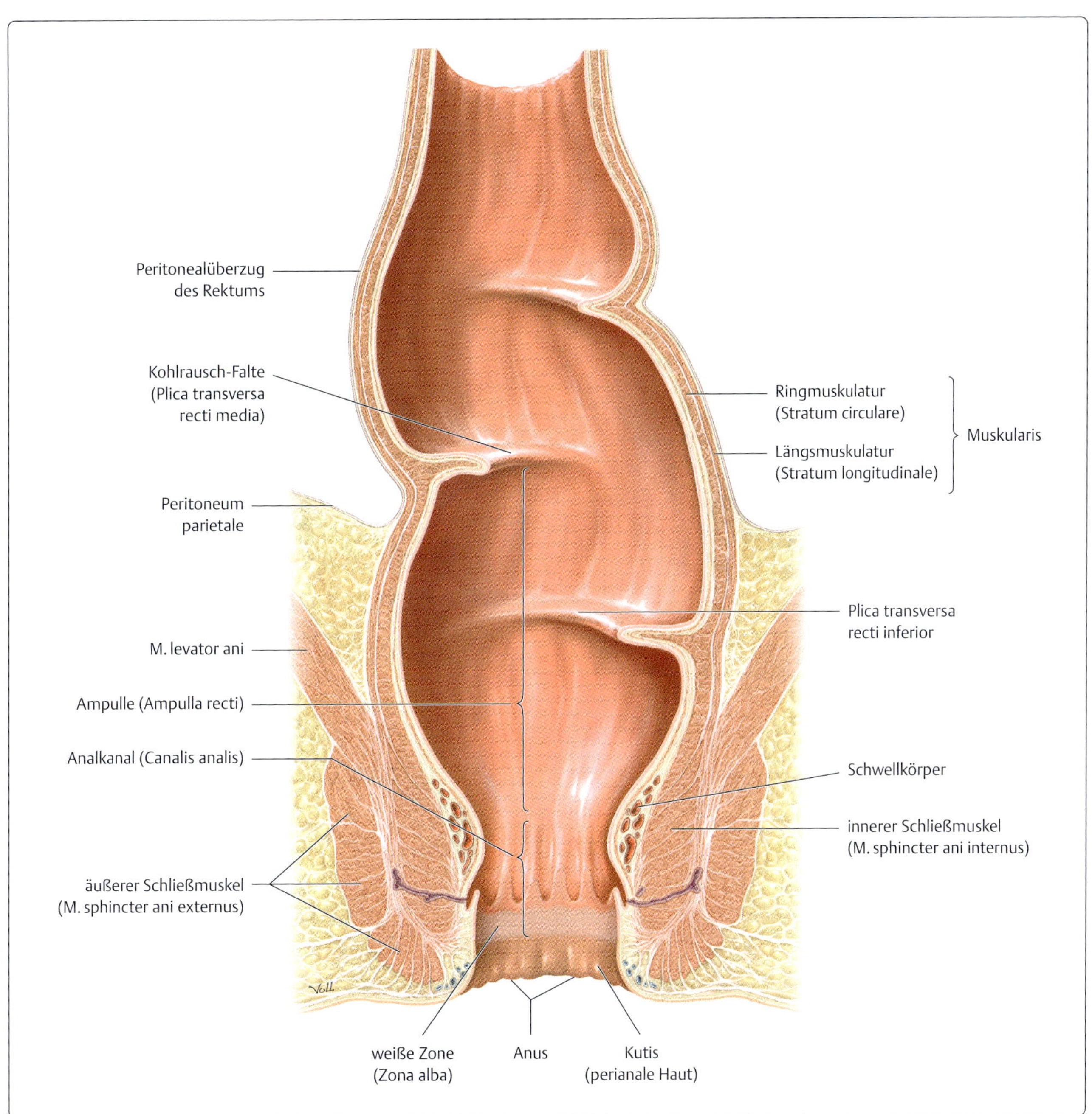

Abb. 6.52 Rektum und Analkanal. Ansicht von ventral, gesamte Rektumvorderwand entfernt. Gut zu erkennen ist das Bauchfell, das vom Rektum zur Bauchwand umschlägt, sodass der letzte Dickdarmabschnitt extraperitoneal liegt.

Pathologie

Hämorrhoiden
Unter Hämorrhoiden versteht man die übermäßige Aufweitung der Gefäße des Schwellkörpers. Es kommt je nach Schweregrad u. a. zu Juckreiz, Blutungen, Brennen oder Stuhlschmieren. Als Hauptursache gilt zu starkes Pressen bei der Defäkation, oft aufgrund von Verstopfungen und ballaststoff- und flüssigkeitsarmer Ernährung.

Karzinom
Ein häufiger Tumor ist das Karzinom des Kolons oder Rektums. Es entwickelt sich meist aus Vorläuferstufen, den Darmpolypen. Deshalb ist eine regelmäßige Darmkontrolle durch manuelle Austastung bereits eine gute Prophylaxe. Mittels Teststreifen kann der Stuhl auch auf okkultes (verstecktes) Blut untersucht werden, das bei dieser Erkrankung vorhanden sein kann. Ab dem 55. Lebensjahr wird eine endoskopische Untersuchung des Kolons angeraten. Beobachtete Gewebsvermehrungen können dann meist rechtzeitig abgetragen werden.

Diarrhö
Mehrere (mindestens 3) dünnflüssige ungeformte Stühle am Tag bezeichnet man als Diarrhö (Durchfall). Sie ist ein Symptom für die gestörte Resorption von Wasser, oft auch von Elektrolyten, aus dem Darminhalt. Häufig sind Infektionen durch Viren oder Bakterien der Auslöser. Aber auch bestimmte Medikamente (z. B. Antibiotika), (Lebensmittel-)Vergiftungen, Lebensmittelunverträglichkeiten, chronisch-entzündliche Erkrankungen, Tumoren oder psychische Einflüsse (Angstzustände) müssen bei der Ursachensuche berücksichtigt werden.

Obstipation
Der Begriff Obstipation (Verstopfung) dagegen bezeichnet eine erschwerte und seltene Darmentleerung von zu hartem Stuhl. Oft sind eine mangelnde Flüssigkeitsaufnahme und ballaststoffarme Ernährung bei geringer körperlicher Bewegung die Ursache.

Naturheilkundliche Therapie

Therapeutika bei Diarrhö
Zur Therapie einer Diarrhö eignen sich Gerbstoffdrogen wie Blutwurz, Gänsefingerkraut oder Heidelbeere (nur in getrocknetem Zustand), aber auch Füll- und Quellstoffe wie Flohsamen, Leinsamen oder Pektine (z. B. Apfel, Karotten). Daneben kommen adsorptive Substanzen wie Kaffeekohle oder medizinische Kohle zum Einsatz.

Therapeutika bei Obstipation
Füll- und Quellstoffe sind Leinsamen und Flohsamen. Sie führen zu einer Volumenzunahme im Darm, der Dehnungsreflex wirkt wiederum anregend auf die Darmperistaltik. Ganz wichtig ist hier, dass die Lein- oder Flohsamen im Darm quellen, also nicht schon vorher in einer Tasse. Zu der Einnahme muss ausreichend Flüssigkeit eingenommen werden, sonst kann sich die Obstipation noch verschlimmern. Im schlimmsten Fall kann es sogar zu einem Ileus kommen.
Osmotisch wirksame Laxanzien wie Bittersalz (Magnesiumsulfat), Glaubersalz (Natriumsulfat), Tamarindenbaum, Lactulose werden ebenfalls zur Therapie eingesetzt.
Zu den antiresorptiv wirkende Substanzen gehören Aloe, Faulbaum, Rhabarber, Senna. Diese Phytotherapeutika reizen allerdings die Schleimhaut und dürfen nur begrenzt eingesetzt werden (ca. 8–10 Tage).
Ein dünndarmwirksames fettes Öl ist Rizinusöl.
Wichtig: Bei Laxanzienabusus kann es zu gefährlichen Elektrolytverlusten kommen, die wiederum zu Herzrhythmusstörungen führen können. Zudem wird durch einen Kaliumverlust der gegenteilige Effekt bewirkt – eine Hypokaliämie verstärkt die Obstipation!

Kolonhydrotherapie
Die Kolonhydrotherapie besteht darin, Darmspülungen und -bäder vorzunehmen. Sie wird eingesetzt, um Stoffwechselprodukte aus dem Gastrointestinaltrakt auszuleiten. Das Verfahren orientiert sich an dem Konzept der Darmspülung. Dem warmen Wasser werden manchmal noch Wirkstoffe und Arzneien zugesetzt, beispielsweise Kamille. Damit soll es zu einer Entgiftung und Entschlackung des Organismus kommen. Außerdem soll das Verfahren die Darmflora positiv beeinflussen.

6.12 Bauchspeicheldrüse

Als exo- und endokrine Drüse bildet die Bauchspeicheldrüse (Pankreas) sowohl Verdauungsenzyme, die sie in den Zwölffingerdarm (Duodenum) abgibt, als auch Hormone, die über den Blutweg zu den Zielzellen gelangen. Diese Hormone sind hauptsächlich am Kohlenhydratstoffwechsel beteiligt.

Aufbau und Lage Die etwa 15–20 cm lange Bauchspeicheldrüse liegt sekundär retroperitoneal (Kap. 6.12) im Oberbauch auf Höhe des 12. Thorakal- bzw. 1. Lumbalwirbels (Th 12/L 1; **Abb. 6.53**). Ihr größter Teil, der **Körper** (Corpus pancreatis)

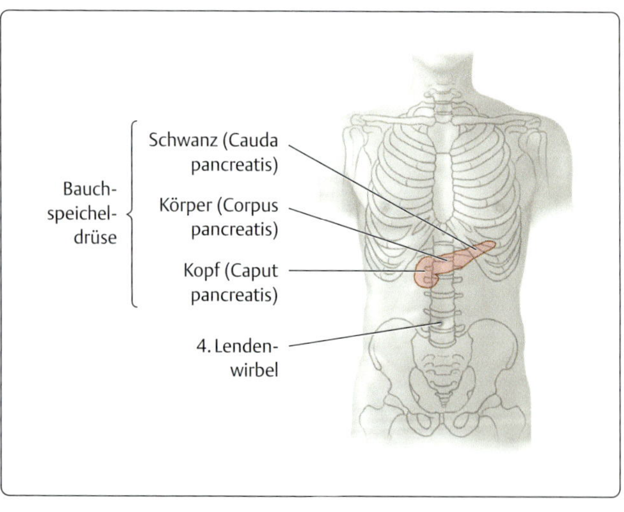

Abb. 6.53 Projektion des Pankreas auf die Wirbelsäule.

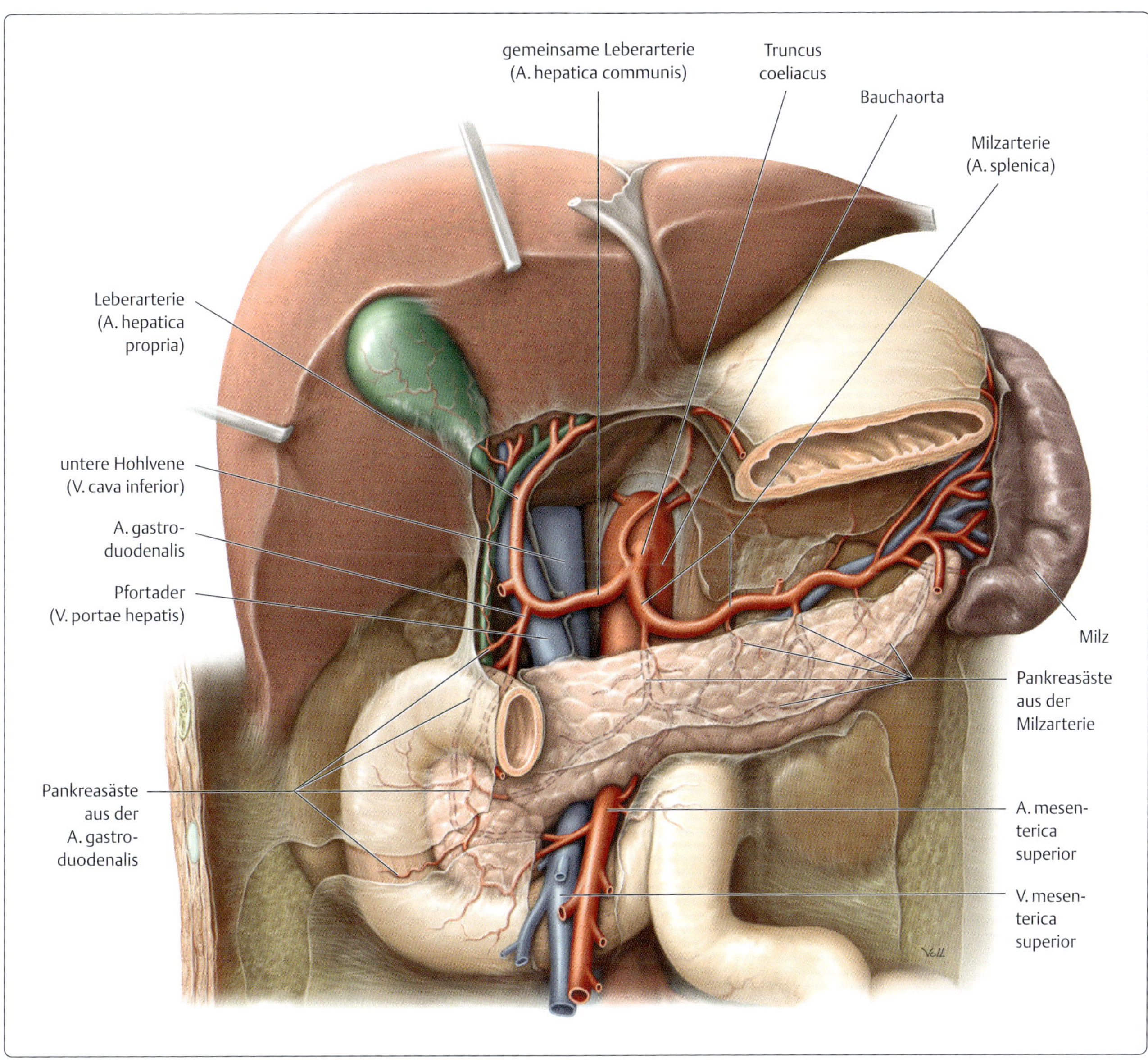

Abb. 6.54 Blutversorgung der Bauchspeicheldrüse. Zahlreiche kleine Arterien ziehen aus der Milzarterie (A. splenica) in den Körper und Schwanz, während der Kopfteil das meiste Blut aus der A. gastroduodenalis (Magenzwölffingerdarmarterie) erhält.

streckt sich hinter dem Magen aus. Ihr vorderer Teil, der Pankreas**kopf** (Caput pancreatis) schmiegt sich in die c-förmige Schlinge des Duodenums. Hier mündet auch der Ausführungsgang des exokrinen Drüsenanteils an einer kleinen Erhebung, der Papilla duodeni major (Papilla Vateri), meist gemeinsam mit dem Ausführungsgang der Gallenblase. Der **Schwanz** (Cauda pancreatis) reicht fast immer bis an die Milz (**Abb. 6.54**).

6.12.1 Arterielle Blutversorgung

Die arterielle Blutversorgung der Bauchspeicheldrüse geschieht über zahlreiche Äste des Truncus coeliacus, v. a. über die Milzarterie (A. splenica; **Abb. 6.54**). Die räumliche Nähe der Bauchspeicheldrüse zu den Oberbauchorganen und großen Gefäßen macht operative Eingriffe kompliziert (**Abb. 6.55**). Außerdem können Tumoren des Pankreaskopfes darmversorgende Gefäße einmauern und so zur Durchblutungsstörung des jeweiligen Darmabschnitts führen. Nicht selten wird auch der Gallengang an seinem Eintritt in den Zwölffingerdarm beeinträchtigt und es kommt zu einem Gallerückstau (Ikterus).

6.12.2 Sekrete der Bauchspeicheldrüse

Im histologischen Bild kann man die Zellen, die für die exokrinen Sekrete verantwortlich sind und den größten Teil des Pankreasgewebes einnehmen, gut von den endokrinen Zellinseln (Langerhans-Inseln) unterscheiden (**Abb. 6.56**).

Exokriner Anteil Etwa 2 l Bauchspeichel produziert das **exokrine Pankreas** täglich. Die Zellen sind zu kleinen Läppchen geordnet, deren Ausführungsgänge in den Hauptausführungsgang (Ductus pancreaticus) führen. Die im Bauchspeichel enthalte-

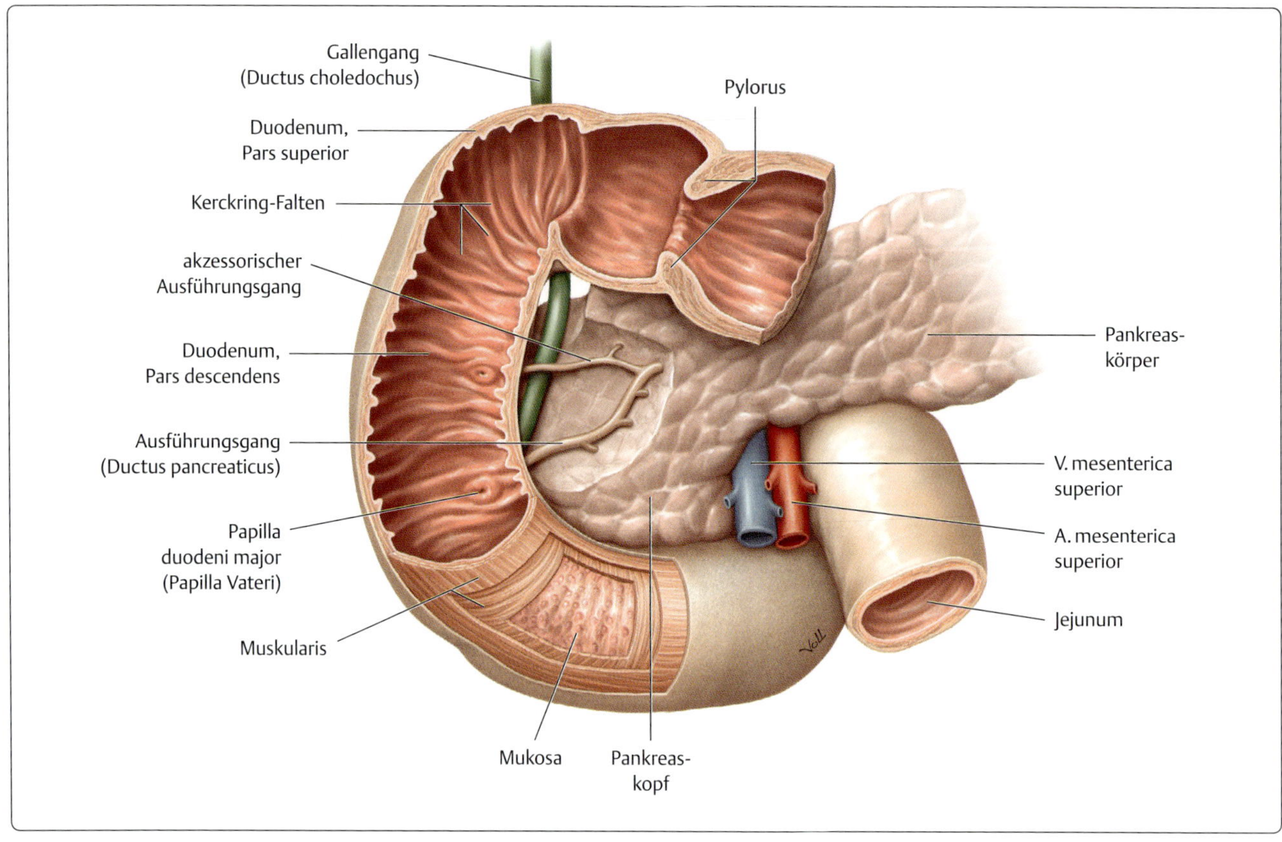

Abb. 6.55 Räumliche Beziehung des Pankreas zum Duodenum. Meist gemeinsam mit dem Gallengang mündet der Ausführungsgang der Bauchspeicheldrüse an der Papilla duodeni major. In etwa 20 % kommt ein zusätzlicher (akzessorischer) Ausführungsgang vor, der an der kleineren Papilla duodeni minor endet.

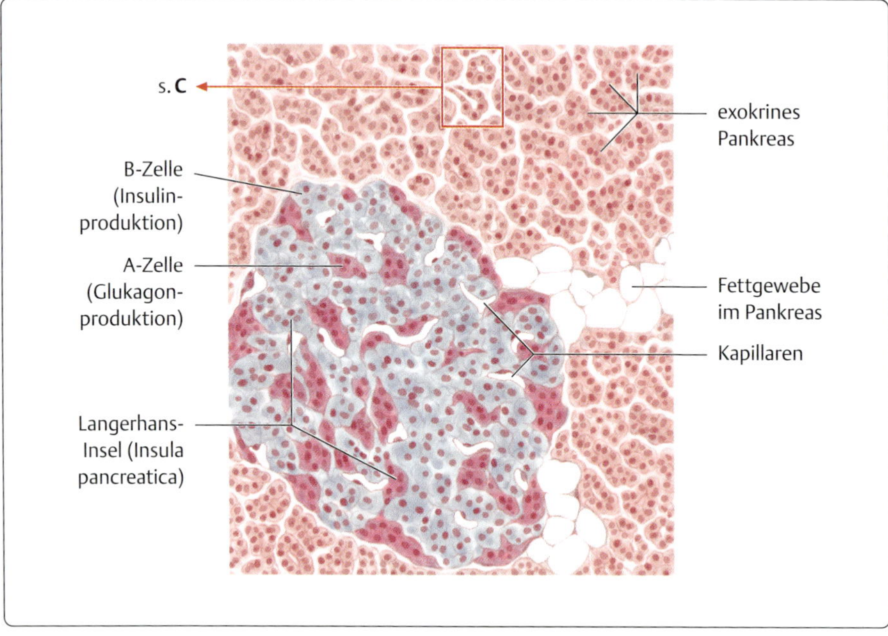

Abb. 6.56 Histologischer Aufbau des Pankreas. Pankreasgewebe. In den Langerhans-Inseln sind die A- und B-Zellen zu erkennen. Die D-Zellen lassen sich nur durch Spezialfärbungen darstellen.

nen Enzyme haben einen wichtigen Anteil an der Verdauung von Kohlenhydraten (α-Amylase), Eiweißen (Proteasen: z. B. Trypsin und Chymotrypsin) und Fetten (Lipasen). Außerdem enthält das Sekret viel Bikarbonat, um den im Magen angesäuerten Nahrungsbrei zu neutralisieren.

Endokriner Anteil Die in den **Langerhans-Inseln** produzierten Hormone werden direkt an das enge Kapillarnetz der Bauchspeicheldrüse abgegeben. Die wichtigsten Hormone sind Insulin, das die Aufnahme von Zucker aus dem Blut in die Zellen vermittelt und so den Blutzuckerspiegel senkt, und sein Gegenspieler Glukagon. In den Zellen fördert Insulin den Aufbau von Glykogen, der Speicherform von Glukose. Glukagon dagegen vermittelt den Abbau von Glykogen, um den Blutglukosespiegel zu erhöhen und dem Körper Energie zur Verfügung zu stellen. Weitere Hormone sind Somatostatin, welches an vielen Verdauungsprozessen beteiligt ist, und das pankreatische Polypeptid, ein Gegenspieler des Gastrins (Kap. 6.10.1).

Lerntipp

Merkspruch: „**G-A-B-I** sitzt auf der **Insel** und trinkt **SoD**a!"
Produkte des Pankreas – wo wird was produziert?

- **G** = Glukagon in den **A**-Zellen
- **I** = Insulin in den **B**-Zellen
- **So** = Somatostatin wird in den **D**-Zellen produziert.

Alle 3 Zelltypen liegen in den Langerhans-Inseln des Pankreas.

Pathologie

Diabetes mellitus

Der **Typ-I-Diabetes** (früher auch juveniler Diabetes) ist gekennzeichnet durch einen absoluten Insulinmangel infolge des Untergangs der B-Zellen (**Abb. 6.56**). Ursache sind meist Autoaggressionsprozesse des Körpers. Die betroffenen Patienten müssen Insulin von außen zuführen (insulinpflichtiger Diabetes).

Beim **Typ-II-Diabetes** (früher Altersdiabetes) kommt es zu einer unterschiedlich starken Resistenz der Insulinrezeptoren der Zielzellen, sodass die Glukose trotz ausreichender Produktion von Insulin nicht in genügendem Maße in die Zellen aufgenommen werden kann.

6.13 Leber

Die größte Anhangsdrüse des Magen-Darm-Traktes hat zahlreiche Aufgaben:

- Entgiftung körpereigner und -fremder Stoffe
- Verstoffwechselung aufgenommener Nahrungsbestandteile und Speicherung von Glykogen, Eisen und fettlöslichen Vitaminen
- Ausscheidung von Stoffwechselabbauprodukten
- Produktion von Blutserumbestandteilen (u. a. Albumin, Lipoproteine oder Gerinnungsfaktoren)
- Produktion der Galle

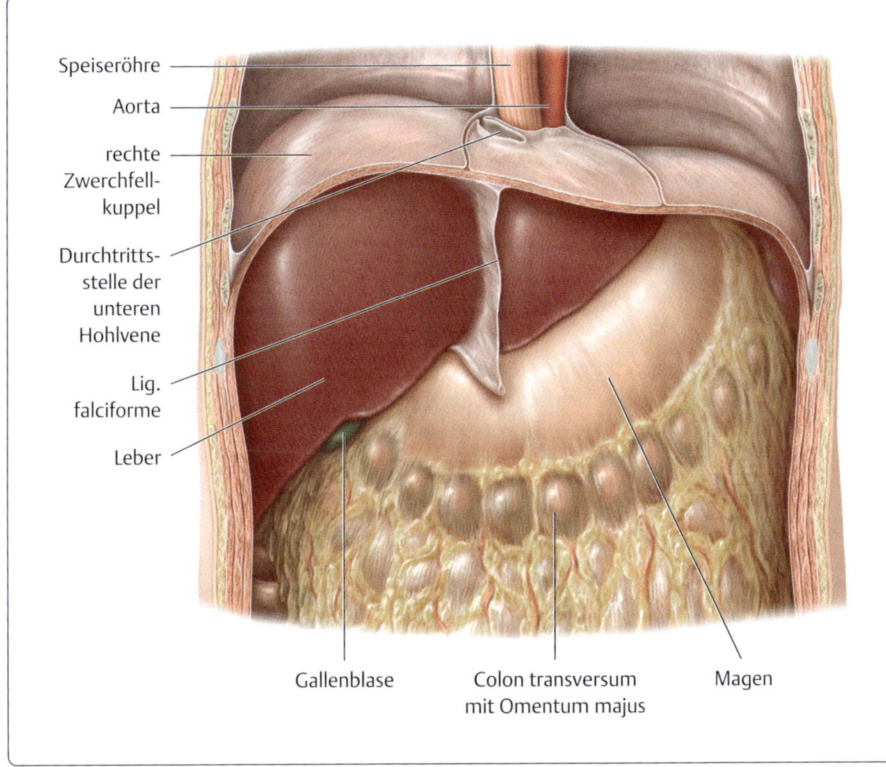

Abb. 6.57 Lage der Leber im Oberbauch unter dem Zwerchfell. Zu erkennen ist das sichelförmige Band (Lig. falciforme), das die Leber in einen rechten und linken Lappen trennt.

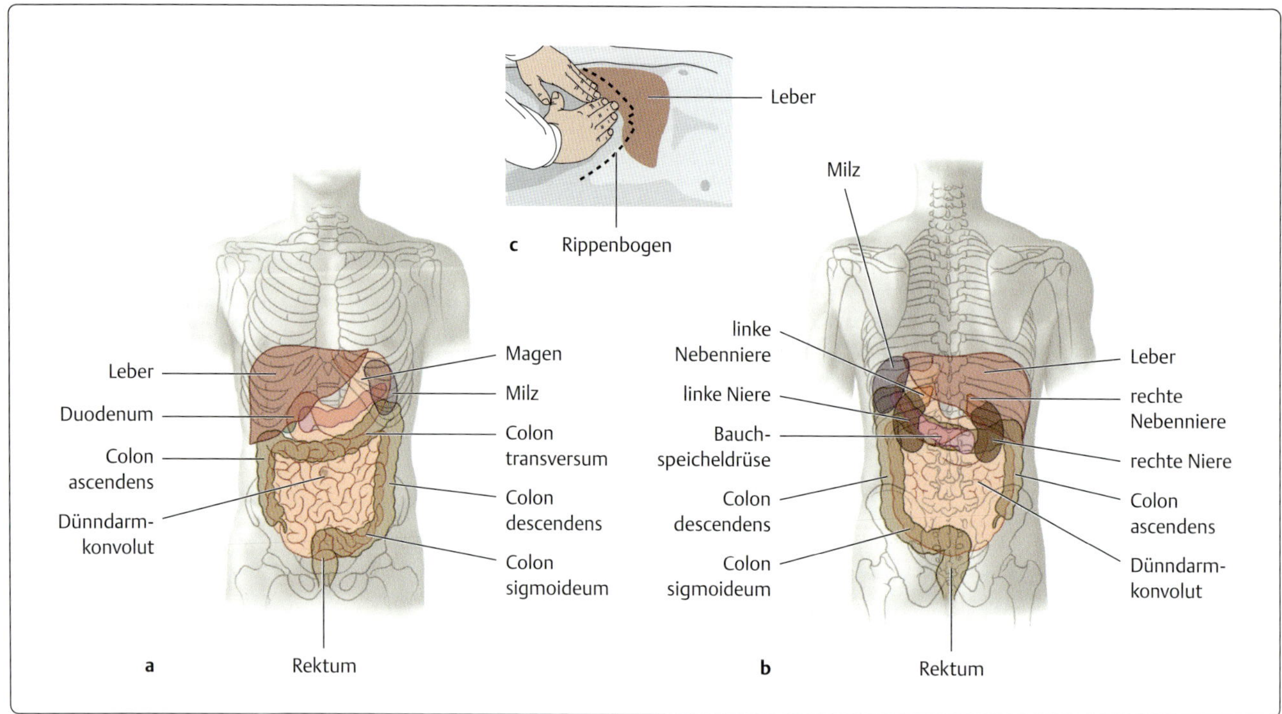

Abb. 6.58 Beziehung der Leber zu anderen Organen.
a Ansicht von vorne.
b Ansicht von hinten.
c Palpation.

Lage und Form Der größte Teil der etwa 1,5 kg schweren Leber (Hepar) liegt im rechten Oberbauch, direkt unter dem Zwerchfell. Ihr linker Teil reicht über die Körpermitte in den linken Oberbauch und überdeckt hier einen Teil des Magens. An ihrer Unterseite liegt die Gallenblase, die am rechten Unterrand sichtbar wird (**Abb. 6.57**). Die Leber hat außerdem Kontakt zur rechten Niere, der rechten Dickdarmbiegung und dem Zwölffingerdarm (**Abb. 6.58**).

An der Oberseite ist die Leber mit dem Zwerchfell verwachsen, weshalb ihre Position durch die Atmung beeinflusst wird: Sie hebt sich bei der Ausatmung und senkt sich bei der Einatmung. So kann sie bei maximaler Einatmung am liegenden Patienten (dieser sollte noch die Beine anziehen) unter dem Rippenbogen getastet werden (**Abb. 6.58**c). Im Normalfall ist sie weich elastisch.

Die Leber ist bis auf die am Zwerchfell verwachsene Fläche (Area nuda) und die Leberpforte vollständig mit Bauchfell (Peritoneum) bedeckt, liegt also intraperitoneal (Kap. 6.7.1).

Merke
Das Lebergewebe selbst ist nicht sensibel innerviert, Schmerzempfindungen gehen daher von der Kapsel aus, wenn diese z. B. bei Schwellungen des Lebergewebes stark gedehnt wird.

6.13.1 Leberpforte und Blutgefäße der Leber

Hebt man den Vorderrand der Leber an, zeigt sich die enge Beziehung zu der Bauchschlagader (Aorta abdominalis) und der unteren Hohlvene (V. cava inferior). Nun werden auch die Eintrittstelle (Leberhilus) der Lebergefäße und der Austritt des Gallengangs (Ductus hepaticus communis), die **Leberpforte** (Porta hepatis), sichtbar (**Abb. 6.59**).

Die hier in die Leber eintretenden Blutgefäße sind eine **Leberarterie** (A. hepatica propria), die die Leber mit sauerstoffreichem Blut versorgt, und die **Pfortader** (V. portae hepatis; Kap. 6.8.2). Diese Vene führt nicht etwa das Blut aus der Leber ab, sondern bringt ebenfalls Blut zur Leber hin; nämlich das Blut aus dem Magen-Darm-Trakt (= unpaare Bauchorgane), das dort die Nährstoffe aus dem Verdauungsprozess aufgenommen hat, sowie das Blut aus der Milz und der Bauchspeicheldrüse.

Das in die Leber eingetretene Blut wird in den Leberzellen (Hepatozyten) verstoffwechselt und fließt dann über mehrere Lebervenen (Vv. hepaticae) im oberen Bereich der Leber in die untere Hohlvene (**Abb. 6.60** und **Abb. 6.61**) und weiter zum Herzen.

Merke
Der Weg der unteren Hohlvene von der Leber zum Herzen ist kurz (**Abb. 6.62**). Deshalb kann ein Rückstau aus dem rechten Herzen (z. B. bei Rechtsherzinsuffizienz) zu einer tastbaren Anschwellung der Leber führen.

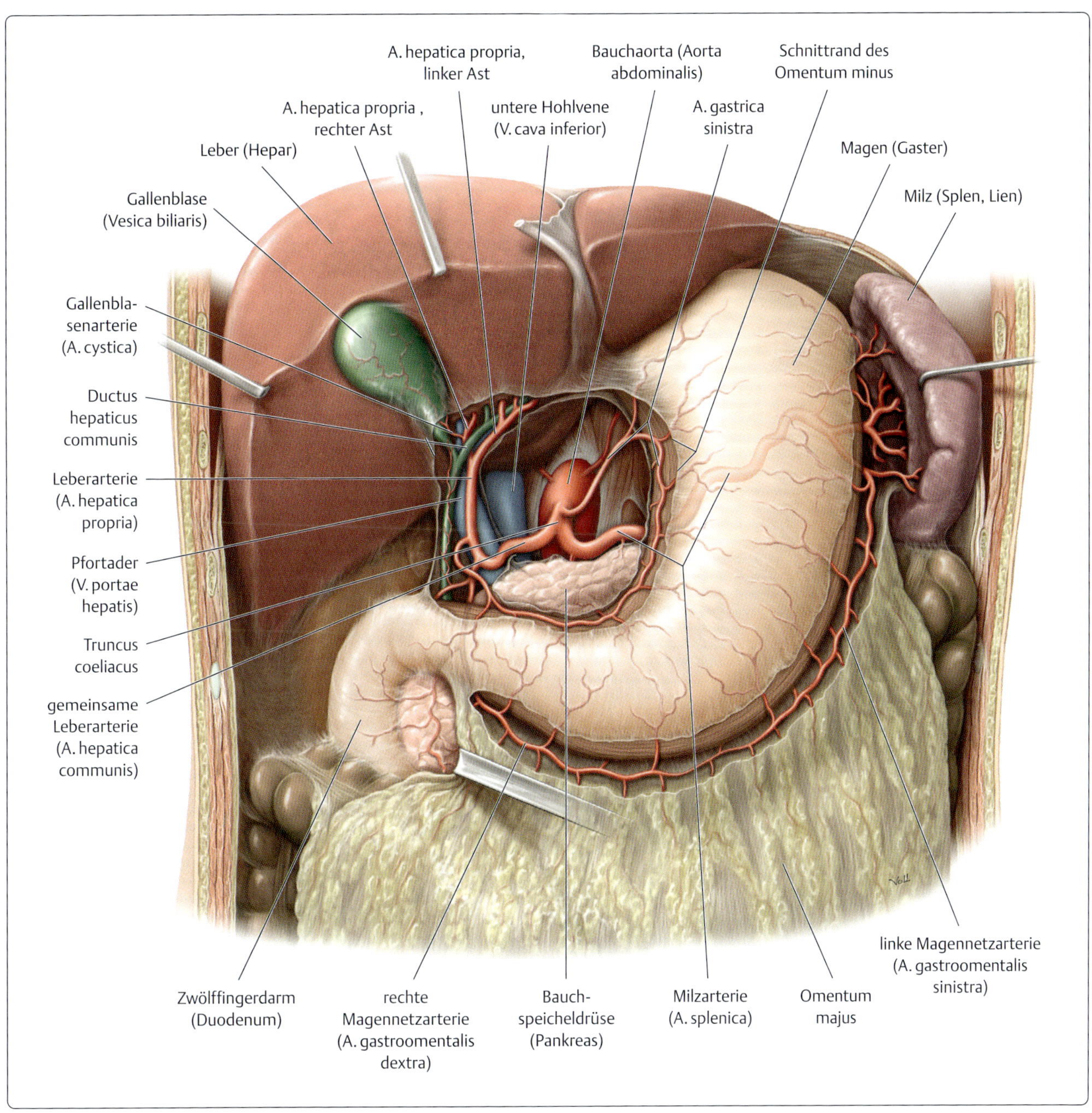

Abb. 6.59 Blutversorgung der Leber. Aus der Bauchschlagader (Aorta abdominalis) zieht die gemeinsame Leberarterie (A. hepatica communis) in Richtung Leber, wo sie als Leberarterie (A. hepatica propria) mündet. Hier an der Leberpforte erkennt man auch die Pfortader und den Gallengang. Etwas tiefer und weiter rechts zieht die untere Hohlvene unterhalb der Leber entlang in Richtung Herz.

6.13.2 Gliederung und Feinbau der Leber

Die Leber gliedert sich in 4 unterschiedlich große **Lappen**: den rechten Lappen (Lobus dexter) und den linken Lappen (Lobus sinister) sowie die beiden kleineren Lappen – den quadratischen Lappen (Lobus quadratus) und den geschwänzten Lappen (Lobus caudatus).

Davon unabhängig ist die Aufteilung der Leber in 8 **Segmente**, die sich durch die gemeinsame Aufzweigung der in die Leberpforte hineinziehenden Gefäße ergibt. Die Leberarterie, die Pfortader und der Gallengang werden an dieser Stelle als **portale Trias** (lat. tri = drei) bezeichnet. Die Segmente arbeiten weitgehend unabhängig voneinander, sodass sie im Krankheitsfall auch einzeln entfernt werden können.

Die Leber hat im Übrigen die Fähigkeit, zu regenerieren, d. h., bei Verlust von Gewebe wird dies durch neue Leberzellen ersetzt.

6.13.2.1 Zentralvenenläppchen

Die Lebersegmente gliedern sich weiter in kleine etwa 6-eckige Leberläppchen (Zentralvenenläppchen), die auf besondere Weise organisiert sind (**Abb. 6.63**): Sie bestehen aus Reihen von Leberzellen (**Hepatozyten**), die wie Speichen eines Rades zur Mitte hin orientiert sind.

untere Hohlvene
(V. cava inferior)
Area
nuda
Lobus
caudatus
Abrisskante
des Bauchfells
linker
Leberlappen
rechter
Leberlappen
Pfortader
(V. portae hepatis)
Ductus hepaticus
communis
Leberarterie
(A. hepatica propria)
Ductus
choledochus
Lobus
quadratus
Gallen-
blase

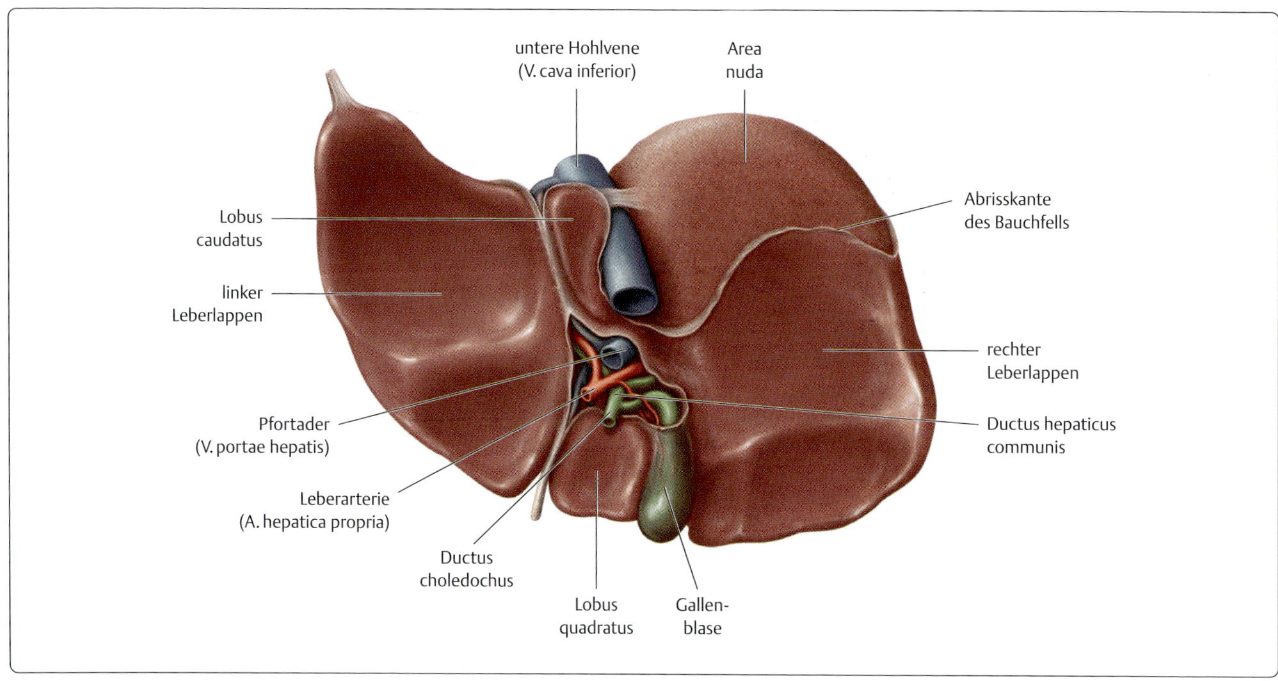

Abb. 6.60 Innenseite der Leber. Gut zu erkennen sind die Leberpforte mit der Leberarterie, der Pfortader und dem Gallengang. Man sieht hier auch die Abrisskante des Bauchfells, das die Leber fast vollständig überzieht. Ausgenommen sind die Leberpforte und die obere Fläche der Leber (Area nuda, nackte Fläche). Beachten Sie die enge Beziehung zwischen Leber und unterer Hohlvene, in die das venöse Blut der Leber drainiert wird.

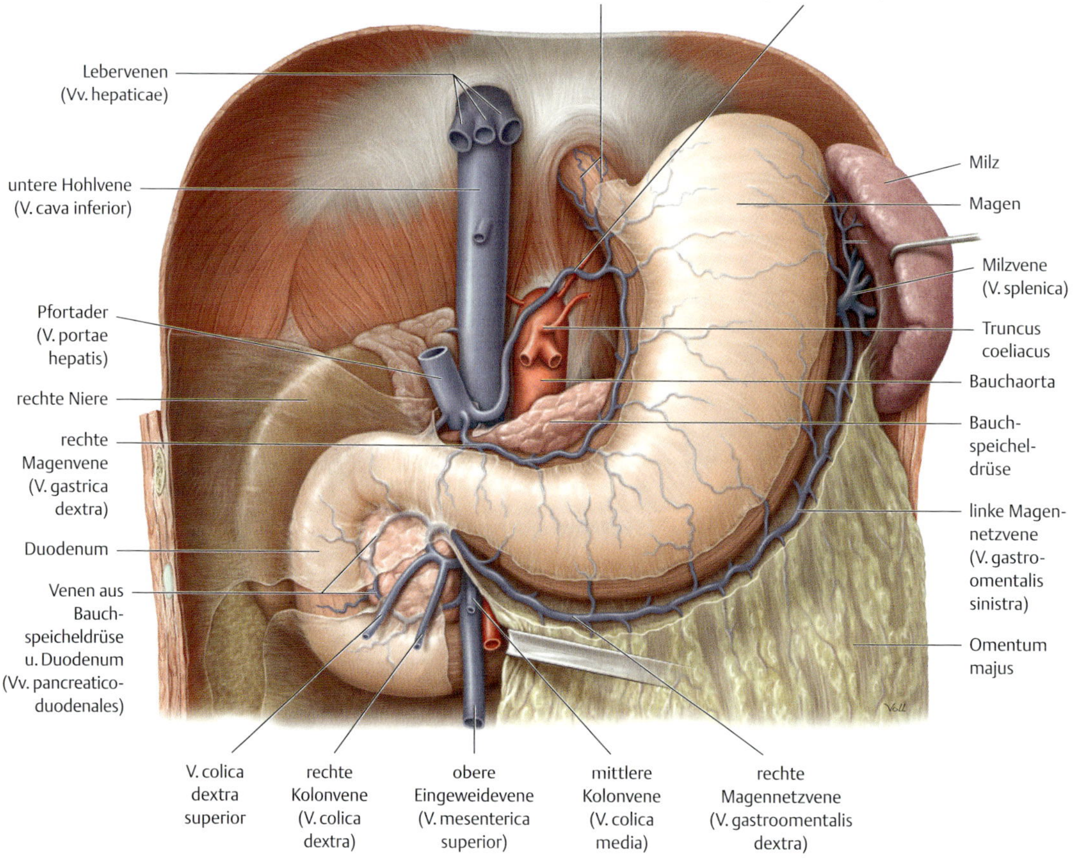

Venen der Speiseröhre
(Vv. oesophageales)
linke Magenvene
(V. gastrica sinistra)
Lebervenen
(Vv. hepaticae)
untere Hohlvene
(V. cava inferior)
Milz
Magen
Milzvene
(V. splenica)
Pfortader
(V. portae
hepatis)
Truncus
coeliacus
Bauchaorta
rechte Niere
Bauch-
speichel-
drüse
rechte
Magenvene
(V. gastrica
dextra)
linke Magen-
netzvene
(V. gastro-
omentalis
sinistra)
Duodenum
Venen aus
Bauch-
speicheldrüse
u. Duodenum
(Vv. pancreatico-
duodenales)
Omentum
majus
V. colica
dextra
superior
rechte
Kolonvene
(V. colica
dextra)
obere
Eingeweidevene
(V. mesenterica
superior)
mittlere
Kolonvene
(V. colica
media)
rechte
Magennetzvene
(V. gastroomentalis
dextra)

Abb. 6.61 Zuflüsse der Pfortader aus dem Magen und Duodenum.

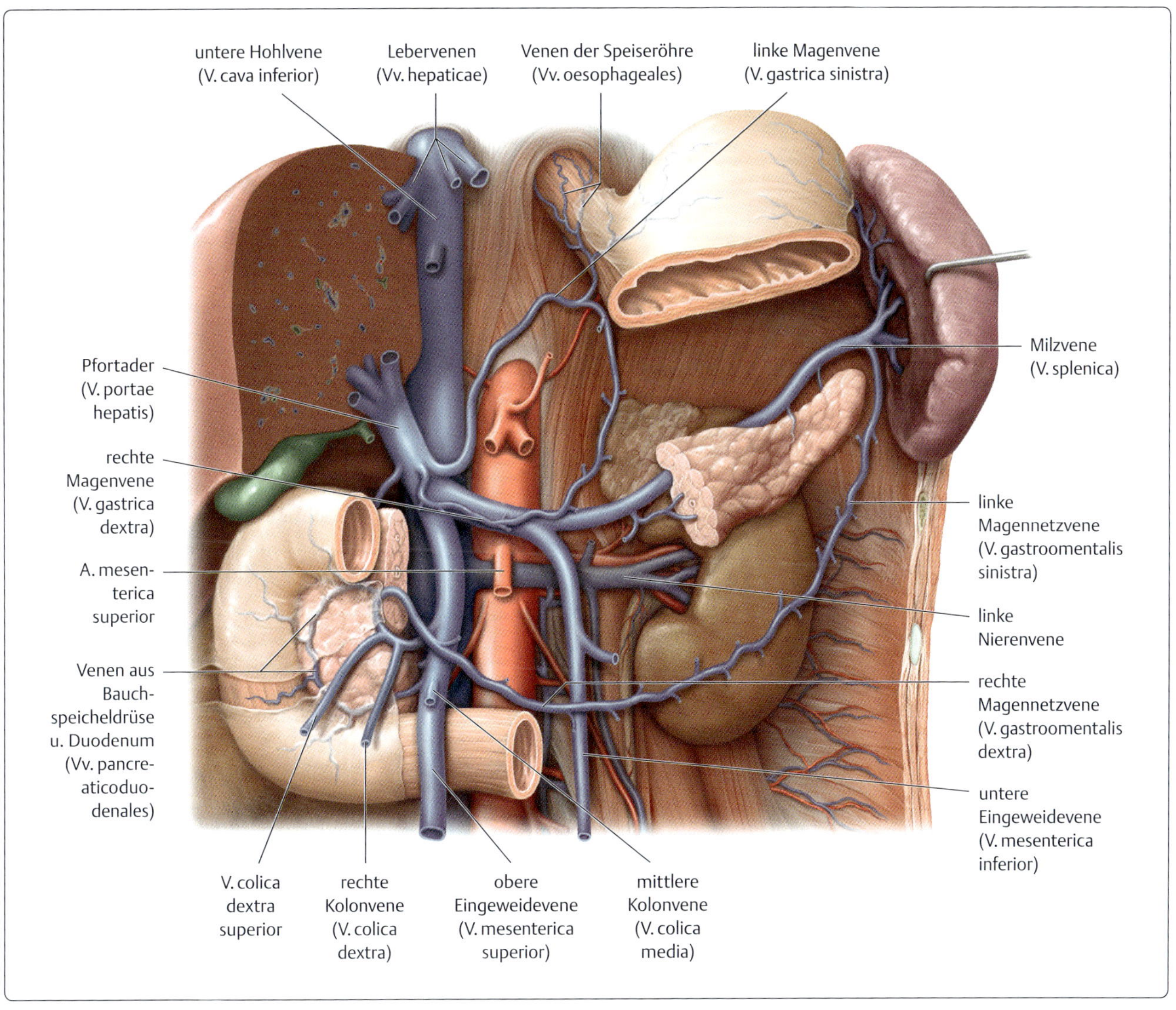

Abb. 6.62 Zuflüsse zur Pfortader. Teile des Magens, der Leber und des Dünndarms sind entfernt, sodass auch die Zuflüsse aus der Milz, dem Pankreas und den unterschiedlichen Darmabschnitten in die Pfortader sichtbar werden.

Entlang dieser Zellreihen, Leberbälkchen genannt, ziehen jeweils an einer Seite weite Kapillaren zum Zentrum des Läppchens. Sie enthalten Blut aus den Blutgefäßen der portalen Trias, die sich immer weiter verzweigt haben. Haben die Blutgefäße Kapillargröße erreicht, fließen das Blut aus der Leberarterie und das aus der Pfortader gemeinsam in diesen weiten Kapillaren (Sinusoiden) weiter. Die Sinusoide münden im Zentrum des Läppchens in einer kleinen Vene (Zentralvene). Von ihnen wird das Blut größeren Venen zugeführt und schließlich über die Lebervenen in die untere Hohlvene drainiert.

Während das Blut an den Leberzellen vorbeifließt, können diese ihre Stoffwechselfunktion erfüllen, d. h., Nährstoffe aus dem Blut zur Weiterverarbeitung aufnehmen und z. B. produzierte Bluteiweiße an das Blut abgeben.

Auf der anderen Seite der Leberbälkchen befindet sich eine Abzweigung (oder besser Zuleitung) des Gallengangs, ein Gallenkanälchen. Dieses beginnt jeweils an den innersten Leberzellen des Läppchens und nimmt die von den Leberzellen produzierte Galle auf seinem Weg entlang des Bälkchens auf.

An den Ecken der Leberläppchen (**Abb. 6.63**) findet man also je einen Ast der portalen Trias (Leberarterie, Pfortader und Gallengang) wieder. Nach ihrem Erstbeschreiber heißt diese Dreiergruppe Glisson-Trias oder Periportalfeld (**periportale Trias**).

6.13.2.2 Portokavale Anastomosen

Anastomosen sind Kurzschlüsse zwischen Gefäßen, die meist physiologisch angelegt sind. Im Krankheitsfall bekommen sie eine besondere Bedeutung. An der Leber bestehen Anastomosen zwischen der Pfortader (Porto-) und den Hohlvenen (-kava).

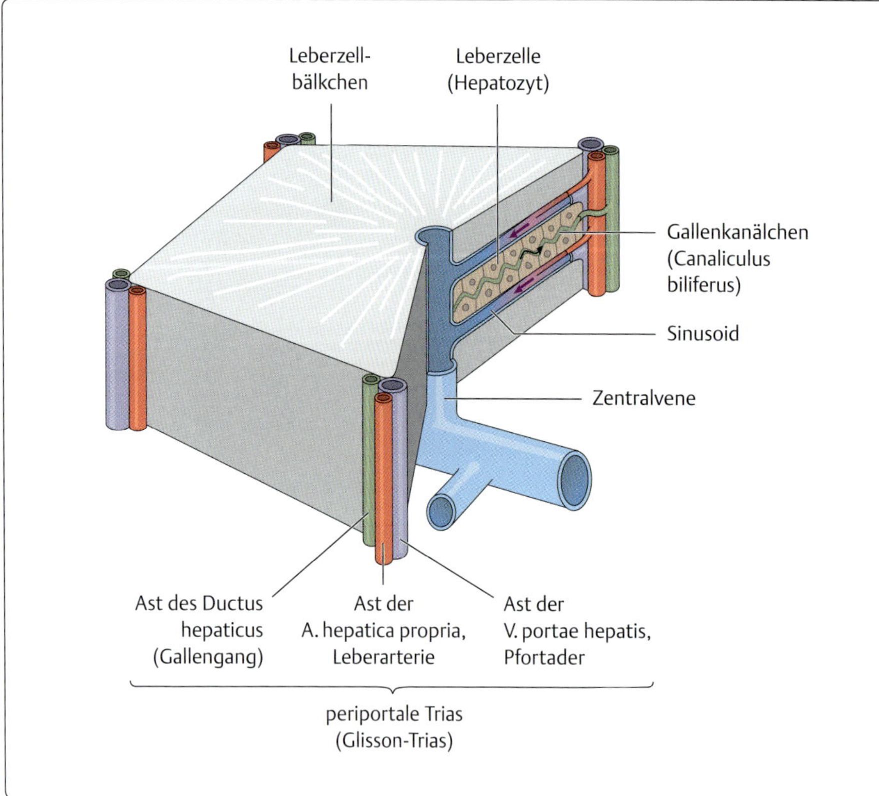

Abb. 6.63 Aufbau des Zentralvenenläppchens. Die Abbildung zeigt die gegenläufige Strömungsrichtung in den Gallenkanälchen und den Sinusoiden. Die Dreigliederung der portalen Trias ist an den Ecken der Leberläppchen wiederzufinden: Hier wird die Gefäßgruppe nun periportale oder Glisson-Trias genannt.

Pathologie

Portokavaler Umgehungskreislauf bei Pfortaderstau

Langjähriger Alkoholmissbrauch, aber auch chronische Leberentzündungen führen zu einem Untergang von Leberzellen, die dann von Bindegewebszellen ersetzt werden (**Leberzirrhose**). Die Sinusoide veröden und diese Bereiche werden immer weniger durchblutet. Das Blut staut sich in die Pfortader und deren zuführende Gefäße zurück und muss auf anderem Weg zum Herzen gelangen. Die Strömungsrichtung kehrt sich nach und nach um, wobei der Druck im Gefäß deutlich ansteigt, und das Blut fließt über die portokavalen Anastomosen (**Abb. 6.64**), die es in die obere und untere Hohlvene ableiten. Bei der Umgehung über den Magen (**Abb. 6.64**, 1) kann es im weiteren Verlauf durch den hohen Druck zu einer krampfaderartigen Veränderung der Speiseröhrenvenen (**Ösophagusvarizen**) kommen. Deren Verletzung kann zu lebensgefährlichen Blutungen führen.
Eine Anastomose (**Abb. 6.64**, 2) führt auch über Venen der vorderen Bauchwand, die sich stark erweitern können und dann als „Medusenhaupt“ (**Caput medusae**) sichtbar werden.

Naturheilkundliche Therapie

Therapeutische Anwendungen bei Lebererkrankungen

Mariendistelfrüchte der Stammpflanze Silybum marianum wirken antihepatotoxisch und antagonistisch gegenüber zahlreichen Lebergiften (Tetrachlorkohlenstoff, Galaktosamin). Sowohl bei der alkoholinduzierten Leberschädigung als auch bei der Fettleberhepatitis ohne Alkoholabusus können Mariendistelfrüchte die Beschwerden lindern, auch die Leberparameter wie Transaminasen können sich dadurch bessern. Zudem fördern sie die Regeneration der Leber. Mariendistelfrüchte werden auch bei lebensbedrohlichen Vergiftungen mit den Toxinen des Knollenblätterpilzes eingesetzt; hier wird Silibinin intravenös verabreicht.
Weitere Phytotherapeutika sind die Artischocke, welche die Leberregeneration fördert, die Zellmembran gegenüber Noxen schützt und lipidsenkende Eigenschaften hat, Schöllkraut, das die Funktion der Leber stärkt, sowie Betain aus der Roten Rübe, das einer Leberverfettung entgegenwirkt.
Lactulose (nicht zu verwechseln mit Lactose!) ist ein synthetischer Zweifachzucker. Lactulose kann Ammoniak aus dem Darm und dem Blut entfernen. Bei Lebererkrankungen ist der Ammoniakspiegel im Blut häufig erhöht, dadurch können im Rahmen einer hepatischen Enzephalopathie Bewusstseinseintrübungen und Verwirrtheitszustände entstehen.

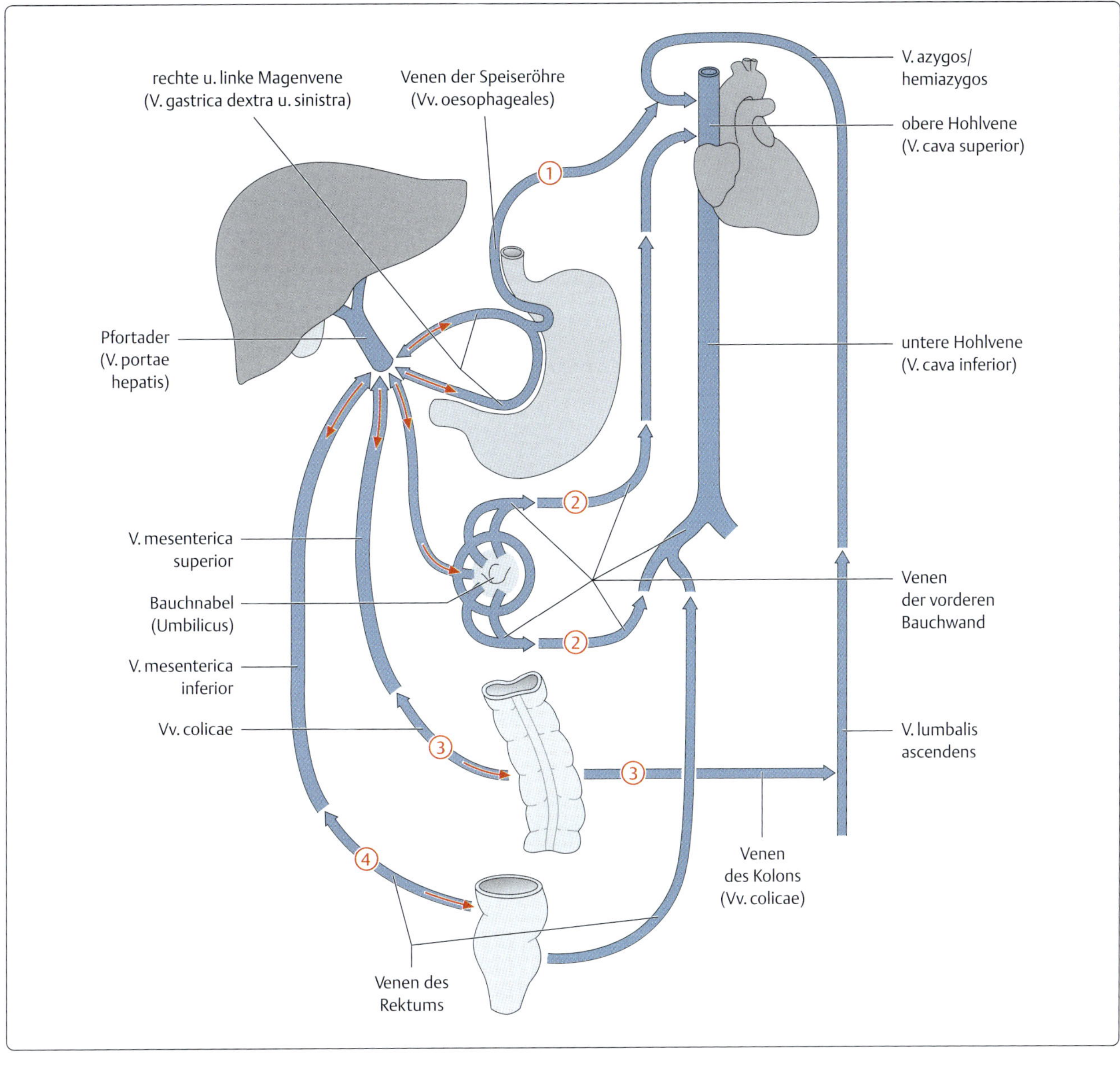

Abb. 6.64 Schema der venösen Umgehungskreisläufe der V. portae hepatis (portokavale Anastomosen).

6.14 Gallenblase und abführendes Gallengangsystem

Die von den Leberzellen gebildete Gallenflüssigkeit wird über einen gemeinsamen Gang (**Ductus hepaticus communis**), der an der Leberpforte austritt, zur Gallenblase gebracht (**Abb. 6.65**). Hier wird die Galle eingedickt und gespeichert. Etwa 500–1000 ml Lebergalle werden täglich gebildet und auf etwa 50–100 ml eingedickt.

Bei Bedarf, z. B. bei Aufnahme von fettreicher Nahrung, wird diese konzentrierte Galle über den Gallenblasengang (**Ductus cysticus**) in den abführenden Gallengang (**Ductus choledochus**) geleitet, der in den Zwölffingerdarm mündet.

Der Ductus choledochus zieht auf seinem Weg an dem Kopfteil der Bauchspeicheldrüse vorbei und vereinigt sich oft mit ihrem Ausführungsgang. Zusammen münden Sie dann an einer gemeinsamen Öffnung (**Papilla Vateri**) im Zwölffingerdarm (**Abb. 6.66**). Wird gerade keine Galle gebraucht, verschließt ein Schließmuskel (M. sphincter Oddi) den Ductus choledochus kurz vor seinem Eintritt.

> **Merke**
> Die Gallenblase ist lediglich der Speicherort für die Galle und übernimmt mit der Eindickung deren Konzentrierung; gebildet wird die Galle aber in den Leberzellen.

Gallenflüssigkeit Die Galle besteht aus Wasser, Gallensäuren und -salzen, Gallenfarbstoff (Bilirubin), Lecithin (phosphorhaltiges Lipid), Cholesterin sowie Elektrolyten. Im Duodenum sind die Gallensalze für die Aufnahme der Nahrungsfette verantwortlich und dienen als Transporthilfe bei der Ausscheidung

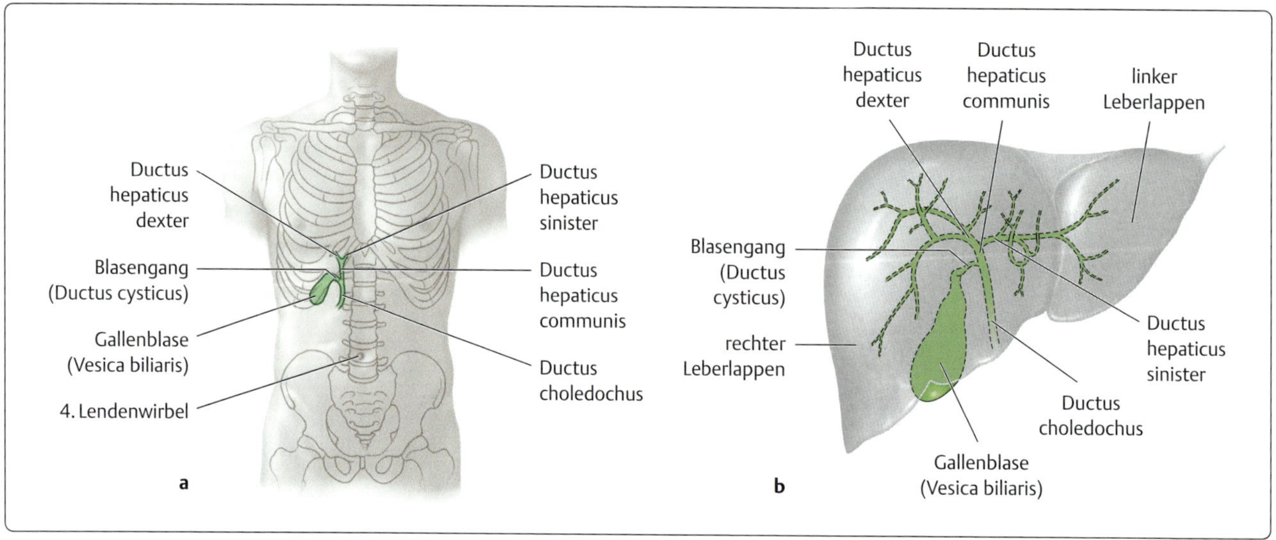

Abb. 6.65 Projektion der Gallenblase auf das Skelett.

a Die Gallenblase liegt etwa auf Höhe des 1./2. Lendenwirbelkörpers und tritt unter dem rechten Rippenbogen hervor. Bei Entzündungen kann man hier einen Druckschmerz auslösen.

b Verlauf der Gallenkanälchen in der Leber und zur Gallenblase.

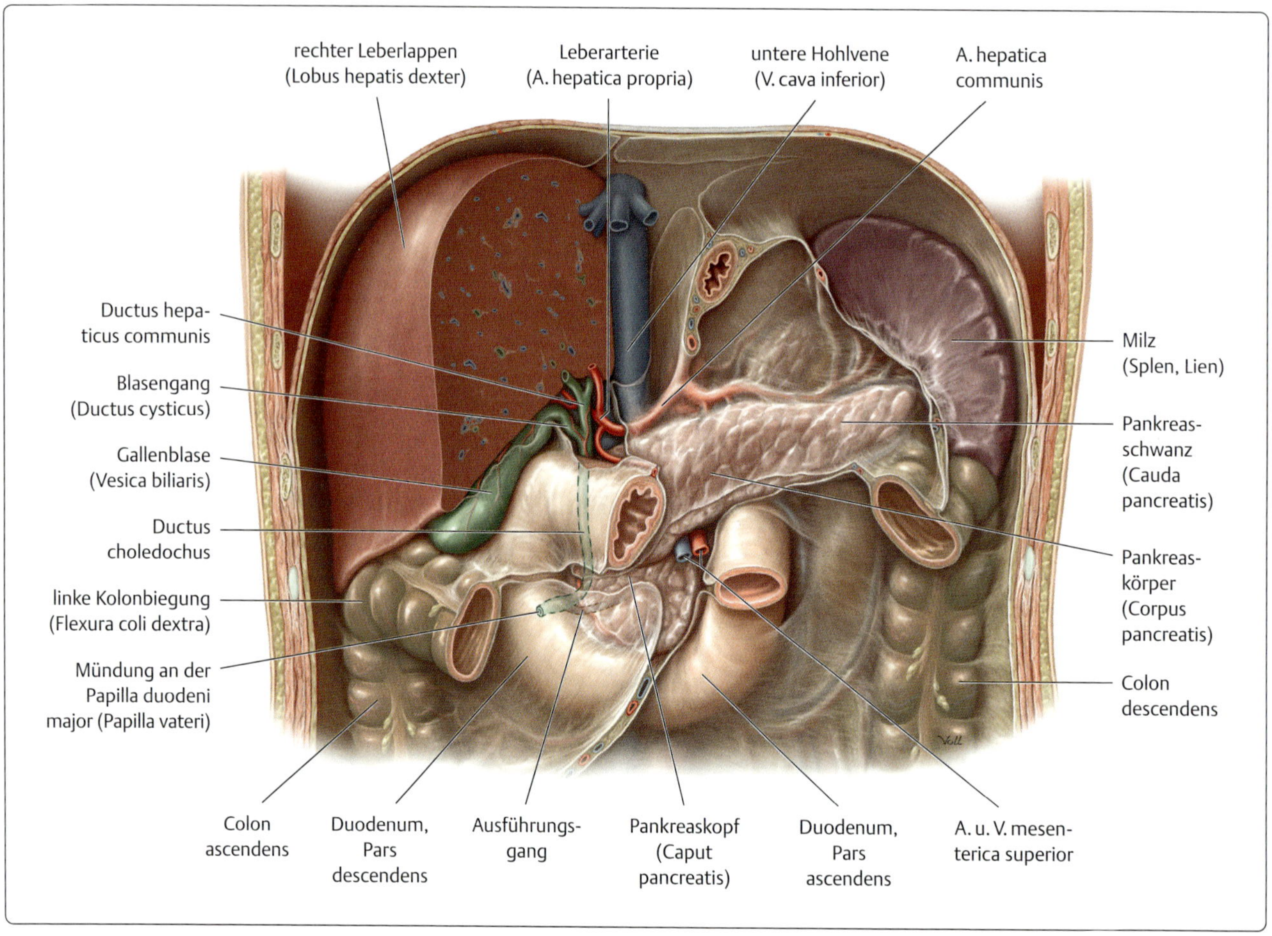

Abb. 6.66 Mündung des Gallengangs in den Zwölffingerdarm.

von z. B. Cholesterin oder Bilirubin (Abbauprodukt der roten Blutkörperchen). Ein Großteil der Gallenbestandteile wird im Dünndarm wieder aufgenommen und über die Pfortader an die Leber zurückgeleitet. Bis zu 10 × wird die Galle so recycelt, bis sie über den Darm ausgeschieden wird.

Pathologie

Gallensteine

Kommt es zur Veränderung der Gallenzusammensetzung, können sich Gallensteine unterschiedlicher Größe bilden. Große Steine bleiben oft symptomlos; kleine Steine dagegen verursachen starke kolikartige Schmerzen, wenn sie den Ausführungsgang (Ductus cysticus) verlegen und sich die Gallenblase dann zusammenzieht, um den Widerstand zu überwinden.
Gelangen die Steine in den Ductus choledochus, kann keine Galle mehr in den Darm gelangen und es kommt zu einem Ikterus.

Ikterus (Gelbsucht)

Gelbliche Verfärbung der Haut und der Schleimhäute; auffällig zuerst an den Skleren (Lederhaut der Augen). Ursache ist der Anstieg von Bilirubin (Abbauprodukt der Erythrozyten) im Blut, das normalerweise mit der Galle über den Darm ausgeschieden wird, sich nun aber im Bindegewebe ablagert. Die Verfärbung ist von einem starken Juckreiz begleitet. Je nach Art des Ikterus ist der Stuhl lehmfarben (fehlendes Bilirubin) und der Urin braun gefärbt, da ein Teil des Bilirubins ersatzweise von den Nieren ausgeschieden wird. Unterschieden werden folgende Formen:

- Ursache eines **posthepatischen** (= hinter der Leber) **Ikterus** ist oft ein mangelnder Galleabfluss in den Darm, z. B. durch Gallensteine oder Tumoren, die den abführenden Gallengang einengen.
- Beim **prähepatischen Ikterus** kann der Anstieg des Bilirubins durch massenhaftes Absterben von Erythrozyten bedingt sein, sodass die Leberzellen mit der Menge überfordert sind, z. B. durch Infektionskrankheiten oder Medikamenteneinnahme.
- Bei Entzündungen der Leber ist die Funktion der Leberzellen eingeschränkt, es liegt ein **intrahepatischer Ikterus** vor.
- **Neugeborenenikterus:** Ein leichter Ikterus des Neugeborenen ist dagegen normal. Der Anteil an Erythrozyten ist vorgeburtlich erhöht, und der Überschuss muss nach der Geburt abgebaut werden.

Chronische Lebererkrankungen (Leberzirrhose)

Zu den Symptomen chronischer Lebererkrankungen gehören u. a. folgende:

- **Bauchglatze:** fehlende Bauchbehaarung beim Mann; Folge eines erhöhten Östrogenspiegels durch den reduzierten Abbau von Androgenen in der Leber
- **Lackzunge:** durch Leberzirrhose, Vitamin-B_{12}-Mangel (S. 133)
- **Palmar- und Plantarerythem:** flächige Rötung der Handinnenseiten und Fußsohlen
- **Spidernävi (Gefäßspinnen):** bevorzugt am Oberkörper und im Gesicht als kleine sternförmige, erweiterte Hautgefäße (Teleangiektasien) sichtbar (z. B. bei Leberzirrhose oder Hepatitis)

Naturheilkundliche Therapie

Cholagoga bei Erkrankungen der Gallenblase und Gallenwege

Geeignet sind cholagoge (gallentreibende) Phytotherapeutika wie Schöllkraut, Löwenzahn, Artischocke, Pfefferminze, Wermut, Schafgarbe.
Wichtig: Bevor Cholagoga eingenommen werden dürfen, müssen schwere Leberfunktionsstörungen, Gallensteine sowie Entzündungen der Gallenblase und -wege ausgeschlossen werden!

7 Nieren und ableitende Harnwege

Die linke und rechte Niere sowie die ableitenden Harnwege, die aus den beiden Harnleitern, der Harnblase und der Harnröhre bestehen, werden als Harnorgane zusammengefasst. In diesem Kapitel erfahren Sie, wie der Harn von den Nieren aus dem Blut gefiltert, auf die richtige Konzentration gebracht und dann über die ableitenden Harnwege aus dem Körper geleitet wird. Die Nieren werden – neben Lunge, Haut und Darm – in der Naturheilkunde zu den 4 Entgiftungsventilen im Körper gerechnet. Um die Ausleitung über die Nieren anzuregen, bieten sich verschiedene Stoffe und Verfahren an.

7.1 Nieren

Die Nieren (Ren) scheiden die wasserlöslichen Abbauprodukte des Stoffwechsels und Gifte (z. B. Medikamente) aus. Dafür filtern sie das permanent hindurchströmende Blut und produzieren den Harn. Sie sind auch verantwortlich für

- die Aufrechterhaltung eines ausgeglichenen Wasser-, Salz- und Säure-Basen-Haushaltes, indem sie H^+-Ionen (Protonen) und Elektrolyte (v. a. Natrium-, Kalium-, Kalzium- und Chloridionen) ausscheiden oder rückresorbieren,
- eine Blutdruckregulation, die von der Wassermenge des Körpers bestimmt ist, und
- die Bildung biologisch wirksamer Substanzen wie Renin (Blutdruckregulation) und Erythropoetin (Bildung roter Blutkörperchen) sowie Kalzitriol, der wirksamen Form des Vitamin D (Kalziumhaushalt).

Lage Die Nieren liegen links und rechts im Retroperitonealraum (primär retroperitoneal) an der hinteren Bauchwand auf Höhe des Übergangs von der Brust- zur Lendenwirbelsäule (12. Brust- bis zum 3. Lendenwirbel; **Abb. 7.1**). Die rechte Niere

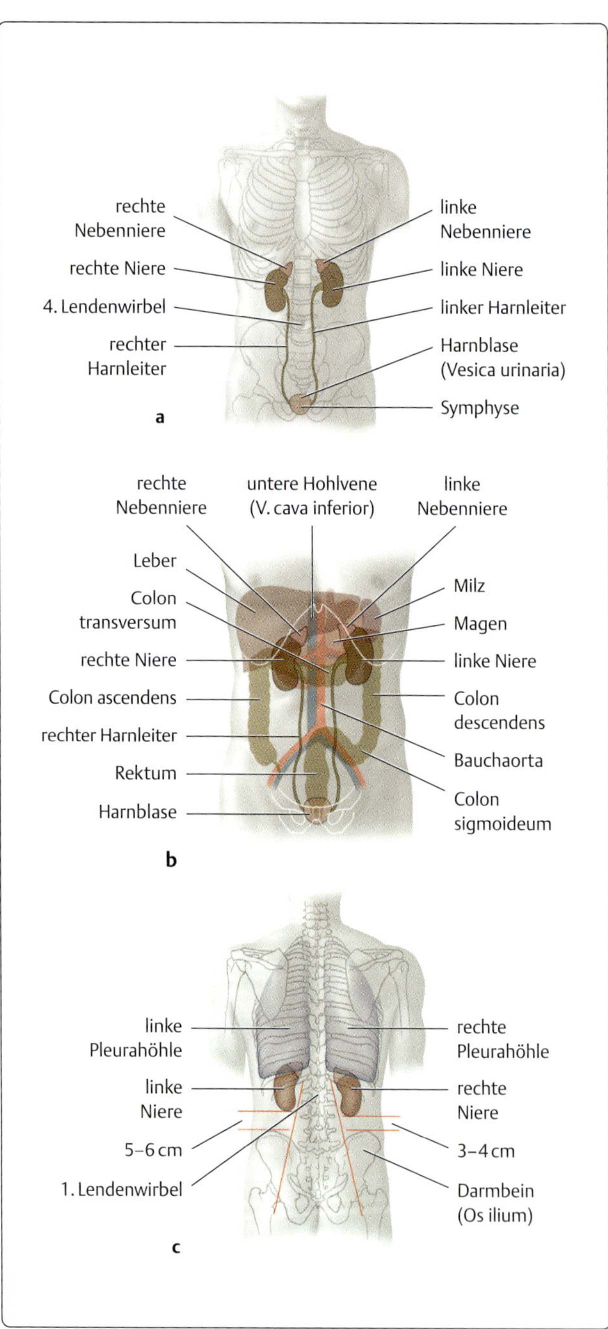

Abb. 7.1 Harnorgane im Überblick. Die linke Niere hat Kontakt zum Magen, zur Milz, zur Bauchspeicheldrüse und zum absteigenden Dickdarmabschnitt, die rechte Niere zur Leber, zum Zwölffingerdarm und zur rechten Dickdarmbiegung. ▶

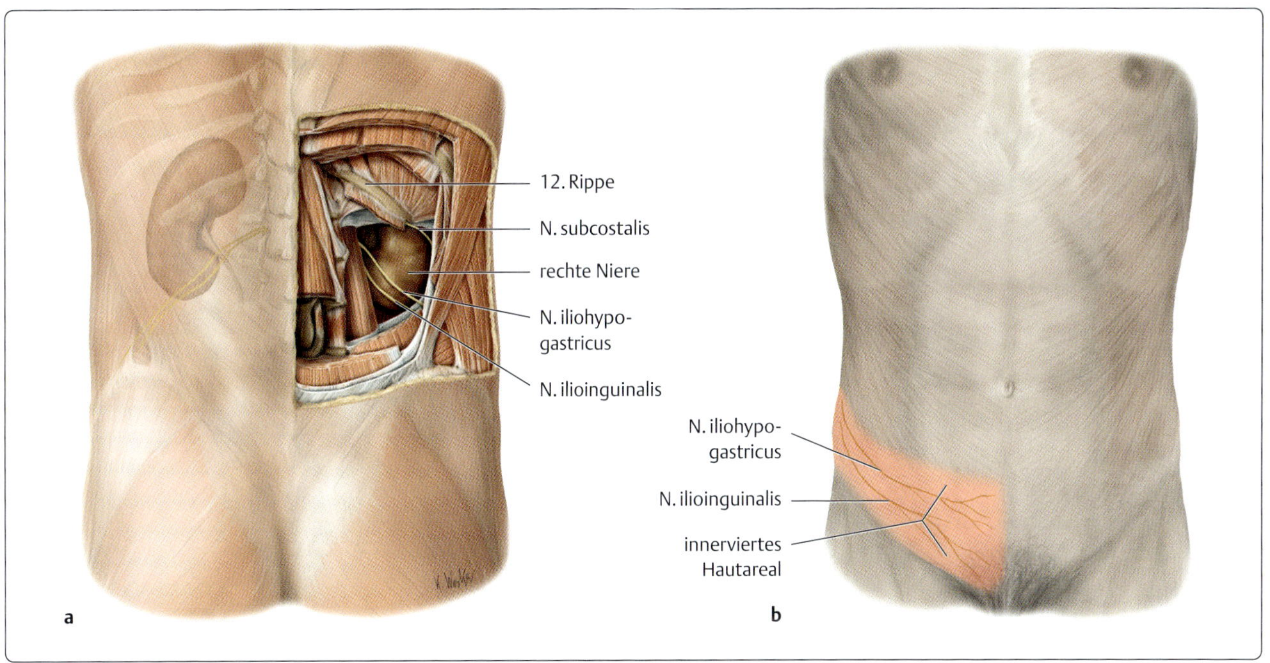

Abb. 7.2 Nähe der Nieren zum N. iliohypogastricus und N. ilioinguinalis.
a Ansicht von dorsal nach Durchtrennung aller Schichten der Rumpfwand und Entfernung der Capsula adiposa.
b Sensible Versorgung der seitlichen und ventralen Abdominalwand durch den N. iliohypogastricus und N. ilioinguinalis.

ist meist etwas kleiner und sitzt tiefer (ca. 2 cm), da sie von der großen Leber nach unten gedrängt wird.

Wichtig zu wissen ist, dass zwischen der Hinterseite der Nieren und der dorsalen Rumpfwand sensible Nerven verlaufen (v. a. N. iliohypogastricus und N. ilioinguinalis), die die Leistenregion innervieren (**Abb. 7.2**). Durch den Druck, den eine krankhaft vergrößerte Niere auf die Nerven ausübt, strahlen die Schmerzen in deren Innervationsgebiet aus. Nach dem Prinzip der Head-Zonen (Kap. 20) wird der Nierenschmerz in die Leiste projiziert.

7.1.1 Fett- und Bindegewebshüllen

Auf dem oberen Pol der Nieren befinden sich die Nebennieren, die zu den Hormondrüsen (Kap. 8) gehören und nur indirekt an der Nierenfunktion beteiligt sind. Gemeinsam sind beide von einer Nierenfaszie (Fascia renalis) umgeben und in eine dicke Fettkapsel (Capsula adiposa) eingeschlossen, die den Organen Halt gibt, Stöße abfängt und für eine Wärmeisolation sorgt (**Abb. 7.3**, **Abb. 7.4**). Da es sich um Baufett handelt, wird dieses Fett nur bei sehr starker Abmagerung abgebaut, wenn der Körper auch der letzten Energiereserven bedarf.

Die direkte Oberfläche der Nieren ist wiederum von einer dünnen, aber sehr straffen, bindegewebigen Organkapsel (Capsula fibrosa) umgeben, die die Nebennieren nicht mit einschließt (**Abb. 7.5**). Diese Kapsel ist sehr schmerzempfindlich. Da sie kaum dehnbar ist, führen Schwellungen des Nierengewebes, z. B. im Rahmen einer Infektion, zu starken Beschwerden.

> **Pathologie**
>
> **Senkniere, Wanderniere**
> Bei einem Abbau der Fettkapsel, wie es im Rahmen einer Magersucht oder einer stark auszehrenden Tumorerkrankung geschehen kann, können die Nieren ihren Halt verlieren und nach unten rutschen (Senkniere, Wanderniere). Dabei besteht die Gefahr, dass der Harnleiter abknickt und der Harnabfluss behindert ist. Dies begünstigt wiederum eine aufsteigende Infektion.

Form und Aufbau Die 150–200 g schweren Nieren haben eine bohnenförmige Gestalt und eine Größe von ca. 12 × 6 × 3 cm. An der eingezogenen (medialen) Seite des Organs befindet sich das **Nierenhilum** (Nierenpforte), an dem Nerven und Lymphbahnen sowie die kräftigen Gefäße ins Organinnere ziehen bzw. von dort hinausführen.

> **Lerntipp**
> Größe der Niere: ca. 3 × 6 × 12 cm
> (Immer mit 2 multiplizieren: 3 × 2 = 6 cm; 6 × 2 = 12 cm)

Dies sind jeweils die Nierenarterie (A. renalis), die direkt der Bauchaorta entspringt, und die Nierenvene (V. renalis), die in die untere Hohlvene mündet (**Abb. 2.1**). Zu beachten ist, dass die Nierenarterien Endarterien sind, d. h., es gibt keine Kollateralen oder Anastomosen (Verbindungen) zu anderen Gefäßen. Die Nieren werden also bei einem Verschluss der Nierenarterie nicht mehr mit Blut versorgt.

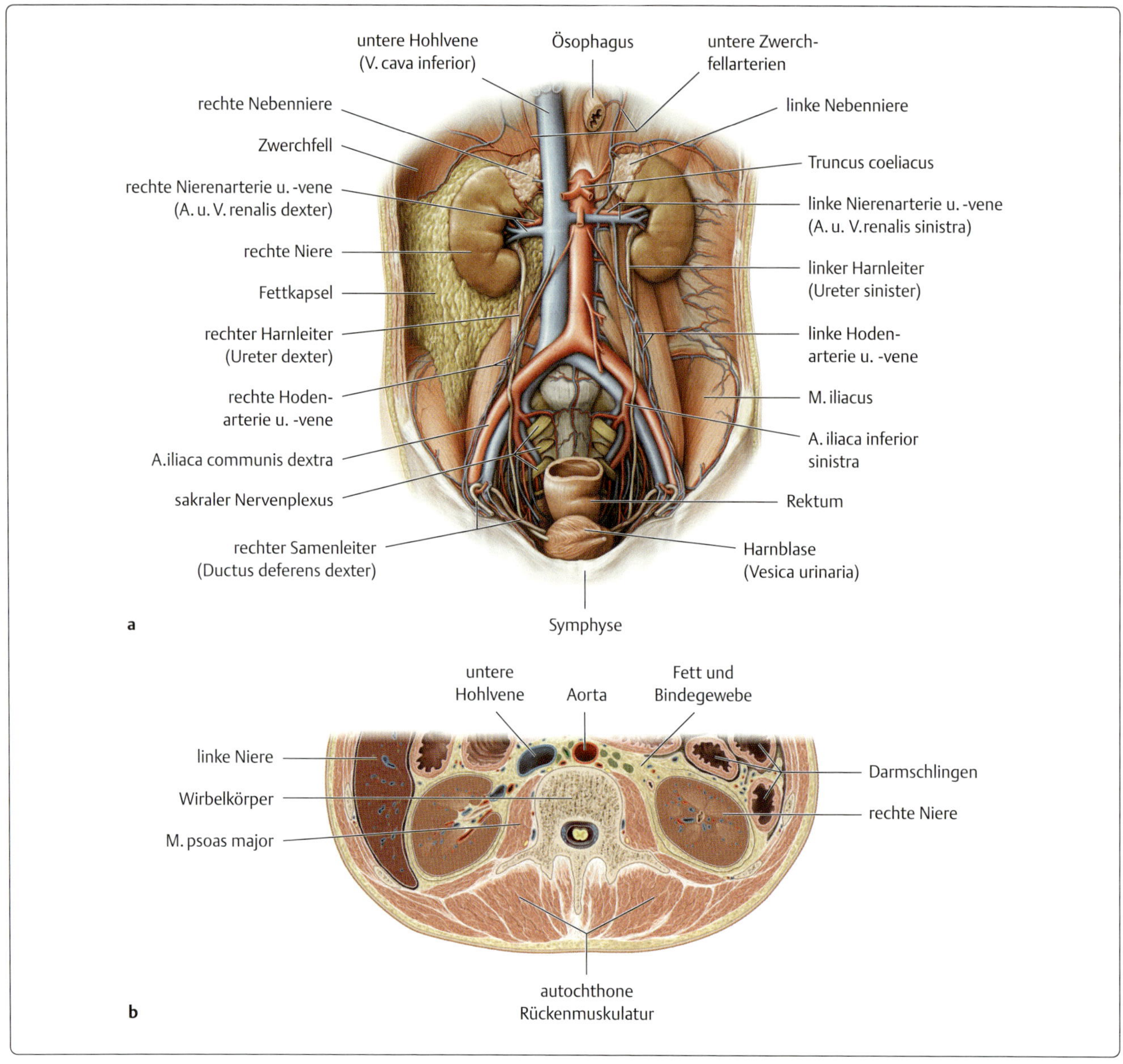

Abb. 7.3 Lage der Nieren. Ansicht von ventral.

Am Hilum verlässt auch der Harnleiter (Ureter) unterhalb der Gefäße das Organ. Er setzt sich aus dem Nierenbecken (Pelvis renalis) fort, das sich im Inneren der Niere an deren konkaver Seite befindet (**Abb. 7.6**). Dieser Bereich, in dem sich auch die Nierengefäße aufzweigen, wird als **Nierensinus** bezeichnet (Sinus renalis).

An dem Schnittbild in **Abb. 7.6** wird schon makroskopisch die Gliederung des Nierengewebes in eine Rindenregion (Cortex renalis) und eine Markregion (Medulla renalis) deutlich.

7.1.2 Nierenmark

Das Mark besteht aus 10–15 **Markpyramiden** (Pyramides renales), deren Spitzen (Papillae renales) zum Nierenbecken gerichtet sind. Das Mark wird von einem feinen Röhrensystem (Tubulussystem) durchzogen, das den Harn in Richtung Nierenbecken leitet. Sie münden an den Nierenpapillen (Papillae renales), an denen der Harn durch kleine Öffnungen in das Nierenbecken fließt.

Von der Basis der Markpyramiden aus ziehen sog. **Markstrahlen** (Radii medullares) in die Rindenregion. Sie enthalten ebenfalls Anteile des Tubulussystems der Niere.

7.1.3 Nierenrinde

Direkt unter der derben Nierenkapsel beginnt die Rindenregion. Hier befinden sich viele kleine umkapselte Gefäßknäuel: die Nierenkörperchen (Malpighi-Körperchen). Das Rindengewebe grenzt an die Basis der Markpyramiden und senkt sich außerdem in Säulen (Columnae renales) zwischen den Markpyramiden in Richtung Nierenbecken ab.

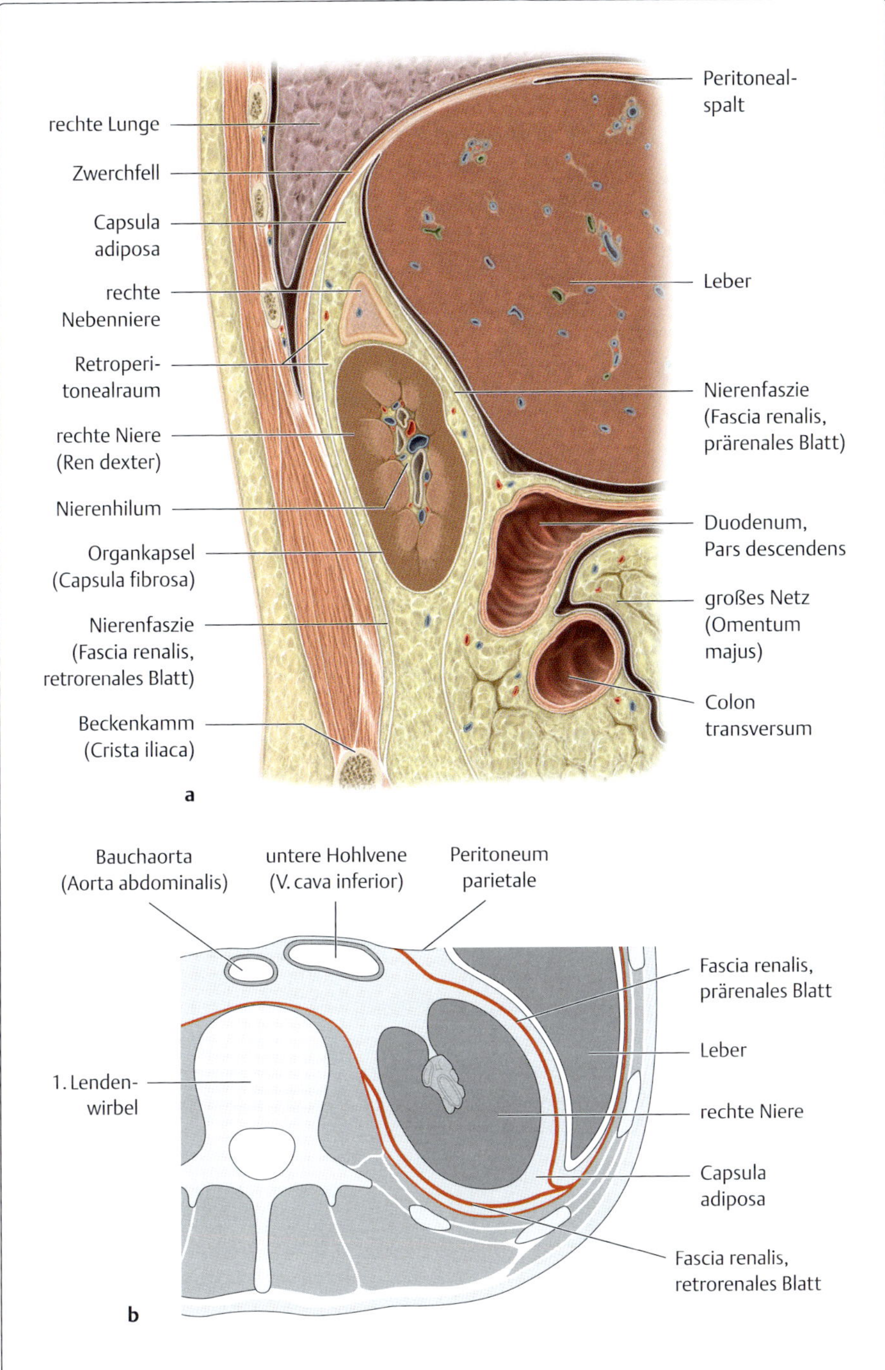

Abb. 7.4 Lage der Nieren im Nierenlager. Zu erkennen ist die bindegewebige Nierenfaszie (Fascia renalis), die sich in ein Blatt vor (prärenal) und eines hinter (retrorenal) der Niere aufteilt. Sie umfasst die Fettkapsel (Capsula adiposa) mit der Niere und der Nebenniere.

a Sagittalschnitt etwa auf Höhe des Nierenhilums, Ansicht von rechts (rechtes Nierenlager).

b Horizontalschnitt durch das Abdomen etwa in Höhe des 1./2. Lendenwirbelkörpers, Ansicht von kranial (rechtes Nierenlager).

Als eine Baueinheit der Niere bezeichnet man den **Nierenlappen** (Lobus renalis), der aus je einer Markpyramide mit den angrenzenden Rindenbereichen besteht (**Abb. 7.6**).

> **Merke**
> Der Nierentubulus zieht von der Rinde ins Mark hinein und zurück, während der Glomerulus vollständig in der Rinde liegt.

7.1.4 Nephron

Die Gliederung des Nierengewebes (Nierenparenchym) kommt durch die unterschiedlichen Abschnitte der kleinsten Funktionseinheit der Niere zustande, das Nephron. Jede Niere enthält etwa 1 Mio. Nephrone. Diese bestehen aus einer Filtervorrichtung, dem **Nierenkörperchen** (Malpighi-Körperchen oder auch Corpusculum renale), und einem sich anschließenden feinen **Kanälchen** (Tubulus renalis), in dem die Menge und die Zusammensetzung des Harns durch Rückresorption und Sekretion reguliert werden.

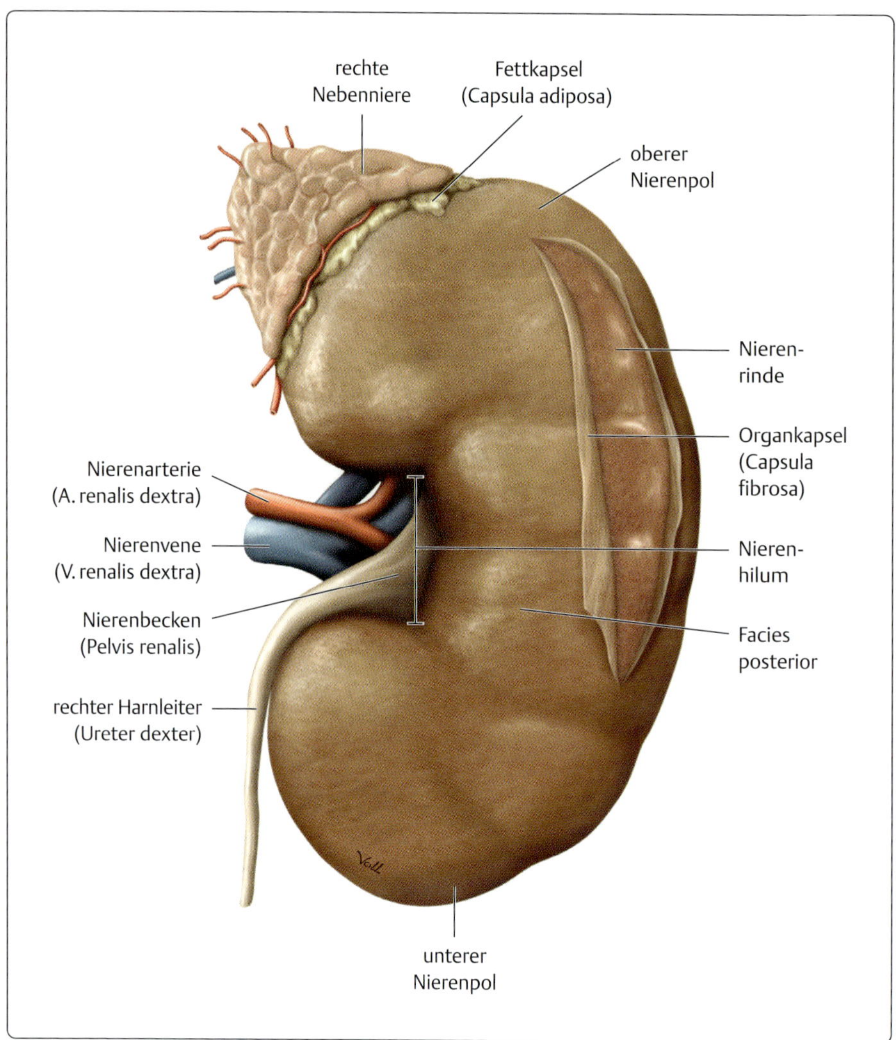

Abb. 7.5 Bau und Form der Niere. Ansicht von dorsal.

> **Lerntipp**
> Merkspruch: „**Ma**(nchma)**l pi**ekst die **Niere** im **Körperchen**." (Malpighi-Körperchen ist der Fachterminus für das Nierenkörperchen. Achtung: Malpighi-Körperchen gibt es auch in der Milz als Milzknötchen!)

Die Nierenkörperchen filtern täglich etwa 1700 l Blut und erzeugen dabei zunächst eine große Menge Primärharn, ca. 170 l pro Tag. Diese Menge scheidet der Körper allerdings nicht aus. Während der Primärharn durch die Nierentubuli fließt, werden ihm immer wieder Wasser und Elektrolyte entzogen und wieder ins Blut aufgenommen. Schließlich werden ungefähr 1–1,7 l Endharn (Harn, Urin) ausgeschieden.

Die Menge ist dabei abhängig von der Zusammensetzung der aufgenommenen Nahrung und der Trinkmenge. Für diese enorme Resorptionsleistung stehen dem Epithel der Tubuli zahlreiche Kanäle und Transporter zur Verfügung.

> **Lerntipp**
> Merkspruch: „**Ne**ffe **Ron nie**st mit seinem **Körperchen** in die **Tub**a."
> (Ein Nephron ist die funktionelle Einheit aus Nierenkörperchen und Tubulussystem.)

7.1.5 Feinbau des Nierenkörperchens

Zentrum des Nierenkörperchens (Corpusculum renale) ist ein Knäuel (Glomerulus, Glomerulum) aus feinen Kapillaren (**Abb. 7.7**), das von einer Kapsel (Bowman-Kapsel) umgeben ist. Stützzellen (Mesangiumzellen) stabilisieren die Kapillarschlingen innerhalb der Bowman-Kapsel.

7.1.5.1 Glomerulus

Über ein zuführenden Blutgefäß (Vas afferens) am oberen Pol des Glomerulus (Blutpol) gelangt sauerstoffreiches Blut in die Kapillaren, durchfließt das Glomerulus und wird über ein abführendes Gefäß (Vas efferens) wieder abgegeben. Es ist immer noch sauerstoffreich. Auf seinem Weg durch die Kapillarschlingen wird das Blut gefiltert und so der Primärharn gebildet.

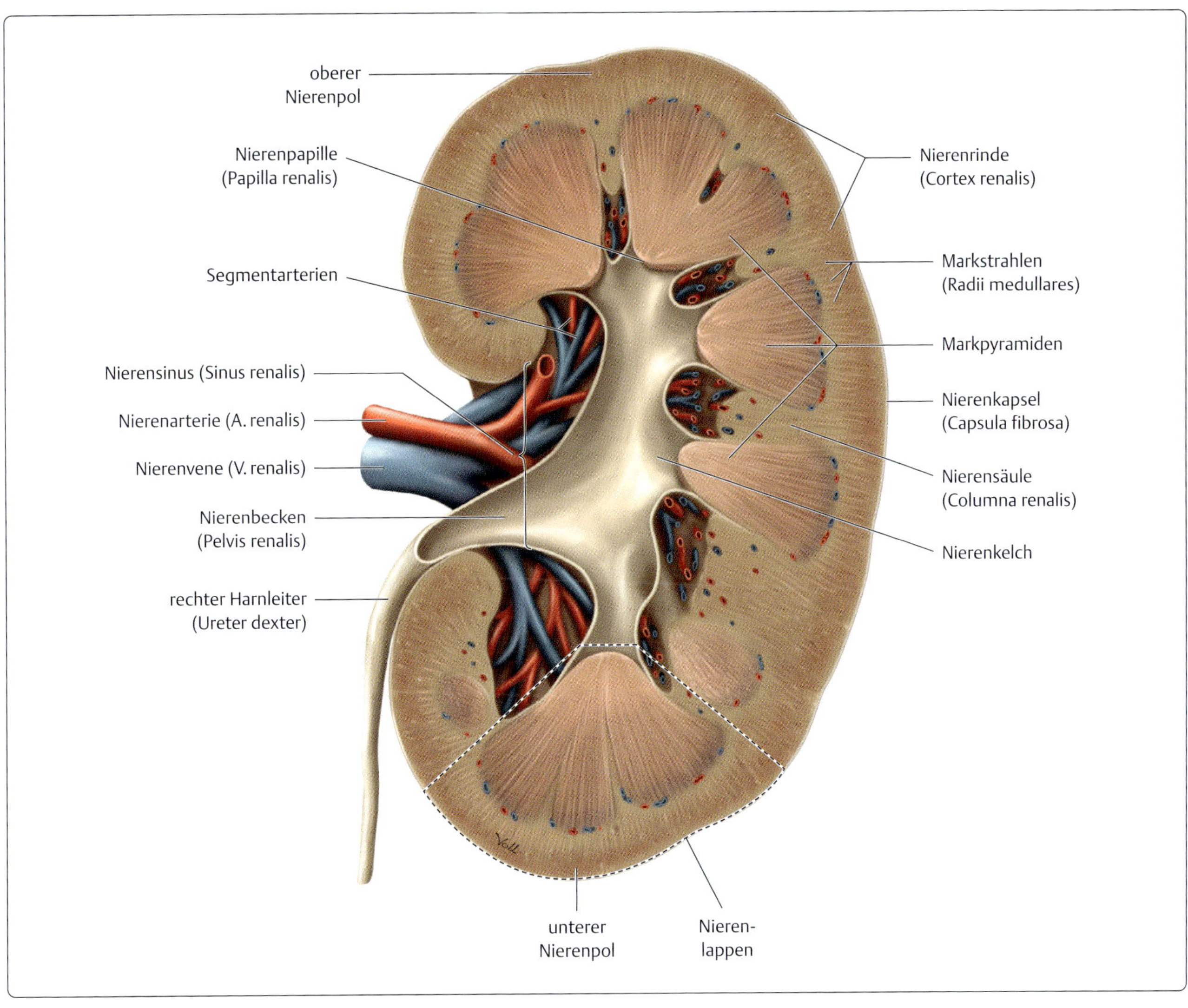

Abb. 7.6 Innerer Aufbau der Niere. Die parallele Ausrichtung der Nierentubuli gibt dem Mark sein gestreiftes Aussehen. Gut zu erkennen sind auch die Rindensäulen, die sich zwischen den Markpyramiden in Richtung Nierenbecken absenken.

Der Primärharn ist ein Ultrafiltrat des Blutes, d. h., Blutzellen und größere Moleküle wie die meisten Eiweiße werden nicht hindurchgelassen. Wasser, Ionen und andere kleinmolekulare Blutplasmabestandteile können den Filter durchdringen. Daher hat der Primärharn die gleiche Ionenkonzentration wie das Blutplasma.

Die **Bowman-Kapsel**, die die Kapillarschlingen umgibt, besteht aus 2 Schichten. Die innere Schicht (viszerales Blatt) liegt der Kapillaroberfläche auf. Sie besteht aus flachen Zellen (Podozyten, griech. pus, podos = Fuß), die füßchenartige Fortsätze haben. Diese bilden zusammen mit den Zellen der Kapillarwand und einer gemeinsamen Basalmembran die Filtervorrichtung (Blut-Harn-Schranke) des Nierenkörperchens. Die äußere Schicht (parietales Blatt) umgibt alle Gefäßschlingen des Glomerulus gemeinsam. Sie fängt den gebildeten Primärharn auf und setzt sich am unteren Pol des Glomerulus (Harnpol) in das Epithel des Nierenkanälchens fort. Am Blutpol gehen beide Schichten ineinander über.

7.1.5.2 Nierenkanälchen

Am Harnpol gelangt der Primärharn in das sich anschließende Nierenkanälchen (Tubulus renalis), das dafür verantwortlich ist, den Harn auf das auszuscheidende Volumen zu konzentrieren. Dieses gliedert sich in mehrere Abschnitte (**Abb. 7.8**). Jeder Abschnitt ist mit einem einschichtigen, aber sehr unterschiedlich erscheinenden Epithel ausgestattet. Dieses ist jeweils spezialisiert auf die Resorption/Sekretion bestimmter Stoffe:

- proximaler Tubulus (gewundener und gerader Teil)
- Intermediärtubulus (auf- und absteigender Teil)
- distaler Tubulus (gewundener und gerader Teil)
- Verbindungstubulus zum Sammelrohr

Die Verbindungstubuli mehrerer Nephrone münden schließlich in ein gemeinsames **Sammelrohr**, welches den Endharn über die Nierenpapillen in das Nierenbecken geleitet.

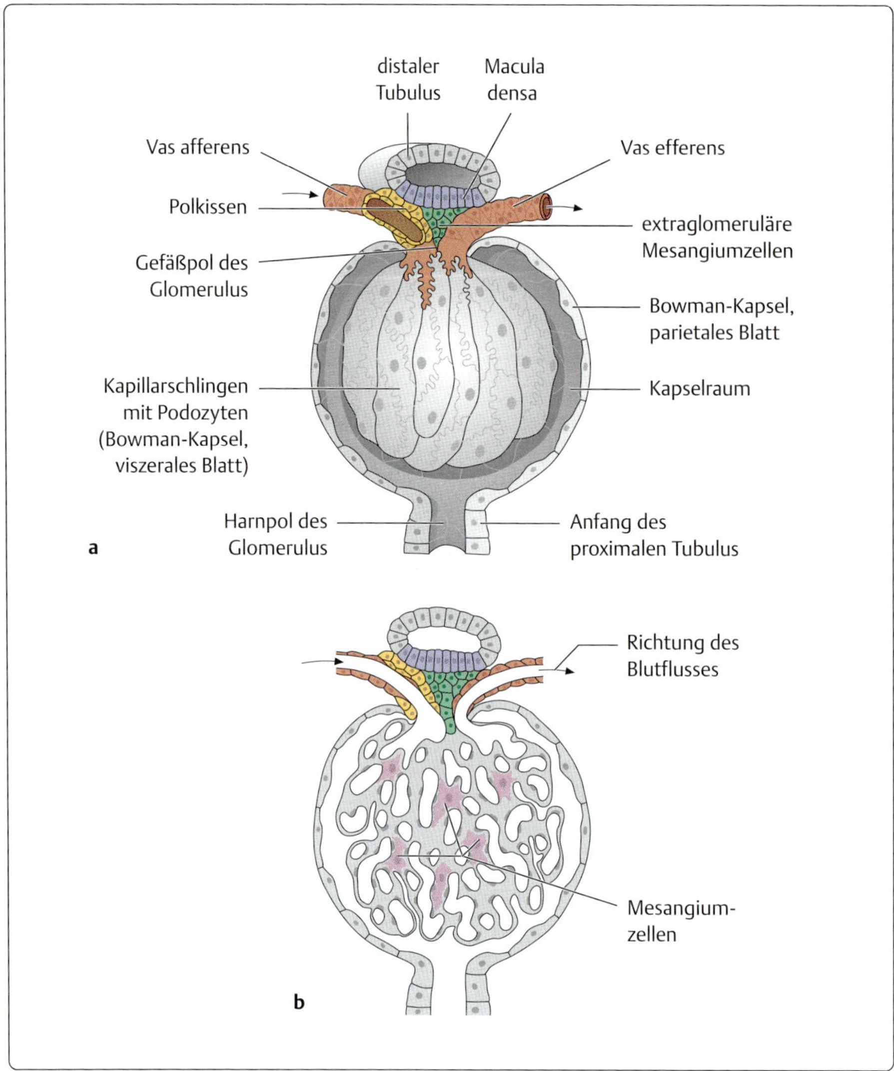

Abb. 7.7 Nierenkörperchen (Corpusculum renale).
a Kapsel aufgetrennt.
b Anschnitt.

Proximaler Tubulus Der proximale Tubulus besitzt ein würfelförmiges Epithel mit vielen Mikrovilli an der apikalen (zum Lumen gerichteten) Oberfläche als Zeichen der hohen Resorptionsfähigkeit. Viele Mitochondrien an der inneren basalen Zellmembran liefern die nötige Energie für Membrantransporter. Im proximalen Tubulus werden bereits ca. ⅔ des Primärharnvolumens (Wasser, Glukose, Aminosäuren, verschiedene Ionen) wieder aufgenommen.

Intermediärtubulus Der Intermediärtubulus hat ein sehr flaches Epithel ohne Mikrovilli. Sein absteigender Teil ist wasserdurchlässig, sein aufsteigender Teil wasserundurchlässig.

Distaler Tubulus Das Epithel des distalen Tubulus ähnelt dem des proximalen, trägt aber nur einzelne Mikrovilli. Hier werden v. a. Natrium- und Chloridionen resorbiert. Sein Epithel ist nahezu wasserundurchlässig.

Zusammengefasst als sog. **Henle-Schleife** werden der gerade absteigende proximale Tubulus, der Intermediärtubulus und der gerade aufsteigende Teil des distalen Tubulus. Ihr u-förmiger Verlauf bildet eine wichtige Grundlage für die Resorptionsabläufe.

Pathologie

Glukosurie

Der proximale Tubulus kann nicht unbegrenzt Glukose rückresorbieren, da seine Transportkapazitäten begrenzt sind. Ist der Blutzuckerspiegel (z. B. bei Diabetes mellitus) also zu hoch, bleibt ein Teil der Glukose im Endharn und ist dann dort mittels Urinteststreifen nachweisbar (Glukosurie).

Proteinurie

Das erhöhte Vorkommen von Eiweißen im Endharn (Proteinurie) kann relativ harmlose vorübergehende Ursachen (körperliche Anstrengung, Stress, Schwangerschaft) haben, aber auch auf schwere Allgemeinerkrankungen hindeuten. Im Falle des **nephrotischen Syndroms** kommt es durch den starken Bluteiweißverlust zusätzlich zu einer generalisierten Ödembildung, da die Osmolarität des Blutes abnimmt und vermehrt Wasser ins Gewebe gelangt. Außerdem sind erhöhte Fetteiweißwerte (Hyperlipoproteinämie) feststellbar. Ursächlich ist meist eine entzündungsbedingte Störung des glomerulären Filters (Glomerulonephritis).

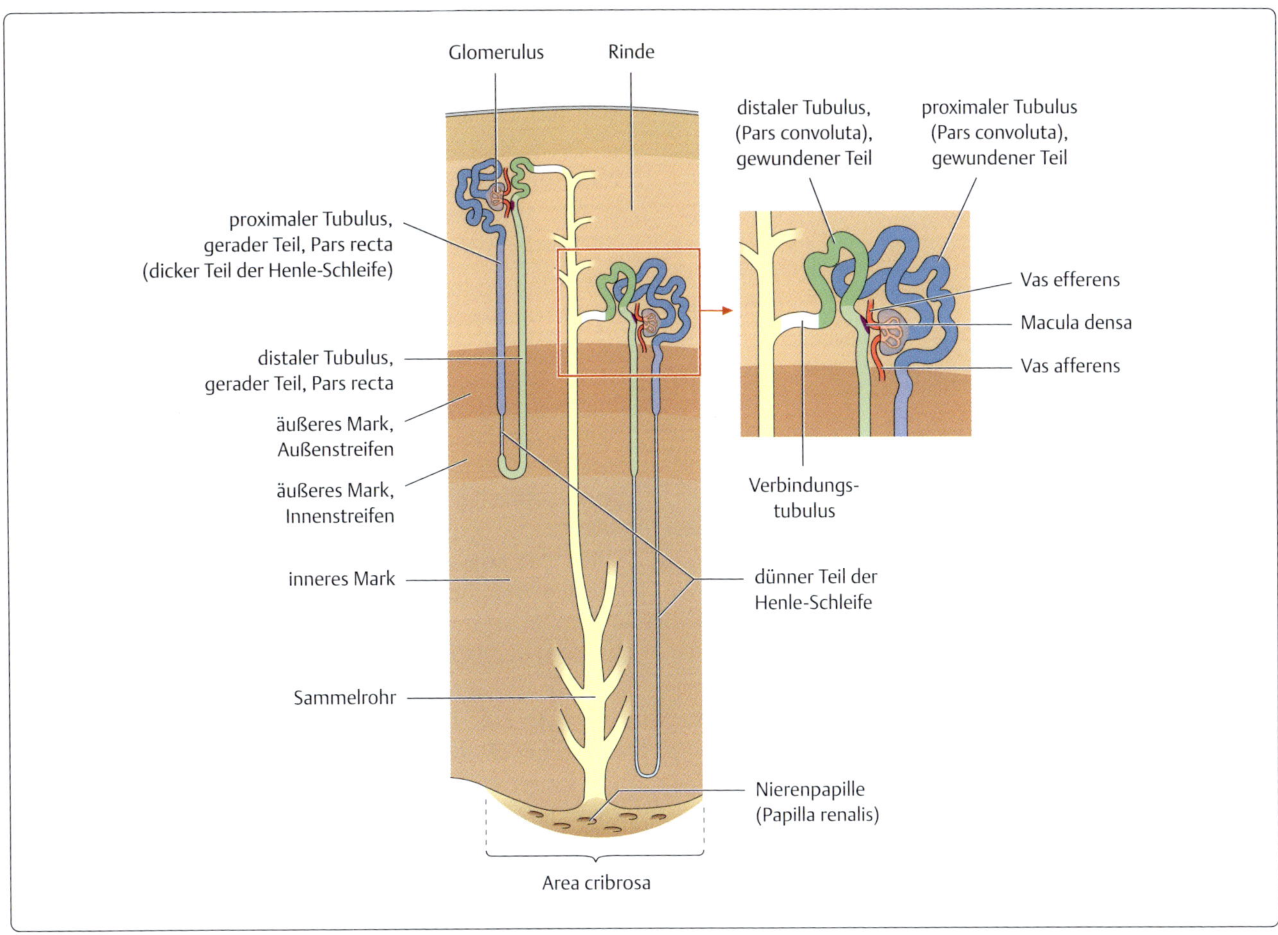

Abb. 7.8 Architektur von Nierengefäßen und intrarenalem Harnableitsystem. Intrarenales Harnableitsystem. Auf der Abbildung ist zu erkennen, dass das Nierenmark in weitere Zonen (inneres Mark, äußeres Mark mit Innen- und Außenstreifen) gegliedert ist. Dies kommt dadurch zustande, dass die Übergänge der Tubulusabschnitte jeweils in einer Ebene liegen und so zusätzliche Grenzlinien bilden.

Verbindungstubulus Der Verbindungstubulus schließt den distalen Tubulus an das Sammelrohr an. Sein Epithel ähnelt den Hauptzellen des Sammelrohres. In diesen Abschnitten wird das Volumen des Endharns feinreguliert.

7.1.5.3 Sammelrohr

Im Epithel des Sammelrohres kommen 2 Zelltypen mit unterschiedlichen Aufgaben vor, die Haupt- und Schaltzellen:

- Die Hauptzellen sind für eine weitere Harnkonzentrierung verantwortlich.
- Die Schaltzellen kontrollieren den Säure-Basen-Gehalt.

Zu beachten ist, dass die Wasserdurchlässigkeit im Sammelrohr von Hormonen gesteuert wird. Entscheidend ist hier das **antidiuretische Hormon** (ADH = Adiuretin, Vasopressin) aus dem Hypothalamus (Kap. 8.5.2). Dieses sorgt dafür, dass Wasserporen (Aquaporine) in die Zellwände eingebaut werden und der Körper auf diese Weise so viel Wasser zurückhalten kann (Antidiurese), wie es für einen ausgeglichenen Haushalt nötig ist. Ausgeschieden wird ein mehr oder weniger konzentrierter Endharn. Als weiteres Hormon wirkt Aldosteron aus der Nebennierenrinde auf die Hauptzellen und sorgt für eine vermehrte Rückresorption von Natrium (Na^+).

Pathologie

Schleifendiuretika

Im aufsteigenden Teil der Henle-Schleife kommen Transporteiweiße (Na^+-K^+-$2Cl^-$-Kotransporter) vor, deren Wirkung durch „Schleifendiuretika" (z. B. Furosemid) gehemmt werden kann. Dadurch wird der Harn konzentrierter und infolgedessen im Sammelrohr viel weniger Wasser rückresorbiert und somit mit dem Harn ausgeschieden. Mögliche Indikationen sind Ödeme, Bluthochdruck oder Bauchwassersucht (Aszites).

Diabetes insipidus

Den Diabetes insipidus (Wasserharnruhr) kennzeichnet das Ausscheiden großer Mengen Harn (mehrere Liter), begleitet von gesteigertem Durst. Ursächlich sind eine zu geringe Produktionsmenge des Hormons ADH (zentrale Form) oder gestörte ADH-Rezeptoren, entweder angeboren oder durch Nierenerkrankungen hervorgerufen, in den Sammelrohren der Nieren (renale Form).

7.1.6 Arterielle Blutversorgung

Aufzweigung der Arterien im Inneren der Nieren Um die vielen Glomeruli der Nieren mit Blut zu versorgen, verzweigt sich die Nierenarterie beim Eintritt am Nierenhilum zunächst in mehrere Äste, die als Segmentarterien (meist 5) in unterschiedliche Bereiche der Niere ziehen (**Abb. 7.9**). Dort steigen ihre Äste zwischen den Markpyramiden als Zwischenlappenarterien (Aa. interlobulares) in Richtung Rinde auf. An der Grenze zwischen Mark und Rinde biegen sie ab und verzweigen zu den Bogenarterien (Aa. arcuatae). Zahlreiche feine Äste ziehen nun zu den Nierenkörperchen in der Rinde.

Weiterer Verlauf Nachdem das immer noch sauerstoffreiche Blut die Glomeruli passiert hat, wird es auf 2 Arten weitergeleitet (**Abb. 7.10**):

- Aus Glomeruli nahe unter der Nierenkapsel kommend versorgt es das Gewebe dort mit Sauerstoff und Nährstoffen und fließt dann über kleinere Venen in die Bogenvenen (Vv. arcuatae), deren Verlauf denen der gleichnamigen Arterien entspricht.
- Das jeweils abführende Gefäß (Vas efferens) der marknahen Glomeruli steigt gerade – parallel zu den Nierenkanälchen verlaufend – ins Nierenmark ab. Diese Arteriolen sind dort auch für die Versorgung des Gewebes mit zuständig. Sie gehen danach in aufsteigende Venolen über, die ebenfalls in die Bogenvenen münden. Die Bogenvenen ziehen zu Zwischenlappenvenen und dann in die Nierenvene (V. renalis).

Der Verlauf der absteigenden und aufsteigenden Gefäße parallel zu den Nierenkanälchen (Henle-Schleife) ist ein entscheidender Faktor für die effektive Konzentrierung des Harns. Es wird hier das „Prinzip des Gegenstroms" genutzt. Dieses beruht auf der gegenläufigen Flussrichtung und der unterschiedlichen Wasserdurchlässigkeit der parallel verlaufenden Strukturen. So können sich Konzentrationgradienten aufbauen und Stoffe ohne zusätzlichen Energieaufwand rückresorbiert werden.

7.1.7 Juxtaglomerulärer Apparat

An jedem Blutpol nähert sich ein kleiner Abschnitt des distalen Tubulus „seinem" Glomerulus noch einmal an und beteiligt sich am Aufbau einer wichtigen Kontrollstation, dem juxtaglomerulären Apparat (lat. juxta = nahe bei; **Abb. 7.11**). Er besteht aus

- der Macula densa (dichter Fleck),
- dem Polkissen und
- den extraglomerulären Mesangiumzellen.

An der Kontaktstelle sind die Epithelzellen des distalen Tubulus zu besonders dichten Zellen umgewandelt (**Macula densa**). Sie haben die Aufgabe, die Natriumchlorid-(NaCl-)Konzentration im Inneren des distalen Tubulus zu messen und diese Information weiterzugeben. Empfänger sind umgewandelte Muskelzellen in der Wand des **Vas afferens** (Polkissen) des Glomerulus. Sie enthalten das Enzym Renin, das über eine kaskadenartige Aktivierung (Renin → Angiotensin I → Angiotensin II → Aldosteron) in der Nebenniere für die Abgabe des Hormons Aldosteron sorgt.

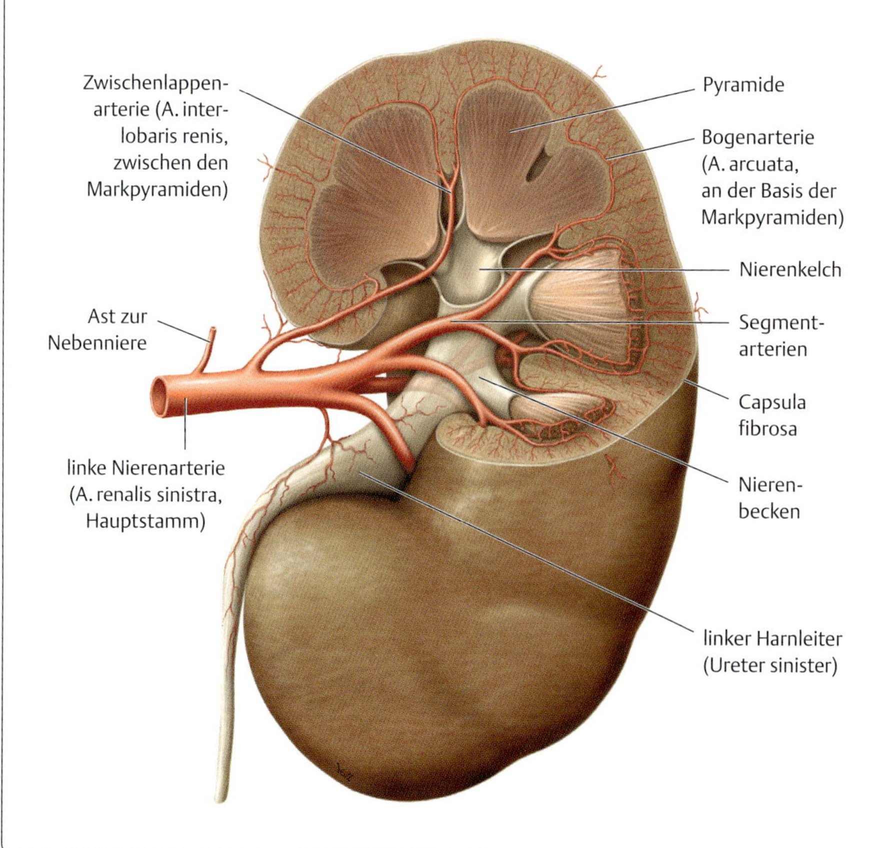

Abb. 7.9 Aufteilung der A. renalis in die Aa. segmenti. Ansicht der linken Niere von ventral.

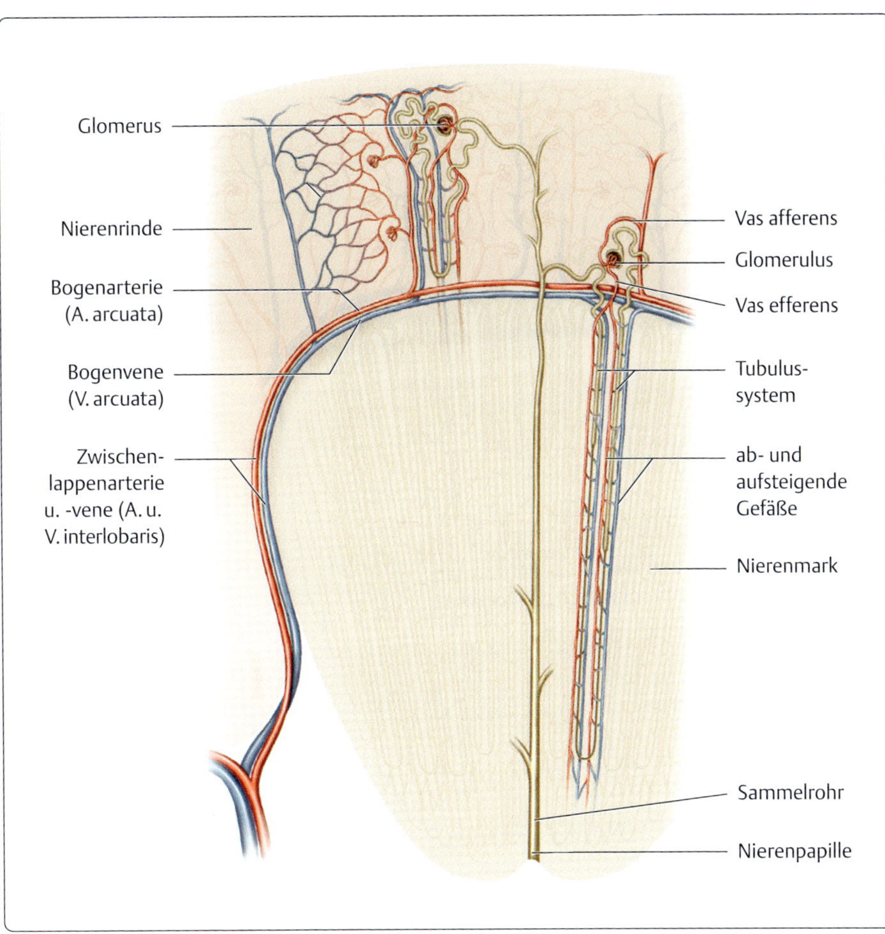

Abb. 7.10 Architektur von Nierengefäßen und intrarenalem Harnableitsystem. Nierengefäße.

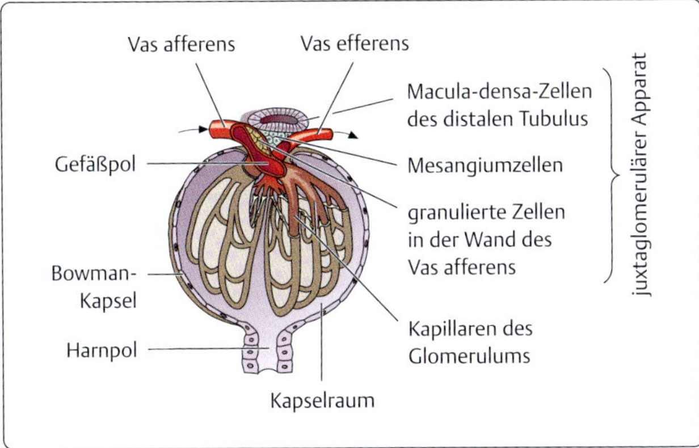

Abb. 7.11 Nierenkörperchen. Jedes Nierenkörperchen besteht aus einer Kapsel (Bowman-Kapsel) und einem Netz aus Kapillerschlingen (Glomerulus). Gefäßpol und Harnpol liegen auf entgegengesetzten Seiten. Beachten Sie, dass sich ein Teil des distalen Tubulus, die Macula densa, dem Gefäßpol des Nierenkörperchens eng anlagert und zum juxtaglomerulären Apparat gezählt wird.

Mithilfe des juxtaglomerulären Apparates ist die Niere zu einer Autoregulation bezüglich ihres internen Blutdrucks in der Lage, d. h., sie kann auf systemische Blutdruckschwankungen reagieren. Denn Angiotensin II wirkt, zusätzlich zu seiner Wirkung auf die Nebenniere, gefäßverengend (vasokonstriktorisch). Aldosteron steigert die Rückresorption von Natrium (Na^+) und damit auch die Rückresorption von Wasser in den Nieren. Diese Volumenerhöhung zusammen mit der Gefäßverengung steigert den systemischen Blutdruck, der sich auch auf die Nieren auswirkt (**Abb. 7.12**).

7.2 Ableitende Harnwege

Bei der Passage durch die ableitenden Harnwege wird der Harn nicht weiter verändert. Er wird portionsweise über die Harnleiter in die Harnblase geleitet und hier bis zu deren Entleerung gespeichert.

7.2.1 Nierenbecken

Die ableitenden Harnwege beginnen mit den Nierenbecken.

Form Das Nierenbecken ist in seiner Gestalt variabel (**Abb. 7.13**). Diese hängt mit der Anordnung der 7–12 Nierenkelche ab, die sich wie Trichter über die Nierenpapillen stülpen und den Endharn in Empfang nehmen.

Aus dem Nierenbecken wird der Harn in den Harnleiter (Ureter) abgegeben. Dieser Vorgang wird aktiv unterstützt durch Muskelzellen in der Wand der Nierenkelche und des Nierenbeckens.

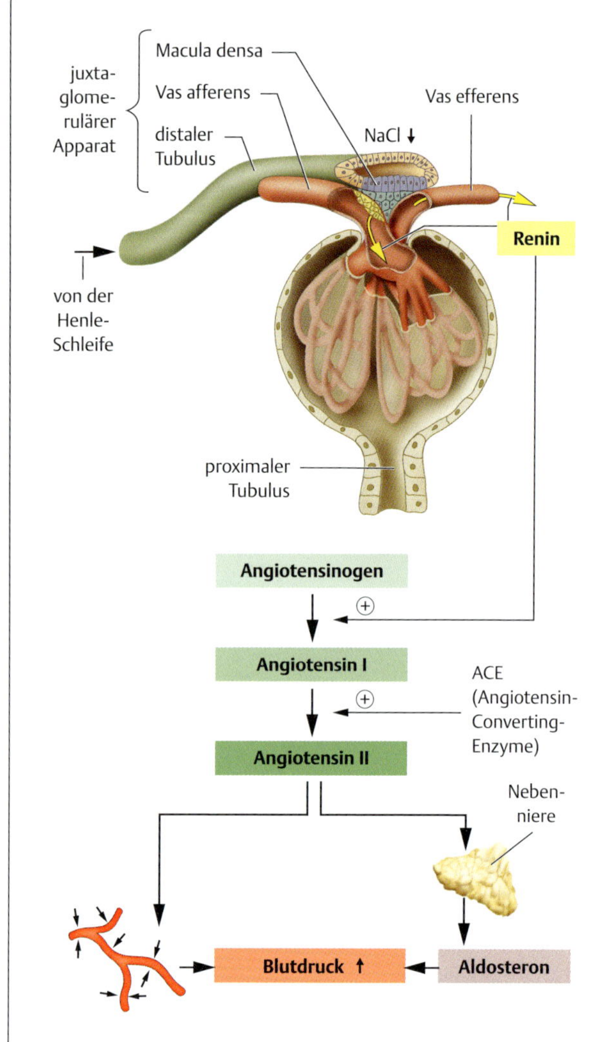

Abb. 7.12 Renin-Angiotensin-Aldosteron-System. Renin wird von den umgewandelten glatten Muskelzellen des Vas efferens an das Blut abgegeben, wenn die NaCl-Konzentration im distalen Tubulus sinkt. Es aktiviert kaskadenartig Angiotensin II. Dieses bewirkt eine Verengung der Blutgefäße und die Freisetzung von Aldosteron, welches die Resorption von Salz im Sammelrohr fördert. Beide Hormone können so den Blutdruck erhöhen.

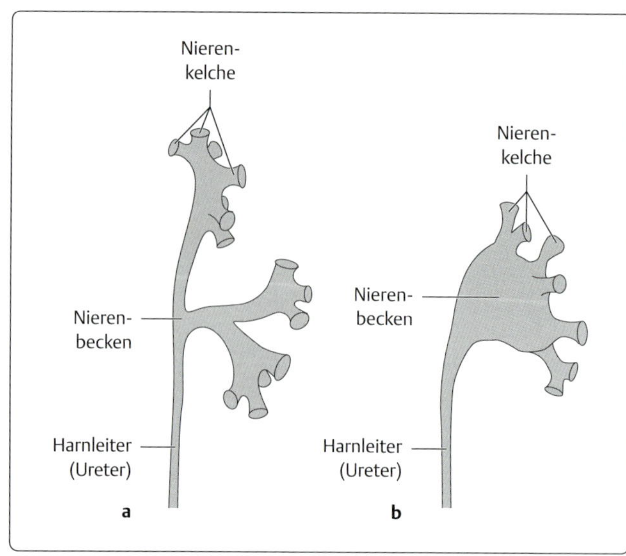

Abb. 7.13 Nierenbecken (Pelvis renalis): Formvarianten.
a Schlankes Nierenbecken; Übergangsform.
b Ampullärer Beckentyp.

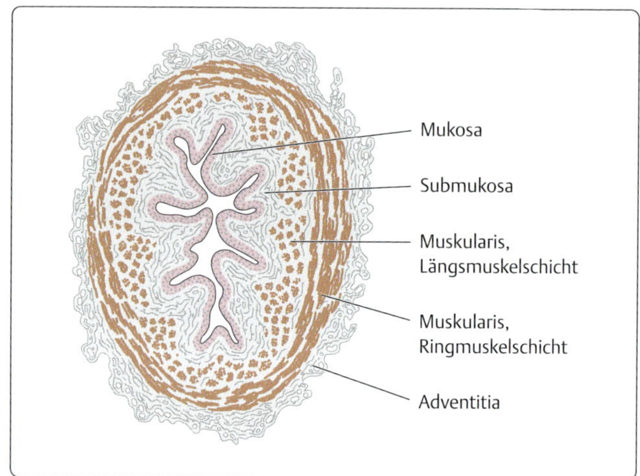

Abb. 7.14 Wandaufbau des Ureters. Querschnitt.

> **Pathologie**
>
> **Pyelonephritis**
>
> Unter einer Pyelonephritis (Pyelon, Pelvis renalis = Nierenbecken) versteht man eine Entzündung des Nierenbeckens und des Nierengewebes. Diese kann z. B. durch aufsteigende bakterielle Infektionen entstehen, wenn die Verschlussmechanismen nicht ausreichend funktionieren, aber auch durch einen Harnrückstau infolge einer Abflussbehinderung.

7.2.2 Harnleiter

Der ca. 24–30 cm lange Harnleiter jeder Niere transportiert den Harn aktiv in Richtung Harnblase. Die in 2 Schichten angeordnete Muskulatur (**Abb. 7.14**) in der Wand des Harnleiters kontrahiert sich in Wellen (peristaltische Kontraktion), sodass sich die Öffnung über der zu transportierenden Harnportion immer wieder schließt. So wird ein gerichteter Transport zur Harnblase auch im Liegen garantiert und zugleich ein Rückfluss in das Nierenbecken verhindert.

Das besondere Epithel des Harnleiters sowie aller anderen ableitenden Harnorgane ist ein Übergangsepithel (**Urothel**; **Abb. 1.12**), welches eine Barriere gegen den Harn bildet.

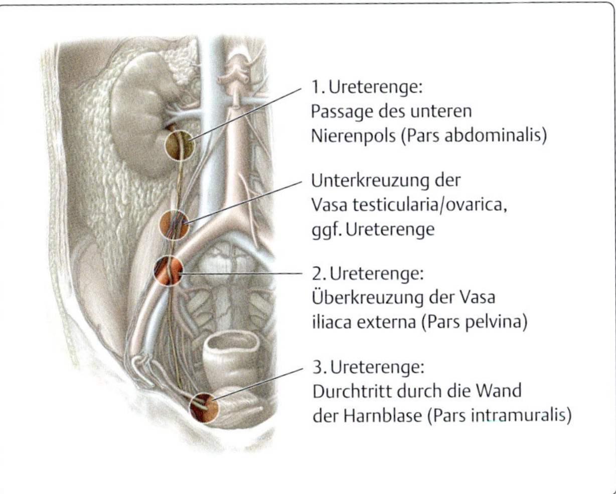

Abb. 7.15 Engstellen des Ureters.

Merke

Je ein Harnleiter (Ureter) führt den Endharn aus dem Nierenbecken (Pelvis renalis) durch wellenartige Kontraktionen nach unten ins Becken zur Harnblase (Vesica urinaria). Die Harnblase speichert den Harn, bis er über die Harnröhre (Urethra) ausgeschieden wird.

Natürliche Ureterengen Auf seinem Weg zur Harnblase hat der Harn 3 physiologische Engstellen (**Abb. 7.15**) im Verlauf des Harnleiters zu überwinden. Man unterscheidet:

- obere Ureterenge: Übergang vom Nierenbecken zum Ureter
- mittlere Ureterenge: Überkreuzung der A. iliaca externa bzw. communis
- untere Ureterenge: Durchtritt durch die Wand der Harnblase

Normalerweise fließt der Harn ungehindert hindurch. Problematisch werden diese Stellen, wenn sich Nierensteine dort verfangen. Der Harnleiter versucht die Steine durch kräftige Kontraktionen loszuwerden. Diese Nierenkoliken sind sehr schmerzhaft. Kommt es zu einer totalen Verlegung mit Rückstau, sind die Nieren gefährdet. Therapeutisch kann eine hohe Flüssigkeitszufuhr das Ausspülen unterstützen. Mechanische Therapien sind Stoßwellen oder notfalls die chirurgische Entfernung des Steines.

Lerntipp

Unterscheidung Ureter und Urethra:
Ur**eter** = Harnl**eiter**
Urethra = Harnröhre
(Ureter endet auf „er“, ebenso wie der Harnleiter.)

Naturheilkundliche Therapie

Phytotherapeutika bei urologischen Erkrankungen
Im Zusammenhang mit den Therapien urologischer Erkrankungen findet immer wieder die Goldrute als Phytotherapeutikum Verwendung. Sie wirkt diuretisch, antiphlogistisch und spasmolytisch. Die Goldrute wird zur Durchspülungstherapie bei Beschwerden der ableitenden Harnwege sowie vorbeugend bei Harnsteinen und Nierengrieß eingesetzt. Kontraindiziert ist diese Pflanze jedoch bei Herzerkrankungen und eingeschränkter Nierenfunktion. Wichtig ist zudem eine ausreichende Flüssigkeitszufuhr.
Aquaretika erhöhen die Harnausscheidung. Dadurch können Krankheitserreger ausgespült und das Wachstum von Steinen gehemmt werden. Kontraindikationen sind Herz- oder Nierenschwäche. Im Gegensatz zu den synthetischen Diuretika sind sie sanfter, da sie auf eine andere Art als die Diuretika wirken: Aquaretika setzen nicht am tubulären System an, sondern steigern die Bildung von Primärharn. Dadurch bewirken sie eine Ausscheidung von Wasser, ohne dass Elektrolyte verloren gehen. Die Mineralstoffbilanz bleibt also „neutral.“ Drogen mit aquaretischer Wirkung können Flavonoide, Saponine, Kaliumsalze oder ätherische Öle enthalten. Beispiele für Aquaretika: Ackerschachtelhalm, Goldrutenkraut, Brennnessel, Birke, Löwenzahn.
Drogen mit desinfizierender Wirkung enthalten antibakterielle Inhaltsstoffe. Dazu gehören beispielsweise Bärentraube, Bergenie, Preiselbeere, Brunnen- und Kapuzinerkresse, Meerrettich usw. Es ist wichtig, diese Pflanzen nicht als Dauertherapie einzusetzen. Bei Harnwegsinfekten besteht außerdem das Risiko, dass die Erreger nicht vollständig beseitigt werden. Hier ist also immer gut abzuwägen, ob eine Antibiotikatherapie angezeigt ist – in jedem Fall also den Arzt aufsuchen!
Die großfruchtige Moosbeere oder auch Kranbeere ist v. a. unter der englischen Bezeichnung Cranberry bekannt. Der Saft dieser Beeren verhindert, dass sich bestimmte Erreger wie Escherichia coli an die Schleimhäute des Harntraktes anheften. Dadurch finden die Bakterien keinen Halt und werden mit dem Harn ausgeschwemmt. Die medizinische Wirkung bei Harnwegsinfekten ist allerdings umstritten.

Orthomolekulare Therapie (Methionin) bei Harnwegsinfekten
Methionin gehört zu den essenziellen Aminosäuren, ist schwefelhaltig und hat eine harnsäuernde Wirkung. Methionin wird bei Harnwegsinfektionen eingesetzt, um zu verhindern, dass neue Infektionen auftreten. Der Hintergrund: Durch die Einnahme von Methionin verschiebt sich der pH-Wert des Urins in den sauren Bereich. Das soll vor bakterieller Besiedlung schützen. Durch die Ansäuerung des Harns wird auch verhindert, dass sich Phosphatsteine in den Nieren bilden. Methionin ist in vielen Lebensmitteln enthalten, z. B. in Fisch (Lachs, Garnelen), Fleisch und verschiedenen Gemüsesorten (Brokkoli, grünen Erbsen, Rosenkohl, Spinat), in Ei, Vollkornbrot und Reis. Es ist aber auch als Arzneimittel auf dem Markt.

Mikrobiologische Therapie bei rezidivierenden Infekten
Es gibt Vaginalzäpfchen mit Laktobazillen. Sie können bei wiederkehrenden Harnwegsinfekten eingesetzt werden. Die Milchsäurebakterien helfen bei der Regeneration der natürlichen Flora und wirken so präventiv gegen Reinfektionen.

Hydro-/Thermotherapie bei urologischen Erkrankungen und akuter Zystitis
Bei den verschiedenen urologischen Erkrankungen werden ansteigende Fußbäder und warme Packungen mit Moor- oder Heilerde auf dem Unterbauch oder im Sakralbereich empfohlen.
Bei einer akuten Zystitis sind auch feuchtwarme Umschläge mit Meerrettich oder Eukalyptusöl hilfreich.

7.2.3 Harnblase

Lage Die Harnblase (Vesica urinaria) liegt im kleinen Becken direkt hinter der Symphyse (**Abb. 7.16**). Bei der Frau liegen die Scheide und die Gebärmutter der Blase hinten und oben an; beim Mann grenzen unten die Prostata und hinten die Samenblasen sowie die Samenleiter an. Die Blase liegt subperitoneal, d. h., sie ist oben von Bauchfell bedeckt. Dieses schlägt hinter der Harnblase auf die Gebärmutter (Uterus) bzw. auf das Rektum beim Mann um und bildet so eine Vertiefung: die Excavatio vesicouterina bei der Frau und Excavatio rectovesicalis beim Mann (**Abb. 7.17**). Sie sind klinisch wichtig, da sich Entzündungsflüssigkeiten aus dem Bauchfellraum an diesen tiefen Stellen sammeln.

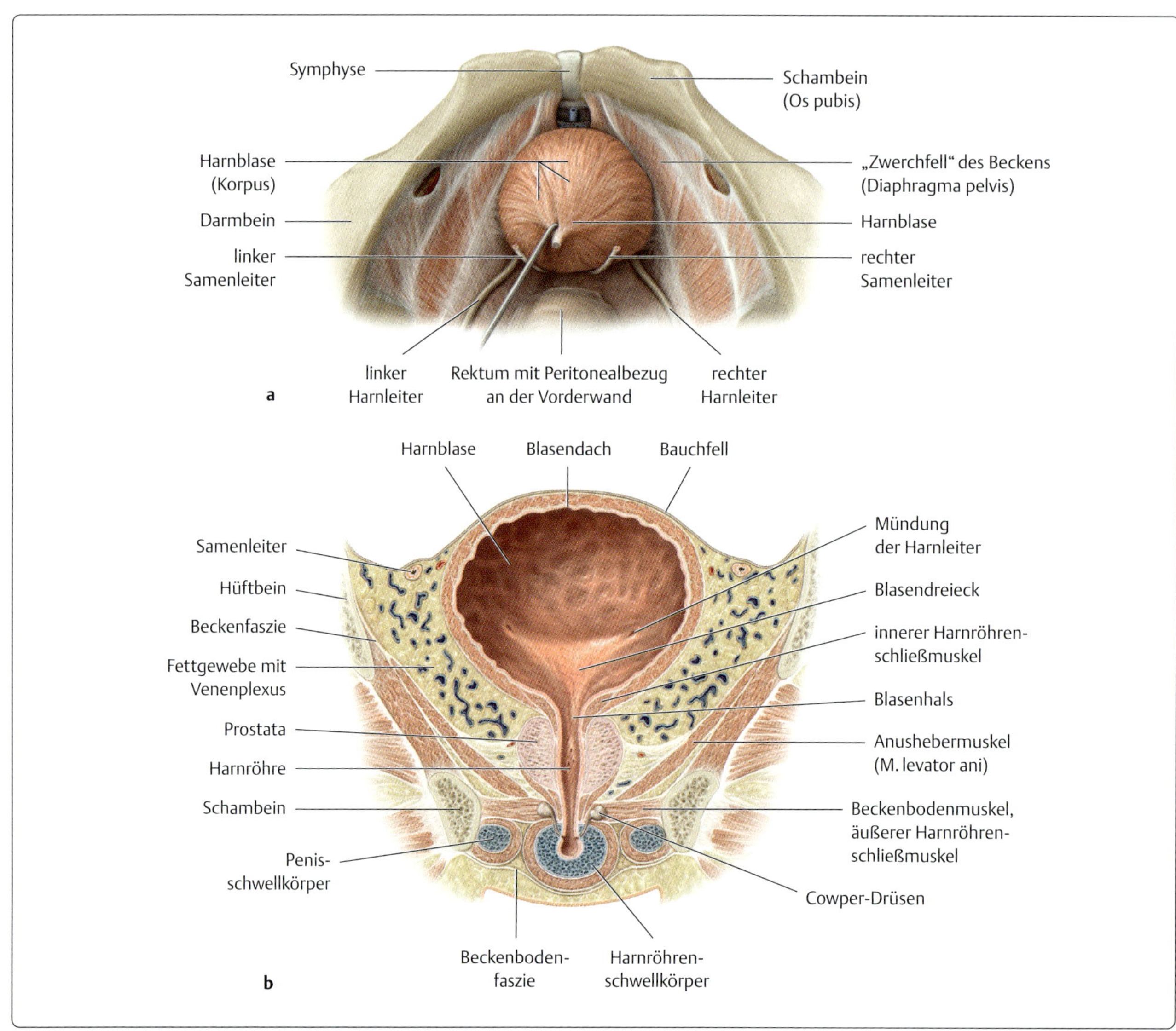

Abb. 7.16 Lage der Harnblase im Becken und auf dem Beckenboden. Hier gezeigt beim Mann.
a Ansicht von kranial.
b Ansicht von ventral, leicht nach dorsal geneigter Frontalschnitt.

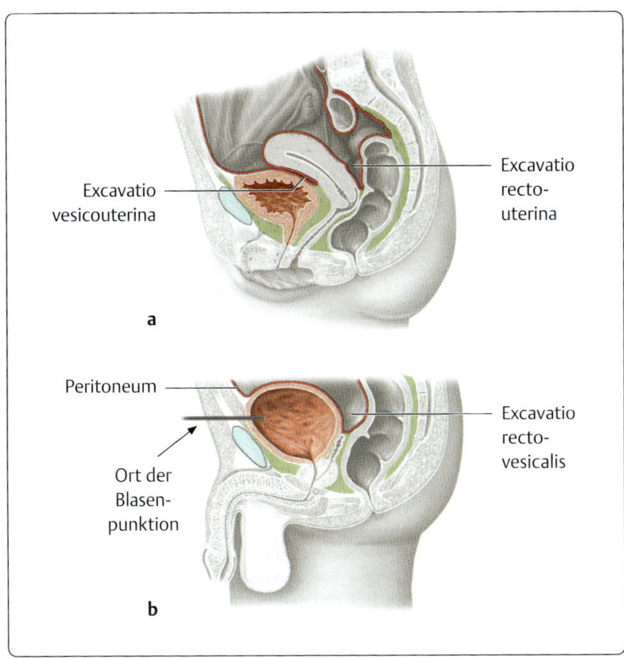

Abb. 7.17 Lage und Peritonealbezug der weiblichen und männlichen Harnblase. Mediansagittalschnitt, Ansicht von links.
a Weibliche Harnblase.
b Männliche Harnblase.

> **Merke**
> Die subperitoneale Lage der Harnblase macht man sich bei der Blasenpunktion von außen zunutze: Eine gefüllte Blase drückt das Peritoneum nach oben und ein unbedeckter Blasenanteil tritt über den Rand der Symphyse (**Abb. 7.17**b). Nun kann eine Harnprobe entnommen werden, ohne das Bauchfell zu verletzen.

Die Harnblase nimmt den kontinuierlich aus den Nieren abgegebenen Harn auf und speichert ihn, bis er über die Harnröhre (Urethra) ausgeschieden wird. Angaben über das Fassungsvermögen des muskulären Hohlorgans schwanken zwischen 500–2000 ml. Der Drang, die Blase zu leeren (Harndrang), entsteht allerdings schon ab 150–300 ml. Je nach Füllungszustand ändern sich die Form und die Lage der Blase.

Aufbau Man unterscheidet an der Blase folgende Bereiche:

- Blasenspitze (Apex vesicae)
- Blasenkörper (Corpus vesicae)
- Blasenhals (Cervix vesicae)
- Blasengrund (Fundus vesicae)

Der Blasenkörper geht am Blasenhals in die Harnröhre über. Den Blasengrund bildet der hintere untere Blasenbereich. Hier liegt das **Blasendreieck** (Trigonum vesicae, **Abb. 7.16**b), der einzige glatte Bereich der inneren Blasenwand. Die Schleimhaut (Tunica mucosa) ist hier mit der darunterliegenden Muskelschicht (Tunica muscularis) fest verwachsen. Die übrige Schleimhaut ist dagegen mit vielen Reservefalten ausgestattet und nicht fixiert. Das Blasendreieck liegt im Bereich der beiden Mündungsstellen der Harnleiter und des Beginns der Harnröhre.

7.2.3.1 Füllung und Entleerung der Harnblase

Die zunehmende Füllung der Blase wird von Dehnungsrezeptoren registriert und über Nervenfasern an den Hirnstamm weitergeleitet. Dies führt zu Harndrang und die Blasenentleerung wird über das vegetative Nervensystem eingeleitet. Die glatte Muskulatur der Blasenwand ist relativ ungeordnet in 3 Schichten unterteilt, deren Bündel sich durchflechten. Insgesamt bilden diese den Austreibermuskel (M. detrusor vesicae, Blasenleerer) der Harnblase. Seine Kontraktion bewirkt also die Entleerung (**Miktion**) der Harnblase.

Während der stetigen Füllung der Blase über die beiden Harnleiter sorgen u. a. die beiden folgenden Muskeln für den Verschluss der Harnröhre (**Kontinenz**):

- M. sphincter urethrae internus (innerer Blasenschließmuskel)
- M. sphincter urethrae externus (äußerer Blasenschließmuskel)

Beide Muskeln sind allerdings nicht klar von der Umgebung abgrenzbar. Der innere Schließmuskel bildet sich aus verdickten glatten Muskelzügen der Blasenwand am Beginn der Harnröhrenöffnung. Der äußere Schließmuskel ist eine Abspaltung der Beckenbodenmuskulatur. So wird verständlich, dass auch andere Muskelzüge der Beckenbodenmuskulatur an Kontinenz und Miktion beteiligt sind (**Abb. 7.18**).

7.2.3.2 Nervale Steuerung

Der M. detrusor wird vom vegetativen Nervensystem innerviert. Der Sympathikus hemmt seine Aktivität, der Parasympathikus steigert sie. Auch der innere Schließmuskel besteht aus glatter, unwillkürlich innervierter Muskulatur. Der äußere Sphinktermuskel wird dagegen vom N. pudendus (Schamnerv) willkürlich gesteuert. Diesen aktiv und effizient einzusetzen (Kontinenz), muss allerdings erst im Kleinkindalter erlernt werden.

> **Merke**
> Bei der Blasenentleerung (Miktion) wird der äußere Schließmuskel zunächst willentlich entspannt und so die Miktion eingeleitet, die übrige Leerung verläuft dann reflektorisch über das vegetative Nervensystem.

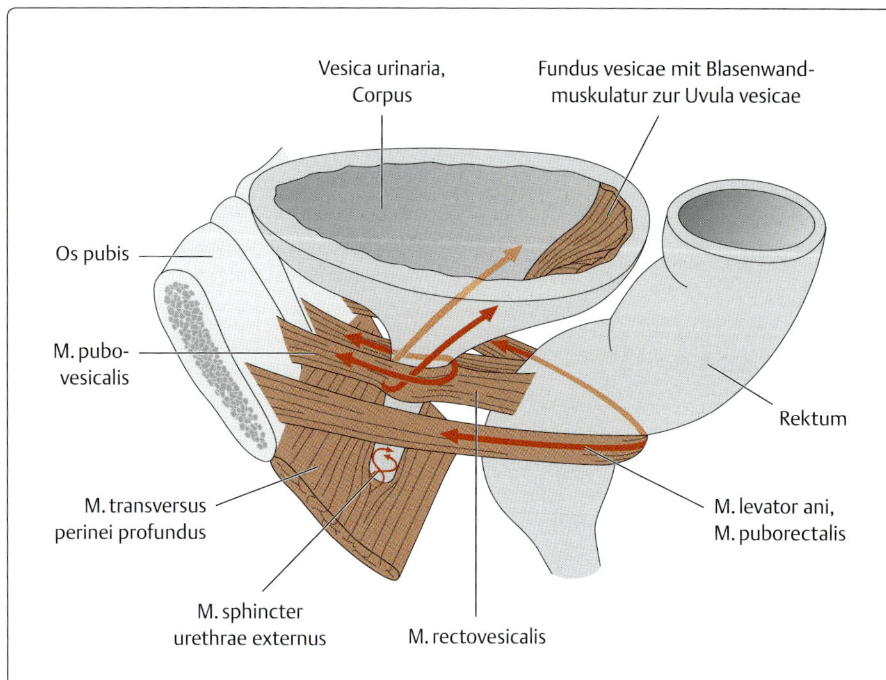

Abb. 7.18 Muskuläre Öffnungs- und Verschlusszügel der Harnblase: Miktion und Kontinenz.

Pathologie

Harninkontinenz

Lässt die Spannung der Beckenbodenmuskulatur nach (Beckenbodensenkung), z. B. bei Frauen nach mehreren natürlichen Geburten, kann der Verschlussmechanismus der Harnblase gestört sein und Harn tritt unkontrolliert aus (Harninkontinenz). Oft äußert sich dies zunächst beim Hüpfen, Niesen oder Lachen (Stressinkontinenz). Beckenbodentraining hilft, in schweren Fällen wird ggf. auch eine operative Straffung des Beckenbodens nötig.

Balkenblase

Bei Männern legt sich die Prostata um die Harnröhre. Eine Vergrößerung der Drüse (Prostatahyperplasie) führt zu einer Abflussbehinderung aus der Blase. Die Muskulatur der Blase muss immer mehr Kraft aufbringen, um die Blase zu leeren. Dieses „Training“ hat ein übermäßiges Wachstum der Muskulatur zur Folge, die an der Schleimhaut als dicke Falten sichtbar werden (Balkenblase). Bei stärker werdender Abflussbehinderung bleibt Restharn in der Blase. Dies führt immer wieder zu Entzündungen, weshalb oft ein operatives Eingreifen zur Verkleinerung der Prostata notwendig wird.

7.2.4 Harnröhre

Über die Harnröhre (Urethra) fließt der Harn aus der Harnblase aus dem Körper ab (**Abb. 7.16**). Die männliche Harnröhre ist mit einer Länge von 20–25 cm wesentlich länger als die der Frau (3–5 cm). Deshalb sind aufsteigende Infektionen der Harnblase beim weiblichen Geschlecht sehr viel häufiger. Da die Harnröhre örtlich und beim Mann auch funktionell sehr eng mit den äußeren Geschlechtsorganen verbunden ist, wird sie dort im Zusammenhang näher besprochen (Kap. 9.2).

In **Tab. 7.1** sind wichtige physiologische Parameter und Pathologien zum Harn sowie das Miktionsverhalten zusammengestellt.

Lerntipp

Merkhilfe: „pH-GELENKBUS“ – pathologische Urinparameter auf dem Teststreifen:

pH-Wert, **G**lukose, **E**rythrozyten, **L**eukozyten, **E**iweiß, **N**itrit, **K**etonkörper, **B**ilirubin, **U**robilinogen, **s**pezifisches Gewicht.

(Es gibt auch Teststreifen, die weniger Parameter bestimmen. Diese sind kostengünstiger und reichen für bestimmte Untersuchungen aus.)

Tab. 7.1 Übersicht zu physiologischen Parametern und Pathologien, die den Harn und das Miktionsverhalten betreffen.

Parameter	Beschreibung
Urinmenge pro Tag	ca. 1,7 l (je nach Flüssigkeitsaufnahme)
Urinmenge pro Miktion	200–400 ml
pH-Wert	5–6, variiert mit der Ernährung (bei Vegetariern eher höherer pH-Wert)
physiologische Bestandteile des Urins	Wasser, Harnstoff, Harnsäure, Kreatinin, Hormone, wasserlösliche Vitamine, Salze, Farbstoffe
pathologische Bestandteile des Urins	Glukose, Proteine, Bakterien, Ketonkörper, Blut, Leukozyten
Polyurie	mehr als 2000 ml innerhalb von 24 h
Oligurie	weniger als 500 ml innerhalb von 24 h
Anurie	weniger als 100 ml innerhalb von 24 h
obstartiger Geruch	Azeton, durch Ketonkörper im Rahmen eines Diabetes mellitus
süßlich-würziger Uringeruch (ahornsirupartig)	Ahornsirupkrankheit
rotbraune Farbe	nach Verzehr von Roter Bete
rötliche Farbe	Makrohämaturie (Mikrohämaturie nur im Labor nachweisbar!)
bierbraune Farbe mit Schüttelschaum	bei Ikterus
Pollakisurie	häufiger Harndrang mit nur kleinen Urinmengen
Algurie/Dysurie	schmerzhafte und erschwerte Harnentleerung
Harnverhalt	unvollständige Entleerung
Nykturie	vermehrtes nächtliches Wasserlassen

Naturheilkundliche Therapie

Eigenharntherapie

Die Eigenharntherapie hat eine lange Tradition. Schon auf den Papyrusrollen des alten Ägyptens finden sich Hinweise, dass mit Urin behandelt wurde. Auch der griechische Arzt Hippokrates arbeitete mit dieser Therapieform. Im 20. Jahrhundert machte besonders der Engländer John Armstrong das Verfahren bekannt. Dabei gibt es verschiedene Darreichungsformen: Urin als Getränk, zur äußerlichen Anwendung oder als Injektion.

Ähnlich wie bei der Eigenbluttherapie soll der Eigenurin im Körper Reize setzen, um so das Immunsystem zu aktivieren und letztlich zu stärken. Der Hintergrund: Der Eigenurin enthält Antigene und Antikörper, die die Produktion der Immunglobuline IgE und IgA stimulieren sollen. Vertreter dieser Therapieform gehen davon aus, dass die Eigenharntherapie schmerzlindernd, krampflösend, immunstimulierend wirkt und das Hormonsystem reguliert.

Als Getränk hat der Urin außerdem einen harntreibenden Effekt. Äußerlich angewandt soll v. a. die Wundheilung der Haut gefördert werden. Eine äußerliche Behandlung mit Urin soll – so die Befürworter – auch Unreinheiten der Haut, Hautekzeme und Neurodermitis lindern. Dies ist auf den im Urin befindlichen Harnstoff zurückzuführen, der häufig auch in Hautcremes eingesetzt wird.

Allerdings ist die Eigenharntherapie sehr umstritten. Kritiker warnen vor einem Infektionsrisiko. Zwar ist der Urin normalerweise steril, aber bei der Miktion oder der Entnahme kommt es meist zu Verunreinigungen mit Keimen.

8 Endokrine Organe

Hormone sind chemische Botenstoffe, die der Kommunikation der Zellen untereinander dienen. Sie lösen an den Zielzellen eine spezifische Stoffwechselreaktion aus. Das Hormonsystem (endokrines System) ist eng mit dem Nervensystem verbunden. Beide dienen der Informationsübermittlung und Koordination von zum Teil weit entfernten Zielgeweben. So steuern sie allgemeine Körperfunktionen wie Stoffwechsel, Wasser- und Elektrolythaushalt, Wachstum, Fortpflanzung oder die Anpassung an die jeweiligen Umgebungsbedingungen. Das Nervensystem arbeitet dabei allerdings wesentlich schneller, die Wirkung der Hormone dagegen ist längerfristig. Die Schnittstelle, an der die Informationen vom Nervensystem auf das hormonelle System übertragen werden, ist die Verbindung zwischen dem Hypothalamus (Teil des Zwischenhirns) und der Hirnanhangsdrüse (Hypophyse), das Hypophysen-Hypothalamus-System.

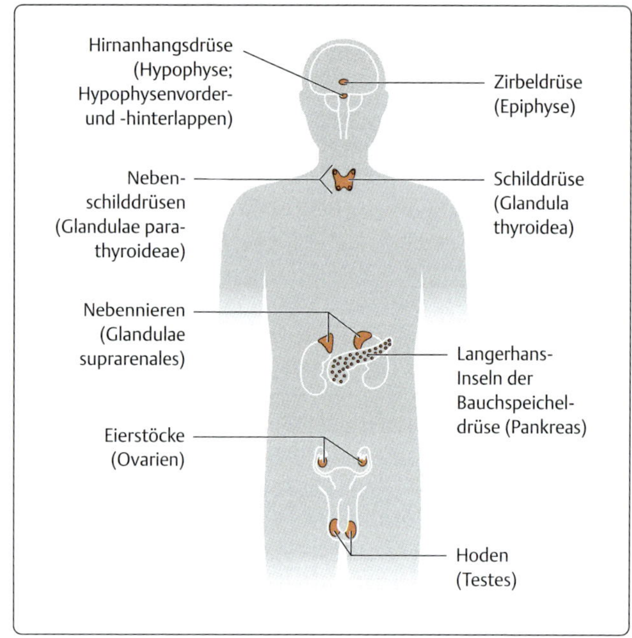

Abb. 8.1 Übersicht über die endokrinen Drüsen des Menschen.

8.1 Bildungsorte der Hormone

Hormone werden einerseits von den klassischen endokrinen Hormondrüsen gebildet (**Abb. 8.1**), zu denen folgende gehören:

- Hirnanhangsdrüse (Hypophyse)
- Zirbeldrüse (Epiphyse)
- Schilddrüse (Glandula thyroidea)
- Nebenschilddrüsen (Epithelkörperchen, Glandulae parathyroideae)
- Nebennieren (Glandulae suprarenales)
- Langerhans-Inseln der Bauchspeicheldrüse (Pankreas)
- Eierstöcke (Ovarien)
- Hoden (Testes)
- Mutterkuchen (Plazenta)

Anderseits gibt es hormonbildende Gewebe und Einzelzellen (disseminierte endokrine Zellen) an vielen Stellen des Körpers. Eine Übersicht über die klassischen Hormondrüsen und hormonbildenden Gewebe gibt die **Tab. 8.1**.

Merke

Viele der Botenstoffe, die nicht den klassischen Hormondrüsen entstammen, werden im endokrinen System als Hormone bezeichnet. Im Nervensystem nennt man sie Transmitter oder Neuromodulatoren, im Immunsystem Zytokine.

Tab. 8.1 Wichtige Bildungsorte von Hormonen und hormonähnlichen Substanzen (nach Schünke et al. 2014, S. 73).

Hauptbildungsorte	Hormone/hormonähnliche Substanzen	Eigenschaften
klassische endokrine Drüsen		
Hirnanhangsdrüse (Adenohypophyse, Neurohypophyse)	ACTH (adrenokortikotropes Hormon, Kortikotropin) TSH (thyreoideastimulierendes Hormon, Thyrotropin) FSH (follikelstimulierendes Hormon, Follitropin) LH (luteinisierendes Hormon, Lutropin) STH (somatotropes Hormon, Somatotropin) MSH (melanozytenstimulierendes Hormon, Melanotropin) PRL (Prolaktin) ADH (Adiuretin oder Vasopressin) und Oxytozin (im Hypothalamus gebildet und über die Neurohypophyse ausgeschüttet)	hydrophil
Zirbeldrüse (Corpus pineale, Epiphyse)	Melatonin	hydrophil
Schilddrüse (Glandula thyroidea)	Thyroxin (T 4) und Trijodthyronin (T 3)	lipophil
C-Zellen der Schilddrüse	Kalzitonin	hydrophil
Nebenschilddrüsen (Epithelkörperchen oder Glandulae parathyroideae)	Parathormon	hydrophil
Nebennieren (Glandulae suprarenales)	Mineralo- und Glukokortikoide Androgene Adrenalin und Noradrenalin	lipophil lipophil hydro-/lipophil
Inselorgan der Bauchspeicheldrüse (Langerhans-Inseln des Pankreas)	Insulin, Glukagon, Somatostatin und pankreatisches Polypeptid	hydrophil
Eierstock (Ovar)	Östrogene und Gestagene	lipophil
Hoden (Testes)	Androgene (z. B. Testosteron)	lipophil
Mutterkuchen (Plazenta)	Choriongonadotropin, Progesteron	hydro-/lipophil
hormonbildende Gewebe und Einzelzellen		
zentrales und autonomes Nervensystem	neuronale Überträgersubstanzen (Transmitter)	hydrophil
Teile des Zwischenhirns (z. B. Hypothalamus)	Steuerhormone (Liberine und Statine)	hydrophil
System der gastrointestinalen Zellen im Magen-Darm-Trakt	Gastrin, Cholezystokinin, Sekretin	hydrophil
Herzvorhöfe	atriales natriuretisches Peptid (ANP)	hydrophil
Niere	Erythropoetin, Renin	hydrophil
Leber	Angiotensinogen, Somatomedine	hydrophil
Immunorgane	Thymushormone, Zytokine, Lymphokine	hydrophil
Gewebshormone	Eikosanoide, Prostaglandine, Histamin, Bradykinin	hydrophil

8.2 Arten der Informationsübertragung

Viele Hormone werden an ihrem Bildungsort in die Blutbahn abgegeben und gelangen auf diesem Wege zu ihren Zielzellen (**endokrine Sekretion**; Kap. 1.2.1). Um die Aufnahme ins Blut zu erleichtern, enthalten endokrine Organe ein dichtes Netz an fenestrierten Kapillaren.

Manche Zellen sezernieren ihre Hormone aber auch in das Interstitium. Diese wirken dann auf Zielzellen in der unmittelbaren Umgebung (**parakrine Sekretion**) oder sogar auf die produzierenden Zellen selbst (**autokrine Sekretion**; **Abb. 8.2**).

Zum Transport im Blut werden die Hormone meist an Plasmaproteine gebunden. An den Zielzellen angekommen reagiert jedes Hormon nur mit einem ganz spezifischen Rezeptor (Schlüssel-Schloss-Prinzip), allerdings können verschiedene Zellen denselben Rezeptor haben. Meist reichen kleinste Mengen eines Hormons, um die gewünschte Funktion der Zelle auszulösen. Die Reaktion der Zellen auf dasselbe Hormon kann sehr unterschiedlich oder sogar gegensätzlich sein: So fördert Adrenalin in der Skelettmuskulatur die Durchblutung, im Verdauungstrakt hemmt es sie.

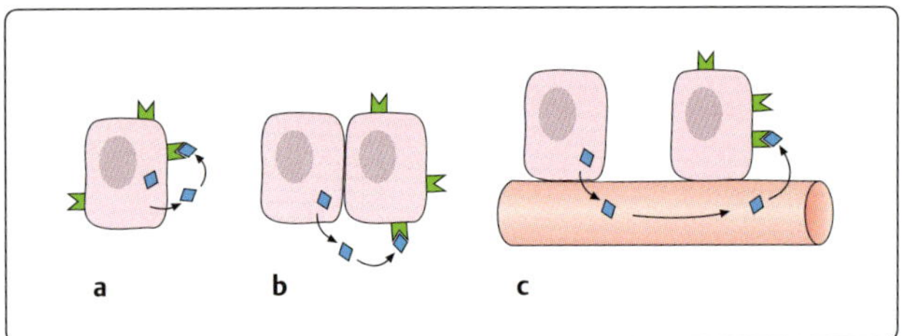

Abb. 8.2 Arten der hormonellen Kommunikation.

a Autokrine Sekretion: Die hormonbildende Zelle besitzt selber Rezeptoren für das von ihr sezernierte Hormon und stimuliert sich selbst (z. B.Tumorzellen).

b Parakrine Sekretion: Das Hormon gelangt über das Interstitium zu benachbarten Zellen (diffuse endokrine Zellen).

c Endokrine Sekretion: Das Hormon wird auf dem Blutweg zu den Zielzellen transportiert (alle großen endokrinen Drüsen).

8.3 Chemische Struktur und Löslichkeit von Hormonen

Hormone lassen sich unterschiedlichen chemischen Stoffgruppen zuordnen:

- Steroidhormone: Grundbausteine sind Cholesterine (Hormone der Nebennieren und Geschlechtsdrüsen = Gonaden).
- Peptidhormone: Grundbausteine sind Aminosäuren (u. a. Hormone der Hypophyse, der Nebenschilddrüse, Kalzitonin aus der Schilddrüse, Insulin).
- Aminosäureabkömmlinge: Dies sind v. a. Hormone des Nebennierenmarks und der Schilddrüse (T 3 und T 4).
- Fettsäureabkömmlinge: Hierzu gehören Prostaglandine und Thromboxane.

Die Hormone sind entweder lipophil (fettliebend bzw. -löslich) oder hydrophil (wasserliebend bzw. -löslich; **Tab. 8.1**).

Lipophile Hormone Zu den lipophilen Hormonen gehören die Steroidhormone und die Schilddrüsenhormone Thyroxin (T 4) und Trijodthyronin (T 3). Da die lipophilen Hormone aufgrund ihrer Fettlöslichkeit Membranen überwinden, können sie nicht in Membranvesikeln gespeichert werden. Die Zellen umgehen dieses Problem, indem sie Vorstufen der Hormone speichern und die Hormone erst bei Bedarf synthetisieren. Die Schilddrüse wiederum speichert ihre fettlöslichen Hormone außerhalb der Zellen in abgeschlossenen Bereichen (Schilddrüsenfollikeln), die von Epithelzellen begrenzt werden.

Hydrophile Hormone Zu den hydrophilen Hormonen gehören Peptide (z. B. Insulin), biogene Amine (z. B. Adrenalin) oder Fettsäureabkömmlinge (z. B. Prostaglandin).

Merke

Da Peptidhormone bei einer Aufnahme in Tablettenform (orale Einnahme) im Verdauungstrakt enzymatisch gespalten würden und dann unwirksam wären, müssen sie parenteral (also unter Umgehung des Verdauungstraktes) verabreicht werden. Steroidhormone und Aminosäureabkömmlinge können dagegen als Tablette eingenommen werden.

8.4 Stoffwechsel der Hormone

Hormone werden von einer endokrinen Drüse (z. B. Nebennierenrinde) produziert, ans Blut abgegeben und zu einem Erfolgsorgan transportiert (z. B. Skelettmuskel). Dort binden sie sich an Rezeptoren und lösen so eine spezifische Reaktion aus. Danach wird das Hormon in der Leber abgebaut und dann über die Nieren ausgeschieden (**Abb. 8.3**).

8.5 Hypothalamus-Hypophysen-System

Das Hormonsystem erhält keine Informationen aus der Umgebung des Körpers, reagiert aber sehr sensibel auf Veränderung des inneren Milieus des Körpers. Das ZNS erhält gleichermaßen Informationen aus der Umwelt und den Vorgängen im Körperinneren. Es verarbeitet diese und gibt notwendige Anweisungen an das Hormonsystem weiter.

Ort der Kommunikation zwischen dem Hormon- und Nervensystem ist die Verbindung zwischen dem Hypothalamus und der Hypophyse (Hirnanhangsdrüse). Der Hypothalamus gehört zum Zwischenhirn (**Abb. 8.4**). Die Hypophyse liegt unmittelbar darunter an der Hirnbasis (S. 229). Zahlreiche Blutgefäße und Nervenbahnen (Axone) verbinden die beiden Organe zu dem Hypothalamus-Hypophysen-System.

8.5.1 Hypothalamus

Obwohl der Hypothalamus zum Nervensystem gehört, bildet auch er Hormone. Sie lassen sich in 2 Gruppen einteilen.

Steuerhormone Die 1. Gruppe sind Steuerhormone. Sie „befehligen" die endokrinen Zellen der Hypophyse. Entweder regen sie die Produktion und Ausschüttung der Hypophysenhormone an (Liberine oder Releasing-Hormone) oder sie hemmen (Statine oder Inhibiting-Hormone) diese. Die Steuerhormone des Hypothalamus gelangen über die Blutbahn zur Hypophyse (**Abb. 8.5**).

Effektorhormone Die 2. Hormongruppe besteht aus den Effektorhormonen Adiuretin (ADH = Vasopressin) und Oxytozin. Sie werden über die verbindenden Axone an die Hypophyse geleitet (**Abb. 8.5**). Diese speichert die Hormone zunächst und gibt sie bei Bedarf in die Blutbahn ab.

Lerntipp

Merkspruch: „**Hüp**fen im **T(h)al Ochs** und **A**al."
(**Hüp**fen im **T(h)al** = Hypothalamus)
Effektorhormone, die im Hypothalamus produziert werden, sind Oxytozin und Adiuretin (ADH). Achtung: Gespeichert werden sie im Hypophysenhinterlappen!

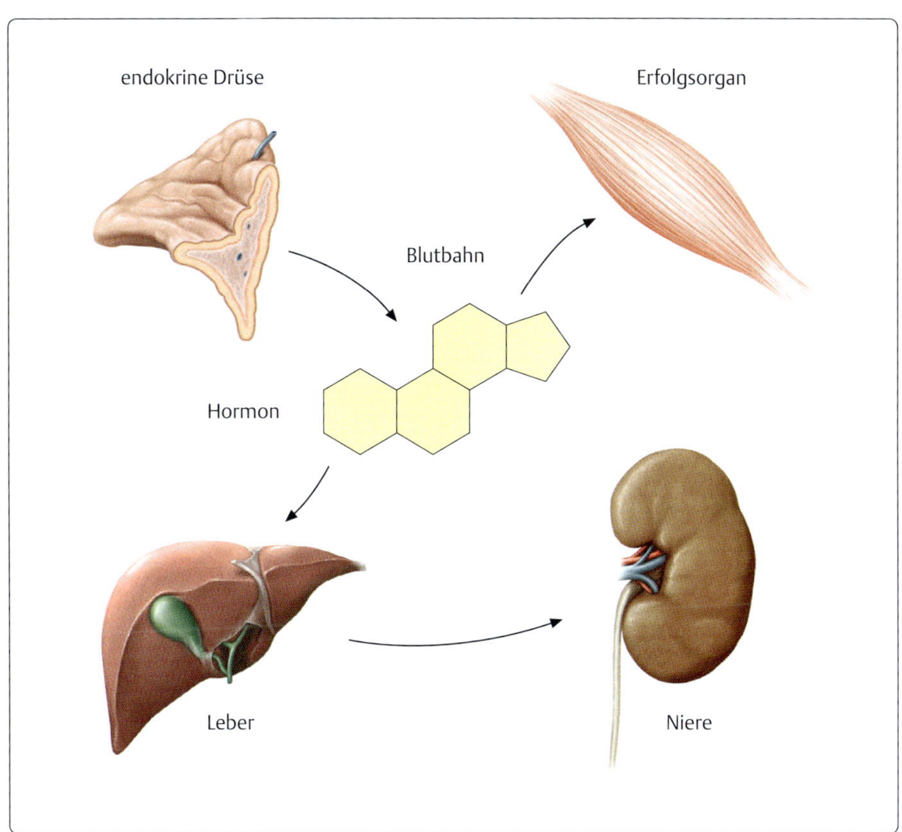

Abb. 8.3 Stoffwechsel der Hormone am Beispiel eines Nebennierenrindenhormons.

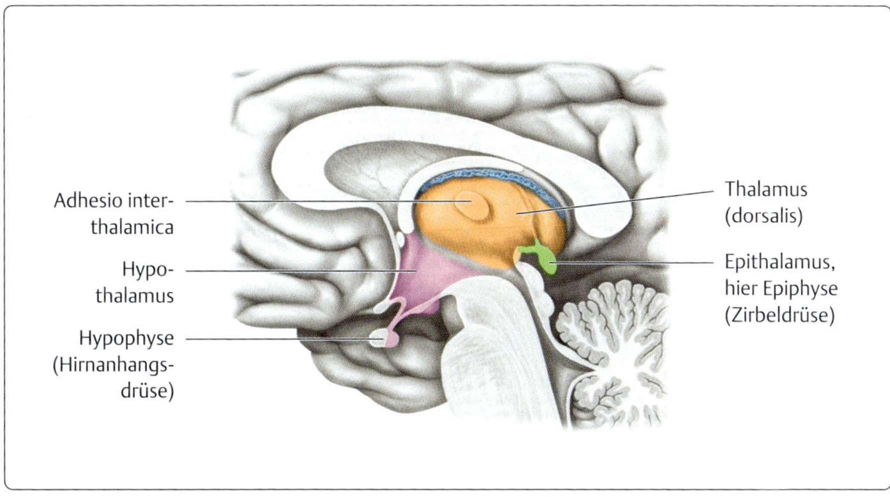

Abb. 8.4 Aufbau des Zwischenhirns (Diencephalon).

8.5.2 Hypophyse

Lage und Aufbau Die Hirnanhangsdrüse ist nur etwa 1 g schwer und erbsengroß (**Abb. 8.6**). Sie liegt gut geschützt im Türkensattel (Sella turcica) an der Schädelbasis, oberhalb der Keilbeinhöhle (Sinus sphenoidales). Über den Hypophysenstiel (Infundibulum) ist sie mit dem Hypothalamus verbunden. Sie wird in 2 Bereiche eingeteilt:

- Hypophysenhinterlappen = Neurohypophyse
- Hypophysenvorderlappen = Adenohypophyse

8.5.2.1 Neurohypophyse

Das Gewebe des Hypophysenhinterlappens besteht aus nervalem Bindegewebe (Glia). Es gibt hier keine hormonproduzierenden Zellen, da die Neurohypophyse lediglich Speicher- und Abgabeort für die hypothalamischen Effektorhormone ist (**Abb. 8.7**).

Das Hormon ADH (= antidiuretisches Hormon oder auch Vasopressin) wirkt auf die Nieren und die Gefäßwände. Es fördert die Wasserresorption in den Sammelrohren der Nieren (S. 179). Da sich dadurch das Blutvolumen erhöht, steigert es auf diese Weise den Blutdruck. Zusätzlich bewirkt ADH (Vasopressin) eine Kontraktion der Gefäße (Vasokonstriktion), was ebenfalls blutdrucksteigernd ist.

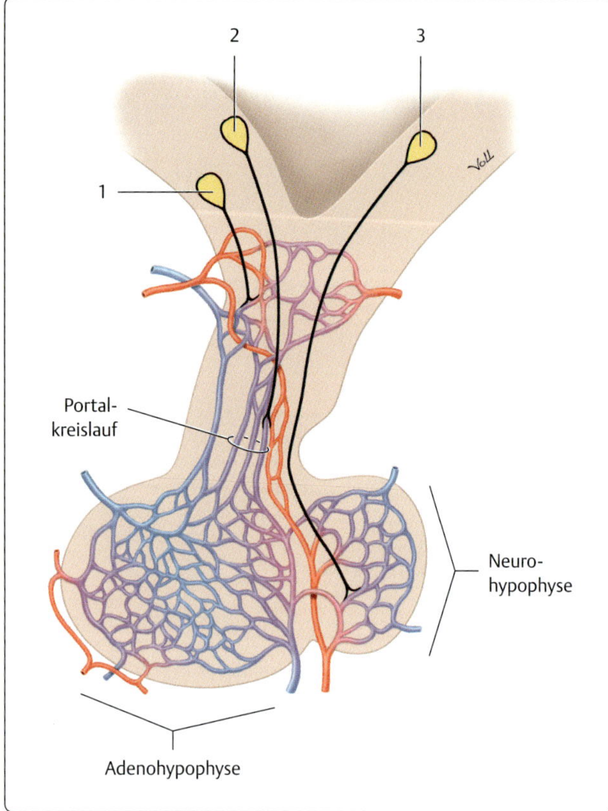

Abb. 8.5 Hypothalamisch-hypophysäre Achse der Hormonregulation. Über ein Pfortadersystem gelangen die Steuerhormone aus den entsprechenden Hypothalamuskernen (1) und (2) zum Vorderlappen der Hypophyse (Adenohypophyse). Die Effektorhormone Oxytozin und ADH gelangen von ihrem Bildungsort im Hypothalamus (3) über Axone zur Neurohypophyse (Hypophysenhinterlappen) und werden dort bei Bedarf ans Blut abgegeben.

Das Hormon Oxytozin wird am Ende einer Schwangerschaft und während des Stillens ausgeschüttet. Es regt die glatte Muskulatur der Gebärmutterwand (Myometrium des Uterus) zur Kontraktion an (Wehen). In der weiblichen Brustdrüse unterstützen die glatten Muskelzellen, vom Oxytozin beeinflusst, die Milchabgabe. Reiz für die Oxytozinausschüttung sind der wachsende Druck auf die Halsregion der Gebärmutter durch das zunehmende Gewicht des Kindes und nach der Geburt das Saugen des Kindes an den Mamillen (Brustwarzen).

Pathologie

Diabetes insipidus (Wasserharnruhr)
Ein Mangel an ADH hat eine extrem hohe Harnausscheidung (5–25 l pro Tag) zur Folge (zentraler Diabetes insipidus).
Grund ist, dass ohne ADH in den Sammelrohren der Nieren keine Wasserporen (Aquaporine) eingebaut werden können und so die Wasserrückresorption aus dem Primärharn gestört ist.
Seltener liegt die Ursache in der Niere (renaler Diabetes insipidus). Der ADH-Spiegel ist zwar normal, das Hormon kann aber aufgrund defekter Rezeptoren, Aquaporinkanäle oder anderer Nierenschädigungen seine Wirkung nicht entfalten.

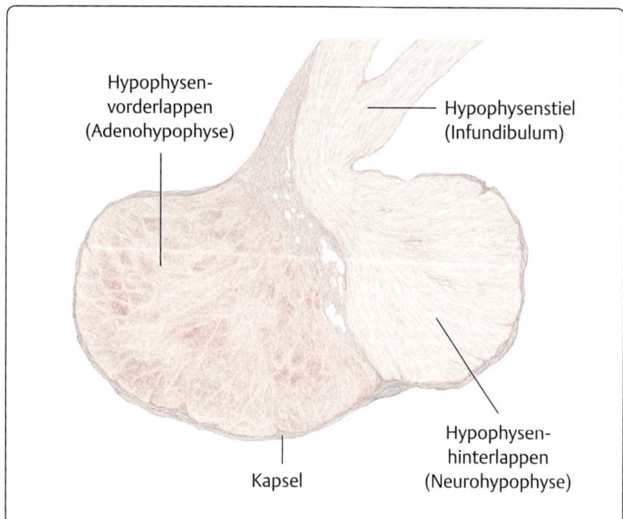

Abb. 8.6 Hypophyse. Auf dieser Abbildung ist die Gliederung der Hypophyse und ihrer beiden Anteile zu erkennen. Im Vorderlappen liegen hormonproduzierende Zellen, während das Gewebe des Hinterlappens aus Axonendigungen besteht, deren Zellkörper im Hypothalamus liegen.

8.5.2.2 Adenohypophyse

Das Gewebe des Hypophysenvorderlappens besteht aus endokrinem, d. h. hormonbildendem, Gewebe. 2 Gruppen von Hormonen werden hier synthetisiert (**Abb. 8.7**):

- glandotrope Hormone: Regulation untergeordneter Hormondrüsen
- nichtglandotrope Hormone: Wirkung direkt auf Zielzellen

Glandotrope Hormone Glandotrop bedeutet „auf Drüsen wirkend". Die Hormone dieser Gruppe regulieren die Produktion von peripheren Hormondrüsen:

- ACTH (adrenokortikotropes Hormon): Nebennierenrinde
- TSH (thyreoideastimulierendes Hormon): Schilddrüse
- FSH (follikelstimulierendes Hormon): Geschlechtsdrüsen (Gonaden)
- LH (luteinisierendes Hormon): Geschlechtsdrüsen (Gonaden)

Nichtglandotrope Hormone wirken nicht auf weitere Drüsen, sondern direkt auf ihre Zielzellen. Zu dieser Gruppe gehören:

- Wachstumshormon (engl. growth hormone = GH, Somatotropin)
- Prolaktin (PRL)
- MSH (melanozytenstimulierendes Hormon, Melanotropin)

Wachstumshormon Das Wachstumshormon nimmt Einfluss auf die Entwicklung der Muskulatur und des Skeletts. Es fördert die Zellteilung, wirkt diabetogen (blutzuckersteigernd) und stimuliert das Längenwachstum.

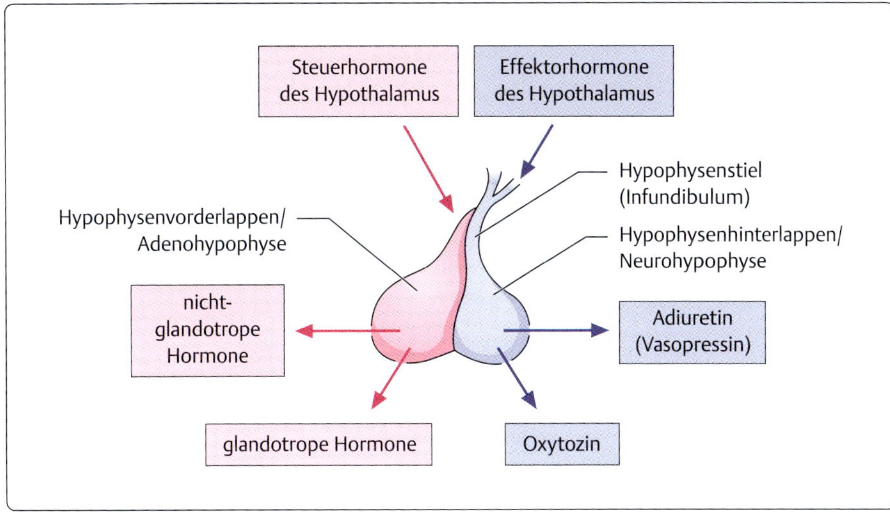

Abb. 8.7 Hypophyse. Hormone des Hypophysenvorder- und -hinterlappens. Effektorhormone des Hypothalamus (Adiuretin und Oxytozin) gelangen über den axonalen Transport zur Neurohypophyse, wo sie gestapelt bzw. an das Blut abgegeben werden. Steuerhormone des Hypothalamus (Liberine und Statine) gelangen über den Blutweg zur Adenohypophyse, wo sie die Produktion von glandotropen und nicht-glandotropen Hormonen regulieren.

Pathologie

Adenom

Einer Überproduktion von Wachstumshormon liegt meist ein gutartiger Tumor des Hypophysenvorderlappens (Adenom) zugrunde.

Riesenwuchs

Schüttet die Hypophyse zu viel Wachstumshormon aus, während das Längenwachstum des Körpers noch nicht abgeschlossen ist, kommt es zum hypophysären Riesenwuchs (Gigantismus). Die Körperproportionen bleiben erhalten.

Akromegalie

Zu viel Wachstumshormon nach Abschluss des allgemeinen Längenwachstums führt zu einer (manchmal extremen) Größenzunahme der Akren (Nase, Kinn, Jochbogen, Finger und Zehen) und der Zunge. Durch die unharmonischen Körperproportionen fühlen sich die Patienten oft entstellt. Weitere allgemeine Symptome kommen durch Vergrößerung von Organen dazu.

Prolaktin Prolaktin reguliert das Wachstum des Brustdrüsengewebes während der Schwangerschaft und die Produktion der Muttermilch in der laktierenden (milchbildenden) Mamma (Brustdrüse). Es bremst die Libido und hemmt den Eisprung (Ovulation). Die Freisetzung von Prolaktin wird erhöht durch den Saugreiz beim Stillen: Da der heranwachsende Säugling einen erhöhten Bedarf an Muttermilch hat, ist es sinnvoll, dass jedes Stillen die Abgabe von Prolaktin erhöht, um die Bildung von immer mehr Milch zu erreichen. Beim Abstillen sinken die Prolaktinwerte dann wieder.

Merke

Prolaktin ist nicht zu verwechseln mit Oxytozin, welches die Abgabe der Muttermilch begünstigt!

MSH MSH stimuliert die melaninbildenden Zellen der Haut und fördert so deren Pigmentierung. Dieses Hormon entsteht aus den gleichen Vorläufermolekülen wie ACTH.

8.5.3 Beeinflussung der Adenohypophyse durch die Steuerhormone des Hypothalamus

Jedes der glandotropen und nichtglandotropen Hormone wird von einer bestimmten Zellart in der Adenohypophyse gebildet.

Für jede dieser Zellengruppen (Ausnahme: prolaktinbildende Zellen) sendet der Hypothalamus als übergeordnete „Kommandozentrale" produktionssteigernde Steuerhormone aus (**Abb. 8.8** und **Abb. 8.9**):

- CRH (engl. corticotropin releasing hormone, Kortikoliberin): steigert die ACTH-Abgabe (und wahrscheinlich auch die von MSH)
- TRH (engl. thyreotropin releasing hormone, Thyreoliberin): steigert die TSH-Abgabe
- GnRH (engl. gonadotropin releasing hormone, Gonadoliberin): steigert die FSH- und LH-Abgabe
- GH-RH (engl. growth hormone releasing hormone): steigert die Wachstumshormonabgabe

Außerdem gibt es folgende hemmende Steuerhormone:

- GH-IH (engl. growth hormone inhibiting hormone, Somatostatin)
- PIH (engl. prolactin inhibiting hormone, Prolaktostatin = Dopamin)

Die Existenz von Releasing-Hormonen für das Prolaktin ist umstritten. Die Produktivität dieser Zellen ist von sich aus sehr hoch. So wird die Prolaktinausschüttung wohl eher durch Wegfall der Hemmung reguliert.

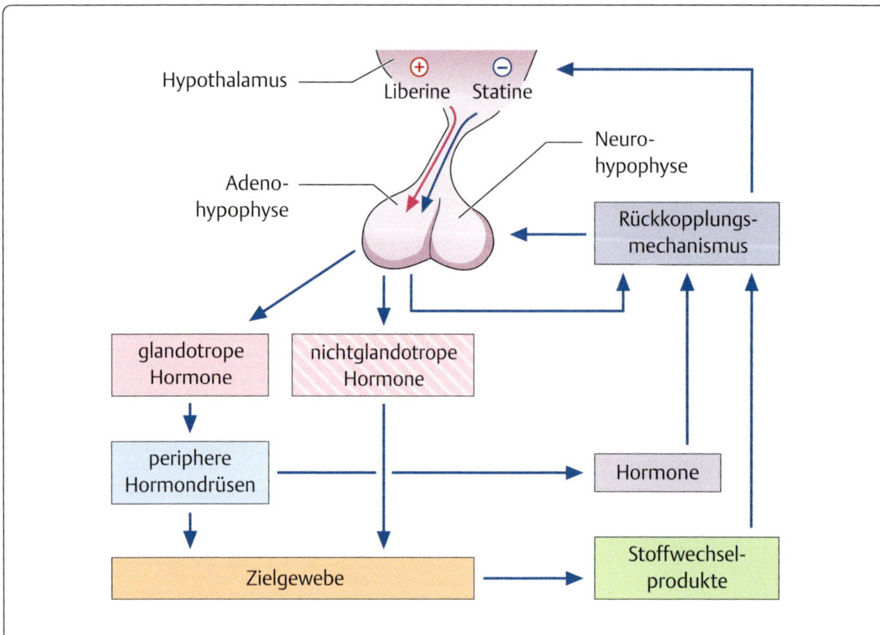

Abb. 8.8 Rückkopplungsmechanismus auf die Adenohypophyse.

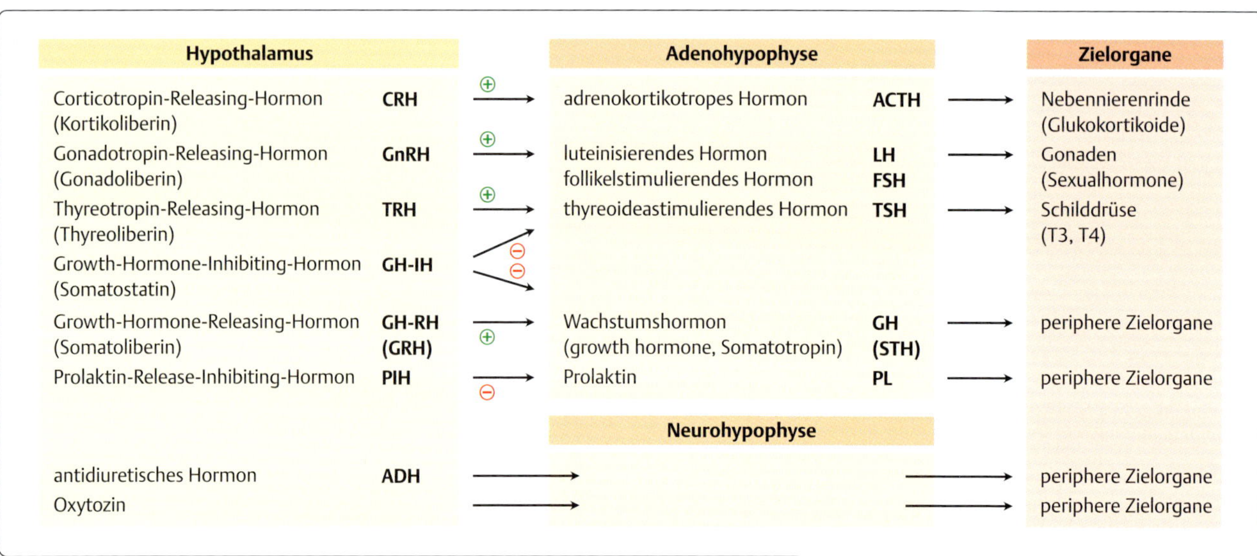

Abb. 8.9 Steuer- und Effektorhormone des Hypothalamus. Die Steuerhormone des Hypothalamus wirken auf die endokrinen Zellen der Adenohypophyse (Hypophysenvorderlappen) entweder produktionssteigernd (+) mithilfe von Releasing-Hormonen (Liberinen) oder hemmend (–) mit Release-Inhibiting-Hormonen (Statinen).

8.5.4 Steuerung der Hormonproduktion durch Rückkopplung

Neben zahlreichen anderen Einflüssen (v. a. aus dem ZNS) wird die Hormonausschüttung durch den Blutspiegel des jeweiligen Hormons beeinflusst: Übersteigt die Blutkonzentration eines Hormons ihren Sollwert, wird die Hormonausschüttung im Hypothalamus und in der Hypophyse gedrosselt und die jeweils nachgeschalteten endokrinen Zellen gehemmt. Sie produzieren nun weniger Hormone, bis der Blutspiegel wieder sein gewünschtes Niveau erreicht hat. Diese Beeinflussung nennt man **negative Rückkopplung** (**Abb. 8.10**).

Bestimmte Vorgänge im Körper bewirken eine **positive Rückkopplung**: Am Ende einer Schwangerschaft und bei der Geburt z. B. wird aufgrund der Dehnung des Gebärmutterhalses die Freisetzung von Oxytozin aus der Neurohypophyse ausgelöst. Das Oxytozin wiederum regt die Gebärmuttermuskulatur zu Kontraktionen an, wodurch der Druck auf den Gebärmutterhals weiter verstärkt und die Oxytozinausschüttung noch mehr angeregt wird. Dieser Rückkopplungsmechanismus endet erst, wenn das Kind geboren ist, der Druck also nachlässt.

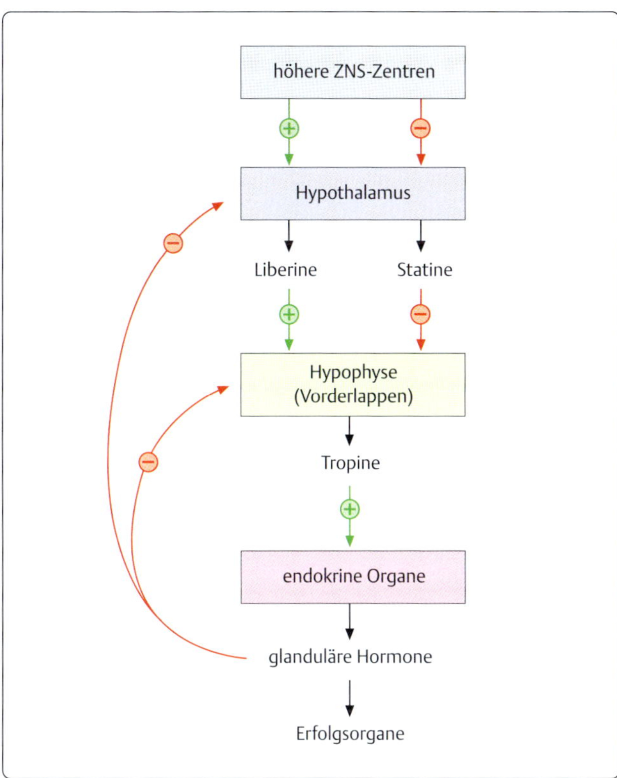

Abb. 8.10 Regelkreis eines Hormonsystems. Auf den Hypothalamus nehmen einerseits höhere ZNS-Zentren fördernden oder hemmenden Einfluss. Andererseits wird seine Aktivität durch Rückmeldung der Bluthormonspiegel gehemmt.

8.6 Nebennieren

Lage Die jeweils etwa 5 g schweren Nebennieren (Glandulae suprarenales) sitzen dem oberen Pol der Nieren wie Zipfelmützen auf (**Abb. 8.11**a). Sie befinden sich auf Höhe des 1. Lendenwirbels (L 1). Eine dünne Fettschicht trennt die beiden Organe innerhalb der schützenden Fettkapsel, der Capsula adiposa (Kap. 7.1), die sie umgibt.

Aufbau An einem Schnitt durch das Organ (**Abb. 8.11**b) erkennt man dessen Gliederung: Unter einer zarten Bindegewebskapsel befindet sich der Rindenbereich (Cortex suprarenalis, Nebennierenrinde = NNR), der ca. 80 % des Organs ausmacht. Ihm schließt sich nach innen das Mark (Medulla suprarenalis, Nebennierenmark = NNM) an.

8.6.1 Nebennierenrinde

Im histologischen Bild (**Abb. 8.12**) ist zu erkennen, dass sich die Nebennierenrinde in 3 unterschiedliche Zonen von Drüsengewebe gliedert. Jede dieser Zonen bildet eine andere Gruppe von Steroidhormonen:

- Zona glomerulosa (äußere Zone): Mineralokortikoide, v. a. Aldosteron
- Zona fasciculata (mittlere Zone): Glukokortikoide, v. a. Kortisol
- Zona reticularis (innere Zone): Androgene, v. a. Testosteron

Lerntipp
Merkhilfe: „GFR = glomeruläre Filtrationsrate" – aber auch: Zonen der Nebennierenrinde (von außen nach innen): Zona **glomerul**osa, Zona **f**asciculata, Zona **r**eticularis

Zona glomerulosa In der schmalen äußeren Schicht der Nebennierenrinde sind die kleinen Zellen in Nestern angeordnet. Die hier gebildeten Mineralokortikoide regulieren den Elektrolythaushalt des Körpers. Das wichtigste Mineralokortikoid ist das Aldosteron. Es steigert die Rückresorption von Natrium- (Na^+) sowie die Sekretion von Kaliumionen (K^+) im distalen Tubulus und Sammelrohr der Niere. Dadurch wird Wasser im Körper zurückgehalten, das Blutvolumen steigt und mit ihm der Blutdruck. Die Produktion der Mineralokortikoide wird deshalb vorwiegend über das Renin-Angiotensin-System der Niere (Kap. 7.1.7) gesteuert und nur bedingt von ACTH. Ein niedriger

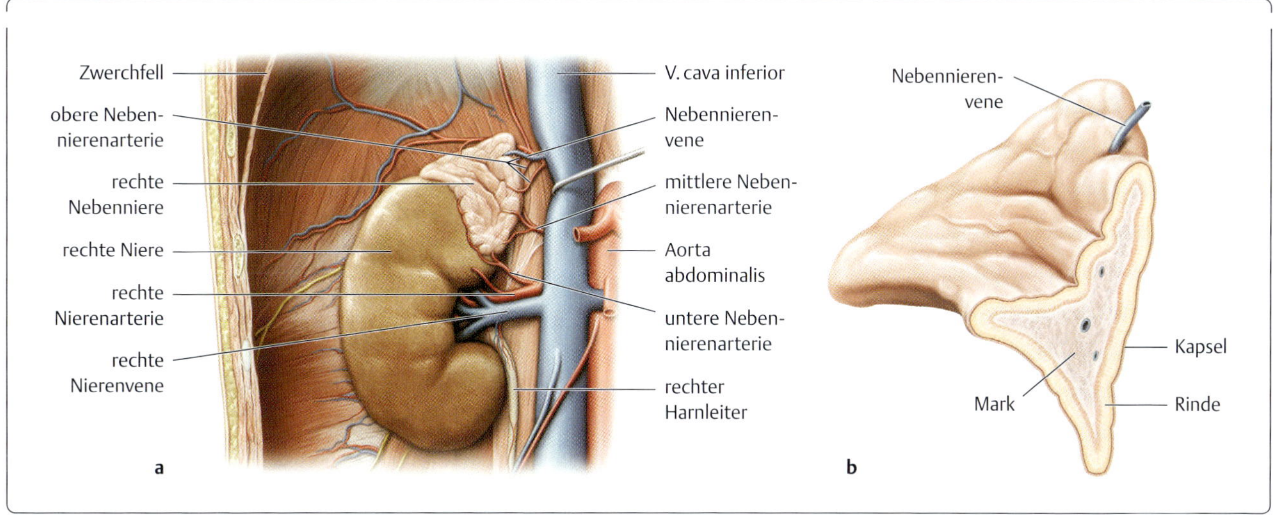

Abb. 8.11 Nebennieren.
a Lage der Nebennieren. Wie eine Kappe sitzen die Nebennieren den Nieren auf. Die gemeinsame Fettkapsel (Capsula adiposa) wurde entfernt.
b Am Schnitt erkennt man die Gliederung der Nebenniere in Rinde und Mark sowie die umgebende Bindegewebshülle.

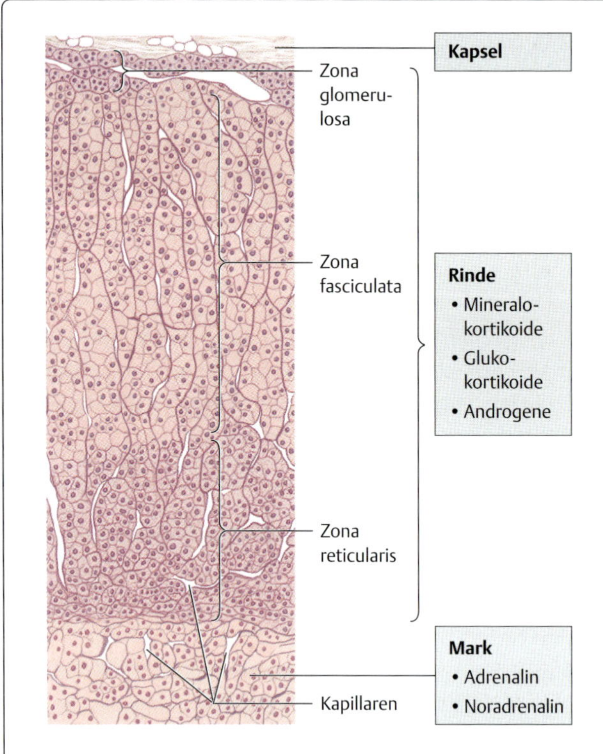

Abb. 8.12 Histologischer Aufbau der Nebennieren. In Knäuel oder Strängen liegen die Zellen dicht neben sinusoiden Kapillaren, die von der Rinde bis ins Mark ziehen.

Natrium- (Hyponatriämie) bzw. ein hoher Kaliumspiegel (Hyperkaliämie) im Blut, eine Abnahme des Blutvolumens (Hypovolämie), ein abfallender Blutdruck und eine verminderte Nierendurchblutung regen die Freisetzung von Aldosteron an.

Zona fasciculata Die mittlere Zone besteht aus langen Drüsenzellsträngen, die Glukokortikoide sezernieren. Ihre Produktionsrate wird von ACTH gesteuert. Wichtigstes Glukokortikoid ist das Kortisol (inaktive Vorstufe: Kortison). Glukokortikoide beeinflussen den (Glukose-)Stoffwechsel. Sie bauen Eiweiße ab (katabol), mobilisieren Fette und stellen diese der Glukoneogenese (Bildung von Glukose in der Leber aus Aminosäuren) zur Verfügung. Dadurch erhöhen sie den Blutzuckerspiegel und stellen dem Körper bei Belastungssituationen schnell verfügbare Energie bereit.

Merke

Die Glukokortikoide wirken außerdem entzündungshemmend, immunsuppressiv und diabetogen (blutzuckersteigernd). Ihre hemmende Wirkung auf das Immunsystem wird therapeutisch eingesetzt bei Allergien, chronischen Entzündungen, Autoimmunerkrankungen oder Organtransplantationen. Die langfristige Behandlung kann allerdings zum Cushing-Syndrom führen.

Zona reticularis Die Zellen der inneren Zone sind in netzartig verzweigten Strängen angeordnet. Sie produzieren unter dem Einfluss von ACTH Androgene (Geschlechtshormone), die aber nur schwach wirksam sind. Beim Mann nahezu bedeutungslos, wirken sie bei der Frau muskelaufbauend und steigern die Geschlechtsbehaarung.

Lerntipp

Merkspruch: „Salt, Sugar, Sex – the deeper you go, the better it gets!"
(Salz [salt] = Mineralokortikoide, Zucker [sugar] = Glukokortikoide, Sex = Sexualhormone)

Pathologie

Morbus Addison

Der Morbus Addison bezeichnet einen Ausfall der Nebennierenrinde. Bei dieser primären Nebennierenrindeninsuffizienz liegt die Ursache in der Zerstörung des Rindengewebes (Autoimmunerkrankung, Tuberkulose oder Tumor). Es kommt zu lebensbedrohlichen Störungen im Energie- und Mineralhaushalt des Körpers. Der Mangel an Aldosteron führt zu einem erhöhten Kochsalzverlust (Natriumchlorid) und einem Anstieg des Kaliumspiegels. Symptome der Erkrankung sind u. a. Herzrhythmusstörungen, niedriger Blutdruck, Abgeschlagenheit, Übelkeit, Erbrechen und Gewichtsverlust. Der primären Nebennierenrindeninsuffizienz versucht der Körper durch eine vermehrte Ausschüttung von ACTH aus der Hypophyse entgegenzuwirken. Da gleichzeitig auch mehr MSH gebildet wird, kommt es zu einer typischen Hyperpigmentierung der Haut, die dem (primären) Morbus Addison auch den Namen „Bronzekrankheit" eingebracht hat.
Die sekundäre Nebennierenrindeninsuffizienz ist bedingt durch eine mangelnde Ausschüttung von ACTH aus der Hypophyse. Eine Hyperpigmentierung der Haut bleibt aus (weißer Morbus Addison).

Morbus Conn

Eine gesteigerte Freisetzung von Aldosteron aus autonomem Nebennierenrindengewebe führt zum Morbus Conn. Folgen sind Bluthochdruck (Hypertonie), ein erniedrigter Blutkaliumspiegel (Hypokaliämie) mit Müdigkeit, Kopfschmerzen, gesteigertem Durstgefühl und Muskelschwäche.

Cushing-Syndrom

Als Cushing-Syndrom (= Hyperkortisolismus) bezeichnet man die Symptome, die durch die Überproduktion von Glukokortikoiden zustande kommen, unabhängig von den Ursachen: Gewichtszunahme mit Vollmondgesicht, Stammfettsucht (dünne muskelschwache Extremitäten, fetter Rumpf), Bluthochdruck, Störungen des Kohlenhydratstoffwechsels, Osteoporose, Impotenz und erhöhte Infektanfälligkeit. Bei Kindern kommt es trotz des Übergewichts zu Wachstumsstörungen.

Morbus Cushing

Der Morbus Cushing ist eine Erkrankung, die zum Cushing-Syndrom führt: Ein Tumor in der Hypophyse verursacht eine erhöhte ACTH-Ausschüttung, wodurch wiederum in der Nebennierenrinde zu viel Kortisol produziert wird.

8.6.2 Nebennierenmark

Die Zellen des Nebennierenmarks sind modifizierte sympathische Nervenzellen. Als solche nehmen sie eine Zwischenstellung ein zwischen hormonbildenden Drüsenepithel- und Nervenzellen: Sie sezernieren einerseits Hormone, andererseits werden sie von Synapsen des Sympathikus direkt innerviert, wie es für Nervenzellen üblich ist.

Im Nebennierenmark werden v. a. die Katecholamine Adrenalin und Noradrenalin produziert. Sie werden in Gefahrensituationen, bei Kälte oder Hitze, bei körperlicher Anstrengung oder psychischer Belastung ins Blut sezerniert. Als Stresshormone steigern sie die Aktivität des Herz-Kreislauf-Systems, mobilisieren Energiereserven und vermitteln so alle Vorgänge der „Fight-or-Flight-Reaktion“ (Kampf- oder Fluchtreaktion; Kap. 10.4.1): Sie wirken gefäßverengend (vasokonstriktorisch), steigern die Herzfrequenz, erweitern die Bronchien (bronchodilatatorisch), beschleunigen den Grundumsatz und hemmen die Peristaltik des Darms. Noradrenalin wirkt darüber hinaus als Neurotransmitter im zentralen und sympathischen Nervensystem.

> **Pathologie**
>
> **Phäochromozytom**
> Dieser von den Markzellen der Nebennieren ausgehende Tumor schüttet unkontrolliert Katecholamine aus. Typischerweise kommt es zu gefährlichen Anfällen von Bluthochdruck. Trotz der Hypertonie ist eine Gesichts- und allgemeine Hautblässe (= „blasser Hochdruck“) zu beobachten.

8.7 Schilddrüse

Lage und Aufbau Die Schilddrüse umgibt den Schildknorpel des Kehlkopfes. Ihr Gewicht liegt zwischen 15 und 60 g. Ihr Aufbau erinnert an einen Schmetterling: Sie besteht aus 2 Lappen, die vor der Luftröhre über eine schmale Brücke verbunden sind (Isthmus). Oft ist an dieser Stelle ein 3. pyramidenförmiger Lappen (Lobus pyramidalis, Mittellappen) ausgebildet (**Abb. 8.13**). Eine bindegewebige Kapsel umhüllt das Organ.

Im Inneren ist die Schilddrüse ebenfalls durch Bindegewebe in einzelne Läppchen (Lobuli) unterteilt. Jedes Läppchen besteht aus zahlreichen Follikelzellen und parafollikulären (griech. para = neben) C-Zellen. Die Follikelzellen umgrenzen rund-ovale Hohlräume, in denen sie ihre produzierten Hormone – Thyroxin (T4) und Trijodthyronin (T3) – als sog. Kolloid

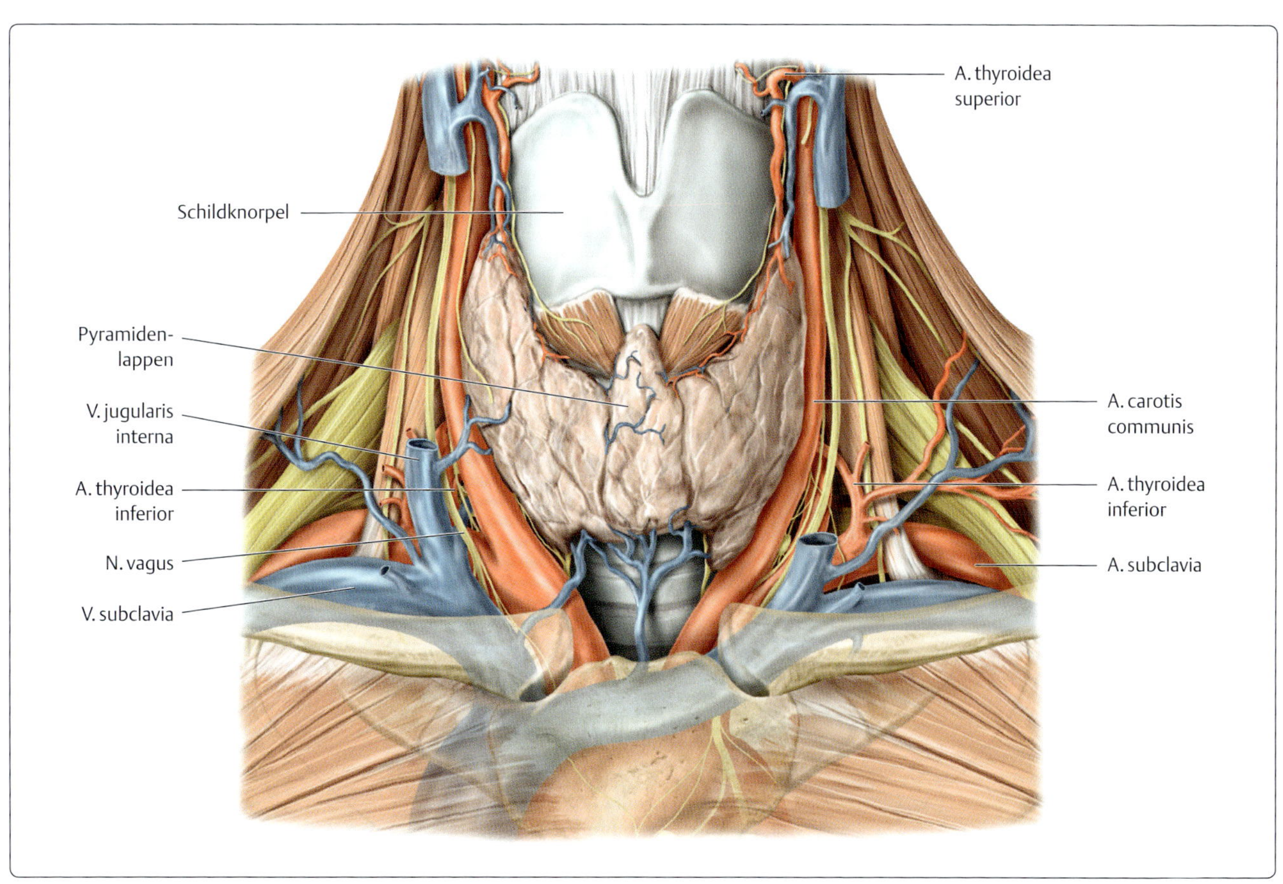

Abb. 8.13 Lage und Aufbau der Schilddrüse. Die Schilddrüse liegt dem Kehlkopf vorne auf. 2 Arterien, die Aa. thyroidea superior und inferior, versorgen das Organ. Abgeleitet wird das Blut über einen venösen Plexus in die V. thyroidea inferior (meist unpaar).

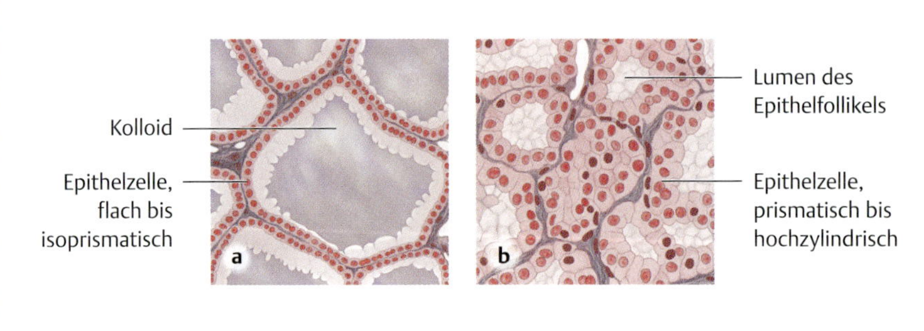

Abb. 8.14 Histologischer Schnitt durch eine Schilddrüse.
a Mit Kolloid gefüllt. Die Follikelepithelzellen produzieren die Speicherform der Hormone (Thyreoglobin) und geben sie in die Follikel hinein.
b Bei Bedarf werden die Hormone aus dem Lager abgegeben. Das Lumen der Follikel ist dann deutlich verkleinert.

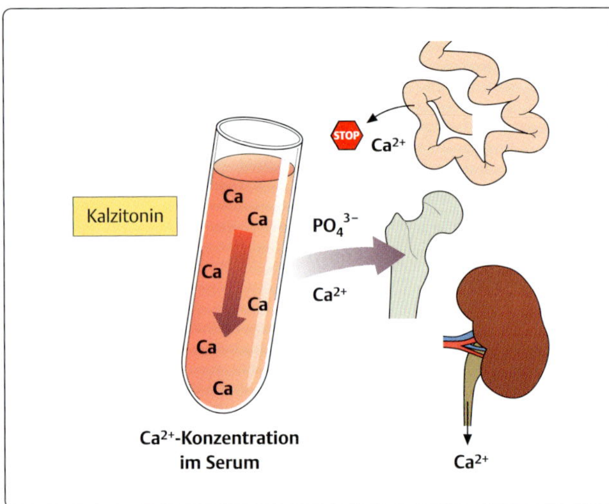

Abb. 8.15 Wirkung des Kalzitonins. Ca^{2+} = Kalziumionen, PO_4^{3-} = Phosphationen.

speichern (**Abb. 8.14**). Bei Bedarf werden die Hormone aus den Follikeln wieder aufgenommen und an die benachbarten Kapillaren abgegeben. Die C-Zellen speichern ihr Hormon, das Kalzitonin, im Zellinneren.

Thyroxin (T4) und Trijodthyronin (T3) Für die Herstellung der Schilddrüsenhormone T3 und T4 ist das Spurenelement Jod erforderlich. Thyroxin enthält 4 Jodatome (T4), Trijodthyronin nur 3 (T3). T3, welches durch Abspaltung eines Jodatoms aus Thyroxin entsteht, ist die deutlich wirksamere Form des Hormons (5-fach höhere Wirkung). T3 und T4 stimulieren den Stoffwechsel fast aller Zellen und steigern so deren Grundumsatz. Sie aktivieren das Nervensystem, fördern den Kalzium- und Phosphatumsatz, wirken diabetogen (blutzuckersteigernd) und erhöhen die Empfindlichkeit für Katecholamine am Herzen. Im Kindesalter regeln sie auf diese Weise das Körperwachstum und die geistige Entwicklung.

Kalzitonin Die parafollikulären C-Zellen machen nur einen kleinen Teil des Schilddrüsengewebes aus. Das hier produzierte Peptidhormon Kalzitonin senkt den Kalziumspiegel des Blutes, indem es den vermehrten Einbau von Kalzium (und Phosphat) in den Knochen fördert. Es unterstützt damit dessen Mineralisation. Außerdem vermittelt Kalzitonin eine vermehrte Ausscheidung von Kalzium über die Nieren und eine reduzierte Aufnahme aus dem Darm (**Abb. 8.15**).

Pathologie

Struma

Eine Größenzunahme der Schilddrüse wird als Struma (Kropf) bezeichnet. Eine Struma kann sowohl bei einer Unterfunktion (Hypothyreose) als auch bei einer Überfunktion (Hyperthyreose) oder auch ohne Funktionseinschränkung (euthyreote Struma) auftreten. Eine häufige Ursache ist Jodmangel.

Hypothyreose

Typische Symptome einer Schilddrüsenunterfunktion sind eine Verlangsamung des Stoffwechsels und des Wachstums, eine reduzierte geistige Leistungsfähigkeit, Müdigkeit, erhöhtes Kälteempfinden und eine teigige Schwellung der Haut (Myxödem – ein Myxödem ist vom wasserbedingten Ödem dadurch zu unterscheiden, dass bei Druck mit dem Finger keine Delle zurückbleibt).
Eine angeborene unbehandelte Hypothyreose führt zum **Kretinismus**. Durch den reduzierten Stoffwechsel kommt es zu körperlichen und geistigen Entwicklungsstörungen (Minderwuchs und geistige Behinderung).
Eine andere Form der Schilddrüsenunterfunktion kommt durch die **Hashimoto-Thyreoiditis** zustande. Bei dieser Autoimmunerkrankung zerstören Autoantikörper nach und nach das Drüsengewebe. Zunächst reagiert die Schilddrüse auf den Angriff oft mit einer gesteigerten Produktivität (Hyperthyreose), bis sich die Unterfunktion entwickelt. Lebenslang müssen diese Patienten die Hormone T3/T4 durch orale Einnahme ergänzen bzw. ersetzen.

Hyperthyreose

Patienten mit einer Überfunktion der Schilddrüse sind trotz ausreichender Ernährung oft mager, ihre Haut ist zart, feucht und warm. Der erhöhte Stoffwechsel führt außerdem zu Symptomen wie Konzentrationsschwäche, innerer Unruhe, Wärmeintoleranz, vermehrter Schweißproduktion, gesteigerter Verdauungstätigkeit mit Durchfällen und Herzrhythmusstörungen. Auch eine Beteiligung der Augen, die dann stark hervortreten (Exophthalmus), ist möglich.
Eine Hyperthyreose kann durch die Autoimmunerkrankung **Morbus Basedow** zustande kommen. Die Autoantikörper binden sich an die Drüsenzellen und stimulieren sie zur erhöhten Abgabe von T3 und T4. Oft ist die Erkrankung mit einer Struma verbunden.

Naturheilkundliche Therapie

Ernährungstherapie und Phytotherapeutika bei euthyreoter Struma
Hier sind v. a. jodhaltige Nahrungsmittel angezeigt, z. B. Seefisch, Milch und Gemüsesorten wie Brokkoli, Möhren und Feldsalat. Empfehlenswert ist außerdem jodhaltiges Mineralwasser. Auch die ausreichende Zufuhr von Eisen und B-Vitaminen (besonders Vitamin B_{12}) ist wichtig, da ein Mangel dieser Substanzen auch die Aktivität der Schilddrüse einschränkt (eventuell nachfolgende Hypothyreose).
Als Phytotherapeutika können beispielsweise Blasentang oder Brunnenkresse Linderung verschaffen.

Ernährungstherapie bei Hypothyreose
Bei der Ernährung sollte eine gezielte Zufuhr jodhaltiger Nahrungsmittel erfolgen, z. B. Fisch, Meeresfrüchte, Kresse, japanische Algen, sowie von jodhaltigem Wasser.

Phytotherapeutika bei Hyperthyreose
Aus dem Bereich der Phytotherapeutika ist hier v. a. das Wolfstrappkraut zu nennen. Die antithyreotrope Wirkung ist v. a. auf die Lithospermsäure zurückzuführen. Insgesamt hemmt Wolfstrapp die Ausschüttung von Thyroxin, außerdem vermindert er den Jodumsatz. Als weiteres Mittel ist Herzgespannkraut zu erwähnen. Diese Pflanzenheilmittel sind bei leichten Formen der Hyperthyreose indiziert.

8.8 Nebenschilddrüsen

Die Nebenschilddrüsen (Epithelkörperchen, Glandulae parathyroideae) befinden sich an der Rückseite der Schilddrüse (**Abb. 8.16**). Diese 4 weizenkorngroßen Knötchen liegen paarweise dem oberen und unteren Pol der Schilddrüse an und sind mit in deren Organkapsel eingebettet. Lockeres Bindegewebe trennt beide Organe. Dennoch ist die makroskopische Unterscheidung schwierig.

Produkt der Drüsenepithelzellen ist das Parathormon (PTH), das den Gegenspieler zum Kalzitonin bildet, d. h. den Kalziumspiegel im Blut erhöht (es stellt Kalzium im Blut „parat"). Parathormon aktiviert knochenabbauende Zellen, die Osteoklasten, sodass Kalzium und Phosphat freigesetzt werden (**Abb. 8.17**). Zudem fördert es in den Nieren die Ausscheidung von Phosphat und hemmt diejenige von Kalzium. Im Darm steigert es die Kalziumresorption. Zusätzlich begünstigt Parathormon den Umwandlungsprozess von Vitamin D in der Niere. Vitamin D fördert – längerfristig als das Parathormon – ebenfalls die Aufnahme von Kalzium im Darm und in den Nieren. Aktiviert werden die Nebenschilddrüsen durch einen niedrigen Kalziumspiegel im Blut.

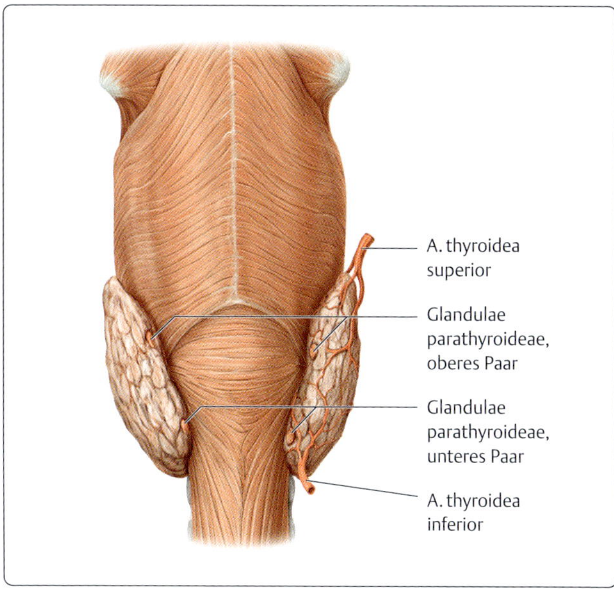

Abb. 8.16 Schilddrüse mit Nebenschilddrüsen in der Ansicht von dorsal.

Pathologie

Hypoparathyreoidismus
Eine Unterfunktion der Nebenschilddrüsen (Hypoparathyreoidismus), z. B. nach unbemerkter oder notwendiger Entfernung während einer Schilddrüsenoperation, führt zu einem erniedrigten Kalziumspiegel (Hypokalzämie). Es kommt zu einer Übererregbarkeit des Nervensystems mit der Folge generalisierter Muskelkrämpfe (Tetanie).

Hyperparathyreoidismus
Eine Überfunktion der Nebenschilddrüse (Hyperparathyreoidismus), z. B. tumorbedingt, führt zu einem verstärkten Knochenabbau mit dem Risiko von spontanen Brüchen. Der hohe Kalziumspiegel im Blut zieht eine erhöhte Ausscheidung über die Nieren nach sich. Dadurch steigt das Risiko der Steinbildung in den Harnwegen.

8.9 Bauchspeicheldrüse

Die Bauchspeicheldrüse, das Pankreas, ist eine exokrine und endokrine Drüse zugleich: Ihr exokriner Anteil produziert Verdauungsenzyme, die über den Ausführungsgang an den Dünndarm abgegeben werden (Kap. 6.10); ihr endokriner Anteil liegt verstreut im Pankreasgewebe in Form der Langerhans-Inseln (**Abb. 6.56**). Die Langerhans-Inseln setzen sich aus 4 verschiedenen Zelltypen zusammen:

- A-Zellen (20 % der Inselzellen): produzieren Glukagon
- B-Zellen (70 %): produzieren Insulin
- D-Zellen (5 %): produzieren Somatostatin
- PP-Zellen (< 5 %): produzieren pankreatisches Polypeptid

Lerntipp

Merkspruch: „**G-A-B-I** sitzt auf der Insel und trinkt **SoD**a!“ (**G** = Glukagon in den **A**-Zellen, **I** = Insulin in den **B**-Zellen, **So** = Somatostatin wird in den **D**-Zellen produziert. Alle 3 Zelltypen liegen in den Langerhans-Inseln des Pankreas.)

Insulin Reiz für die Ausschüttung von Insulin ist ein erhöhter Blutzuckerspiegel. Das Hormon senkt (als einziges Hormon) den Glukosegehalt des Blutes, indem es die Aufnahme von Glukose in die Zellen ermöglicht. Insulin stimuliert außerdem die Bildung von Amino- und Fettsäuren aus Glukose. Bei einem Überangebot in der Nahrung fördert Insulin die Bildung von Glykogen, der Speicherform der Glukose, in der Leber (und in den Muskeln). Bei Bedarf wird Glykogen wieder in Glukose umgewandelt und ins Blut abgegeben. Signale für den intrazellulären Glykogenabbau geben Glukagon, Adrenalin, Kortison und das Wachstumshormon (GH, Somatotropin).

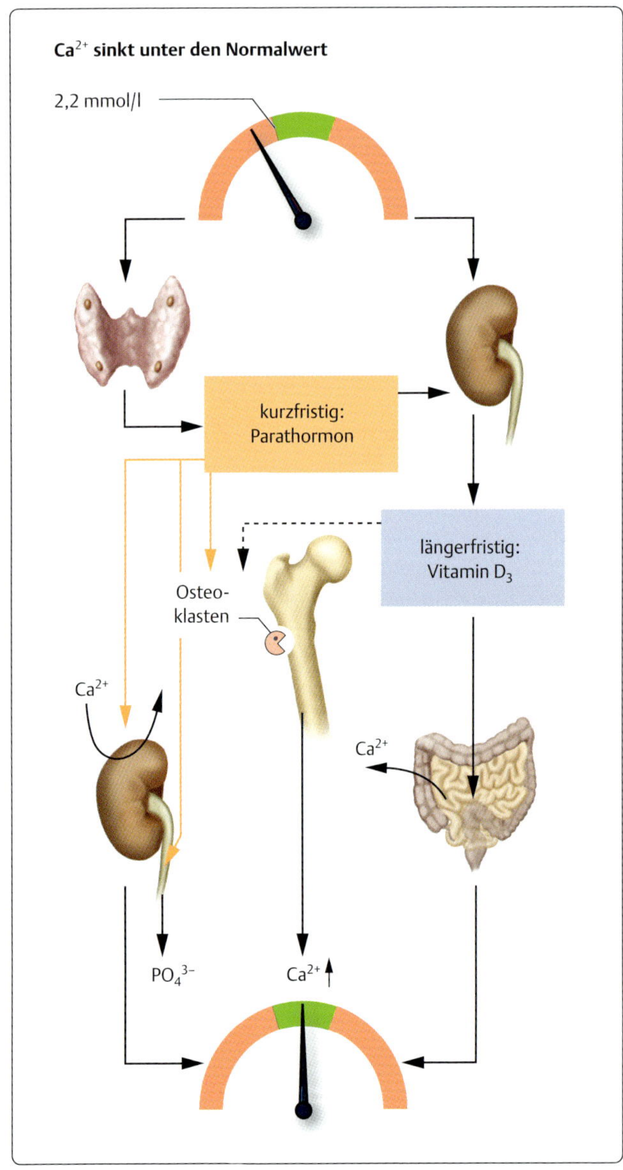

Abb. 8.17 Wirkung des Parathormons.

Glukagon Glukagon wirkt antagonistisch zum Insulin. Es steigert den Blutzuckerspiegel, indem es den Glykogenabbau (Glykogenolyse) anregt und den Proteinabbau sowie die Lipolyse steigert. Auf diese Weise fördert Glukagon die Glukoneogenese (Neubildung von Glukose).

Somatostatin Kurzfristig hemmt Somatostatin die Ausschüttung von Glukagon, die Motorik des Magen-Darm-Traktes und die Sekretion von Verdauungsenzymen aus der Gallenblase, dem Magen und dem Pankreas. Es wird freigesetzt bei einem erhöhten Nährstoffgehalt oder zu vielen gastrointestinalen Hormonen im Blut. Eine langfristige Wirkung hat das Somatostatin, indem es die Ausschüttung des Wachstumshormons (GH) aus der Hypophyse blockiert und dadurch das Körperwachstum hemmt.

Pankreatisches Polypeptid Das pankreatische Polypeptid steigert die Dünndarmmotilität und andere Vorgänge im Verdauungssystem. Die genauen Funktionen des Hormons sind noch nicht endgültig geklärt, diskutiert wird u. a. auch ein Zusammenhang mit der Appetithemmung.

8.10 Zirbeldrüse

Die Zirbeldrüse oder Epiphyse (Corpus pineale) ist ein maiskorngroßes Organ des Zwischenhirns (**Abb. 8.4**). Sie arbeitet mit dem Hypothalamus zusammen, dem Regulator des inneren Milieus des Körpers. Ihr wichtigstes Hormon ist das **Melatonin**. Dessen Produktion ist tageslichtabhängig und regelt u. a. den Tag-Nacht-Rhythmus („biologische Uhr“). Über weitere Wirkungen ist wenig bekannt. Es gibt aber Hinweise darauf, dass Melatonin Einfluss auf die Entwicklung der Keimdrüsen im Kindesalter und damit auf den Eintritt in die Pubertät nimmt.

8.11 Geschlechtsdrüsen

Die in den Geschlechtsdrüsen (Gonaden) produzierten Hormone steuern v. a. die Entwicklung der Geschlechtsmerkmale, das Wachstum und die Fortpflanzung. Alle Geschlechtshormone werden von beiden Geschlechtern gebildet, allerdings in unterschiedlichen Konzentrationen:

- wichtige weibliche Geschlechtshormone (gebildet in Eierstöcken, Hoden und Plazenta):
  - Östrogene (z. B. Östradiol)
  - Gestagene (z. B. Progesteron)
- wichtige männliche Geschlechtshormone (gebildet in Hoden, Eierstöcken und Nebennierenrinde):
  - Androgene (z. B. Testosteron)

Die genaue Wirkung der einzelnen Geschlechtshormone wird im Zusammenhang mit den Geschlechtsorganen (Kap. 9) besprochen.

9 Geschlechtsorgane

Die Geschlechtsorgane (Genitalien) dienen der Fortpflanzung (Reproduktion), indem sie die Bildung und Reifung der Keimzellen (Gameten: Eizellen und Spermien) übernehmen. Sie stellen den Raum für deren Vereinigung und für das Heranreifen einer befruchteten Eizelle zur Verfügung. Außerdem bilden Sie Hormone, die die weitere Reifung vom Embryo zum geburtsreifen Fetus organisieren. Weitere in den Gonaden (Keimdrüsen) gebildete Hormone sorgen zusätzlich für die Ausbildung der geschlechtsspezifischen Körpermerkmale. In den Gonaden (Hoden und Eierstöcke) werden die Keimzellen und Geschlechtshormone gebildet. Die ableitenden Geschlechtswege (Samenleiter und Eileiter) bringen die Produkte an ihren Bestimmungsort. Die Geschlechtsdrüsen wiederum schaffen optimale Bedingungen für den Transport der Keimzellen und die Befruchtung der Eizelle.

9.1 Geschlechtsmerkmale

Man unterscheidet zwischen primären und sekundären Geschlechtsmerkmalen. Die primären Merkmale sind genetisch festgelegt und somit angeboren. Sie bestehen aus den zur Fortpflanzung notwendigen inneren und äußeren Geschlechtsorganen.

Die sekundären Geschlechtsmerkmale entwickeln sich während der Pubertät. Sie signalisieren die Geschlechtsreife. Hierzu zählen beim Mann die stärkere Körperbehaarung und der Bartwuchs, das Wachstum des Kehlkopfes (Adamsapfel, tiefe Stimme) sowie der männliche Körperbau (schmale Hüften, breite Schultern).

Bei der Frau beginnen während der Pubertät das Wachstum der Brüste (Thelarche) und die Ausbildung der typisch weiblichen Schambehaarung (Pubarche). Diese gehören wie der weibliche Körperbau mit einer charakteristischen Fettverteilung (breite Hüften, schmale Schultern) zu den sekundären Geschlechtsmerkmalen der Frau.

Die Geschlechtsorgane, sowohl die männlichen als auch die weiblichen, werden in innere und äußere Geschlechtsorgane eingeteilt.

Merke

Nach dem Infektionsschutzgesetz (IfSG) dürfen Heilpraktiker Geschlechtsorgane untersuchen und auch Krankheiten der Geschlechtsorgane behandeln (z. B. Menstruationsbeschwerden). Verboten ist jedoch die Behandlung sexuell übertragbarer Krankheiten. Geregelt ist dies in § 24 IfSG.

9.2 Geschlechtsorgane des Mannes

Zu den inneren männlichen Geschlechtsorganen gehören (**Abb. 9.1**):

- Hoden (Testis), paarig
- Nebenhoden (Epididymis), paarig
- Samenleiter (Ductus deferens), paarig
- Vorsteherdrüse (Prostata)
- Bläschendrüsen (Samenbläschen, Vesicula seminalis, Glandula vesiculosa), paarig
- Cowper-Drüsen (Glandula bulbourethralis), paarig

Die äußeren männlichen Geschlechtsorgane bestehen aus:

- Hodensack (Skrotum)
- Glied (Penis)

9.2.1 Innere männliche Geschlechtsorgane

9.2.1.1 Hoden

Der paarige Hoden (Testis, Orchis) liegt außerhalb des Bauchraums im Hodensack (**Skrotum**; **Abb. 9.2**). Dabei steht der linke Hoden meist etwas tiefer als der rechte. Jeder Hoden ist beim erwachsenen Mann etwa 25 g schwer und pflaumengroß. Aufgrund seiner Lage außerhalb der Körperhöhle ist die Temperatur in den Hoden etwa 2–5 °C kühler als im Körperinneren. Diese Temperatur ist für die Bildung und Reifung der Spermien (Spermatogenese) optimal (S. 204).

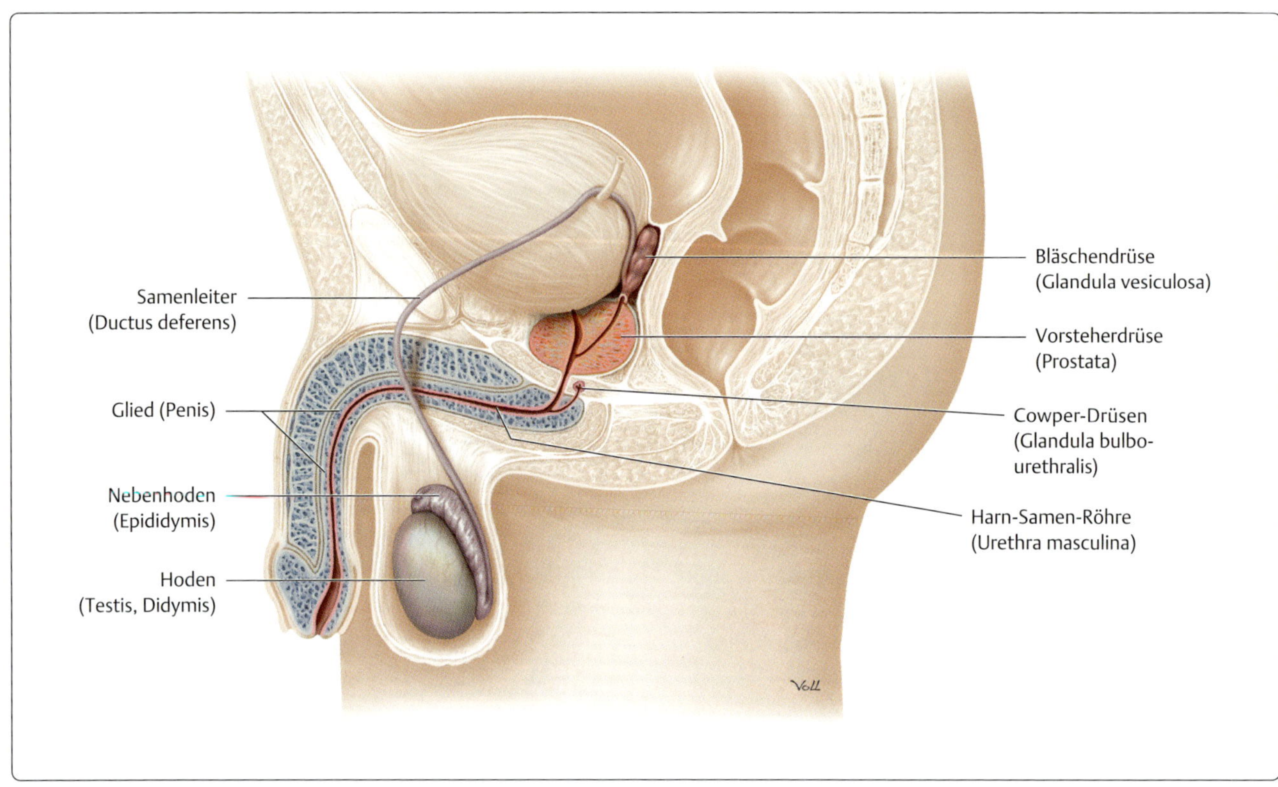

Abb. 9.1 Übersicht über die männlichen Geschlechtsorgane.

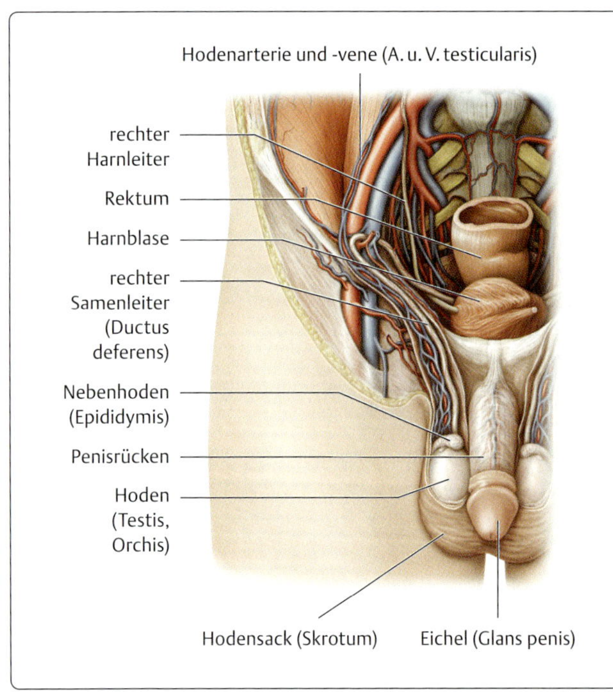

Abb. 9.2 Penis, Skrotum mit Hoden und Nebenhoden, Samenstrang (Funiculus spermaticus). Die Hülle des Samenstrangs ist eröffnet worden, sodass der Samenleiter und die A. u. V. testicularis dextra (direkter Abgang der Aorta abdominalis) zu erkennen sind.

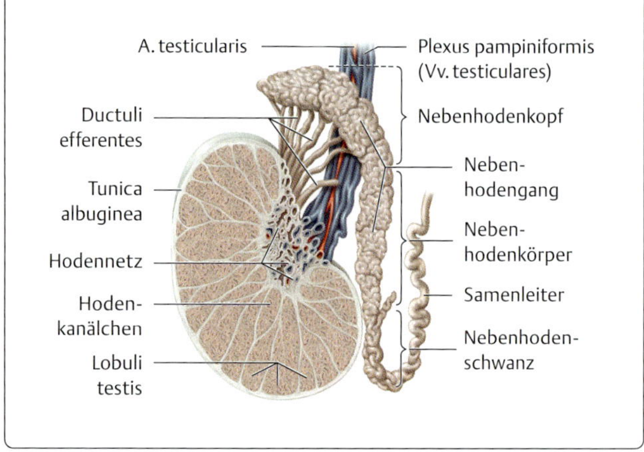

Abb. 9.3 Schnitt durch den Hoden (der Nebenhoden ist intakt). In der Ansicht von lateral wird der Feinbau von Hoden und Nebenhoden deutlich. Gut zu erkennen sind die Bindegewebssepten, die von der Tunica albuginea radiär ins Innere ziehen und das Gewebe in Läppchen gliedern. Jedes Läppchen enthält mehrere aufgeknäuelte Hodenkanälchen. Aus dem Hodennetz ziehen Ausführungsgänge zum Nebenhoden (Ductuli efferentes). Der Gang des Nebenhodens setzt sich dann in den Samenleiter (Ductus deferens) fort.

Das prallelastische Hodenparenchym wird von einer derben Bindegewebskapsel (Tunica albuginea) umschlossen (**Abb. 9.3**). Von der Kapsel ausgehende Septen unterteilen das Gewebe in 200–250 pyramidenförmige Läppchen (**Lobuli testis**). Jedes Läppchen besteht aus 2–4 geschlängelten Hodenkanälchen (Samenkanälchen, Tubuli seminiferi contorti), die in feinfaseriges Bindegewebe eingebettet sind. Die Wand der Hodenkanälchen besteht aus einem Keimepithel, dessen Grundgerüst die **Sertoli-Stützzellen** (kurz: Sertoli-Zellen) bilden. Dazwischen eingelagert befinden sich die heranreifenden Keimzellen (**Abb. 9.4**).

Die Hodenkanälchen münden am Ende in das Hodennetz (Rete testis), ein netzartig verzweigtes Gangsystem (**Abb. 9.3**). Von hier gelangen die Spermien (Spermatozoen) über mehrere kleine Ausführungsgänge (Ductuli efferentes) in den Nebenhoden, wo sie gespeichert werden.

Im Bindegewebe zwischen den Hodenkanälchen und nahe den zahlreichen Blutgefäßen liegen die **Leydig-Zwischenzellen** (**Abb. 9.4**). Diese endokrinen Zellen produzieren das männliche Sexualhormon Testosteron.

Testosteron Das Hormon Testosteron ist das wichtigste männliche Geschlechtshormon (Androgen). Es stimuliert die Spermienbildung und fördert die Entwicklung der primären und sekundären Geschlechtsmerkmale. Auf den Stoffwechsel hat es eine anabole Wirkung (muskelaufbauend). Die Aktivität der Leydig-Zwischenzellen wird wiederum von der Hypophyse (Hirnanhangsdrüse) reguliert. Verantwortliches Hormon ist das glandotrope luteinisierende Hormon (LH; Kap. 8).

9.2.1.2 Hodendeszensus

Die Hoden entwickeln sich zunächst intraperitoneal in der Bauchhöhle. Erst kurz vor der Geburt wandern sie durch den Leistenkanal (Inguinalkanal, Canalis inguinalis) in den Hodensack (Hodendeszensus). Bei ihrem Abstieg bleiben sie von allen Schichten der Bauchwand umschlossen. Auch ein Anteil der Bauchmuskulatur (des M. obliquus internus) umgibt als M. cremaster (Hodenhebermuskel) den Inhalt des Hodensacks (Hoden, Nebenhoden, Samenleiter, Gefäße und Nerven).

> **Pathologie**
>
> **Hodenhochstand (Hodenretention, Maldescensus testis, Kryptorchismus)**
>
> Spätestens bis zum Ende des 1. Lebensjahres müssen die Hoden aus der Bauchhöhle dauerhaft in den Hodensack ausgelagert worden sein. Bei etwa 3 % der reifen neugeborenen Jungen (30 % bei Frühgeburten) kommt es zu einem mangelhaften Abstieg des Hodens (Maldescensus testis, Hodenretention). Als Ursache wird eine zu geringe Androgenproduktion vermutet. Je nachdem, wo einer oder beide Hoden zurückbleiben, spricht man z. B. vom Bauchhoden (Kryptorchismus) oder Leistenhoden. Ein Gleithoden lässt sich manuell in den Hodensack drücken, gleitet aber sofort wieder in seine Position im Leistenkanal zurück.
>
> Gefahren eines Hodenhochstands sind, bedingt durch die erhöhte Umgebungstemperatur, Unfruchtbarkeit (Infertilität) sowie ein erhöhtes Risiko der malignen Entartung (Hodenkrebs). Deshalb muss der Hodenhochstand entweder hormonell oder, bei Erfolglosigkeit dieser Therapie, operativ behandelt werden.
>
> **Orchitis**
>
> Die häufigste Ursache für eine Entzündung des Hodens (Orchitis) ist eine Infektion im Rahmen einer Mumpserkrankung (Erreger: Paramyxoviren). Meist ist auch der Nebenhoden betroffen. Die lokalen Symptome wie Schwellung, Rötung und Schmerzen treten meist 4–7 Tage nach der Entzündung der Ohrspeicheldrüse (Parotitis) auf und sind von einem allgemeinen Krankheitsgefühl mit Fieber begleitet. Bei Anhebung des Hodensackes kommt es zu einer Schmerzlinderung (positives Prehn-Zeichen).
>
> **Wichtig:** Nach § 6 des Infektionsschutzgesetzes (IfSG) ist Mumps bei Krankheitsverdacht, Erkrankung und Tod namentlich vom Heilpraktiker zu melden. Zudem besteht für Heilpraktiker Behandlungsverbot. Geregelt ist dies in § 24 IfSG.

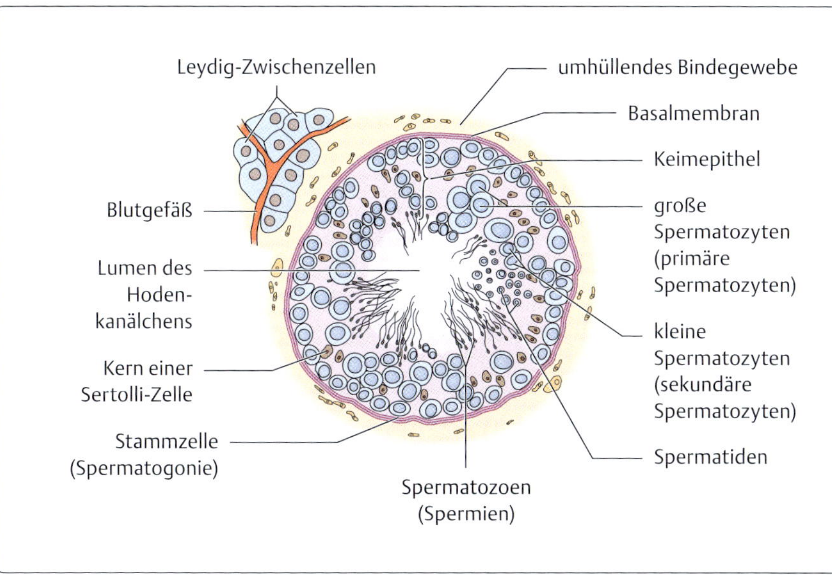

Abb. 9.4 Querschnitt durch ein Hodenkanälchen. In den Hodenkanälchen entwickeln sich die Stammzellen von außen nach innen über unterschiedliche Vorstufen (primärer Spermatozyt, sekundärer Spermatozyt, Spermatide) zu reifen Spermien (Spermatozoen).

Hodentorsion

Ein negatives Prehn-Zeichen (Anhebung des Hodens führt zu einer Schmerzverstärkung) gibt Hinweise auf eine Hodentorsion (Hodenverdrehung). Bei dieser Notfallsituation ist der Hoden teilweise oder total um seinen versorgenden Gefäßstiel verdreht. Es kann sowohl im Schlaf als auch in der Bewegung zu einer Hodentorsion kommen. Voraussetzung ist eine Fehlentwicklung der Aufhängebänder des Hodens, die eine abnorme Beweglichkeit zulassen. Der betroffene Hoden ist schmerzhaft geschwollen und steht höher. Da die abgeschnittene Blutzufuhr zu einer dauerhaften Schädigung führen kann, muss die Torsion unmittelbar (Zeitfenster ca. 4 Stunden) operativ beseitigt werden.

Varikozele

Durch Insuffizienz der Venenklappen im blutableitenden Plexus pampiniformis (**Abb. 9.3**) kommt es dort zu einer Krampfaderbildung (Varikozele) mit Abflussbehinderung. Die Erkrankung (Häufigkeitsgipfel zwischen dem 15. und 25. Lebensjahr) tritt bevorzugt linksseitig auf. Grund ist die ungünstige rechtwinklige Einmündung der linken V. testicularis in die V. renalis, die einen Blutrückstau begünstigt.

9.2.1.3 Spermatogenese

Bis ins hohe Alter bleiben Männer – im Gegensatz zu Frauen – zeugungsfähig, denn von der Pubertät bis ins hohe Alter entstehen funktionstüchtige Spermien. Deren Entwicklung (Spermatogenese) lässt sich in 3 Phasen einteilen:

- Vermehrungsperiode (mitotische Teilung)
- Reifungsperiode (Meiose)
- Differenzierungsperiode

Vermehrungsperiode Die Vermehrung, Reifung und Differenzierung der Keimzellen verlaufen in den Hodenkanälchen von außen (basal) nach innen in Richtung Lumen. Etwa 10 Wochen dauert die gesamte Entwicklung bis zum reifen Spermium. Im Keimepithel des Hodens liegen zwischen den Sertoli-Zellen die schon vor der Geburt eingewanderten Urkeimzellen (Stammzellen, Spermatogonie A). Sie teilen sich während der Vermehrungsperiode mitotisch zu Millionen von weiteren Spermatogonien (Spermatogonie B; **Abb. 9.5**).

Merke
Während die Vermehrung der Spermatogonien schon vor der Geburt stattfindet und lebenslang anhält, beginnt die Reifung und Differenzierung der Keimzellen erst mit der Pubertät.

Reifungsperiode Während der Reifungsperiode teilen sich die Spermatogonien in 2 Reifeteilungen meiotisch, sodass aus den Zellen mit doppeltem Chromosomensatz Keimzellen (Spermatiden) mit einem einfachen Chromosomensatz werden.

Differenzierungsperiode Die Spermatiden sind noch unreif und entwickeln sich erst in der Differenzierungsperiode in mehreren Schritten zu fertigen Spermien.

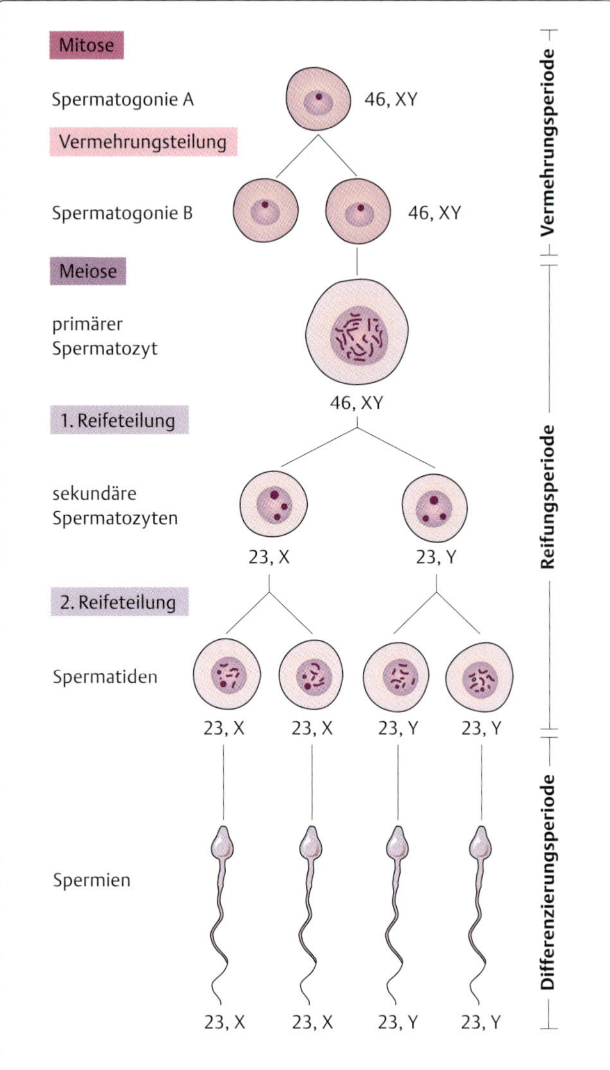

Abb. 9.5 Entwicklung der Spermien (Spermatogenese). Die Zahlen geben die Anzahl der Chromosomen wieder, die während der 1. Reifeteilung in der Reifungsperiode halbiert wird. In der 2. Reifeteilung werden die Chromosomen in Chromatiden getrennt, von denen jedes Spermium einen Satz enthält (davon entweder ein X- oder ein Y-Chromatid = Geschlechtschromatid).

9.2.1.4 Spermien

Das weißlich trübe Sperma (Ejakulat) ist leicht viskös und besteht aus den Spermien sowie den Sekreten der Geschlechtsdrüsen. Etwa 2–5 ml Sperma werden pro Ejakulation abgegeben. Circa 25 % des Volumens stammen aus der Prostata, 75 % aus den Bläschendrüsen. Die 60–120 Mio. Spermien pro ml Ejakulat nehmen nur einen Bruchteil des Volumens ein. Der pH-Wert von 7,2–7,8 ist wichtig, um die Beweglichkeit im sauren Vaginalmilieu zu ermöglichen.

Aufbau Fertige Spermien sind etwa 60 µm groß und eigenbeweglich. Sie bestehen aus einem ovalen Kopf und einem Schwanz, den in seiner gesamten Länge eine Geißel durchzieht (**Abb. 9.6**).

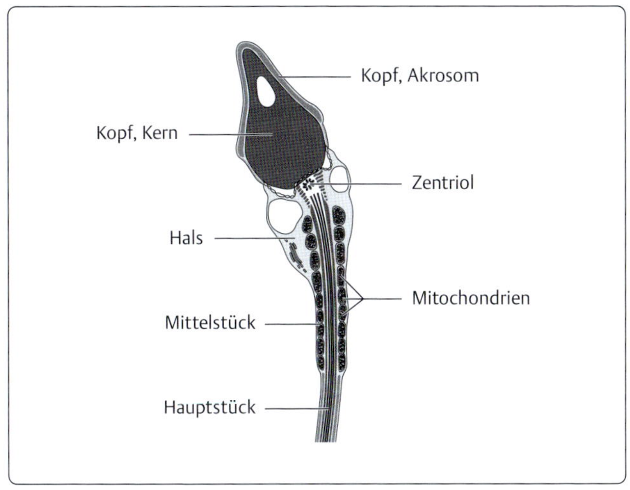

Abb. 9.6 Aufbau einer reifen Samenzelle (Spermium).

Spermienkopf Im Spermienkopf befinden sich der Zellkern und das sog. **Akrosom**. Dieses sitzt kappenartig auf der Spermiumspitze und enthält verschiedene Enzyme (z. B. Akrosin). Diese ermöglichen dem Spermium bei der Befruchtung das Eindringen in die weibliche Eizelle.

Spermienschwanz Der Spermienschwanz besteht aus mehreren Teilstücken:

- Halsstück
- Mittelstück
- Hauptstück
- Endstück

Im Halsstück ist die Geißel des Spermienschwanzes verankert, der von hier aus gesteuert wird. Außerdem befindet sich hier das proximale Zentriol, welches nach einer Befruchtung für den Aufbau der Mitosespindel wichtig ist. Das Mittelstück ist der Sitz von zahlreichen Mitochondrien, die der Geißel die nötige Energie liefern. Das Hauptstück besteht aus der Geißel und einem äußeren Fasermantel. Dieser verliert sich dann vor dem Endstück.

9.2.1.5 Nebenhoden

Der Nebenhoden (Epididymis) bedeckt wie eine Kappe die hintere äußere Seite des Hodens. Er dient als Spermienspeicher und gehört bereits zu den Samenwegen. Der Nebenhoden gliedert sich in (**Abb. 9.3**):

- Nebenhodenkopf
- Nebenhodenkörper
- Nebenhodenschwanz

Im Kopfbereich befinden sich etwa 10–20 aufgeknäuelte Ductuli efferentes, die die Spermien vom Hodennetz in den Nebenhodengang (Ductus epididymidis) geleiten. Der lange Nebenhodengang durchzieht den gesamten Nebenhoden. Im Nebenhodenschwanz setzt er sich in den Samenleiter (Ductus deferens) fort.

Die Spermien, die den Nebenhoden erreichen, reifen erst hier zu eigenbeweglichen Keimzellen heran. Das Milieu des Nebenhodens ist allerdings sauer (pH-Wert 6,5), sodass sie ihre Fähigkeit während der Speicherung noch nicht entfalten (Säurestarre) und keine Energie verbrauchen. Kommt es über längere Zeit zu keiner Entleerung des Nebenhodens durch einen Samenerguss (Ejakulation), werden überalterte Spermien von Zellen des Nebenhodengangs durch Phagozytose abgebaut.

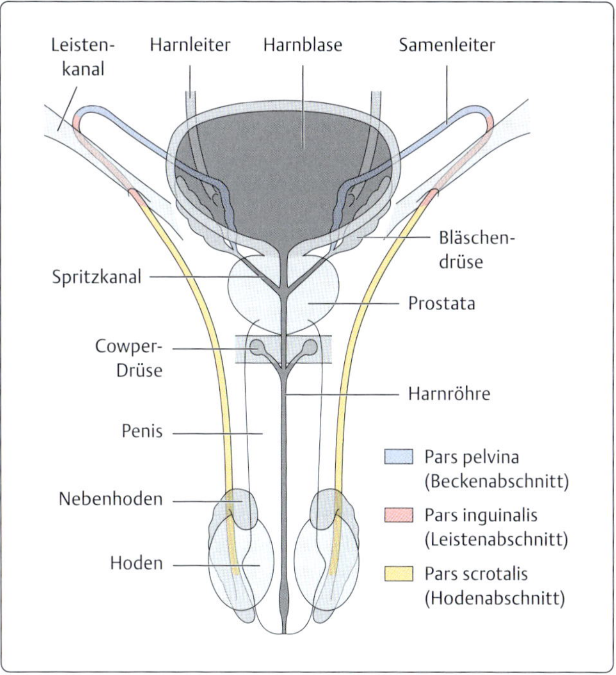

Abb. 9.7 Übersicht über die Samenwege und die Genitaldrüsen. Die männliche Harnröhre ist sowohl Harn- als auch Samenweg. Der Samenleiter (Ductus deferens), der die Samen zur Harnröhre bringt, wird in 3 Abschnitte eingeteilt (s. farbige Markierungen).

9.2.1.6 Samenleiter

Der Samenleiter (50–60 cm) transportiert die Spermien bei einer Ejakulation zur Harnröhre (**Abb. 9.7**). Auf seinem Weg ist er flankiert von den versorgenden Gefäßen und Nerven des Hodens. Sie verlaufen in einer gemeinsamen Bindegewebsscheide, dem **Samenstrang** (Funiculus spermaticus). Im Samenstrang zieht der Samenleiter durch den Leistenkanal (Canalis inguinalis) in das kleine Becken. Bevor er in den Anfangsteil der Harnröhre (S. 207) mündet, erweitert er sich zu einer Ampulle (Ampulla ductus deferentis). An dieser Stelle enden rechts und links die Ausführungsgänge der Bläschendrüsen.

Der Samenleiter vereinigt sich mit diesen zum sog. **Spritzkanal** (Ductus ejaculatorius). Er durchquert die Prostata (Vorsteherdrüse) und erreicht die Harnröhre.

In der Wand des Samenleiters befindet sich eine spiralförmig angeordnete, dreiteilige Muskelschicht. Sie ermöglicht eine Lumenerweiterung des Samenleiters. Gleichzeitig verkürzt sich dieser und erleichtert den Spermien so die Passage beim Samenerguss.

9.2.1.7 Bläschendrüsen (Samenbläschen)

Die Bläschendrüsen, auch Samenbläschen (Vesiculae seminales) genannt, sind ca. 5 cm lang und gefaltet. Sie liegen an der Hinterwand der Harnblase (**Abb. 9.8**). Ihr zähes Sekret macht

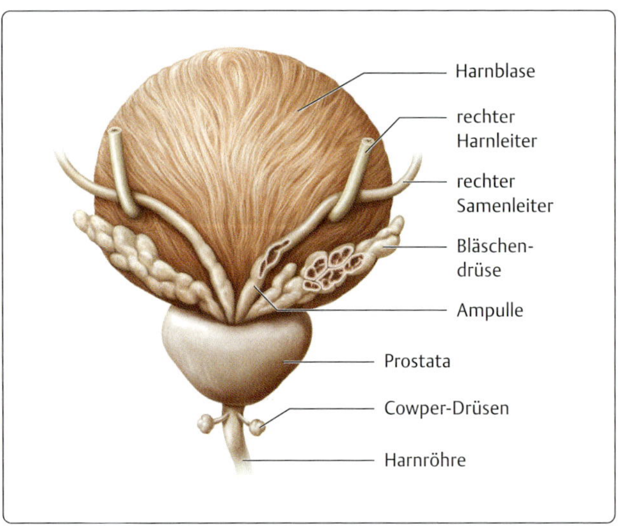

Abb. 9.8 Ansicht der rückwärtigen Harnblase. Zu erkennen sind die Samenleiter mit ihrer Aufweitung (Ampulle) vor Eintritt in die Prostata, die Bläschendrüsen und die Cowper-Drüsen.

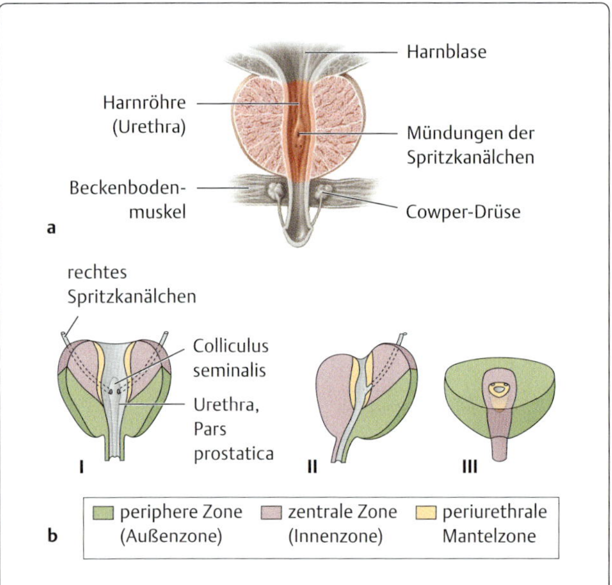

Abb. 9.9 Schnitt durch die Prostata.

a Die Harnröhre wird von der Prostata unmittelbar nach ihrem Austritt aus der Harnblase umschlossen und tritt dann durch die Beckenbodenmuskulatur.

b Dargestellt sind die einzelnen Zonen der Prostata. Beachten Sie, wie die Spritzkanälchen beidseits schräg von hinten oben durch die Drüse zur Harnröhre ziehen.

etwa ¾ des Volumens einer Ejakulation aus. Es ist alkalisch (pH-Wert 7,6) und reich an Fruktose. Im alkalischen Milieu erlangen die Spermien ihre Eigenbeweglichkeit, die Fruktose liefert die nötige Energie.

9.2.1.8 Prostata

Die Vorsteherdrüse (Prostata) ist etwa kastaniengroß. Sie liegt unterhalb der Harnblase und umschließt die Harnröhre (**Abb. 9.9**a). Die Prostata gliedert sich in die direkt an der Harnröhre (Urethra) anliegende periurethrale Mantelzone (griech. peri = herum), eine darauf folgende Innenzone (zentrale Zone) und eine Außenzone (periphere Zone; **Abb. 9.9**b).

Das Gewebe der Prostata besteht aus 30–50 verzweigten Einzeldrüsen, deren Ausführungsgänge in die Harnröhre münden. Diese werden beim Wasserlassen (Miktion) durch Muskelzüge verschlossen. Bei der Ejakulation (Samenerguss) wiederum verschließt der innere Schließmuskel der Harnblase die Harnröhre.

Das Sekret (ca. ⅓ des Ejakulats) der Prostata ist dünnflüssig, leicht sauer (pH-Wert 6,4) und enthält große Mengen an Prostaglandinen, außerdem Zitrat, das Enzym saure Phosphatase und das prostataspezifische Antigen (PSA). Das Prostatasekret verbessert die Überlebenschancen der Spermien im sauren Scheidenmilieu der Frau. Es fördert die Beweglichkeit der Spermien und verflüssigt das Ejakulat.

Pathologie

Prostataadenom

Das gutartige (benigne) Prostataadenom (BPH = benigne Prostatahyperplasie) ist gekennzeichnet durch ein übermäßiges Wachstum der Drüse. Es betrifft vorwiegend ältere Männer. Der Tumor geht von der zentralen oder der periurethralen Mantelzone aus. Probleme entstehen aufgrund der Einengung der Harnröhre und den dadurch bedingten Harnverhalt mit Rückstau des Harns in die Nieren. Dies kann zu lebensbedrohlichen Schädigungen des Harntraktes führen.
Von der BHP abzugrenzen ist das bösartige Prostatakarzinom. Dieses entsteht in der peripheren Zone. Von der Weiterentwicklungen einer BHP in diesen bösartigen Tumor ist in der Regel nicht auszugehen.

Prostatakarzinom

Bei bösartigen (malignen) Tumoren der Prostata (Prostatakarzinom) sind die Blutwerte für die saure Phosphatase und das PSA erhöht. Sie sind deshalb wichtige labortechnische Marker. Das Prostatakarzinom ist der häufigste bösartige Tumor bei Männern jenseits des 70. Lebensjahres.

Naturheilkundliche Therapie

Phytotherapeutika bei benigner Prostatahyperplasie/ Prostatitis

Als wichtigste Mittel sind Brennnessel, Sägepalmenfrüchte, Kürbiskerne und Roggenpollenextrakt zu nennen. Vor allem Sägepalmenfrüchte haben sich bewährt. Sie enthalten Sterole und sind dadurch u. a. antiandrogen. Die Brennnesselwurzel hemmt das Zellwachstum und wirkt antiphlogistisch. Kürbiskerne wirken entzündungshemmend und antiandrogen. Sie werden bei einem Prostataadenom im Frühstadium, bei Reizblase und Miktionsbeschwerden empfohlen.

9.2.1.9 **Cowper-Drüsen**

Die paarigen Cowper-Drüsen (Glandulae bulbourethrales) liegen eingebettet in die Beckenbodenmuskulatur (**Abb. 9.9**) unmittelbar unter der Prostata. Sie geben ihr schleimhaltiges, leicht alkalisches Sekret bereits vor der Ejakulation über einen kurzen Ausführungsgang ab (Präejakulat, „Lusttropfen"). Es schützt die säureempfindlichen Spermien auf ihrem Weg durch die Harnröhre und erhöht die Gleitfähigkeit des Penis.

Bei der Frau gibt es entsprechende Drüsen in der Scheide, die Bartholin-Drüsen = große Vorhofdrüsen (S. 217).

Lerntipp

Merkspruch: „Männer tragen **Cow**boy-Stiefel, Frauen **Bal**lerinas."
(Die Cowper-Drüsen der Männer entsprechen den Bartholin-Drüsen der Frauen.)

9.2.1.10 **Harnröhre**

Die männliche Harnröhre (Urethra) ist etwa 20 cm lang. Sie ist in 4 Abschnitte untergliedert (**Abb. 9.10**):

- Abschnitt in der Wand der Harnblase (Pars intramuralis)
- Abschnitt in der Prostata (Pars prostatica)
- Abschnitt in der Peniswurzel (Pars membranacea)
- Abschnitt im Penis (Pars spongiosa)

Der 1. sehr kurze Abschnitt wird gebildet durch den Austritt der Harnröhre aus der Harnblase. Den 2. Abschnitt (3 cm), unmittelbar nach Austritt aus der Harnblase, umgibt die Prostata. Hier münden deren Ausführungsgänge und die Samenleiter. In den 3. Harnröhrenabschnitt (1–2 cm) sezernieren die Cowper-Drüsen ihr Sekret. Der 4. Abschnitt (15–16 cm) zieht weiter im Penis, umgeben vom Harnröhrenschwellkörper, bis zur Mündung an der Eichel. Zahlreiche kleine Harnröhrendrüsen (Glandulae urethrales) geben hier bei sexueller Erregung eine Flüssigkeit ab, die die Gleitfähigkeit des Penis erhöhen sollen.

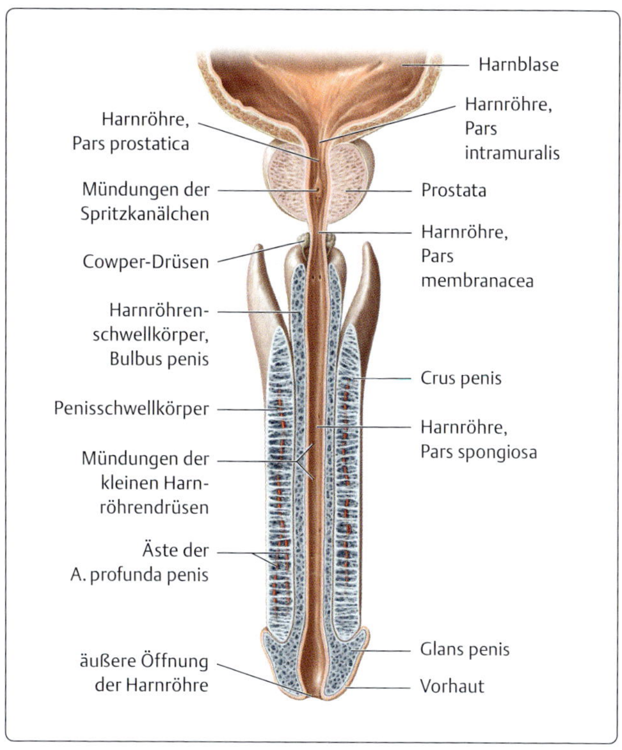

Abb. 9.10 Männliche Harnröhre (Urethra) im Schnitt. Die Harnröhre ist in der ganzen Länge aufgeschnitten und ohne Krümmungen dargestellt.

9.2.2 Äußere männliche Geschlechtsorgane

9.2.2.1 **Hodensack**

Der Hodensack (Skrotum) ist eine Hauttasche, in der Hoden und Nebenhoden beweglich aufgehängt sind. Er ist von Talg-, Schweiß- und Duftdrüsen durchsetzt. Seine Lagerung außerhalb der Bauchhöhle gewährleistet die für die Spermienentwicklung nötige niedrigere Umgebungstemperatur. Sinkt die Außentemperatur stärker ab, hebt der M. cremaster (Hodenhebermuskel) den Hodensack an und bringt so die Hoden näher an den wärmenden Körper. Der M. cremaster ist ein Ausläufer der Bauchmuskulatur, welcher den Samenstrang (Funiculus spermaticus) umgibt und am Hoden ansetzt.

9.2.2.2 **Penis**

Aufbau Das männliche Glied (Penis) besteht aus (**Abb. 9.10**, **Abb. 9.12**):

- Peniswurzel (Radix penis)
- Penisschaft (Corpus penis)
- Eichel (Glans penis)

Die Peniswurzel ist beidseits fest am unteren Schambeinast und am Beckenboden fixiert. Sie setzt sich fort in den beweglichen Penisschaft und schließlich in die Eichel. Der gesamte Penis ist mit einer gut verschieblichen Haut überzogen, die über der Eichel die Vorhaut bildet (Präputium). Diese schützt die empfindliche Eichel und dient als Reservefalte bei der Erektion (Aufrichtung).

Schwellkörper Seine Fähigkeit zur Erektion verdankt der Penis 2 Schwellkörpersystemen (**Abb. 9.11**, **Abb. 9.12**):

- Penisschwellkörper (Corpus cavernosum penis), paarig
- Harnröhrenschwellkörper (Corpus spongiosum penis)

Harnröhrenschwellkörper Der Harnröhrenschwellkörper beginnt an der Peniswurzel mit einer Anschwellung, dem **Bulbus penis**. Er zieht dann an der Unterseite (Facies urethralis) des Penis bis zur Eichel. In seinem Inneren verläuft die Harnröhre. Am Bulbus penis ist der Harnröhrenschwellkörper vom willkürlich innervierten M. bulbospongiosus bedeckt, der die Restentleerung der Harnröhre unterstützt. Das Gewebe des Harnröhrenschwellkörpers besteht überwiegend aus einem dichten Venengeflecht.

Penisschwellkörper An der Oberseite des Penis (Penisrücken, Dorsum penis) befinden sich die beiden Penisschwellkörper, die durch eine bindegewebige Scheidewand (Septum penis) innerhalb des Penis voneinander getrennt sind. Gemeinsam mit dem Harnröhrenschwellkörper sind sie von einer derben Bindegewebshülle, der **Tunica albuginea**, umschlossen. Das Innere

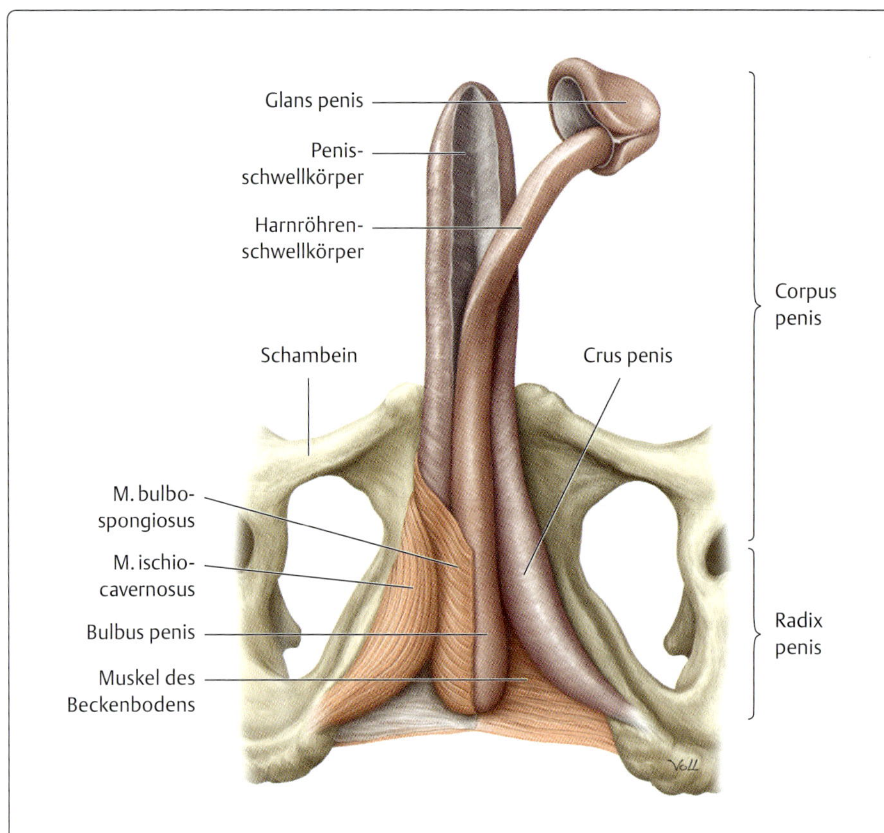

Abb. 9.11 Penisschwellkörper und Schwellkörpermuskeln. Ansicht von kaudal, der Harnröhrenschwellkörper ist zum Teil abgelöst, Haut und Faszien wurden entfernt. Auf dem M. bulbospongiosus erkennen Sie den M. ischiocavernosus (gehört ebenfalls zur Beckenbodenmuskulatur). Er unterstützt die Erektion, indem er das Crus penis zusammendrückt und so den venösen Blutabfluss verzögert.

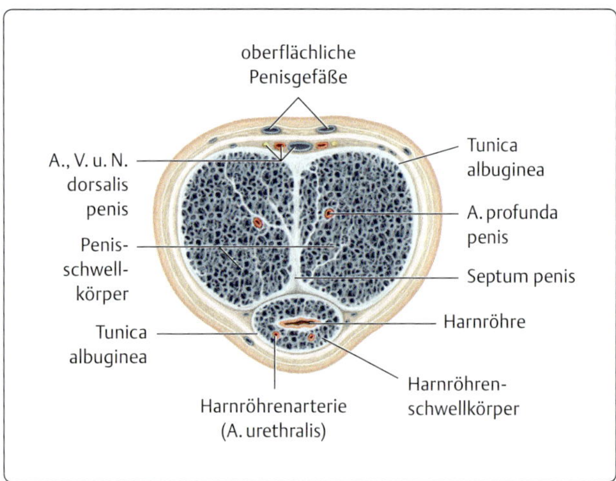

Abb. 9.12 Querschnitt durch den Penis. Der Querschnitt durch den Penis zeigt die Anordnung der beiden Penisschwellkörper sowie des Harnröhrenschwellkörpers. Außerdem sind die zu- und abführenden Blutgefäße dargestellt.

des Penisschwellkörpers wird von einem schwammartigen Maschenwerk aus glatter Muskulatur sowie elastischen und kollagenen Fasern gebildet, die verzweigte Venengeflechte umgeben. Zentral liegt in jedem Penisschwellkörper eine geschlängelt verlaufende tiefe Penisarterie (A. profunda penis). Bei der Erektion strecken sich diese Arterien; ihr Verlauf stellt also eine Dehnungsreserve dar (Rankenarterien). Die tiefen Penisarterien münden in die Venengeflechte des Schwellkörpers. Aus diesen Venen fließt das Blut über verschließbare Drosselvenen ab.

9.2.2.3 Erektion

Die Erektion ist ein parasympathisch beeinflusster Vorgang. Es kommt zu einem vermehrten Bluteinstrom in die Venengeflechte der Schwellkörper. Die Tunica albuginea wird zunehmend gespannt und komprimiert, ebenso die Drosselvenen der Penisschwellkörper, sodass der Blutabfluss reduziert wird. Dadurch werden die Penisschwellkörper sehr steif. Auch das Venengeflecht des Harnröhrenschwellkörpers füllt sich vermehrt mit Blut. Allerdings kann dieses weiterhin abfließen, sodass der Schwellkörper relativ weich bleibt und das Sperma ohne Behinderung durch die Harnröhre transportiert werden kann.

Nach der durch den Sympathikus angeregten Ejakulation wird die Blutzufuhr in die Venenplexus der Schwellkörper wieder reduziert und die Tunica albuginea entspannt sich. Das Blut wird über die wieder geöffneten Drosselvenen abgeleitet.

Naturheilkundliche Therapie

Phytotherapeutika bei sexuellen Funktionsstörungen des Mannes

Zu den sexuellen Funktionsstörungen des Mannes zählen z. B. Impotenz und vorzeitiger Samenerguss. Bei vorzeitigem Samenerguss können Hopfenzapfen und Johanniskraut eingesetzt werden; die Mittel wirken beruhigend.

Yohimbin aus der Rinde des gleichnamigen Baumes steigert den Sexualtrieb und ist daher bei Impotenz das Phytotherapeutikum der Wahl. Das Mittel regt den Sympathikus an. Daher ist es bei Herzerkrankungen, Leber- und Nierenschädigung kontraindiziert.

9.3 Weibliche Geschlechtsorgane

Zu den inneren weiblichen Geschlechtsorganen gehören (**Abb. 9.13**):

- Eierstock (Ovar), paarig
- Eileiter (Tuba uterina), paarig
- Gebärmutter (Uterus)
- Scheide (Vagina)

Die Eierstöcke und Eileiter werden gemeinsam als Adnexe (Anhangsgebilde) bezeichnet.

Die äußeren weiblichen Geschlechtsorgane werden unter dem Begriff Vulva zusammengefasst und bestehen aus (**Abb. 9.14**):

- Schamberg (Mons pubis)
- großen und kleinen Schamlippen (Labien)
- Kitzler (Klitoris)
- Scheidenvorhof (Vestibulum vaginae)
- Vorhofdrüsen

9.3.1 Innere weibliche Geschlechtsorgane

9.3.1.1 Eierstöcke

Lage Die ca. 2–3 cm großen Eierstöcke (Ovarien) liegen seitlich der Gebärmutter (Uterus) in einer Falte des Bauchfells, dem **Lig. latum** (breites Mutterband), etwa auf Höhe der Gabelung der A. iliaca communis (gemeinsame Beckenarterie; **Abb. 9.15**). 2 weitere Bänder befestigen die Ovarien einerseits an der Beckenwand (Lig. suspensorium ovarii), andererseits an der Gebärmutter (Lig. ovarii proprium).

Funktionell entsprechen die Eierstöcke den Hoden. Hier vermehren sich vorgeburtlich die Keimzellen (Eizellen) und reifen zyklusabhängig heran. Außerdem werden Hormone (Östrogen, Progesteron) gebildet, die die Abläufe in den Geschlechtsorganen koordinieren. Nach der geschlechtsreifen Zeit der Frau – in der Menopause (letzte Regelblutung) – bilden sich die Ovarien zu Bindegewebe zurück.

Die gute Blutversorgung der Eierstöcke gewährleistet eine ausreichende Sauerstoff- und Nährstoffzufuhr, auch bei dem erhöhten Bedarf während einer Schwangerschaft. Sie erfolgt über die A. ovarica dextra und sinistra aus der Bauchaorta (Aorta abdominalis; Kap. 3.3.1), aber auch aus der A. uterina (Gebärmutterarterie) und der A. iliaca interna (innere Beckenarterie).

Aufbau Unter einer bindegewebigen Kapsel (Tunica albuginea) gliedert sich das Gewebe der Eierstöcke in Rinde und Mark. Das Mark beinhaltet Blutgefäße und Bindegewebe mit glatten Muskelzellen sowie elastischen Fasern. Die Rinde besteht aus Keimepithel (**Abb. 9.16**). Hier liegen bei der geschlechtsreifen Frau

- Follikel (Eizelle in einer Hülle aus Epithelzellen) in verschiedenen Reifungs- und Rückbildungsstadien (atretische Follikel),
- Gelbkörper (Corpus luteum),
- Follikelnarben (Corpus albicans).

9.3.1.2 Eizellbildung (Oogenese) und Follikelreifung

Die Eizellbildung und -reifung werden in 2 Abschnitte untergliedert:

- Vermehrungsperiode
- Reifungsperiode

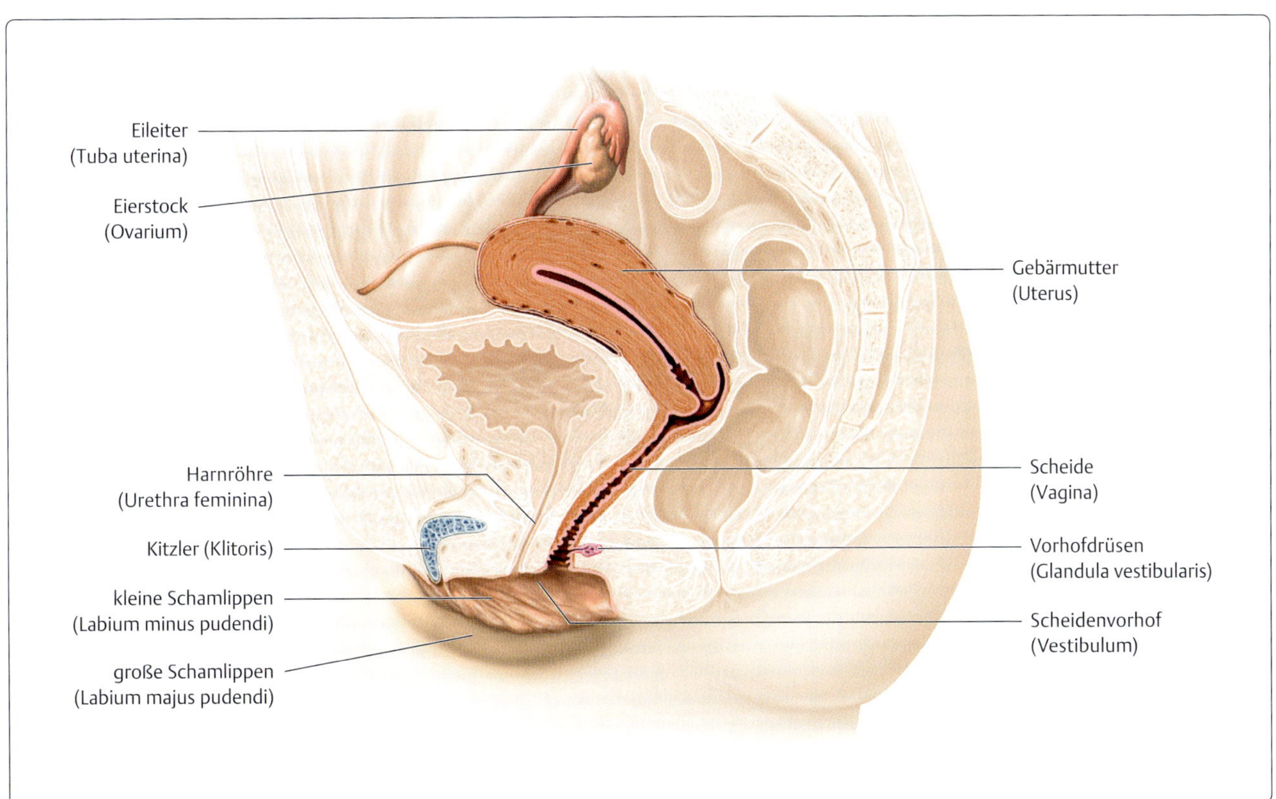

Abb. 9.13 Übersicht über die weiblichen Genitalorgane.

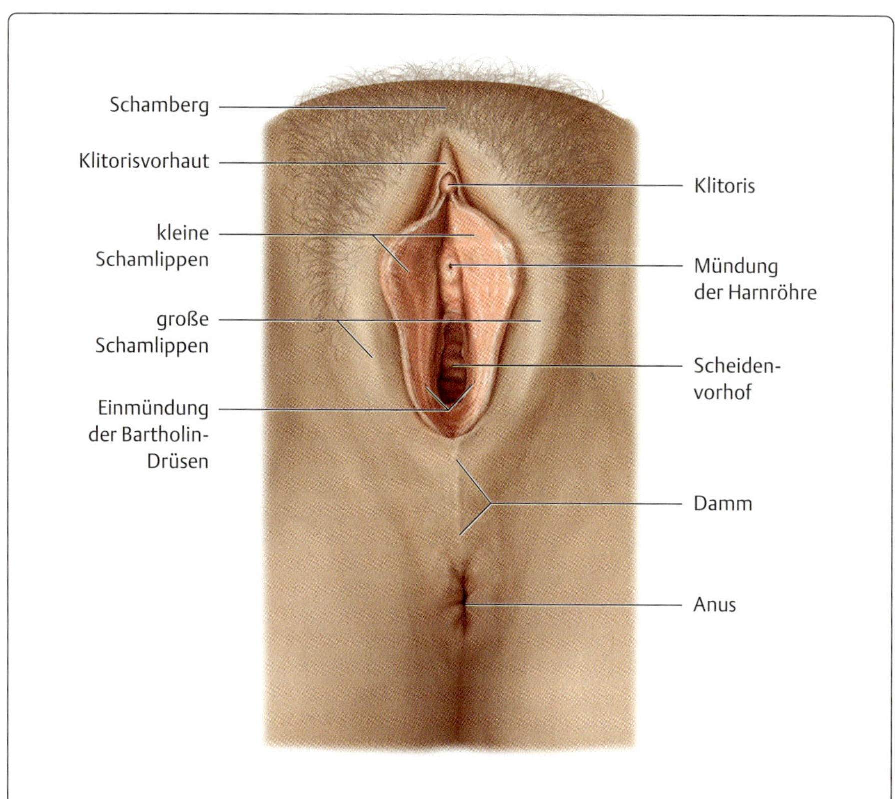

Abb. 9.14 Äußere Geschlechtsorgane der Frau (Vulva). Ansicht der Vulva nach Abspreizen der großen und kleinen Labien (Schamlippen).

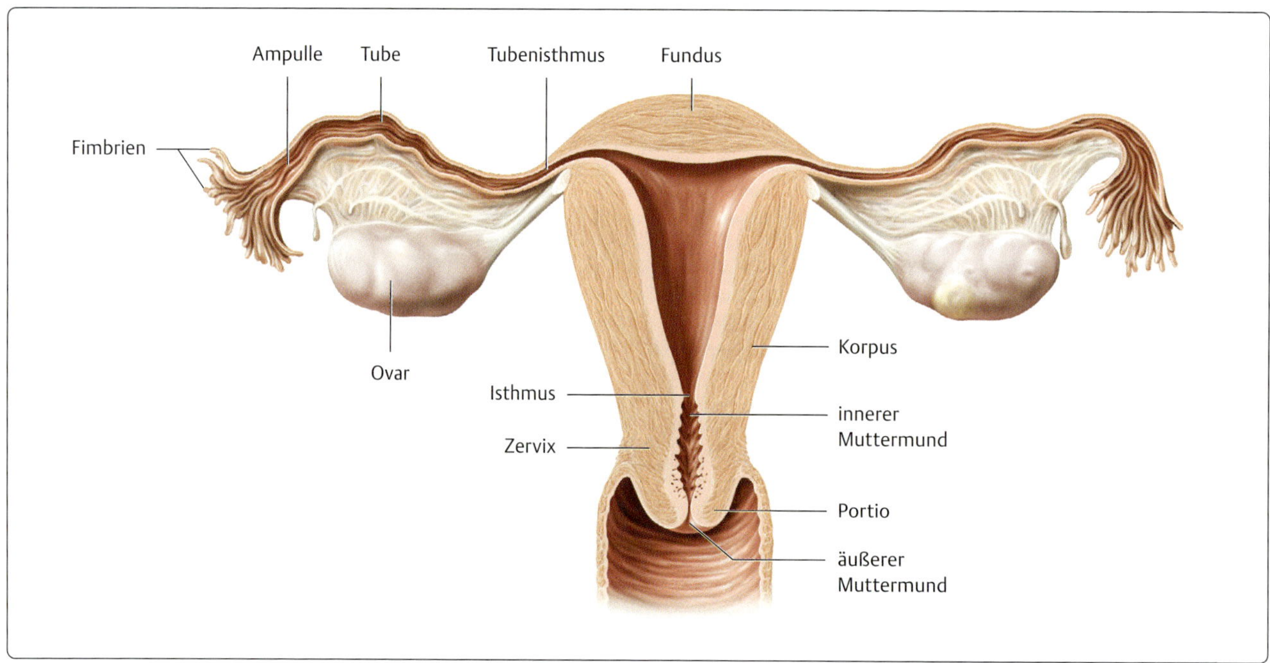

Abb. 9.15 Uterus (Gebärmutter), Tubae uterinae (Eileiter) und Ovarien (Eierstöcke). Frontalschnitt in der Ansicht von dorsal. Das breite Mutterband (Lig. latum) wurde entfernt.

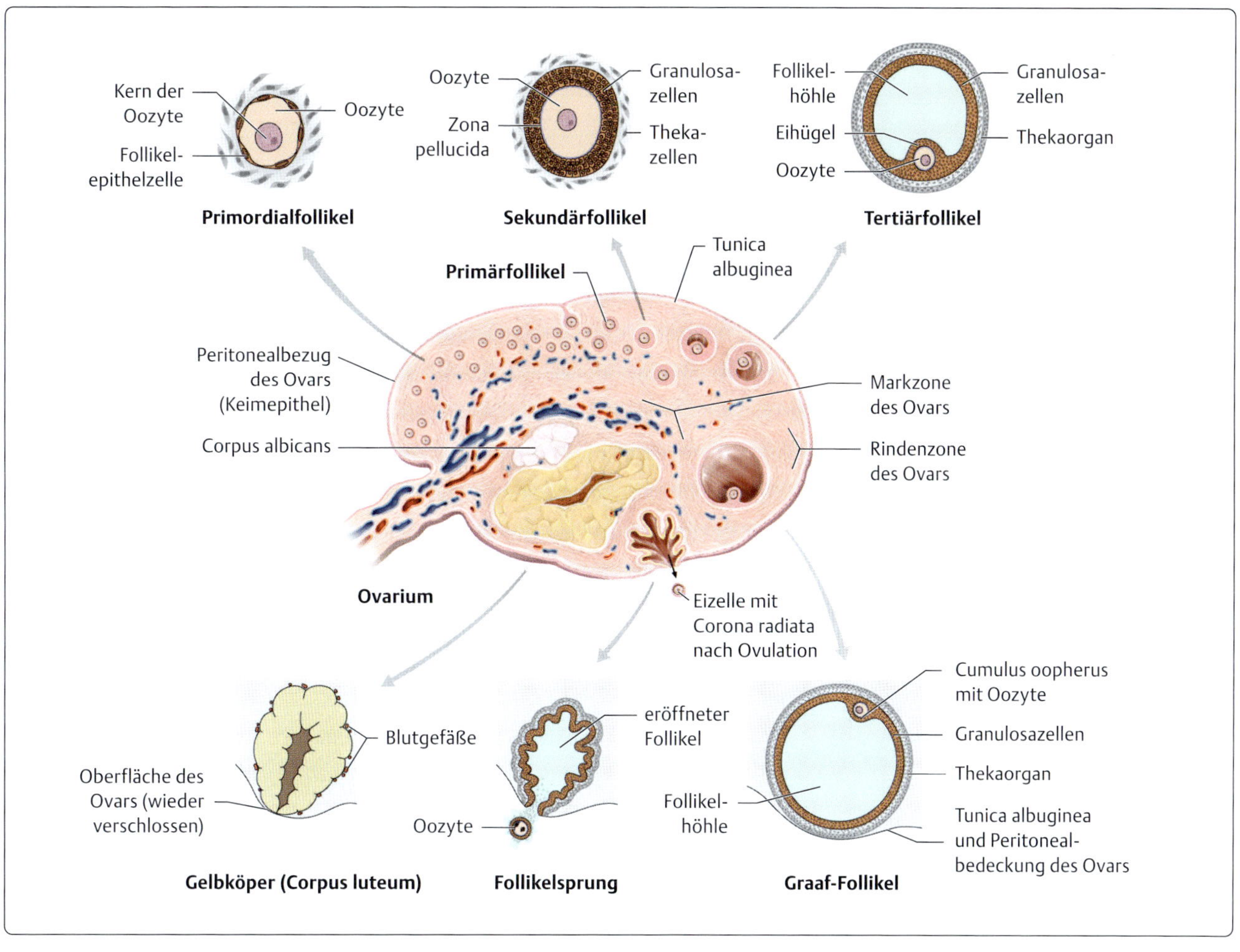

Abb. 9.16 Follikelreifung im Ovar. In dieser Abbildung sind die verschiedenen Stadien der Follikelreifung zusammengefasst. Allerdings finden sie nach der Vermehrungsphase und nacheinander im Laufe eines Zyklus statt.

Merke

Anders als beim Mann verlaufen die Bildung und Reifung der Keimzellen zeitlich getrennt voneinander ab. Frauen sind außerdem nach der Menopause nicht mehr zeugungsfähig.

Vermehrungsperiode Die Vermehrung der Eizellen ist bereits lange vor der Geburt abgeschlossen. Nach dem 4.–5. Schwangerschaftsmonat werden keine weiteren Keimzellen mehr gebildet! 6–7 Mio. Urkeimzellen (Oogonien) wurden bis dahin gebildet. Allerdings gehen die meisten davon bis zur Geburt wieder zugrunde (Atresie). Mit einem Vorrat von ca. 1 Mio. Oogonien kommt ein Mädchen also auf die Welt.

Reifungsperiode Die Eizelle ist in den verschiedenen Reifungsstadien ihrer Entwicklung von einer Hülle aus Epithelzellen umgeben (**Abb. 9.17**, **Abb. 9.16**). Diese Einheit aus Eizelle und Epithelzellen wird als **Follikel** bezeichnet.

Reifestadien Die unterschiedlichen Reifestadien der Follikel bzw. dessen Reststadium sind (**Abb. 9.16**):

- Primordialfollikel
- Primärfollikel
- Sekundärfollikel
- Tertiärfollikel
- sprungreifer Follikel (Graaf-Follikel)
- Gelbkörper

Primordial- und Primärfollikel Kurz vor der Geburt beginnen die Eizellen mit ihrer **1. Reifeteilung** (Meiose). Diese **Oozyten I. Ordnung** sind von einem einschichtigen Saum flacher Epithelzellen umgeben. Unter Hormoneinfluss wächst der Primordial- zum Primärfollikel. In diesem Stadium verbleiben die Eizellen jahrelang. Bis zur Pubertät sterben viele der Follikel ab, sodass dann etwa 400 000 Primärfollikel in den Ovarien verbleiben.

Sekundärfollikel Mit Beginn der Pubertät entwickeln sich unter dem Einfluss des follikelstimulierenden Hormons (FSH) aus der Hypophyse jeweils einige Primärfollikel zu Sekundärfollikeln. Der Epithelzellsaum ist jetzt mehrschichtig, die Zellen werden als Granulosazellen bezeichnet. Die Eizelle (**sekundäre Oozyte**) vergrößert sich und es ist eine trennende Haut (Glashaut, Zona pellucida) zwischen der Eizelle und dem Follikelepithel zu erkennen. Außen um den Follikel lagern sich spezielle Bindegewebszellen (Thekazellen) an und beginnen mit der Bildung des Thekaorgans.

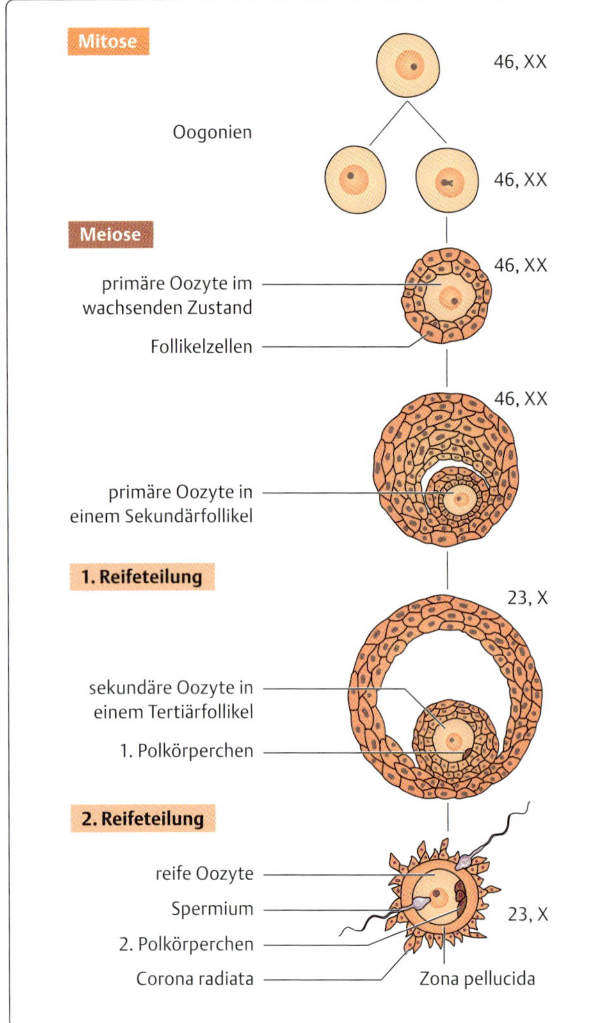

Abb. 9.17 Eizellreifung.

Tertiärfollikel Aus den Sekundärfollikeln reifen nun in jedem Menstruationszyklus einige zu Tertiärfollikeln (S. 214). In den heranwachsenden Tertiärfollikeln bildet sich eine flüssigkeitsgefüllte Höhle (Follikelhöhle), in die sich die Eizelle hügelig vorwölbt (Eihügel, Cumulus oophorus). Die Follikelzellen, die die Eizelle direkt umgeben, bilden die Corona radiata. Das Thekaorgan beginnt mit der Produktion von Östrogenen (v. a. Östradiol) und gibt diese ins Blut und in die Follikelhöhle ab. Das Östradiol beeinflusst die weitere Eizellreifung und die Schleimhaut der Gebärmutter.

Sprungreifer Follikel (Graaf-Follikel) Bis auf einen gehen alle Tertiärfollikel nachfolgend zugrunde. Der verbleibende Follikel entwickelt sich zum sprungreifen Follikel (Graaf-Follikel) dieses Zyklus heran. Er nähert sich der Oberfläche des Ovars und entlässt die Oozyte (Eisprung, Ovulation) samt umgebender Corona radiata in den Eileiter (Tuba uterina). Während der fruchtbaren Phase der Frau kommen nur ungefähr 400 Tertiärfollikel zum Eisprung. Die übrigen dienen aber mit ihrem Thekaorgan der Bildung von Östrogenen und übernehmen so ebenfalls eine wichtige Funktion. Die beiden Ovarien wechseln sich mit der Bereitstellung des sprungreifen Follikels jeweils ab. Während der Vorbereitung des Follikels auf die Ovulation beendet die Eizelle ihre 1. Reifeteilung und tritt in die **2. Reifeteilung** der Meiose ein.

Gelbkörper Hat die Eizelle den Follikel verlassen, wandelt sich dieser unter dem Einfluss von luteinisierendem Hormon (LH) aus der Hypophyse zusammen mit dem Thekaorgan zum Gelbkörper (**Corpus luteum**) um. Dieser produziert nun das Hormon Progesteron. Die Ausschüttung von Östrogen geht zurück. Progesteron stimuliert die Gebärmutterschleimhaut, sich auf die Einnistung einer befruchteten Eizelle vorzubereiten. Im Falle einer Befruchtung wird der Gelbkörper zum Schwangerschaftsgelbkörper (Corpus luteum graviditatis) und produziert bis ca. zum 4. Schwangerschaftsmonat weiter Hormone. Dann übernimmt die Plazenta (Mutterkuchen) diese Funktion, und der Gelbkörper geht zugrunde.

Wird die Eizelle nicht befruchtet, wird der Gelbkörper zum Menstruationsgelbkörper (Corpus luteum menstruationis) und beendet nach 10–12 Tagen seine Hormonausschüttung. Die Gebärmutterschleimhaut wird aufgrund des sinkenden Progesteronspiegels bei der Menstruationsblutung abgestoßen (S. 214).

Hat der Gelbkörper seine Funktion erfüllt, wird aus ihm eine weißliche Narbe (**Corpus albicans**).

> **Pathologie**
>
> **Ovarialkarzinom**
> Das Ovarialkarzinom ist ein bösartiger Tumor der Eierstöcke, der sehr schnell wächst und seinen Häufigkeitsgipfel zwischen dem 50. und 60. Lebensjahr hat. Das Karzinom metastasiert rasch in Lunge, Leber, das Skelettsystem und das Gehirn. Im Frühstadium zeigen sich keine Symptome, sodass es oft zu spät entdeckt wird. Spätsymptome sind u. a. Zyklusstörungen und Dysmenorrhö, Blutungen in der Postmenopause, Zunahme des Leibesumfangs, Blasenbeschwerden (vermehrter Harndrang) sowie eventuell diffuse Unterleibsbeschwerden. Lebensbedrohliche Notfälle stellen Komplikationen wie eine Stieldrehung (dadurch Unterbrechung der Blutzufuhr) oder die Ruptur (Reißen) dar, die sich durch heftige akute Bauchschmerzen bemerkbar machen.

9.3.1.3 Eileiter

Aufbau Der paarig angelegte, 10–15 cm lange Eileiter (Tuba uterina, klinisch: Salpinx) stellt die Verbindung zwischen den Eierstöcken und der Gebärmutter (Uterus) her (**Abb. 9.15**). Mit fingerförmigen Fortsätzen, den **Fimbrien**, bildet er einen Trichter, mit dem er die befruchtungsfähige Eizelle aufnimmt. In 4–6 Tagen befördert er sie dann zur Gebärmutter. Die Eizelle ist ca. 24 Stunden befruchtungsfähig. Eine Befruchtung findet also noch am Anfangsteil (uterusfernen Teil) des Eileiters statt. Diesen Abschnitt bezeichnet man als **Ampulle**. In der Nähe des Uterus geht sie in den schmaleren Isthmus (uterusnahen Teil) über.

Die **Schleimhaut** der Eileiter ist in Längsfalten angelegt. Sie trägt ein mit Kinozilien besetztes Flimmerepithel (Kap. 1.2.1), dessen Schlag in Richtung Uterus führt und so den Transport der Eizelle unterstützt. Zahlreiche Drüsenzellen produzieren ein schleimiges Sekret, das für ein geeignetes Milieu sorgt und u. a. einen Aufstieg von Keimen verhindert. Glatte Muskelzellen in der Wand der Tuben sorgen für eine Peristaltik zum Keimtransport.

> **Pathologie**
>
> **Eileiterschwangerschaft (Tubargravidität)**
> Durch Entzündungen im Bereich des Eileiters kann es zu Verwachsungen der Schleimhautfalten kommen, die den Transport der Eizelle behindern. Im Falle einer eintretenden Befruchtung besteht die Gefahr, dass sich die Eizelle in der Tubenwand einnistet (Eileiterschwangerschaft). Dadurch kann es zu einer Ruptur (Reißen) der Wand mit lebensgefährlichen Blutungen kommen.

9.3.1.4 Gebärmutter

Die Gebärmutter (Uterus) ist ein muskuläres Hohlorgan, in dem die befruchtete Eizelle zum Embryo und schließlich zum Fetus heranreift. Ihre Muskulatur bewerkstelligt die Austreibung des Kindes bei der Geburt (Wehen). Liegt keine Schwangerschaft vor, ist die Gebärmutter etwa 8 cm groß und ca. 50–80 g schwer. Sie hat die Form und Größe einer Birne. Am Ende einer Schwangerschaft wiegt sie durch Verstärkung der Wand über 1 kg.

Lage Die Gebärmutter nimmt im kleinen Becken eine charakteristische Position ein: Gegenüber der Längsachse der Scheide ist sie nach vorne geneigt (Anteversion); ihre eigene Achse besitzt außerdem zwischen Körper und Hals einen Knick (Anteflexion; **Abb. 9.18**). Allerdings ändert sich die Lage der Gebärmutter in Abhängigkeit von dem Füllungszustand der Harnblase und des Rektums (Enddarm).

Aufbau Die Gebärmutter wird makroskopisch in folgende Bereiche unterteilt (**Abb. 9.15**):

- Körper (Corpus uteri) mit Kuppel (Fundus uteri)
- Gebärmutterenge (Isthmus)
- Hals (Cervix uteri, Zervix)

Das Lumen des Gebärmutterkörpers hat über die Eileiter Verbindung zur Bauchhöhle und über die Zervix zur Vagina. Die Zervix stülpt sich in die Vagina hinein und bildet die Portio mit dem äußeren Muttermund. Der innere Muttermund befindet sich an der engsten Stelle der Gebärmutter, dem Isthmus.

Douglas-Raum Die Gebärmutterkuppel (Fundus uteri) und der -körper sind vom Bauchfell (Peritoneum) bedeckt, welches zudem weit an der Hinterseite der Gebärmutter nach unten und dann nach oben auf den dahinterliegenden Mastdarm zieht. Dadurch bildet sich hinter dem Uterus eine Bauchfelltasche (**Excavatio rectouterina**), die nach ihrem Beschreiber Douglas-Raum genannt wird (**Abb. 9.18**). Der Douglas-Raum ist der bei der Frau tiefste Punkt des Peritonealraums.

> **Merke**
>
> Der Douglas-Raum hat klinische Bedeutung, da sich hier z. B. Entzündungsflüssigkeiten oder Blut aus der freien Bauchhöhle nachweisen lassen, indem man vom Scheidenraum (hinteren Scheidengewölbe) aus den Douglas-Raum punktiert. Beim Mann liegt der entsprechende Raum zwischen Harnblase und Rektum (Excavatio rectovesicalis).

Uteruswand Die Uteruswand gliedert sich von innen nach außen in 3 Schichten (**Abb. 9.19**):

- Endometrium (Tunica mucosa, Schleimhaut)
- Myometrium (Tunica muscularis, Muskelschicht)
- Perimetrium (Tunica serosa, Bindegewebsschicht)

Den größten Anteil der Wand macht die glatte Muskulatur des **Myometriums** aus. Die Muskelschicht verbreitert sich während einer Schwangerschaft deutlich. Das Hormon Oxytozin löst am

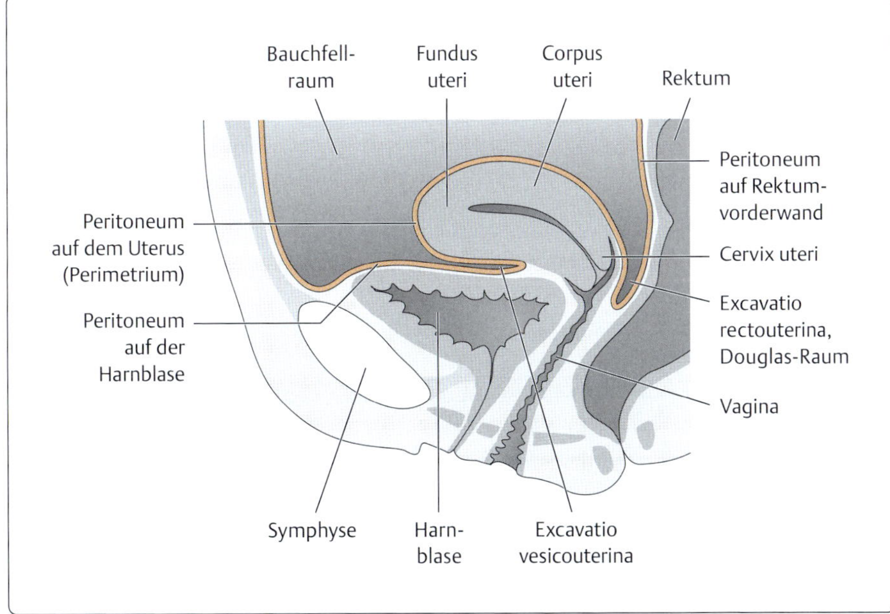

Abb. 9.18 Uterus und Vagina: Lagebeziehungen zu den Beckenorganen und zum Peritoneum (Bauchfell). Das Peritoneum zieht von der vorderen Bauchwand auf das Dach der Harnblase, bedeckt den größten Teil der Gebärmutter und zieht an der Vorderwand des Rektums nach oben. Dabei bilden sich 2 Vertiefungen: eine flachere zwischen der Harnblase und dem Uterus (Excavatio vesicouterina) und den tiefsten Punkt des Peritonealraums, die Excavatio rectouterina = Douglas-Raum.

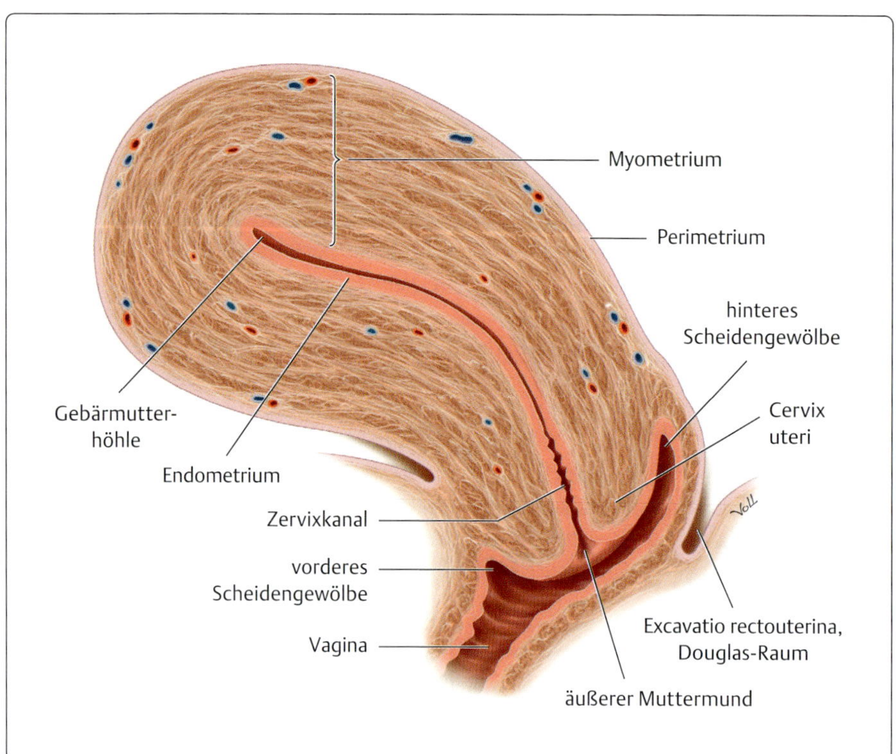

Abb. 9.19 Aufbau der Gebärmutterwand. Längsschnitt durch das Organ.

Ende der Schwangerschaft die Wehen aus. Im Bereich der Zervix ist die Muskelschicht dünner, hier findet man dafür viel elastisches Bindegewebe. Es ermöglicht so die starke Aufdehnung der Zervix bei der Geburt.

Die Schleimhaut (**Endometrium**) im Bereich des Korpus ist einem ständigen Wechsel zwischen Aufbau und Abstoßung (Menstruation) unterworfen. Gesteuert werden die Vorgänge des Menstruationszyklus durch die Hormone der Ovarien.

Pathologie

Myome des Uterus

Myome der Gebärmutter sind vom Myometrium ausgehende Tumoren. Sie sind die häufigsten gutartigen Tumoren der Frau, die nur beim Auftreten von Beschwerden entfernt werden müssen.

Endometriose

Bei der Endometriose befindet sich Gebärmutterschleimhautgewebe außerhalb des Uterus (= ektop). Meist findet man Endometrioseherde im unteren Bauch- und Beckenraum, auch eine Ausbreitung auf die Scheidenwand oder den Darm kommen vor. Sehr selten ist das Auftreten in anderen Organen. Diese chronische Erkrankung ist grundsätzlich gutartig. Allerdings macht die versprengte Schleimhaut die gleichen zyklischen Veränderungen durch wie das eigentliche Endometrium. Dadurch ist die Erkrankung oft schmerzhaft. Die Endometriose kann auch ein Grund für Unfruchtbarkeit sein.

9.3.1.5 Menstruationszyklus

Die weiblichen Zyklen nach der 1. Monatsblutung (Menarche, 10.–14. Lebensjahr) sind zunächst noch unregelmäßig und selten findet dabei ein Eisprung statt (anovulatorische Zyklen). Mit der Zeit werden die Zyklen regelmäßig und dauern ca. 28 Tage. Mit der letzten Regelblutung (Menopause, ca. ab dem 50. Lebensjahr) treten Frauen in die Wechseljahre (Klimakterium) ein.

Das Endometrium (**Abb. 9.20**) des Uterus ist in 2 Bereiche eingeteilt:

- eine basale Schicht (Stratum basale), die dem Myometrium aufliegt, und
- eine lumenwärts gerichtete funktionelle Schicht (Stratum functionale, Funktionalis).

Abhängig von den hormonellen Veränderungen in den Eierstöcken verändert sich das Stratum functionale während des monatlichen Zyklus. Nach jeder Abstoßung (Menstruationsblutung, Regelblutung) wird dieser Schleimhautbereich aus der zurückbleibenden Basalschicht wieder neu aufgebaut. So ist die Schleimhaut immer optimal auf die Aufnahme einer möglicherweise befruchteten Eizelle vorbereitet.

Zyklusphasen Der weibliche Zyklus gliedert sich in 3 Phasen (**Abb. 9.21**):

- Desquamationsphase (Menstruationsphase, Abstoßungsphase)
- Proliferationsphase (Follikelphase)
- Sekretionsphase (Gelbkörperphase)

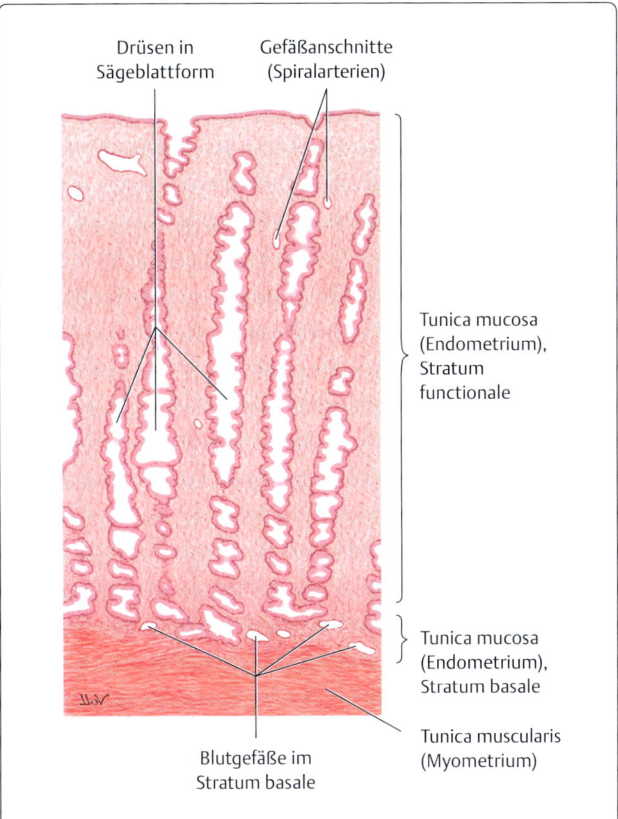

Abb. 9.20 Aufbau der Uterusschleimhaut (Endometrium, Tunica mucosa), dargestellt in der späten Sekretionsphase. Dem Myometrium (Tunica muscularis) folgt zunächst die basale Schicht und darauf die funktionelle Schicht der Schleimhaut (Stratum functionale). Das Stratum functionale ist zyklischen Veränderungen unterworfen. Hier, in der späten Sekretionsphase, ist die Sägeblattform der Drüsen gut zu erkennen.

Desquamationsphase In dieser Phase (**1.–3. Zyklustag**) kommt es durch die sinkende Progesteronproduktion der Gelbkörper zur blutigen Abstoßung der Funktionalis. Die basale Schicht bleibt erhalten.

Proliferationsphase Unter dem Einfluss von Östrogenen, die in den Thekaorganen der Tertiärfollikel gebildet werden, regeneriert sich das Endometrium in der Proliferations- oder Follikelphase (**4.–14. Zyklustag**). Die Schleimhaut wird höher und auch ihre Schleimdrüsen nehmen an Größe zu. Diese Phase dauert bis zum 14. Zyklustag, dem Zeitpunkt der Ovulation (Eisprung). Der Eisprung wird ausgelöst durch den Anstieg der Hypophysenhormone FSH und LH.

Sekretionsphase Die Sekretionsphase (**15.–28. Zyklustag**) wird von Progesteron gesteuert und ist gekennzeichnet durch die typische Form der Schleimdrüsen (Sägeblattform) und die deutlich in die Länge gewachsenen Arterien. Diese verlaufen stark geschlängelt (Spiralarterien), so haben sie bei Einnistung einer befruchteten Eizelle (Keim) bereits das Längenwachstum vorausgenommen und sind einsatzbereit. Die Schleimhaut ist in der späten Sekretionsphase (ca. ab dem 21. Zyklustag) also bestens vorbereitet auf die Einnistung (= Implantation) einer befruchteten Eizelle.

Wird die Eizelle nicht befruchtet, sinkt der Progesteronspiegel in den nächsten Tagen mehr und mehr ab und eine neue Desquamationsphase beginnt.

Weitere zyklusbedingte Veränderungen Unter dem Einfluss der ovariellen Hormone finden noch weitere Veränderungen in den Geschlechtsorganen statt. Der Zervixschleim wird um den Zeitpunkt des Eisprungs herum flüssiger und spinnbar. Der äußere Muttermund erweitert sich. Außerdem steigt die Basaltemperatur (morgendliche Körperkerntemperatur) während des Eisprungs um 0,5 °C an und fällt erst kurz vor Beginn der Menstruationsblutung wieder ab.

Pathologie

Dysmenorrhö

Menstruationsblutungen mit krampfartigen Schmerzen werden als Dysmenorrhö bezeichnet. Viele Frauen leiden ohne ersichtlichen Grund monatlich darunter. Eventuell liegen Zyklusstörungen vor. Ursächlich können auch Hormonstörungen, Endometriosen, Entzündungen, Tumoren oder Fehlbildungen des Uterus sein.

Amenorrhö

Eine häufige Störung der regelmäßigen Monatsblutung ist das Ausbleiben der Menstruation (Amenorrhö). Die körperlichen Ursachen sind vielfältig. Zu berücksichtigen sind aber auch schwere psychische Belastungen, medikamentöse Nebenwirkungen und eine extreme Gewichtsabnahme (z. B. Anorexie, Bulimie).

Naturheilkundliche Therapie

Therapeutische Anwendungen bei Dysmenorrhö

Aus dem Bereich der Phytotherapie sind v. a. spasmolytisch wirksame Mittel angezeigt, z. B. Kamille, Schafgarbe, Frauenmantel und Gänsefingerkraut. Gänsefingerkraut erhöht den Muskeltonus an der Gebärmutter und die Kontraktionsfrequenz; die enthaltenen Gerbstoffe wirken adstringierend. Zu nennen ist außerdem der Wurzelstock der Traubensilberkerze (Cimicifuga rhizoma), der eine östrogenartige Wirkung hat. Linderungen können zudem durchblutungsfördernde Pflanzen wie Fenchelsamen, Beifußkraut und Majorankraut bringen.
In der orthomolekularen Therapie werden v. a. Vitamin-B-Komplexe empfohlen, um die nervliche Situation zu verbessern. Als Schüßler-Salz wird meist Magnesium phosphoricum D 6 hervorgehoben, da es krampflösend wirkt.
Feucht-heiße Wickel oder Ölwickel auf den Unterleib aufgebracht können Krämpfe mildern, allerdings möglicherweise auch die Blutung verstärken. Bewährt haben sich Menstruationsöle, beispielsweise mit Melisse, Majoran, Kamille und Nachtkerzenöl, mit denen der Unterbauch massiert werden kann.
Aus dem Bereich der Neuraltherapie kann ein Lokalanästhetikum wie Procain lokal oder segmental (v. a. auf Höhe L 3–L 4) intrakutan injiziert werden.

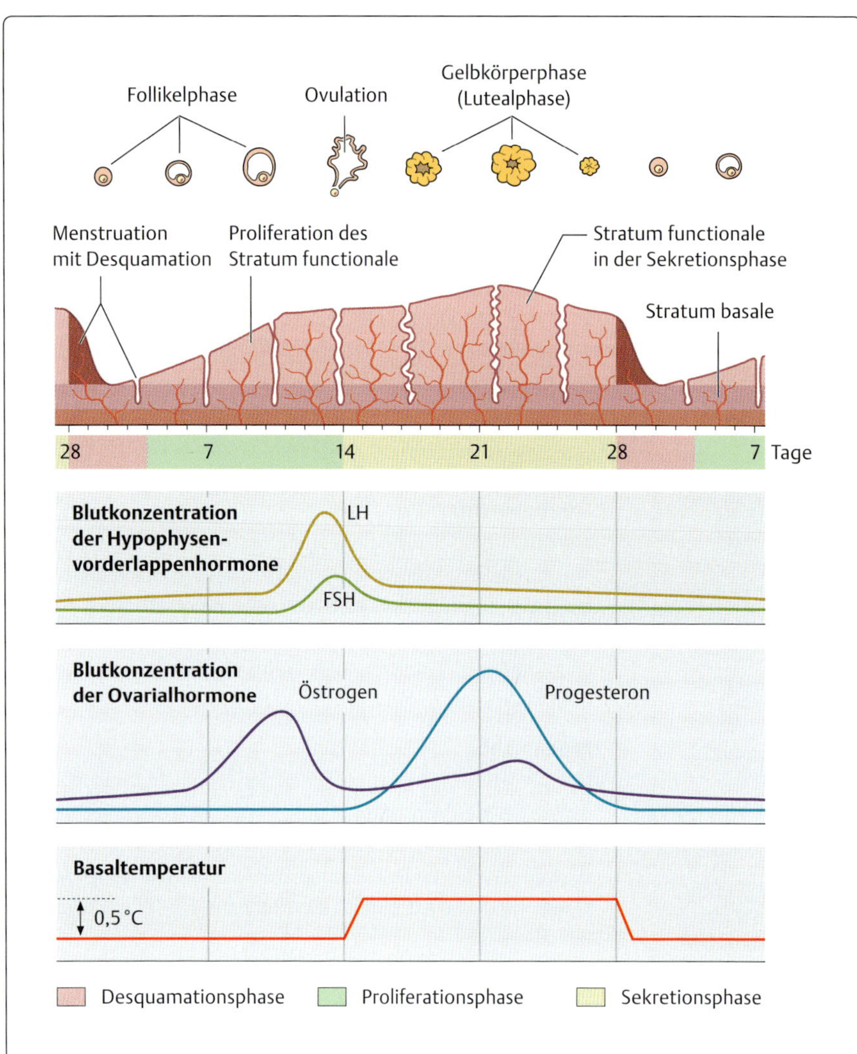

Abb. 9.21 Zyklische Veränderungen des Endometriums. Die Eierstöcke geben zyklisch in unterschiedlichen Konzentrationen Östrogen (v. a. Östradiol) und Gestagene (v. a. Progesteron) ab. Unter deren Einfluss kommt es zur Proliferation der Schleimhaut (Proliferations- und Sekretionsphase) und schließlich zu deren Abstoßung in der Desquamationsphase. Die Produktion der ovariellen Hormone wird wiederum von den Hypophysenhormonen FSH und LH gesteuert.

Phytotherapeutika bei Menorrhagien, Metrorrhagien
Die wichtigste Heilpflanze ist hier Keuschlamm (Mönchspfeffer, Vitex agnus castus). Studien bestätigen, dass die Pflanze die Regelblutungen reguliert. Zur Blutstillung wird Hirtentäschelkraut eingesetzt. Es wirkt einer verlängerten Menstruation sowie Zusatzblutungen außerhalb der Periode entgegen. Einzunehmen ist es als Tee, Fluidextrakt oder Handelspräparat.

Therapeutische Anwendungen bei prämenstruellem Syndrom
Keuschlammfrüchte wirken hormonregulierend. Bei Reizbarkeit und Stimmungsschwankungen haben sich Melissenblätter, Johanniskraut und Wolfstrapp bewährt. Gänsefingerkraut kann v. a. einer prämenstruellen Migräne entgegenwirken.

Phytotherapeutika bei klimakterischen Beschwerden
Traubensilberkerzen-Wurzelstock hat eine östrogenartige Wirkung. Auch Frauenmantelkraut kann als Tee oder Tee-Kaltmazerat eingesetzt werden. Abzuraten ist von Kaffee, Schwarztee und Alkohol, weil dadurch Hitzewallungen und Schlafstörungen häufig verstärkt werden. Um Hitzewallungen entgegenzuwirken, ist Salbeitee ratsam.

9.3.1.6 Scheide

Die Scheide (**Vagina**) ist ein 8–12 cm langer, mit **Schleimhaut** ausgekleideter Schlauch (**Abb. 9.22**, **Abb. 9.18**). Oberste Schicht ist ein unverhorntes Plattenepithel. Die Schleimhaut der Vagina enthält selbst keine Drüsen, sondern wird mit Sekreten aus der Zervix des Uterus befeuchtet. Dieser Zervixschleim ist die meiste Zeit des Zyklus über zäh (viskös) und bildet einen schützenden Pfropf am Muttermund. Nur um den Eisprung herum wird er flüssig (spinnbar) und ist für Spermien durchlässig. Er ist leicht alkalisch, wodurch die Beweglichkeit der Spermien im ansonsten sauren Vaginalmilieu begünstigt wird. Die Epithelzellen der Vaginalschleimhaut werden in der 2. Zyklushälfte vermehrt abgestoßen. Sie sind zu diesem Zeitpunkt besonders glykogenhaltig. Zur Standortflora gehörende Milchsäurebakterien (**Döderlein-Stäbchen**) bauen das Glykogen zu Milchsäure um und verursachen so das saure Milieu der Scheide. Dieses bildet einen Schutz gegen eindringende Krankheitserreger.

Die Zervix stülpt sich in den hinteren, blind endenden Teil der Scheide (**Scheidengewölbe**). Nach der Ejakulation beim Geschlechtsverkehr bildet sich hier ein Spermiensee, aus dem die Spermien durch die Portio und den Uterus in die Eileiter gelangen können. Die vordere Öffnung der Scheide mündet in den **Scheidenvorhof** (Vestibulum vaginae).

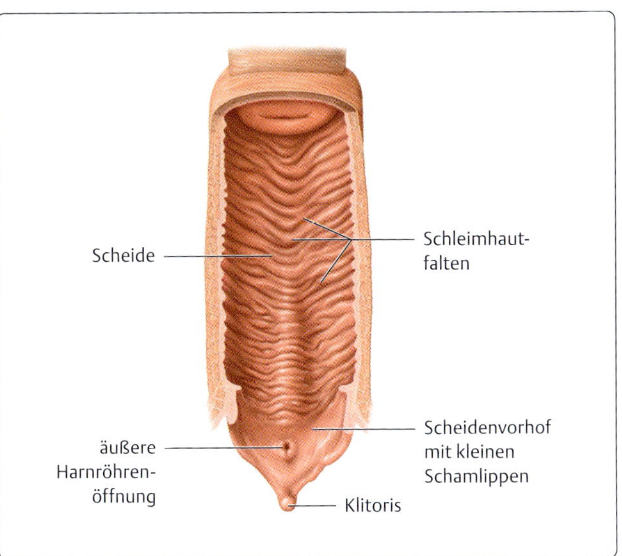

Abb. 9.22 Scheide und Muttermund. Die Innenfläche der Scheide ist durch ausgeprägte Querfalten geprägt.

> **Pathologie**
>
> **Zervixkarzinom**
>
> Die Plattenepithelzellen der Zervix können maligne entarten (Zervixkarzinom). Diese Umwandlung dauert oft jahrelang. Daher kann der Tumor durch Vorsorgeuntersuchungen mit Abstrichpräparaten frühzeitig diagnostiziert werden. Symptome eines Zervixkarzinoms sind u. a. Scheidenausfluss (Fluor vaginalis), zyklusunabhängige Blutungen oder Kontaktblutungen.
>
> Ein Routinetest zur Früherkennung des Zervixkarzinoms ist der Pap-Test (nach George Nicolas Papanicolaou). Mittels Holzspatel oder Watteträger wird eine Zellprobe dem Zervixbereich entnommen und nach Fixierung und spezieller Anfärbung mikroskopisch untersucht. Es erfolgt eine Einstufung nach der Pap-Skala (Stufen I–V). Kriterien sind das Vorkommen von normalen, entzündlich oder bereits tumorös veränderten Zellen. Ab Klasse III sollte sofort eine weitere Diagnostik (und ggf. Therapie) erfolgen.
>
> Ein wesentlich begünstigender Faktor des Zervixkarzinoms ist die Infektion mit dem humanen Papillomavirus, welches sexuell übertragen wird. Daher wird eine Impfung vor dem 1. Geschlechtsverkehr von der Ständigen Impfkommission (STIKO) empfohlen.

9.3.2 Äußere weibliche Geschlechtsorgane

9.3.2.1 Vulva

Aufbau Zentrum der Vulva ist der **Scheidenvorhof** (Vestibulum vaginae), in den die weibliche Harnröhre und die vordere Scheidenöffnung münden. Die **kleinen Schamlippen** (Labia minora) begrenzen den Scheidenvorhof (Vestibulum vaginae; **Abb. 9.14**). Sie umfassen vorne die **Klitoris** (Kitzler) und bilden die Klitorisvorhaut (Praeputium clitoridis). Die Klitoris enthält wie der Penis Schwellkörpergewebe. Dieses füllt sich bei sexueller Erregung, sodass die Klitoris stärker hervortritt. Außen auf die kleinen Schamlippen legen sich die stark pigmentierten und mit Schamhaaren besetzten **großen Schamlippen** (Labia majora). Als **Schamberg** (Mons pubis) bezeichnet man den mit Fettgewebe unterpolsterten Bereich über der Symphyse (Schambein).

Schwellkörper Im Bereich des Scheidenvorhofs gibt es ebenfalls einen Schwellkörper, der dem Harnröhrenschwellkörper des Mannes entspricht. Er liegt beidseits unter dem M. bulbospongiosus und füllt sich sexuell stimuliert ebenfalls mit Blut. Die Labien treten durch den Druck der Schwellkörper auseinander und erweitern die Scheidenöffnung.

Bartholin-Drüsen Am hinteren Ende der Schwellkörper befinden sich die Bartholin-Drüsen (große Vorhofdrüsen = Glandulae vestibulares majores), deren Sekrete zusammen mit dem Schleim aus zahlreichen Vorhofdrüsen (Glandulae vestibulares minores) die Gleitfähigkeit in der Scheide erhöhen. Sie entsprechen den Cowper-Drüsen des Mannes (S. 207).

> **Pathologie**
>
> **Harnwegsinfekte**
>
> Infekte der weiblichen Harnwege sind wesentlich häufiger als die des Mannes. Dies liegt an der deutlich kürzeren weiblichen Harnröhre, sodass Keime leichter in die Harnblase aufsteigen können. Die räumliche Nähe zum Anus macht verständlich, dass die häufigsten Erreger Escherichia coli aus dem Darm sind.

9.3.2.2 Weibliche Brust

Die weiblichen Brüste (Mammae) zählen zusammen mit dem zwischen ihnen liegenden Busen zu den sekundären weiblichen Geschlechtsmerkmalen. Stimuliert von Östrogenen und Progesteron vermehrt sich in der Pubertät das Drüsen- und v. a. das Fett- und Bindegewebe der Brust.

Aufbau Die **Brustdrüsen** (Glandulae mammariae) sind auf den Faszien der großen Brustmuskeln befestigt (Mm. pectorales majores; **Abb. 9.23**a) und liegen etwa auf Höhe der 3.–7. Rippe. Sie bestehen aus 10–20 Einzeldrüsen (Drüsenlappen, Lobi glandulae mammariae), die sich wiederum aus kleineren Läppchen zusammensetzen (**Milchbläschen**). Jeder Lobus besitzt einen eigenen Ausführungsgang (**Milchgang**, Ductus lactifer colligens), der in Richtung Brustwarze (Papilla mammaria, Mamille) zieht. Kurz vor der Mündung an der Mamille fließen die Milchgänge zu **Milchseen** zusammen (Sinus lactifer; **Abb. 9.23**b). Ihre volle Entwicklung erreichen die Drüsen allerdings erst im Laufe einer Schwangerschaft, wenn sie sich unter hormonellem Einfluss auf ihre Funktion als laktierende (milchbildende) Mammae vorbereiten. Nach dem Abstillen kehren die Drüsenanteile in ihren ruhenden Zustand zurück.

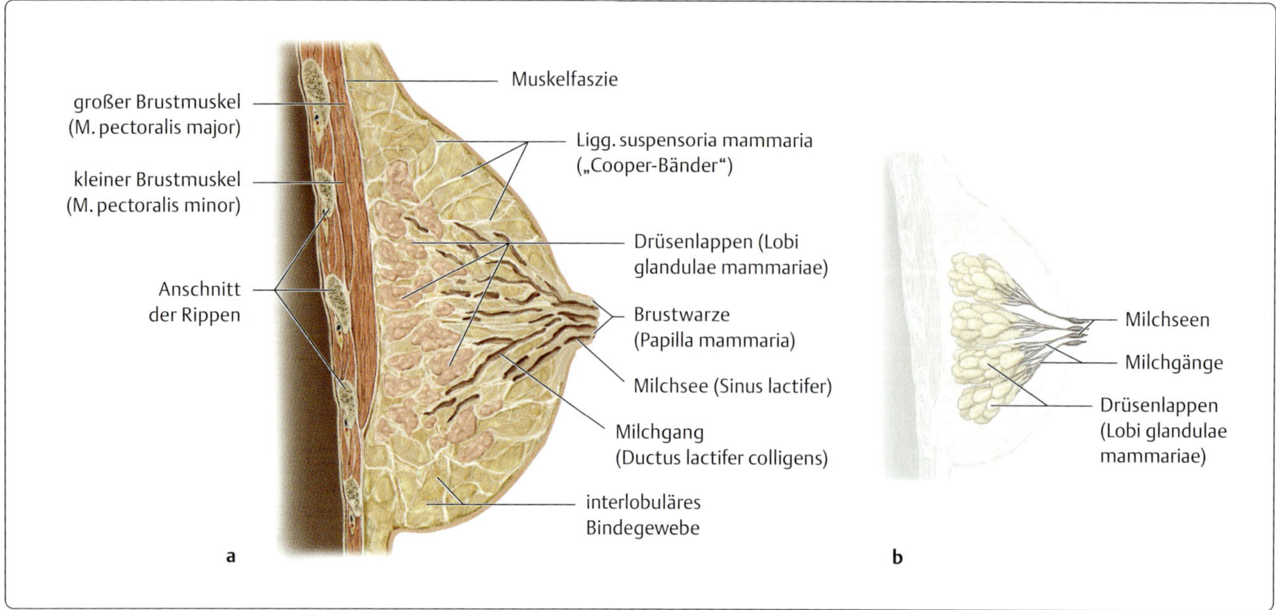

Abb. 9.23 Die weibliche Brust im Sagittalschnitt.
a Makroskopische Anatomie der Mamma.
b Drüsenlappen und Gangsystem.

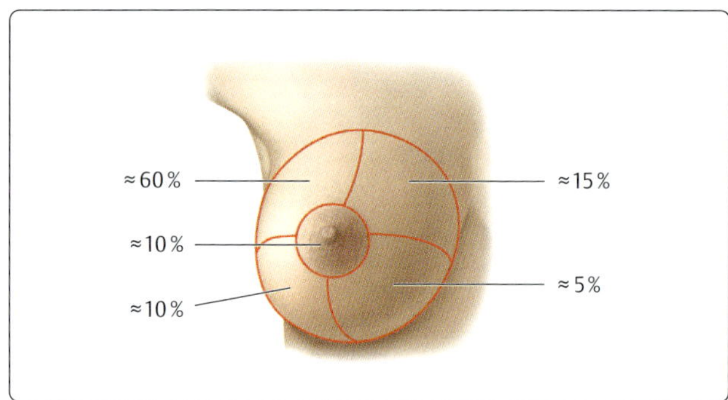

Abb. 9.24 Verteilung der Mammakarzinome in den Quadranten der weiblichen Brust.

Pathologie

Mammakarzinom

Brustkrebs (Mammakarzinom) ist der häufigste Tumor der Frau. Verdächtig erscheinen muss die Einziehung der Mamille, Absonderung von Flüssigkeiten, Entzündungen, die Bildung von Apfelsinenhaut oder anderen Hautveränderungen und das Auftreten von schmerzlosen nicht verschieblichen Knoten in der Brust.

Häufigste Lokalisation ist der äußere obere Quadrant (60 %) der Brust (**Abb. 9.24**). Gefährlich ist das Mamakarzinom auch deshalb, weil es früh metastasiert (in die axillären Lymphknoten). Sind die Krebszellen weiter bis in die Lymphknoten oberhalb des Schlüsselbeins gewandert, ist eine Heilung nahezu ausgeschlossen.

1 % aller Mammakarzinome treten übrigens bei Männern auf.

Naturheilkundliche Therapie

Phytotherapeutika bei Mastodynie (Brustschmerzen)

Die Mastodynie ist gekennzeichnet durch ein v. a. in der 2. Zyklushälfte auftretendes Spannungs- oder Schmerzgefühl in den Brüsten. Hier sind aus dem Bereich der Phytotherapie folgende Mittel zu nennen: Gänsefingerkraut, Hirtentäschelkraut, Keuschlamm (Mönchspfeffer), Traubensilberkerzen-Wurzelstock, Wolfstrappkraut.

Phytotherapeutika bei sexuellen Funktionsstörungen der Frau

Bei sexueller Lustlosigkeit in der 2. Zyklushälfte können Keuschlamm (Mönchspfeffer), Yamswurzel und Frauenmantelkraut hormonausgleichend wirken. Bei Östrogenmangel sind Traubensilberkerze, Granatapfelsamenöl und Rotklee indiziert.

9.3.3 Schwangerschaft

Die Schwangerschaft (**Gravidität**) beginnt mit der Befruchtung (Imprägnation) der Eizelle. Nun Keim genannt, gelangt dieser in den Uterus und nistet sich dort – etwa am 6. Tag – in die vorbereitete Schleimhaut ein (Implantation). Der Keim wächst zum **Embryo** und schließlich zum geburtsreifen **Fetus** heran. Als Fetus wird die ungeborene Leibesfrucht ab der vollendeten 8. Schwangerschaftswoche (SSW) nach der Befruchtung bis zur Geburt bezeichnet (**Abb. 9.25**).

Eine Schwangerschaft dauert nach (lat. post) der Empfängnis (Konzeption), also post conceptionem, 263–273 Tage = 38 Wochen = 9½ Lunarmonate. In der Regel wird aber ab dem Tag der letzten Menstruationsblutung gerechnet, d. h. post menstrua-

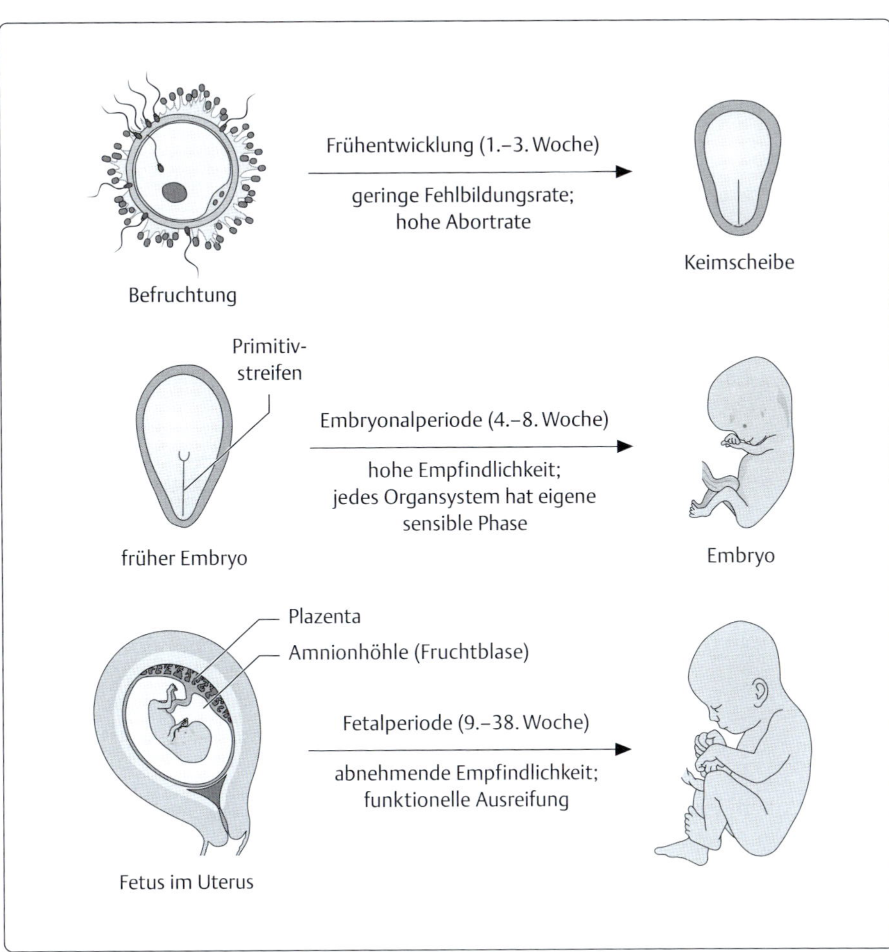

Abb. 9.25 Keim-, Embryonal- und Fetalphase und Sensibilität gegenüber schädlichen Einflüssen (nach Sadler).

tionem. Daraus ergeben sich ca. 280 Tage = 40 Wochen = 10 Lunarmonate.

Merke

Nach der Naegele-Regel kann der voraussichtliche Tag der Geburt ausgerechnet werden:

- errechneter Geburtstermin = ELR (1. Tag der letzten Regelblutung) + 7 Tage – 3 Monate + 1 Jahr oder
- errechneter Geburtstermin = ELR + 9 Monate + 7 Tage

Allerdings ist die Wahrscheinlichkeit, dass das Kind exakt an dem errechneten Tag zur Welt kommt, gering und liegt bei ca. 4 %.

Der Verlauf der Schwangerschaft wird in Abschnitte von je 3 Monaten (Trimenon) eingeteilt:

1. Trimenon: 1.–13. SSW
2. Trimenon: 14.–26. SSW
3. Trimenon: 27.–39./40. SSW

Bei einer Schwangerschaftsdauer von mehr als 42 Wochen spricht man von Übertragung.

Ein vor Vollendung der 37. SSW geborenes Kind gilt als Frühgeburt (unabhängig vom Geburtsgewicht). Dazu zählen auch Totgeburten ab 500 g Geburtsgewicht (< 500 g = Fehlgeburt). Hat ein Kind mit einem Geburtsgewicht unter 500 g allerdings noch gelebt (Kriterien: Nach der Scheidung vom Mutterleib hat das Herz geschlagen oder die Nabelschnur pulsiert oder die natürliche Lungenatmung eingesetzt.) und verstirbt dann, gilt es als frühgeboren.

9.3.3.1 Befruchtung und Einnistung

Die Befruchtung (= Imprägnation) findet in einem der Eileiter statt. Ein einzelnes der Millionen von Spermien schafft es, seinen Kopf bis zur Corona radiata zu schieben (**Abb. 9.26**). Sein Akrosom platzt und setzt Enzyme (u. a. Hyaluronidase) frei, die ihm den Weg bis zur Eizelle freiräumen. Die Kerne der Keimzellen vereinigen sich zu der 1. Zelle (**Zygote**) des neuen Lebewesens. In den 3–4 Tagen, die der Transport in die Gebärmutter dauert, teilt sich die Zygote bereits weiter (Furchung).

Als **Morula** erreicht der Keim den Uterus. 2 Tage später hat sich aus der Morula eine Keimblase entwickelt, die aus einer äußeren Zellhülle (Trophoblast) und einer inneren Zellansammlung (Embryoblast) besteht. In diesem Stadium (Blastozyste) nistet sie sich in das Endometrium ein (= Implantation). Aus dem Embryoblast wird bei der weiteren Reifung der Embryo, während sich der Trophoblast zum Mutterkuchen (Plazenta) entwickelt.

9.3.3.2 Plazenta

Die Plazenta (Mutterkuchen) sorgt für die Ernährung des heranwachsenden Keimes, sobald die Versorgung über das Endometrium nicht mehr ausreicht. Sie beliefert ihn mit Sauerstoff

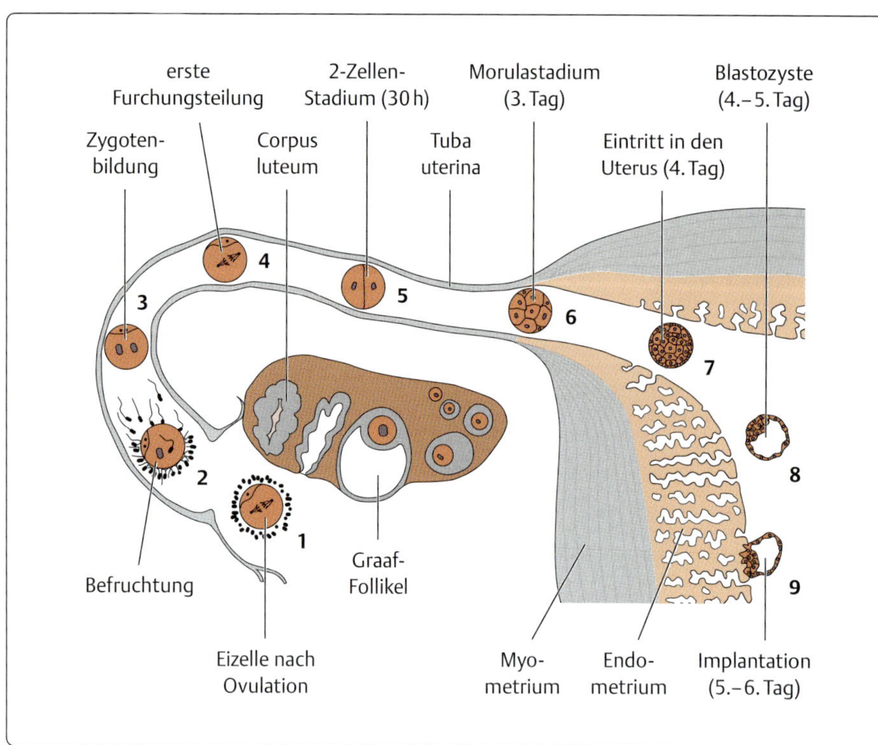

Abb. 9.26 Schematische Darstellung der Entwicklungsvorgänge während der 1. Woche der Frühentwicklung (nach Sadler).

und transportiert Stoffwechselabbauprodukte aus dem kindlichen Organismus ab. Sie ist also das Organ für den Gas- und Stoffaustausch zwischen Mutter und Kind. Über die Nabelschnur ist sie mit dem Embryo verbunden.

Außerdem bildet die Plazenta Hormone, die den weiteren Verlauf der Schwangerschaft koordinieren. Dazu gehören Östrogene, Progesteron und Choriongonadotropin (HCG = humanes Choriongonadotropin). Nach der Geburt des Kindes wird auch die Plazenta als Nachgeburt ausgestoßen.

Merke

Da das HCG (genauer dessen Untereinheit β-HCG) schon kurz nach Eintritt der Schwangerschaft im Blut und auch im Urin nachweisbar ist, kommt es bei herkömmlichen Schwangerschaftstests zum Einsatz. Bereits 2 Tage nach Ausbleiben der nächsten Menstruationsblutung liefert der Urintest ein ziemlich sicheres Ergebnis. Im Blut gelingt der Nachweis meist bereits 5 Tage nach der Einnistung der Eizelle.

Entwicklung Nach der Einnistung bildet der Trophoblast Zotten aus (**Chorionzotten**), in deren Bindegewebskern kindliche Blutgefäße einwachsen und sich fein verzweigen (Zottenbäume; **Abb. 9.27**). Die Gesamtheit der Chorionzotten bildet die Chorionplatte als kindlichen Anteil der Plazenta. Den mütterlichen Anteil bildet die darunterliegende Uterusschleimhaut. Sie wird nun **Dezidua** genannt, d. h. hinfällige Haut, da sie später bei der Geburt mit abgestoßen wird.

Gefäßversorgung Aus der Dezidua ziehen mütterliche Gefäße, Abzweigungen der Uterusarterien und -venen, zwischen die Chorionzotten. Besonders ist, dass die arteriellen Gefäße nicht in die venösen Gefäße übergehen, sondern ihr Blut ins Interstitium (hier intervillöser Raum genannt) abgeben. Das mütterliche Blut umspült also frei die Chorionzotten, in denen sich die kindlichen Blutgefäße befinden. So ist der Stoffaustausch besonders leicht möglich. Danach wird das Blut wieder ins venöse System aufgenommen. Die Stoffaufnahme ins kindliche Blut erfolgt dabei nicht unkontrolliert, sondern unter der Aufsicht der **Blut-Plazenta-Schranke**. Nur Gase, Flüssigkeiten, Elektrolyte und kleinmolekulare Eiweißstoffe einschließlich der IgG-Antikörper gelangen hindurch. Allerdings gehören zu den plazentagängigen Stoffen auch Giftstoffe wie Nikotin, Alkohol und andere Drogen sowie Viren (Röteln, humanes Immundefizienz-Virus [HIV], Zika-Viren) und diverse Pharmaka.

Aufbau Die reife Plazenta besitzt einen Durchmesser von 15–20 cm und wiegt 450–600 g. Die dem kindlichen Organismus zugewandte Seite ist mit einer feinen Haut bedeckt (innere Eihaut, Amnionepithel, Schafshaut). Hier tritt die ca. 1,5 cm dicke und 1 m lange **Nabelschnur** (Funiculus umbilicalis) in die Plazenta ein. In der Nabelschnur verlaufen eine kindliche Nabelvene (V. umbilicalis) und 2 Nabelarterien (Aa. umbilicales), die sich dann in den Chorionzotten verzweigen. Die Nabelarterien führen sauerstoff- und nährstoffarmes Blut zur Plazenta. Hier findet der Stoffaustausch statt, sodass in der Nabelvene sauerstoff- und nährstoffreiches Blut zum Fetus transportiert wird.

9.3.4 Geburt

Das Kind liegt zum Zeitpunkt der Geburt zusammengekrümmt im Uterus. Optimal liegt das Kind mit dem Kopf (Schädellage) nach unten zum inneren Muttermund gerichtet (**Abb. 9.28**). In 3–5 % der Fälle liegt der Steiß an der Geburtsöffnung (Steißlage oder Beckenendlage).

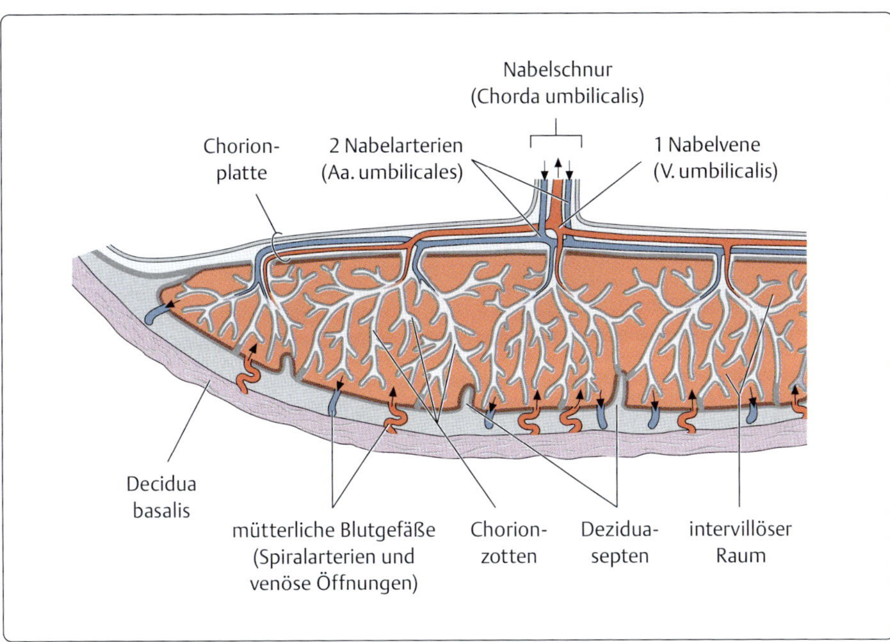

Abb. 9.27 Schematischer Querschnitt durch eine reife Plazenta.

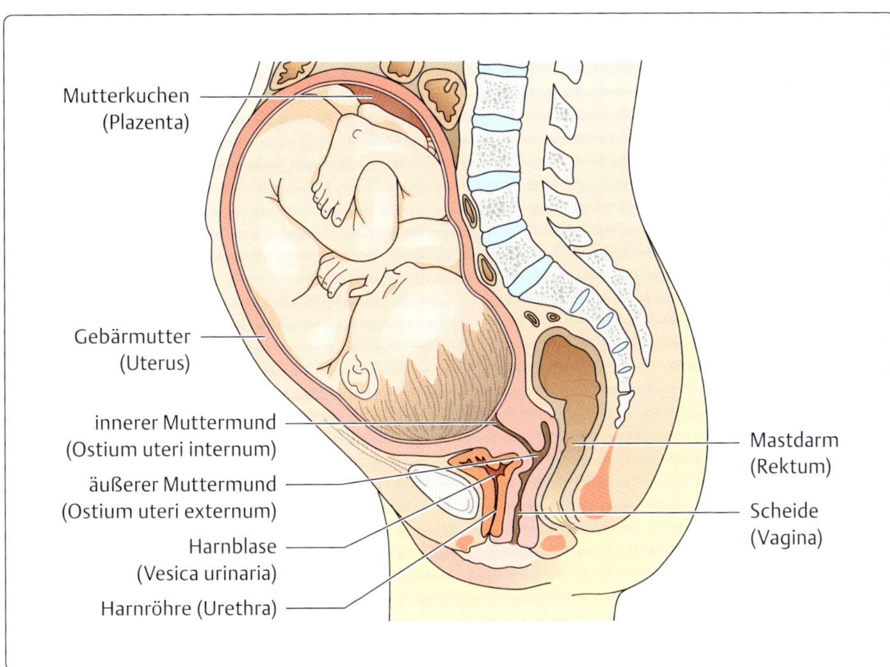

Abb. 9.28 Gebärmutter mit geburtsreifem Kind. Schematischer Längsschnitt.

9.3.4.1 Geburtsphasen

Die Geburt gliedert sich in eine Eröffnungsphase und eine Austreibungsphase.

Eröffnungsphase Zum Ende des letzten Trimenons treten zunehmend Kontraktionen der Uteruswand auf (Senkwehen), die den kindlichen Kopf in den Beckeneingang schieben. Zum Zeitpunkt der Geburt werden die Wehen regelmäßig (Eröffnungswehen). Eine mit Fruchtwasser gefüllte Blase (Fruchtblase) wird dem kindlichen Kopf vorausgeschoben, um die Weichteile des Geburtskanals zu weiten. Durch stärkere und schnell aufeinanderfolgende Wehen (alle 2–4 min) öffnet sich der Muttermund und die Fruchtblase platzt (Blasensprung). Bei einer erstmals gebärenden Frau (Primipara = Erstgebärende) dauert die gesamte Eröffnungsphase, vom Beginn regelmäßiger Wehen bis zur vollständigen Eröffnung des Muttermundes, ca. 12 Stunden, bei weiteren Geburten (Mehrgebärende = Multipara) nur etwa 5–7 Stunden.

Austreibungsphase Ist der äußere Muttermund vollständig geöffnet (10 cm), beginnt die Austreibungsphase. Rhythmische Kontraktionen des Myometriums (Presswehen), unterstützt vom aktiven Pressen der Mutter (Bauchmuskulatur), schieben das Kind in den Geburtskanal.

Die Wehentätigkeit hält nach der Geburt des Kindes noch an. Diese **Nachwehen** sorgen dafür, dass sich die Plazenta von ihrer Unterlage löst und samt der Eihäute ausgestoßen wird.

9.3.4.2 Umstellung des kindlichen Kreislaufs

Nach der Geburt wird die Nabelschnur durchtrennt. Da den kindlichen Organismus auf diesem Weg kein Sauerstoff mehr erreicht, steigt der Kohlendioxidgehalt und das Atemzentrum wird aktiviert. Die Lungen entfalten sich und übernehmen selbstständig ihre Aufgaben. Der fetale Kreislauf stellt sich um auf den postnatalen Kreislauf (Kap. 2.9).

9.3.4.3 Reifezeichen eines Neugeborenen

Ein gesundes reifes Neugeborenes wiegt zwischen 2 800–4 500 g bei einer Körperlänge (Scheitel-Fersen-Länge) von 48–55 cm. Der Kopfumfang beträgt 33–37 cm. Als Reifezeichen gelten:

- rosige Haut mit ausreichend Unterhautfettgewebe
- bis über die Fingerkuppen reichende Nägel
- gute Ausprägung der Hautleisten an den Fußsohlen
- vollständiges Bedecken des Scheidenvorhofs durch die großen Schamlippen oder Tastbarkeit beider Hoden im Hodensack
- fester Nasen- und Ohrknorpel, deutliche Faltung der Ohrmuschel

Anhand des Apgar-Score (nach Virginia Apgar) kann die Anpassungsfähigkeit des Neugeborenen an die Bedingungen außerhalb der Gebärmutter beurteilt werden. 5 bzw. 10 Minuten nach der Geburt werden Punkte (0 = schlecht bis nicht vorhanden; 1 = ausreichend; 2 = gut) vergeben für:

- Atmung
- Puls
- Hautfärbung
- Muskeltonus
- Reflexe

Optimal sind Werte von 10 Punkten. Apgar-Werte unter 5 sprechen für einen schweren Sauerstoffmangel.

Merke

Nach dem Hebammengesetz dürfen Heilpraktiker keine Geburtshilfe leisten – es sei denn, es handelt sich um einen Notfall, dann dürfen und müssen Heilpraktiker im Rahmen ihrer Möglichkeiten Hilfe leisten. Die Geburt beginnt mit Einsetzen der Eröffnungsperiode und dauert bis zur Beendigung des Wochenbettes. Heilpraktiker dürfen aber zu jedem Zeitpunkt Krankheiten behandeln, die nicht mit der Geburt zusammenhängen.

10 Nervensystem

Das Nervensystem ist das übergeordnete Steuerungssystem des Körpers. Es nimmt Informationen aus der Umwelt und dem Körperinneren auf, verarbeitet diese und sorgt für eine angemessene Reaktion. Innerhalb des Nervensystems unterscheiden wir zwischen dem somatischen (animalischen) und dem vegetativen (autonomen) Nervensystem. Das somatische Nervensystem nimmt Reize bewusst wahr, leitet sie schnell weiter und kann willkürliche Bewegungen auslösen. Das vegetative Nervensystem arbeitet langsamer und unwillkürlich. Gegliedert in die Gegenspieler Sympathikus und Parasympathikus sowie das enterische Nervensystem (ENS) passt es die Körperfunktionen der geforderten Arbeit und den Umgebungsbedingungen an. Damit sorgt es auch für die Aufrechterhaltung des inneren Gleichgewichts (Homöostase).

10.1 Anteile des Nervensystems

Räumlich wird das Nervensystem in 2 Bereiche untergliedert (**Abb. 10.1**):

- zentrales Nervensystem (ZNS): Gehirn und Rückenmark
- peripheres Nervensystem (PNS): Hirnnerven und Spinalnerven sowie alle Nervenzellansammlungen (Ganglien) außerhalb des ZNS

12 Hirnnervenpaare verlassen als periphere Nerven das Gehirn, während aus dem Rückenmark 31–32 Spinalnervenpaare austreten (**Abb. 10.2**).

10.2 Zentrales Nervensystem

Im ZNS erfolgt der Informationsfluss in 2 Richtungen: Eine Information wird zum ZNS, also Gehirn (Cerebrum, auch: Zerebrum) oder Rückenmark (Medulla spinalis), hin- oder von diesem weggeführt (**Abb. 10.3**). Es ergeben sich:

- Afferenzen: zum ZNS hinführende Nervenfasern (sensibel, sensorisch)
- Efferenzen: vom ZNS wegführende Nervenfasern (motorisch)

Je nachdem, ob die Reize das somatische oder vegetative Nervensystem betreffen, unterscheidet man zudem

- somatische (somatosensibel oder somatosensorisch) und viszerale Afferenzen (viszerosensibel),
- somatische (somatomotorisch) und viszerale Efferenzen (vegetativ).

10.2.1 Gehirn

Lage Das Gehirn (Cerebrum, Encephalon) befindet sich im knöchernen Schädel (Kranium). Es ruht, umgeben von den Hirnhäuten (Meningen) und dem Hirnwasser (Liquor cerebrospinalis, kurz: Liquor), auf der Schädelbasis. Die Angaben zu seinem Gewicht schwanken zwischen 1 100–1 600 g.

Aufbau Das Gehirn wird in folgende Abschnitte eingeteilt (**Abb. 10.4**):

- Groß-/Endhirn (Telencephalon)
- Zwischenhirn (Diencephalon)
- Hirnstamm (Truncus cerebri):
  - Mittelhirn (Mesencephalon)
  - Brücke (Pons)
  - verlängertes Mark (Medulla oblongata)
- Kleinhirn (Cerebellum, auch: Zerebellum)

Mittelhirn, Brücke und verlängertes Mark werden wie gezeigt als Hirnstamm (Truncus cerebri) zusammengefasst. Das Stammhirn wiederum schließt das Zwischenhirn mit ein.

10.2.1.1 Großhirn

Das Großhirn (Endhirn, Telencephalon) ist das oberste Integrationszentrum des Körpers und Sitz des Bewusstseins und der Persönlichkeit. Es hat die Aufgabe, alle motorischen und sensiblen Abläufe zu koordinieren.

Aufbau Räumlich ist das Großhirn durch einen Einschnitt (Fissura longitudinalis cerebri) in 2 Hälften (Hemisphären) unterteilt und nur durch den sog. Balken (Corpus callosum) miteinander verbunden. Hier verlaufen Nervenbahnen, über die die Zentren beider Hemisphären miteinander kommunizieren (Kommissurenfasern).

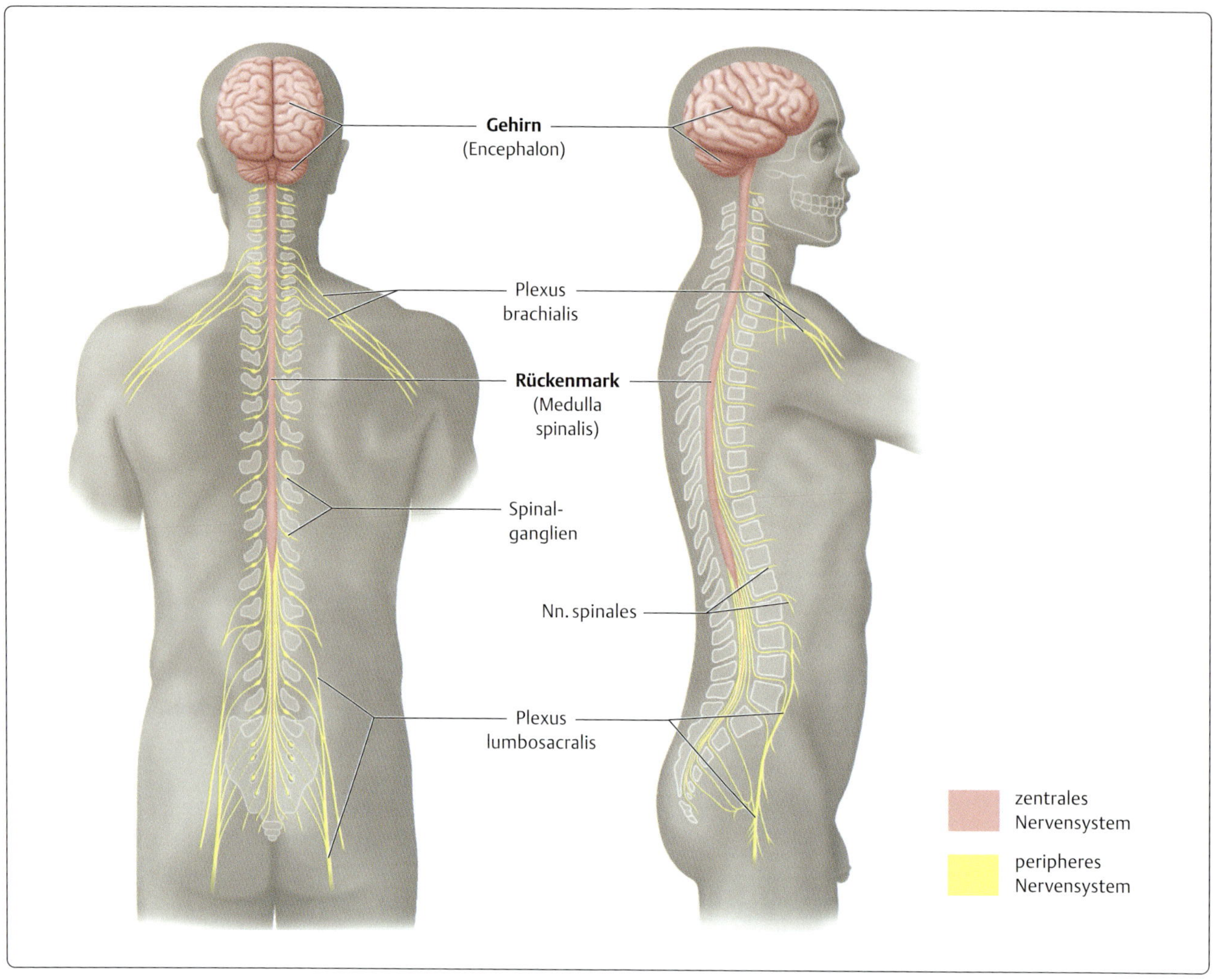

Abb. 10.1 Zentrales und peripheres Nervensystem. Die Leitbahnen (Nerven) des PNS (gelb) bringen afferente Informationen zum ZNS (rosa), wo deren Verarbeitung stattfindet. Efferente Informationen erreichen die Peripherie ebenfalls über Nerven des peripheren Systems.

Hirnlappen Jede Hemisphäre ist durch Furchen (Sulci) wiederum in 4 oberflächlich sichtbare **Lappen** (Lobi) gegliedert (**Abb. 10.5**):

- Stirnlappen (Lobus frontalis)
- Scheitellappen (Lobus parietalis)
- Hinterhauptslappen (Lobus occipitalis)
- Schläfenlappen (Lobus temporalis)

Folgende 2 Lappen liegen tiefer im Gehirn:

- Insellappen (Insel, Lobus insularis), seitlich unter den oberflächlichen Bereichen
- limbischer Lappen (Lobus limbicus, Saumlappen), an der Innenfläche der Hemisphäre

Hirnfurchen und -windungen An der Oberfläche der Lappen sind durch weitere Sulci abgegrenzte Gyri (Hirnwindungen) zu erkennen. Durch die zahlreichen Windungen wird die zur Verfügung stehende Oberfläche vergrößert. In den Gyri liegen genau definierte Funktionszentren des Nervensystems. Eine wichtige orientierende Furche ist der **Sulcus centralis** (Zentralfurche), der den Stirn- vom Scheitellappen trennt. Direkt vor dem Sulcus centralis, im **Gyrus praecentralis** (lat. prae = vor), liegt das primäre motorische Zentrum. Von hier nehmen die Impulse (Pyramidenbahnen) zu den willkürlich innervierten Muskeln ihren Ausgangspunkt. Unmittelbar hinter dem Sulcus centralis, im **Gyrus postcentralis** (lat. post = hinter), befindet sich das primäre sensible Zentrum. Der Gyrus postcentralis ist das wichtigste Zentrum für bewusste Empfindungen. Allen primären Zentren sind weitere Gebiete zugeordnet, die Einfluss auf deren Impulse nehmen, sog. Assoziationsfelder (S. 228).

Graue und weiße Substanz

An einem Schnitt durch das Großhirn erkennt man die Unterteilung des Gewebes in 2 Bereiche (**Abb. 10.6**):

- graue Substanz (Großhirnrinde, Cortex cerebri)
- weiße Substanz (Marklager, Medulla)

Die graue Substanz liegt außen und enthält im Wesentlichen Nervenzellkörper (70 % aller Neurone). Die weiße Substanz legt sich innen an und besteht aus Nervenfasern (Axonen). Deren Myelinscheiden (Markscheiden) sind für die Farbgebung verantwortlich.

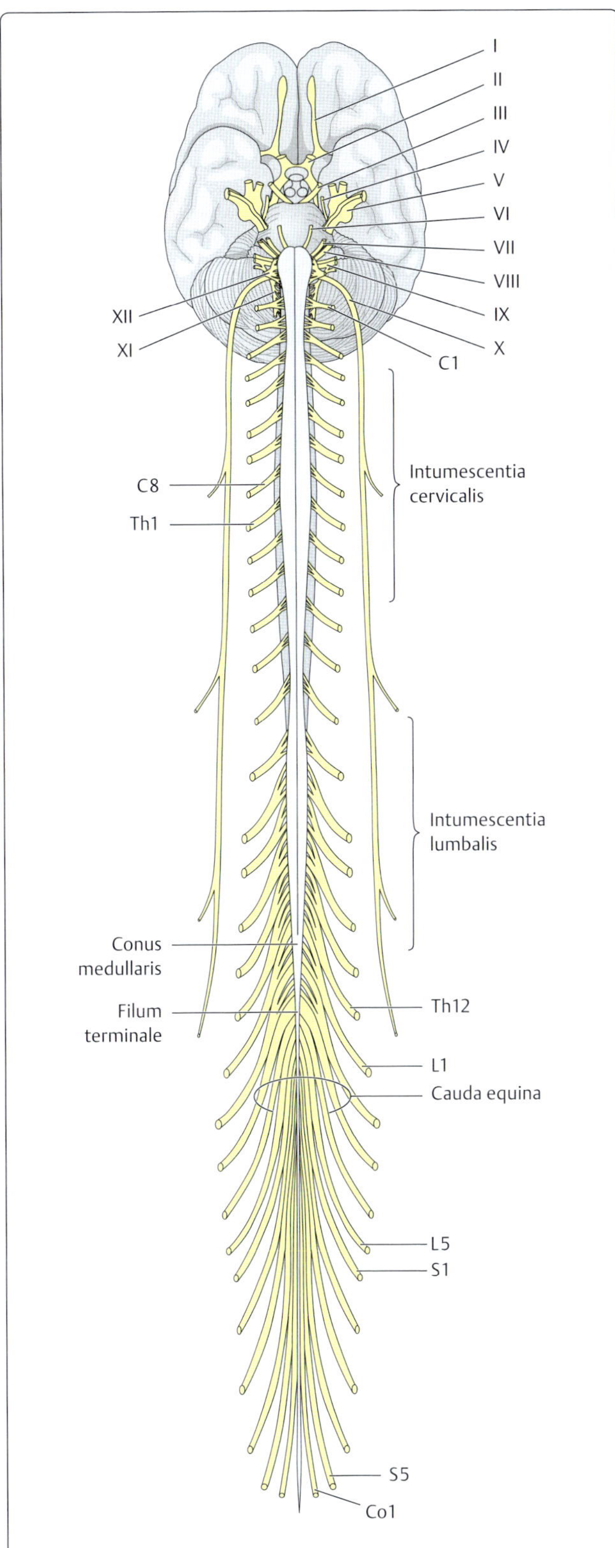

Abb. 10.2 Hirnnerven und Spinalnerven.

Basalganglien

Weitere Gebiete aus grauer Substanz befinden sich weiter unten in den Hemisphären, eingelagert in die weiße Substanz. Diese Gebiete werden Basalganglien (oder Basalkerne) genannt und haben die Aufgabe der unbewussten Feinabstimmung von willkürlichen Bewegungen. Sie gehören zum extrapyramidalmotorischen System (S. 235). Die Basalganglien sind aber auch in weitere komplexe Hirnleistungen, z. B. das Erlernen von Handlungsmustern, emotionale oder planerische Leistungen, eingebunden.

Zu den Basalganglien gehören:

- Globus pallidus (Pallidum, bleicher Körper)
- Corpus striatum (Streifenkörper):
  - Putamen (Schalenkern)
  - Nucleus caudatus (geschweifter Kern)

Pathologie

Morbus Alzheimer

Der Morbus Alzheimer gehört zu den Demenzerkrankungen. Etwa ab dem 6. Lebensjahrzehnt kommt es zu einer zunehmenden Degeneration der Großhirnrinde. Symptomatisch sind der progressive Verlust der Merkfähigkeit (anterograde Amnesie) und Orientierung. Die unheilbare Erkrankung betrifft besonders erblich belastete Menschen und häufiger Frauen als Männer.

Multiple Sklerose

Die multiple Sklerose ist eine unheilbare Erkrankung der weißen Substanz des Gehirns und Rückenmarks. Durch entzündliche Prozesse kommt es zu einem fortschreitenden Abbau der Myelinscheiden (Markscheiden) der Axone. Diese Entmarkungsherde liegen diffus verstreut im ZNS. Entsprechend variabel sind die motorischen und sensiblen Symptome. Häufig zeigen sich erste Symptome durch Entzündungen des Sehnervs (Optikusneuritis). Ist das Kleinhirn betroffen, kann eine neurologische Charcot-Trias auftreten (S. 232).

Schädel-Hirn-Trauma (SHT)

Ein SHT entsteht durch Gewalteinwirkungen (Schläge, Stürze, Unfälle) auf den Kopf. Bei einer Verletzung der Dura (harte Hirnhaut; Kap. 10.2.3), des Schädelknochens oder der Kopfhaut handelt es sich um ein offenes SHT (ansonsten gedecktes SHT). Symptome des SHT sind z. B. Bewusstseinsstörung oder Bewusstlosigkeit, Kopfschmerzen, Schwindel, Übelkeit und Erbrechen sowie diverse neurologische Beeinträchtigungen. Je nach Schweregrad unterscheidet man:

- Gehirnerschütterung (Commotio cerebri)
- Gehirnprellung (Contusio cerebri)
- Gehirnquetschung (Compressio cerebri)

Zur Beurteilung bedient man sich der **Glasgow-Koma-Skala**. Es werden Punkte vergeben anhand der Beurteilung der Fähigkeit zum Öffnen der Augen und zur Kommunikation sowie Bewegungsreaktion nach Aufforderung bzw. Schmerzreiz.

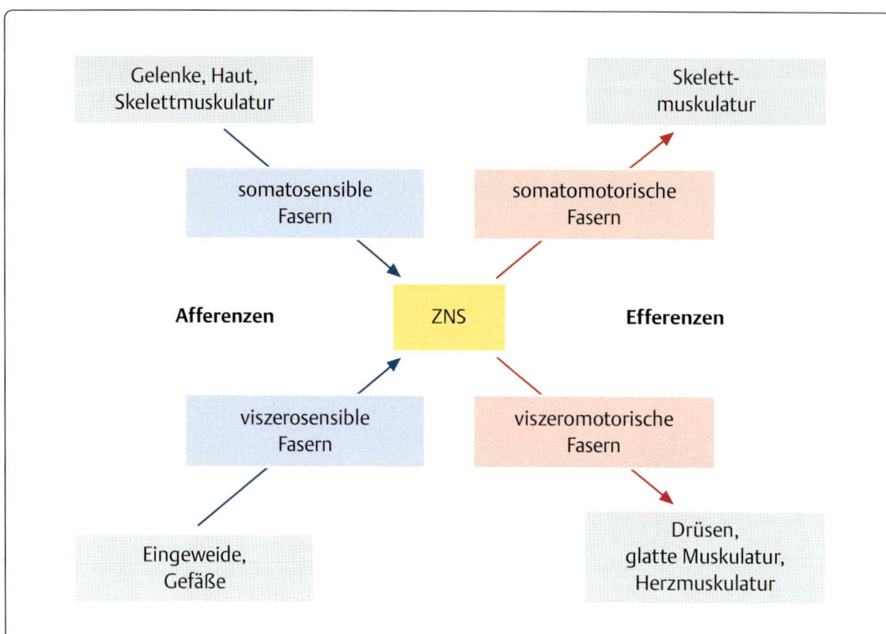

Abb. 10.3 Schema des Informationsflusses im Nervensystem.

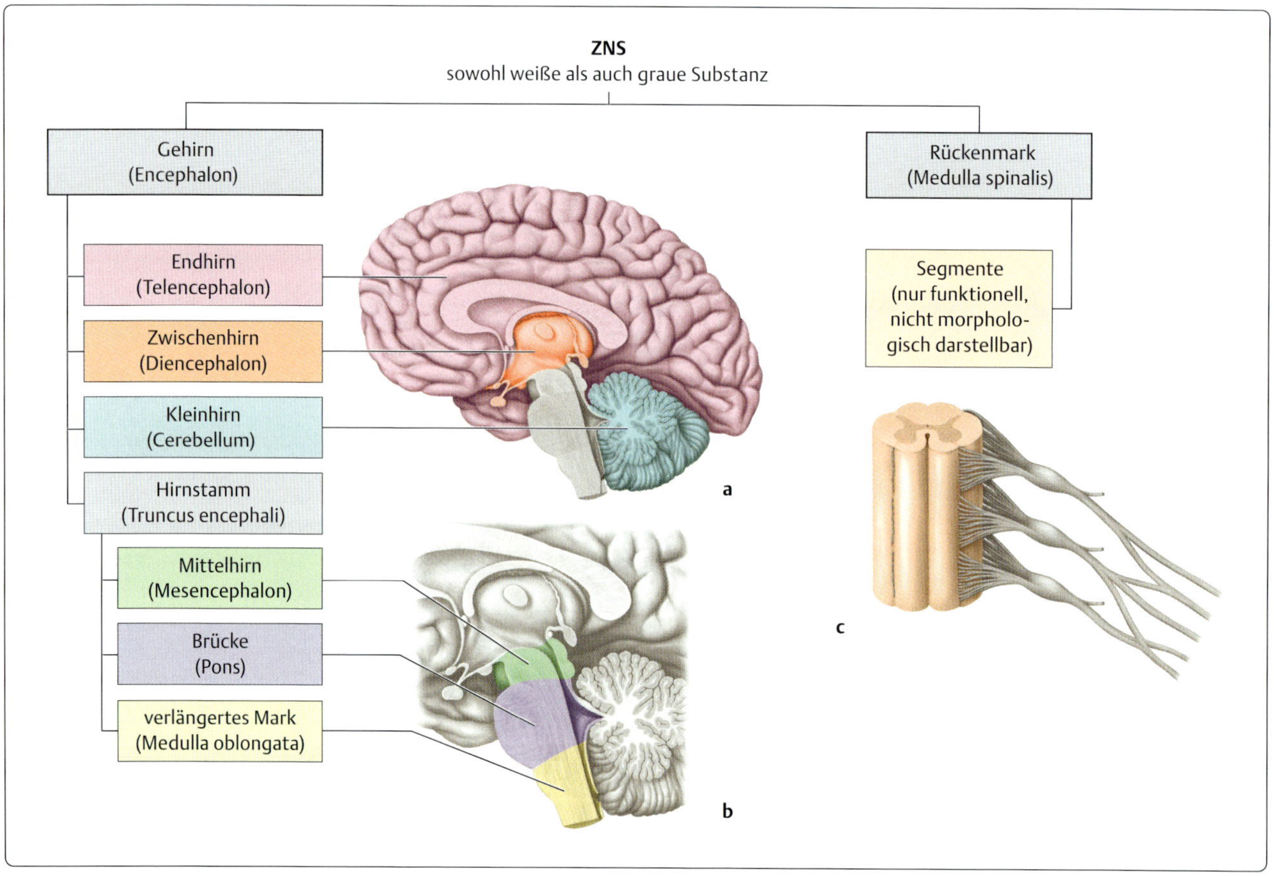

ZNS
sowohl weiße als auch graue Substanz

- Gehirn (Encephalon)
  - Endhirn (Telencephalon)
  - Zwischenhirn (Diencephalon)
  - Kleinhirn (Cerebellum)
  - Hirnstamm (Truncus encephali)
    - Mittelhirn (Mesencephalon)
    - Brücke (Pons)
    - verlängertes Mark (Medulla oblongata)
- Rückenmark (Medulla spinalis)
  - Segmente (nur funktionell, nicht morphologisch darstellbar)

a

b

c

Abb. 10.4 Aufbau des ZNS.

a Rechte Hälfte des Gehirns, Ansicht von medial.

b Rechte Hälfte des Gehirns, Ansicht von medial. Ausschnitt vergrößert.

c Ansicht von ventral auf einen Abschnitt des Rückenmarks.

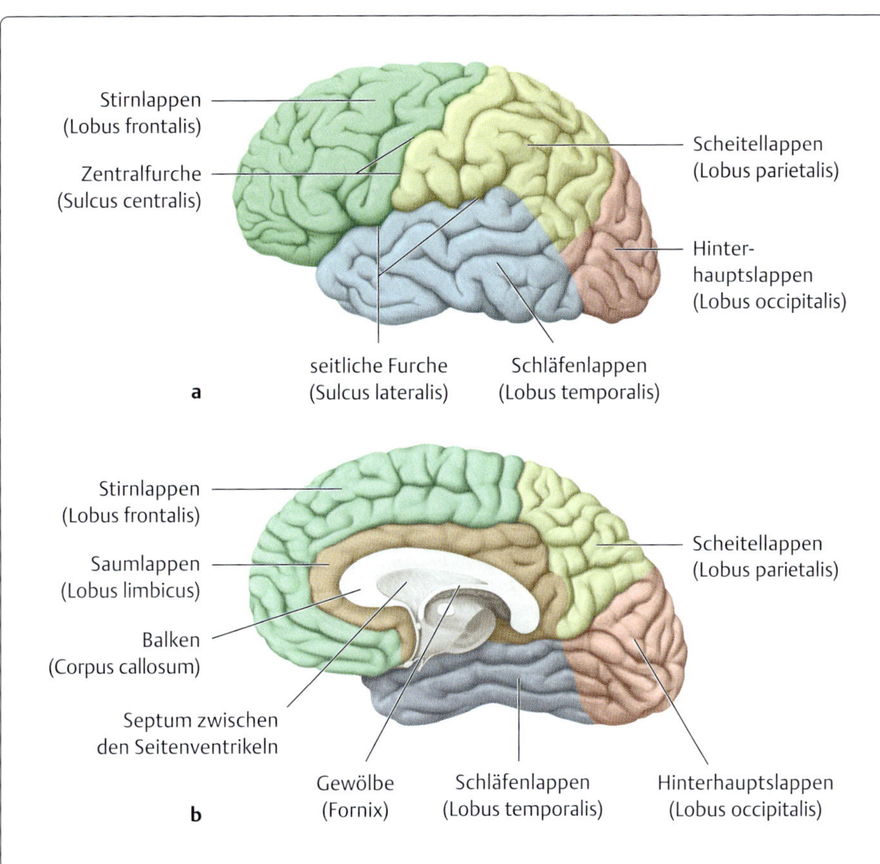

Abb. 10.5 Übersicht über das Großhirn und dessen Gliederung in Lappen.

a Seitliche Ansicht auf die linke Hirnseite und die von außen sichtbaren Lappen. Der Sulcus centralis trennt den Lobus frontalis (Stirnlappen) vom Lobus parietalis (Scheitellappen). Der Sulcus lateralis verläuft fast horizontal zwischen dem Lobus frontalis und dem Lobus temporalis (Schläfenlappen). Nicht zu erkennen ist der Lobus insularis (Insellappen), da er in tieferen Schichten liegt.

b Ansicht von medial auf die rechte Hirnhälfte. Deutlich zu erkennen ist der Balken (Corpus callosum), in dem Kommissurenfasern ziehen, die die beiden Hirnhälften miteinander verbinden. Den Balken „umsäumt" ein Großhirnanteil, der als Lobus limbicus (Saum- bzw. limbischer Lappen) bezeichnet wird.

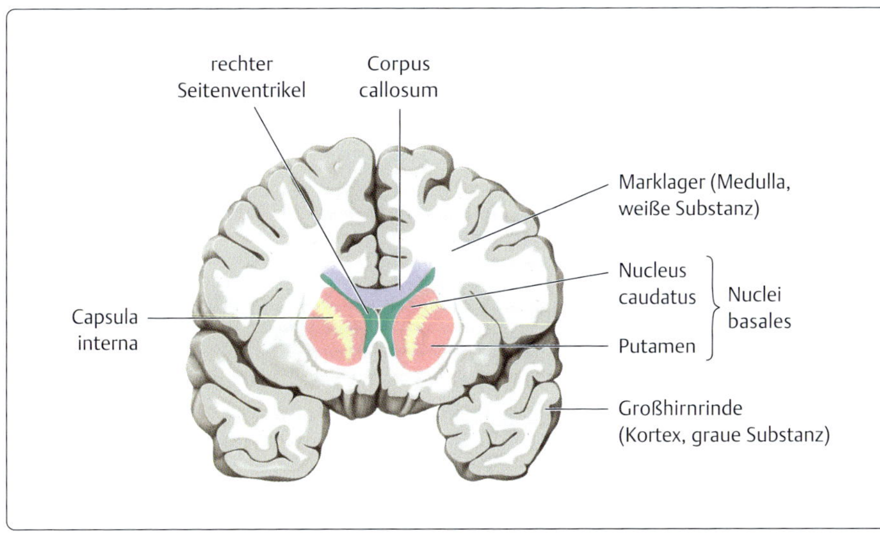

Abb. 10.6 Innerer Aufbau des Großhirns. Gut zu erkennen sind die Gliederung des Gewebes in graue und weiße Substanz sowie der beide Großhirnhemisphären verbindende Balken (Corpus callosum). Rosa dargestellt sind die in die weiße Substanz eingelagerten Basalkerne (Globus pallidus hier nicht sichtbar). Die mit Hirnwasser (Liquor) gefüllten Seitenventrikel sind grün markiert.

Naturheilkundliche Therapie

Therapeutische Anwendungen bei multipler Sklerose

Zur Linderung einer multiplen Sklerose ist aus dem Bereich der Phytotherapie das Borretschöl zu nennen. Es enthält viel Linolensäure und γ-Linolensäure. Beide haben neuroprotektive Eigenschaften. Die Weinraute wirkt antientzündlich und am ZNS als Kaliumkanalblocker.

Bei einem leichten oder beginnenden Schub sind Bewegungs- und Stangerbäder (hydroelektrische Bäder) indiziert. Heiße Bäder sollten dagegen vermieden werden, weil sie die Symptome eher verstärken.

Zentren des Großhirns

Jeder Lappen des Großhirns beinhaltet ganz bestimmte Funktionszentren (**Abb. 10.7**). Wichtig sind z. B. das primär motorische Zentrum, das primär sensorische Zentrum sowie die primär visuelle Rinde. Für die Sprachfunktion gibt es das **Broca-Sprachzentrum**, das im Stirnlappen liegt und das motorische Sprachzentrum darstellt. Das **Wernicke-Sprachzentrum** befindet sich im Temporallappen und bildet das sensorische Sprachzentrum.

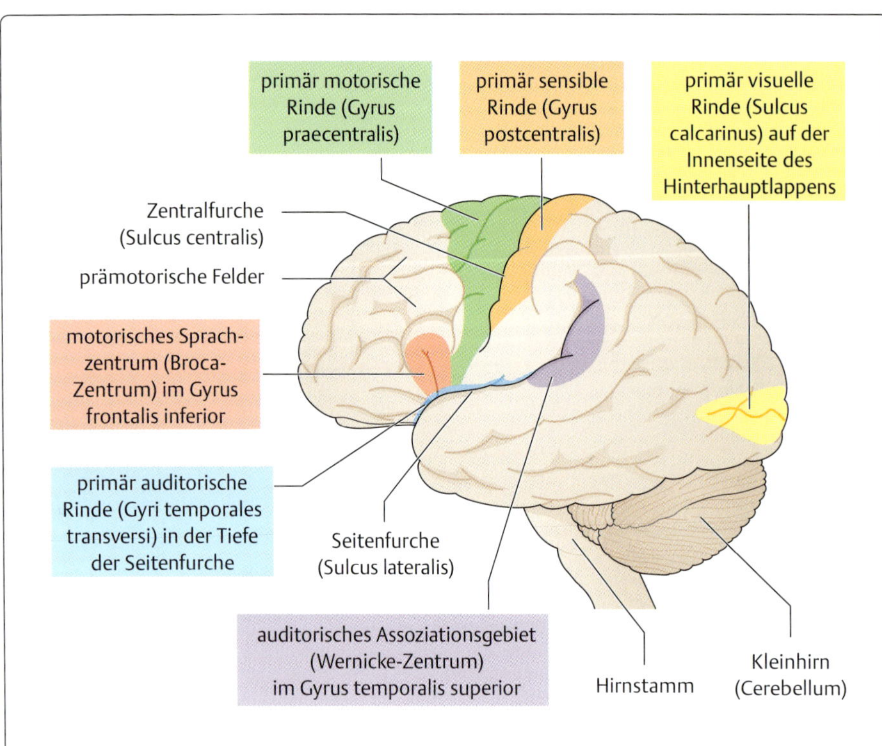

Abb. 10.7 Hirnrindenareale. Funktionelle Areale in der linken Großhirnhemisphäre.

Lerntipp

Merkhilfe: Wernicke-Zentrum: Temporallappen, sensorisch – **Wer**nicke-Zentrum: Sprach**ver**ständnis; Broca-Zentrum: Frontallappen, motorisch – **Bro**ca-Zentrum: Sprach**pro**duktion

Pathologie

Motorische und sensorische Aphasie (Sprachlosigkeit)

Bei einem Ausfall des Broca-Sprachzentrums (**motorische Aphasie**) gelingt mit großer Anstrengung die Bildung einzelner sinnhaltiger Wörter, grammatikalische Zusammenhänge fehlen (Telegrammstil). Das Sprachverständnis ist dagegen kaum beeinträchtigt.

Patienten, deren Wernicke-Sprachzentrum beschädigt ist (**sensorische Aphasie**), können weder lesen noch Sprache verstehen oder sinnvoll wiedergeben. Sie bilden nur unkontrolliert sinn- und zusammenhanglose Sätze.

Limbisches System

Aufbau Einige Bereiche, die den Balken (Corpus callosum) wie einen Saum (= Limbus) umgeben, werden im limbischen System zusammengefasst (**Abb. 10.8**). Dazu gehören u. a. der Saumlappen (Lobus limbicus – Namensgeber!) mit dem Gyrus cinguli und dem Hippocampus; außerdem der Fornix (Gewölbe), der Mandelkern (Corpus amygdaloideum) und der Mammilarkörper (Corpus mamillare). Auch das Riechzentrum wird zum limbischen System gezählt.

Dieses System verarbeitet die Informationen, die es aus fast allen Sinnessystemen erhält. Es ist das **Zentrum für Emotionen**, Affekte, die Verarbeitung von Erlebtem sowie für die Überführung in das Gedächtnis. Aus den Eindrücken entwickelt es Handlungsentwürfe (Motivation): Das limbische System ist mit dem vegetativen Nervensystem (Hypothalamus; Kap. 10.4) verbunden und beteiligt sich an dem Antrieb zur Nahrungsbeschaffung, am Sexual- und Sozialverhalten. Die Verbindung mit dem vegetativen Nervensystem macht verständlich, warum emotionale Vorgänge mit vegetativen Reaktionen des Körpers einhergehen können (z. B. Erröten, Blässe, Herzklopfen, feuchte Hände).

Pathologie

Amnesie

Als Amnesie bezeichnet man einen Gedächtnisverlust, der sowohl das Lang- als auch das Kurzzeitgedächtnis betreffen kann. Weiterhin wird unterschieden zwischen folgenden Formen:

- Bei einer retrograden Amnesie ist die Erinnerung an alles vor dem Eintritt des Gedächtnisverlustes unmöglich.
- Liegt eine anterograde Amnesie vor, können Patienten nach der Schädigung keine neuen Dinge im Gedächtnis behalten.

Ursachen für eine Amnesie sind z. B. SHT, toxische Stoffe (z. B. Alkohol, Drogen), Entzündungen oder Blutungen im Gehirn sowie traumatische Erlebnisse.

Assoziationsfelder und Capsula interna

Den primären Hirnzentren sind nachgeschaltete Regionen (**Assoziationsfelder**) angegliedert, die für eine weitere Bearbeitung und eine Verknüpfung der unterschiedlichen Hirnfunktionen sorgen.

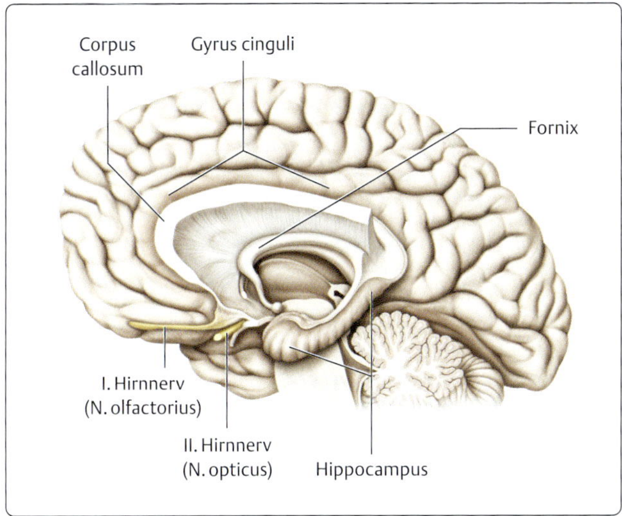

Abb. 10.8 Limbisches System. Zum limbischen System gehören die Hirnanteile rund um den Balken und den III. Ventrikel. Es ist das emotionale Zentrum des Gehirns.

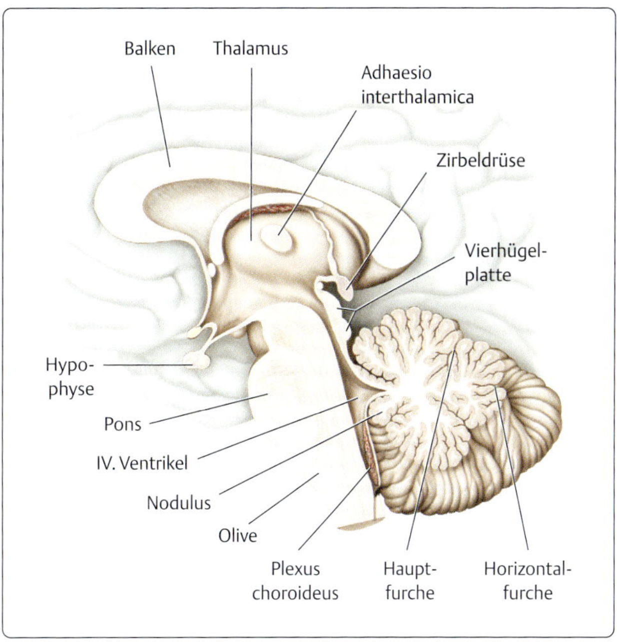

Abb. 10.9 Innenansicht der rechten Hirnhälfte. Dargestellt sind die Hauptbestandteile des Zwischenhirns (Thalamus und Hypothalamus), der Hirnstamm (Mittelhirn, Brücke und Medulla oblongata) und das Kleinhirn (Cerebellum). Vor allem die Thalami beider Seiten begrenzen den III. Hirnventrikel, über eine kleine Brücke (Adhaesio interthalamica) stehen sie miteinander in Verbindung. Auf der Schnittfläche des Kleinhirns sind dessen feine Auffaltungen und die Gliederung in weiße und graue Substanz zu erkennen, deren Anordnung an einen Baum erinnern (Arbor vitae).

Innerhalb der Hemisphären sind die Zentren über Assoziationsfasern miteinander verbunden. Die Nervenfasern, die vom Großhirn in andere Bereiche des ZNS ziehen, heißen Projektionsfasern. Ein Großteil dieser Projektionsfasern zieht als Bündel zwischen den Basalganglien hindurch und bildet so die **Capsula interna** (innere Kapsel; **Abb. 10.3**).

10.2.1.2 Zwischenhirn

Lage Das Zwischenhirn (Diencephalon) liegt unterhalb der Großhirnhemisphären und umgibt den III. Hirnventrikel (**Abb. 10.4**a, b): Es beinhaltet Stationen der Seh- und Hörbahn, der Sensibilität und emotionaler Verbindungen.

Aufbau Hauptbestandteile des Diencephalons sind (**Abb. 10.9**):

- Thalamus
- Hypothalamus

Außerdem gehören zum Zwischenhirn folgende Strukturen:

- Epithalamus mit Zirbeldrüse (Epiphyse, Kap. 8.10)
- Metathalamus (Corpus geniculatum mediale und laterale)
- Subthalamus

Thalamus

Der Thalamus wird auch das „Tor zum Bewusstsein" genannt, da er die letzte Station der somatosensiblen Information vor Erreichen der Großhirnrinde darstellt. Er fungiert als Filter und schützt das Gehirn vor einer Reizüberflutung. Außerdem ist er in das motorische System eingebaut und kommuniziert mit den Basalganglien, mit motorischen Rindenarealen und dem Kleinhirn. Als Partner des limbischen Systems ist er an emotionalen Vorgängen beteiligt.

Hypothalamus

Der Hypothalamus steuert als übergeordnetes Integrationszentrum die allgemeinen Funktionen des gesamten Körpers. Er ist verantwortlich für folgende Vorgänge:

- Homöostase = Konstanthaltung des inneren Milieus des Körpers
- Kontrolle über das vegetative Nervensystem
- Beeinflussung des Sozialverhaltens

Der Hypothalamus stellt ein Bindeglied zwischen dem Nerven- und Hormonsystem dar (Kap. 8.5.1). Über einen Ausläufer (Hypophysenstiel) hat er Verbindung zur Hypophyse (Hirnanhangsdrüse) und regelt über Steuerhormone deren Funktion. Außerdem produziert er selber Effektorhormone, das antidiuretische Hormon (ADH) und Oxytozin, die er über Axone zur Hypophyse sendet, wo sie ins Blutsystem abgegeben werden.

Mithilfe der Hormone sowie des Sympathikus und Parasympathikus (vegetatives Nervensystem) steuert er die Körperfunktionen. So hält er z. B. über die Regulation der Hautgefäße die Körpertemperatur aufrecht und registriert Durst-, Hunger- und Sättigungsgefühle. Er übernimmt die Kontrolle über Emotionen und das Sexualverhalten und steht dafür in Verbindung mit dem limbischen System (S. 228).

Metathalamus und Subthalamus

Der **Metathalamus** liegt hinten an der Unterseite des Thalamus und besteht aus dem jeweils paarigen Corpus geniculatum laterale (seitlicher Kniehöcker) und Corpus geniculatum mediale (mittlerer Kniehöcker), die Umschaltstationen der Sehbahn (Kap. 11.1.5) bzw. der Hörbahn sind.

Der **Subthalamus** liegt unter dem Thalamus und ist in die Planung und Durchführung von Bewegungen eingebunden.

Funktionell wird auch der Globus pallidus (Basalganglion) zum Subthalamus gerechnet. Bei einer Erkrankung an Morbus Parkinson (S. 231) kann im Subthalamus eine elektrische Stimulation mit implantierten Elektroden vorgenommen werden.

10.2.1.3 Hirnstamm

Aufbau Der Hirnstamm besteht aus Mittelhirn (Mesencephalon), Brücke (Pons) und dem verlängerten Mark (Medulla oblongata; **Abb. 10.9**). Im Hirnstamm liegen die Ausgangskerngebiete der Hirnnerven, die hier das Gehirn verlassen (mit Ausnahme der ersten beiden Hirnnerven), und andere wichtige Zentren (**Abb. 10.10**).

Er wird durchzogen von der **Formatio reticularis** (retikulär = netzartiges System). Diese besteht aus einer Gruppe von Kerngebieten und verbindenden Fasern, die Reize aus dem Großhirn, dem Kleinhirn, dem Hypothalamus und den Basalganglien erhalten und an motorische und vegetative Zellen des Rückenmarks weitergeben. Über das Netzwerk werden aber auch Informationen der Sensibilität wie Schmerz-, Druck-, Temperaturempfindungen und der Sinnesorgane an den Thalamus geleitet.

Mittelhirn

Das Mittelhirn setzt sich zusammen aus weißer Substanz, in die verschiedene Anteile an grauer Substanz eingelagert sind (sog. Kerne oder Kerngebiete). Dazu gehören Kerne des extrapyramidalen Systems (Substantia nigra = schwarze Substanz; Nucleus ruber = roter Kern) sowie die Kerne einiger Hirnnerven (z. B. III. Hirnnerv = N. oculomotorius, IV. Hirnnerv = N. trochlearis).

> **Merke**
> Der Begriff Kern wird im Bezug auf das ZNS mit einer Ansammlung von Nervenzellkörpern gleichgesetzt und ist nicht mit dem Zellkern zu verwechseln!

Über die Hirnnervenkerne und die Vierhügelplatte (Colliculi superiores und inferiores) werden akustische und optische Reflexe verschaltet (akustisches und optisches Reflexzentrum). Die oberen Hügel gehören zur Sehbahn, die unteren zur Hörbahn (**Abb. 10.9**).

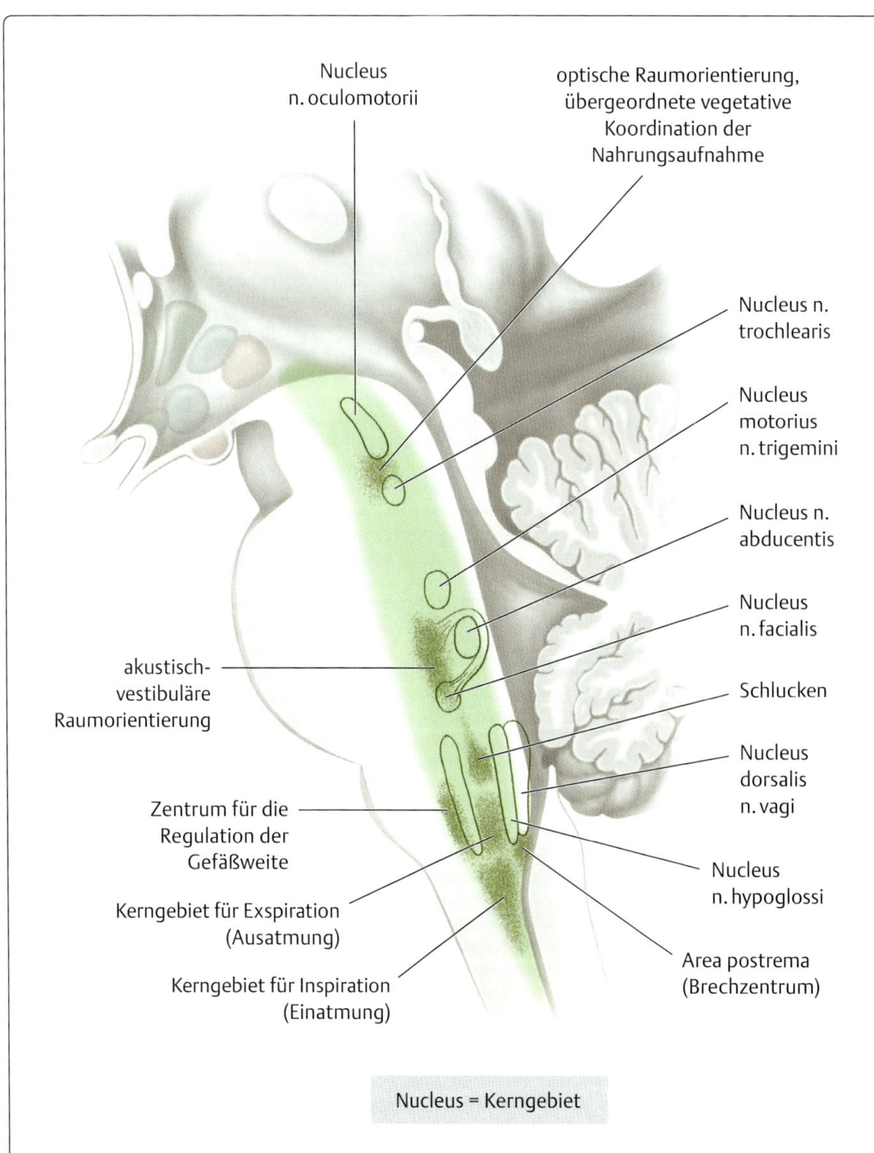

Abb. 10.10 Funktionelle Zentren des Hirnstamms. Sicht auf den halbierten Hirnstamm von links.

Substantia nigra In der aufgrund ihres Melaningehalts schwarz gefärbten Substantia nigra befinden sich zahlreiche dopaminhaltige Zellen. Sie steht als Teil des extrapyramidal-motorischen Systems v. a. in Verbindung mit der Großhirnrinde und dem Corpus striatum (Teile der Basalganglien). Ihre dopaminergen Neurone haben „Starterfunktion", d. h., sie sind an der Planung und Auslösung von Bewegungen beteiligt.

Nucleus ruber Der Nucleus ruber (rot wegen seines hohen Eisengehalts) empfängt v. a. Signale aus dem Kleinhirn und dem Globus pallidus (Basalganglion). Er bindet diese ebenfalls in die Feinabstimmung des extrapyramidal-motorischen Systems ein (S. 235).

Pathologie

Morbus Parkinson

Ursache des Morbus Parkinson (Schüttellähmung) ist eine Degeneration der dopaminhaltigen Zellen der Substantia nigra. Durch den verringerten Dopaminspiegel gerät das empfindliche Gleichgewicht aus hemmenden und erregenden Einflüssen im motorischen System durcheinander. Es kommt zur Bewegungsarmut (Hypokinese), begleitet von dem typischen Ruhetremor und einem erhöhten Muskeltonus (Rigor).

Chorea Huntington und Chorea minor

Zu einer Überfunktion der Neurone der Substantia nigra kommt es bei einem Ausfall des Striatums, z. B. durch die Erbkrankheit **Chorea Huntington** (Veitstanz). Auffällig ist die Bewegungsunruhe (Hyperkinese) mit unwillkürlichen fahrigen Bewegungen, etwa der Finger (Klavierspielbewegungen) oder des Gesichts (Grimassieren).
Die **Chorea minor** entspricht einer Autoimmunerkrankung als mögliche Spätmanifestation des rheumatischen Fiebers, bei der der Nucleus caudatus geschädigt wird.

Ruhe- und Intentionstremor

Unter einem **Ruhetremor** versteht man ein unwillkürliches Zittern (Tremor), das bei ansonsten körperlicher Bewegungslosigkeit (Ruhe) auftritt. Es bessert sich unter Umständen bei Bewegungsbeginn und ist typisch beim Morbus Parkinson.
Ein **Intentionstremor** dagegen beginnt erst bei einer gezielten Bewegung des Patienten. Oft ist eine Kleinhirnläsion ursächlich, weshalb er auch zerebellärer Tremor genannt wird. Er tritt häufig bei der multiplen Sklerose auf. Mit dem „Finger-Nase-Versuch" lässt sich eine Intentionstremor prüfen: Der Patient wird gebeten, mit geschlossenen Augen den Finger an die Nasenspitze zu führen.

Naturheilkundliche Therapie

Phytotherapeutika bei Morbus Parkinson

Die indische Juckbohne enthält natürliches L-Dopa und ist deshalb ein wichtiges Mittel bei der naturheilkundlichen Behandlung von Parkinson-Patienten. Die Pflanze wird seit Jahrhunderten in der ayurvedischen Medizin eingesetzt. Pflanzenmittel wie Ginkgo oder Ginseng haben zudem neuroprotektive Effekte.

Brücke

Durch die Brücke (Pons) verlaufen Leitungsbahnen, die von den einzelnen Hirnzentren zum Rückenmark absteigen oder von dort zum Gehirn aufsteigen. Außerdem sind auch im Pons zahlreiche Hirnnervenkerne lokalisiert. Hinten liegt der Brücke (und der Medulla oblongata) das Kleinhirn auf. Zwischen beiden liegt der IV. Hirnventrikel.

Medulla oblongata

Die Medulla oblongata (verlängertes Mark) liegt noch komplett innerhalb des knöchernen Schädels und geht am Foramen magnum (großes Loch) ins Rückenmark über. Auf ihrer Rückseite erkennt man eine rautenförmige Grube (**Rautengrube**), der das Kleinhirn aufliegt. Die Rautengrube bildet den Boden des IV. Ventrikels.

In der Medulla oblongata liegen die Kreuzung der Pyramidenbahn (Willkürmotorik), das Atem- und Kreislaufzentrum sowie Reflexzentren für Schlucken, Niesen, Husten und Brechen und die Kerne weiterer Hirnnerven. Seitlich eines mittleren Einschnitts (Fissura mediana anterior) auf der Vorderseite der Medulla oblongata verlaufen die Fasern der Pyramidenbahn (an deren Kreuzung ist die Fissur unterbrochen). Sie werfen deutliche Vorwölbungen auf die Pyramiden (**Abb. 10.15**). Jeweils direkt daneben ist die paarige Olive zu erkennen, ein weiteres motorisches Kerngebiet. Die Oliven stehen u. a. mit dem Kleinhirn in enger Beziehung.

10.2.1.4 Kleinhirn

Lage Das ca. 130–140 g schwere Kleinhirn (Cerebellum) liegt in der hinteren Schädelgrube. Durch einen Abschnitt der harten Hirnhaut (dem Kleinhirnzelt = **Tentorium cerebelli**) abgegrenzt, liegt es dem Hinterhauptslappen des Großhirns an.

Aufbau Das Kleinhirn besteht ebenfalls aus 2 Hemisphären, die über die Kleinhirnstiele mit dem Hirnstamm verbunden sind. Zwischen den Hemisphären befindet sich der unpaare **Kleinhirnwurm** (Vermis cerebelli). Die Oberfläche des Kleinhirns ist durch viele kleine Wölbungen und Furchen gegliedert. An einem Schnitt erkennt man die dem Großhirn entsprechende Gliederung in graue und weiße Substanz. Der Anblick erinnert an die Krone eines Baumes, weshalb auch vom **Arbor vitae** (Lebensbaum) gesprochen wird (**Abb. 10.9**).

Das Kleinhirn koordiniert Bewegungsabläufe, die Grundspannung der Muskulatur und übernimmt die Feinabstimmung der Zielmotorik. Damit ist es auch in die Aufrechterhaltung des Körpergleichgewichts eingebunden.

> **Pathologie**
>
> **Charcot-Trias I (neurologische Charcot-Trias)**
> Zeigt ein Patient die 3 Symptome der Charcot-Trias I, Nystagmus (S. 267), Intentionstremor und eine skandierende (abgehackte) Sprache, besteht bei ihm eine Schädigungen des Kleinhirns. Eine typische Erkrankung ist der Charcot-Trias aber nicht zuzuordnen. Sie tritt z. B. im Rahmen der multiplen Sklerose auf.

10.2.2 Rückenmark

Lage Das Rückenmark (Medulla spinalis) liegt im knöchernen Wirbelkanal (Canalis vertebralis) der Wirbelsäule (Columna vertebralis) und ist so geschützt vor mechanischen Verletzungen.

Aufbau Als langer, etwa fingerdicker Strang zieht das Rückenmark vom Foramen magnum bis etwa zum Oberrand des 2. Lendenwirbels (40–45 cm). Es ist damit deutlich kürzer als der Wirbelkanal (**Abb. 10.11**, **Tab. 10.1**). Am oberen und unteren Ende des Rückenmarks erkennt man eine Anschwellung, die obere und untere **Intumeszenz** (Intumescentia cervicalis und lumbalis). An diesen Stellen entspringen und münden die Nerven zur Versorgung der Arme und Beine. Das Rückenmark endet schließlich in einer Spitze (Conus medullaris) mit einigen Bindegewebsfäden (Filum terminale).

10.2.2.1 Segmentale Gliederung

Das Rückenmark und die Wirbelsäule zeigen eine segmentale Gliederung (**Abb. 10.11**). Im Unterschied zur Wirbelsäule hat das Rückenmark allerdings nicht 7, sondern 8 Halssegmente. (Die Steißbeinsegmente variieren und sind oft zurückgebildet.) Die übrigen Segmente entsprechen der Anzahl der jeweiligen Wirbel:

- 8 Hals-/Zervikalsegmente (C 1–C 8)
- 12 Brust-/Thorakalsegmente (Th 1–Th 12)
- 5 Lenden-/Lumbalsegmente (L 1–L 5)
- 5 Kreuzbein-/Sakralsegmente (S 1–S 5)
- 1–2 Steiß-/Kokzygealsegmente (Co1–Co2), meist zurückgebildet und ohne klinische Bedeutung

> **Merke**
> Die Wirbelkörper (Wirbel) bezeichnet man üblicherweise wie die Hirnnerven mit römischen Ziffern. Da diese Unterscheidung für Sie als Heilpraktiker zumeist nicht von Bedeutung ist, sind sowohl die Segmente wie auch die Wirbel arabisch beziffert, auch wenn es sich um verschiedene anatomische Strukturen handelt.

Die Nervenfasern, die das Rückenmark in die Körperperipherie entlässt, sind in 31–32 Spinalnervenpaare gegliedert. Sie entsprechen den 31–32 Segmenten des Rückenmarks.

Cauda equina

Jeder Spinalnerv der rechten und linken Körperhälfte verlässt den Wirbelkanal auf Höhe seines zugehörigen Segments. Lediglich der 1. Spinalnerv (C 1) tritt oberhalb des 1. Halswirbels (Atlas) – zwischen dem Atlas und der Schädelbasis – aus.

Da das Rückenmark kürzer ist als die Wirbelsäule, liegen die Rückenmarksegmente nicht auf derselben Höhe wie die entsprechenden Wirbel, sondern erheblich weiter oben (**Tab. 10.1**). Die Wurzelfäden müssen somit einen zunehmend längeren Weg bis zu ihrem Austritt aus dem zugehörigen Zwischenwirbelloch zurücklegen. So entsteht unterhalb des Rückenmarks (unterhalb des Wirbels L 1) ein Bündel aus Wurzelfäden, die sog. Cauda equina (Pferdeschwanz; **Abb. 10.11**).

Ein Teil der Hirnhäute (Dura und Arachnoidea; Kap. 10.2.3) füllt den Wirbelkanal bis an sein Ende aus, wodurch der untere Abschnitt des Wirbelkanals noch mit Liquor (Gehirn- und Rückenmarkswasser) gefüllt ist, der die bewegliche Cauda equina umgibt. Diese Tatsache erleichtert die Liquorentnahme an dieser Stelle (Lumbalpunktion).

> **Pathologie**
>
> **Cauda-equina-Syndrom**
> Schwere Bandscheibenvorfälle, Verletzungen oder Tumoren unterhalb des 1. Lendenwirbels (L 1) betreffen nicht mehr das Rückenmark, sondern die Fasern der Cauda equina (Cauda-equina-Syndrom, L 3/L 4 bzw. L 4/L 5). Diverse bilaterale sensible und motorische Ausfälle können die Folge sein. Dazu gehören z. B. die Reithosenanästhesie (Sensibilitätsausfälle am Gesäß- und Oberschenkel, S 1–S 3), Blasen- und Mastdarminkontinenz (S 2–S 4), ein fehlender Patellar- (L 4) oder Achillessehnenreflex (S 1).

Tab. 10.1 Darstellung einiger Rückenmarksegmente und ihre Lage zu den Wirbelkörpern (nach Schünke et al. 2012, S. 385).

Rückenmarksegment	Wirbelkörper	Dornfortsatz
C 8	Unterkante C 6/Oberkante C 7	C 4
Th 6	Th 5	Th 4
Th 12	Th 10	Th 9
L 5	Th 11	Th 10
S 1	Th 12	Th 12

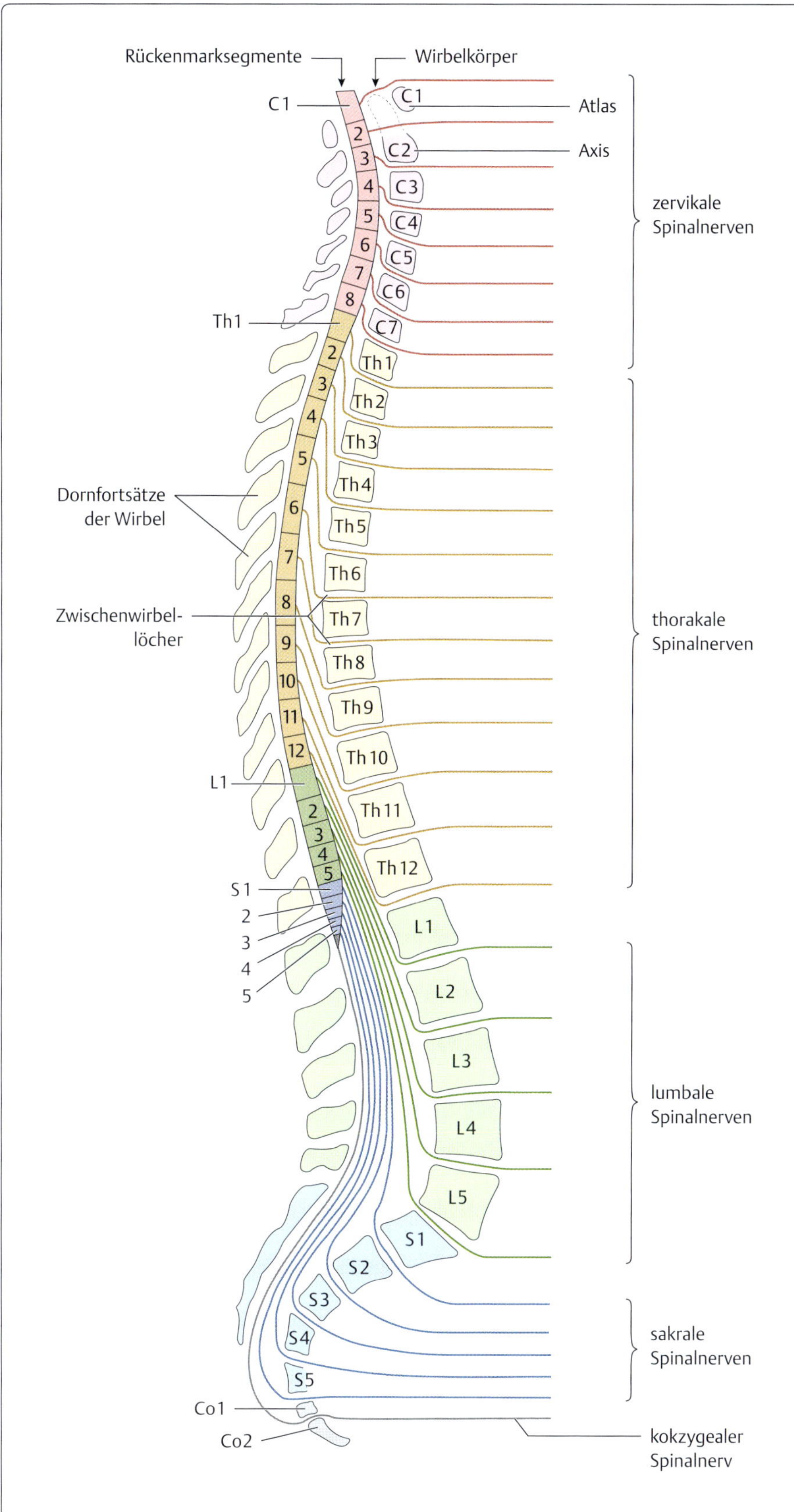

Abb. 10.11 Zuordnung von Rückenmarksegmenten zur Wirbelsäule beim Erwachsenen. Schnitt durch den Wirbelkanal in der Ansicht von rechts. Gut zu erkennen ist, dass das Rückenmark kürzer ist als der Wirbelkanal und wie sich durch den immer längeren Verlauf der Spinalnerven zu ihrer Austrittsstelle die Cauda equina bildet.

Dermatome

Die segmentale Gliederung spiegelt sich in der Innervation der Haut wider. Je ein Abschnitt der Haut (Dermatom) leitet seine sensiblen Informationen zu einem bestimmten Rückenmarksegment (**Abb. 10.12**; Kap. 20.2). Auch wenn sich die Innervationsgebiete leicht überlappen, können Sensibilitätsstörungen in den Dermatomen den Ort einer Rückenmarksschädigung anzeigen.

10.2.2.2 Rückenmarkswurzeln und Spinalnerv

Aus jedem Rückenmarksegment ziehen links und rechts je eine Vorderwurzel (**Radix anterior**) und eine Hinterwurzel (**Radix posterior**) heraus (**Abb. 10.13**):

- Die Vorderwurzel leitet motorische und vegetative Nervenfasern vom Rückenmark weg (efferent).
- Die Hinterwurzel leitet sensible Fasern zum Rückenmark hin (afferent).

In die Hinterwurzel ist jeweils ein Spinalganglion (**Ganglion spinale**) eingeschaltet, welches die Nervenzellkörper (sowohl vegetativer als auch somatischer) afferenter Fasern enthält. Die Nervenfasern der Vorder- und Hinterwurzel jeder Seite vereinigen sich dann zum Spinalnerv des Segments.

Ein Spinalnerv ist also ein gemischter Nerv, denn er besitzt sowohl afferente als auch efferente Fasern (motorisch, sensibel, vegetativ). Wenig später zweigt sich der Spinalnerv in seine Äste auf (Kap. 10.3.1).

10.2.2.3 Graue und weiße Substanz

Auch das Rückenmark ist in graue (Substantia grisea) und weiße Substanz (Substantia alba) gegliedert (**Abb. 10.13**). Wie im Gehirn enthält die graue Substanz die Nervenzellkörper, während die weiße Substanz aus Nervenfasern und deren Markscheiden besteht. Allerdings ist die Anordnung im Rückenmark genau umgekehrt: Innen liegt die schmetterlingsförmige graue Substanz, außen die weiße. Mittig umschließt die graue Substanz den inneren Liquorraum des Rückenmarks, den **Zentralkanal** (Canalis centralis).

Graue Substanz

Die graue Substanz gliedert sich in:

- Vorderhörner (Cornua posteriora)
- Hinterhörner (Cornua anteriora)
- Seitenhörner (Cornua lateralia, nur in den Hals-, Brust- und Lumbalsegmenten vorhanden)

Vorderhörner In den Vorderhörnern befinden sich motorische Neurone (Motoneurone). Sie senden die efferenten Nervenfasern über die Vorderwurzeln in die Peripherie.

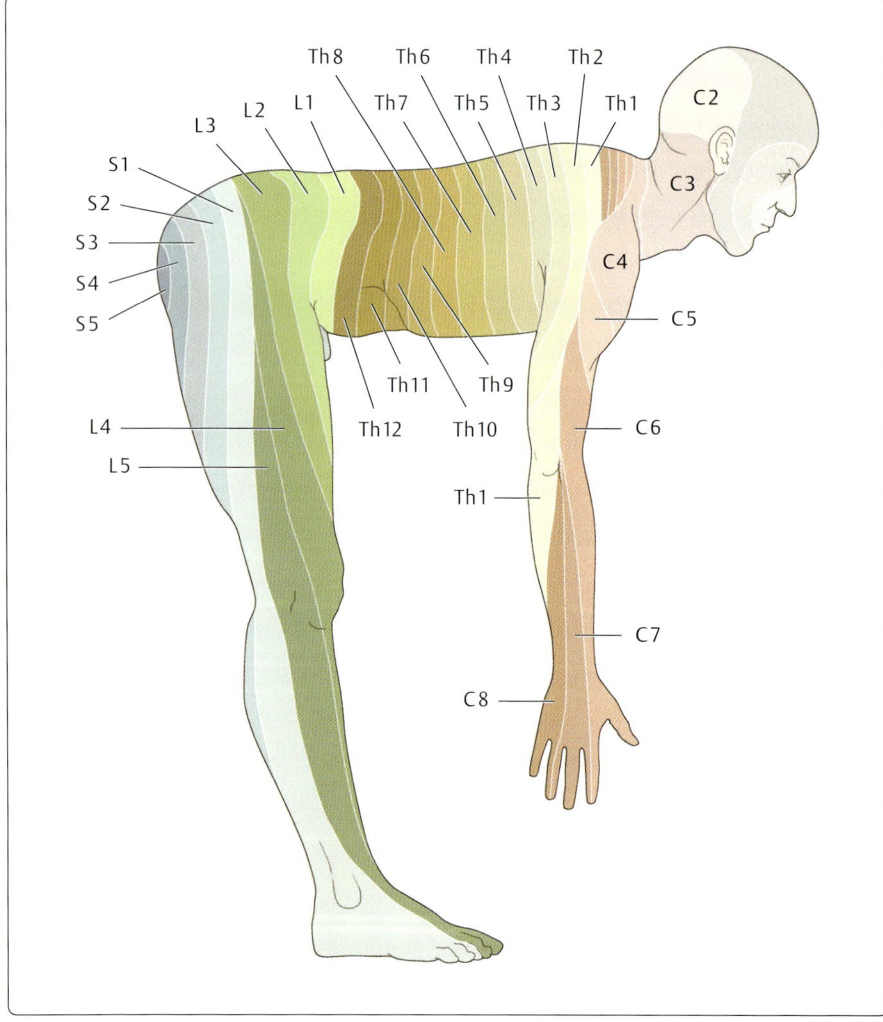

Abb. 10.12 Darstellung der Dermatome in Bezug auf die Segmente des Rückenmarks. Jedes Rückenmarksegment innerviert ein bestimmtes Hautareal sensibel. Eine Ausnahme bildet der 1. Spinalnerv (C 1), er erhält keine sensiblen Fasern aus der Haut.

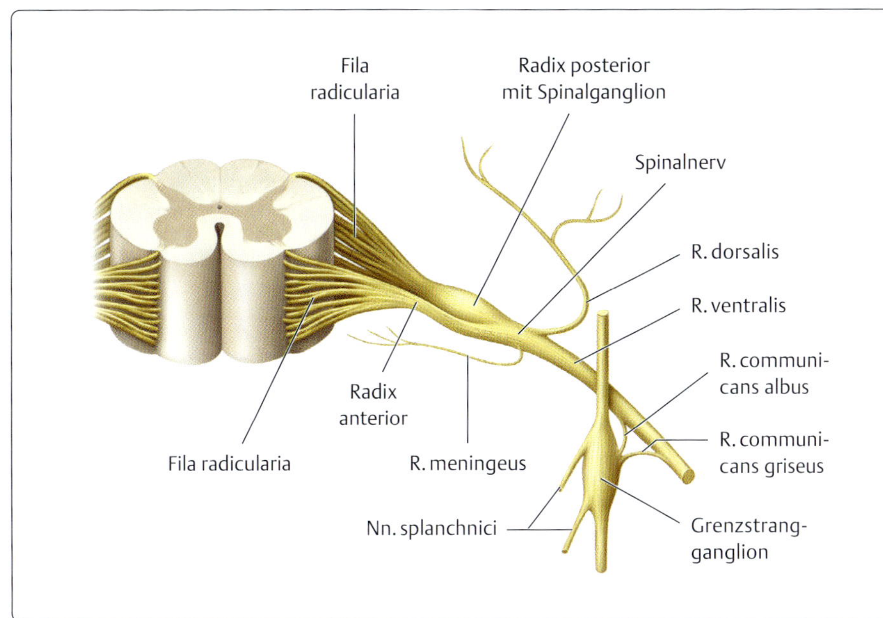

Abb. 10.13 Aufbau eines Rückenmarksegments. Die Wurzeln (Radix anterior und Radix posterior) des Spinalnervs bestehen nahe ihres Ursprungs aus feinen fächerartig ausgebreiteten Wurzelfäden (Fila radicularia). Dann vereinigen sie sich zum Spinalnerv, der sich aber bald darauf wieder in seine 4 Äste aufteilt: R. ventralis, R. dorsalis, R. meningeus, R. communicans albus. Der R. communicans griseus ist ein Ast des Grenzstrangganglions zum Spinalnerv. Die Vorderwurzel des Spinalnervs enthält efferente motorische und vegetative Fasern; die Hinterwurzel führt afferente sensible Fasern zum Rückenmark.

Hinterhörner Die Hinterhörner sind der Sitz von sensiblen Neuronen, die afferente Fasern über die Hinterwurzel empfangen.

Seitenhörner Die Seitenhörner enthalten motorische Neurone des sympathischen (vegetativen) Nervensystems. Deren Axone ziehen mit durch die Vorderwurzel und versorgen die glatte Muskulatur der Eingeweide, der Blutgefäße und die Drüsen.

Weiße Substanz

In der weißen Substanz laufen die ab- und aufsteigenden Bahnen, die das Gehirn über das Rückenmark mit der Körperperipherie verbinden. Sie sind in unterschiedlich starke Stränge (Fasciculus, Tractus, Funiculus) zusammengefasst und werden meist nach den Orten benannt, zwischen denen sie verlaufen. Außerdem gibt es Fasern, die verschiedene Bereiche des Rückenmarks selber verbinden (eigene Faserstränge, Fasciculi proprii medullae spinalis). Sie liegen der grauen Substanz am nächsten.

Die äußeren Bereiche der weißen Substanz werden in Hinterstrang und Vorderseitenstrang (Seitenstrang und Vorderstrang) eingeteilt (**Abb. 10.14**).

Hinterstrangbahnen In den Hintersträngen verlaufen die Bahnen für feine Druck-, Berührungs-, Vibrationsempfindungen und Tiefensensibilität (Lage-, Bewegungs- und Kraftsinn = Stellung der Gelenke und Muskelspannung). Sie ziehen zum Thalamus und dann weiter in den Gyrus postcentralis.

Vorderseitenstrangbahnen Auch die afferenten Fasern des Vorderseitenstrangs ziehen über den Thalamus (Tractus spinothalamicus) zum Gyrus postcentralis. Sie vermitteln grobe Tast- und Berührungsempfindungen sowie Schmerz und Temperatur.

10.2.2.4 Pyramidenbahn

Die Pyramidenbahn (Tractus corticospinalis/pyramidalis) ist die wichtigste efferente Bahn für die Willkürmotorik (**Abb. 10.15**). Sie nimmt ihren Ursprung im Gyrus praecentralis (hier liegen die Zellkörper des 1. motorischen Neurons) des Stirnlappens. Die Axone ziehen durch die Capsula interna und die Hirnschenkel (Crura cerebri) hindurch. Im Mittelhirn zweigen die Fasern für die Versorgung der Gesichts- und Kaumuskulatur ab (Tractus corticonuclearis), kreuzen auf die Gegenseite und nehmen Kontakt zu den entsprechenden Kernen der Hirnnerven auf.

Hat die Pyramidenbahn das verlängerte Mark erreicht, kreuzt der größte Teil der Fasern auf die kontralaterale Seite (**Pyramidenkreuzung**) und zieht in den Seitensträngen des Rückenmarks abwärts. Die übrigen Fasern ziehen durch die Vorderstränge und wechseln die Seite erst im Rückenmark. Auf unterschiedlicher Höhe – je nach dem Innervationsgebiet – enden die Fasern an den α-Motoneuronen der Vorderhörner. Diese stellen die Zellkörper des 2. motorischen Neurons dar. Ihre Axone ziehen nun ohne weitere Umschaltung in die motorische Endplatte an ihren Zielmuskeln.

10.2.2.5 Extrapyramidal-motorisches System

Die willkürliche Innervation der Muskeln über die Pyramidenbahn wird ergänzt durch eine unwillkürliche Kontrolle, die vom extrapyramidal-motorischen System ausgeführt wird (lat. extra = außerhalb). Die Fasern verlaufen also nicht in den Pyramidenbahnen, sind mit ihnen aber funktionell eng verknüpft.

Folgende Anteile des Gehirns gehören zum extrapyramidalmotorischen System:

- Basalganglien
- Nucleus ruber und Substantia nigra
- Kerne des N. vestibularis (Gleichgewichtsnerv)
- Großhirnareale
- Kleinhirn

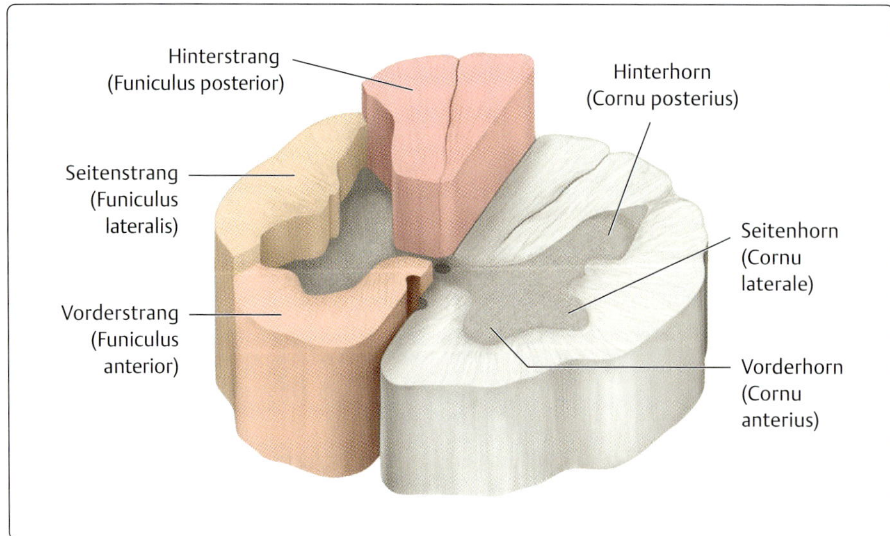

Abb. 10.14 Weiße Substanz (Substantia alba) des Rückenmarks. Die 3 großen Stränge des Rückenmarks stellen die Verbindungen zu anderen Stellen des ZNS her: Vorderstrang (Funiculus anterior), Seitenstrang (Funiculus lateralis) und Hinterstrang (Funiculus posterior). Nicht dargestellt ist der Eigenapparat des Rückenmarks (Fasciculi proprii medullae spinalis). Er liegt zwischen der grauen Substanz und den großen Strängen.

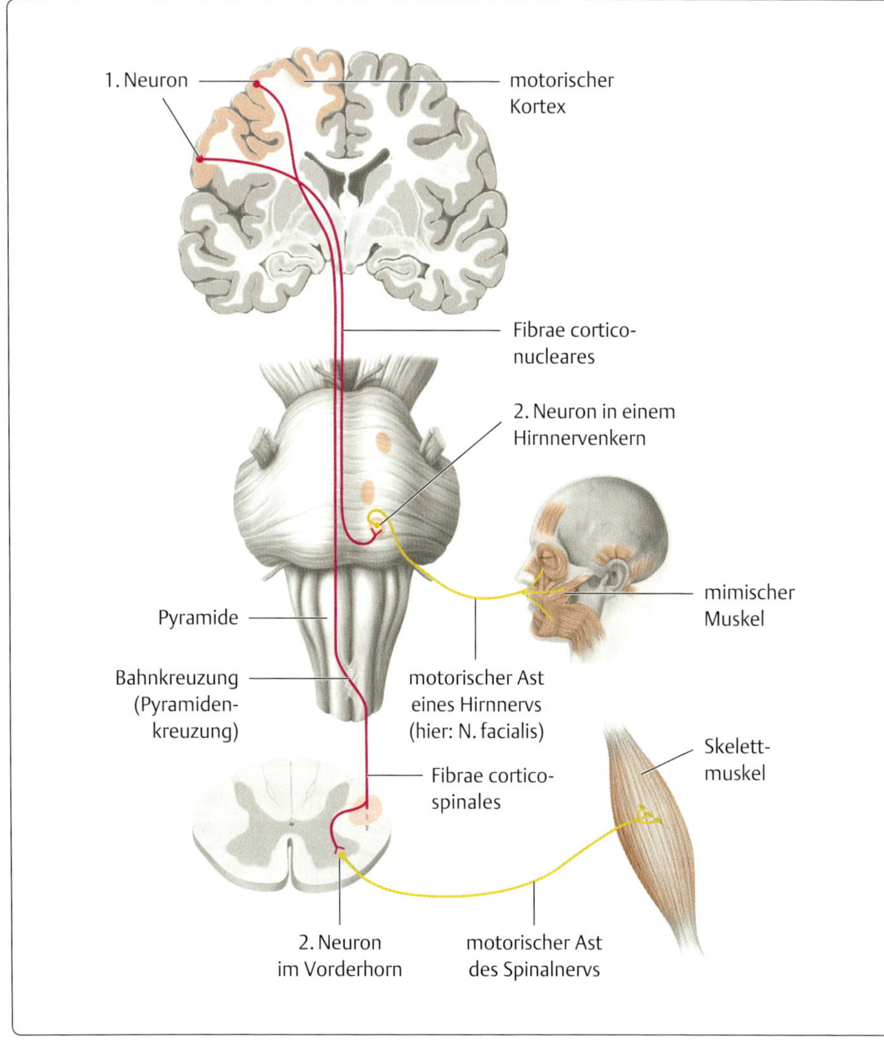

Abb. 10.15 Verlauf der Pyramidenbahn (Tractus corticospinalis/pyramidalis) und neuronale Verschaltung. Die Fasern für die Willkürmotorik des Kopfes verlassen die Bahn bereits im Hirnstamm. Sie verlaufen zu den verantwortlichen Hirnnervenkernen und ziehen mit den entsprechenden Hirnnerven in ihr Innervationsgebiet. Die Fasern für die Muskulatur des Körpers enden an den Motoneuronen im Vorderhorn des Rückenmarks.

Pathologie

Lähmungen (Paresen)

Durch Schäden in den Stationen der Pyramidenbahn kommt es zu motorischen Ausfällen. Die Lähmungen können eine schlaffe (periphere) oder spastische (zentrale) Form zeigen. Ist das 2. motorische Neuron betroffen, also der periphere Nerv auf seinem Weg zum Muskel, ist die Muskulatur durch den mangelnden Antrieb schlaff (hypoton), die Reflexantworten sind eingeschränkt (negative Pyramidenbahnzeichen). Mit der Zeit werden die Muskeln durch die fehlende Arbeit atrophisch. Die gleichen Symptome treten auf, wenn die Zellkörper des 2. Neurons (α-Motoneuron) im Rückenmark geschädigt sind (z. B. als Folge einer Poliomyelitis).
Eine spastische Lähmung tritt auf, wenn die motorische Bahn in ihrem zentralen Verlauf von der Großhirnrinde zum Rückenmark betroffen ist (Tractus corticospinalis, 1. motorisches Neuron). Die Muskeln sind verkrampft (hyperton), die Muskeleigenreflexe gesteigert (Hyperreflexie, positive Pyramidenbahnzeichen), eine Atrophie (Muskelgewebeabbau) bleibt aus. Die gesteigerte Muskelaktivität beruht im Wesentlichen darauf, dass die extrapyramidalen Bahnen mit geschädigt sind und deren kontrollierende Einflüsse ausfallen.

Hyperreflexie

Unter Hyperreflexie (Übererregbarkeit) versteht man eine gesteigerte Reflexbereitschaft. Die Reflexantworten sind verstärkt.

Kloni

Die spontane einmalige Dehnung eines Muskels kann zu rhythmischen Kontraktionen führen. Diese Kloni (je nach Dauer als erschöpflicher oder unerschöpflicher Klonus) sind Ausdruck einer gesteigerten Eigenreflextätigkeit. Ein unerschöpflicher Klonus gilt als Pyramidenbahnzeichen (Schädigung des 1. motorischen Neurons). Typische Kloni sind z. B. der Patellarklonus und der Fußklonus.

Poliomyelitis (Kinderlähmung)

Die Poliomyelitis (kurz: Polio) ist eine durch Polioviren ausgelöste, lebensgefährliche Infektionskrankheit vorwiegend des Kindesalters. Die Viren befallen unterschiedliche Bereiche des ZNS inklusive der Hirnhäute. Ein Befall des Hirnstamms kann zu einer zentralen Atemlähmung führen. Zerstören die Viren die motorischen Neurone im Vorderhorn des Rückenmarks, treten schlaffen Lähmungen auf, die oft nicht reversibel sind. Eine Impfung wird von der Ständigen Impfkommission (STIKO) empfohlen.
Wichtig: Polio ist in § 6 des Infektionsschutzgesetzes (IfSG) aufgeführt. Für Heilpraktiker besteht ein Behandlungsverbot. Zugleich haben Heilpraktiker eine Meldepflicht bei Verdacht, Erkrankung und Tod. Als Verdacht gilt jede akute schlaffe Lähmung, es sei denn, sie ist traumatisch bedingt.

10.2.2.6 Reflexe des Rückenmarks

Reflexe sind nicht steuerbare, immer gleich verlaufende (stereotype) Reaktionen auf einen bestimmten Reiz. Sie verlaufen über sog. Reflexbögen.

Zu einem **Reflexbogen** gehört stets ein afferenter Schenkel, der den Reiz an die Hinterhornzellen des Rückenmarks sendet. Diese geben die Information an die Vorderhornzellen weiter. Deren Axone bilden den efferenten Schenkel und lösen an der Muskulatur eine Reflexantwort aus. Die Umschaltung auf Rückenmarksebene kann über eine einzige Umschaltung (monosynaptischer Eigenreflex) oder über mehrere Stationen erfolgen (polysynaptischer Flexorreflex, Fremdreflex; **Abb. 10.16**).

Eigenreflex Bekanntester Eigenreflex ist der Patellarsehnenreflex (**Tab. 10.2**). Da die Stärke eines Reflexes individuell ist, sollte er stets im Seitenvergleich getestet werden. Um die Reflexantwort der Beine zu verstärken (Reflexbahnung), kann der Jendrassik-Handgriff genutzt werden: Der Patient spannt die Armmuskulatur an, indem er die Hände vor dem Brustkorb verschränkt und kräftig auseinanderzieht.

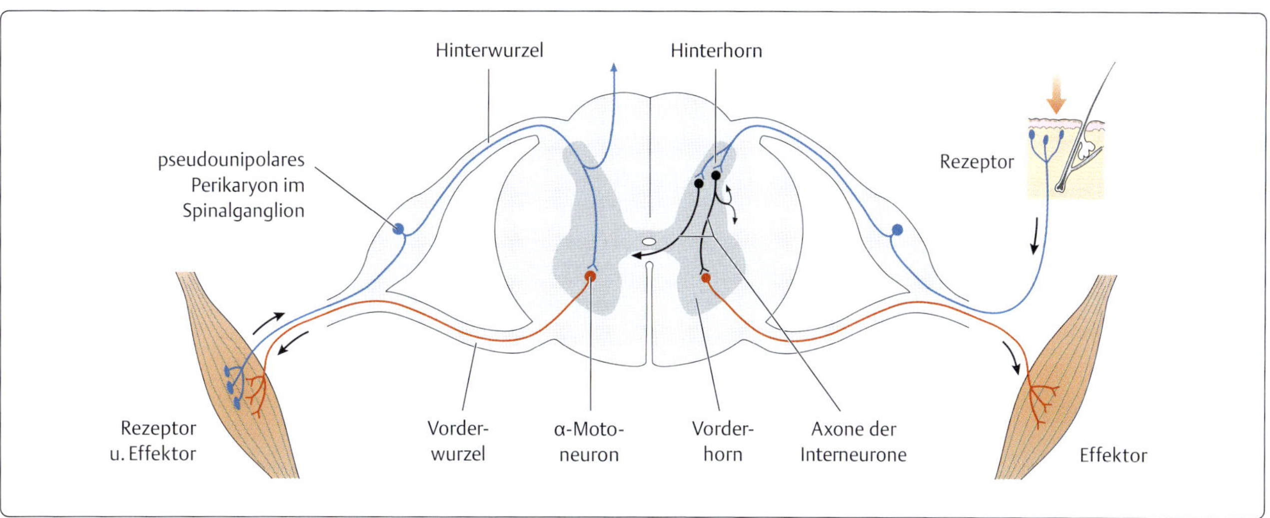

Abb. 10.16 Reflexe des Rückenmarks. Bei Eigenreflexen werden die Impulse des Rezeptors (Skelettmuskel) direkt an die motorischen Zellen (α-Motoneurone) des Vorderhorns weitergegeben: Rezeptor und Effektor liegen an einem Ort. Bei Fremdreflexen kommt der Impuls z. B. aus der Haut; Interneurone im Rückenmark sind in den Reflexbogen eingebunden: Der Effektor (z. B. Skelettmuskel) liegt an einem anderen Ort als der Rezeptor.

Tab. 10.2 Die wichtigsten Reflexe in der klinischen Diagnostik (Schwegler u. Lucius 2011, S. 101f.).

Reflex	Rückenmark-segment	Auslösung	Wirkung
Bizepssehnenreflex	C5/C6	Beklopfen der Ansatzsehne in der Ellenbeuge	Beugung im Ellenbogen
Radiusperiostreflex	C5/C6	Beklopfen der Speiche über dem Handgelenk	Beugung im Ellenbogen
Trizepssehnenreflex	C7	Beklopfen der Ansatzsehne an der Rückseite des Ellenbogens	Streckung im Ellenbogen
Bauchhautreflex	Th7–Th12	Schnelles Bestreichen der Bauchhaut von außen nach innen. Man kann die einzelnen Segmente ungefähr voneinander trennen, indem man die Bauchhaut auf Höhe der unteren Rippen, auf Nabelhöhe und über dem Darmbeinkamm prüft.	einseitiges Anspannen der Bauchmuskulatur
Kremasterreflex	L1/L2	Bestreichen der Haut an der Innenseite der Oberschenkel	Hochziehen der Hoden
Adduktorenreflex	L2–L4	Beklopfen der Ansatzsehne an der Innenseite des Knies	Adduktion des Oberschenkels im Hüftgelenk
Patellarsehnenreflex	L2–L4	Beklopfen der Ansatzsehne des M. quadriceps femoris unterhalb der Kniescheibe	Streckung im Knie
Glutealreflex	L4–S1	Bestreichen der Haut über den Gesäßbacken	Anziehen des M. gluteus maximus
Tibialis-posterior-Reflex	L5	Beklopfen der Ansatzsehne hinter dem Innenknöchel	Innendrehung (Supination) des Fußes
Achillessehnenreflex	S1/S2	Beklopfen der Achillessehne	Senken des Vorderfußes

Merke

Kennzeichnend für einen Eigenreflex sind die leichte Auslösbarkeit, fehlende Ermüdbarkeit (können immer wieder ausgelöst werden), ein monosynaptischer Reflexbogen und die Tatsache, dass sich Rezeptor und Effektor am gleichen Ort befinden, z. B. Patellarsehnenreflex, Bizepssehnenreflex, Trizepssehnenreflex.

Fremdreflex Beim Fremdreflex erfolgt eine mehrfache Umschaltung. Afferenzen kommen aus den Schmerzrezeptoren (Nozizeptoren) der Haut. Sie werden im Rückenmark über Interneurone (Zwischenneurone) auf den efferenten, motorischen Schenkel weitergeleitet. So reagiert der Körper z. B. beim Berühren der heißen Herdplatte mit dem Zurückziehen der Hand.

Merke

Fremdreflexe sind polysynaptisch und ermüdbar. Rezeptor und Effektor liegen an verschiedenen Orten, z. B. Kornealreflex, Pupillenreflex, Bauchhautreflex, Analreflex, Würgereflex.

Die **Tab. 10.2** gibt Auskunft über die wichtigsten Reflexe.

Pathologie

Babinski-Reflex

Pathologisch sind Fremdreflexe, die sich normalerweise nicht auslösen lassen. Ein wichtiges Beispiel ist der Babinski-Reflex (Zehenreflex), der beim Säugling noch physiologisch ist: Unter Druck wird am seitlichen Fußsohlenrand entlanggefahren. Unter pathologischen Bedingungen reagiert die Großzehe mit einer Anhebung (Dorsalextension), während die übrigen Zehen eine Beugung (Plantarflexion) und Spreizung zeigen.
Der Babinski-Reflex gehört zu den Pyramidenbahnzeichen. Dieser Begriff beschreibt eine übermäßige Auslösbarkeit von Reflexen, die durch Schäden im 1. Neuron der motorischen Bahn (Pyramidenbahn) verursacht werden.

10.2.3 Gehirn- und Rückenmarkshäute

Lage Das empfindliche Gewebe des Gehirns und Rückenmarks ist von schützendem Knochen umgeben. Das Gehirn liegt im knöchernen Schädel (Kranium), das Rückenmark im Wirbelkanal (Canalis vertebralis) der Wirbelsäule. Gegen den Knochen wird das ZNS außerdem durch 3 Hirnhäute (Meningen) und das Gehirn-Rückenmark-Wasser (Liquor cerebrospinalis, kurz: Liquor) gepolstert (**Abb. 10.17**, **Abb. 10.18**).

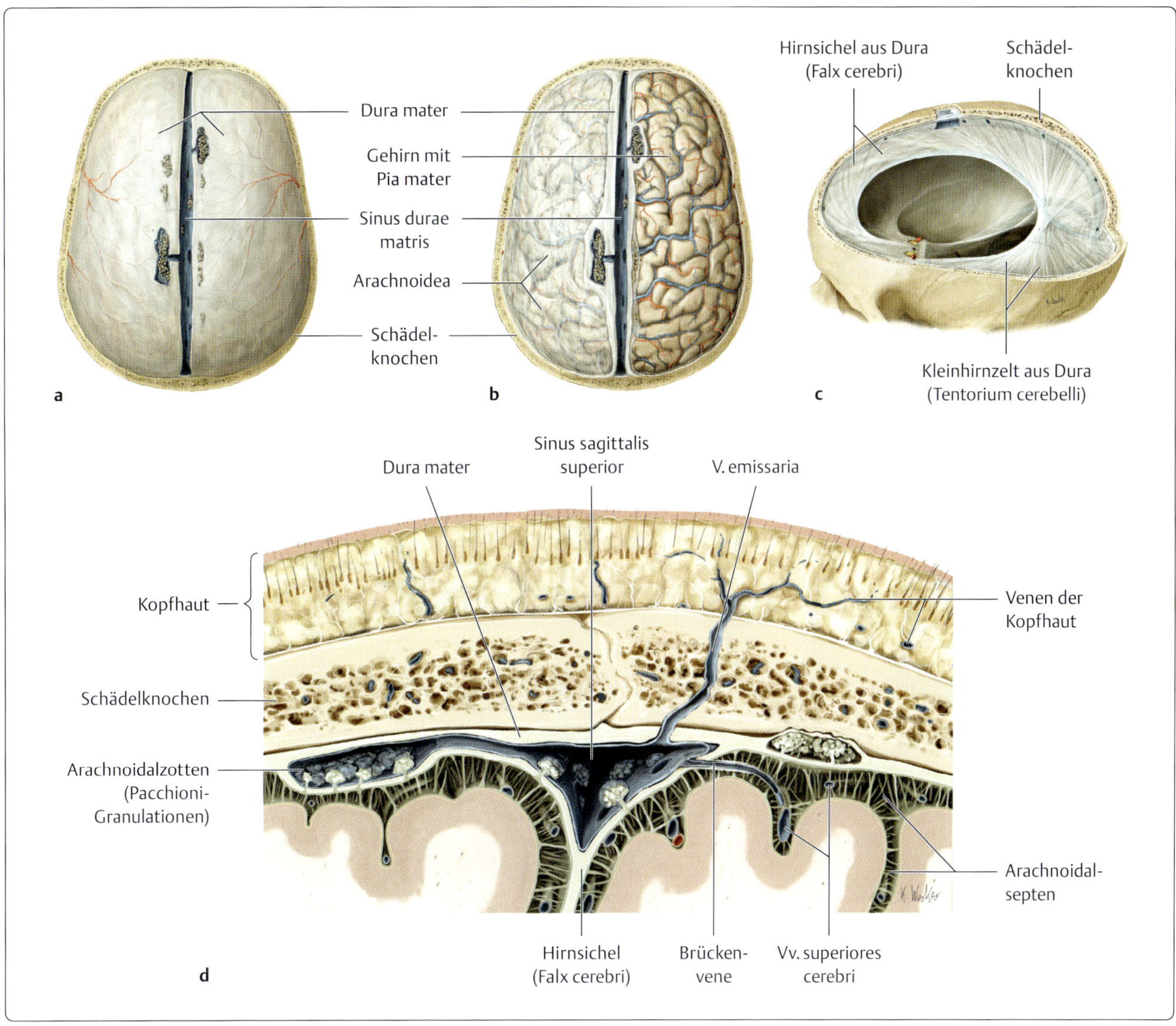

Abb. 10.17 Hirnhäute und ihre Räume.

a Harte Hirnhaut. Zu erkennen sind auch die Sinus durae matris (große venöse Blutleiter des Gehirns), deren Wände die harte Hirnhaut bildet.

b Über der linken Hirnhälfte ist die Arachnoidea (Spinnenwebshaut) belassen. Auf der rechten ist sie entfernt und die Pia mater (weiche Hirnhaut) ist zu erkennen, die fest mit der Hirnoberfläche verwachsen ist.

c Das Gehirn wurde entfernt, die Dura belassen. So werden u. a. die Hirnsichel (Falx cerebri), das Kleinhirnzelt (Tentorium cerebelli) und die Sinus sichtbar.

d Einbau der Hirnhäute in den knöchernen Schädel. Ansicht von vorne. Gut zu erkennen ist der Subarachnoidalraum (äußerer Liquorraum) zwischen Arachnoidea und Pia mater. Zu beachten sind auch die Arachnoidalzotten, die Ausstülpungen der Arachnoidea in die venösen Sinus.

Aufbau Zu den Hirnhäuten gehören von außen nach innen:

- Dura mater (Dura, harte Hirn- bzw. Rückenmarkhaut)
- Arachnoidea (Spinnenwebshaut)
- Pia mater (weiche Hirnhaut)

10.2.3.1 Dura

Die derbe harte Hirnhaut gibt dem Gehirn festen Halt: Zwischen die beiden Großhirnhemisphären senkt sie sich mit der Hirnsichel (Falx cerebri) bis zum Balken hinein (**Abb. 10.17**c). Die Kleinhirnhemisphären trennt analog die Kleinhirnsichel (Falx cerebelli). Eine horizontale Ausziehung bildet zwischen dem Großhirn und dem Kleinhirn das Kleinhirnzelt (Tentorium cerebelli), das nur in der Mitte eine Öffnung für den Hirnstamm lässt.

Die gesamte Dura haftet dem Schädelknochen unmittelbar an (Hohlräume sind pathologisch). Sie besteht aus 2 Blättern, die nur an wenigen Stellen auseinanderweichen und die die festen Wände der großen venösen Sammelblutleiter des Gehirns bilden, der **Sinus durae matris** (**Abb. 10.17**a–c).

Im Rückenmark gibt es zwischen dem knöchernen Wirbelkanal und der Dura dagegen einen physiologischen Raum (**Epiduralraum**), in dem sich Fettgewebe und reich verzweigte venöse Plexus befinden, in denen das Blut aus dem Rückenmark abgeleitet wird (**Abb. 10.18**).

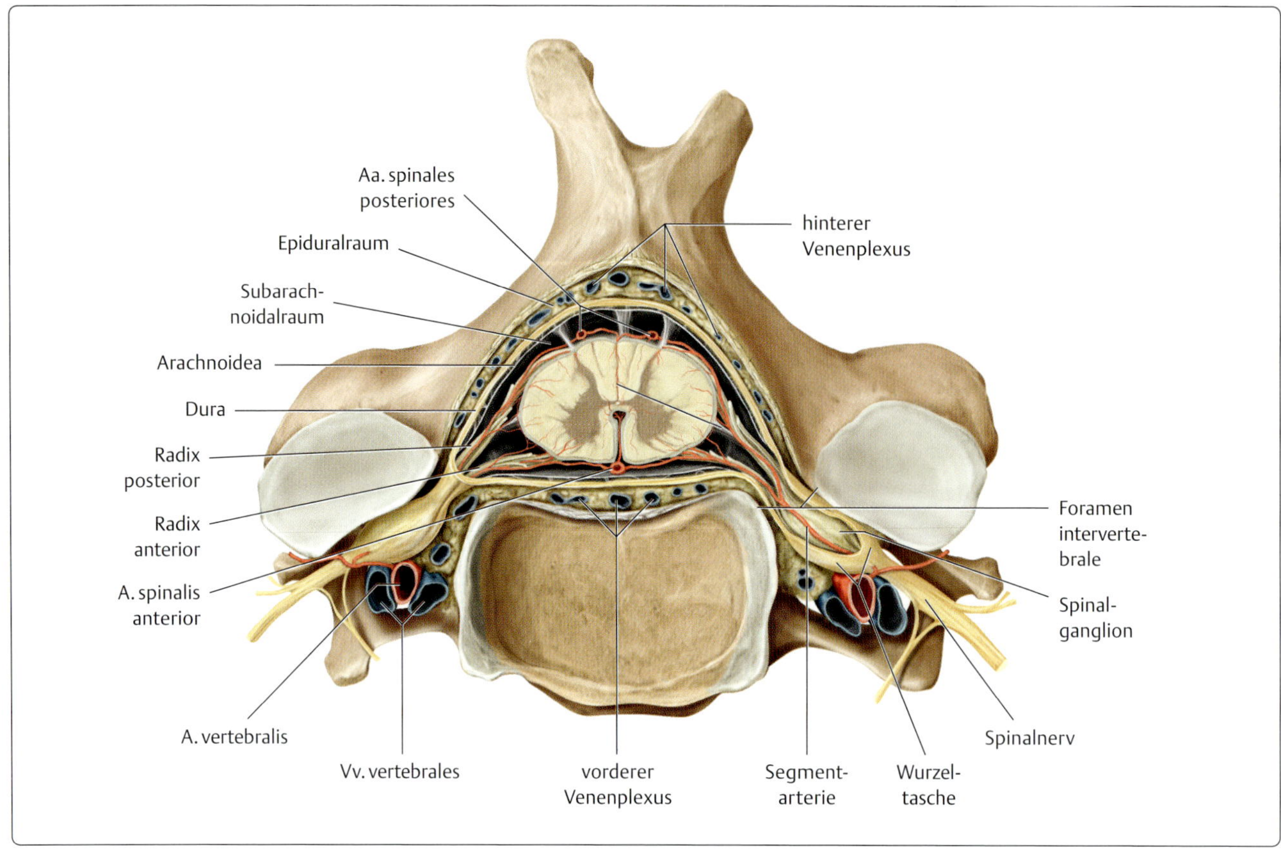

Abb. 10.18 Rückenmark und Spinalnerv im Wirbelkanal in Höhe des 4. Halswirbels. Querschnitt, Ansicht von kranial.

Pathologie

Einklemmung

Die harte Hirnhaut ist fast nicht dehnbar. So kann bei raumfordernden Prozessen (Blutungen, Tumoren) im knöchernen Schädel das empfindliche Hirngewebe in dem stabilen Duragerüst eingeklemmt werden. Es drohen Bewusstlosigkeit und Atemstillstand, wenn der Hirnstamm in das große Hinterhauptsloch gedrückt wird (untere Einklemmung). Wird das Gehirn seitlich gegen die Kante des Kleinhirnzeltes gepresst, drohen gleichseitige motorische Ausfälle, da die Pyramidenbahn vor ihrer Kreuzung beeinträchtigt wird.

10.2.3.2 Arachnoidea und Pia mater

Der Dura legt sich innen die fast gefäßlose **Arachnoidea** (Spinnenwebshaut) an. Ein ganz feiner Spaltraum (Subduralraum) trennt diese beiden Häute.

Über feine Fasern ist dann die Arachnoidea an der **Pia mater** befestigt. Zwischen beiden befindet sich ein mit Liquor (Gehirn-, Rückenmarkswasser) gefüllter Hohlraum. Er wird Subarachnoidalraum (lat. sub = unter) genannt und bildet den inneren Liquorraum (S. 241). Hierin laufen auch größere arterielle Gefäße und Venen, die z. B. Blut aus dem Gehirn in die Sinus leiten (Brückenvenen). Die gefäßreiche Pia mater liegt der Gehirnoberfläche fest an und begleitet sie auch in die Sulci hinein (**Abb. 10.17**d).

Pathologie

Kopfschmerzen

Da das Nervengewebe des Gehirns selber nicht schmerzempfindlich ist, gehen Kopfschmerzen vom Schädel, von den Hirnhäuten, den Hirngefäßen oder den Hirnnerven aus. Die Ursache des primären Kopfschmerzes ist unbekannt. Der sekundäre Kopfschmerz tritt als Symptom anderer Erkrankungen auf. Die Ursachen sind vielfältig und können u. a. entzündlich (Sinusitis, Infektionskrankheiten), internistisch (Hypertonie, hormonelle Schwankungen), orthopädisch (Verspannung im Bereich der Halswirbelsäule [HWS], Skoliose), neurologisch (Blutungen, Tumoren, Traumata), psychisch, dentogen (Bisslagenveränderungen, Kiefergelenkprobleme), ophthalmologisch (Sehstörungen) oder durch Noxen (Alkohol, Drogen, Medikamente) bedingt sein.

Der wechselnd auftretende, in seiner Intensität meist mäßige Spannungskopfschmerz betrifft den ganzen Kopf. Dagegen ist der heftige, anfallsartige und periodisch auftretende Clusterkopfschmerz halbseitig hinter den Augen und im Schläfenbereich lokalisiert. Die Migräne ist gekennzeichnet durch anfallsartige, pulsierende, sich episodisch wiederholende Schmerzattacken, die sich über Stunden bis Tage hinziehen. Oft treten Begleiterscheinungen wie Licht- und Geräuschempfindlichkeit, Übelkeit und Erbrechen auf.

Meningitis

Die häufigsten Erreger einer Hirnhautentzündung (Meningitis) sind Bakterien (Meningokokken, Pneumokokken und Haemophilus influenzae). Die Patienten leiden meist unter starkem Krankheitsgefühl, mit Fieber, Kopfschmerz, Übelkeit und Erbrechen. Typisch sind auch z. B. Nackensteifigkeit (Meningismus), Rückenschmerzen und Bewusstseinsstörungen bis zur Apathie, Licht- und Geräuschempfindlichkeit.

Wichtig: Die Meningokokken-Meningitis ist in § 6 des Infektionsschutzgesetzes (IfSG) aufgeführt. Damit bestehen für Heilpraktiker ein Behandlungsverbot und eine Meldepflicht.

Beim Meningismus sind meist auch das Brudzinski-, Lasègue- und Kernig-Zeichen positiv:

- **Brudzinski-Zeichen:** Wird bei einem entspannt auf dem Rücken liegenden Patienten der Kopf passiv vorgebeugt, folgt ein reflektorisches Anwinkeln der Beine in den Kniegelenken.
- **Lasègue-Zeichen:** Das gestreckte Bein des auf dem Rücken liegenden Patienten wird passiv im Hüftgelenk gebeugt. Es kommt bereits bei einer Beugung bis 45° zu Schmerzen, die aus dem Rücken in das Bein einschießen.
- **Kernig-Zeichen:** Auf dem Rücken liegend führt die passive Streckung des Knies (bei gebeugtem Hüftgelenk) zu Schmerzen im Lendenbereich.

FSME

Eine durch Viren ausgelöste Form ist die Frühsommer-Meningoenzephalitis (FSME), die durch Zecken übertragen wird. Menschen, die sich in Risikogebieten aufhalten, wird eine Impfung empfohlen.

Wichtig: Das FSME-Virus ist in § 7 des Infektionsschutzgesetzes (IfSG) aufgeführt. Damit besteht für Heilpraktiker ein Behandlungsverbot.

Lyme-Borreliose

Die häufigste durch Zecken übertragen Krankheit ist die Lyme-Borreliose. Von der bakteriellen Infektionskrankheit, die in mehreren Stadien verläuft, ist auch das Nervensystem betroffen (Neuroborreliose), sodass es zu diversen sehr unterschiedlichen motorischen und sensiblen Ausfällen kommen kann (Meningopolyneuritis).

Wichtig: Das IfSG sieht derzeit keine generelle und bundesweite Meldepflicht für Lyme-Borreliose vor. Allerdings besteht in einzelnen Bundesländern eine Meldepflicht. Daher sind immer auch die Vorgaben des Bundeslandes zu beachten. Die länderspezifischen Meldepflichten haben aber keine Auswirkungen auf ein Behandlungsverbot für Heilpraktiker. Denn hierfür ist das bundeseinheitliche IfSG ausschlaggebend.

Naturheilkundliche Therapie

Therapeutische Anwendungen bei Kopfschmerzen

Es gibt viele verschiedene Kopfschmerzarten und -auslöser. Bei Spannungskopfschmerzen sind Kneipp-Anwendungen hilfreich, da durch sie die Eng- und Weitstellung der Gefäße trainiert wird (die Anpassungsfähigkeit der Gefäße ist bei Kopfschmerzpatienten oft nicht optimal). Ratsam sind beispielsweise Wasser- oder Tautreten, Wechselduschen, Wechselarmbad, Wechselschenkelguss usw. Wird ein Heusack in den Nacken gelegt, kann dies zu einer Muskelentspannung beitragen.

Ätherische Öle wie Pfefferminzöl können auf die Schläfen aufgebracht werden und so Linderung bringen.

Eines der ältesten Kopfschmerzmittel, die Azetylsalizylsäure (z. B. Aspirin), hat seinen Ursprung in der Phytotherapie. Der Wirkstoff, die Salizylsäure, ist in der Weidenrinde enthalten. Entsprechend können auch pflanzliche Weidenrindenpräparate eingesetzt werden, die allerdings nicht so schnell wirken wie Fertigpräparate. Außerdem ist z. B. Rosmarin zu nennen, der die zerebrale Durchblutung fördert. Weitere wichtige Heilpflanzen bei Kopfschmerzen sind Guarana, Mädesüß, Pestwurz und Mutterkraut.

Auch eine Sanierung des Magen-Darm-Traktes sowie eine Entsäuerung durch eine Säure-Basen-Therapie können sich positiv bei Kopfschmerzen auswirken. Viele dieser Ansätze sind auch bei Migräne oder Trigeminusneuralgie sinnvoll.

10.2.4 Liquorsystem

Die Liquorräume sind mit Gehirn- und Rückenmarkswasser gefüllte Hohlräume im und um das ZNS. So unterscheidet man den äußeren und inneren Liquorraum, die miteinander in Verbindung stehen.

10.2.4.1 Äußerer Liquorraum

Der Subarachnoidalraum bildet um das Gehirn und Rückenmark herum den äußeren Liquorraum. Wie ein Wasserkissen schützt der Liquor so das empfindliche Nervengewebe gegen Erschütterungen. Außerdem gibt er dem Gehirn Auftrieb und reduziert so dessen Gewicht (**Abb. 10.19**).

An einigen Stellen ist der Subarachnoidalraum erweitert und bildet größere liquorgefüllte Hohlräume, die **Zisternen**. Aus der größten Zisterne (Cisterna cerebellomedullaris) zwischen dem Unterrand des Kleinhirns und der Medulla oblongata kann Liquor zu diagnostischen Zwecken entnommen werden (Subokzipitalpunktion). Weniger gefährlich für das Nervengewebe ist allerdings die Lumbalpunktion im Bereich der Cauda equina (S. 232).

10.2.4.2 Innerer Liquorraum (Hirnventrikel)

Innerhalb des Gehirns wird der innere Liquorraum von den 4 Hirnventrikeln gebildet, dem I.–IV. Ventrikel (**Abb. 10.20**). Im Rückenmark stellt der Zentralkanal (Canalis centralis) den inneren Liquorraum dar.

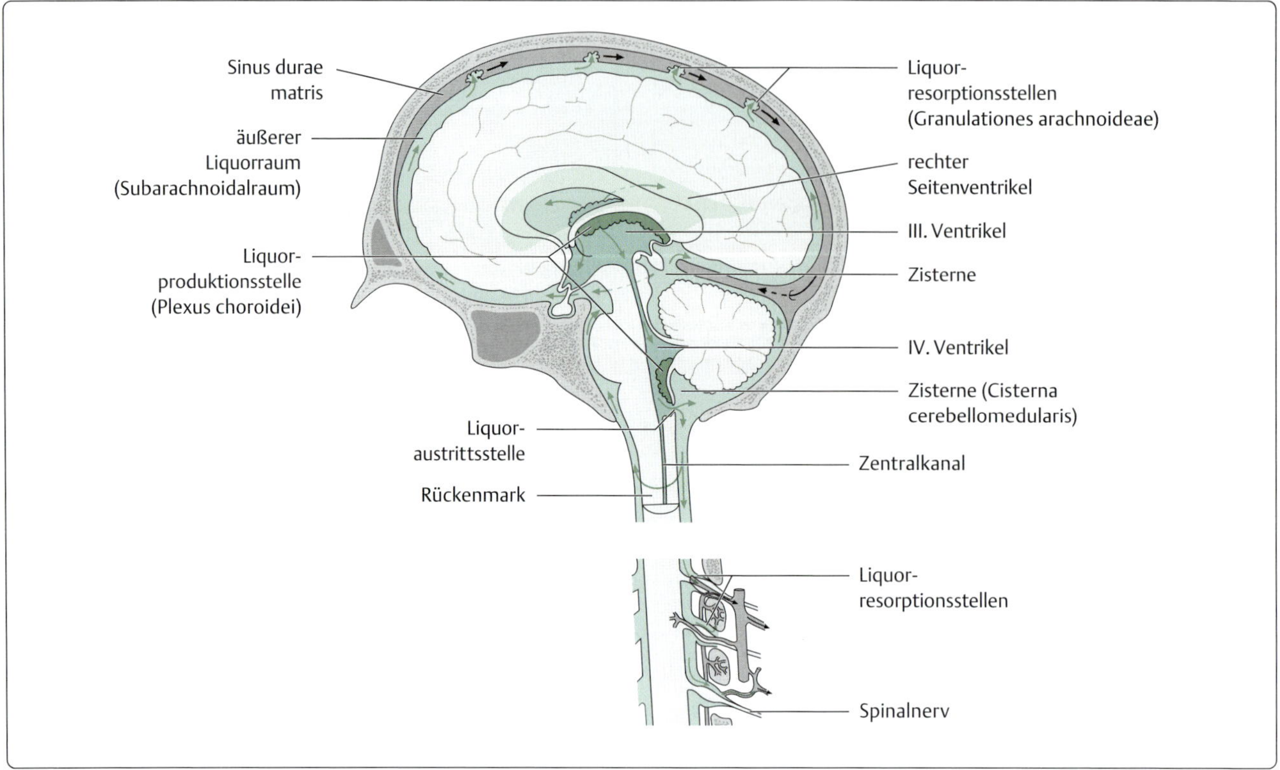

Abb. 10.19 Liquorzirkulation zwischen Subarachnoidalraum (äußerer Liquorraum), Ventrikeln und Rückenmarkskanal (innerer Liquorraum). Erweiterungen des äußeren Liquorraums bilden an einigen Stellen Zisternen.

Hirnventrikel

- Die großen ersten beiden Ventrikel (I. und II. Ventrikel, Seitenventrikel) sind identisch und liegen in je einer Großhirnhemisphäre.
- Der III. Ventrikel liegt im Zwischenhirn mittig der beiden Thalami. Er ist über kleine Öffnungen (Foramen interventriculare, Foramen Monroi) mit den Seitenventrikeln verbunden. Aus dem III. Ventrikel wird der Liquor über einen kleinen Kanal (Aquaeductus mesencephali, Aquädukt) in den IV. Ventrikel geleitet.
- Der IV. Ventrikel ist ein rautenförmiger Hohlraum zwischen der Rückfläche von Brücke und Medulla oblongata und der Unterfläche des Kleinhirns. Der IV. Ventrikel steht nach unten mit dem inneren Liquorraum (Zentralkanal) des Rückenmarks in Verbindung.

Über kleine Öffnungen an den Seiten und in der Mitte des IV. Ventrikels geht der innere Liquorraum in den Subarachnoidalraum (äußerer Liquorraum) über.

10.2.4.3 Bildung und Abfluss des Liquors

Jeder Ventrikel enthält einen vorgestülpten Anteil aus gefäßreichem Gewebe der Pia mater (**Plexus choroideus**; **Abb. 10.20**). Mithilfe eines besonderen Epithels (**Ependymzellen**) wird hier der Liquor aus dem Blut gefiltert (Ultrafiltrat). Er ist klar, und seine Ionenkonzentration gleicht der der interstitiellen Flüssigkeit; er enthält kaum Eiweiß oder Zellen (nur wenige Lymphozyten), sein Glukosegehalt ist etwa halb so groß wie der des Blutes. Etwa 500 ml Liquor werden pro Tag gefiltert und wieder in das Blut aufgenommen. 150 ml sind jeweils in den Liquorräumen vorhanden, der Liquor wird also ständig erneuert.

Aus dem Subarachnoidalraum stülpen sich blumenkohlartige Zotten der Arachnoidea (**Granulationes arachnoideae**, Pacchioni-Granulationen) in die großen venösen Blutleiter hinein (**Abb. 10.20**, **Abb. 10.17**d). An diesen Stellen wird der Liquor wieder dem Blutgefäßsystem zugeleitet. Eine weitere Abgabestelle befindet sich entlang des Rückenmarks an den Austrittsstellen der Spinalnerven.

> **Pathologie**
>
> **Veränderungen des Liquors**
>
> Bei einer Entzündung der Hirnhäute lässt sich eine erhöhte Zell- und Eiweißkonzentration im Liquor nachweisen. Bei Hirnblutungen findet man ggf. zusätzlich Erythrozyten.
>
> **Epiduralblutung**
>
> Meist durch eine Verletzung (Schädelbruch) der A. meningea media, eines Astes der A. carotis externa (S. 62), kommt es zu Einblutungen zwischen der harten Hirnhaut (Dura mater) und dem knöchernen Schädel. Typisch ist eine anfängliche Bewusstlosigkeit, dann ein „freies Intervall“, bei dem der Patient wieder zu sich kommt, um dann wieder einzutrüben. Die Blutungen sind aufgrund der rasch zunehmenden Raumforderung (arterielle Blutung!) lebensgefährlich (Hirnstammeinklemmung).

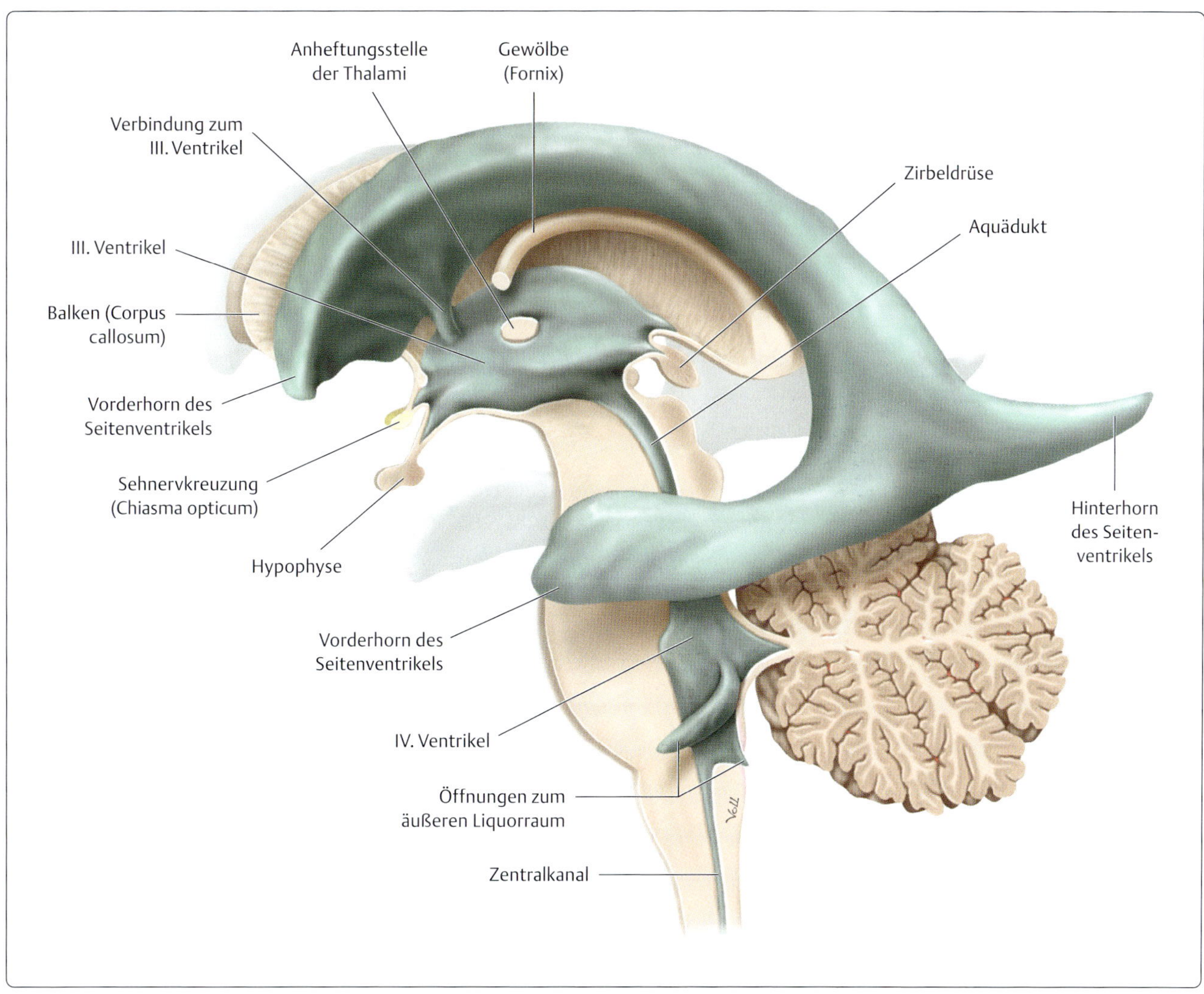

Abb. 10.20 Übersicht über das Ventrikelsystem und angrenzende Strukturen.

Subduralblutung

Insbesondere bei älteren Menschen kann es zu Einrissen der oberflächlichen Hirnvenen (Brückenvenen) kommen. Oft sind „Bagatelltraumen" die Ursache und die Patienten zeigen zunächst keine zerebralen Symptome. Es blutet langsam (Sickerblutung) in den Raum zwischen Dura (Subduralblutung) und der darunterliegenden Arachnoidea. Im weiteren Verlauf entwickelt sich ein Bluterguss, der schleichend die umgebenden Hirnregionen verdrängt. Die Patienten klagen ggf. über Kopfschmerzen, Schwindel und eine allgemeine Benommenheit. Unbeachtet kann es durch den erhöhten Hirndruck ebenfalls zur Hirnstammeinklemmung kommen.

Subarachnoidalblutung

Kommt es zu Einrissen von arteriellen Gefäßen, z. B. aus Aneurysmen im Bereich des Circulus arteriosus, kann Blut zwischen Arachnoidea und Pia fließen (Subarachnoidalblutung). In diesem Fall ist Blut im Liquor nachweisbar. Leitsymptome sind plötzliche heftige Kopfschmerzen (Vernichtungskopfschmerz), Nackensteifheit und Bewusstseinsstörung oder -verlust.

10.2.5 Gefäßversorgung von Gehirn und Rückenmark

10.2.5.1 Arterielle und venöse Blutgefäße des Gehirns

Arterielle Blutversorgung

Das Gehirn benötigt für seine Funktion eine gute Versorgung mit Sauerstoff und Glukose (Hauptenergiequelle der Neurone). Seine arteriellen Gefäße stammen aus 2 paarigen Gefäßen (**Abb. 3.19**):

- A. carotis interna (innere Kopf- und Halsschlagader)
- A. vertebralis (Wirbelarterie)

Die linke und rechte A. carotis interna ziehen jeweils durch einen eigenen Kanal (Canalis caroticus) ins Schädelinnere und gehen dann in die linke und rechte A. cerebri media (mittlere Hirnarterie) über. Diese geben in ihrem Verlauf die rechte und linke A. cerebri anterior (vordere Hirnarterie) ab, die über einen Verbindungsast (A. communicans anterior) kommunizieren. Die A. cerebri media jeder Seite steht ihrerseits in Kontakt mit der linken bzw. rechten A. cerebri posterior (hintere Hirnarterie), die ihr Blut aus der A. basilaris (Schädelbasisarterie) erhal-

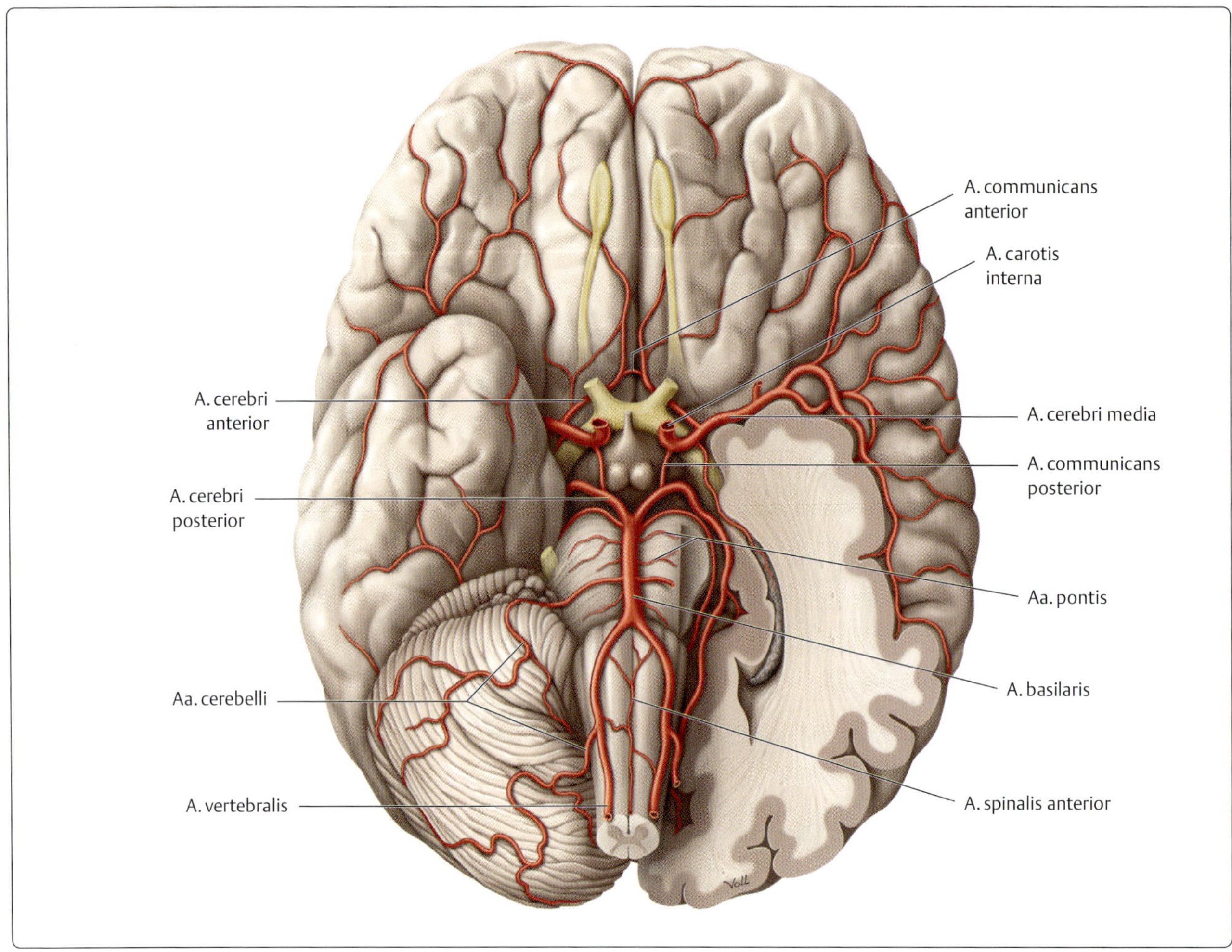

Abb. 10.21 Arterien an der Hirnbasis. Zu beachten sind die Verbindungsäste der großen Hirnarterien. Auch das Kleinhirn wird über mehrere Äste aus der A. basilaris versorgt.

ten. Diese entsteht durch den Zusammenschluss der Aa. vertebralia (Wirbelarterien). Durch die Verbindungsäste zwischen den 3 Hirnarterien entsteht an der Gehirnbasis der Circulus arteriosus cerebri/Willisii (**Abb. 10.21**, **Abb. 3.21**).

Wichtige Äste der A. cerebri media sind die Aa. centrales anterolaterales. Sie versorgen den Bereich der Basalganglien, des Thalamus und der Capsula interna (innere Kapsel). Durch die innere Kapsel verlaufen sowohl sensible als auch motorische Nervenfasern aus der gegenüberliegenden Körperhälfte.

Venöse Blutgefäße

Das Blut wird über oberflächliche und tiefe Venen aus dem Gehirn abgeleitet. Die oberflächlichen drainieren die Großhirnrinde und die angrenzenden Bereiche der weißen Substanz. Sie leiten das Blut in die Hirnsinus (**Abb. 10.22**). Das Blut aus den inneren Hirnbereichen fließt zunächst in größere Sammelvenen.

Eine wichtige tiefe Hirnvene ist die V. cerebri magna Galeni (große Hirnvene), die in den Sinus rectus mündet. Aus den Sinus gelangt das venöse Blut schließlich in die V. jugularis interna (innere Drosselvene), die durch das Foramen magnum aus dem Schädel tritt und zur V. cava superior (obere Hohlvene) zieht (S. 70).

Pathologie

Schlaganfall (Apoplex)

Ein Schlaganfall kann durch eine Blutung (**hämorrhagischer Schlaganfall**) verursacht werden. Möglich ist aber auch eine Minderdurchblutung eines Gefäßes, z. B. als Folge einer Embolie (**ischämischer Schlaganfall**). In beiden Fällen kommt es zu einer Minderversorgung des betroffenen Gebietes mit Sauerstoff, die das empfindliche Nervengewebe schnell nachhaltig schädigen kann.

Bei Patienten mit Blutungen (Massenblutungen) aus den Aa. centrales anterolaterales zeigen sich daher meist sowohl motorische Ausfälle (Lähmungen) der Extremitäten als auch Störungen der Sensibilität (Sprachschwierigkeiten, Gefühlsverlust etc.). Auch die Gesichtsmuskeln können betroffen sein (Fazialisparese).

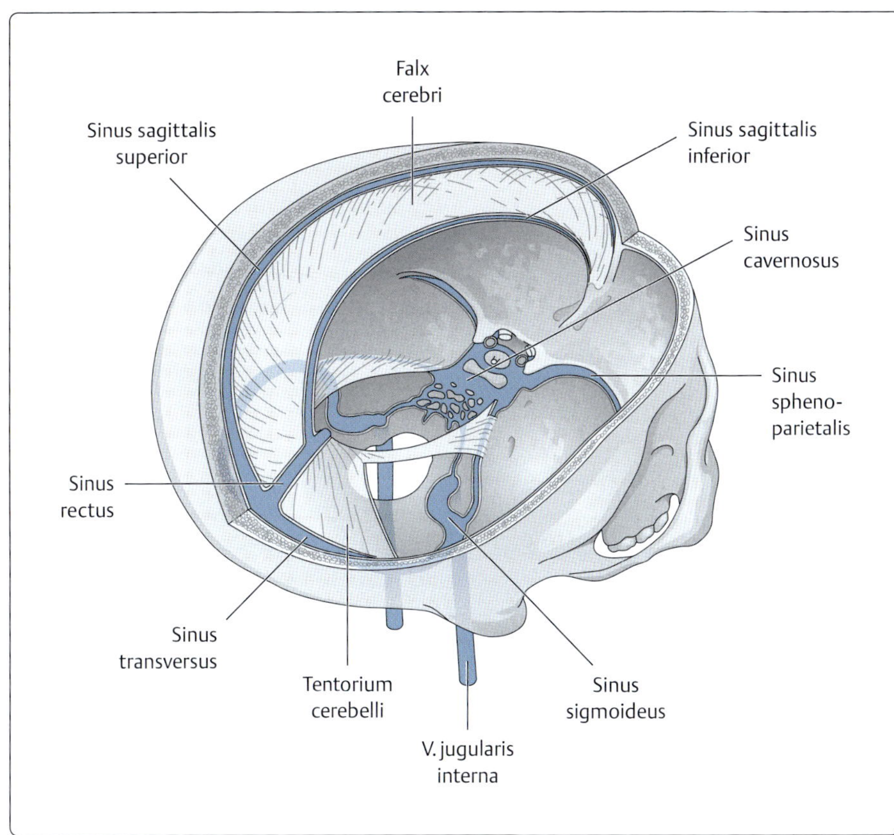

Abb. 10.22 Die wichtigsten Hirnsinus und ihr Einbau in den Schädel. Die Sinus sammeln das Blut aus dem Schädelinneren und leiten es schlussendlich über den Sinus sigmoideus jeder Seite in die V. jugularis interna dextra bzw. sinistra (rechte bzw. linke Halsvene).

Merke

Hirnvenen besitzen keine Klappen! Daher können Keime bei Entzündungen außerhalb des Schädels durch Verbindungen zwischen inneren und äußeren Venen ins Gehirn gelangen (Kap. 3.2.2).

10.2.5.2 Arterielle und venöse Blutgefäße des Rückenmarks

Arterielle Blutversorgung

Das Rückenmark wird über eine vordere (A. spinalis anterior) und 2 hintere Spinalarterien (Aa. spinales posteriores) mit arteriellem Blut versorgt (**Abb. 10.18**). Diese erhalten ihr Blut einerseits aus der A. vertebralis beider Seiten (**Abb. 10.21**) und weiter unten aus Ästen der Aorta (Kap. 3.3.1).

Venöse Blutgefäße

Der venöse Abfluss gelingt über Venennetze der Pia mater, die das Blut in die Venenplexus des im Rückenmark physiologischen Epiduralraums und schließlich in die V. cava superior und inferior (obere und unter Hohlvene; Kap. 3.3.2) leiten.

10.3 Peripheres Nervensystem

Das PNS besteht aus 12 Hirnnerven- und 31–32 Spinalnervenpaaren, deren Verzweigungen (Plexus und periphere Nerven) sowie allen Nervenzellansammlungen (Ganglien) außerhalb des ZNS.

Ein peripherer Nerv ist dabei meist ein gemischter Nerv, d. h., er kann efferente und afferente Fasern verschiedener Qualitäten (somatisch und vegetativ) enthalten. In den millimetergroßen Ganglien liegen die Zellkörper (Perikaryen) der Neurone.

Sensible Ganglien sind v. a. die Spinalganglien und die Ganglien der Hirnnerven. Sie enthalten die Zellkörper des 1. afferenten Neurons.

Vegetative Ganglien Zu den vegetativen Ganglien gehören die Grenzstrangganglien (Kap. 10.4.1), die prävertebralen Ganglien und die parasympathischen Kopfganglien. In diesen Ganglien liegen die Zellkörper des 2. efferenten Neurons.

10.3.1 Spinalnerven

10.3.1.1 Spinalnervenäste

Nachdem sich die Vorder- und Hinterwurzel des Rückenmarks zum Spinalnerv vereinigt haben, zieht dieser durch „sein" Zwischenwirbelloch (Foramen intervertebrale) aus dem Wirbelkanal (S. 234). Kurz danach zweigt er wieder in 4 Äste auf (**Abb. 10.23**, **Abb. 10.13**):

- hinterer Ast (R. dorsalis)
- sensibler Ast zu den Rückenmarkshäuten (R. meningeus)
- vorderer Ast (R. ventralis)
- weißer Verbindungsast (R. communicans albus)

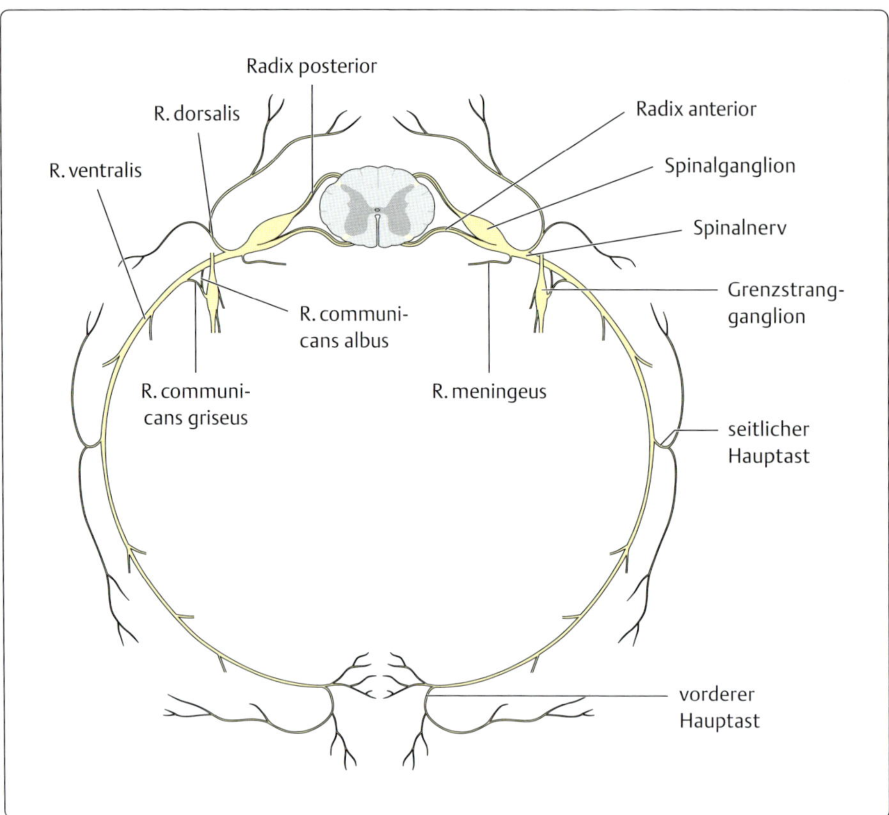

Abb. 10.23 Äste eines Spinalnervs.

R. dorsalis Der dünnere hintere Ast versorgt sensibel die Haut des Rückens und motorisch die autochthone Rückenmuskulatur (Teil der Wirbelsäulenmuskulatur).

R. ventralis Der starke vordere Ast (ebenfalls sensibel und motorisch) zieht zu den vorderen und seitlichen Teilen des Rumpfes und den Extremitäten.

R. communicans albus Im weißen Verbindungsast ziehen sympathische Fasern zum Grenzstrangganglion. Nach ihrer Verschaltung ziehen die Fasern im grauen Verbindungsast (R. communicans griseus) zum Spinalnerv zurück (der R. communicans griseus ist also kein abgehender Ast des Spinalnervs).

Merke
Verwechseln Sie nicht die Wurzeln des Rückenmarks (Radix anterior und posterior) mit den Ästen des Spinalnervs (R. ventralis und dorsalis)!

10.3.1.2 Nervenplexus

Die vorderen Äste der Spinalnerven (mit Ausnahme der thorakalen Bereiche) bilden aus ihren Verzweigungen Geflechte (Plexus; **Abb. 10.24**):

- Plexus cervicalis (Halsgeflecht), C 1–C 4
- Plexus brachialis (Armgeflecht), C 5–Th 1
- Plexus lumbalis (Lendengeflecht), Th 12–L 4
- Plexus sacralis (Kreuzbeingeflecht), L 4–S 4

Da der Plexus lumbalis und Plexus sacralis beide Fasern aus L 4 erhalten und so funktionell und topografisch miteinander verbunden sind, werden sie zum Plexus lumbosacralis (Lenden-Kreuzbein-Geflecht) zusammengefasst.

Alle Plexus zweigen sich im weiteren Verlauf in periphere Nerven auf.

Die Spinalnerven aus den thorakalen Rückenmarksegmenten verlaufen weiter segmental gegliedert und übernehmen die sensible und motorische Versorgung der Rumpfwand. Ihre ventralen Äste bilden die jeweils zwischen (lat. inter) den Rippen verlaufenden Interkostalnerven (Nn. intercostales). Es gibt auf jeder Seite 11 Interkostalnerven, der 12. Thorakalnerv wird N. subcostalis genannt.

Plexus cervicalis

Fast alle vorderen Äste der ersten 4 Spinalnerven (C 1–C 4) bilden seitlich der HWS, eingebettet zwischen den Mm. scaleni (Treppenmuskeln), den Plexus cervicalis (**Abb. 10.25**). Nur einige kurze Äste ziehen direkt zu den prävertebralen Muskeln, den Mm. scaleni und dem M. levator scapulae. Die sensiblen Äste treten am Punctum nervosum, am Hinterrand des M. sternocleidomastoideus, an die Oberfläche (bis auf die Äste zum Perikard und zur Pleura) und versorgen die Haut der Halsregion.

N. phrenicus Der wichtigste motorische Ast ist der N. phrenicus (Zwerchfellnerv). Er entspringt aus den Segmenten C 3–C 5 (hauptsächlich C 4) und tritt in die Brusthöhle ein (**Abb. 10.25**). Im vorderen Mittelfellraum (Mediastinum) gibt er einen sensiblen Ast zum Herzbeutel (Perikard) und zum Lungenfell (Pleura) ab, den R. pericardiacus. Seine Endäste versorgen motorisch

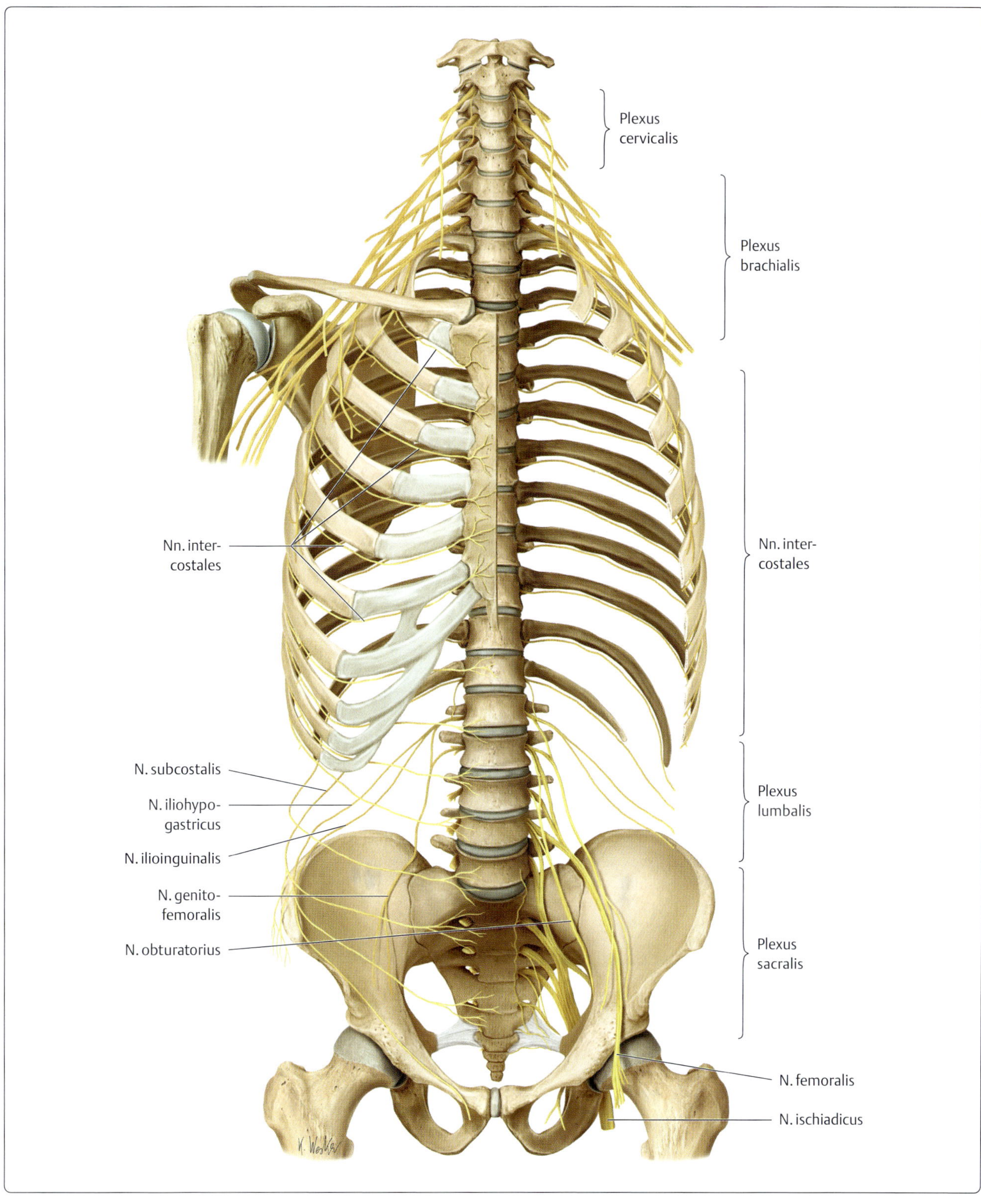

Abb. 10.24 Nerven der Rumpfwand. Ansicht von ventral.

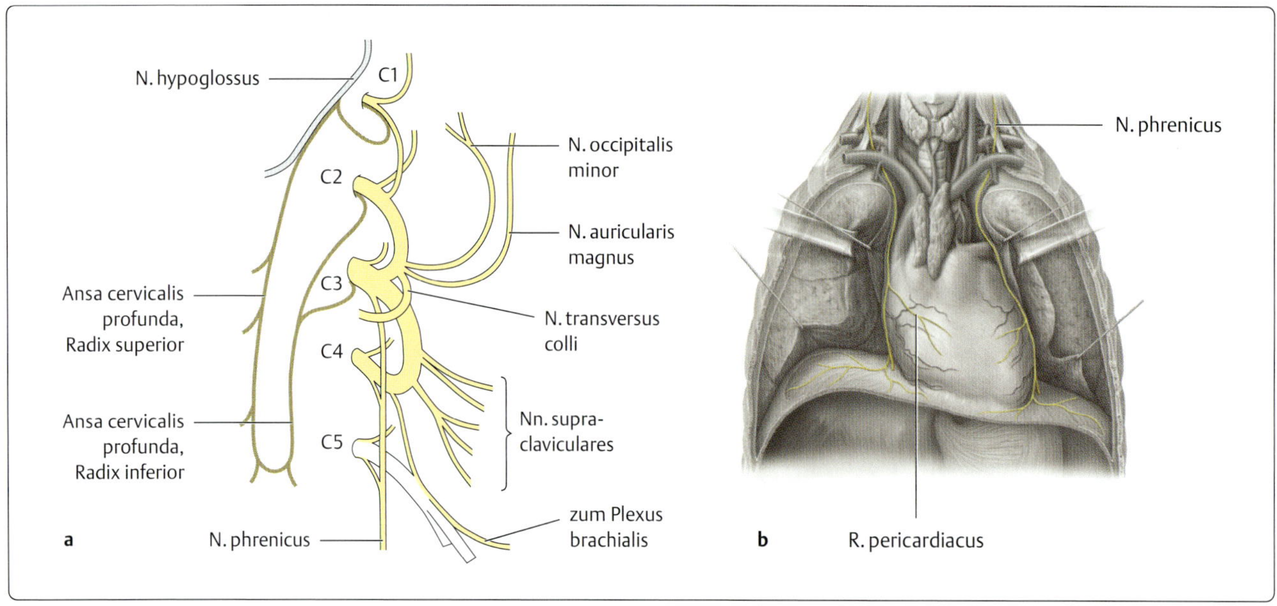

Abb. 10.25 Plexus cervicalis und N. phrenicus.

a Verzweigungsschema des Plexus cervicalis. Die motorischen Fasern aus C 1–C 3 bilden eine Schlinge (Ansa cervicalis profunda), die mit dem N. hypoglossus (XII. Hirnnerv) Kontakt aufnimmt. Sie versorgen die unteren Zungenbeinmuskeln.

b Verlauf des N. phrenicus. Hauptsächlich Fasern aus C 4 bilden den N. phrenicus (Zwerchfellnerv), der durch den Mittelfellraum zum Zwerchfell zieht. Er verläuft am Herzbeutel vorbei und gibt hier einen sensiblen Ast ab (R. pericardiacus).

das Zwerchfell (Diaphragma), einen der Hauptatemmuskeln. Weitere motorische Äste ziehen zur Muskulatur des Zungenbeins (Os hyoideum), zum M. sternocleidomastoideus und M. trapezius.

Pathologie

Phrenikusparese

Das Zwerchfell, innerviert durch den N. phrenicus, übernimmt die Hauptlast der Atmung. Eine Durchtrennung des Rückenmarks oberhalb von C 4 führt deshalb aufgrund der Zwerchfelllähmung zum Atemstillstand. Zur Erinnerung: „C 3, C 4, C 5 keep the diaphragma alive!“ (Kap. 4.2.8).

Plexus brachialis

Der Plexus brachialis (C 5–Th 1) entsendet einige Äste zur Schulter und zum Nacken, sein Hauptstamm aber versorgt den Arm. Die vorderen Äste aus C 5–Th 1 schließen sich zunächst zu 3 dicken Primärsträngen (Trunci) zusammen, die gemeinsam mit der A. subclavia durch die Skalenuslücke (zwischen dem vorderen und mittleren M. scalenus) ziehen. Beim Eintritt in die Axilla (Achselhöhle) gliedern sich die Fasern der Trunci zu 3 Sekundärsträngen (Fasciculus medialis, lateralis und posterior; **Abb. 10.26**).

Die peripheren Nerven aus den Faszikeln für den Arm sind:

- N. cutaneus brachii medialis und N. cutaneus antebrachii medialis (rein sensible Äste zur Haut der Arminnenseiten)
- N. axillaris
- N. musculocutaneus
- N. radialis
- N. ulnaris
- N. medianus

N. axillaris Der kurze N. axillaris (Achselnerv) versorgt sensibel die Außenseite der Schulter und motorisch den M. deltoideus und den M. teres minor.

N. musculocutaneus Der N. musculocutaneus (Muskel-Haut-Nerv) versorgt zunächst motorisch die Beugemuskulatur des Oberarms. Er zieht zwischen dem M. biceps und M. brachialis hindurch, an die er motorische Äste abgibt. In der Ellenbeuge zieht sein sensibler Endast an die Außenseite des Unterarms.

N. radialis Der N. radialis (Speichennerv) gelangt zwischen den Ursprüngen des M. triceps auf die Dorsalseite des Oberarms. Er zieht in einer Knochenrinne des Humerus (Sulcus nervi radialis) abwärts und dann auf Höhe des Ellenbogens an die Armaußenseite. In der Nähe des Radiusköpfchens (Caput radii, Radius = Speiche) spaltet sich der N. radialis in einen oberflächlichen (R. superficialis nervi radialis) und einen tiefen Ast (R. profundus nervi radialis), die getrennt weiter zum Handrücken ziehen. Oberhalb des Ellenbogens versorgt der N. radialis die Außenseite des ganzen Arms sensibel. Motorische Äste ziehen zur Streckmuskulatur (Extensoren: M. triceps brachii und M. anconeus) des Oberarms. Am Unterarm innerviert der beinahe rein motorische tiefe Ast die Streckmuskeln der Hand- und Fingergelenke. Der rein sensible oberflächliche Ast ist für den Daumen und den Handrücken im Bereich der ersten 2½ Finger (Daumen, Zeigefinger, ½ Mittelfinger) zuständig.

N. ulnaris Der N. ulnaris (Ellennerv) führt sensible Fasern zum Bereich des kleinen Fingers, des Ringfingers und des angrenzenden Handrückens. Seine motorischen Fasern versorgen die Beugemuskeln des Unterarms und der Hand. Der N. ulnaris zieht hinter dem N. medianus an der Beugeseite des Oberarms

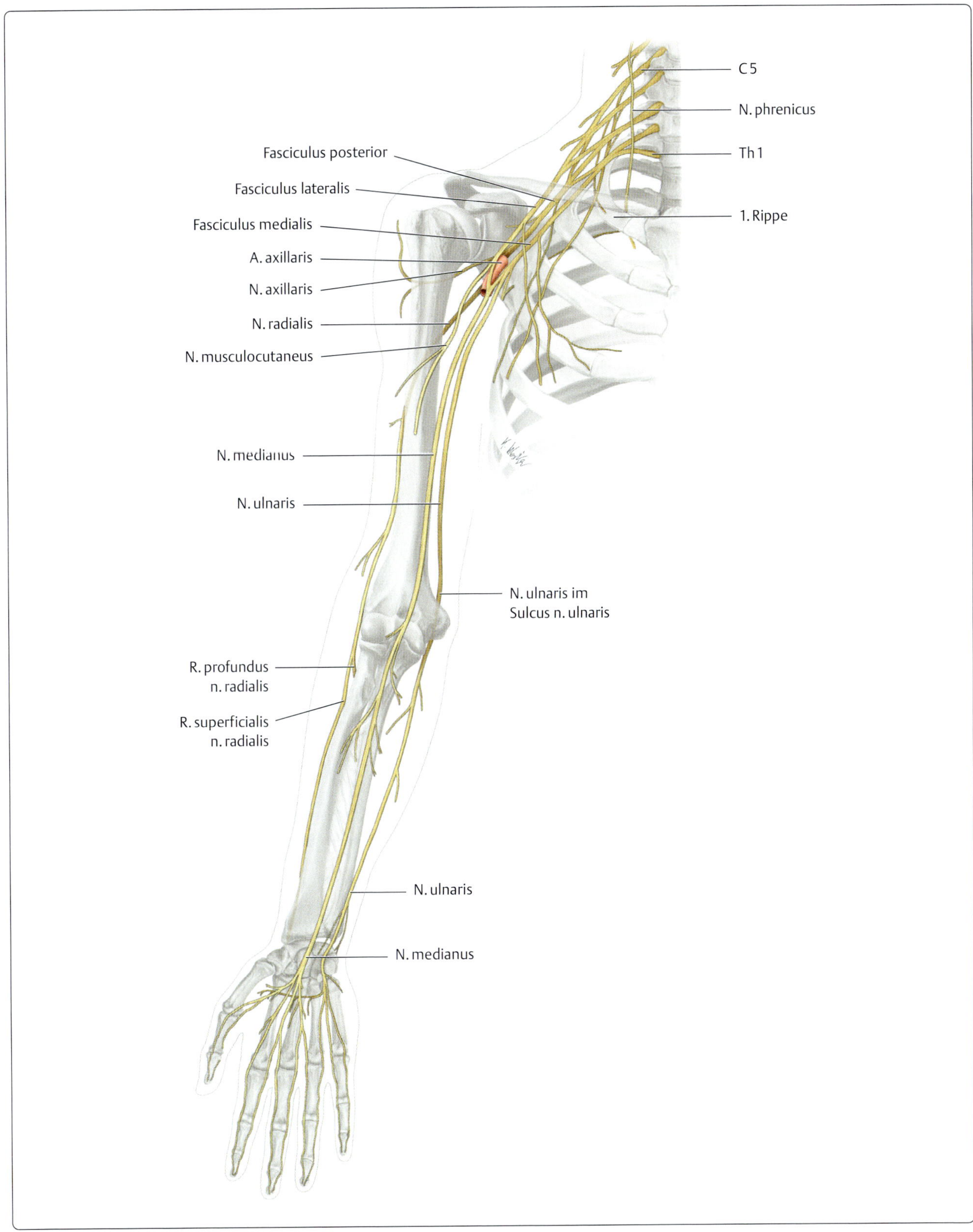

Abb. 10.26 Übersicht über die Äste des Plexus brachialis.

zum Ellenbogen. In einer Rinne (Sulcus nervi ulnaris) biegt der N. medianus um dessen Epikondylus herum auf die Streckseite des Unterarms (**Abb. 10.26**). Er liegt dem Ellenbogenknochen dicht an und ist oberflächlich nur von Haut bedeckt. Ein Anstoßen an dieser Stelle lässt ein kribbelndes bis schmerzhaftes Gefühl entlang der Elle bis zum Ring- und Kleinfinger spüren („Musikantenknochen“).

N. medianus Der N. medianus verläuft zwischen der Beuge- und Streckmuskulatur des Oberarms zur Ellenbeuge. Am Unterarm zieht er zwischen der oberflächlichen und tiefen Schicht der Fingerbeuger zum Karpaltunnel. Dort liegt er unter dem bindegewebigen Karpalband (Retinaculum flexorum) nahe unter der Haut. Der N. medianus versorgt die Beuger des Unterarms und der ersten 3 Finger sowie die Einwärtsdreher (Pronatoren: M. pronator quadratus, M. pronator teres, M. brachioradialis). Sensibel versorgt er mit dem R. palmaris die Handinnenseite.

Pathologie

Armplexusläsionen

Bei einer Plexusläsion werden die vorderen Äste mehrerer Spinalnerven geschädigt. Dadurch kommt es zu motorischen und sensiblen Ausfallerscheinungen.

Die obere Armplexuslähmung (Erb'sche Lähmung) betrifft die Fasern aus C 5 und C 6. Häufig ist ein Geburtstrauma die Ursache. Besonders auffällig ist der schlaff herabhängende Arm (Ausfall der Oberarmbeuger) und die nach hinten gedrehte Handfläche (Ausfall des M. supinator).

Bei der unteren Armplexuslähmung (Déjerine-Klumpke-Lähmung) fallen die Äste der Segmente C 8 und Th 1 aus und damit u. a. die Beuger der Hand, des Handgelenks und der Finger. Typischerweise kommt es zur Krallenhand. Mitbetroffen sind die sympathischen Fasern für den Kopf (aus Th 1). Deshalb zeigen sich die Symptome des Horner-Syndroms (S. 260).

Radialisparese

Der N. radialis ist durch seine Lage am Knochen bei Oberarmfrakturen gefährdet. Lähmungen erkennt man an der charakteristischen **Fallhand**. Ursache ist der Ausfall der Extensoren (Strecker) der Handgelenke und der Finger.

Ulnarisparese

Das charakteristische Zeichen einer Lähmung durch Läsion des N. ulnaris ist die **Krallenhand**: Beim Versuch, eine Faust zu machen, bleiben die Finger im Grundgelenk gestreckt, deren Mittel- und Endglieder sind leicht gebeugt. Der Daumen ist deutlich überstreckt.

Medianusparese

Bei einer Schädigung des N. medianus (z. B. in der Ellenbeuge) kann der Patient nur den 4. und 5. Finger beugen, nicht dagegen Daumen, Zeige- und Mittelfinger. Beim Versuch, eine Faust zu machen, entsteht so die charakteristische **Schwurhand**.

Karpaltunnelsyndrom

Das Karpaltunnelsyndrom trifft Frauen häufiger als Männer. Ursächlich sind oft Verdickungen der Sehnenscheiden (z. B. bei rheumatischen Erkrankungen, Überanstrengung der Hand, Schwangerschaft) im engen Karpaltunnel. Der erhöhte Druck auf den N. medianus äußert sich durch Kribbeln und Taubheitsgefühl in der Handfläche (häufig nachts) und den ersten 3 Fingern. Motorische Ausfälle sind selten.

Lerntipp

Merkspruch: „Ich schwöre dir beim heiligen Medianus (Schwurhand), dass ich dir die Augen mit der Ulna auskratze (Krallenhand), wenn du vom Rad fällst (Fallhand)."

Plexus lumbalis

Entsprechend der oberen Extremität bilden die vorderen Äste der Spinalnerven Th 12–S 4 Plexus zur Versorgung der Beine, des Beckens mit den inneren und äußeren Geschlechtsorganen und der unteren Bauchwand.

Der Plexus lumbalis (Lendengeflecht) bildet sich am Hinterrand des M. psoas aus den Segmenten L 1–L 4. Er ist mit dem Plexus sacralis (Kreuzbeingeflecht) zum Plexus lumbosacralis (**Abb. 10.27**) verbunden, der ebenfalls Fasern aus L 4 erhält.

N. femoralis Der stärkste Nerv aus dem Plexus lumbalis ist der N. femoralis (Oberschenkelnerv; **Abb. 10.28**). Er zieht in einer Rinne zwischen dem M. psoas major (großer Lendenmuskel) und M. iliacus (Darmbeinmuskel) unter dem Leistenband hindurch auf die Vorderseite des Oberschenkels. Hier zweigt sich der N. femoralis auf und versorgt sensibel die Vorder- und Innenseite des Oberschenkels (Endast: N. saphenus) und motorisch den M. iliopsoas (Lenden-Darmbein-Muskel), der zu den Hüftbeugern gehört, sowie die Streckmuskeln (Extensoren) des Knies. Zu Letzteren gehören der M. quadriceps femoris (vierköpfiger Oberschenkelmuskel) und der M. sartorius (Schneidermuskel).

N. obturatorius Der N. obturatorius innerviert alle Abduktoren (Abspreizer) des Oberschenkels und enthält sensible Fasern für einen kleinen Bereich am inneren Oberschenkel. Der Nerv verläuft im Becken nahe am Ovar (Eierstock) vorbei. Daher können bei Entzündungen des Ovars oder des Eileiters Schmerzen in das sensible Versorgungsgebiet des Nervs ausstrahlen.

Pathologie

Läsionen des Plexus lumbosacralis

Läsionen des Plexus lumbosacralis sind seltener als die des Armplexus, da der Plexus lumbosacralis gut geschützt im knöchernen Becken liegt. Schädigungen kommen vor bei Frakturen des Beckenrings, des Kreuzbeins oder der Hüfte. Klinisch besonders auffällig ist dann die fehlende Wirkung des N. femoralis durch den Ausfall der von ihm innervierten Muskeln und Hautbezirke. Der Patellarsehnenreflex ist nicht mehr auslösbar.

Plexus sacralis

Der mächtige Plexus sacralis (L 4–S 4) ist an der Versorgung der Beckenboden- und Gesäßmuskulatur sowie sensibel der Haut der hinteren Genitalregion und Rückseite der Beine beteiligt (**Abb. 10.27**). Aus dem Plexus, der das Becken durch das Foramen ischiadicum majus (großes Sitzbeinloch) verlässt, ziehen der kräftigste Nerv des Körpers, der N. ischiadicus (Ischiasnerv), und der schwächere N. pudendus (Schamnerv). Weitere Nerven sind der N. gluteus superior und N. gluteus inferior für die Ge-

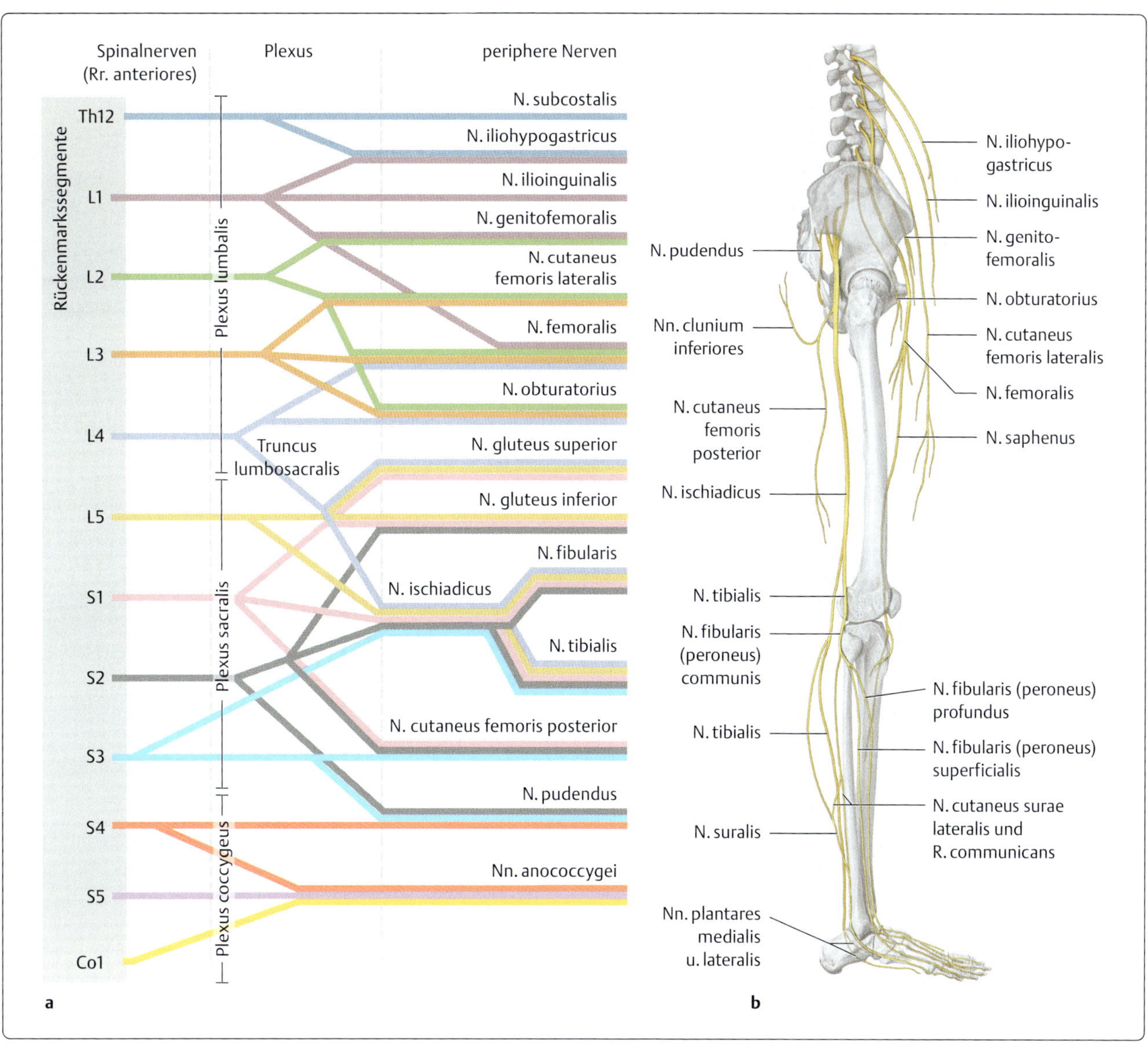

Abb. 10.27 Schematische Darstellung des Plexus lumbosacralis und seiner wichtigsten Nerven. Der Plexus lumbosacralis wird ergänzt durch den kleinen Plexus coccygeus (Steißbeingeflecht, S4–Co1), der die Haut über dem Steißbein versorgt.
a Plexusbildung aus den Rr. anteriores der Spinalnerven und die aus ihm hervorgehenden Nerven.
b Topografische Darstellung der aus dem Plexus lumbosacralis hervorgehenden Nerven.

säßmuskeln und einen Teil der Hüftrotatoren. Der N. cutaneus femoris posterior (hinterer Hautnerv des Oberschenkels) führt nur sensible Fasern.

N. pudendus Der N. pudendus läuft um die Spina ischiadica (Sitzbeinstachel) herum und tritt dann durch das Foramen ischiadicum minus (kleines Sitzbeinloch) wieder ins Becken. Er versorgt v.a. die äußeren Geschlechtsorgane und den Mastdarm inklusive Schließmuskel.

N. ischiadicus Motorisch innerviert der N. ischiadicus die Kniebeuger (Flexoren) und die von der Hüfte kommenden Streckmuskeln des Oberschenkels (Extensoren). Meist kurz vor seinem Eintritt in die Kniekehle teilt sich der N. ischiadicus in seine beiden Hauptäste, den N. fibularis communis (gemeinsamer Wadennerv, auch N. peroneus communis genannt) und den N. tibialis auf. Sie übernehmen die motorische und sensible Innervation des Unterschenkels und des Fußes (**Abb. 10.27**).

N. tibialis Der N. tibialis (Schienbeinnerv) verläuft an der Rückseite des Unterschenkels weiter fußwärts.

N. fibularis Der N. fibularis communis (gemeinsamer Wadennerv, auch N. peroneus communis genannt) biegt auf seinem Weg um das Caput fibulae (Wadenbeinkopf) herum auf die Vorderseite des Unterschenkels und teilt sich in einen oberflächlichen (N. fibularis superficialis) und einen tiefen Endast (N. fibularis profundus) auf.

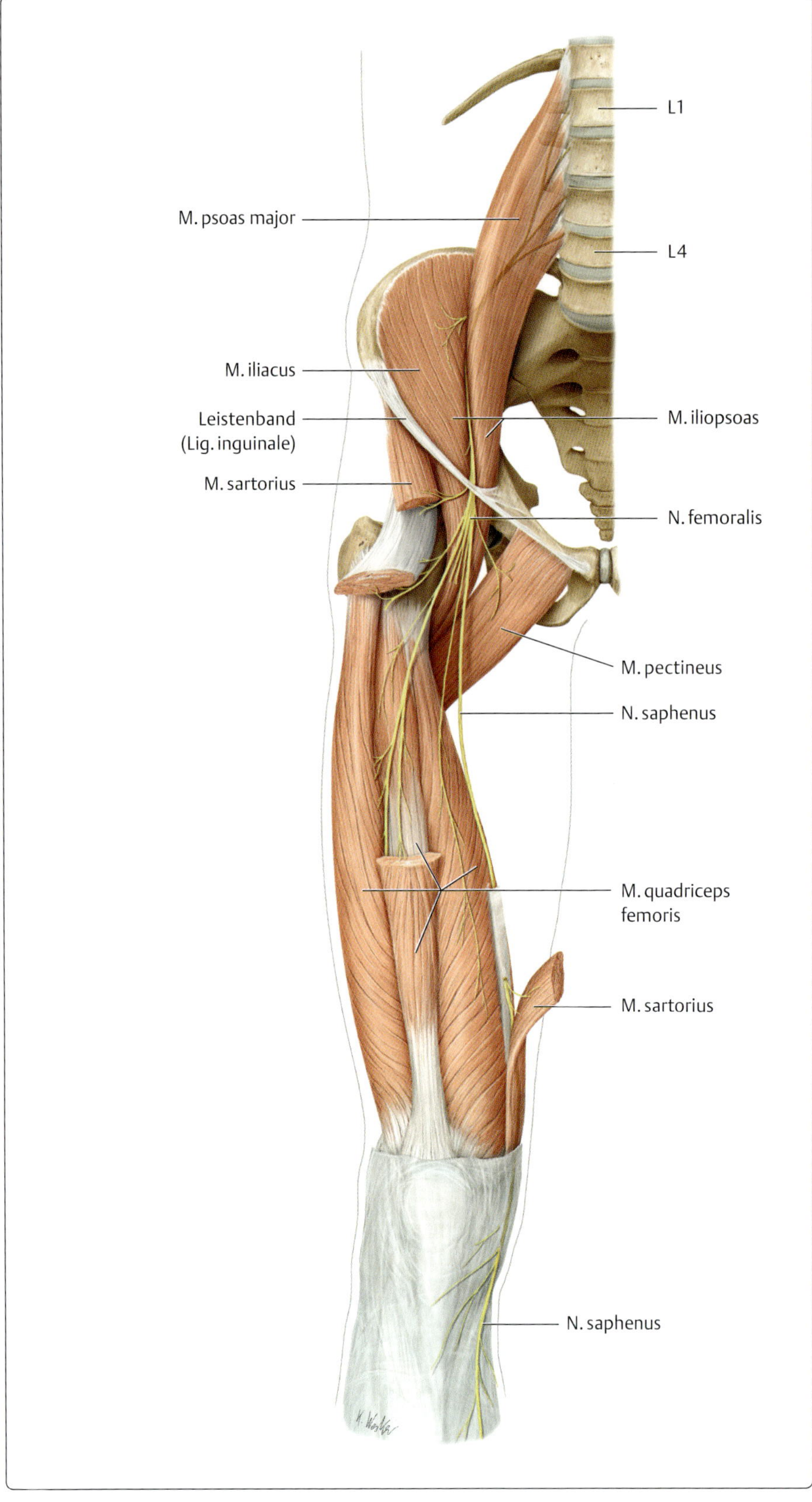

Abb. 10.28 Verlauf des N. femoralis.

Pathologie

Bandscheibenvorfall (Diskusprolaps)

Der Bereich L 4/L 5 bzw. L 5/S 1 ist die häufigste Region für einen Bandscheibenvorfall (S. 307). Betroffen sind dann Anteile des Plexus sacralis. Deshalb können der gesamte oder Anteile des N. ischiadicus geschädigt werden.

Trendelenburg-Zeichen

Von einer Läsion des N. gluteus superior sind der M. gluteus medius und minimus (mittlerer und kleiner Gesäßmuskel) betroffen. Deren Beeinträchtigung führt beim Gehen zu einem Abknicken des Beckens zur Gegenseite (positives Trendelenburg-Zeichen), es resultiert ein „Watschelgang".
(Nicht zu verwechseln ist das Trendelenburg-Zeichen mit dem Trendelenburg-Test, der früher zum Nachweis einer Venenklappeninsuffizienz der Beine genutzt wurde!)

Läsionen des N. fibularis communis

Eine Schädigung des Nervs vor seiner Aufzweigung zeigt sich durch eine Spitz-Klumpfuß-Stellung (Pes equinovarus). Ist der tiefe Ast (N. fibularis profundus) betroffen, z. B. durch eine Baker-Zyste oder ein Kompartmentsyndrom, kommt es zur Ausbildung eines Spitzfußes mit daraus resultierendem „Steppergang" (= Storchengang), ein Fersengang ist nicht möglich. Eine isolierte Schädigung des oberflächlichen Astes (N. fibularis superficialis) betrifft fast ausschließlich die sensiblen Anteile.

Läsionen des N. tibialis

Ein Schaden am N. tibialis zeigt sich durch fehlendes Abrollen des Fußes beim Gehen („Bügeleisengang"). Es kommt zum Hohlfuß mit Krallenzehen. Der Zehengang ist nicht möglich.

10.3.2 Hirnnerven

Die 12 Hirnnerven (mit römischen Ziffern durchnummeriert) versorgen den Kopf-Hals-Bereich und den Großteil der inneren Organe. Sie verbinden die Sinnesorgane mit dem Gehirn (**Abb. 10.29**, **Tab. 10.3**).

I. Hirnnerv Der **N. olfactorius** beginnt an einer Auftreibung, dem Riechkolben (Bulbus olfactorius), der über dem Dach der Nasenhöhle liegt und die Riechfäden aus der Nasenschleimhaut empfängt (Kap. 11.3). Der Riechnerv zieht dann jeweils an der Unterseite des Stirnlappens ins Gehirn. Er hat engen Kontakt zum limbischen System (S. 228), dem emotionalen Zentrum.

II. Hirnnerv Der **N. opticus** ist streng genommen kein echter Hirnnerv (wie übrigens auch der Riechnerv), sondern ein vorgeschobener Zwischenhirnteil. Deshalb ist er in seinem Verlauf auch von einer Durahülle umgeben. Im Inneren des Augapfels beginnt er an den Ganglienzellen der Netzhaut (Kap. 11.1.5).

III. Hirnnerv Der **N. oculomotorius** entspringt als rein motorischer Nerv im Mittelhirn. Er zieht durch den Sinus cavernosus am Türkensattel (Sella turcica) und tritt dann durch eine knöcherne Spalte (Fissura orbitalis superior) in die Augenhöhle. Er innerviert 4 der 6 äußeren Augenmuskeln (M. rectus superior, inferior, medialis und M. obliquus inferior) sowie den Lidheber (M. levator palpebrae). Außerdem enthält er parasympathische Fasern, die im Ganglion ciliare umgeschaltet werden und für den Pupillensphinkter (M. sphincter pupillae) sowie den Ziliarmuskel (M. ciliaris) verantwortlich sind (S. 272).

IV. Hirnnerv Der **N. trochlearis** versorgt ausschließlich den oberen schrägen Augenmuskel (M. obliquus superior), der eine Biegung um die Trochlea (Umlenkrolle) vollzieht. Die Nervenzellkörper liegen dicht unterhalb der beiden Kerngebiete des III. Hirnnervs.

V. Hirnnerv Der kräftige **N. trigeminus** entspringt einem lang gezogenen Kerngebiet, das vom Mittelhirn bis tief ins verlängerte Mark reicht. Er zieht zu einem großen Ganglion (Ganglion trigeminale oder Ganglion Gasseri) in der mittleren Schädelgrube und teilt sich dann in 3 Hauptäste auf:

- V_1 = N. ophthalmicus (Augenast)
- V_2 = N. maxillaris (Oberkieferast)
- V_3 = N. mandibularis (Unterkieferast)

Die beiden ersten Äste des N. trigeminus sind rein sensibel: Der **N. ophthalmicus** leitet Empfindungen aus dem Bereich der Augen, der Augenhöhle, des Nasenrückens und der Stirn; der **N. maxillaris** ist für den gesamten Oberkiefer, einschließlich der Zähne und der Nasennebenhöhlen zuständig. Der **N. mandibularis** enthält außer den Fasern aus dem Bereich des Unterkiefers auch motorische Fasern zu den Kaumuskeln. Die Endäste der 3 Nervenanteile treten an verschiedenen Stellen in den Gesichtsbereich (**Abb. 10.30**).

VI. Hirnnerv Der **N. abducens** innerviert einen einzelnen Augenmuskel, den M. rectus lateralis. Auf seinem Weg vom Hirnstamm in die Augenhöhle zieht er mitten durch den Sinus cavernosus.

VII. Hirnnerv Der **N. facialis** ist ein komplexer Nerv. Er hat Fasern für folgende Strukturen:

- mimische Muskulatur und M. stapedius (motorisch)
- Tränen-, Unterkiefer- und Unterzungendrüsen sowie kleine Drüsen der Nase und des Gaumens (parasympathisch)
- Geschmacksfasern aus den vorderen ⅔ der Zunge (sensorisch)

Der N. facialis verlässt den Hirnstamm in dem Dreieck zwischen Brücke, verlängertem Mark und Kleinhirn (Kleinhirnbrückenwinkel) und tritt dann durch den inneren Gehörgang in das Felsenbein ein. Ein kleiner motorischer Ast, der **N. stapedius**, zieht zum Steigbügelmuskel (M. stapedius), der die Stellung des gleichnamigen Gehörknöchelchens beeinflusst (S. 280). In seinem Verlauf durch das Felsenbein gibt der N. facialis parasympathische Fasern zur Versorgung der Tränendrüse ab (Kap. 11.1.3). Die Fasern ziehen später mit dem 1. Trigeminusast in die Augenhöhle, ein weiterer Ast des Nervs in die Chorda tympani (**Abb. 11.23**). In der Chorda tympani ziehen ebenfalls para-

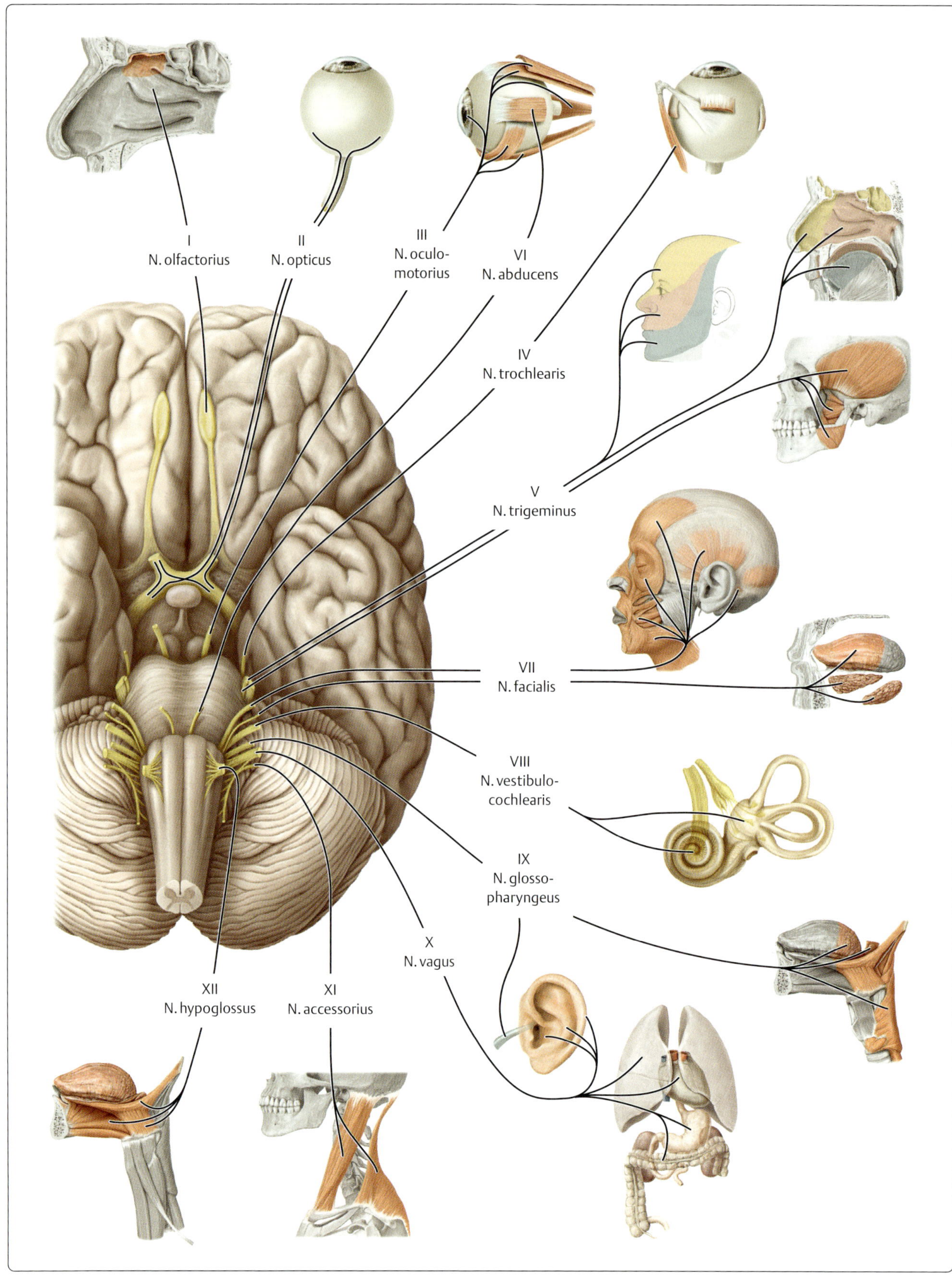

Abb. 10.29 Hirnnerven. Die 12 Hirnnervenpaare werden in der Reihenfolge ihres Austritts aus dem Hirnstamm mit römischen Ziffern nummeriert. Sie erfüllen für den Kopf und Hals die gleiche Funktion wie die Rückenmarksegmente für den übrigen Körper. Das Versorgungsgebiet des N. vagus (X. Hirnnerv) reicht allerdings bis in den Bauchraum (linke Kolonbiegung) hinein .

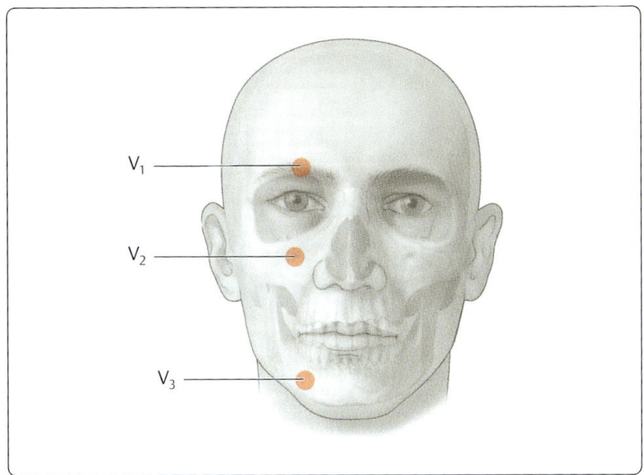

Abb. 10.30 Austrittspunkte der 3 Trigeminusäste. V_1 = N. ophthalmicus (1. Trigeminusast); V_2 = N. maxillaris (2. Trigeminusast); V_3 = N. mandibularis (3. Trigeminusast).

sympathische Fasern zur Unterkiefer- und Unterzungendrüse (Kap. 6.5). Außerdem leitet sie Geschmacksfasern aus den vorderen ⅔ des Zungenrückens nach zentral. Schließlich versorgt der N. facialis motorisch die mimische Muskulatur des Gesichts und des Halses. Dieser Anteil des Nervs zieht mitten durch die Ohrspeicheldrüse (Glandula parotidea) hindurch, weshalb er bei Entzündungen oder Tumoren der Drüse in Mitleidenschaft gezogen werden kann.

> **Merke**
> Mithilfe des Kornealreflexes (Fremdreflex) lassen sich der N. trigeminus (Drillingsnerv) und der N. facialis testen: Berührungen der Hornhaut werden über den N. ophthalmicus (1. Ast des N. trigeminus) als afferenter Schenkel zu den Hirnnervenkernen im Hirnstamm geleitet. Dort erfolgt die Verschaltung auf die Kerne des N. facialis. Die Efferenzen veranlassen den M. orbicularis oculi zum Lidschluss.

VIII. Hirnnerv Der **N. vestibulocochlearis** ist für den Hör- und Gleichgewichtssinn verantwortlich. Er tritt auf Höhe des N. facialis am Kleinhirnbrückenwinkel in den Hirnstamm.

IX. Hirnnerv Etwas tiefer entspringt der **N. glossopharyngeus.** Er ist ein gemischter Nerv mit mehreren Faserqualitäten:

- hinteres ⅓ der Zunge (sensibel und Geschmack)
- Teile der Rachenmuskulatur (motorisch)
- Mittelohr und Mesopharynx (sensibel)
- Druck- und Chemorezeptoren im Karotissinus (vegetativ)
- Sekretion der Ohrspeicheldrüse (parasympathisch)

X. Hirnnerv Der **N. vagus** versorgt nicht nur Bereiche im Kopf und Hals, sondern auch die Organe des Brustraums und des Abdomens parasympathisch. Sein Wirkungsgebiet endet erst an der linken Biegung des Dickdarms (Flexura coli sinistra = Cannon-Böhm-Punkt, Kap. 6.11.2). Er tritt zusammen mit dem N. glossopharyngeus aus dem Hirnstamm aus. Außer den vegetativen Fasern führt er Fasern für folgende Strukturen:

- N. laryngeus zum Kehlkopf (motorisch)
- Rachenmuskulatur (motorisch)
- Geschmacksfasern aus dem Zungengrund (sensorisch)
- kleinen Bereich des äußeren Gehörgangs und hintere Bereiche der harten Hirnhaut (sensibel)
- Druckrezeptoren von Glomus caroticus, Aortenbogen und Herzvorhöfen (vegetativ)

XI. Hirnnerv Der **N. accessorius** ist rein motorisch. Er versorgt 2 Halsmuskeln, den M. trapezius (Trapezmuskel) und den M. sternocleidomastoideus (Kopfwender).

XII. Hirnnerv Auch der **N. hypoglossus** hat nur motorische Fasern. Er tritt über der Vorderwurzel des 1. Spinalnervs (C 1) aus dem verlängerten Mark aus. Der N. hypoglossus versorgt die Zungen- und (zusammen mit dem 1. Spinalnerv) die obere Zungenbeinmuskulatur.

> **Lerntipp**
> Merksprüche:
> „**O**nkel **O**tto **o**der **T**ante **T**rude, **a**lle **F**amilienmitglieder **v**erstecken **g**erne **V**aters **a**lten **H**ut.“
> (Reihenfolge der Hirnnerven von I–XII)
> „**S**ome **s**ay **m**oney **m**atters, **b**ut **m**y **b**rother **s**ays **b**ig **b**oobs **m**ake **m**ore fun.“
> (Funktion der Hirnnerven in ihrer Reihenfolge: **m** = motorisch, **s** = sensibel/sensorisch, **b** = beides; fun = Spaß!)

Die **Tab. 10.3** vermittelt eine Übersicht zu den Funktionen der Hirnnerven und ihren Bezeichnungen.

Tab. 10.3 Funktionen der Hirnnerven.

Funktion	Hirnnerven		Deutsche Bezeichnung
sensorische Hirnnerven	I	N. olfactorius	Riechnerv
	II	N. opticus	Sehnerv
	VIII	N. vestibulocochlearis	Hör- und Gleichgewichtsnerv
motorische Hirnnerven	III	N. oculomotorius	Augenbewegungsnerv
	IV	N. trochlearis	Augenrollnerv
	VI	N. abducens	lat. abducens = wegführend
	XI	N. accessorius	lat. accessorius = zusätzlich

▶ **Tab. 10.3** Fortsetzung.

Funktion	Hirnnerven		Deutsche Bezeichnung
	XII	N. hypoglossus	(Unter-)Zungennerv
gemischte Hirnnerven	V	N. trigeminus	Drillingsnerv
	VII	N. facialis	Gesichtsnerv
	IX	N. glossopharyngeus	Zungen-Rachen-Nerv
	X	N. vagus	lat. vagus = umherschweifend

Pathologie

Fazialisparese

Ein Ausfall des N. facialis hat unterschiedliche Auswirkungen, je nachdem, ob es sich um eine zentrale oder periphere Fazialisparese handelt.

Bei der zentralen Fazialisparese liegt die Schädigung oberhalb des Kerngebietes im Hirnstamm (1. Neuron betroffen). Die kontralaterale mimische Muskulatur der unteren Gesichtshälfte ist gelähmt, die der Stirn und des Auges intakt.

Bei der peripheren Fazialisparese liegt die Schädigung nach der Verschaltung im Hirnstamm (2. Neuron betroffen). Die gesamte gleichseitige (ipsilaterale) mimische Muskulatur ist gelähmt. Je nach Ort der Läsion sind z. B. auch die Tränen-, Nasen- und Speicheldrüsen (bis auf die Ohrspeicheldrüse) und der Geschmack (vordere ⅔ der Zunge) betroffen. Da das Auge nicht geschlossen und ggf. nicht befeuchtet werden kann, droht eine Hornhauttrübung mit Erblindungsgefahr.

Trigeminusneuralgie

Eine Trigminusneuralgie (griech. algos = Schmerz) ist gekennzeichnet durch plötzlich auftretende, einschießende („blitzartige“), meist einseitige Schmerzen im Versorgungsgebiet eines oder mehrerer Äste des N. trigeminus. Ursächlich kann z. B. ein Druck auf die Nervenäste durch Gefäße sein oder eine Übererregbarkeit der Neurone in den Kerngebieten des Nervs. Die Hautbereiche über den Austrittsstellen des betroffenen Trigeminusastes (Trigeminus-Druckpunkte = Valleix-Druckpunkte; **Abb. 10.30**) sind bei einer Trigeminusneuralgie druckschmerzhaft.

Akustikusneurinom

Im inneren Gehörgang oder am Kleinhirnbrückenwinkel kann ein gutartiger, aber raumfordernder Tumor entstehen, das Akustikusneurinom. Die Symptome sind durch Beeinträchtigung der dort verlaufenden N. facialis und N. vestibulocochlearis gleichseitige Taubheit, Schwindel und eine halbseitige Gesichtslähmung (N. facialis).

Herpes Zoster (Gürtelrose)

Die Viren (Varizella-Zoster-Virus), die die Kinderkrankheit „Windpocken“ (Varizellen) verursachen, verbleiben auch nach Abklingen der Krankheit im Körper (Erregerpersistenz). Sie ziehen sich in verschiedene sensible Ganglien (v. a. Spinalganglien, Ganglion trigeminale) zurück und verweilen dort meist viele Jahre oder für immer ohne Auswirkung. Allerdings können sie besonders bei älteren Menschen und bei geschwächter Abwehrlage wieder aktiv werden und wandern dann entlang der Axone in deren Innervationsgebiet (Dermatom). Hier rufen sie einen blasigen Hautausschlag und starke Schmerzen hervor. Im Ausbreitungsgebiet des N. trigeminus spricht man von Gesichtsrose. Ist ein Spinalnerv betroffen, erscheinen die Symptome in dessen gürtelförmigem Dermatom (Gürtelrose).

Wichtig: Die Varizellen sind in § 6 des Infektionsschutzgesetzes (IfSG) aufgeführt. Daher gelten für Heilpraktiker eine Meldepflicht bei Verdacht, Erkrankung und Tod sowie ein Behandlungsverbot.

Von der Ständigen Impfkommission (STIKO) wird gegen das Varizella-Zoster-Virus – auch aufgrund der späteren Herpes-Zoster-Gefahr – eine Schutzimpfung im Kindesalter empfohlen!

Naturheilkundliche Therapie

Therapeutische Anwendungen bei neuropathischen Schmerzen

Neuropathische Schmerzen können z. B. im Rahmen der Trigeminusneuralgie oder des Herpes Zoster und ebenso durch Alkoholabusus, Diabetes mellitus, Chemotherapie hervorgerufen werden.

Als ein wichtiges Mittel gilt das „Capsaicin“ aus Spanischem bzw. Rotem Pfeffer. Die äußerlich angewendeten Zubereitungen wirken schmerzlindernd. Es wird ein lokaler Entzündungsreiz gesetzt, durch den vermehrt körpereigene antiphlogistisch und analgetisch wirksame Proteine gebildet werden.

Auch die sog. transkutane elektrische Nervenstimulation (TENS) kann die Symptome häufig lindern. Bei Polyneuropathie können Lehmpackungen und Heilerdeauflagen die Schmerzen reduzieren.

10.4 Vegetatives Nervensystem

Das vegetative (autonome, viszerale) Nervensystem steuert die allgemeinen Körperfunktionen, z. B. das Herz-Kreislauf-System, die gesamten Stoffwechsel- und Ausscheidungsvorgänge sowie den Wärmehaushalt. Übergeordnete zentrale Zentren sind das limbische System, der Hypothalamus und der Hirnstamm (**Abb. 10.31**).

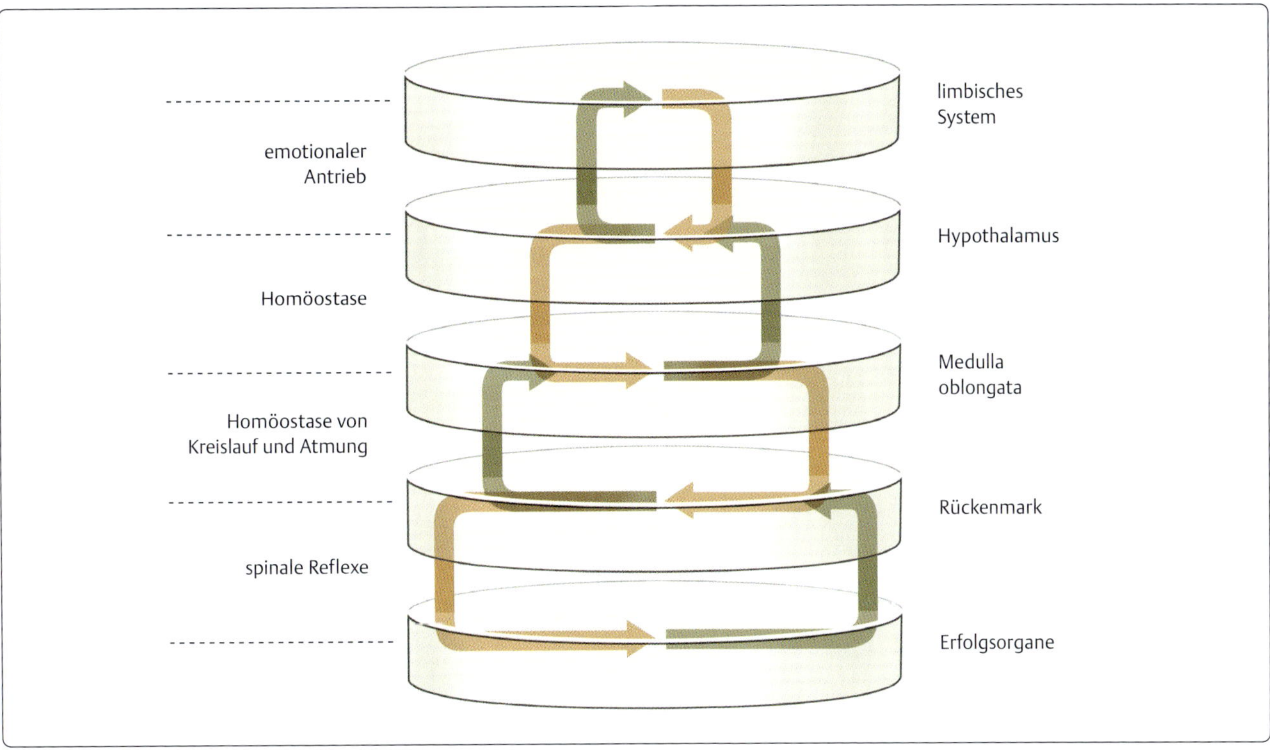

Abb. 10.31 Steuerung des vegetativen Nervensystems durch höhere Zentren. Übergeordnete Zentren des ZNS beeinflussen efferent die peripheren Erfolgsorgane (u. a. Herz, Lunge, Darm, Tonus der Gefäßwand, z. B. für die Regulation der Hautdurchblutung). Zwischen den verschiedenen Ebenen bestehen wiederum Rückkopplungsmechanismen.

Die beiden Anteile des vegetativen Nervensystems, der Sympathikus und der Parasympathikus, wirken antagonistisch (gegensätzlich) und sind zumeist beide an der Innervation eines Organs beteiligt (**Abb. 10.32**). Vorwiegend werden die Vorgänge über den Kontraktionszustand der glatten Muskelzellen gesteuert, die in unterschiedlichen Anteilen fast überall vorkommen.

Dem vegetativen Nervensystem zugeordnet, aber weitgehend autonom arbeitet das enterische Nervensystem (ENS). Es ist für die Innervation der Magen-Darm-Wand zuständig.

10.4.1 Sympathikus

Der Sympathikus (sympathisches Nervensystem) ist der anregende Teil des autonomen Nervensystems. Seine Wirkung umfasst alle Funktionen, die im übertragenen Sinne für Fight-or-Flight-Reaktionen (engl. fight or flight = Kämpfen oder Fliehen) gebraucht werden, d. h., er dient der Leistungssteigerung (**Abb. 10.33**):

- Steigerung der Muskelaktivität und der Atemfrequenz
- Erweiterung der Bronchien (Bronchodilatation)
- Steigerung der Herzschlagfrequenz und des Blutdrucks
- Erweiterung (Dilatation) der Herzarterien und der Arterien der Skelettmuskulatur
- Verengung (Kontraktion) der Hautgefäße
- Abbau von Glykogen (Glykogenolyse) in der Leber zur Energiebereitstellung (katabole Wirkung)
- Reduktion der Darmperistaltik
- Erweiterung der Pupillen (Mydriasis)
- Steigerung der Schweißproduktion
- Aufstellen der Körperbehaarung (Gänsehaut)
- Ejakulation (Samenerguss)

Regulation der Gefäßweite Die Gefäßweite wird im Wesentlichen allein durch den Sympathikus gesteuert (**Abb. 10.34**). Sein Einfluss auf die glatte Muskulatur (Media) der Gefäßwand hält stets eine Grundspannung aufrecht (Ruhetonus). Eine verstärkte Sympathikusaktivität führt dann zur Steigerung der Spannung (über $\alpha 1$-Rezeptoren in der Gefäßwand) und damit zur Vasokonstriktion (Gefäßverengung). Umgekehrt kann der Sympathikus über einen anderen Rezeptor in der Gefäßwand ($\beta 2$) auch eine Vasodilatation (Gefäßerweiterung) hervorrufen. Parasympathische Fasern enden nicht an den Gefäßen.

Efferenter Verlauf Im Verlauf der sympathischen Nervenfasern (**Abb. 10.35**) sind 2 Neurone hintereinandergeschaltet:

1. zentrales, präganglionäres Neuron
2. postganglionäres Neuron

Präganglionäres Neuron Das 1. Neuron des Sympathikus liegt im Seitenhorn des Rückenmarks (Th 1–L 4, thorakolumbale Verteilung). Sein Axon ist Teil der Vorderwurzel, spaltet sich jedoch bald vom Spinalnerv ab. Als weißer Verbindungsast (R. communicans albus) zieht es zu einem sympathischen Ganglion (Grenzstrangganglion) auf Höhe des jeweiligen Rückenmarksegments.

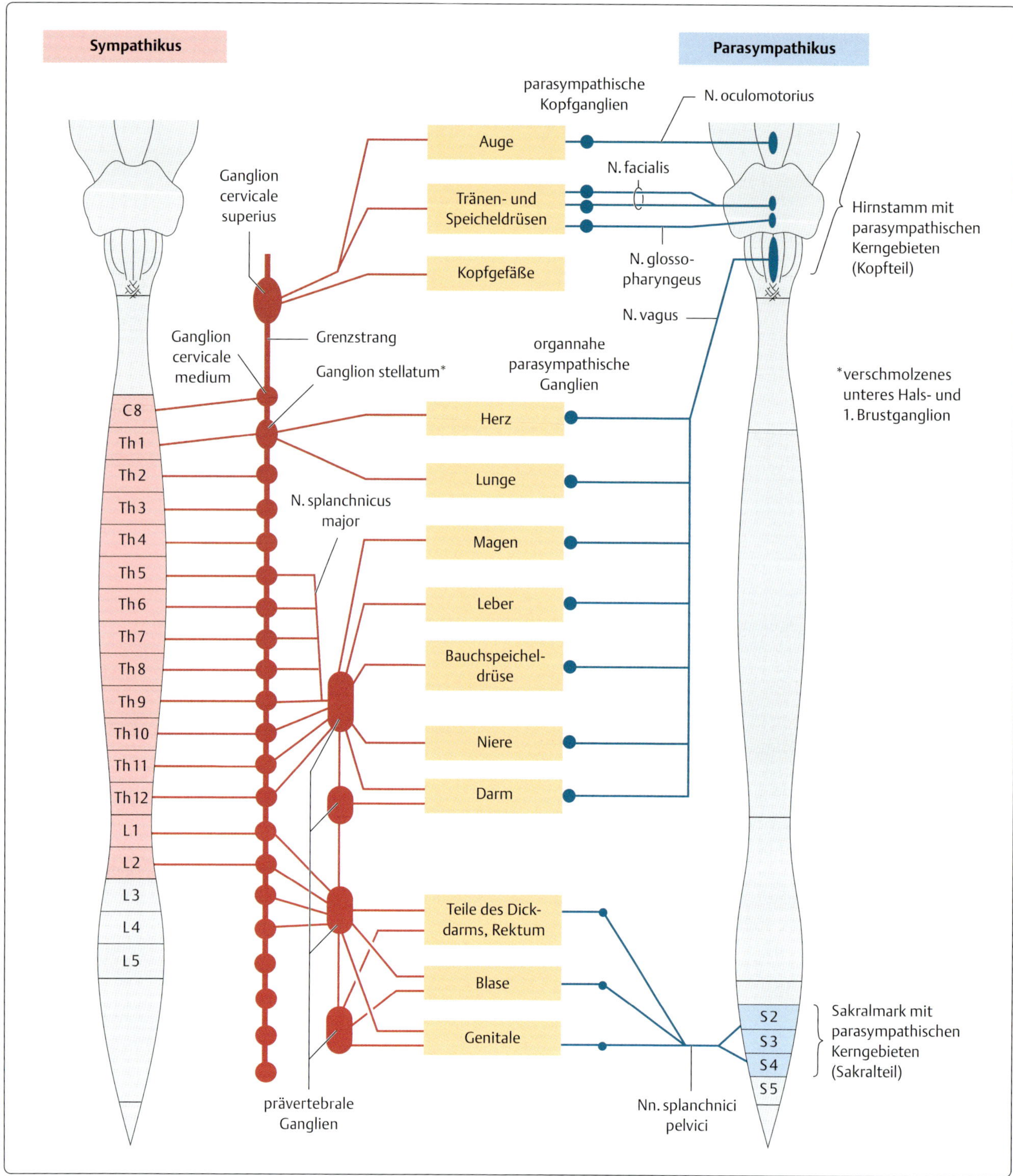

Abb. 10.32 Aufbau des vegetativen Nervensystems. Das vegetative Nervensystem besteht aus einem sympathischen (rot) und einem parasympathischen Anteil (blau). Der Sympathikus nimmt seinen Ursprung v. a. im thorakalen und lumbalen Rückenmark (thorakolumbale Verteilung), der Parasympathikus in einigen Hirnnervenkernen (Hirnstamm) und dem Sakralmark (kraniosakrale Verteilung). Die meisten inneren Organe werden von beiden Anteilen versorgt. Die Ganglien (hier werden die Signale auf ein weiteres Neuron umgeschaltet) des Sympathikus liegen im Grenzstrang oder prävertebral (vor der Wirbelsäule), die entsprechende Umschaltung der parasympathischen Fasern erfolgt sehr nahe am Zielorgan.

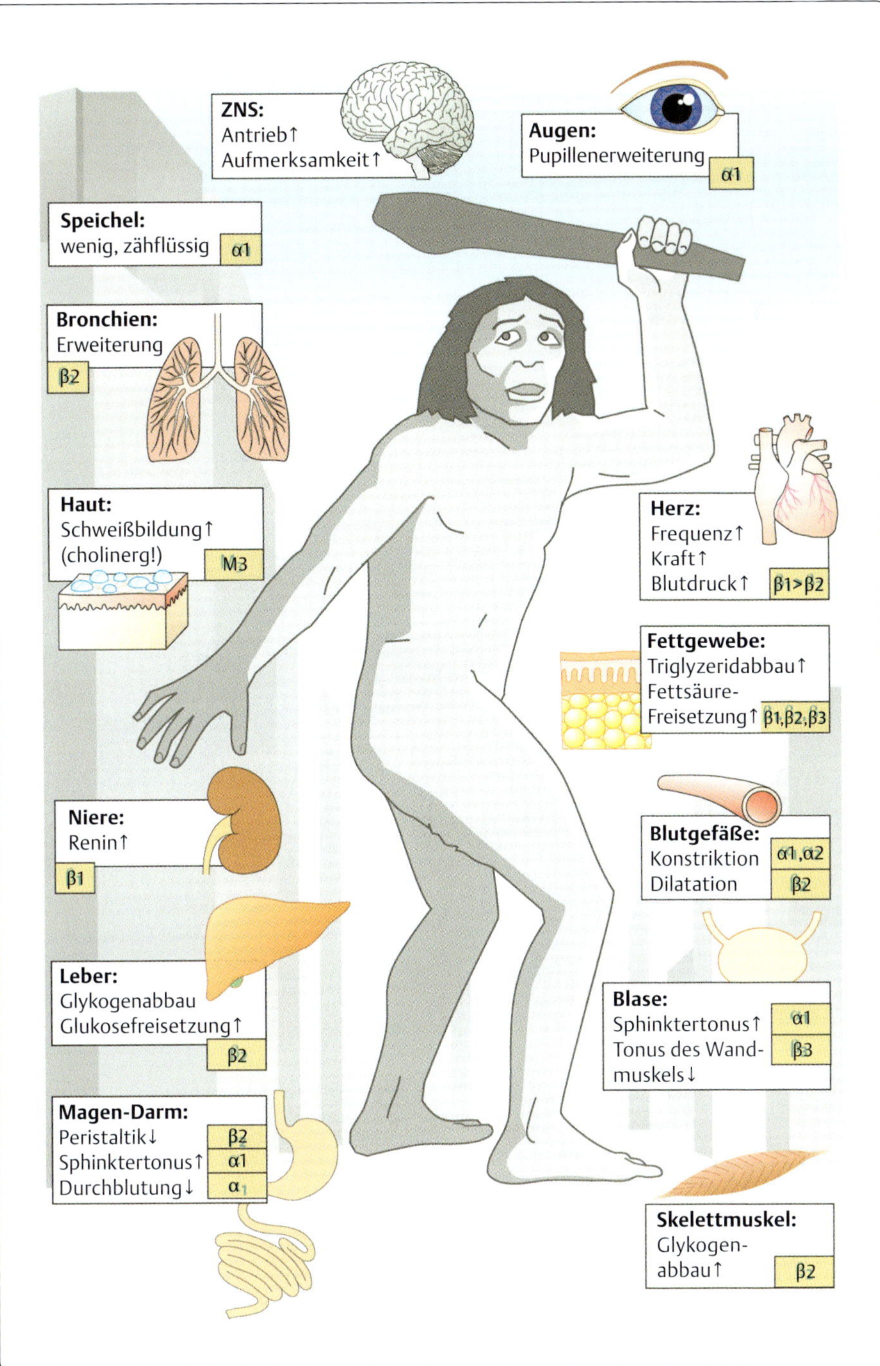

Abb. 10.33 Auswirkungen einer Sympathikusaktivierung.

Postganglionäres Neuron Hier werden die meisten Fasern (für die Extremitäten, die Rumpfwand und die Haut) auf eine weitere (postganglionäre) Nervenzelle umgeschaltet. Deren Axon zieht als grauer Verbindungsast (R. communicans griseus) wieder zum Spinalnerv und mit ihm zum Erfolgsorgan.

Weitere präganglionäre Fasern (meist als **Nn. splanchnici** = Eingeweidenerven zu den inneren Organen) ziehen durch den Grenzstrang hindurch und schalten erst in den prävertebralen Ganglien vor der Wirbelsäule um (**Abb. 10.32**).

Merke

Der Grenzstrang (Truncus sympathicus) wird gebildet aus einer senkrechten Reihe von sympathischen (paravertebralen) Ganglien, die von der Schädelbasis bis zum Steißbein neben (griech. para) der Wirbelsäule liegen. Zwischen den Ganglien stellen kurze Nervenäste (Rr. interganglionares) eine ununterbrochene Verbindung her.

Transmitter Als Neurotransmitter (Überträgerstoff) wirkt an der Synapse zwischen 1. und 2. Neuron Azetylcholin, am Erfolgsorgan Noradrenalin (**Abb. 10.36**).

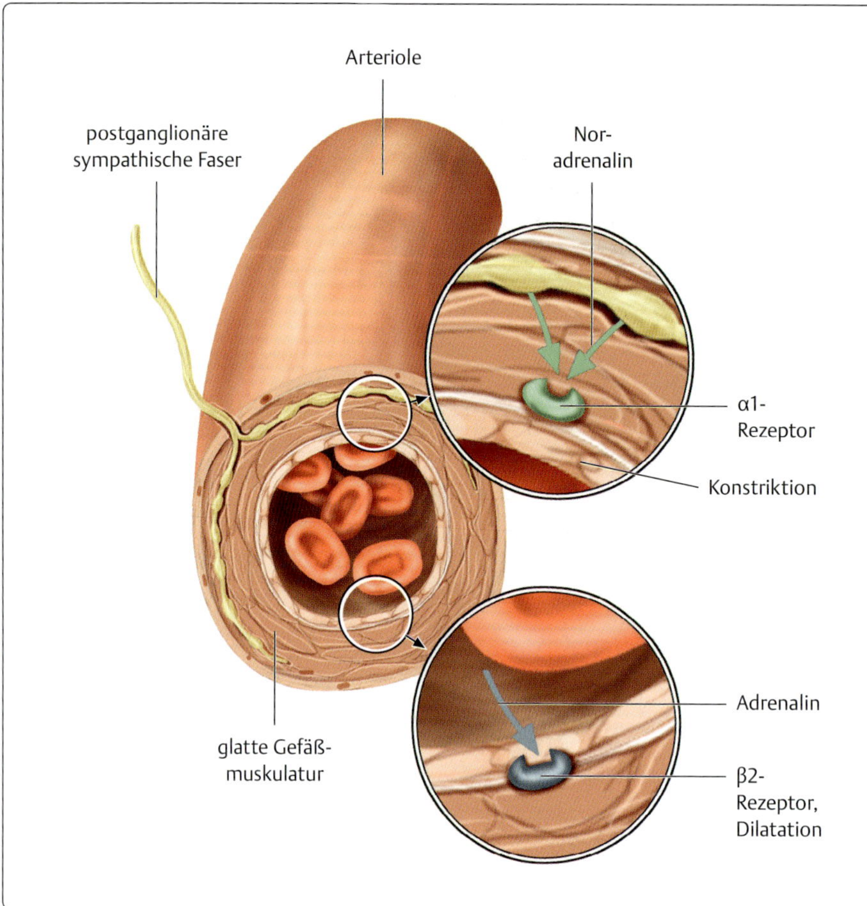

Abb. 10.34 Regulation der Gefäßweite durch den Sympathikus. Eine wichtige Aufgabe des Sympathikus ist die Einstellung der Gefäßweite (z. B. zur Blutdruck- und Thermoregulation). An den Axonen ausgeschüttetes Noradrenalin bewirkt über α1-Rezeptoren eine Vasokonstriktion (erhöhte Kontraktion der glatten Muskulatur). Über das Blut kommendes Adrenalin (entstammt dem Nebennierenmark, welches dem sympathischen Nervensystem zugeordnet ist) sorgt über β2-Rezeptoren für eine Vasodilatation.

Pathologie

Horner-Syndrom

Durch einen Tumor im Bereich der Lungenspitze (Pancoast-Tumor) kann Druck auf das oberste „thorakale" Ganglion (Ganglion stellatum = Verschmelzungsprodukt von oberstem Brust- und unterem Halsganglion) ausgeübt und dieses geschädigt werden. Da aus diesem Ganglion auch Teile des Kopfes sympathisch versorgt werden, kann ein Horner-Syndrom auftreten mit der Trias Miosis (Pupillenverengung), Verengung der Lidspalte (Ptosis) und Enophthalmus (eingesunkener Augapfel, eventuell nur durch die enge Lidspalte vorgetäuscht).

10.4.2 Parasympathikus

Der Parasympathikus regelt die Ruhe- und Verdauungsphasen des Körpers („rest and digest"). Seine Aktivitäten wirken anabol (Körpersubstanz aufbauend; **Abb. 10.37**):

- Verengung der Bronchien (Bronchokonstriktion)
- Senkung der Herzschlagfrequenz und des Blutdrucks
- Senkung der Atemfrequenz
- Steigerung der Darmperistaltik und der anderen Verdauungsfunktionen
- Pupillenverengung (Miosis)
- Erektion (Aufrichtung) des Penis

Lerntipp

Merkhilfen: Sympathikus: „fight or flight" – Parasympathikus: „rest and digest"

Für die Aktivität des Sympathikus und Parasympathikus bei der männlichen Erektion und Ejakulation gilt: „point and shoot!" – engl. **p**oint (= Zielen) steht für die Erektion – **P**arasympathikus; engl. **s**hoot (= Schießen) für die Ejakulation – **S**ympathikus!

Efferenter Verlauf Räumlich unterscheiden sich seine Anteile von denen des Sympathikus. Das **1. Neuron** des parasympathischen Systems ist in verschiedenen Bereichen lokalisiert (**Abb. 10.35**):

- Hirnstamm (kranialer Teil), Weiterleitung über Hirnnerven
- Seitenhorn der sakralen Rückenmarksegmente (sakraler Teil)

Kranialer Teil Der kraniale Teil übernimmt die parasympathische Versorgung des Kopfes (**Abb. 10.38**) über die Hirnnerven: N. oculomotorius, N. facialis, N. glossopharyngeus und N. vagus. In deren Ursprungsgebieten (Kerngebiet im Hirnstamm) liegen die 1. (zentralen, präganglionären) Neurone. Zusätzlich werden die Organe des gesamten Brustraums und des Bauchraums bis zur linken Dickdarmbiegung (Cannon-Böhm-Punkt) vom kranialen Teil des Parasympathikus versorgt; die Fasern verlaufen mit dem X. Hirnnerv, dem N. vagus.

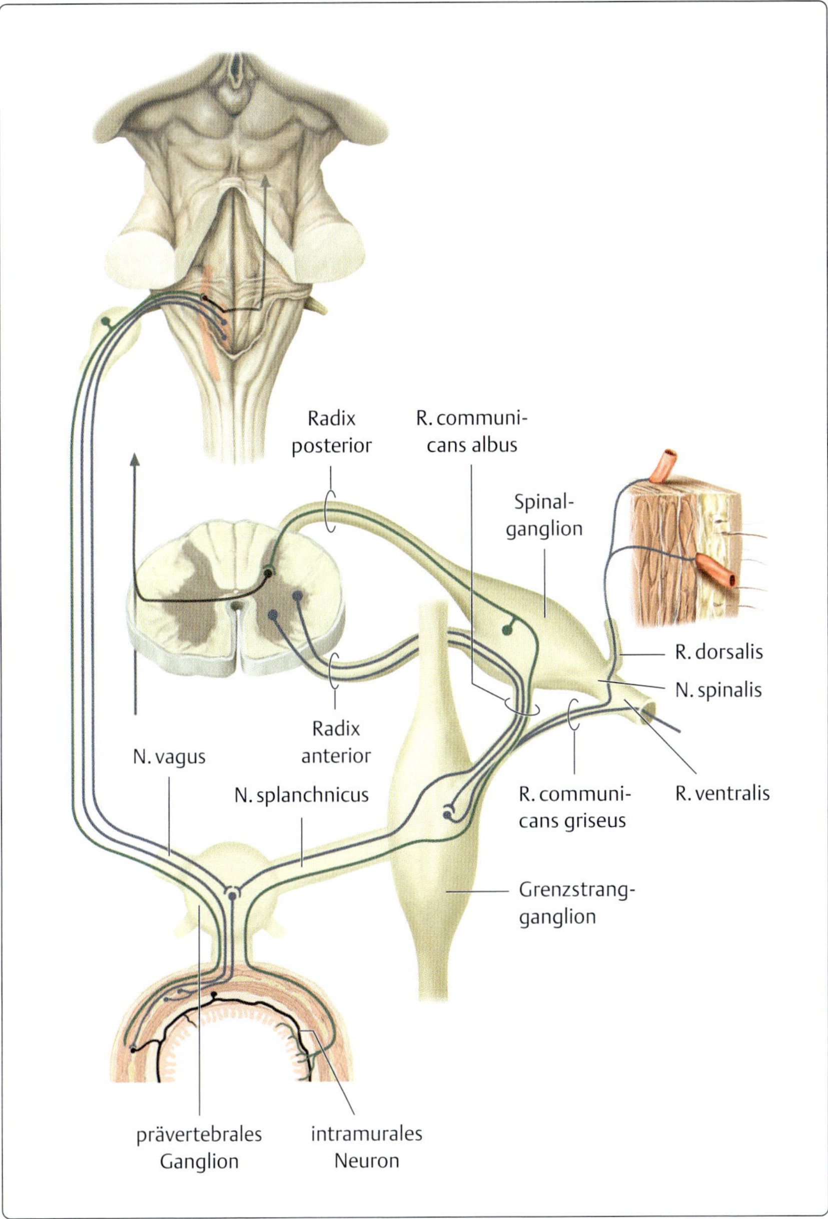

Abb. 10.35 Nerven und Ganglien im vegetativen Nervensystem. Parasympathikus und Sympathikus treten an verschiedenen Orten aus dem ZNS, sind aber in der Peripherie räumlich und funktionell eng verbunden. In der Abbildung mit dargestellt sind sympathische Fasern, die zum ENS des Darms ziehen. Das ENS wird als 3. Teil des vegetativen Nervensystems angesehen. Nicht aufgenommen ist das Nebennierenmark. Dessen sympathische Fasern werden im Organ selbst umgeschaltet.

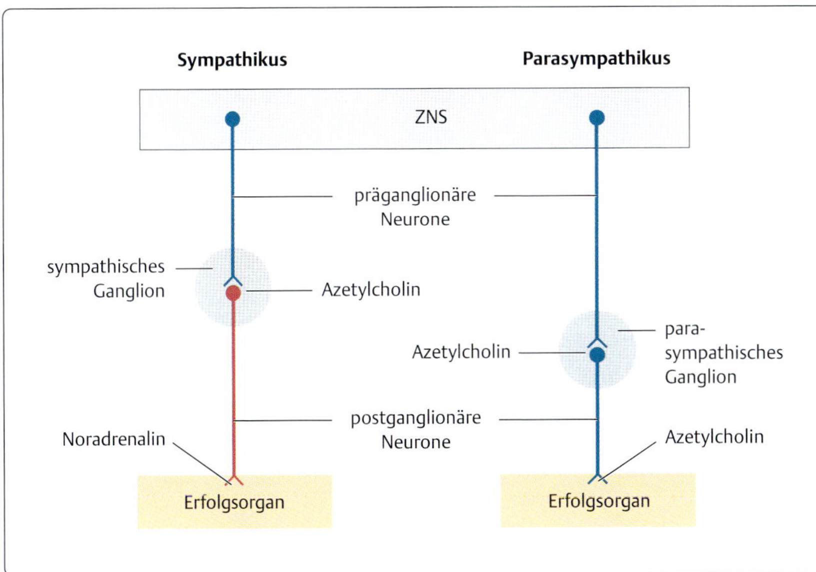

Abb. 10.36 Schaltschema und Transmitter des vegetativen Nervensystems. Der Überträgerstoff (Neurotransmitter) vom zentralen Neuron ist beim Sympathikus und Parasympathikus Azetylcholin (cholinerges Neuron). Im sympathischen Ganglion ist der Transmitter dann Noradrenalin (adrenerges Neuron), während er im parasympathischen System Azetylcholin bleibt. Für beide Transmitter gibt es allerdings verschiedene Rezeptortypen an den Zielzellen, sodass die Überträgerstoffe ganz unterschiedliche Wirkungen auslösen können. Eine Ausnahme bildet das Nebennierenmark, an dessen Zellen präganglionäre Fasern des Sympathikus enden. Es schüttet dann den Transmitter Adrenalin aus.

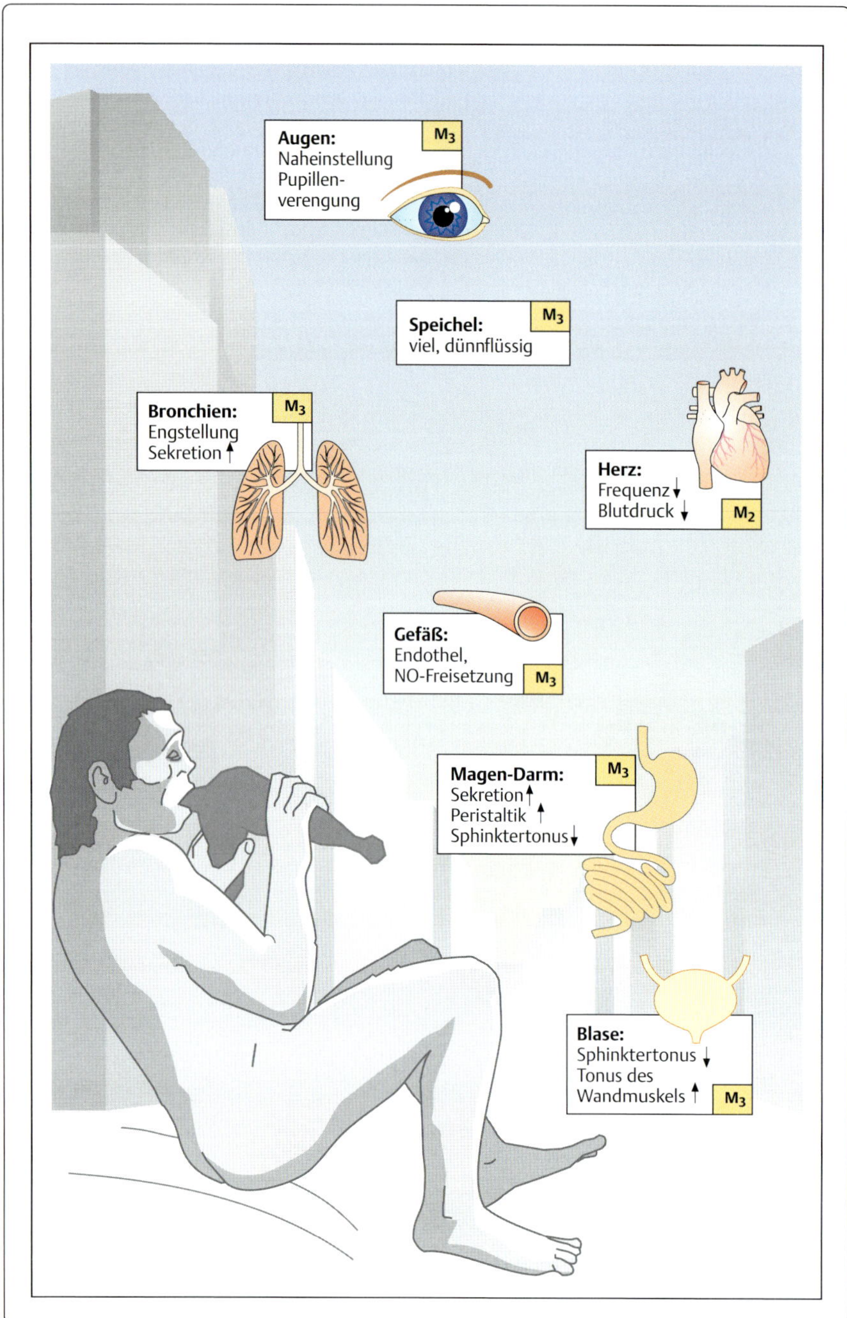

Abb. 10.37 Auswirkungen einer Parasympathikusaktivierung. NO = Stickstoffmonoxid.

Sakraler Teil Ein 1. Neuron des Parasympathikus findet sich erst wieder im Seitenhorn der untersten Segmente des Rückenmarks (S 2–S 4). Die Axone dieser Neurone verlaufen im Spinalnerven und versorgen als Nn. splanici (Eingeweidenerven) die unteren Dickdarmabschnitte (ab dem Cannon-Böhm-Punkt) und die Beckenorgane (Geschlechtsorgane, Blase, Rektum).

Parasympathische Axone Der Verlauf des 1. parasympathischen Axons ist sehr lang. Im Unterschied zum sympathischen Nervensystem liegt nämlich das jeweilige 2. parasympathische Neuron ganz in der Nähe, teilweise sogar innerhalb des versorgten Organs.

Transmitter An beiden Neuronen ist der Neurotransmitter Azetylcholin (**Abb. 10.36**).

10.4.3 Head-Zonen

Afferenzen des vegetativen Nervensystems werden über die Hinterwurzel ins Rückenmark geleitet. Sie enden hier an denselben Neuronen wie einige somatische Schmerzafferenzen aus der Haut, die bestimmten Dermatomen (S.234) zugeordnet sind. Durch diese Signalkonvergenz können sich Schmerzen aus einem inneren Organ auf einen ganz bestimmten Bezirk der Bauch- oder Brusthaut projizieren (Head-Zonen). Diese Zonen des „übertragenen Schmerzes“ geben diagnostisch Hinweise auf das erkrankte Organ (Kap. 24.1).

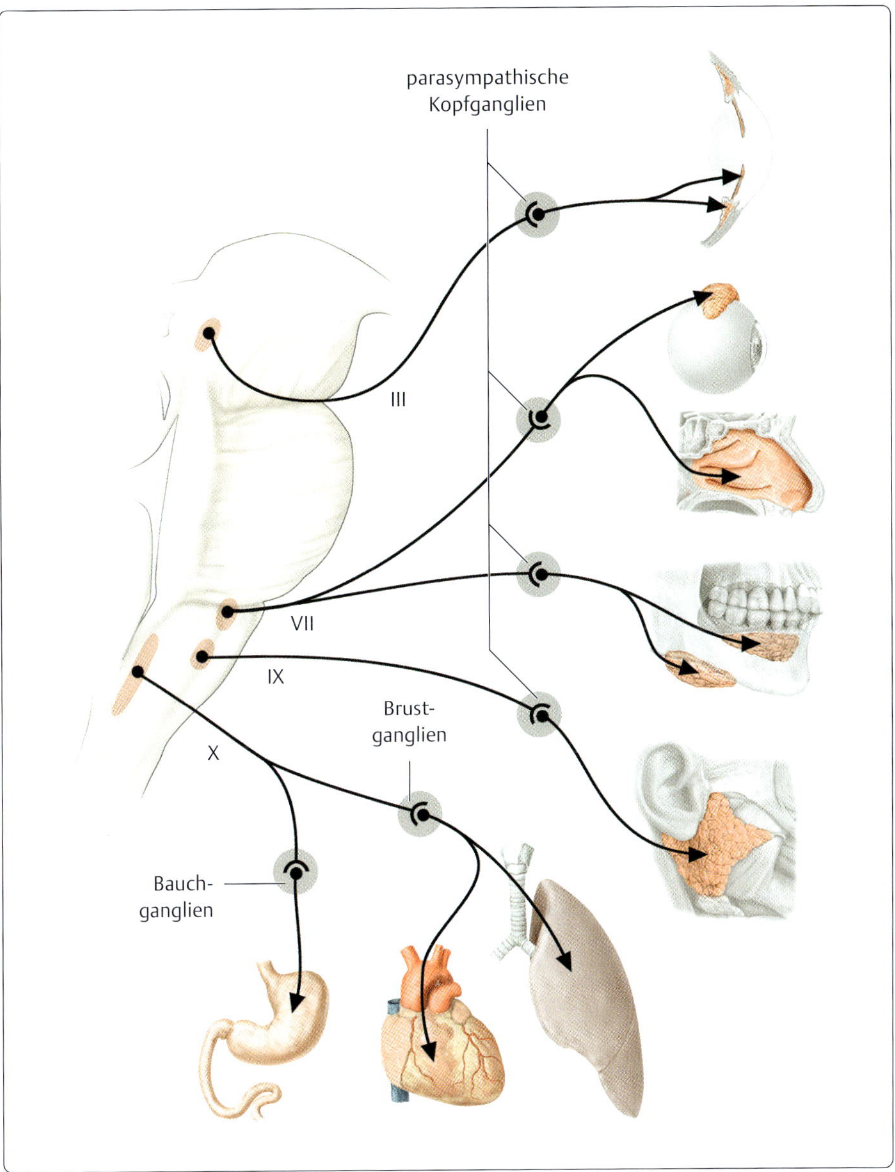

Abb. 10.38 Übersicht über den kranialen Teil des Parasympathikus. Die parasympathischen Fasern nehmen in den Hirnnervenkernen ihren Ursprung. Als Hirnnerven III, VII, IX und X ziehen sie zu den Erfolgsorganen.

10.4.4 Enterisches Nervensystem

Das Nervensystem des Magen-Darm-Traktes, das ENS, arbeitet weitgehend unabhängig.

Es besteht im Wesentlichen aus 2 Nervengeflechten, dem Plexus submucosus (**Meissner-Plexus**) und dem Plexus myentericus (**Auerbach-Plexus**) in den Muskelschichten der Darmwand und den dazugehörenden Ganglienzellen (Kap. 6.2). Sie werden von Schrittmacherzellen (Cajal-Zellen), die sich ebenfalls in der Darmwand befinden, erregt.

Zum ENS gehören alle Nervengewebeanteile in den Wänden von der Speiseröhre bis zum After.

Naturheilkundliche Therapie

Neuraltherapie

Bei dieser Therapieform werden Lokalanästhetika wie Procain oder Lidocain injiziert. Im Rahmen der Segmenttherapie werden die Anästhetika in bestimmte Hautsegmente gegeben. Diese Technik orientiert sich am Aufbau des vegetativen Nervensystems.

Neurofeedback

Beim Neurofeedback werden Gehirnstromkurven von einem Computer analysiert und auf dem Bildschirm dargestellt. Wie bei der Elektroenzephalografie (EEG) werden dem Patienten dazu Elektroden angelegt, die die Signale an den Computer weiterleiten. Das Gerät misst die Aktivität des Gehirns. Der Patient hat nun die Aufgabe, sich gezielt in einen entspannten oder aber angespannten Zustand zu versetzen. Erreicht der Patient das Ziel, gibt der Computer eine entsprechende Rückmeldung, z. B. durch ein akustisches oder optisches Signal. Der Patient lernt durch Training, den erwünschten Zustand zu erreichen. Anwendungsbereiche sind beispielsweise ADHS, Epilepsie, Angst- und Schlafstörungen, Migräne.

11 Sinnesorgane

Unsere Sinnesorgane haben die Aufgabe, chemische oder physikalische Reize aus der Umgebung aufzunehmen (Sensibilität oder Sensorik). Diese Reize werden von Rezeptoren (Sensoren) registriert und in elektrische Impulse umgewandelt. Über afferente Axone gelangen sie zum ZNS. Rezeptoren finden sich aber auch in der Haut, in Schleimhäuten, Muskeln, Sehnen und Gelenken sowie in den Eingeweiden und Gefäßwänden. Zu den klassischen Sinnen gehören das Sehen, Hören, Riechen, Schmecken und Fühlen. Auch räumlich eng mit dem Hörorgan verknüpft ist das Gleichgewichtsorgan.

11.1 Auge

Das **Sehorgan** (**Abb. 11.1**) überbringt optische Eindrücke an das Gehirn und setzt sich zusammen aus folgenden Strukturen:

- Augapfel (Bulbus oculi)
- Sehnerv (N. opticus, II. Hirnnerv)
- Augenlider (Palpebrae)
- Tränenapparat
- äußere Augenmuskeln

Die Augenlider, der Tränenapparat und die 6 äußeren Augenmuskeln werden (ergänzt durch die Augenbrauen) als **Augenhilfseinrichtungen** zusammengefasst.

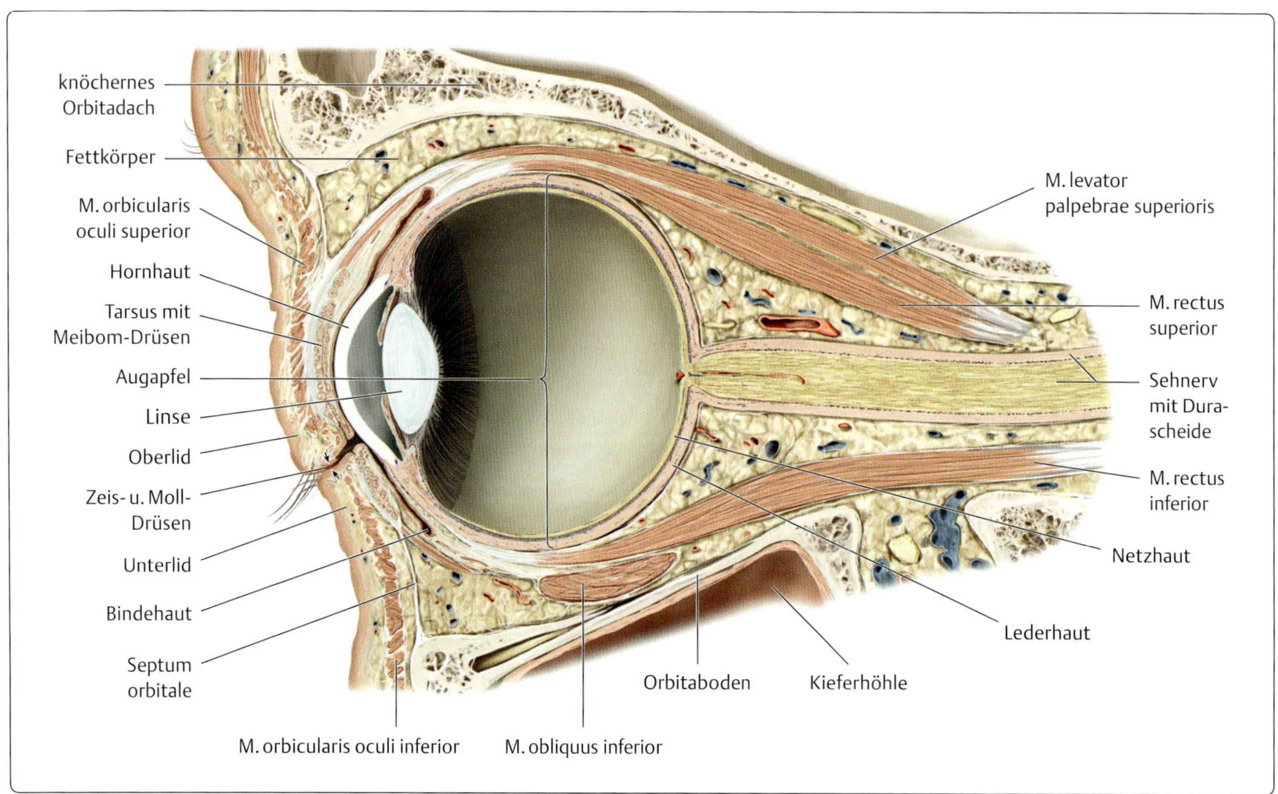

Abb. 11.1 Sagittalschnitt durch die Augenhöhle.

11.1.1 Augenlider

Die Augenlider (Palpebrae) schützen das empfindliche Auge vor Verletzungen und Fremdkörpern.

Innerhalb der Lider liegt eine Platte aus Skelettmuskulatur (**M. orbicularis oculi**, Innervation N. facialis = VII. Hirnnerv), die für den **Lidschluss** sorgt. Reflektorisch schließen sich die Lider bei mechanischen Reizen der Oberfläche oder der nächsten Augenregion. Auch erblickte, heranfliegende Gegenstände oder starker Lichteinfall lösen den Lidschlussreflex aus. Nahezu unbemerkt schließen wir die Augenlider etwa 20–30 × pro Minute. Für das Öffnen des Auges ist ein weiterer Muskel im Oberlid verantwortlich: der **M. levator palpebrae** (Lidhebermuskel). Er wird wie die meisten äußeren Augenmuskeln vom N. oculomotorius (III. Hirnnerv) innerviert (Kap. 11.1.3).

Der regelmäßige Lidschlag verteilt die Tränenflüssigkeit und das Sekret zahlreicher kleiner **Lidranddrüsen** gleichmäßig auf der Augenoberfläche und sorgt dafür, dass sie nicht austrocknet. Zu diesen gehören folgende Drüsen:

- Meibom-Drüsen: freie Talgdrüsen, die den Lidrand fetten
- Zeis-Drüsen: Talgdrüsen der Wimpern
- Moll-Drüsen: modifizierte Schweißdrüsen der Wimpern

Pathologie

Gersten- und Hagelkorn

Ursache des schmerzhaften **Gerstenkorns** (Hordeolum) ist eine akute, bakterielle Entzündung, die meist durch Staphylokokken verursacht wird. Betroffen sind überwiegend die Meibom-Drüsen, seltener die Zeis- oder Moll-Drüsen. Es kommt zu Rötung, Schwellung, Schmerzen und Eiterbildung.

Ein **Hagelkorn** (Chalazion) entsteht durch Sekretstau einer chronisch entzündeten Meibom-Drüse. Es bildet sich ein schmerzloser Knoten (Granulom) an der Lidinnenseite. Allerdings äußern die Patienten häufig ein unangenehmes Fremdkörpergefühl.

Xanthelasma

Xanthelasmen (griech. xanthos = gelb) sind Einlagerungen von fettartigen Substanzen (z. B. Cholesterin) im Rahmen von Fettstoffwechselstörungen (Hyperlipoproteinämie). Sie treten aber auch bei Gesunden auf. Häufige Lokalisationen sind die Lider oberhalb der mittleren Augenwinkel. Auch wenn die Erkrankung harmlos ist, belastet sie die Psyche der Patienten oft erheblich. Die Rezidivrate nach operativer Entfernung ist hoch. Betroffen sind besonders ältere Männer und Frauen jenseits der Menopause (letzte Regelblutung).

Lerntipp

Merkspruch: „Hagel im Mai tut nicht weh."
(Beim Hagelkorn sind zumeist die Meibom-Drüsen betroffen. Es ist in der Regel schmerzlos.)

11.1.2 Tränenapparat

Tränendrüse Seitlich, unter dem oberen Rand der Augenhöhle befindet sich die Tränendrüse (Glandula lacrimalis; **Abb. 11.2**). Sie sezerniert ihr seröses Sekret fortwährend über ca. 10 Ausführungsgänge in die Umschlagfalte der Augenlider. Der Lidschlag befördert die Tränenflüssigkeit in Richtung des inneren Augenwinkels. Hier gelangt sie über kleine Öffnungen am oberen und unteren Lidrand (Tränenpünktchen, Punctum lacrimale superius und inferius) in die Tränenkanälchen (Canaliculus lacrimalis superior und inferior) und dann in den Tränensack (Saccus lacrimalis).

Tränennasengang Der Tränennasengang (Ductus nasolacrimalis) leitet die Tränenflüssigkeit schließlich in den unteren Nasengang ab (Kap. 4.1.1). Sie wird zusammen mit den Sekreten der Nasenschleimhaut in den Rachen befördert und verschluckt. Bei Schwellungen der Nasenschleimhaut (z. B. Schnupfen) allerdings ist die Öffnung des Tränennasengangs verengt. Die Tränenflüssigkeit kann nicht ausreichend in die Nase abgeleitet werden, „die Augen tränen". Wird umgekehrt sehr viel Tränenflüssigkeit produziert, z. B. beim Weinen, „läuft uns die Nase".

Tränenfilm Der sich auf der Augenoberfläche bildende Tränenfilm verhindert das Austrocknen der Horn- und Bindehaut und übernimmt zusätzlich eine Abwehrfunktion. Er besteht v. a. aus einer Elektrolytlösung, enthält aber auch Schleimstoffe (Muzine), welche den Tränenfilm stabilisieren, und Immunglobuline (Ig A) sowie andere antimikrobielle Stoffe (z. B. Defensine, Lysozym; **Abb. 11.3**).

Pathologie

Trockenes Auge

Eine zu geringe Tränenproduktion oder eine mangelhafte Verteilung der Tränenflüssigkeit durch einen ungenügenden Lidschlag führt zu einer Trockenheit der Augenoberfläche. Die antimikrobielle Wirkung und der Spüleffekt gehen verloren. Als Folge kann es zu Entzündungen (Keratoconjunctivitis sicca) mit Schädigungen der Horn- und Bindehaut kommen.

11.1.3 Augenmuskeln

Die 6 äußeren Augenmuskeln (4 gerade und 2 schräge) sorgen für eine fein abgestimmte Beweglichkeit des Bulbus (**Abb. 11.4**):

- oberer gerader Augenmuskel (M. rectus superior)
- unterer gerader Augenmuskel (M. rectus inferior)
- seitlicher (oder äußerer) gerader Augenmuskel (M. rectus lateralis)
- mittlerer (oder innerer) gerader Augenmuskel (M. rectus medialis)
- oberer schräger Augenmuskel (M. obliquus superior)
- unterer schräger Augenmuskel (M. obliquus inferior)

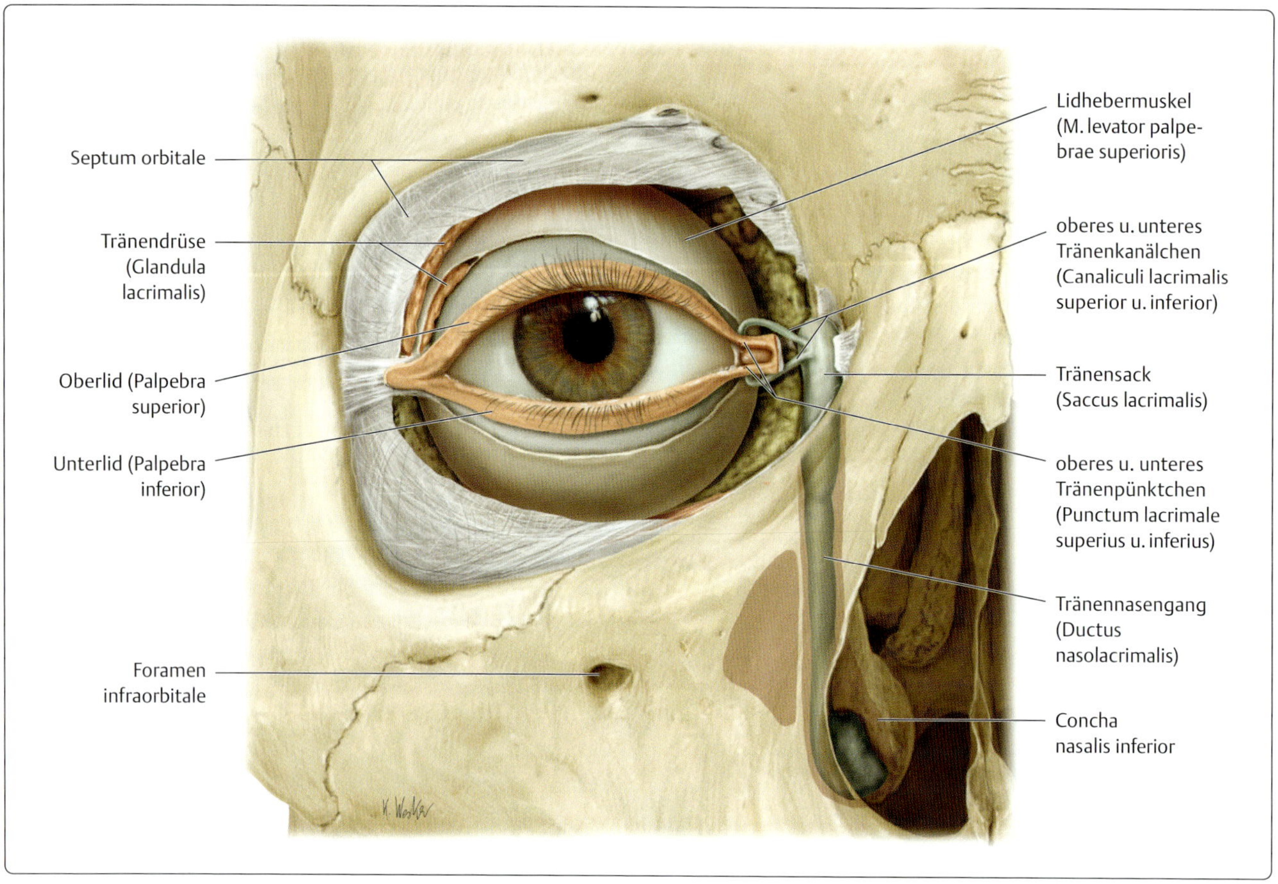

Septum orbitale
Tränendrüse (Glandula lacrimalis)
Oberlid (Palpebra superior)
Unterlid (Palpebra inferior)
Foramen infraorbitale
Lidhebermuskel (M. levator palpebrae superioris)
oberes u. unteres Tränenkanälchen (Canaliculi lacrimalis superior u. inferior)
Tränensack (Saccus lacrimalis)
oberes u. unteres Tränenpünktchen (Punctum lacrimale superius u. inferius)
Tränennasengang (Ductus nasolacrimalis)
Concha nasalis inferior

Abb. 11.2 Tränenapparat. Rechtes Auge. Ansicht von frontal.

Lipidschicht, ca. 0,1 µm
verhindert rasches Verdunsten
wässrige Schicht, ca. 8 µm
Spülflüssigkeit, glättet Oberflächenunebenheiten aus
Muzinschicht, ca. 0,8 µm
stabilisiert durch gelartige Konsistenz den Tränenfilm
Meibom-Drüsen
Tränendrüse
Becherzellen der Bindehaut

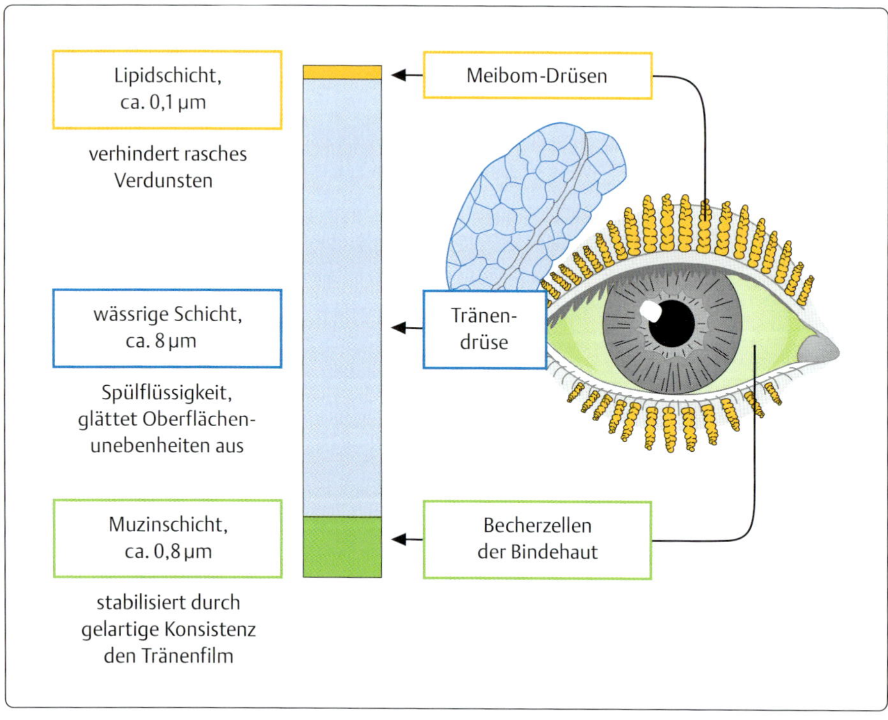

Abb. 11.3 Aufbau des Tränenfilms (nach Lang).

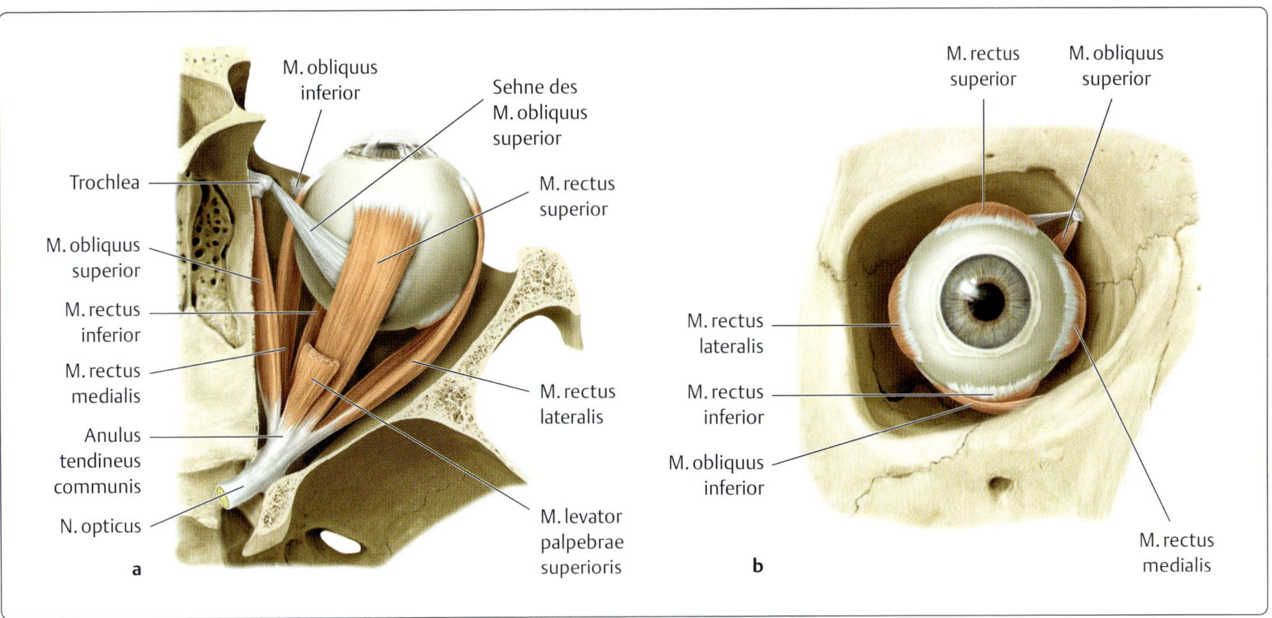

Abb. 11.4 Lage der äußeren Augenmuskeln. Bis auf den M. obliquus inferior (Ursprung am medialen Orbitarand) entspringen alle äußeren Augenmuskeln an einem sehnigen Ring (Anulus tendineus) um den Austrittspunkt des N. opticus. Alle äußeren Augenmuskeln setzen an der Lederhaut (Sklera) an. Die Ansatzsehne des M. obliquus superior zieht auf ihrem Weg um eine am inneren Orbitarand befestigte Umlenkrolle (Trochlea) herum.
a Ansicht von oben bei eröffneter Orbita.
b Ansicht von vorne.

Insgesamt 3 verschiedene Hirnnerven übernehmen die Innervation (**Abb. 11.5**):

- N. oculomotorius (III. Hirnnerv): Mm. rectus superior, inferior und medialis, M. obliquus inferior
- N. trochlearis (IV. Hirnnerv): M. obliquus superior
- N. abducens (VI. Hirnnerv): M. rectus lateralis

Durch die vielen kleinen Muskeln mit der guten nervalen Versorgung werden 6 Bewegungsrichtungen möglich. Sie werden meist in Kombination mit einer 2. Richtung (Nebenfunktion) ausgeführt (**Abb. 11.6**):

- Adduktion (Blick zur Mitte)
- Abduktion (Blick von der Mitte weg)
- Elevation (Blickhebung)
- Depression (Blicksenkung)
- Innenrotation (Einwärtsdrehen des Augapfels)
- Außenrotation (Auswärtsdrehen des Augapfels)

Pathologie

Nystagmus

Unter Nystagmus versteht man die unkontrollierbaren, rhythmischen Bewegungen der Augen (Augenzittern). So wird es z. B. möglich, ein betrachtetes Objekt scharf abgebildet auf der Netzhaut zu halten, auch wenn sich dieses kontinuierlich (vorbeifahrender Zug) bewegt (optokinetischer Nystagmus). Einen Nystagmus kann man auslösen, wenn man den äußeren Gehörgang mit kaltem Wasser spült, da das Gleichgewichtsorgan über Reflexbahnen mit den Augen verbunden ist (Kap. 11.2.2). Beim Gesunden kommt es dabei zum Nystagmus der Gegenseite.

Tritt ein Nystagmus in Ruhe auf oder wird dieser durch bestimmte Kopfbewegungen ausgelöst, ist er pathologisch. Es besteht eine Koordinationsstörung zwischen dem Seh- und dem Gleichgewichtsorgan. Ursächlich sind z. B. Erkrankungen des Hirnstamms, des Kleinhirns oder des Vestibularorgans. Auch der Konsum von Rauschmitteln (Drogen) kann aufgrund der zentralnervösen Wirkung einen Nystagmus auslösen.

11.1.4 Augapfel

Lage und Form Der Augapfel (**Bulbus oculi**) liegt gut geschützt in der knöchernen Augenhöhle (Orbita) des Schädels. Dabei weicht seine Achse (Sehachse) von der der knöchernen Augenhöhle um etwa 23° ab. Der Augapfel (Bulbus oculi) ist kugelförmig und hat einen Durchmesser von etwa 2,4 cm. Innerhalb der knöchernen Augenhöhle ist er in ein dickes Schutzpolster aus Fettgewebe (Baufett) eingelagert und nach vorne außen durch eine bindegewebige Membran (Septum orbitale) begrenzt (**Abb. 9.8**). Im vorderen Abschnitt des Augapfels befinden sich die lichtbrechenden (dioptrischen), im hinteren die sensorischen Anteile (Netzhaut).

Aufbau Der Augapfel (**Abb. 11.7**) besteht aus dem Glaskörper (Corpus vitreum), der Linse (Lens) und der umgebenden Wand. Die Wand des Augapfels wird aus 3 Schichten gebildet, die sich wiederum in unterschiedliche Abschnitte gliedern:

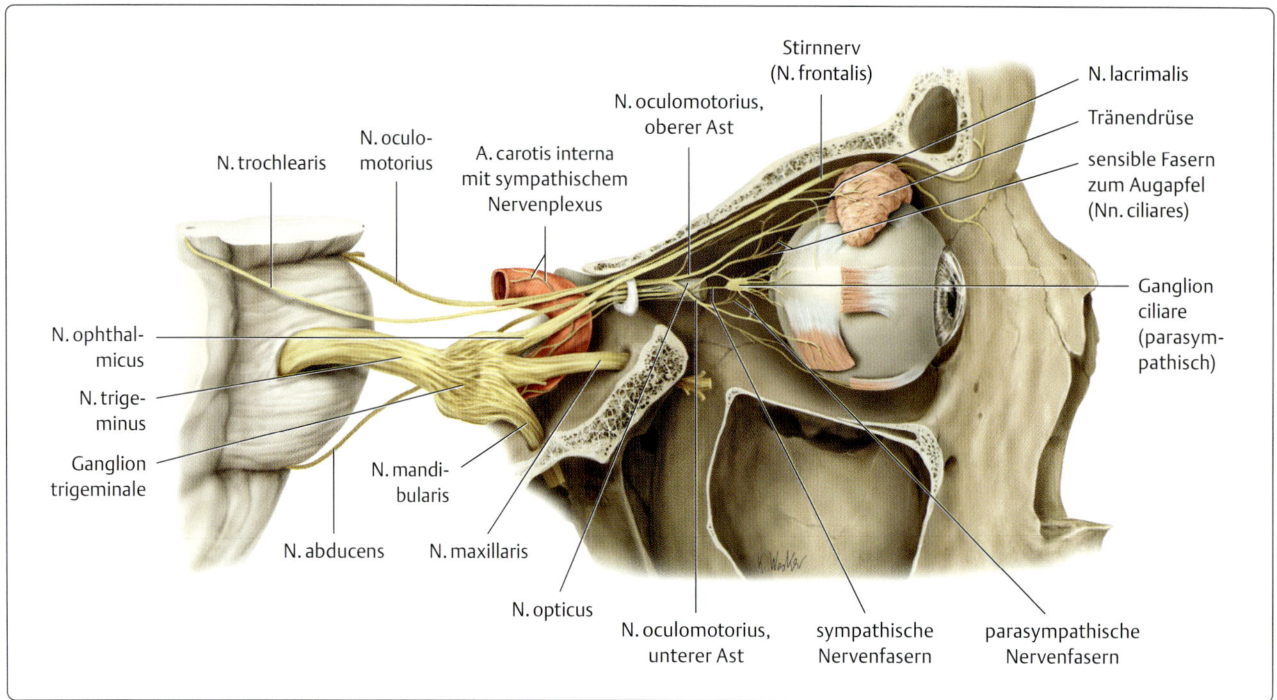

Abb. 11.5 Innervation der äußeren Augenmuskeln. Rechtes Auge von der Seite, knöcherne Seitenwand entfernt. Mit Ausnahme des M. obliquus superior (N. trochlearis) und des M. rectus lateralis (N. abducens) werden die äußeren Augenmuskeln vom N. oculomotorius innerviert. Alle Nerven treten von hinten in die Augenhöhle ein.

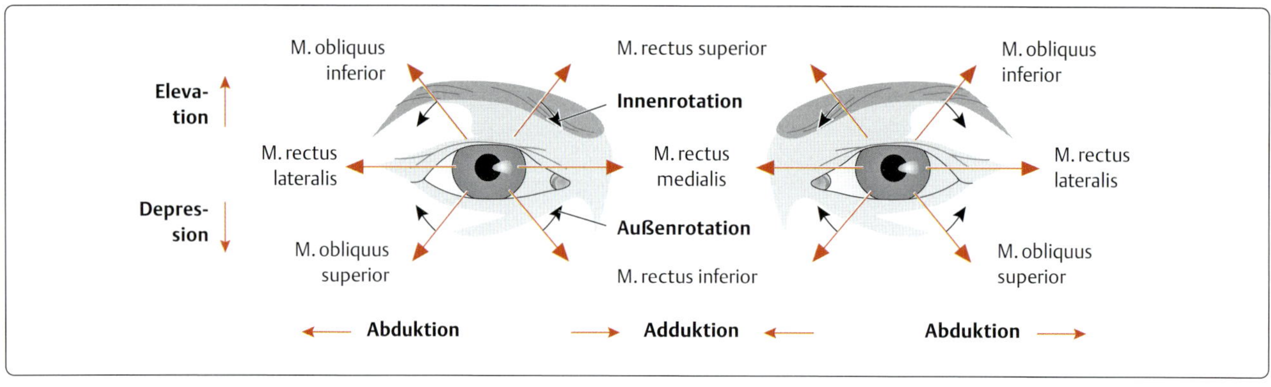

Abb. 11.6 Hauptzugwirkungen der äußeren Augenmuskeln auf den Augapfel. Die roten Pfeile kennzeichnen die lineare Einwirkung, die schwarzen die rotatorische Wirkung.

- äußere Augenhaut:
  - vorne: Hornhaut (Kornea) und Bindehaut (Konjunktiva)
  - hinten: Lederhaut (Sklera)
- mittlere Augenhaut (Uvea):
  - vorne: Regenbogenhaut (Iris) und Ziliarkörper (Corpus ciliare)
  - hinten: Aderhaut (Choroidea)
- innere Augenhaut (Retina)

Augenkammern Weiterhin lassen sich innerhalb des Augapfels 3 Räume (**Abb. 11.7**, **Abb. 11.9**) unterscheiden:
- vordere Augenkammer
- hintere Augenkammer
- Augeninneres

Vordere Augenkammer Die vordere Augenkammer liegt zwischen der Hornhaut und der Regenbogenhaut. In ihren äußeren Winkeln fließt das in der hinteren Augenkammer gebildete Kammerwasser über den **Schlemm-Kanal** (Sinus venosus sclerae) in das venöse System ab (**Abb. 11.8**). Das Kammerwasser hat eine ähnliche Zusammensetzung wie das Blutserum. Es versorgt die Linse und das Hornhautepithel mit Nährstoffen, hat eine Abwehrfunktion und trägt zur Aufrechterhaltung des Augeninnendrucks bei.

Hintere Augenkammer Die kleinere, hintere Augenkammer befindet sich zwischen der Regenbogenhaut, der Linse und dem Ziliarkörper als vordere Begrenzung und dem Glaskörper als hintere. Das Epithel des Ziliarkörpers (oft als Ziliardrüse bezeichnet) produziert das Kammerwasser (ca. 0,15 ml/h) und se-

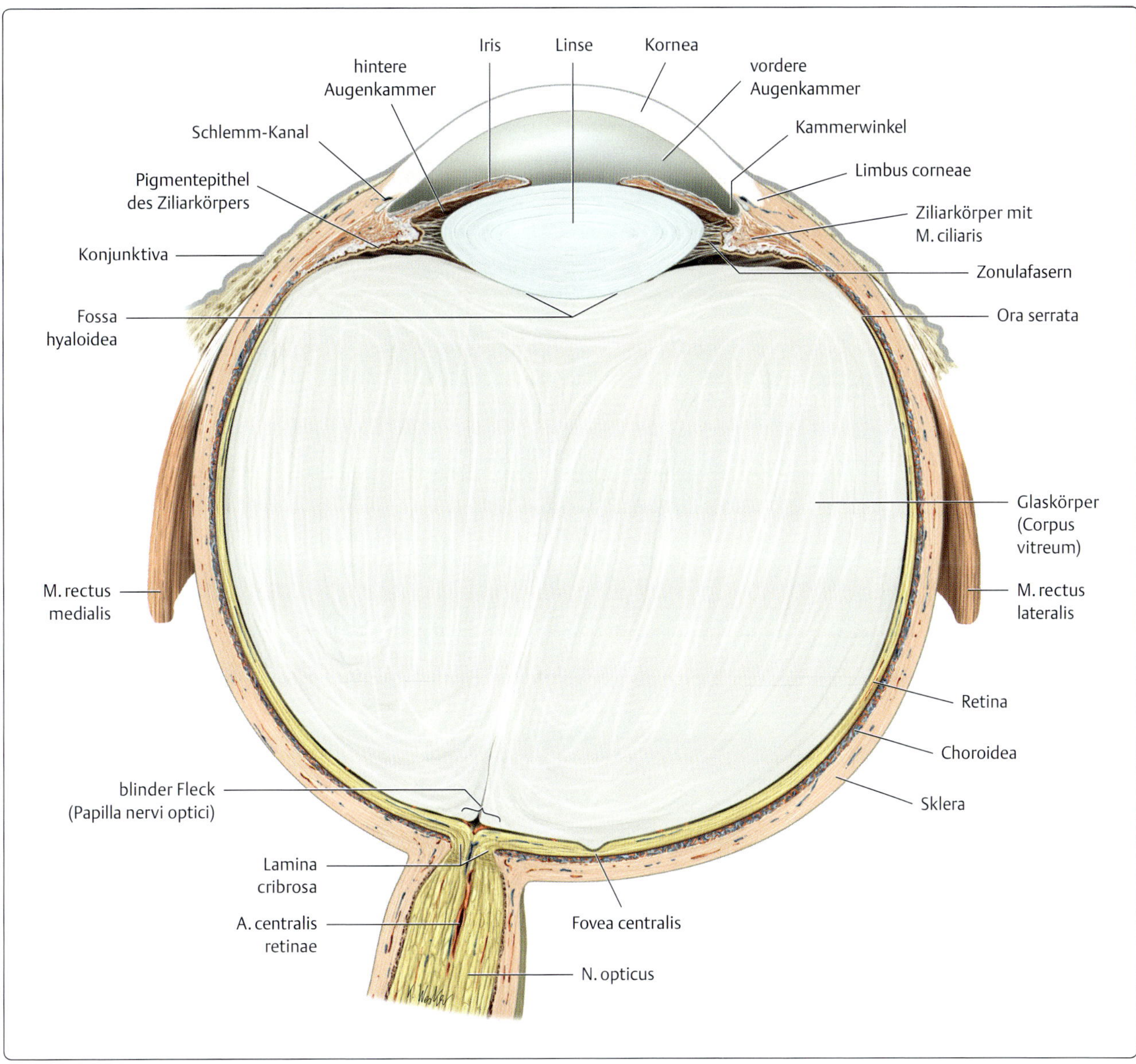

Abb. 11.7 Horizontalschnitt durch den Augapfel (Bulbus oculi).

zerniert es in die hintere Augenkammer. Von dort gelangt es zwischen Linse und Iris hindurch in die vordere Augenkammer.

11.1.4.1 Glaskörper

Das Augeninnere wird vom durchsichtigen Glaskörper (**Corpus vitreum**) ausgefüllt (**Abb. 11.7**). Seine gallertige Substanz besteht zu 98 % aus Wasser (und darin gelöster Hyaluronsäure) sowie zu 2 % aus Kollagen. Der Glaskörper stabilisiert den Bulbus und drückt die Netzhaut auf ihre Unterlage.

11.1.4.2 Linse

Die Linse liegt zwischen Glaskörper und Iris (**Abb. 11.9**). Sie ist durchsichtig und elastisch. Sowohl an der Vorderseite als auch an der Hinterseite ist sie nach außen gewölbt (bikonvex). Das durch die Pupille einstrahlende Licht wird beim Durchtritt durch die Linse (Sammellinse) gebündelt. So kann auf der Netzhaut (innerer Augenhaut = Retina) ein scharfes Bild entstehen (S. 273). Durch einen Aufhängeapparat aus Bändern ist die Linse mit dem Ziliarkörper verbunden. Ihre Elastizität lässt eine unterschiedlich starke Krümmung (Linseneinstellung) zu, die durch den Ziliarkörper bestimmt wird. So werden scharfes Nah- und Fernsehen (Akkommodation) möglich.

Pathologie

Grauer Star (Katarakt)

Mit zunehmendem Alter verändern sich der intrazelluläre Wassergehalt und damit der physikalische Zustand der Struktureiweiße der Linse, sie trübt ein. Diese Trübung führt zum Krankheitsbild des grauen Stars (Linsentrübung, Katarakt), der häufigsten Augenerkrankung des älteren Menschen. Die Linse wird dann operativ entfernt und durch eine Kunststofflinse ersetzt.

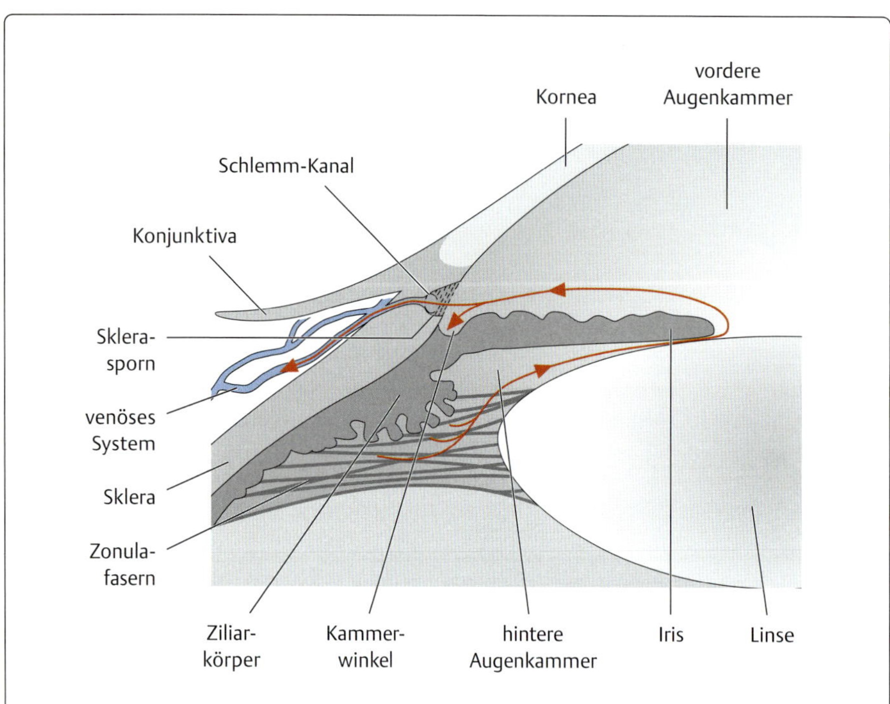

Abb. 11.8 Normaler Abfluss des Kammerwassers.

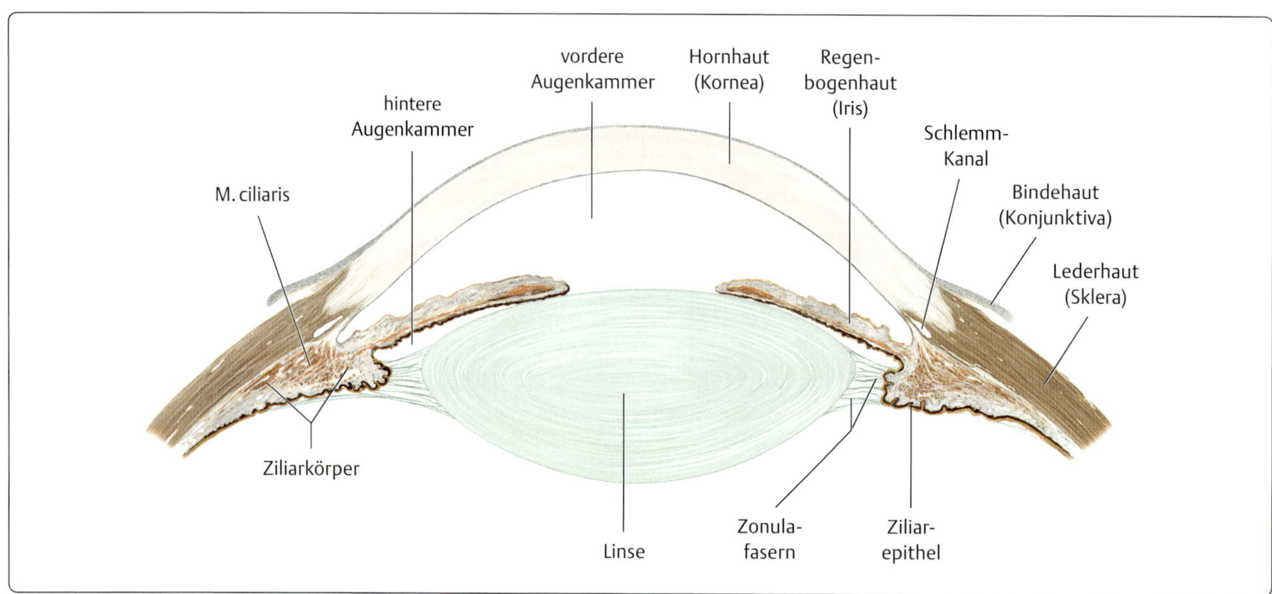

Abb. 11.9 Einbau der Linse und der Hornhaut (Kornea) in den Augapfel.

Grüner Star (Glaukom)

Der grüne Star ist gekennzeichnet durch eine Erhöhung des Augeninnendrucks, bedingt durch einen gestörten Abfluss des Kammerwassers. Es kommt zu einer voranschreitenden Druckschädigung des Sehnervs an der Sehnervpapille mit Gesichtsfeldausfällen, sog. Skotomen (S. 276), und der Gefahr der Erblindung. Behandelt wird der grüne Star mit Medikamenten, die den Abfluss des Kammerwassers verbessern bzw. dessen Produktion verringern, oder durch eine Operation. Problematisch ist, dass die Erkrankung oft lange Zeit unbemerkt verläuft (chronische Form), da sie fast immer schmerzlos ist und die Gesichtsfeldausfälle zunächst nicht auffallen.

Die dann am Sehnerv bereits entstandenen Schäden sind nicht reparabel. Eine regelmäßige Überprüfung (alle 2 Jahre) des Augeninnendrucks ist deshalb ab dem 40. Lebensjahr zu empfehlen. Bei Risikopatienten (Diabetes mellitus, Herz-Kreislauf-Erkrankungen, erbliche Belastung, Kurzsichtigkeit) sollte die Kontrolle jedes Jahr erfolgen.

Seltener, aber immer ein Notfall, ist die akute Form des grünen Stars (**Glaukomanfall**). Symptomatisch sind ein steinharter Augapfel, rötlich verfärbte Skleren, Nebel- oder Farbringsehen, starke Kopfschmerzen, Übelkeit und Erbrechen.

11.1.4.3 Äußere Augenhaut

Im vorderen Teil der äußeren Augenhaut liegen die Hornhaut (Kornea) und Bindehaut (Konjunktiva), im hinteren Teil befindet sich die Lederhaut (Sklera).

Hornhaut

Die durchsichtige, bindegewebige Hornhaut (**Kornea**) liegt leicht gekrümmt an der Vorderseite des Bulbus (**Abb. 11.7**). Sie ist frei von Blutgefäßen und wird nur über Diffusion ernährt. Allerdings ist sie gut innerviert (N. trigeminus, V. Hirnnerv): Berührungen der Hornhaut sind unangenehm und lösen einen reflektorischen Lidschluss aus (Schutz vor Fremdkörpern).

Die Hornhaut wird als optisches Fenster des Auges bezeichnet und hat den größten Anteil an der Gesamtbrechkraft des Auges. Ihre Transparenz erhält sie durch die besondere, regelmäßige Anordnung ihrer Kollagenfasern und den konstanten Gehalt von Wasser (70 %).

Bindehaut

Die Bindehaut (**Konjunktiva**) setzt die Hornhaut zu beiden Seiten fort (Conjunctiva bulbi) und schlägt dann am Fornix (Umschlagfalte) auf die Innenseite der Augenlider um (Conjunctiva tarsi; **Abb. 11.10**). Sie kleidet diese bis an die vordere Lidkante aus. So entsteht der **Bindehautsack** des Ober- und Unterlids. Dieser erlaubt die freie Beweglichkeit des Bulbus in alle Blickrichtungen. Die glatte, tränenfilmbeschichtete Oberfläche der Bindehaut ermöglicht ein problemloses Gleiten. Außerdem übernehmen zahlreiche Lymphfollikel im Bereich der Umschlagfalten eine Abwehrfunktion.

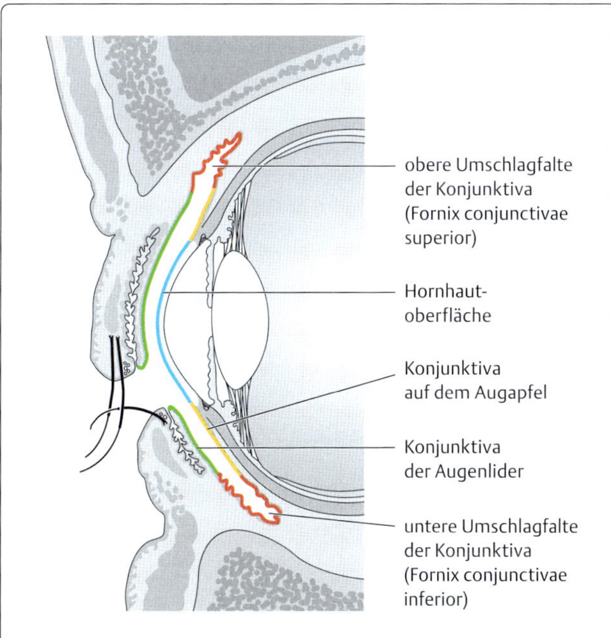

Abb. 11.10 Aufbau und Lokalisation der Bindehaut (Konjunktiva). Der Bindehautsack bildet eine oberes und unteres Gewölbe (Fornix conjunctivae superior und inferior), in das Medikamente eingebracht werden können.

Merke

Entzündungen der Bindehaut sind häufig. Dabei erweitern sich die Gefäße, und es resultiert ein „rotes Auge“. Umgekehrt ist die Gefäßzeichnung bei einer Anämie (z. B. verminderte Erythrozytenzahl) reduziert. Die Bindehaut sollte deshalb bei jeder klinischen Untersuchung inspiziert werden.

Lederhaut

Die Lederhaut (**Sklera**) setzt die Hornhaut ab dem Limbus corneae in den hinteren Bereich des Bulbus fort (**Abb. 11.7**). Ihr Anfangsteil ist noch von der Konjunktiva bedeckt und als „das Weiße“ im Auge sichtbar. Sie besteht aus straffen kollagenen Fasern und bildet eine feste Kapsel, die zusammen mit dem Augeninnendruck (15 ± 5,5 mmHg) die Form des Augapfels stabilisiert.

Am hinteren Pol des Auges tritt der Sehnerv (N. opticus) durch den knöchernen **Canalis opticus** aus dem Bulbus. Die Sklera ist an dieser Stelle siebartig durchbrochen. Sie legt sich dem N. opticus als Hülle auf und setzt sich übergangslos in die harte Hirnhaut (Dura mater) fort. (Umgekehrt wird die Sklera auch als Ausstülpung der harten Hirnhaut bezeichnet.)

Pathologie

Konjunktivitis

Eine Entzündung der Bindehaut (Konjunktivitis) kann infektiös durch Bakterien oder Viren bedingt sein. Nicht infektiöse Formen entstehen durch Staub, Rauch oder aufgrund von Allergien. Die Augen sind durch die verstärkte Durchblutung gerötet und ödematös geschwollen. Sie jucken, brennen oder schmerzen.

Keratoconjunctivitis epidemica

Die hoch ansteckende, meldepflichtige Virusinfektion (Adenoviren) der Binde- und Hornhaut des Auges wird volkstümlich auch „Augengrippe“ genannt. Die Erkrankung beginnt einseitig mit akuter Rötung der Bindehaut, Brennen, starker Tränenproduktion und Schwellung des Oberlids. Meist greift die Entzündung nach einigen Tagen auf das zweite Auge über. Eine ursächliche Therapie gibt es nicht, die Krankheit heilt von selber aus. Allerdings kann eine charakteristische Hornhauttrübung mit Visuseinschränkungen verbleiben.

Wichtig: Adenoviren sind in § 7 des Infektionsschutzgesetzes (IfSG) aufgeführt. Demnach besteht Meldepflicht nur für den direkten Nachweis im Konjunktivalabstrich. Für Heilpraktiker bedeutet das: Sie haben keine Meldepflicht, aber nach § 24 IfSG besteht ein Behandlungsverbot.

Neugeborenenkonjunktivitis

Durch Infektion bei der Geburt können schon Neugeborene an einer Konjunktivitis (Gonoblennorrhö, Ophthalmia neonatorum) erkranken. Auslöser ist oft das Bakterium Neisseria gonorrhoeae, welches von der an Gonorrhö (Geschlechtskrankheit Tripper) erkrankten Mutter übertragen wird. Unbehandelt kann die Infektion durch Zerstörung der Hornhaut schnell zur Erblindung führen.

Naturheilkundliche Therapie

Therapeutische Anwendungen bei Augenerkrankungen

Die Betrachtung der Augen spielt sowohl in der Schulmedizin als auch in der Naturheilkunde eine wichtige Rolle. So können blasse Bindehäute und Skleren Hinweise auf eine Anämie geben. Gelbe Skleren deuten auf einen Ikterus hin.

Aus dem Bereich der Phytotherapie ist v. a. Augentrost (Euphrasia officinalis) ein etabliertes Heilmittel. Es enthält Bitter- und Gerbstoffe. Zur Anwendung kommt Augentrost bei Ermüdungserscheinungen der Augen und bei funktionellen Sehstörungen, die muskulär oder nervös bedingt sind. Außerdem kann das Kraut bei einem Gerstenkorn als Kompresse Linderung bringen. Eine weitere Empfehlung ist hier eine Kompresse mit Leinsamenbrei.

Bei entzündlichen Augenerkrankungen können auch andere gerbstoffhaltige Pflanzen eingesetzt werden, z. B. Hamamelis oder Eiche. Zu erwähnen ist außerdem die Ringelblume, die entzündungshemmend und wundheilend wirkt.

11.1.4.4 Mittlere Augenhaut

Die mittlere Augenhaut (**Uvea**) ist aufgebaut aus der Regenbogenhaut und dem Ziliarkörper (vorne) sowie der Aderhaut (hinten).

Regenbogenhaut

Die Regenbogenhaut (**Iris**) bildet den vorderen Teil der mittleren Augenhaut. Sie ist als kreisrunde Scheibe angeordnet mit einer zentralen Öffnung, der **Pupille** (**Abb. 11.11**). Die Pupille dient als optische Blende des Auges (entspricht der Blende eines Fotoapparates). Ihre Weite wird durch die 2 inneren Augenmuskeln reguliert:

- Der M. dilatator pupillae erweitert die Pupille (Mydriasis). Seine Fasern sind radiär angeordnet. Er wird vom Sympathikus innerviert.
- Der M. sphincter pupillae verengt die Pupille (Miosis). Seine Fasern verlaufen zirkulär (Ringmuskel). Er wird vom Parasympathikus innerviert.

Die Einstellung der Pupillenweite geschieht reflektorisch und ist u. a. abhängig von der ins Auge einfallenden Lichtstrahlung (**Tab. 11.1**). Intensive Beleuchtung führt zur Verengung der Pupille (**Pupillenreflex**). Auch wenn ein Lichtstrahl nur auf ein Auge trifft, verengt sich die Pupille der Gegenseite mit (konsensuelle Lichtreaktion).

Das Bindegewebe der Iris und deren rückseitiges Epithel enthält **Pigmente**, die für die jeweilige Augenfarbe verantwortlich sind: Braune Augen sind am stärksten pigmentiert, blaue Augen dagegen wenig.

Pathologie

Anisokorie

Seitenunterschiede in der Pupillenweite werden als Anisokorie bezeichnet und weisen eine physiologische Differenz von bis zu 1 mm (Normvariante) auf. Mögliche pathologische Ursachen sind z. B. SHT mit Blutungen, Schlaganfälle, Tumoren, das Horner-Syndrom (Schädigung der sympathischen Innervation), aber auch lokale Bewegungseinschränkungen der Iris (Kap. 10.4.1).

Pupillenstarre

Ist an einem oder beiden Augen der Pupillenreflex nicht auslösbar oder fehlt die konsensuelle Lichtreaktion, kann der Schaden an unterschiedlichen Stellen der Sehbahn oder auch im Hirnstamm liegen. Daher sind weite, reaktionslose Pupillen nur ein unsicheres Todeszeichen.

Naturheilkundliche Therapie

Irisidiagnose

Im Bereich der Naturheilkunde ist in diesem Zusammenhang die Irisdiagnose zu nennen. Dabei werden beispielsweise Augenfarbe, Helligkeitsunterschiede, Strukturen und Muster der Iris erfasst, um daraus Rückschlüsse auf verschiedene Organe zu ziehen. Denn in der Iris – so der Ansatz der Augendiagnostiker – ist der Körper mit seinen Organen widergespiegelt (Kap. 23).

Tab. 11.1 Ursachen für Miosis und Mydriasis (nach Schünke et al. 2012, S. 160).

Miosis (Pupillenverengung)	Mydriasis (Pupillenerweiterung)
Licht	Dunkelheit
Schlaf, Ermüdung	Schmerzen, psychische Erregung
Miotika (Parasympathomimetika, Sympatholytika)	Mydriatika (Parasympatholytika, z. B. Atropin, und Sympathomimetika, z. B. Adrenalin)
Horner-Syndrom (inklusive Ptosis und verengtem Lidspalts)	Okulomotoriusparese (-lähmung)
Narkose	Migräneanfall, Glaukomanfall
Läsionen der Brücke (Pons), Meningitis	Läsionen im Mittelhirn
Opioide (Morphium, Codein, Opium, Heroin) und Pflanzenschutzmittel (E 605)	Kokain

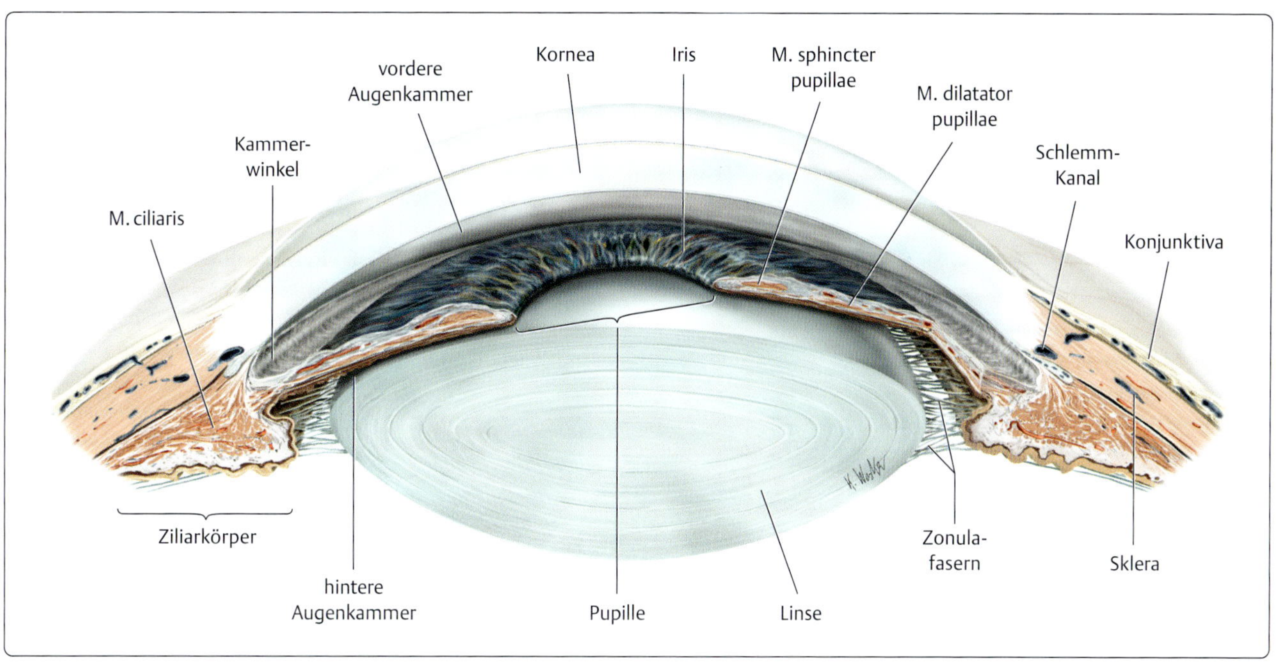

Abb. 11.11 Lage der Iris sowie Vorder- und Hinterkammer des Auges. Horizontalschnitt durch den vorderen Augenabschnitt, Ansicht von oben.

Ziliarkörper

Der Ziliarkörper (Strahlenkörper) besteht aus dem Ziliarmuskel (M. ciliaris) und dem bedeckenden Epithel. Die Gefäßschicht des Epithels (Stratum vasculosum, „Ziliardrüsen") sezerniert das Kammerwasser. Der Ziliarmuskel bestimmt die Einstellung über die Krümmung der Linse und reguliert damit die Nah- und Ferneinstellung des Sehapparates (Akkommodation). Über feine Bändchen (**Zonulafasern**) ist der Muskel mit der Linse verbunden.

Nahsehen/Nahakkommodation Kontrahiert sich der Ziliarmuskel, entspannen sich die Zonulafasern und lassen eine stärkere Krümmung der Linse zu. (Zum Verständnis: Der Ziliarmuskel ist ein ringförmig angeordneter Muskel; zieht er sich zusammen, wird sein Innenradius kleiner und er übt weniger Zug auf die Zonulafasern aus.) Die Kontraktion des Ziliarmuskels ermöglicht die Nahakkommodation (**Abb. 11.12**): Nahe gelegene Objekte werden scharf abgebildet. Unterstützend wirkt die gleichzeitige Verengung der Pupille.

Weitsehen/Fernakkommodation Entspannt sich der Ziliarmuskel, straffen sich die Zonulafasern. Die Linse wird flacher und ist weniger stark gekrümmt. Auf diese Weise werden die Fernakkommodation und das Weitsehen erreicht.

> **Lerntipp**
> Merkspruch: „Beim Fernsehen mit dem Flachbildschirm erschlaffen die Muskeln."
> (Weitsehen: Die Linse flacht ab, der Ziliarmuskel erschlafft; Nahsehen ist dann das Gegenteil: Die Linse nimmt eine Kugelform an, der Ziliarmuskel zieht sich zusammen.)

Aderhaut

Die Aderhaut (**Choroidea**) legt sich der Lederhaut innen an (**Abb. 11.7**). Sie enthält zahlreiche große und kleine Blutgefäße, die v. a. die äußere Schicht der Netzhaut mit Sauerstoff und Nährstoffen versorgen.

11.1.4.5 Innere Augenhaut

Die **Netzhaut** (Retina) ist die innerste Wandschicht und von der Aderhaut durch eine feine Membran getrennt, die Bruch-Membran (**Abb. 11.13**). Diese ermöglicht den Nährstofftransport zwischen den beiden Wandschichten.

Aufbau Die Netzhaut unterteilt sich in folgende Teile:
- vorne: lichtunempfindlicher Teil (Pars caeca retinae)
- hinten: lichtempfindlicher Teil (Pars optica retinae)

Der vordere Netzhautanteil (Pars caeca retinae) besteht aus dem Epithel der Iris und des Ziliarkörpers. Am hinteren Rand des Ziliarkörpers (Ora serrata = gezackter Rand) geht er in den lichtempfindlichen Teil (Pars optica retinae) über, der den gesamten hinteren Augapfel bedeckt. In diesem Bereich sind die Sinneszellen (Fotorezeptoren) des Sehorgans lokalisiert. Sie bestehen aus Stäbchen (Schwarz-Weiß-Sehen, ca. 120 Mio.) und Zapfen (Farbsehen, ca. 6 Mio.).

> **Lerntipp**
> Merkspruch: „Chinesen sitzen im Dunkeln und essen mit Stäbchen."
> (Stäbchen dienen dem Schwarz-Weiß-, Zapfen dem Farbensehen.)

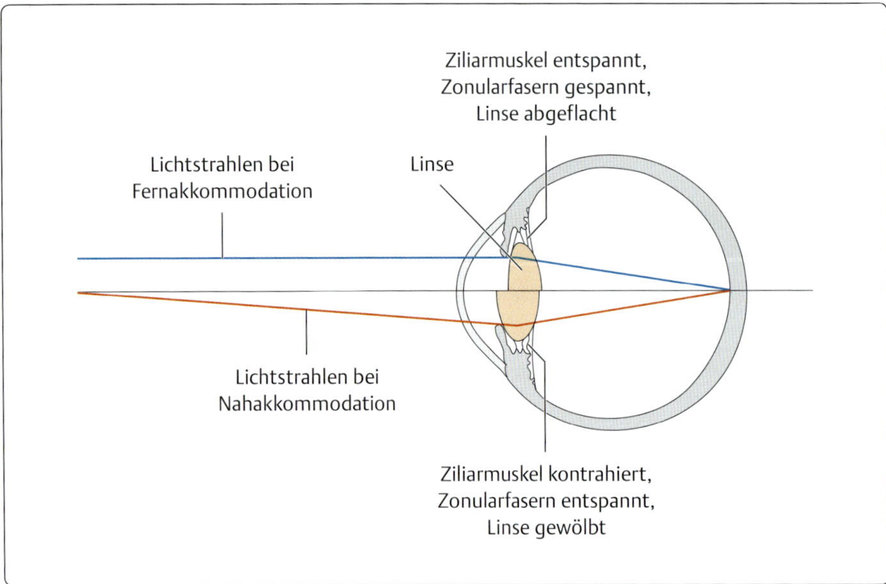

Abb. 11.12 Fern- und Nahakkommodation durch Lichtbrechung und Dynamik der Linse. Obere Bildhälfte: Ferneinstellung des Auges bei Fernsicht. Aus dem Unendlichen treffen parallele Strahlen ein, die Linse flacht ab. Untere Bildhälfte: Naheinstellung (Objekt näher am Auge als 5 m). Die eigenelastische Linse wölbt sich verstärkt durch die Kontraktion des Ziliarmuskels und die dadurch bedingte Entspannung der Zonulafasern.

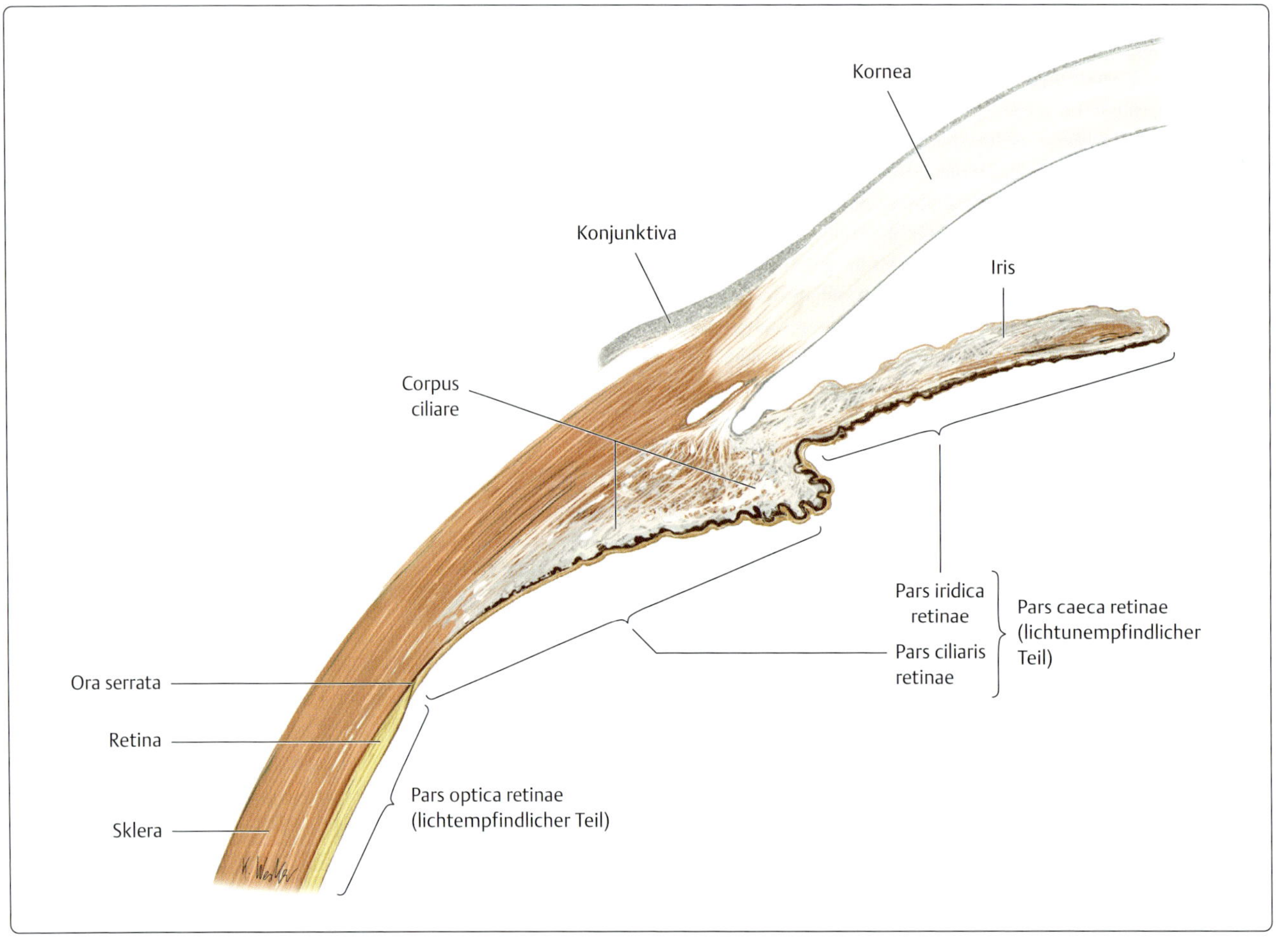

Kornea
Konjunktiva
Iris
Corpus ciliare
Pars iridica retinae
Pars ciliaris retinae
Pars caeca retinae (lichtunempfindlicher Teil)
Ora serrata
Retina
Sklera
Pars optica retinae (lichtempfindlicher Teil)

Abb. 11.13 Abschnitte der Netzhaut (Retina).

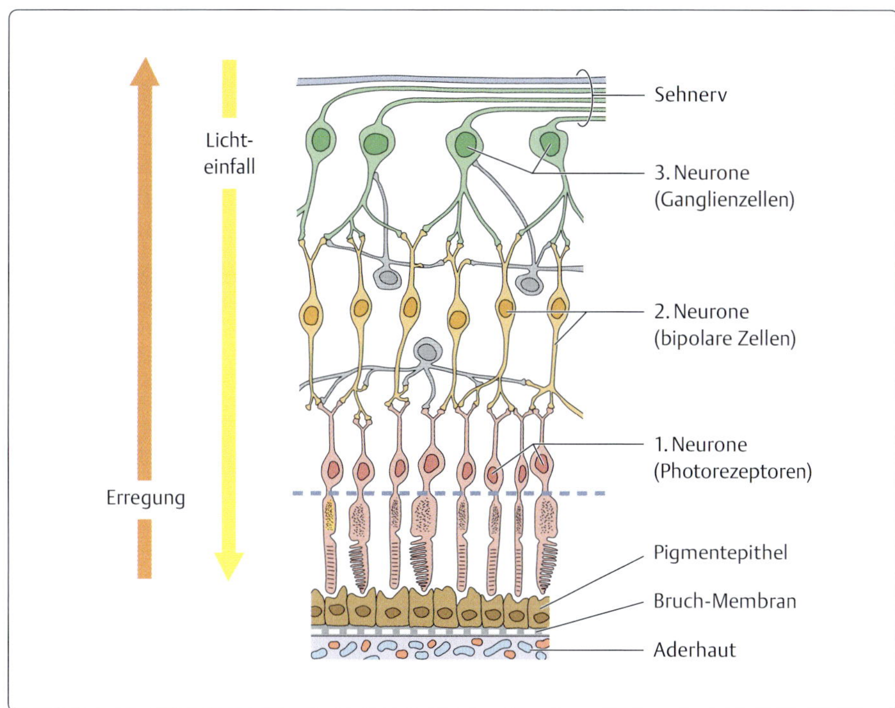

Abb. 11.14 Aufbau der Netzhaut.

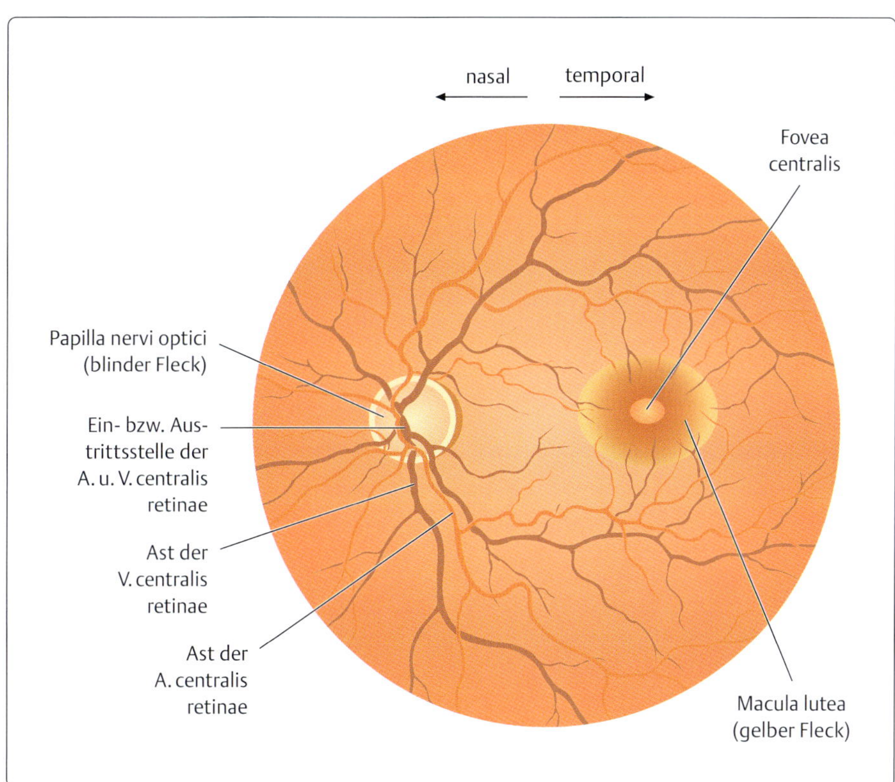

Abb. 11.15 Ansicht des Augenhintergrunds bei einer Spiegelung (Ophthalmoskopie) desselben.

Der lichtempfindliche Teil der Netzhaut (Pars optica retinae) ist aus mehreren komplizierten Zellschichten aufgebaut (**Abb. 11.14**). Darin sind die ersten 3 Neurone (Nervenzellen) der Sehbahn untergebracht. Zu beachten ist, dass die Fotorezeptoren nicht an der lichtzugewandten Seite der Netzhaut liegen, sondern außen, also zur Sklera hin. Aus den Fortsätzen (Axonen) der obersten Zellschicht (Ganglienzellen) bildet sich der Sehnerv (N. opticus, II. Hirnnerv).

Macula lutea und blinder Fleck

Stäbchen und Zapfen sind in der Netzhaut unterschiedlich verteilt:

Makula (gelber Fleck) Fast an allen Stellen überwiegen die Stäbchen. Eine Stelle aber, der „gelbe Fleck" (Macula lutea, Makula; **Abb. 11.15**) enthält besonders viele **Zapfen** und (fast) keine Stäbchen. Dieser 3 mm große Bereich liegt im Zentrum der

Netzhaut. Mittig zeigt die Makula eine kleine, gefäßfreie Vertiefung, die **Fovea centralis** (Sehgrube). Dies ist die Stelle des schärfsten Sehens. Durch die Sehgrube verläuft die optische Achse (Sehachse) des Auges, sodass der Bereich, auf den wir unseren Blick richten, genau hier abgebildet wird.

Blinder Fleck An der Stelle, wo der Sehnerv (N. opticus) den Augapfel verlässt (Sehnervpapille, Papilla nervi optici), gibt es weder Stäbchen noch Zapfen. Da das Auge hier keine Sehinformationen aufnehmen kann, heißt die Stelle „blinder Fleck" (**Abb. 11.15**).

Merke

Entspräche die optische Achse der Achse der knöchernen Orbita, würden die fokussierten Seheindrücke auf dem blinden Fleck abgebildet. Dies ist natürlich nicht sinnvoll! Durch die Achsenverschiebung gelangen sie an die Fovea centralis.

Augenhintergrund

Bei der Betrachtung des Augenhintergrunds (Augenhintergrundspiegelung = Ophthalmoskopie) zeigt sich die gute Durchblutung der Netzhaut durch die Zentralarterie (A. centralis retinae), die gemeinsam mit dem Sehnerv von hinten in den Augapfel eintritt (**Abb. 11.15**). Ihre Verzweigung beginnt am blinden Fleck (Papilla nervi optici), der in der nasalen Hälfte der Netzhaut zu erkennen ist. Zahlreiche Äste ziehen auch zur Macula lutea. Lediglich die Fovea centralis ist gefäßfrei. Die Venen sind etwas dunkler gezeichnet. Sie vereinigen sich zur V. centralis retinae, die ebenfalls an der Sehnervpapille den Augapfel verlässt.

Gesichtsfeld, Blickfeld und Visus

Denjenigen Umgebungsbereich, der bei unbewegtem Kopf und geradeaus gerichtetem, ruhigem Blick auf der Netzhaut abgebildet wird, bezeichnet man als **Gesichtsfeld**.

Demgegenüber ist das **Blickfeld** der Teil des Raums, der bei unbewegtem Kopf, aber mit Blickbewegungen optisch erfassbar ist.

Der **Visus** (Sehschärfe) beschreibt die Fähigkeit des Auges, Konturen scharf abzubilden.

Pathologie

Skotom

Fällt ein Bereich des Gesichtsfeldes aus oder ist seine Darstellung eingeschränkt (gedämpft), spricht man von einem Skotom (griech. skotos = Dunkelheit). Ursächlich können z. B. Netzhautablösungen, Schädigungen des Sehnervs, der Sehrinde oder Glaukome (S. 270) sein. Der blinde Fleck ist ein physiologisches Skotom.

Netzhautablösung

Eine Ablösung der Netzhaut (Ablatio retinae) von der sie versorgenden Aderhaut führt unbehandelt zur Erblindung und ist immer ein medizinischer Notfall. Symptome sind das Sehen von Lichtblitzen oder eines „Schwarms schwarzer Mücken" (durch Einblutungen bedingt), aber auch Sehstörungen, Gesichtsfeldausfälle, Schleier- und Nachtsehen. Später erscheint eine „Mauer", wenn die Netzhautablösung oben beginnt und der Gesichtsfeldausfall von unten aufsteigt.

Makuladegeneration

Altersbedingt kann es im Bereich der Makula zum Funktionsverlust kommen (senile Makuladegeneration, AMD). Eine starke Sehverschlechterung (Visuseinschränkung) bis zur Erblindung ist die Folge.

Ein einfacher Selbsttest (Amsler-Gitter-Test) kann Hinweise auf eine beginnende oder fortschreitende Makuladegeneration geben: Blicken Sie jeweils mit einem Auge auf einen Punkt in der Mitte eines karierten Feldes (z. B. im „Matheheft"). Sind alle Linien zu erkennen und sind sie gerade? Verzerrungen und Unterbrechungen sind Warnsignale!

11.1.5 Sehbahn

Als Sehbahn (**Abb. 11.17**) bezeichnet man den Weg, den die Sehinformationen aus der Netzhaut über den Sehnerv bis in das Sehzentrum des Gehirns (**Abb. 11.16**) nehmen: Die Impulse der Fotosensoren, also der Stäbchen und Zapfen, werden auf Nervenzellen (Neurone) übertragen, deren erste 3 hintereinander geschaltet bereits in der Netzhaut liegen.

Nachdem der rechte und linke Sehnerv die Augenhöhlen verlassen haben, treffen sie sich oberhalb der Hypophyse, also im Bereich des Türkensattels (Sella turcica), in der Sehnervkreuzung (**Chiasma opticum**). (Makroskopisch erkennt man nicht, dass einige Fasern im Chiasma opticum auf die Gegenseite kreuzen.)

Danach ziehen die Nervenfasern als linker und rechter **Tractus opticus** (Sehnervstrang) zum Corpus geniculatum laterale (CGL, seitlicher Kniehöcker) im Zwischenhirn. Hier erfolgt die Umschaltung auf das 4. (und letzte) Neuron der Sehbahn.

Die Axone ziehen nun als Sehstrahlung in den Hinterhauptslappen des Gehirns (Lobus occipitalis). Hier befindet sich im Sulcus calcarinus das **primäre Sehzentrum** (Area striata = „Streifenfeld"). Die Eindrücke aus der Fovea centralis nehmen in diesem Areal einen besonders großen Anteil ein.

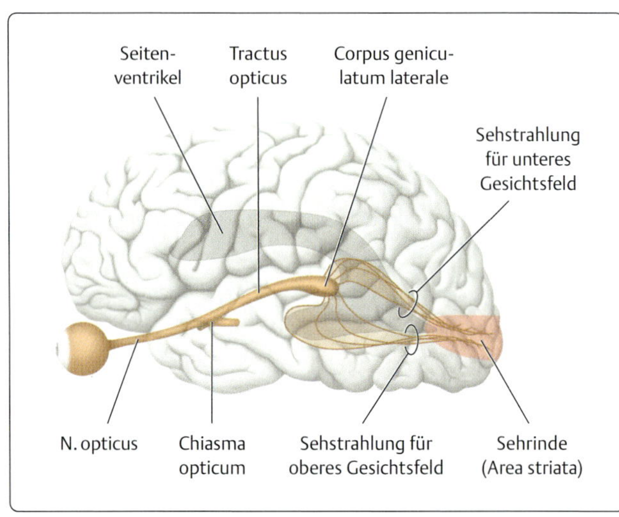

Abb. 11.16 Übersicht über die Sehbahn.

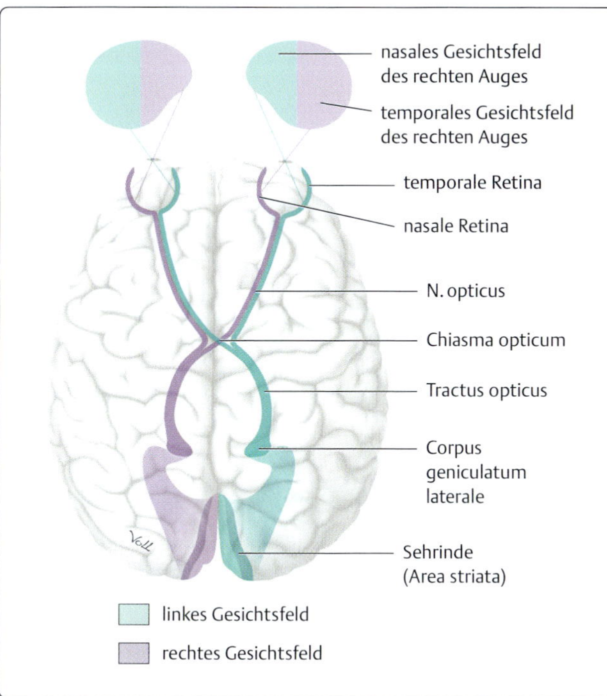

Abb. 11.17 Darstellung des linken bzw. rechten Gesichtsfeldes in der jeweils gegenseitigen Sehrinde.

Der optische Apparat bildet auf der Netzhaut das aufgenommene Bild auf dem Kopf stehend und spiegelverkehrt ab. So gelangen Eindrücke aus der nasalen Hälfte des Gesichtsfeldes auf die seitliche (temporale) Netzhauthälfte (**Abb. 11.17**). Im N. opticus laufen die Axone der Gesichtsfelder weiterhin getrennt. In der Sehnervkreuzung wechselt dann ein Teil der Axone auf die Gegenseite, und zwar diejenigen der jeweils temporalen Gesichtsfeldhälfte eines Auges (auf der Netzhaut werden diese auf der nasalen Seite abgebildet). So kommt es, dass in der rechten Gehirnhälfte die Eindrücke aus beiden rechten Gesichtsfeldhälften ankommen und in der linken Gehirnhälfte die beider linken Gesichtsfeldhälften (**Abb. 11.17**).

11.1.6 Zusammenfassung des Sehvorgangs

Die Lichtstrahlen (400–700 nm Wellenlänge) fallen durch die lichtbrechenden Medien des Augapfels, die gemeinsam den dioptrischen Apparat bilden: Hornhaut, Kammerwasser, Linse und Glaskörper. Das Maß für die Brechkraft des dioptrischen Apparates ist die Dioptrie (dpt). Bei einem normalsichtigen Auge beträgt der Wert ca. 60 dpt. Den größten Anteil an der Lichtbrechung hat dabei die Hornhaut (43 dpt), gefolgt von der Linse (19 dpt).

Der Ziliarkörper bestimmt durch die Stärke der Muskelspannung den Krümmungszustand der Linse und damit die Nah- bzw. Fernakkommodation. Je stärker die Linse (Sammellinse) gekrümmt ist, desto größer ist ihre Brechkraft (Naheinstellung). Bei der Fernakkommodation ist die Wölbung der Linse geringer, die Brechkraft nimmt ab.

Um einen Gegenstand scharf abzubilden, muss das Licht so gebrochen werden, dass die Strahlen genau auf die Netzhaut treffen (Visus = Sehschärfe). Dieser Punkt ist der Brennpunkt. Auf der Netzhaut entsteht ein seitenverkehrtes, auf dem Kopf stehendes und verkleinertes Bild.

Die Sinneszellen der Netzhaut wandeln die physikalischen Reize in neuronale (elektrische) Informationen um und leiten sie über die Sehbahn in den Hinterhauptslappen des Gehirns. Hier wird das Bild so umgewandelt, dass es unserer Wahrnehmung der Umwelt entspricht.

Pathologie

Kurzsichtigkeit

Bei der Kurzsichtigkeit (Myopie) liegt der Brennpunkt für die einfallenden Lichtstrahlen vor der Netzhaut. Die Augapfel ist relativ zu lang für die Brechkraft des dioptrischen Apparates. Eine korrigierende Brille enthält also konkave Gläser (Zerstreuungslinse).

Weitsichtigkeit

Die Weitsichtigkeit (Hyperopie), bei der der Augapfel relativ zu kurz ist, wird mithilfe von konvexen Gläsern (Sammellinse) korrigiert.

Alterssichtigkeit

In fortgeschrittenem Lebensalter nimmt die Elastizität der Linse nach und nach ab. Es kommt zur Alterssichtigkeit (Presbyopie). Die Fernakkommodation ist unbeeinträchtigt, das Nahsehen eingeschränkt. Eine Sammellinse („Lesebrille“) gleicht die Schwäche aus.

Astigmatismus, Hornhautverkrümmung

Eine unregelmäßige Hornhautkrümmung führt zum sog. Astigmatismus (Stabsichtigkeit). Dabei werden Punkte nicht als Punkte, sondern als Striche wahrgenommen, das Bild ist „verwischt“. Abhilfe schaffen Zylindergläser.

Schielen

Ein Schielen (Strabismus) der Augen beruht auf einer fehlerhaften Funktion eines oder mehrerer Augenmuskeln bzw. in der mangelhaften Koordination derselben. Es wird nach der Schielrichtung unterschieden (z. B. Auswärtsschielen, Einwärtsschielen, Höhenschielen) und danach, ob das Schielen ständig oder nur bei bestimmten Blickrichtungen bei der Einstellung beider Augen auftritt.

11.2 Ohr

Zum Ohr (Auris) gehören das Hör- und das Gleichgewichtsorgan, die in der besonders stabilen Felsenbeinpyramide des Schläfenbeins (Pars petrosa des Os temporale) gelagert sind (**Abb. 11.18**).

11.2.1 Hörorgan

Das Hörorgan umfasst folgende 3 Teile:
- äußeres Ohr
- Mittelohr
- Innenohr

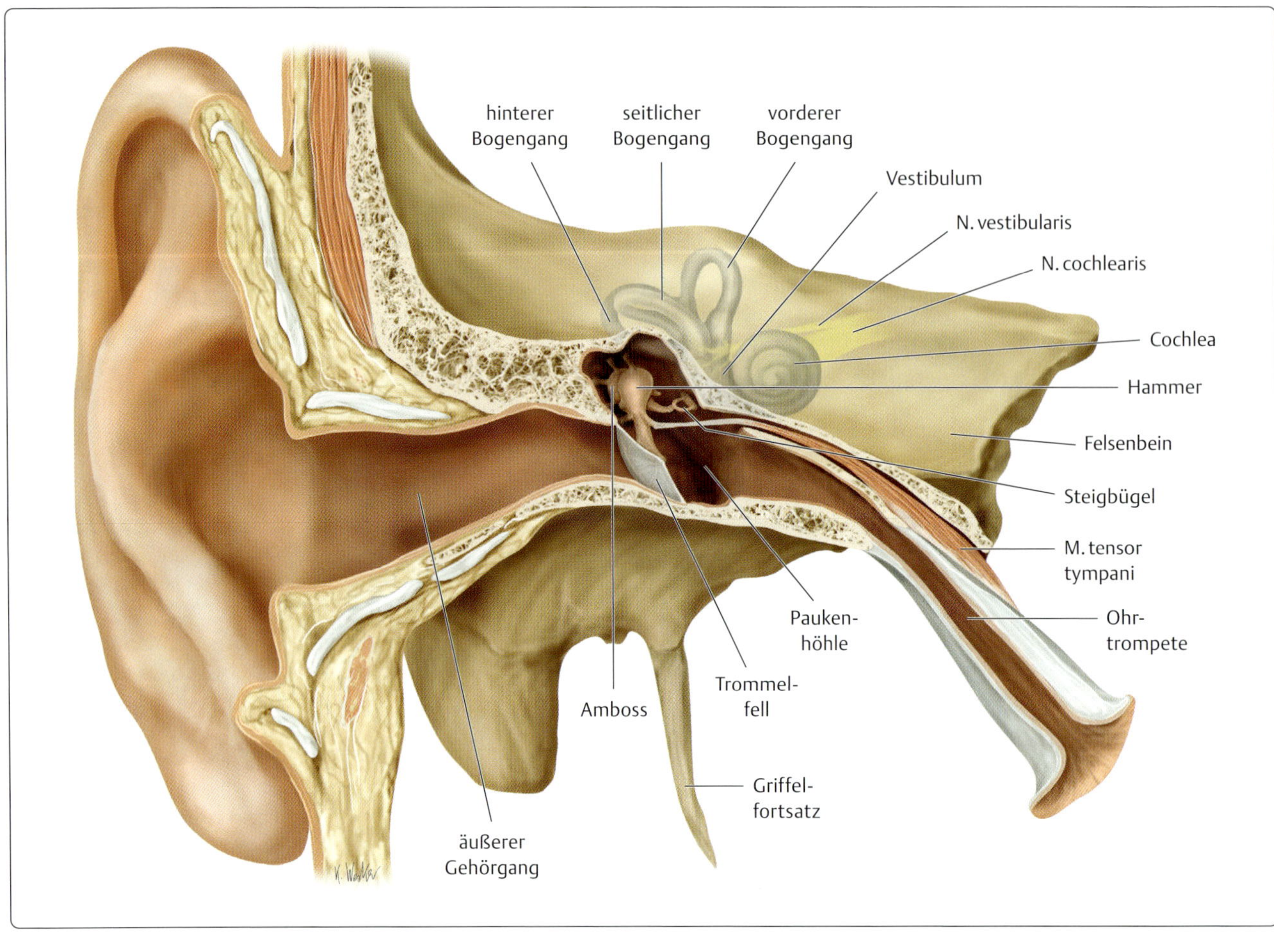

Abb. 11.18 Hör- und Gleichgewichtsorgan.

Das äußere Ohr und das Mittelohr stellen die Hilfseinrichtungen des Hörorgans dar. Sie nehmen die Schallwellen aus der Umgebung auf. Über das Trommelfell und die in der Paukenhöhle gelegenen Gehörknöchelchen (Hammer, Amboss und Steigbügel) leiten sie die Höreindrücke dem Innenohr zu. Hier liegt die Cochlea (Schnecke), welche im sog. Corti-Organ die Rezeptorzellen des Sinnesorgans enthält. Diese wandeln die Informationen in elektrische Impulse um und geben sie über den VIII. Hirnnerv, den N. vestibulocochlearis (Hör- und Gleichgewichtsnerv), an das ZNS weiter.

Merke
Äußeres Ohr und Mittelohr sind für die Schallleitung zuständig, das Innenohr für die Schallempfindung!

11.2.1.1 Äußeres Ohr

Zum äußeren Ohr (Auris externa) gehören folgende Strukturen:

- Ohrmuschel (Auricula) mit Ohrläppchen (Lobulus auriculae)
- äußerer Gehörgang (Meatus acusticus externus)
- Trommelfell (Membrana tympanica)

Ohrmuschel

Aufbau Die Ohrmuschel besteht vorwiegend aus elastischem Knorpel, dem die Haut eng aufliegt. Markante Strukturen sind der Knorpelbogen (Helix), die Gegenleiste (Anthelix), die Ohrecke (Tragus) und die gegenüberliegende Erhebung, der Antitragus (**Abb. 19.2**).

Die zahlreichen kleinen Ohrmuskeln gehören zur mimischen Muskulatur. Sie sind beim Menschen allerdings zurückgebildet und funktionslos. Die Haut des Ohres ist äußerst empfindsam, zahlreiche Nerven sind an ihrer sensiblen Innervation beteiligt (N. trigeminus, N. facialis, N. glossopharyngeus, N. vagus und sensible Äste aus dem Halsbereich des Rückenmarks). Außerdem ist die Haut der Ohrmuschel gut durchblutet und trägt zur Temperaturregulation bei. Werden die zahlreichen Blutgefäße weit gestellt, kann Wärme über die Haut abgegeben werden. Da sie wenig isolierendes Fettgewebe enthält, kann es allerdings auch relativ leicht zu Erfrierungen kommen.

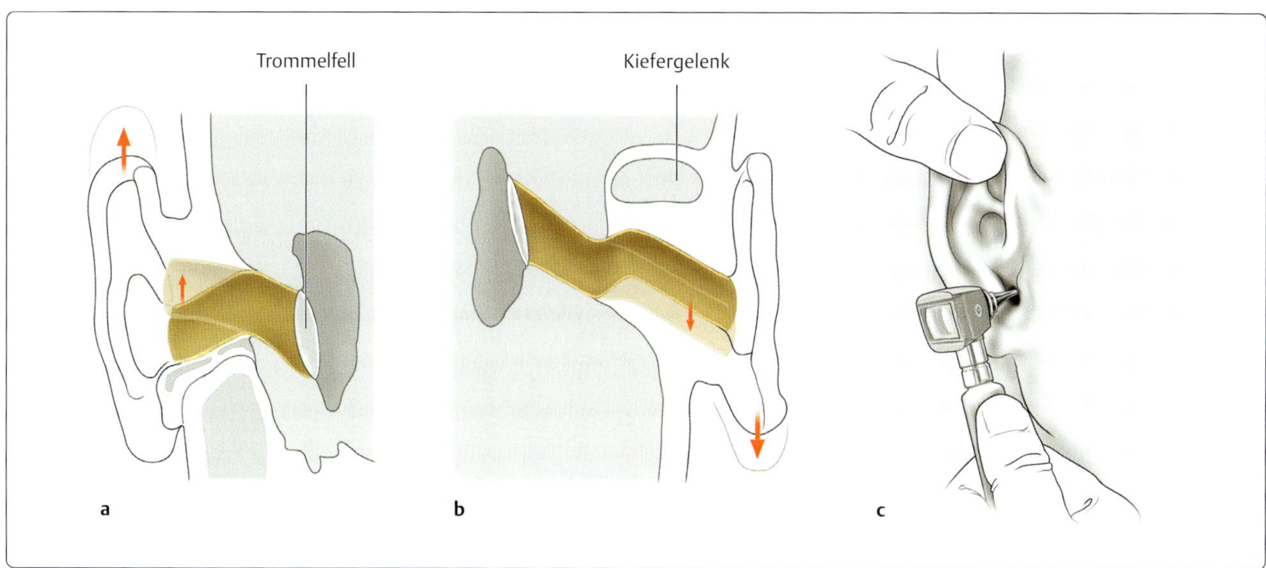

Abb. 11.19 Krümmung des äußeren Gehörgangs.
a Rechtes Ohr, Ansicht von frontal.
b Rechtes Ohr, Ansicht von horizontal.
c Untersuchung des äußeren Gehörgangs.

Naturheilkundliche Therapie

Ohrakupunktur

Im Bereich der Naturheilkunde gilt das Ohr als wichtiges Gebiet für Reflexzonen. Demnach ist im Ohr der gesamte Mensch abgebildet. Besonders die Ohrakupunktur ist eine Diagnose- und Therapieform, die eine lange Tradition hat. Eine allgemeine Orientierung ist dadurch gegeben, dass nach diesem Ansatz im Ohr ein Embryo abgebildet ist, der auf dem Kopf steht. Der Lobulus stellt also den Kopfbereich dar. Wichtig ist dabei, dass die Organe nicht proportional im Ohr wiedergegeben sind, sondern leicht verzerrt (Kap. 19).

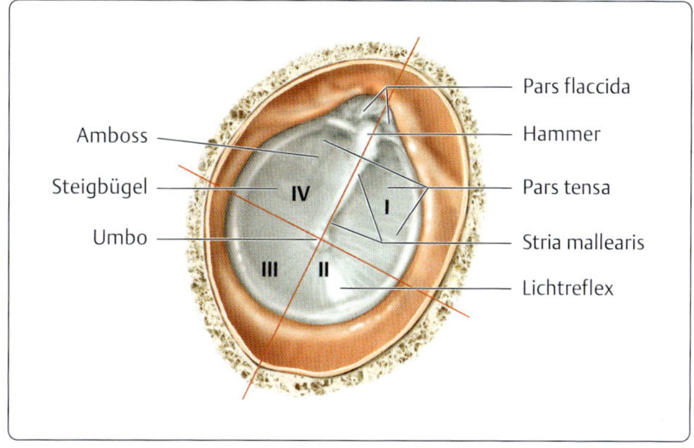

Abb. 11.20 Trommelfell (Membrana tympanica).

Äußerer Gehörgang

Der ca. 3 cm lange äußere Gehörgang (Durchmesser ca. 0,6 cm) verläuft mit einer s-förmigen Krümmung bis zum Trommelfell, welches die Grenze zum Mittelohr darstellt (**Abb. 11.19**).

Er hat am Anfang eine knorpelige Grundlage. Hier befinden sich einzelne Haare, die dem Schutz (Schmutz, Insekten) des äußeren Gehörgangs dienen. Im weiteren Verlauf besteht seine innere Wand dann aus dem Knochen des Felsenbeins.

Der äußere Gehörgang ist mit einer Schleimhaut aus mehrschichtig verhorntem Plattenepithel ausgekleidet. Besonders im knorpeligen Anteil enthält sie zahlreiche Talg- und Zeruminaldrüsen (Glandulae sebaceae und Glandulae ceruminosae). Das Sekret dieser Drüsen bildet zusammen mit abgeschilferten Epithelzellen das **Zerumen** („Ohrenschmalz"). Das Zerumen befeuchtet die Schleimhaut, hält das Trommelfell geschmeidig und schützt vor eindringenden Fremdkörpern und Insekten.

Trommelfell

Lage Zwischen dem äußeren Gehörgang und der Paukenhöhle des Mittelohres befindet sich das rund-ovale Trommelfell (ca. 1 cm Durchmesser, ca. 0,1 mm dick; **Abb. 11.20**). Durch die über den äußeren Gehörgang eintreffenden Schallwellen wird es in Schwingung versetzt. Diese Schwingungen überträgt es dann auf die Gehörknöchelchenkette im Mittelohr.

Aufbau Ein kleiner, im oberen Bereich gelegener Teil des Trommelfells ist relativ locker (Pars flaccida, Shrapnell-Membran), der größere Teil (Pars tensa) dagegen straff aufgespannt. In der Mitte der Pars tensa erkennt man am Nabel (Umbo) eine trichterförmige Einziehung. An dieser Stelle ist von innen eine der Gehörknöchelchen, der **Hammer** (Malleus), befestigt. Der Hammergriff schimmert als hellerer Streifen (Stria malleraris) durch die Pars tensa hindurch.

Entlang dieses Streifens und einer senkrecht dazu stehenden Achse wird das Trommelfell in 4 Quadranten eingeteilt. Dies ermöglicht eine genauere diagnostische Beschreibung bei krankhaften Veränderungen. Ein kleiner Lichtreflex im unteren rechten Quadranten ist physiologisch und gibt Auskunft über die Spannung des Trommelfells.

11.2.1.2 Mittelohr

Das Mittelohr besteht aus folgenden Strukturen:

- Paukenhöhle (Cavitas tympani) mit den Gehörknöchelchen Hammer (Malleus), Amboss (Incus) und Steigbügel (Stapes)
- luftgefüllte Kammern des Warzenfortsatzes (Cellulae mastoideae)
- Ohrtrompete (Tuba auditiva, Eustachi'sche Röhre)

Paukenhöhle und Gehörknöchelchen

Paukenhöhle Die Paukenhöhle (Cavitas tympani) reicht vom Trommelfell bis zur knöchernen Wand des Innenohres, in der sich das ovale Fenster (Fenestra vestibuli) und das runde Fenster (Fenestra cochleae) befinden. Sie ist mit einer Schleimhaut ausgekleidet, die sich auch auf die innere Seite des Trommelfells legt. Die Paukenhöhle ist mit Luft gefüllt und beherbergt die Gehörknöchelchen.

Gehörknöchelchen Die 3 kleinen Knochen sind über feine Gelenke zur Gehörknöchelchenkette verbunden. Ein Teil des Hammers (**Malleus**) ist am Trommelfell fixiert. Er übernimmt dessen Schwingungen und überträgt sie über den Amboss (**Incus**) auf den Steigbügel (**Stapes**). Dessen Fußplatte grenzt an das ovale Fenster (Fenestra vestibuli) des Innenohres. Durch das mechanische Hebelsystem werden die Luftschwingungen in Knochenschwingungen umgewandelt und um ein Vielfaches verstärkt. Die relativ großen Auslenkungen des Trommelfells werden in kleinere kraftvolle Stöße übertragen.

2 kleine Muskeln sind an der Regulation der Beweglichkeit der Gehörknöchelchenkette bzw. an der Spannung des Trommelfells beteiligt: der M. stapedius (Steigbügelmuskel) und M. tensor tympani (Trommelfellspanner).

> **Lerntipp**
> Merkhilfe: „**H**ammer, **A**mboss, **St**eigbügel = HAST“; lat. „**M**alleus, **I**ncus, **St**apes = MIST“ (Gehörknöchelchen mit ihrer deutschen und lateinischen Bezeichnung)

> **Pathologie**
>
> **Hyperakusis**
> Fällt die Innervation (N. facialis) des M. stapedius und M. tensor tympani aus, ist die Schallübertragung zu stark. Entsprechend nimmt man Höreindrücke viel zu laut war (Hyperakusis).

Warzenfortsatz

Nach dorsal hat die Paukenhöhle Beziehung zu den luftgefüllten Hohlräumen des Warzenfortsatzes (Cellulae mastoideae). Nach ventral ist sie über die Ohrtrompete mit dem oberen Rachenraum verbunden (**Abb. 11.21**; Kap. 4.1.2). Es ist sehr wichtig, dass diese Verbindung stets geöffnet ist. Denn sie sorgt für den Druckausgleich, der dem Trommelfell ein freies Schwingen ermöglicht.

Ohrtrompete

Die Ohrtrompete (Tuba auditiva, Eustachi'sche Röhre) besteht aus einem knöchernen und einem knorpeligen Anteil (**Abb. 11.21**). An dem knorpeligen Teil, der sich im Pharynx trichterförmig erweitert, setzen die Muskeln des Gaumensegels (M. tensor tympani und M. tensor veli palatini) und der M. salpingopharyngeus (gehört zur Rachenmuskulatur) an. Sie sorgen dafür, dass sich die Tuba auditiva bei jedem Schluckakt öffnet.

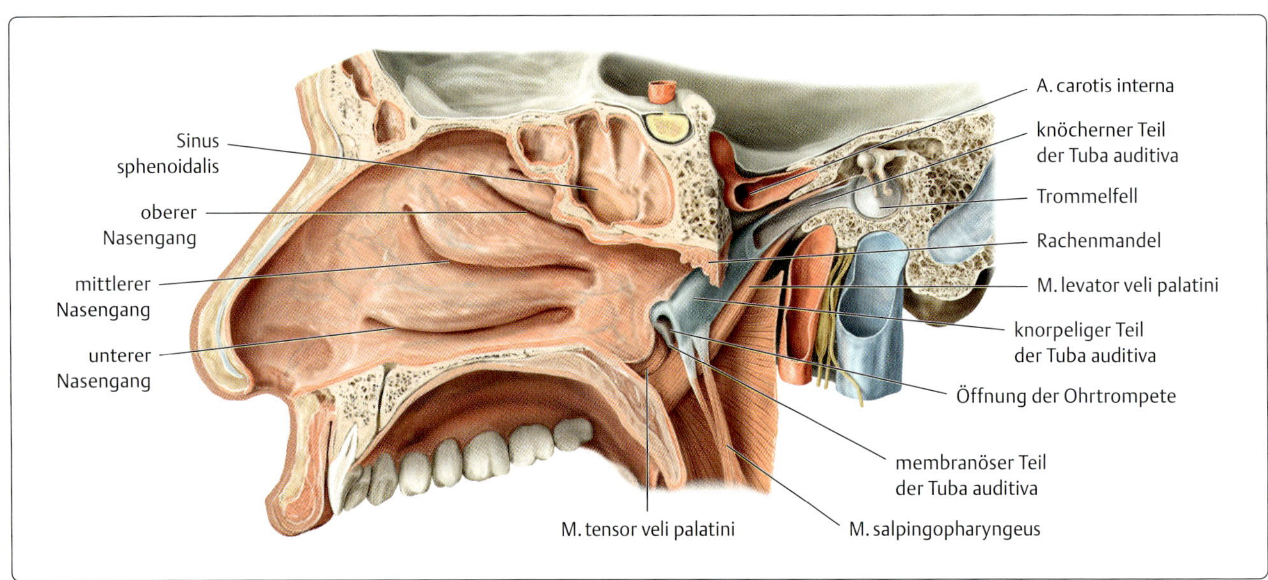

Abb. 11.21 Ohrtrompete (Tuba auditiva). Sicht von medial auf die rechte Kopfhälfte. Die Tuba auditiva beginnt mit ihrem knöchernen Anteil in der Paukenhöhle und zieht in den oberen Rachenraum. Hier ist der Muskelansatz an ihrem knorpeligen Teil gut zu erkennen.

Pathologie

Mittelohrentzündungen/Mastoiditis

Eine Entzündung der Schleimhaut des Mittelohres (Otitis media, Mittelohrentzündung) geschieht meist durch aufsteigende Infektionen (Bakterien, Viren) über die Tuba auditiva aus dem Nasen-Rachen-Raum. Da die Tuba auditiva bei Erkältungskrankheiten anschwillt, ist die Belüftung des Mittelohres behindert, wodurch die Entzündung begünstigt wird. Die Erkrankung ist äußerst schmerzhaft. Durch die mangelhafte Belüftung kann kein Druckausgleich stattfinden, das Trommelfell schwingt nicht frei und es kommt zu Einschränkungen des Hörens. Betroffen sind v. a. Säuglinge und Kleinkinder, bei denen die Tuba auditiva entwicklungsbedingt ohnehin noch eng ist.

Als Komplikation ist eine Ausbreitung der Entzündung in die Kammern des Warzenfortsatzes zu verstehen (Mastoiditis). Schmerzen, Schwellung und Rötung hinter dem Ohr und ein abstehendes Ohrläppchen deuten darauf hin. Die Entzündung ist oft langwierig und auch mit Antibiotika schwer in den Griff zu bekommen. Bei Abszessbildung kann eine Eröffnung des Warzenfortsatzes von außen nötig werden.

Gefährlich ist auch eine Ausbreitung der Mittelohrentzündung durch das Dach der Paukenhöhle. Durch die räumliche Beziehung zu den Hirnhäuten droht eine Meningitis (Hirnhautentzündung).

Naturheilkundliche Therapie

Therapeutische Anwendungen bei Mittelohrentzündung

Kantharidenpflaster, auf das Mastoid aufgebracht, können bei einer Otitis media Linderung bringen. Dadurch werden die Durchblutung und der Lymphfluss gefördert. Außerdem sind Zwiebelwickel empfehlenswert. Auch andere Wärmequellen wie Kirschkernsäckchen können auf das betroffene Ohr aufgebracht werden.

Schleimlösende Substanzen wie Spitzwegerichtee fördern den Abfluss über die Tuben. Antimikrobiell wirken zudem Präparate, in denen Liebstöckel enthalten ist. Entsprechende Ohrentropfen sind als Fertigpräparate erhältlich.

11.2.1.3 Innenohr

Im Innenohr bilden die Strukturen des Hör- und des Gleichgewichtsorgans eine räumliche Einheit (**Abb. 11.22**).

Der Knochen ist von Gängen und Hohlräumen durchzogen und bildet das **knöcherne Labyrinth**, das mit Flüssigkeit, der Perilymphe (Perilymphraum), gefüllt ist. In die Perilymphe ist das **häutige Labyrinth** eingelagert, welches ebenfalls eine Flüssigkeit enthält, die Endolymphe (Endolymphraum). Die Flüssigkeiten unterscheiden sich v. a. in der Konzentration der Kalium- und Natriumionen.

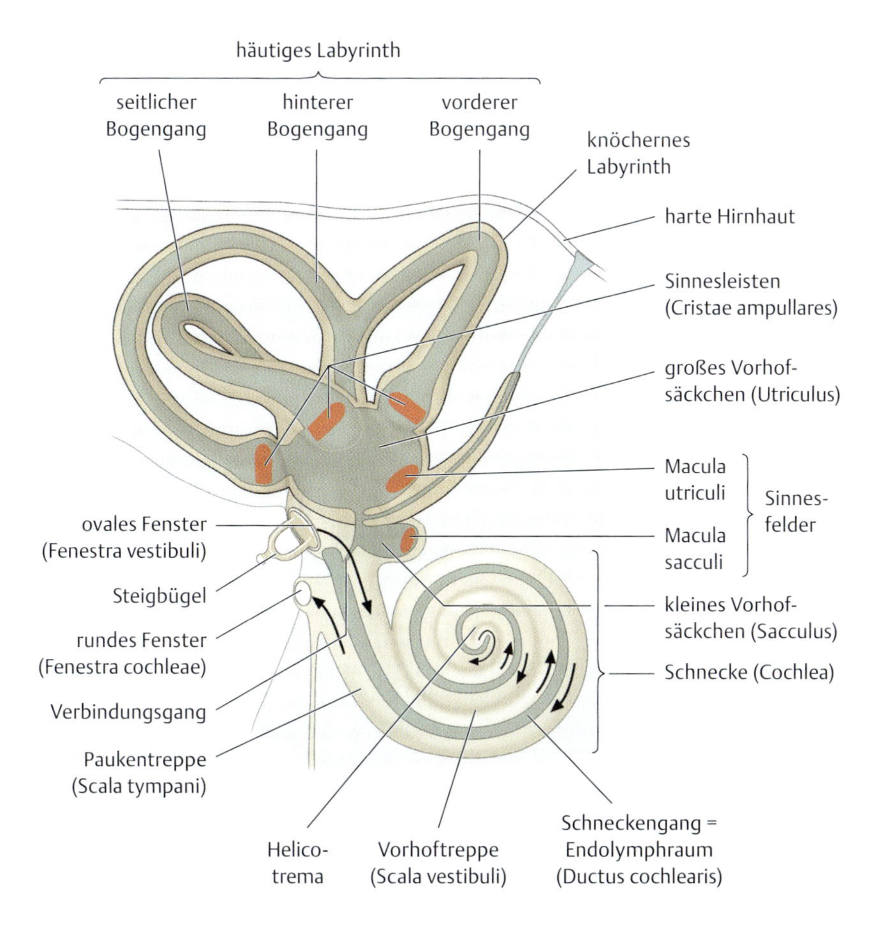

Abb. 11.22 Schema des Innenohres (Auris interna).

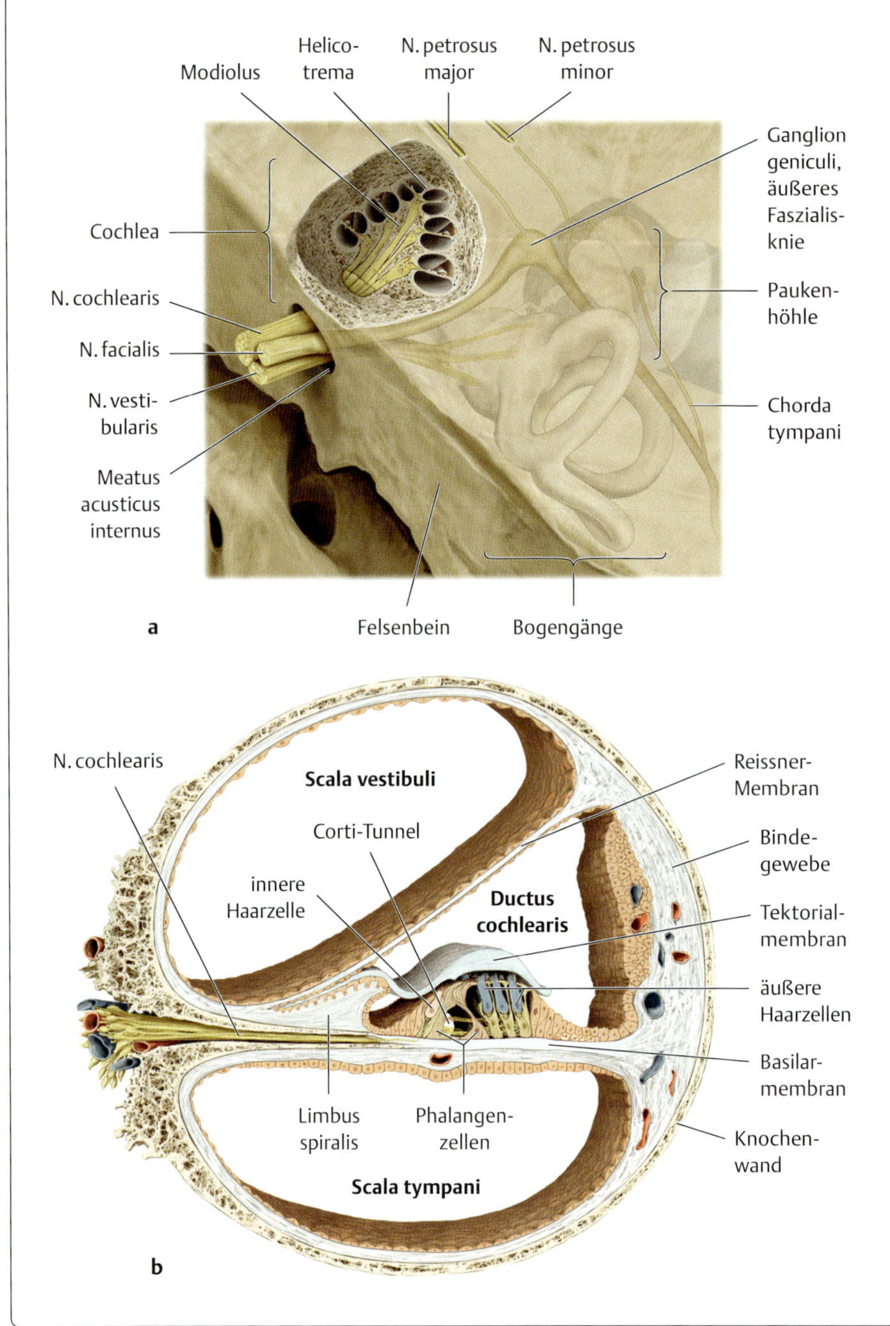

Abb. 11.23 Lage und Aufbau der Cochlea.

a Querschnitt durch die Schnecke im Felsenbein. Beachten Sie den inneren Gehörgang (Meatus acusticus internus). Hier verlässt der N. vestibulocochlearis (VIII. Hirnnerv, Gehör- und Gleichgewichtsnerv) das Felsenbein und zieht zum Gehirn. Auch der N. facialis (VII. Hirnnerv, Gesichtsnerv) verläuft durch diesen Kanal. Er verzweigt sich im Felsenbein. Einer seiner Äste, die Chorda tympani (zuständig für Geschmack und die Innervation der Speicheldrüsen), verläuft mitten durch die Paukenhöhle.

b Schnitt durch eine Schneckenwindung. Der Schneckengang (Ductus cochlearis) enthält die Endolymphe und wird flankiert von 2 mit Perilymphe gefüllten Räumen: der Vorhoftreppe (Scala vestibuli) und der Paukentreppe (Scala tympani). Auf der Basilarmembran sitzt das Corti-Organ mit den Sinneszellen (Haarzellen) des Hörorgans.

Zum Hörorgan gehört die Cochlea (Schnecke). Das Gleichgewichtsorgan setzt sich aus den 3 Bogengängen und dem kleinen und großen Vorhofsäckchen zusammen (Kap. 11.2.2).

Cochlea (Schnecke)

Lage Hinter dem ovalen Fenster, an das der Steigbügel (Stapes) mit seiner Platte stößt, beginnt die Cochlea (Schnecke). Sie windet sich in 2½ Windungen um die Schneckenspindel (Modiolus) zur Spitze (**Abb. 11.23**a). Die knöcherne Schnecke umgibt den Peri- und Endolymphraum.

Aufbau Auf dem Schnitt durch die Schneckenwindungen in **Abb. 11.23**b erkennt man deren Gliederung in 3 Bereiche: In der Mitte liegt der mit Endolymphe gefüllte Schneckengang (**Ductus cochlearis**, Scala media = mittlere Treppe). Er wird umgeben von 2 mit Perilymphe gefüllten Räumen, der Vorhof- (**Scala vestibuli**) und der Paukentreppe (**Scala tympani**).

Vorhof- und Paukentreppe gehen an der Schneckenspitze am Helicotrema (Schneckenloch) ineinander über. Die Paukentreppe endet dann an der Schneckenbasis am runden Fenster (Fenestra cochleae). Hier ist sie wie das ovale Fenster mit einer beweglichen Membran verschlossen.

Den Schneckengang trennt von der Vorhoftreppe die Reissner-Membran, von der Paukentreppe die Basilarmembran. Auf der Basilarmembran sitzt das Corti-Organ. Es enthält die Sinneszellen des Hörorgans.

Corti-Organ

Das Corti-Organ besteht aus Sinnes- und Stützzellen (Phalangenzellen). Über diesen liegt eine gallertige Schicht, die **Tektorialmembran** (**Abb. 11.23**b).

Zu den Sinneszellen gehören die inneren und äußeren **Haarzellen** (insgesamt ca. 15 000). Sie tragen an ihrer Oberfläche (apikale Seite = an der Spitze) Fortsätze (Stereozilien), mit denen sie in die Tektorialmembran hineinragen. An ihrer basalen Seite (= an der Basis) haben sie synaptischen Kontakt zu afferenten und efferenten Nervenfasern.

11.2.1.4 Hörvorgang

Schallleitung Ankommende Schallwellen werden von der Steigbügelplatte auf das ovale Fenster und dann auf die Vorhoftreppe übertragen (**Abb. 11.24**a). Sie setzen die Perilymphe in wellenartige Bewegungen, die in Richtung Schneckenspitze und dann über die Paukentreppe abwärts steigen (Wanderwellen). Am runden Fenster (Fenestra cochleae) erfolgt als Druckausgleich eine Auslenkung ins Mittelohr (**Abb. 11.24**b). Diese Vorgänge werden als Schallleitung zusammengefasst.

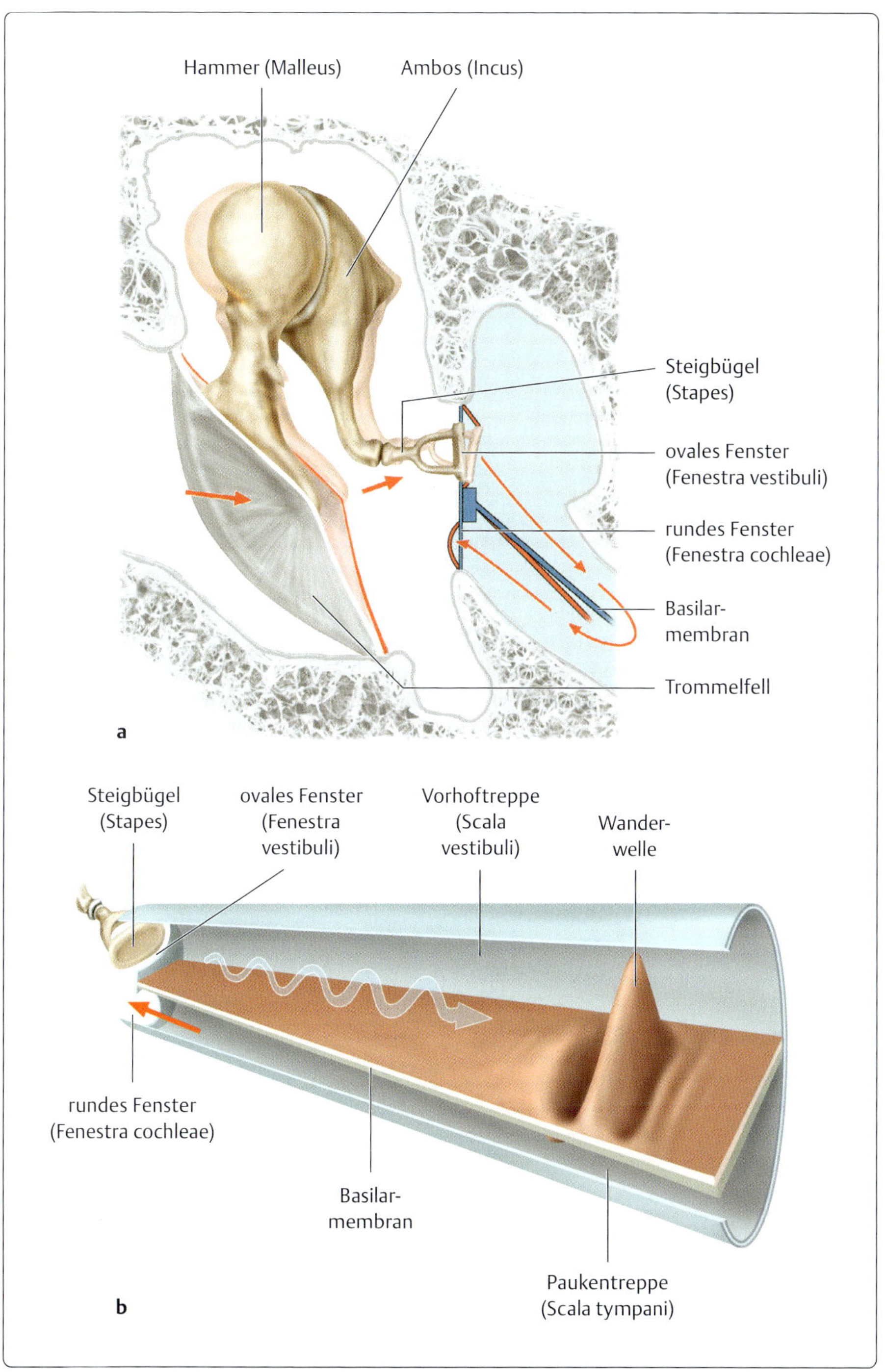

Abb. 11.24 Zusammenwirken von Mittel- und Innenohr bei der Hörwahrnehmung.

a Schallübertragung vom Mittel- zum Innenohr.

b Entstehung der Wanderwelle in der Cochlea.

Schallempfindung Die gegenläufigen Wellen des Perilymphraums übertragen sich auf den Endolymphraum und die Tektorialmembran. Die Stereozilien der Haarzellen werden ausgelenkt (Deflektion) und so die Sinneszellen aktiviert (Schallempfindung). Sie leiten die Informationen als elektrische Impulse zum Ganglion spirale cochleae, welches in der Schneckenspindel liegt. Der von hier ausgehende N. cochlearis vereinigt sich mit dem N. vestibularis (aus dem Gleichgewichtsorgan) zum N. vestibulocochlearis (VIII. Hirnnerv). Je nachdem, wie stark die Membran am ovalen Fenster ausgelenkt wird, gelangen die Wanderwellen unterschiedlich weit in Richtung Schneckenspitze. Hohe Töne enden bereits nahe dem ovalen Fenster, tiefe wandern die Schneckenwindungen weiter hinauf. Jede Haarzellengruppe ist also einer bestimmten Tonhöhe zugeordnet und kann diese Informationen an das ZNS weitergeben.

Pathologie

Schwerhörigkeit

Bei der Schwerhörigkeit wird zwischen Ursachen unterschieden, deren Probleme in der Schallübertragung (Schallleitungsschwerhörigkeit, SLS) bzw. der nervalen Aufnahme oder Verarbeitung (Schallempfindungsschwerhörigkeit, SES) liegen. Im Alter ist häufig eine Versteifung der Gehörknöchelchenkette (Otosklerose) verantwortlich für eine Schallleitungsschwerhörigkeit.

Die beiden folgenden, leicht durchzuführende Tests geben in Kombination Hinweise auf die Art der Schwerhörigkeit:

Beim **Rinne-Versuch** wird eine schwingende Stimmgabel auf den Warzenfortsatz gesetzt (Knochenleitung). Sobald der Patient den Ton nicht mehr hört, wird sie vor das Ohr gehalten (Luftleitung). Jetzt hört ein gesunder Patienten sie wieder. Im Rinne-Versuch werden die Knochen- und Luftleitung miteinander verglichen:

- Ein Patient mit einer Schallleitungsschwerhörigkeit kann die vor das Ohr gehaltene Stimmgabel nicht oder nur schlecht hören. Über die Knochenleitung vorher nimmt er den Ton besser wahr.
- Ein Patient mit einer Schallempfindungsschwerhörigkeit hört den Ton sowohl über die Knochen- als auch über die Luftleitung schlecht, d. h., auch die Knochenleitung ist nicht besser als die Luftleitung.

Beim **Weber-Versuch** wird die schwingende Stimmgabel auf den Scheitel des Kopfes gesetzt.

- Ein gesunder Patient (oder ein gleichmäßig schwerhöriger) hört den Ton mit beiden Ohren gleich.
- Liegt eine Schallleitungsschwerhörigkeit vor, wird der Ton im geschädigten Ohr lauter wahrgenommen, bei einer Schallempfindungsschwerhörigkeit im gesunden Ohr.

11.2.2 Gleichgewichtsorgan

Gleich neben der Schnecke befindet sich das Gleichgewichtsorgan (Vestibularorgan; **Abb. 11.22**, **Abb. 11.23**a). Es ermöglicht die Orientierung im Raum und die körperliche Koordination bei Lage- und Geschwindigkeitsveränderungen.

Aufbau Das Gleichgewichtsorgan besteht aus folgenden Teilen:

- vorderer, hinterer und seitlicher Bogengang (Ductus semicircularis anterior, posterior und lateralis)
- kleines Vorhofsäckchen (Sacculus)
- großes Vorhofsäckchen (Utriculus)

Auch hier liefert das knöcherne Labyrinth die harte Kapsel. Es umgibt jeden Bogengang und bildet einen gemeinsamen Raum für den Sacculus und Utriculus, den **Vorhof** (Vestibulum). Das knöcherne Labyrinth ist wiederum mit Perilymphe gefüllt, in dem schlauchartig das häutige Labyrinth (Endolymphraum) liegt.

Bogengänge Die 3 Bogengänge stehen jeweils senkrecht aufeinander (in den 3 Hauptebenen des Raums) und haben Verbindung zum Vorhof. Nahe des Vestibulums erweitern sie sich zu einer Ampulle. Hier befinden sich **Sinnesleisten** (Cristae ampullares) mit Haar- und Stützzellen (**Abb. 11.25**). Die Haarzellen (Sinneszellen) nehmen v. a. Drehbeschleunigungen wahr. Sie ragen mit ihren Fortsätzen in eine gallertige Kappe (Cupula). Durch Bewegungen der Endolymphe bei Drehungen des Kopfes werden sie ausgelenkt und erregt.

Vorhofsäckchen Zwischen den Bogengängen und der Schnecke liegen im Vestibulum der Sacculus und Utriculus. Sie registrieren horizontale (Utriculus) und vertikale (Sacculus) Beschleunigungen und Schwerkraftänderungen. Ihre Sinneszellen sitzen in **Sinnesfeldern** (Macula sacculi und Macula utriculi) und strecken ihre Fortsätze (Zilien) ebenfalls in eine gallertige Substanz (**Abb. 11.26**). Diese Membran (Statolithenmembran) trägt an ihrer Oberfläche zusätzlich beschwerende Kristalle aus Kalziumkarbonat, sog. Statolithen. Durch Endolymphbewegungen kommt es zu Abscherbewegungen zwischen der Statolithenmembran und den Sinneszellen, durch die sie erregt werden.

Die Sinneseindrücke der Bogengänge und der Vorhofsäckchen werden über den N. vestibularis fortgeleitet, der sich mit dem N. cochlearis vereinigt.

Pathologie

Morbus Menière (Schwindelkrankheit)

Beim Morbus Menière, einer Erkrankung des Innenohres, kommt es zu anfallsartigem Auftreten von Schwindel (Vertigo), Ohrgeräuschen (Tinnitus) und Schwerhörigkeit (Hypakusis), gemeinsam als Menière'sche Trias bezeichnet. Die Ursachen der Erkrankungen sind unbekannt, daher gibt es auch keine ursächliche Therapie. Der Altersgipfel liegt zwischen dem 40. und 60. Lebensjahr. Frauen sind etwas häufiger betroffen.

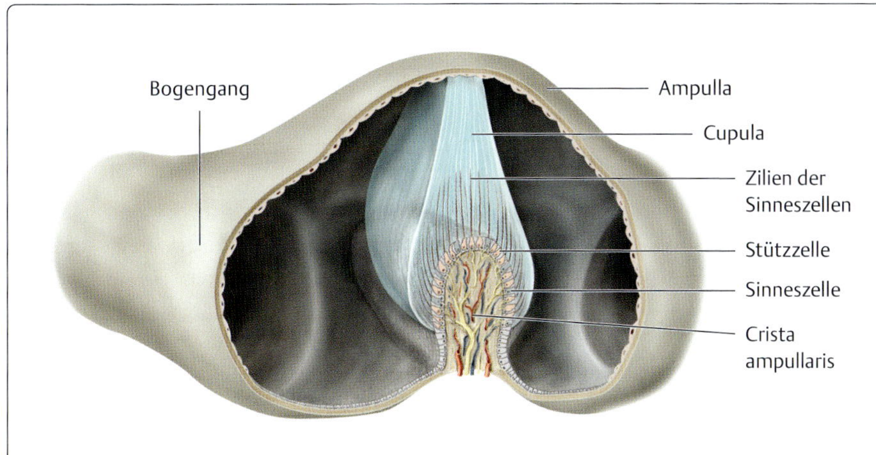

Abb. 11.25 Aufbau der Ampullen und Sinnesleiste (Crista ampullaris).

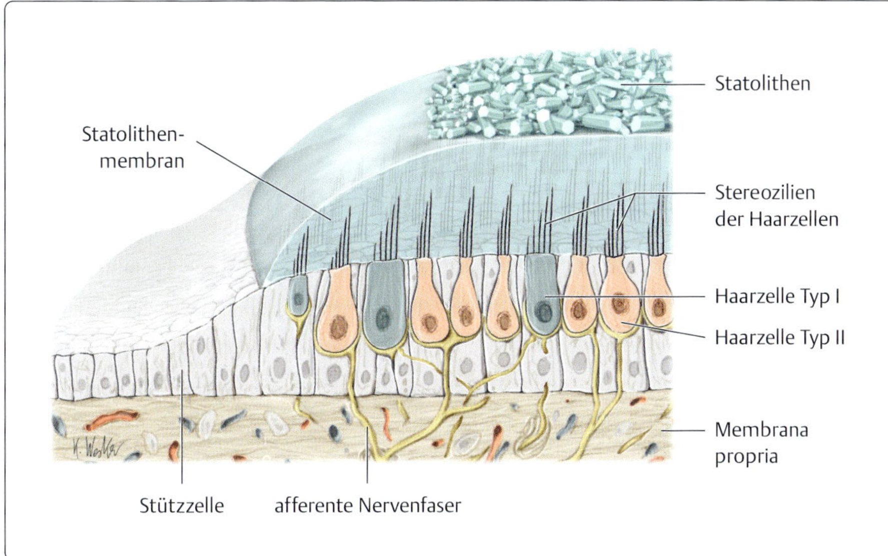

Abb. 11.26 Aufbau der Sinnesfelder (Macula sacculi und Macula utriculi).

Lerntipp

Merkhilfe: **S**chwindel, **O**hrengeräusch, **S**chwerhörigkeit = „SOS" (Menière'sche Trias)

Naturheilkundliche Therapie

Therapeutische Anwendungen bei Tinnitus und vestibulärem Schwindel

Tinnitus oder vestibulärer Schwindel können durch Zirkulationsstörungen (mit) verursacht sein. Deshalb werden häufig Therapeutika eingesetzt, die die Durchblutung fördern. Zu nennen sind hier im Bereich der Phytotherapie v. a. Ginkgopräparate. Von Bedeutung ist außerdem die Rosskastanie. Es ist auch möglich, beide Mittel im täglichen Wechsel einzusetzen. Ein weiterer Therapieansatz besteht darin, Blutegel oder Kantharidenpflaster an den Processus mastoideus zu setzen.

11.3 Geruchs- und Geschmackssinn

Für den Geruchs- und Geschmackssinn gibt es keine eigenständigen Organe. Ihre Rezeptorzellen liegen in der **Riechschleimhaut** (Regio olfactoria) der Nase (Kap. 4.1.1) bzw. in den **Geschmacksknospen** der Zunge (Kap. 6.3.5). Hier werden chemische Reize erfasst und in elektrische Informationen umgewandelt. Besonders ist, dass die Sinneszellen ständig durch neue ersetzt werden, da ihre Lebensdauer begrenzt ist.

Merke

Die beiden Sinne sind eng miteinander verknüpft. Sind bei einer Erkältung die Rezeptoren der Riechregion gestört, schmecken wir auch schlecht. Gemeinsam übernehmen sie die Überwachung der Nahrung auf möglicherweise verdorbene, giftige oder unverdauliche Bestandteile.

Geruchssinn Die Riechschleimhaut nimmt im oberen Bereich der Nasenhöhle einen ca. 3 × 2 cm großen Bereich ein (**Abb. 11.27**). Die Sinneszellen tragen apikal lange Fortsätze (Zilien), die in einen Film aus Schleim hineinragen (**Riechschleim**).

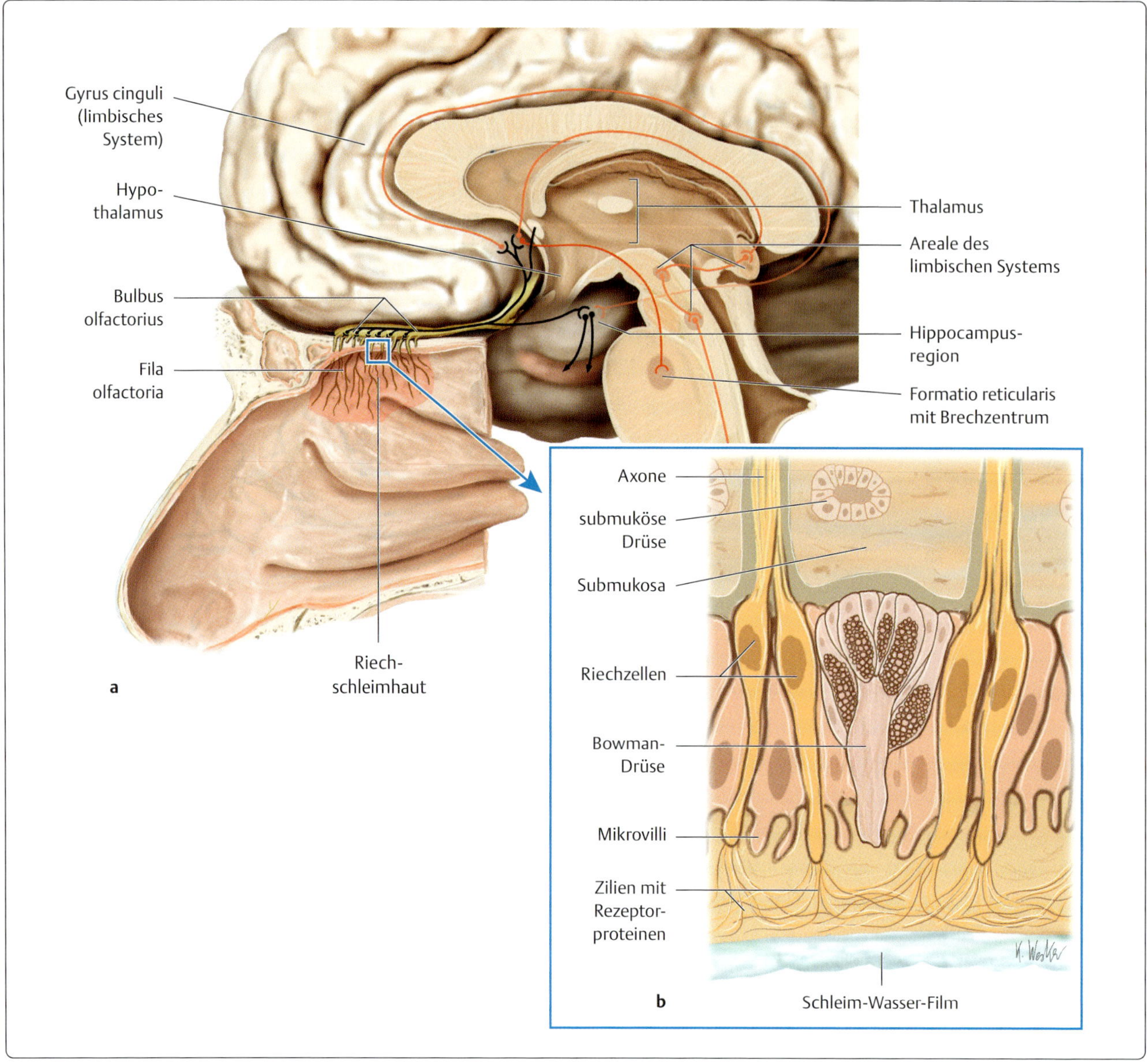

Abb. 11.27 Riechschleimhaut.

a Die Riechschleimhaut liegt im obersten Teil des Nasenraums, vor und über der Nasenmuschel. Die Nervenfasern ziehen durch die Siebbeinplatte und bilden Synapsen im Riechkolben mit den Neuronen des I. Hirnnervs (N. olfactorius). Sie erkennen dessen Verbindung zu Gebieten des Großhirns.

b Die Sinneszellen besitzen lange fadenförmige Ausläufer. Spüldrüsen (Bowman-Drüsen) sorgen dafür, dass Geruchsstoffe nicht dauerhaft an den Sinneszellen haften.

Dieser wird von Drüsen (Bowman-Drüsen) des Epithels gebildet. Er bindet Geruchsstoffe und dient gleichzeitig der Spülung der Riechschleimhaut. An der basalen Seite der Sinneszellen ziehen Axone heraus, die sich zu Bündeln zusammenschließen. Als **Riechfäden** (Fila olfactoria) gelangen sie durch die Siebbeinplatte (Lamina cribrosa) im Dach der Nasenhöhle zu einer Auftreibung (**Bulbus olfactorius**) des Riechnervs (N. olfactorius, I. Hirnnerv). Mit ihm werden die Geruchsinformationen zum Hypothalamus, aber auch in andere Zentren des Gehirns (z. B. limbisches System, zuständig für Emotionen und Erinnerungen, Brechzentrum) gebracht.

11.4 Haut

Die Haut (Hautdecke) bedeckt die gesamte Oberfläche des Körpers (1,5–2 m^2) und ist damit unser größtes Organ. Sie schützt den Körper vor Umwelteinflüssen und Flüssigkeitsverlust, dient der Thermoregulation und ist gleichzeitig ein Sinnesorgan (Tast-, Temperatur-, Schmerzempfinden). Sie enthält außerdem die Hautanhangsgebilde wie Nägel, Haare und Drüsen (**Abb. 11.28**).

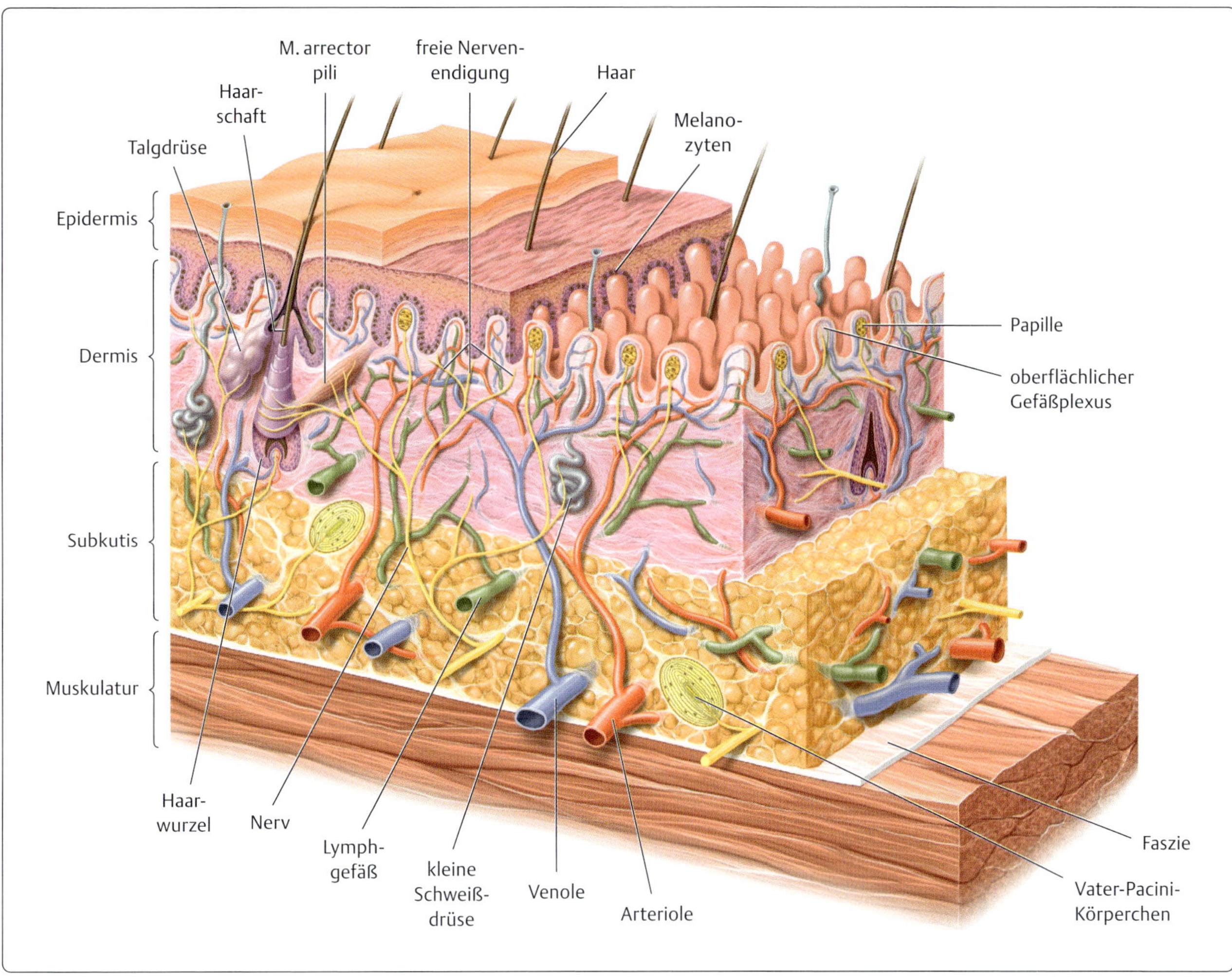

Abb. 11.28 Aufbau der Haut.

11.4.1 Hautschichten

Die Haut (Kutis) besteht aus 3 Schichten:

- Oberhaut (Epidermis)
- Lederhaut (Dermis oder Corium)
- Unterhaut (Subkutis)

Die beiden äußeren Schichten (Epidermis und Dermis) werden als **Kutis** zusammengefasst, die Unterhaut als **Subkutis** bezeichnet. Allerdings hat sich für die gesamte Haut ebenfalls der Begriff Kutis etabliert. Im korrekten histologischen Sinn bilden die 3 Schichten zusammen die Hautdecke (Integumentum commune).

Die Oberflächenstruktur der Haut zeigt regionale Unterschiede: An den Handflächen- und Fußsohlen befindet sich **Leistenhaut**. Sie zeigt ein genetisch festgelegtes, individuelles Muster (Fingerabdruck). Der restliche Körper ist mit **Felderhaut** (rhombische Anordnung) bedeckt.

Pathologie

Verbrennung

Verbrennungen der Haut werden in verschieden Schweregrade eingeteilt:

- Grad 1: Betroffen ist nur die Epidermis. Es kommt zur Rötung und Schwellung, die aber vollständig reversibel sind.
- Grad 2: Betroffen sind die Epidermis und die Dermis. Blasenbildung kommt hinzu. Je nach Tiefe der Verletzung können Narben zurückbleiben.
- Grad 3: Zerstörung von Kutis und Subkutis. Es kommt zur Nekrosebildung („Verkohlung“). Die Verletzungen sind nahezu schmerzfrei, da die Nervenendigungen mit zerstört sind. Die Verletzung heilt immer narbig aus.

Verbrennungen der Haut führen zu einem erheblichen Flüssigkeitsverlust, da die schützende Hautdecke fehlt. Daher kann es schon bei relativ kleinen geschädigten Flächen zu hypovolämischen Schockzuständen und entzündlichen Allgemeinreaktionen des Körpers kommen.
Mithilfe der Neunerregel (**Abb. 11.29**) kann der Anteil der verbrannten Körperoberfläche beim Erwachsenen annähernd eingeschätzt werden (Achtung, beim Kind weichen die

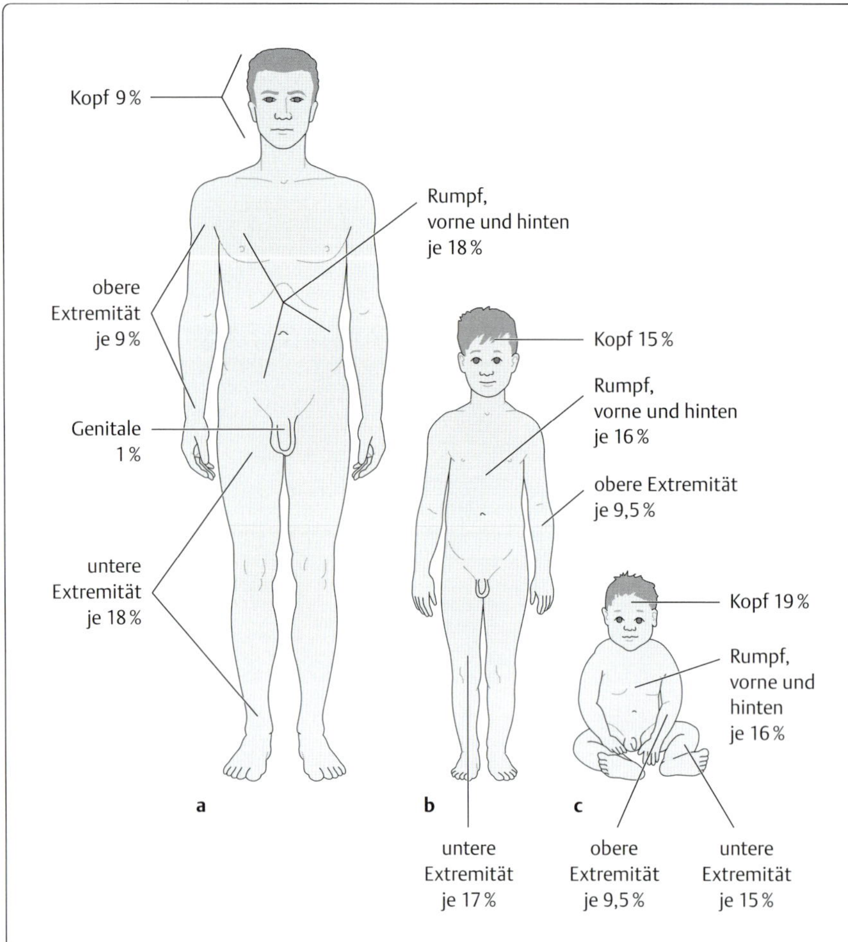

Abb. 11.29 Aufteilung der Körperoberfläche bei Erwachsenen, Kindern, und Kleinkindern. Nach der Neunerregel von Wallace in ein Vielfaches von „9“. Diese Aufteilung der Körperoberfläche eines Erwachsenen erlaubt einen schnellen Überblick über die Ausdehnung der Verbrennungen. Bei Kindern und Kleinkindern gelten andere prozentuale Anteile.
a Erwachsener (> ca. 15 Jahre).
b Kind.
c Kleinkind.

Prozentangaben ab!). Dazu wird die Körperoberfläche in prozentuale Anteile eingeteilt.
Alternativ kann auch mithilfe der (patienteneigenen) Handinnenfläche, die einem Hautareal von 1 % entspricht, eine Einschätzung vorgenommen werden (**Abb. 11.30**): Liegt der verbrannte Bereich unter 5 %, ist die Prognose gut; bei mehr als 20 % bedarf es einer intensivmedizinischen Betreuung, da schwere Begleitsymptome zu erwarten sind.

11.4.1.1 Oberhaut (Epidermis)

Die Epidermis besteht aus Epithelgewebe, dessen Zellen Keratinozyten heißen. Das mehrschichtig verhornte Plattenepithel setzt sich aus mehreren Schichten zusammen (**Abb. 11.31**):

- Basalzellschicht (Stratum basale)
- Stachelzellschicht (Stratum spinosum)
- Körnerzellschicht (Stratum granulosum)
- Hornschicht (Stratum corneum)

Nur in der Haut der Handflächen und Fußsohlen (Leistenhaut) liegt zwischen dem Stratum granulosum und Stratum corneum noch eine weitere Schicht, das **Stratum lucidum**.

Wie bei allen Epithelien sitzen die Zellen, in diesem Fall die Zellen der Basalzellschicht, einer Basalmembran auf. Sie verbindet die Epidermis mit der darunterliegenden Dermis und gibt ihr festen Halt. Die Epidermis ist gefäßlos, sie wird durch Diffusion aus der Dermis versorgt.

Hauterneuerung Im **Stratum basale** teilen sich die Zellen fortwährend. Die neu gebildeten Zellen wandern dann in die darüberliegenden Schichten und beginnen, Keratin (Horn) zu bilden. Schließlich sterben sie ab und werden samt Inhalt in die oberste Schicht, das **Stratum corneum**, eingefügt. Die Hornschicht befindet sich an der äußeren Oberfläche (Abschilferung). Sie besteht also aus totem Zellmaterial. Die obersten Lagen stößt sie an die Umgebung ab. Von unten wird die Hornschicht permanent erneuert. Etwa 4 Wochen dauert die Wanderung aus dem Stratum basale an die Oberfläche. Erhöht sich der mechanische Anspruch an die Haut, steigert sie ihre Hornproduktion (Schwielenbildung).

Barrierefunktion der Oberhaut Die Hornschicht der Haut ist keineswegs ein Abfallprodukt. Die gezielte Entwicklung der Zellen von basal aus und der programmierte Zelltod dienen einem wirksamen Schutz der Körperoberfläche. Die Abgrenzung gegen die Umwelt wird noch unterstützt durch polare Lipide (Fette), die zwischen die Zellen des Stratum corneum eingelagert sind. Außerdem bilden die Zellen des **Stratum granulosum** sehr dichte Verschlusskontakte (Tight-Junctions) aus, sodass die Haut für Wasser und darin gelöste Stoffe nahezu undurchdringlich ist. So können auch Arzneistoffe (oder Gifte) nur eindringen, wenn sie ausreichend fettlöslich sind.

Pathologie

Schuppenflechte

Die Psoriasis (Schuppenflechte) ist gekennzeichnet durch silberweiße, schuppende und meist juckende Hautareale. Prädilektionsstellen sind die Streckseiten der Extremitäten, die Iliosakralregion und die Kopfhaut. Der Erkrankung liegen (genetisch begünstigt) Fehlreaktionen der Immunzellen und der Keratinozyten zugrunde. Die Hornzellen reagieren mit Überproduktion, die im Sommer etwas zurückgehen kann. Typische Zeichen einer Psoriasis sind:

- Kerzenfleckphänomen: Beim Kratzen lösen sich kleine Plättchen, die Schuppung wird noch deutlicher.
- Phänomen des „letzten Häutchens“: Unter den Schuppen ist die Epidermis sehr dünn.
- Auspitz-Phänomen (Phänomen des „blutigen Taus“): Bei Verletzung des letzten Häutchens treten kleine punktförmige Blutung auf.
- Koebner-Phänomen: Durch Kratzen kann ein neues Flechtenareal entstehen.

Außerdem kommt es bei der Psoriasis häufig zu Veränderungen der Nägel, z. B. Tüpfelnägel, psoriatische Ölflecken oder Streifenbildung durch Splitterblutungen.
Eine Komplikation der Erkrankung stellt die **Psoriasisarthritis** dar. Hierbei tritt begleitend ein entzündlicher Befall der Gelenke auf (polyarthritische Gelenkbeschwerden).

Neurodermitis

Die Neurodermitis (atopische Dermatitis) ist gekennzeichnet durch sehr trockene Haut, ein vergröbertes Hautrelief und äußerst starken Juckreiz. Betroffen sind v. a. die Beugeseiten der Extremitäten, der Hals und das Gesicht. Die Ursachen der entzündlichen, schubweise verlaufenden Erkrankung sind weitgehend unbekannt. Es besteht eine erbliche Disposition. In der Pubertät kommt es meist zu einer deutlichen Besserung der Symptome.

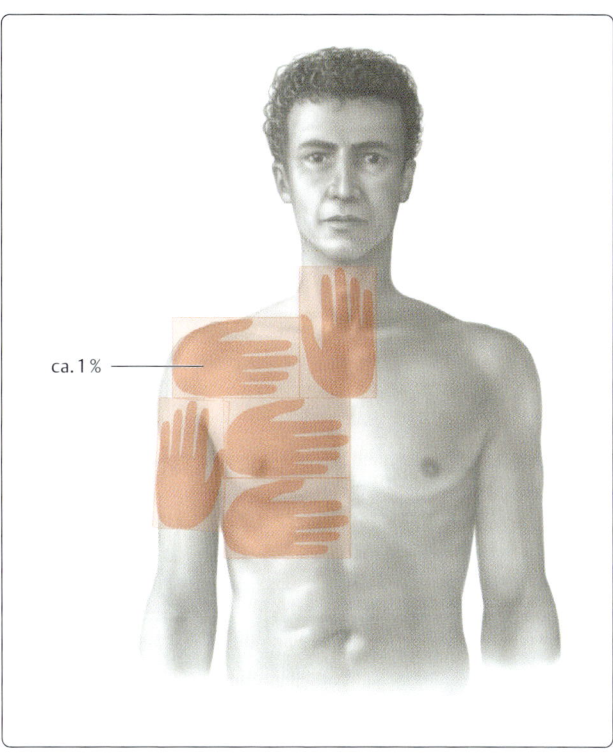

Abb. 11.30 Handflächenregel. Mithilfe der Handflächenregel gelingt eine sehr genaue Einschätzung der geschädigten Hautfläche. Dabei ist die Größe der Handfläche des Patienten das Maß.

Abb. 11.31 Schichten der Epidermis.
B = Stratum basale (Basalzellschicht), BL = Basalmembran, C = Stratum corneum (Hornschicht), G = Stratum granulosum (Körnerzellschicht), HD = Hemodesmosom, K = Keratinkörnchen, Koll III = Fibrillen aus Kollagen Typ III, L = Langerhans-Zelle, M = Melanozyt, pD = papilläre Dermis, S = Stratum spinosum (Stachelzellschicht).
a Lichtmikroskopisches Bild der Haut.
b Vereinfachtes Schema.

Naturheilkundliche Therapie

Auflagen, Öle und Waschungen/Bäder bei Pruritus
Pruritus kann sehr vielfältige Ursachen haben. Um den Juckreiz zu lindern, werden v. a. kühlende Auflagen, Cremes und Lotionen eingesetzt. Als Heilpflanzen kommen hier beispielsweise Menthol, Thymian, Lavendelöl und Kampfer zum Einsatz. Auch Ganzkörperwaschungen oder Bäder können den Juckreiz stillen. Besonders Haferstroh- und Kleiebäder mildern die Beschwerden.

Phytotherapeutika und Auflagen bei Neurodermitis
Nachtkerzen- und Borretschöl, innerlich angewandt, wirken antiphlogistisch, lindern Juckreiz, Hautschuppung und -rötung. Im Ekzemstadium eignen sich Eichenrinde-, Kamille-, Hamamelis- und Ackerschachtelhalmbäder sowie Molkeumschläge und Quarkauflagen.

Weitere Zellen der Epidermis
Außer den Keratinozyten enthält die Epidermis noch weitere Zellen:

- Langerhans-Zellen (Abwehrzellen)
- Merkel-Zellen (Druckrezeptoren)
- Melanozyten (pigmentbildende Zellen)

Langerhans-Zellen Die Langerhans-Zellen sind immunologisch aktive Zellen der Epidermis. Sie gehören zu den antigenpräsentierenden Zellen (S. 111). Sie sitzen zwischen Keratinozyten und überwachen die Oberhaut.

Merkel-Zellen Sie enthalten Rezeptoren, mit denen der Druck erfasst wird (S. 290).

Melanozyten Die Melanozyten sind für die Pigmentierung der Haut verantwortlich. Sie produzieren Melanin und geben es an die basalen Keratinozyten ab. Durch die Melanineinlagerung werden die Zellen vor der UV-Strahlung geschützt.

Pathologie

Basaliom, Melanom und Plattenepithelkarzinom
Durch Sonneneinstrahlung erhöht sich das Entartungsrisiko der Zellen der Epidermis. Besonders gefürchtet ist das maligne **Melanom** (schwarzer Hautkrebs), das von den Melanozyten ausgeht. Es sendet auch bei geringer Eindringtiefe in die Haut schnell Tochterzellen aus und ist die häufigste tödlich verlaufende Hauterkrankung.
Das **Basaliom** (Basalzellkarzinom) ist ein Tumor der Basalzellschicht und betrifft vorwiegend ältere Menschen. Es entwickelt sich bevorzugt an Nase, Ohren oder der Stirn. Diese Geschwulst wird nur als teilweise bösartig (semimaligne) bezeichnet, da sie zerstörend wächst, aber nur sehr selten Metastasen bildet.
Das **Plattenepithelkarzinom** (Spinaliom) wächst dagegen aggressiv und metastasierend. Diesen Tumor findet man v. a. in der äußeren Haut sowie in der Schleimhaut des Mundes und der Genitalregion.

11.4.1.2 Lederhaut (Dermis, Corium)

Die Lederhaut (Dermis) besteht überwiegend aus Bindegewebszellen und kollagenen sowie elastischen Fasern.

Ihr oberer Anteil, die sog. Papillarschicht (**Stratum papillare**), ist durch zapfenartige Fortsätze fest mit der Epidermis verzahnt. Hier ist das Blutgefäßsystem besonders gut ausgebildet und zahlreiche Nervenendigungen (z. B. für Schmerz und Juckreiz) ragen in die Papillen hinein. Außerdem kommen Rezeptoren für Berührungen, die Meissner-Tastkörperchen, und Abwehrzellen vor.

Den unteren Anteil der Dermis bildet eine netzförmige Schicht (**Stratum reticulare**). Viele straffe kollagene Fasern sorgen für die mechanische Widerstandsfähigkeit der Haut.

Eingebettet in die Lederhaut sind Hautanhangsgebilde wie Nägel, Haare und Talgdrüsen (Kap. 11.4.2).

Lerntipp

Merkspruch: „**Cor**nelia **l**acht **g**anz **s**chön **b**löde, **Pap**a **re**det.“ (Hautschichten auf Lateinisch von außen nach innen: Stratum **cor**neum, **l**ucidum, **g**ranulosum, **s**pinosum, **b**asale, **pap**illare, **re**ticulare)

11.4.1.3 Unterhaut (Subkutis)

Die Subkutis besteht aus Bindegewebe und – je nach Ernährungszustand – unterschiedlich viel Fettgewebe (weißes Fett). Dieses dient als Energiereserve (Speicherfett) und zur Wärmeisolation. In der Unterhaut liegen größere Gefäße, Nerven, Schweißdrüsen sowie die unteren Abschnitte der Haarbälge. Vater-Pacini-Körperchen nehmen als Druckrezeptoren Vibrationen wahr.

11.4.1.4 Rezeptoren der Haut

Die Haut beinhaltet als Organ für den Tastsinn unterschiedliche Rezeptoren (**Abb. 11.32**):

- Merkel-Zellen (Druckrezeptoren)
- Meissner-Tastkörperchen (Berührungsrezeptoren)
- Ruffini-Körperchen (Dehnungsrezeptoren)
- Vater-Pacini-Körperchen (Vibrationsrezeptoren)
- Kalt-, Warm- und Schmerzrezeptoren

Merkel-Zellen Die Merkel-Zellen befinden sich in der Basalzellschicht der Epidermis. Sie reagieren auf Druck und geben ihre Impulse über Synapsen an eine gemeinsame Nervenfaser ab, sodass nur die gleichzeitige Erregung mehrerer benachbarter Merkel-Zellen als Signal ans Rückenmark weitergeleitet wird (Signalkonvergenz). Merkel-Zellen adaptieren nicht, d. h., solange ein Druck auf die Haut einwirkt, wird dieser auch in der entsprechenden Intensität ans Gehirn weitergeleitet.

Meissner-Tastkörperchen finden wir in der oberen Lederhaut (Stratum reticulare). Sie reagieren auf Druckveränderungen.

Ruffini-Körperchen (Ruffini-Kolben) liegen in der unteren Lederhaut. Sie messen die Spannung der Haut und reagieren besonders auf Spannungsänderungen.

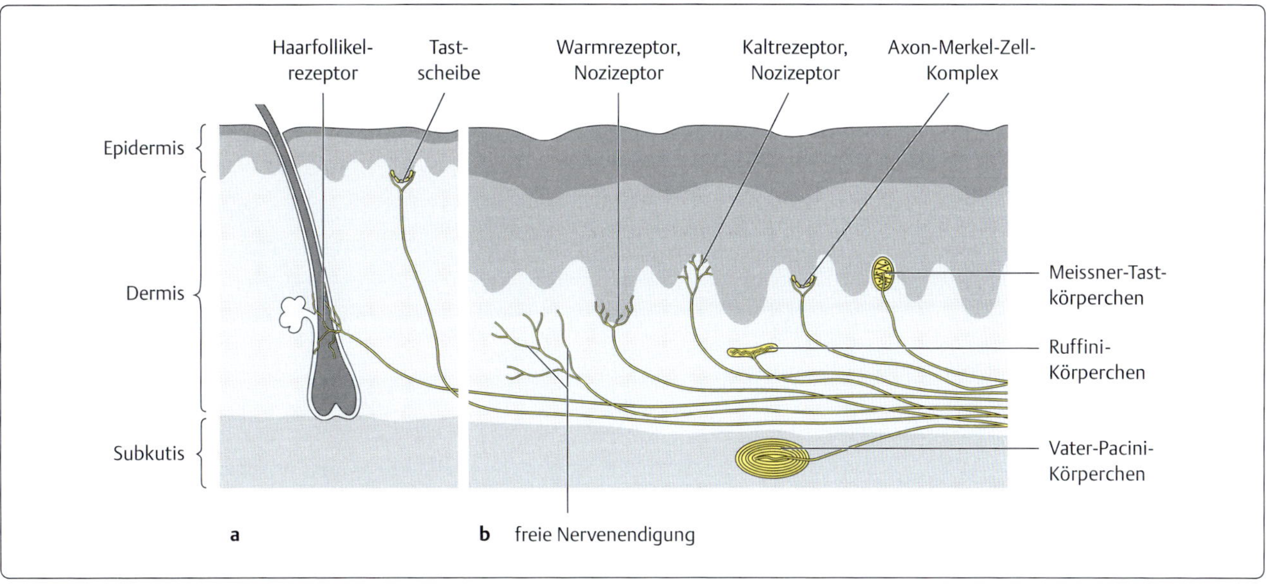

Abb. 11.32 Haut als Sinnesorgan. Die Epidermis (Oberhaut) bildet die äußere Hautoberfläche. Sie stellt eine Barriere zwischen der Umwelt und dem Körperinneren dar. Im Gegensatz zur darunterliegenden gut durchbluteten Lederhaut (Dermis) enthält die Epidermis keine Blutgefäße. Die Kapillarschlingen in den Papillen der Dermis dienen neben der Ernährung v. a. der Thermoregulation.
a Behaarte Haut.
b Unbehaarte Haut.

Vater-Pacini-Körperchen In der Subkutis liegen die Vater-Pacini-Körperchen. Sie messen Beschleunigungen und werden daher am Anfang und Ende eines zunehmenden Druckreizes erregt. Besonders empfindlich reagieren die Körperchen auf Vibrationen, bei denen sich ständig die Richtung und Geschwindigkeit des Reizes ändern.

11.4.2 Hautanhangsgebilde

Die Hautanhangsgebilde entwickeln sich aus der Epidermis. Zu ihnen gehören folgende:

- Nägel
- Haare
- Drüsen (Schweiß-, Talg-, Duftdrüsen)

Auch die Drüsen der weiblichen Brust entwickeln sich als Hautanhangsgebilde. Aufgrund ihrer Funktion werden sie bei den Geschlechtsorganen besprochen (Kap. 9.3.2).

Haare und Nägel sind verhornte Produkte der Epidermis. Die Vorgänge des Wachstums entsprechen dem der Oberhaut (S. 288). Aus sich teilenden Matrixzellen (entsprechen den Zellen des Stratum basale) entwickeln sich Hornzellen. Diese bilden das Skleroprotein Keratin, welches für die typische Struktur verantwortlich ist.

11.4.2.1 Nägel

Die Nägel bestehen aus einer ca. 0,5 mm starken Keratinplatte (Nagelplatte), die eine besondere Ausbildung der Hornschicht der Epidermis ist. Sie dienen dem Schutz der Finger- bzw. Zehenkuppe und unterstützen als Widerlager die Greif- und Tastfunktion.

Aufbau Jeder Nagel (Unguis) ist auf dem Epithel seiner Unterlage, dem **Nagelbett**, fest verankert (**Abb. 11.33**). Die Dermis des Nagelbettes ist wiederum über senkrecht verlaufende Bindegewebsfasern mit dem darunterliegenden Knochen unverschieblich verbunden. Der proximale Rand des Nagels, die **Nagelwurzel**, liegt geschützt in der Nageltasche. Die seitlichen Ränder verdeckt der Nagelfalz. In einem weißen halbmondförmigen Bereich (Lunula) vor der Nageltasche scheint der Bereich des epithelialen Anteils des Nagelbettes durch, aus dem der Nagel kontinuierlich nachwächst (**Nagelmatrix**). Die Basalzellen teilen sich hier mitotisch. Ihre Nachkommen differenzieren sich zu Hornzellen und fügen sich fortwährend in die Nagelwurzel ein.

> **Pathologie**
>
> **Uhrglasnägel**
>
> Eine verstärkte Längs- oder Querwölbung eines oder mehrerer Finger- oder Zehennägel (Uhrglasnägel) kommt bei Herz-, Leber- oder Lungenerkrankungen vor. Uhrglasnägel sind Zeichen für eine mangelnde Sauerstoffversorgung (Hypoxie) des Bindegewebes im Nagelbett. Es kommt reaktiv zu einer Gewebevermehrung mit Einfluss auf die Nagelform.

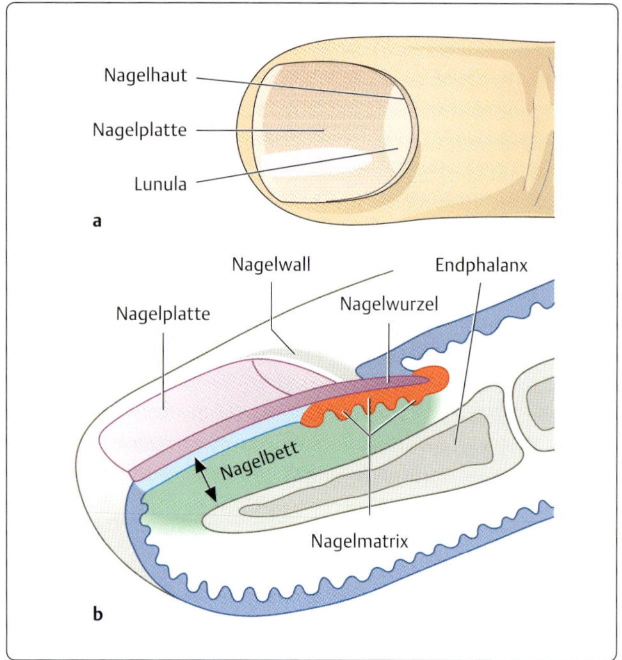

Abb. 11.33 Aufbau eines Fingernagels.
a Aufsicht auf den Nagel.
b Längsschnitt durch die Fingerkuppe. Die Endphalanx ist das knöcherne Fingerendglied.

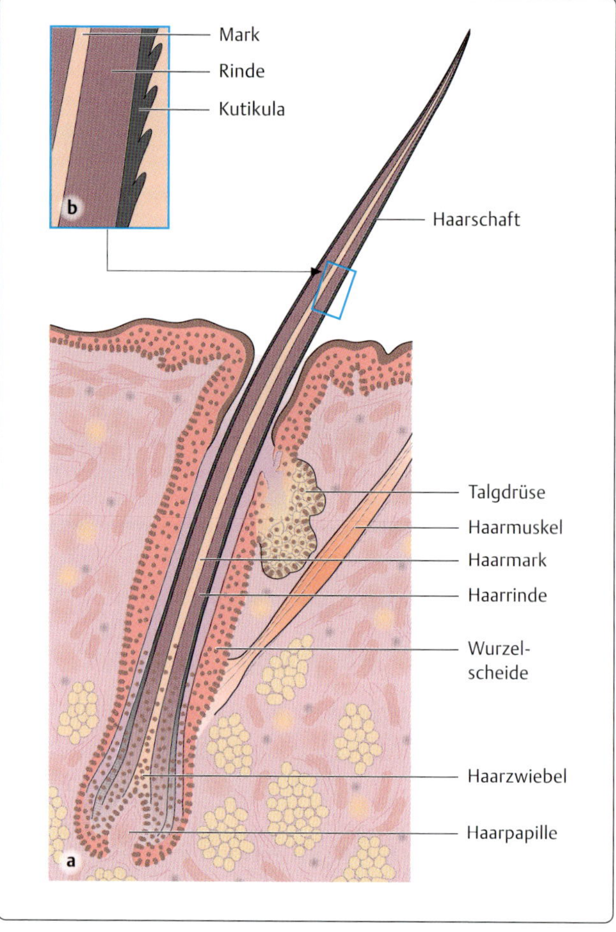

Abb. 11.34 Haar.
a Längsschnitt durch die Haarwurzel.
b Im Zoom wird der dreischichtige Aufbau der Haare deutlich.

11.4.2.2 Haare

Das Skleroprotein Keratin gibt auch den Haaren seine typische (verhornte) Struktur. Sie dienen dem Wärmeschutz, dem Tastempfinden und vergrößern die Verdunstungsoberfläche für Schweiß.

Beim Erwachsenen kann man zwischen Flaumhaaren (Vellushaare, entsprechen beim Neugeborenen den Lanugohaaren) und Terminalhaaren unterscheiden. Die dünnen Flaumhaare bedecken bei der Frau den Großteil des Körpers. Die Terminalhaare sind dicker und stärker pigmentiert. Sie bilden die Haupthaare, Wimpern, Brauen, Schamhaare und beim Mann die Barthaare.

Aufbau Das Haar (**Pilus**) ist ein zugfester, aber biegsamer Hornfaden. Es besteht aus:

- Haarschaft
- Haarwurzel
- Wurzelscheide

Der verhornte **Haarschaft** ist der über die Haut herausragende Teil (**Abb. 11.28**, **Abb. 11.34**). Die **Haarwurzel** steckt in der Wurzelscheide (oder auch Haarbalg), deren Öffnung zur Hautoberfläche als Haartrichter (Infundibulum) bezeichnet wird. Die **Wurzelscheide** ragt unterschiedlich weit in die Subkutis hinein. In den oberen Bereich der Wurzelscheide mündet eine Talgdrüse. Etwas darunter ist ein kleiner, sympathisch innervierter Muskel (M. arrector pili) verankert, der bei Kälte die Haare aufstellt (Gänsehaut). Am unteren Ende der Haarwurzel befindet sich die verdickte Haarzwiebel (Bulbus pili). Hier liegen die Matrixzellen, die für das Wachstum des Haares verantwortlich sind. In die Haarzwiebel schiebt sich die bindegewebige Haarpapille. Sie ist eine Einstülpung der Dermis und enthält eine Kapillarschlinge zur Versorgung der Haarzwiebel.

11.4.2.3 Hautdrüsen

In der Haut befinden sich Talg-, Schweiß- und Duftdrüsen (**Abb. 11.35**).

Talgdrüsen Die Talgdrüsen kommen fast ausschließlich in der behaarten Haut vor. Ihre Ausführungsgänge münden in die Wurzelscheide. Der **Talg** (Sebum) ist ölig und besteht aus Lipiden und den Resten zerfallener Drüsenzellen (holokrine Sekretion). Die Drüsenzellen werden deshalb fortwährend neu gebildet. Der Talg bildet auf der Haut eine schützende Fettschicht und hält die Haare glänzend und geschmeidig. Freie Talgdrüsen gibt es z. B. an den Lippen, den äußeren Genitalien und den Nasenflügeln. Auch die Meibom-Drüsen der Augenlider sind freie Talgdrüsen (Kap. 11.1.1).

Schweißdrüsen Die kleinen Schweißdrüsen münden stets unabhängig von den Haaren auf der Haut. Sie dienen der Thermoregulation. Besonders häufig kommen sie an der Stirn, den Handflächen und den Fußsohlen vor. Ihr Sekret ist wässrig und salzig (elektrolythaltig). Durch Verdunstung des Schweißes an

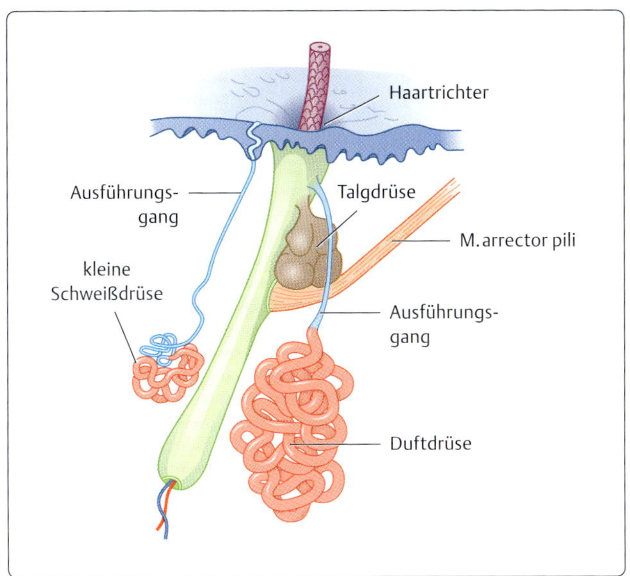

Abb. 11.35 Hautdrüsen in räumlicher Darstellung.

der Körperoberfläche wird dem Körper Wärme entzogen (Perspiratio sensibilis). Im Extremfall kann die Schweißsekretion mehrere Liter (bis zu 12,5 l) am Tag betragen.

Schweiß ist an sich geruchlos. Erst durch Bakterieneinfluss entsteht der typische unangenehme Schweißgeruch.

Das saure Sekret der Schweißdrüsen bildet zusammen mit den Lipiden der Talgdrüsen den Säureschutzmantel der Haut und hemmt dadurch das Bakterienwachstum.

Auch wenn man nicht schwitzt, wird ständig Wasser über die Haut und oder die Atemluft abgegeben (Perspiratio insensibilis). Die unmerkliche Verdunstung geschieht nicht durch Schweißsekretion, sondern durch Diffusion. Im Durchschnitt verliert man durch diesen Vorgang 800–1 000 ml Wasser täglich.

Duftdrüsen Die Duftdrüsen (große Schweißdrüsen) kommen beim Menschen regelmäßig in den Achselhöhlen, in der Genital- und Analregion, aber auch um die Brustwarzen herum vor. Sie sind meist mit Haaren assoziiert und für den ganz persönlichen Körpergeruch verantwortlich. Die Produktion ihres alkalischen, fetthaltigen Sekrets beginnt überwiegend erst in der Pubertät. Sie wird langfristig durch Geschlechtshormone stimuliert. Wie groß die Bedeutung der Duftdrüsen für das Sozialverhalten der Menschen ist, ist ungewiss.

Pathologie

Akne

In der Pubertät kommt es durch die hormonelle Umstellung zu einer erhöhten Talgproduktion. Es kann zu einem Talgrückstau kommen, der durch Verlegung des Haarbalgs (durch abgeschilferte Hornzellen) ausgelöst wird. Es entstehen Komedonen (Mitesser). Vermehren sich nun die an sich harmlosen Bakterien im Talg, entzünden sich die Komedonen und werden zu „Pickeln“ (Acne vulgaris).

12 Bewegungssystem

Das menschliche Skelett besteht aus über 200 Knochen, dem ein Vielfaches an Muskeln zugeordnet ist. Gemeinsam bilden sie mit entsprechenden Hilfseinrichtungen das Bewegungssystem, welches der Körperhaltung (Stützfunktion) sowie der aktiven Fortbewegung dient.

12.1 Unterteilung und allgemeiner Aufbau

Der menschliche Körper wird in den Körperstamm sowie eine untere und eine obere Extremität unterteilt. Zum Körperstamm gehören der Rumpf (Truncus), der Hals (Collum) und der Kopf (Caput). Die Extremitäten bestehen jeweils aus einem Gürtel (Schulter- oder Beckengürtel) und einer freien Gliedmaße (Arm oder Bein; **Abb. 12.1**).

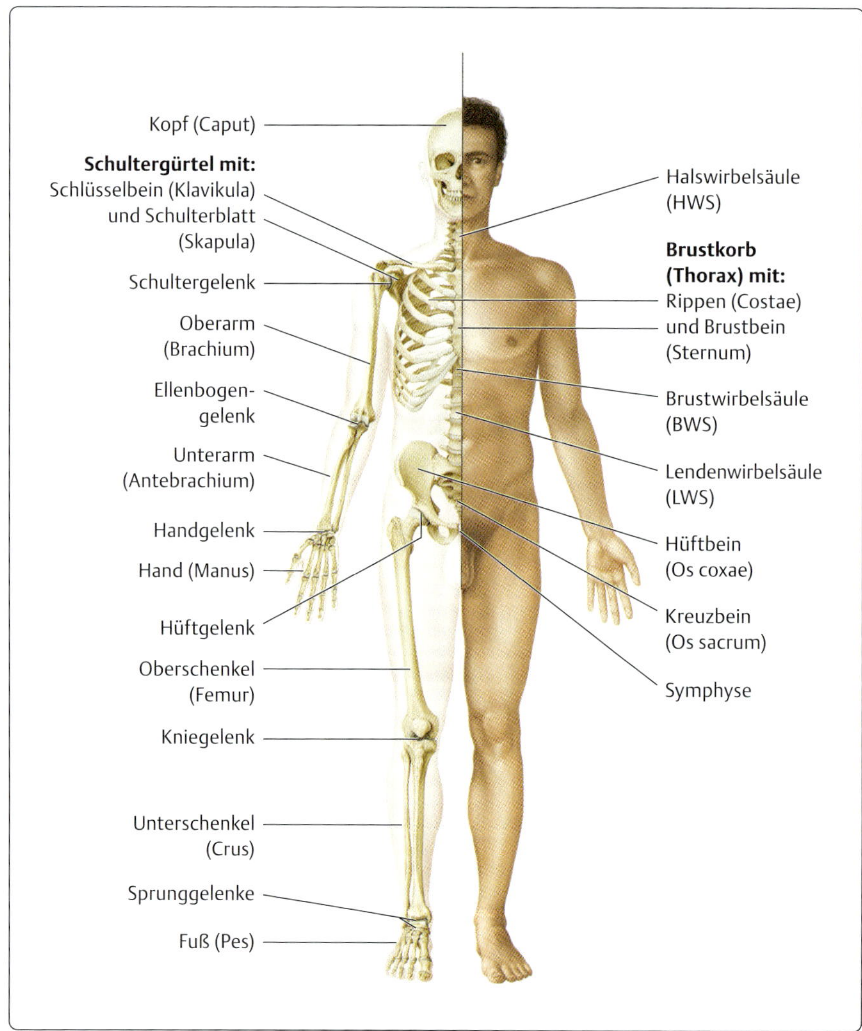

Abb. 12.1 Übersicht über die Knochen und Gelenke des menschlichen Skeletts mit gleichzeitiger Darstellung der Körperoberfläche.

12.1.1 Achsen und Ebenen sowie Lage- und Richtungsbezeichnungen

Zur Orientierung am Körper dienen Körperachsen und -ebenen (**Tab. 12.1**, **Abb. 12.2**). Es werden 3 Hauptachsen unterschieden. Sie kommen v. a. bei der Beschreibung von Bewegungsmöglichkeiten in Gelenken zur Anwendung. Die **Längsachse** (Longitudinal-/Vertikalachse) verläuft bei aufrechtem Stand von oben nach unten, die **Pfeilachse** (Sagittalachse) läuft von vorne (ventral) nach hinten (dorsal) durch den Körper (oder umgekehrt), die **Querachse** (Horizontal- oder Transversalachse) steht senkrecht zur Längsachse und zieht von der linken Körperhälfte nach rechts quer durch den Körper (oder umgekehrt).

Analog zu den 3 Hauptachsen werden 3 Hauptebenen definiert: Die Medianebene liegt genau in der Mitte der Sagittalebene, sie teilt den Körper in eine rechte und eine linke Hälfte. CT- und MRT-Bilder sind häufig in verschiedenen Transversalebenen abgebildet.

Um ein Organ oder Körperteil in Lage und Richtung richtig zu beschreiben, benutzt die Anatomie eine Reihe genau definierter Lage- und Richtungsbezeichnungen. Sie sind in der **Tab. 12.2** und der **Abb. 12.3** dargestellt. Auch für die verschiedenen Bewegungsrichtungen gibt es festgelegte Begriffe (**Tab. 12.3**).

Der mögliche Bewegungsumfang wird meist von der anatomischen Normalstellung (**Neutral-Null-Stellung**) aus beschrieben und in Grad angegeben (Normal-Null-Methode). Die Normalstellung des Körpers ist der aufrechte Stand mit geschlossenen Füßen. Die Arme hängen herab und die Handflächen zeigen nach innen, der Daumen nach vorne (**Abb. 12.2**).

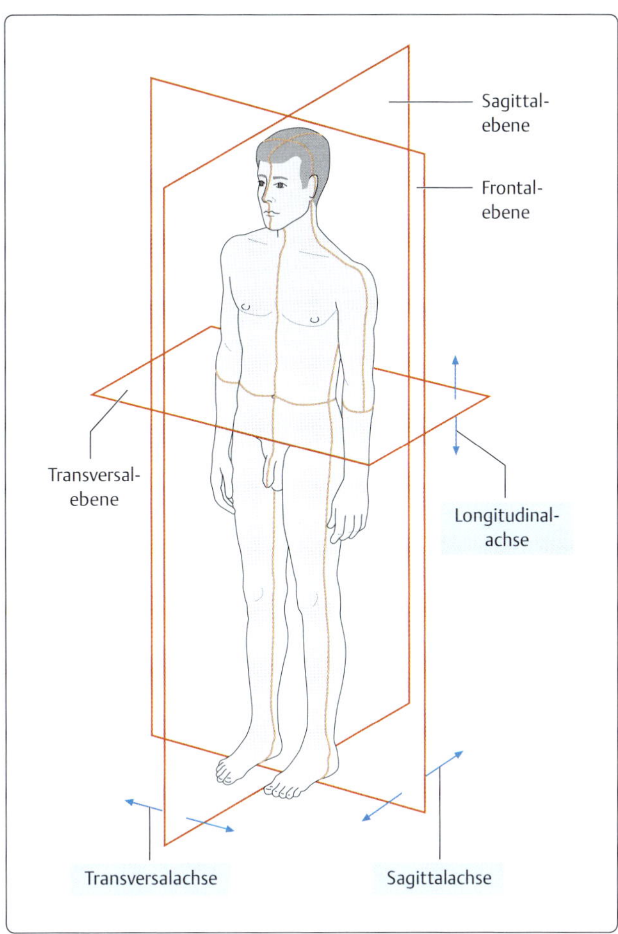

Abb. 12.2 Hauptachsen und -ebenen am Körper des Menschen in der Ansicht von schräg vorne (Neutral-Null-Stellung).

Tab. 12.1 Hauptachsen am menschlichen Körper (Aumüller et al. 2010, S. 7).

Achse	Ausrichtung	Verbindung
Sagittalachse (Pfeilachse)	ventral ↔ dorsal	zwischen vorderer und hinterer Körperwand
Transversalachse (Querachse)	lateral ↔ medial	zwischen einander entsprechenden Punkten der rechten und linken Körperhälfte
Longitudinalachse (Längsachse)	kranial ↔ kaudal	zwischen Scheitel und Sohle mit senkrechtem Aufeinandertreffen auf der Standfläche

Tab. 12.2 Richtungs- und Lagebezeichnungen (nach Aumüller et al. 2010, S. 12).

Anatomische Bezeichnung	Herkunft (lateinisch)	Bedeutung
allgemein		
lateral	lat. ad latus = zur Seite stehend	seitlich, von der Medianebene weg
medial	lat. medium = Mitte, Zentrum	zur Medianebene hin
median		in der Medianebene
dorsal; posterior	lat. dorsum = Rücken	rückenwärts, hinten
ventral; anterior	lat. venter = Bauch	bauchwärts, vorne
kranial; superior	lat. cranium = Schädel	auf das Kopfende zu
kaudal; inferior	lat. cauda = Schwanz	auf das Steißende zu, unterhalb

► **Tab. 12.2** Fortsetzung.

Anatomische Bezeichnung	Herkunft (lateinisch)	Bedeutung
internus		innen gelegen
externus		außen gelegen
sinister		links
dexter		rechts
superfizial		oberflächlich
profundus		tief, tief liegend
Kopf		
rostral (Anwendung beim Gehirn)	lat. rostrum = Schnabel	vorne
frontal	lat. frons = Stirn	zur Stirn hin
nasal	lat. nasus = Nase	zur Nase hin
okzipital	lat. occipitum = Hinterhaupt	in Richtung Hinterhaupt
basal		in Richtung Schädelbasis
median		in der Medianebene
Extremitäten		
proximal	lat. proximus = der Nächste	zum Rumpf hin
distal	lat. distare = entfernt sein	vom Rumpf weg
obere Extremität		
radial	lat. radius = Speiche	zur Speichenseite (Daumenseite) hin
ulnar	lat. ulna = Elle	zur Ellenseite (Kleinfingerseite) hin
palmar	lat. palma = Handfläche	zur Handinnenfläche (Hohlhand) hin
dorsal	s. o.	zum Handrücken hin
untere Extremität		
tibial	lat. tibia = Schienbein	zur Schienbeinseite (Großzehenseite) hin
fibular	lat. fibula = Wadenbein	zur Wadenseite (Kleinzehenseite) hin
plantar	lat. planta = Fußsohle	zur Fußsohle hin
dorsal	s. o.	zum Fußrücken hin

Tab. 12.3 Bewegungsrichtungen (Aumüller et al. 2010, S. 13).

Bewegungsrichtung	Beschreibung
Flexion	Beugung des Rumpfes oder der Extremitäten
Extension	Streckung des Rumpfes oder der Extremitäten
Anteversion	Wegführen der Extremitäten vom Körper nach ventral
Retroversion	Wegführen der Extremitäten vom Körper nach dorsal
Adduktion	Heranführen der Extremitäten an den Körper in der Frontalebene
Abduktion	Wegführen der Extremitäten vom Körper in der Frontalebene
Elevation	Anheben (in der Regel des Arms) über die Horizontale
Innenrotation	Einwärtsdrehung der Extremitäten um ihre Längsachse
Außenrotation	Auswärtsdrehung der Extremitäten um ihre Längsachse
Zirkumduktion	Umführbewegungen der Extremitäten

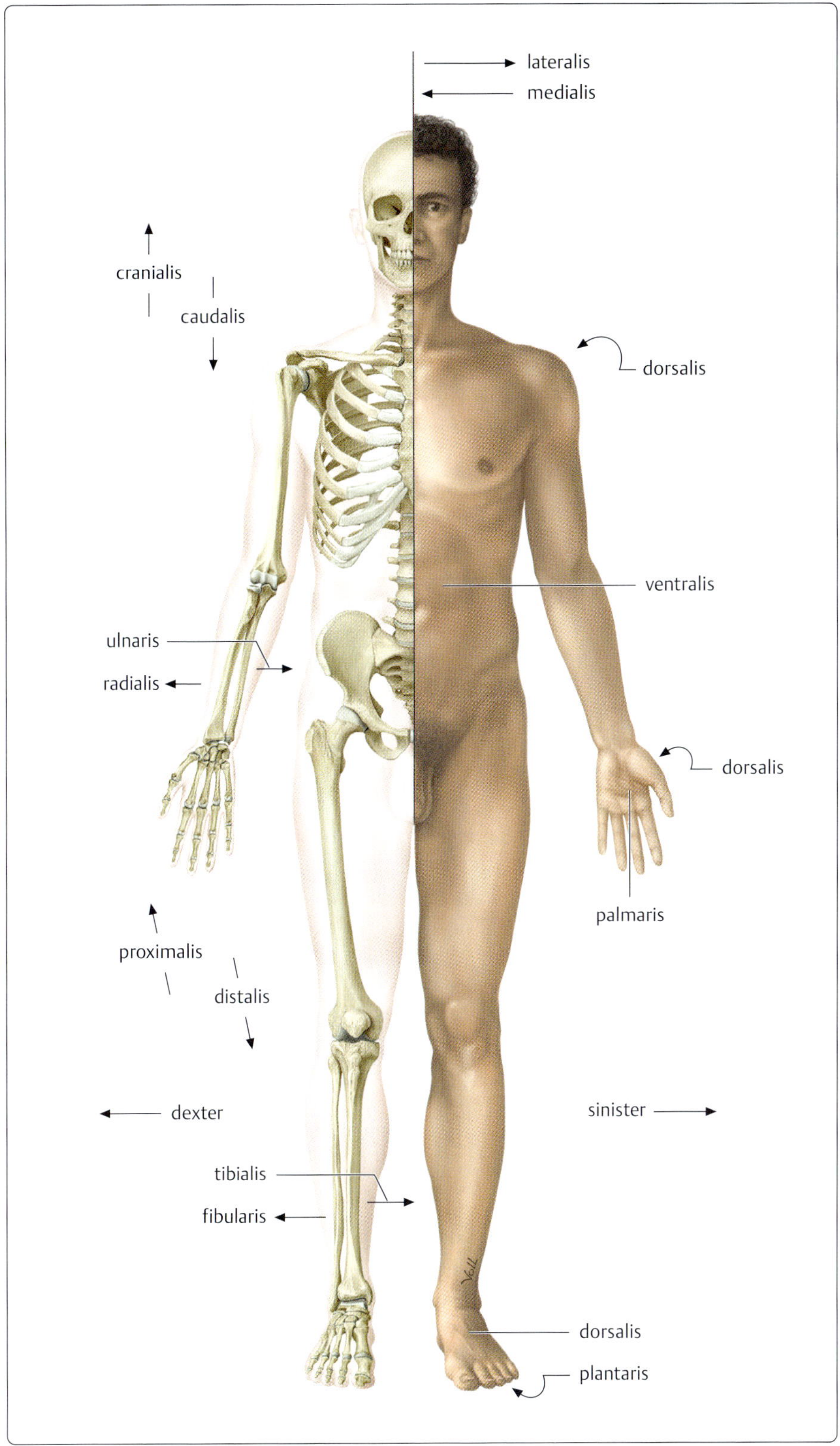

Abb. 12.3 Anatomische Normalposition.

12.1.2 Aktiver und passiver Bewegungsapparat

Innerhalb des Bewegungssystems wird zwischen aktivem und passivem Bewegungsapparat unterschieden. Als passiv gelten die Skelettanteile, Gelenke und Bandverbindungen. Die Skelettmuskulatur bildet den aktiven Teil. Auch die Sehnen, die die Muskeln mit den Knochen verbinden, und andere Hilfseinrichtungen (Faszien, Schleimbeutel und Sesambeine) werden häufig zum aktiven Bewegungsapparat gezählt.

12.2 Knochen- und Gelenktypen

12.2.1 Knochen

Die Knochen werden aufgrund ihrer genetisch festgelegten Form verschiedenen Typen zugeteilt (**Tab. 12.4**). Zu den klassischen Knochentypen gehören:

- lange Knochen
- kurze Knochen
- platte Knochen
- unregelmäßige Knochen

Zudem werden unabhängig von Größe und Form lufthaltige Knochen, Sesambeine (S. 301) und zusätzliche Knochen beschrieben (**Tab. 12.4**).

12.2.1.1 Lange Knochen

Die langen Knochen sind Röhrenknochen (**Abb. 12.38**). Zu dieser Gruppe gehören das Schlüsselbein (Klavikula) und die Knochen der Extremitäten:

- Oberarm- und Oberschenkelknochen (Humerus und Femur)
- Elle (Ulna) und Speiche (Radius)
- Schienbein (Tibia) und Wadenbein (Fibula)
- Mittelhand- und Mittelfußknochen (Ossa metacarpi und Ossa metatarsi)
- Finger- und Zehenknochen (Ossa digitorum manus und Ossa digitorum pedis)

Ein typischer Röhrenknochen beinhaltet bestimmte Abschnitte (**Abb. 1.19**). Der lange, in der Mitte gelegene Schaft ist die **Diaphyse**. Ihre kräftige äußere Schicht besteht aus sehr dicht gelagertem Knochengewebe (Kompakta/Kortikalis).

Die distalen und proximalen Knochenenden (Gelenkenden) sind die **Epiphysen**. Sie enthalten überwiegend Spongiosa. Ein Teil ihrer Oberfläche ist mit Gelenkknorpel bedeckt.

Die Diaphyse ist mit den Epiphysen über die **Metaphyse** verbunden. Hier findet vor Abschluss des Knochenwachstums in den Epiphysenfugen das Längenwachstum des Knochens statt. Am ausgewachsenen Knochen verbleibt die verknöcherte Epiphysenlinie.

Während die Spongiosa der langen Röhrenknochen rotes, d. h. blutbildendes, Knochenmark enthält, ist die Markhöhle der Diaphyse mit Fettmark (gelbes Knochenmark) ausgefüllt.

Als **Apophyse** werden größere Knochenvorsprünge bezeichnet, die Muskeln oder Sehnen als Ansatz dienen.

12.2.1.2 Kurze Knochen

Zu den kurzen Knochen zählen die Hand- und Fußwurzelknochen (Ossa carpi und Ossa tarsi; **Abb. 12.31**). Unter einer dünnen Kompakta (= Kortikalis) enthalten diese Knochen ausschließlich Spongiosa.

12.2.1.3 Platte Knochen

Zu den platten Knochen, die einen flachen, kompakten Aufbau zeigen, gehören das Schädeldach, Schulterblatt (Skapula), Brustbein (Sternum), die Rippen (Costae) und das Darmbein (Os ilium; **Abb. 12.37**). Eine feste äußere Knochenschicht bildet bei den platten Knochen einen Rahmen für die dünne innere spongiöse Schicht mit blutbildendem Knochenmark.

12.2.1.4 Unregelmäßige Knochen

Als unregelmäßige Knochen werden die Knochen zusammengefasst, die in keine der anderen Gruppen passen, z. B. Wirbelknochen (**Abb. 12.8**) und Knochen des Gesichts (**Abb. 12.62**b).

12.2.2 Gelenke

Die einzelnen Knochen sind miteinander auf unterschiedliche Arten mehr oder weniger beweglich verbunden. So lassen sich die Knochenverbindungen 2 Gruppen zuordnen (**Tab. 12.5**):

- unechte Gelenke (Synarthrosen)
- echte Gelenke (Diarthrosen)

Tab. 12.4 Knochentypen (nach Schünke et al. 2014, S. 40).

Knochentyp	Deutsche Bezeichnung	Beispiel(e)
Ossa longa	lange Knochen	Röhrenknochen an den Extremitäten
Ossa brevia	kurze Knochen	Hand- und Fußwurzelknochen
Ossa plana	flache Knochen	Schulterblatt, Darmbein, Knochen des Schädeldaches
Ossa irregularia	überzählige, nicht regelhaft auftretende Knochen	Knochen der Schädelbasis
Ossa pneumatica	lufthaltige Knochen	Knochen des Gesichtsschädels mit Nasennebenhöhlen
Ossa sesamoidea	in Sehnen eingelagerte Knochen – Sesambeine	Kniescheibe
Ossa accessoria	zusätzliche, überzählige Knochen	am Schädeldach und am Fuß (entstehen in der Regel dadurch, dass bei der Verknöcherung einige Knochenkerne nicht miteinander fusionieren)

Tab. 12.5 Formen von Knochenverbindungen (Schünke et al. 2014, S. 42).

Unechte Gelenke	Echte Gelenke
Synarthrosen: kontinuierlich über Bindegewebe, Knorpel oder Knochen verbunden; mittel- bis geringgradig beweglich	durch Gelenkspalt getrennt; unterschiedlich gut beweglich, je nach Bandapparat, der das Gelenk zusammenhält = diskontinuierliche Verbindung
Syndesmosen (Bandhaften, z. B. Schädelfontanellen des Neugeborenen)	**Diarthrosen** (Gelenke mit unterschiedlichen Freiheitsgraden); Einteilung nach: • Gestalt und Form der Gelenkkörper (z. B. Kugel-, Ei-, Sattelgelenk) • Anzahl der Bewegungsachsen • Anzahl der Freiheitsgrade
Synchondrosen (Knorpelhaften, z. B. Bandscheiben; wenn das Füllgewebe größtenteils aus Faserknorpel besteht, spricht man von Symphysen, z. B. Symphysis pubica)	
Synostosen (Knochenhaften, z. B. Kreuzbein, im engeren Sinne kein Gelenk mehr, weil unbeweglich)	**Amphiarthrosen** („straffe Gelenke", z. B. Iliosakralgelenk)

12.2.2.1 Synarthrosen

Unechte Gelenke (Synarthrosen) sind straffe Verbindungen von 2 Knochen und erlauben nur geringe Bewegungen. Sie unterscheiden sich durch ihr Füllgewebe:

- Bandhaften (Syndesmosen)
- Knorpelhaften (Synchondrosen)
- Knochenhaften (Synostosen)

Syndesmosen Bandhaften sind bindegewebige Verwachsungen, z. B. zwischen den heranwachsenden Schädelknochen (Fontanellen; **Abb. 12.63**) bzw. Zwischenknochenmembran (Membrana interossea) zwischen Elle und Speiche oder Schienbein und Wadenbein. Auch Bandverbindungen der Wirbelsäule (Ligg. flava und interspinalia) gehören zu den Syndesmosen.

Synchondrosen Das Füllgewebe der Knorpelhaften ist hyaliner Knorpel, z. B. in der Verbindung zwischen den Rippen und dem Brustbein. Die Verbindung mit Faserknorpel stellt eine Sonderform dar und wird als Symphyse (Verwachsung) bezeichnet, z. B. Schambeinfuge (Symphysis pubica).

Synostosen Im Falle der Knochenhaften sind aufeinandertreffende Knochen nachträglich (sekundär) durch Knochengewebe verwachsen, sodass sie keine Bewegung mehr zulassen. Typische Beispiele sind das Kreuz- (Os sacrum) und das Hüftbein (Os coxae).

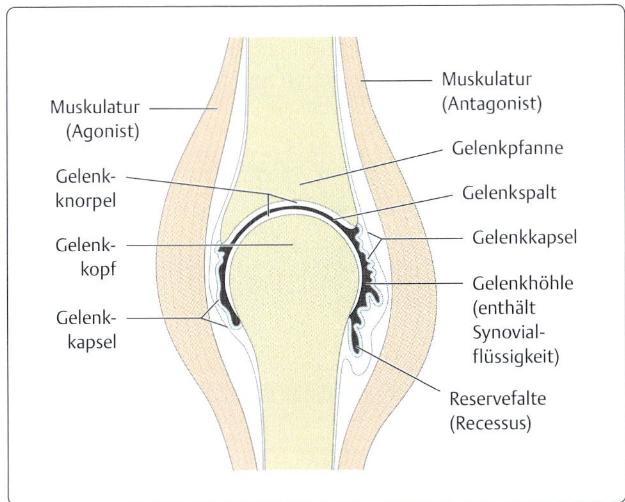

Abb. 12.4 Aufbau eines echten Gelenks.

12.2.2.2 Diarthrosen

Ein echtes Gelenk (Diathrose) ist gekennzeichnet durch 2 frei bewegliche Knochen, deren Gelenkflächen (Facies articularis) mit Knorpel überzogen sind, einen Gelenkspalt sowie eine allseits durch eine Gelenkkapsel (Capsula articularis) geschlossene Gelenkhöhle (Cavitas articularis; **Abb. 12.4**). Auch wenn die Gelenkflächen oft sehr unterschiedlich geformt sind, kann man grundsätzlich einen Gelenkkopf (Caput articularis) und eine Gelenkpfanne (Fossa articularis) unterscheiden.

Der Gelenkspalt ist mit 3–5 ml Gelenkflüssigkeit (**Synovialflüssigkeit**) gefüllt, die von der Gelenkinnenhaut (Synovia) produziert wird. Die Synovialflüssigkeit ermöglicht als „Gelenkschmiere" eine reibungsfreie Bewegung (Artikulation) und dämpft Stöße ab. Eine weitere wichtige Funktion der Synovialflüssigkeit ist die Ernährung des Gelenkknorpels, der gefäßfrei (avaskulär) ist.

Zur Stabilisierung und Bewegung des echten Gelenks dienen der Bandapparat (Gelenkbänder und Gelenkkapsel) und die Muskulatur. Als Hilfseinrichtungen dienen Zwischenscheiben (z. B. Menisken), Pfannenlippen (Labra) und Schleimbeutel (Bursae).

> **Pathologie**
>
> **Arthrose**
>
> Als Arthrose wird eine degenerative, primär nicht entzündliche Gelenkerkrankung bezeichnet, die zu einer Deformation der Knorpel- und Knochenanteile führt. Meist entwickelt sich diese Erkrankung zunächst unbemerkt durch jahrelange Über- oder Fehlbelastungen oder eine traumatisch bedingte Veränderung der Gelenkstruktur. Zusätzliche Risikofaktoren sind Übergewicht und Bewegungsmangel. Das betroffene Gelenk kann schließlich durch einen vollständigen Knorpelabbau und eine dann starke Schmerzsymptomatik unbeweglich werden. Häufig betroffene Gelenke sind das Kniegelenk (Gonarthrose), Hüftgelenk (Koxarthrose), Daumensattelgelenk (Rhizarthrose) und distale Fingergelenk (Heberden-Arthrose). Aber auch am Schultergelenk (Omarthrose), den Fingermittelgelenken (Bouchard-Arthrose), Wirbelgelenken (Spondylarthrose) kann Arthrose auftreten.

Arthritis
Im Gegensatz zur Arthrose ist die Arthritis (Gelenkentzündung) eine primär-entzündliche Erkrankung, die von klassischen Entzündungszeichen begleitet wird wie Schmerzen, Rötung, Schwellung (Gelenkerguss) und Erwärmung. Sind mehrere Gelenke betroffen, spricht man von einer Polyarthritis. Ursächlich für eine Arthritis können Bakterien sein (bakterielle Arthritis). Nichtbakterielle Arthritiden können auch durch rheumatische oder Stoffwechselerkrankungen (z. B. Gicht) ausgelöst werden oder in einem arthrotisch veränderten Gelenk entstehen.
Typisch ist bei der Arthritis der Bewegungsschmerz, während Patienten mit Arthrose unter einem Anlaufschmerz leiden, der sich bei Bewegung bessert.

Rheumatoide Arthritis
Die rheumatoide Arthritis ist eine chronisch-entzündliche, progredient verlaufende Erkrankung. Sie tritt in Schüben auf und führt zur Zerstörung der Gelenke. Als Ursache gelten Autoimmunprozesse, also Abwehrreaktionen gegen das körpereigene Knorpelgewebe. Betroffen sind besonders Patienten mit einer genetischen Prädisposition (Anfälligkeit). Im Frühstadium sind v. a. die kleinen Gelenke betroffen (Fingergrund- und Fingerendgelenke).Typisch ist eine sog. Pannusbildung, worunter eine Hyperplasie (Größenzunahme des Gewebes) der Synovialis (Gelenkinnenhaut) verstanden wird.

Naturheilkundliche Therapie

Therapeutische Anwendungen bei Arthritis
Im Falle einer chronischen Polyarthritis ist es sinnvoll, die betroffenen Gelenke zu wärmen (dabei aber immer auch die Bedürfnisse des Patienten beachten); bei der rheumatoiden Arthritis sollte dagegen im akuten Stadium gekühlt werden. Dazu eignen sich beispielsweise Umschläge mit Heilerde oder Quark. Zudem können Arnikaauflagen eingesetzt werden – entweder heiß oder kühl.
Als Phytotherapeutikum ist v. a. die Weidenrinde von großer Bedeutung, da sie antiphlogistisch wirkt (sie enthält Salizylalkoholderivate). Als Fertigpräparat ist z. B. Phytodolor zu nennen, das ebenfalls salizylsäurederivathaltige Drogen wie Eschenrinde, Pappelblätter/-rinde sowie Goldrutenkraut enthält. Zu beachten ist, dass das Präparat seine volle Wirkung erst nach 10–14 Tagen entfaltet. Die Teufelskralle lindert Schmerzen und wirkt Entzündungen entgegen.

12.2.2.3 Gelenkformen
Die meisten Gelenke des Körpers sind Diarthrosen. Je nach Beweglichkeit unterscheidet man folgende Formen (**Abb. 12.5**):

- planes Gelenk
- Scharniergelenk
- Radgelenk
- Kugelgelenk
- Sattelgelenk
- Eigelenk
- straffes Gelenk (Amphiarthrose)

Plane Gelenke haben flache Gelenkflächen, die Gleit- (Translations-) oder Drehbewegungen zulassen. Dazu gehören z. B. die Wirbelbogengelenke (Artt. zygapophyseales).

Scharniergelenk Ein Scharniergelenk erlaubt Bewegungen um eine Achse (Beugung/Streckung = Flexion/Extension). Ein typisches Scharniergelenk ist das Ellenbogengelenk, bei dem die konkave Gelenkfläche der Elle (Ulna) mit der konvexen Gelenkfläche des Oberarmknochens (Humerus) artikuliert.

Rad- oder Zapfengelenk Auch in einem Radgelenk (Zapfengelenk) sind Bewegungen um nur eine Achse möglich: Gelenke dieser Art finden sich zwischen Elle (Ulna) und Speiche (Radius). Sie sorgen dafür, dass sich beide Knochen umeinander verdrehen können (Supination und Pronation der Handfläche). Im mittleren Anteil des unteren Kopfgelenks sind Drehbewegungen möglich.

Kugelgelenke lassen Bewegungen um 3 Achsen zu (Abspreizen/Heranführen = Abduktion/Adduktion, Beugung/Streckung = Flexion/Extension und Innen- und Außendrehung = Innen- und Außenrotation). Kugelgelenke sind die beweglichsten Gelenke des Körpers. Typische Kugelgelenke sind Hüft-, Schulter- und Fingergrundgelenke (mit Ausnahme des Daumens).

Sattelgelenk Das einzige Sattelgelenk des menschlichen Körpers ist das Gelenk zwischen dem Grundglied des Daumens und dem großen Vieleckbein (Os trapezium). Das Daumensattelgelenk ermöglicht eine Abduktion/Adduktion, Flexion/Extension und als Besonderheit die Opposition (Gegenüberstellung). (Eine reine Rotation ist nur möglich, wenn die Gelenkflächen ihren Kontakt aufgeben.)

Eigelenke besitzen, im Gegensatz zum Kugelgelenk, bei dem die Gelenkanteile kreisrund sind, 2 elliptische Gelenkflächen. Daher können sich die Knochen nicht gegeneinander verdrehen. Ein Beispiel ist das rumpfnahe (proximale) Handgelenk zwischen den Unterarmknochen und der proximalen Reihe der Handwurzelknochen sowie das obere Kopfgelenk.

Amphiarthrosen sind straffe echte Gelenke, bei denen nur eine minimale Beweglichkeit besteht. So werden z. B. die einzelnen Knochen des Beckens durch Amphiarthrosen verbunden (Iliosakralgelenk).

12.2.2.4 Hilfseinrichtungen von Gelenken und Muskeln
Einige Hilfseinrichtungen vermitteln das Zusammenspiel der Anteile des Bewegungssystems, grenzen sie gegen die Umgebung ab, bieten mechanischen Schutz, vermindern die Reibung oder erhöhen die Wirksamkeit:

- Faszien
- Haltebänder (Retinacula)
- Sehnenscheiden (Vaginae tendinum)
- Schleimbeutel (Bursae)
- Sesambeine (Ossa sesamoidea)

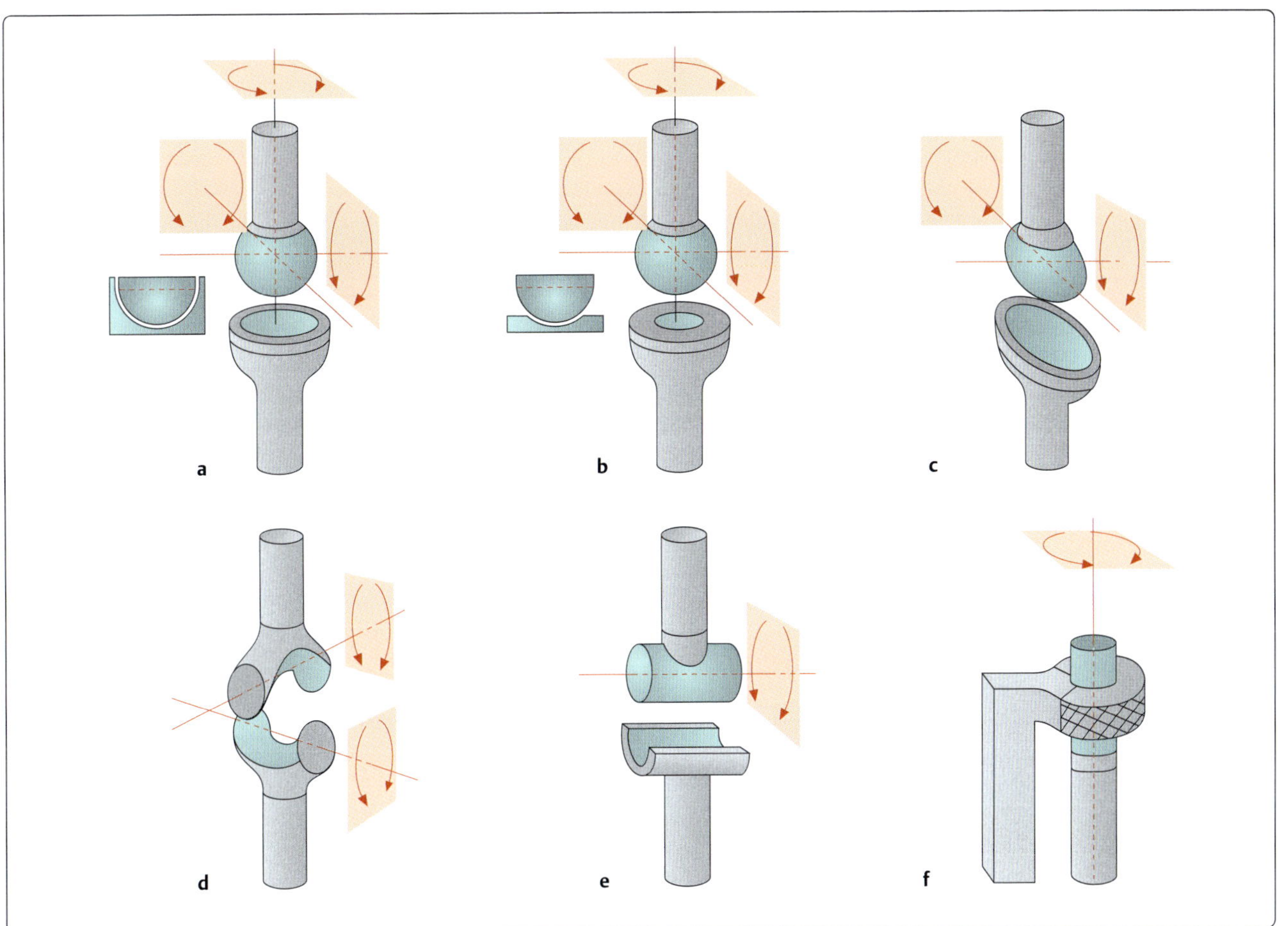

Abb. 12.5 Klassifikation der Gelenke. 5 verschiedene Gelenktypen mit ihren Bewegungsmöglichkeiten (Freiheitsgraden).
a Kugelgelenk.
b Eigelenk.
c Sattelgelenk.
d Scharniergelenk.
e Rad- oder Zapfengelenk.

Faszien bestehen aus straffem Bindegewebe. Sie bedecken die Oberfläche fast aller Muskeln (Ausnahme ist die mimische Muskulatur des Gesichts), glätten deren Oberfläche und erlauben so die isolierte Kontraktion benachbarter Muskeln.

Haltebänder An den Hand- und Sprunggelenken fixieren Retinacula (Haltebänder) Muskelsehnen auf ihrer Unterlage. So werden diese auch bei stärkeren Auslenkungen in den Gelenken nicht abgehoben.

Sehnenscheiden dienen den Sehnen als Reibungsschutz. Sie erhöhen deren Gleitfähigkeit und verringern so auch den Reibungsverlust. Dies wird insbesondere an Stellen nötig, an denen die Sehnen direkt über einem Knochen oder dessen Vorsprung verlaufen.

Schleimbeutel sind mit Synovialflüssigkeit (Gelenkflüssigkeit) gefüllte und von einer bindegewebigen Hülle umgebene Polster. Sie schützen Muskeln, Sehnen, Faszien oder die Haut gegen zu starken Knochendruck.

Sesambeine sind kleine, isolierte Knochen, die in Sehnen eingelagert sind. Sie erhöhen durch Verlängerung des Hebelarms die Wirkung eines Muskels. Größtes Sesambein des menschlichen Körpers ist die Kniescheibe, die den M. quadriceps femoris (vierköpfiger Oberschenkelmuskel) in der Streckung des Kniegelenks unterstützt.

Pathologie

Sehnenscheidenentzündung
Die sehr schmerzhafte Tendovaginitis (Sehnenscheidenentzündung) entsteht durch Überbelastung der Sehne. Entzündungsbedingt produziert die Synovialis (Gelenkinnenhaut) weniger Gelenkflüssigkeit, wodurch die Sehne verstärkten, schmerzverursachenden Reibungskräften ausgesetzt ist.

Schleimbeutelentzündung
Chronischer Druck, aber auch Infektionen können zu langwierigen, äußerst schmerzhaften Entzündungen der Schleimbeutel (**Bursitis**) führen. Häufig betroffen sind das Knie und der Ellenbogen.

12.3 Rumpf

12.3.1 Knöcherne Wirbelsäule

Die Wirbelsäule (Rückgrat, Columna vertebralis) bildet das Achsenskelett des Rumpfes. Sie überträgt das Gewicht der oberen Körperpartien auf den Beckengürtel. Ihr Aufbau ermöglicht die Beweglichkeit des Rumpfes und dämpft Stöße in axialer Richtung ab. Außerdem gibt sie dem empfindlichen Gewebe des Rückenmarks eine knöcherne Hülle.

Aufbau Die Wirbelsäule wird in 5 Abschnitte eingeteilt, die aus einer unterschiedlichen Anzahl von freien oder verschmolzenen Wirbeln bestehen (**Abb. 12.6**, **Tab. 12.6**). Der freie obere und deutlich längere Teil der Wirbelsäule besteht aus insgesamt 24 freien, beweglichen Wirbeln:

- 7 Halswirbel (Vertebrae cervicales)
- 12 Brustwirbel (Vertebrae thoracales)
- 5 Lendenwirbel (Vertebrae lumbales)

Das untere Ende der Wirbelsäule besteht aus 8–10 miteinander verschmolzenen Wirbeln:

- 5 Kreuzbeinwirbel (Vertebrae sacrales)
- 3–5 Steißbeinwirbel (Vertebrae coccygeales)

Die Kreuzbeinwirbel und die Steißbeinwirbel sind zu je einem Knochen zusammengewachsen, dem Kreuz- (Os sacrum) und dem Steißbein (Os coccygis).

Die freie (präsakrale) Wirbelsäule, also der Bereich der beweglichen Hals-, Brust- und Lendenwirbel, bildet mit 23 Zwischenwirbelscheiben, den Disci intervertebrales (S. 306), und einem stabilen Bandapparat eine funktionelle Einheit, die eine gute Beweglichkeit in Kombination mit guter Stabilität und Kraftübertragung ermöglicht.

Krümmung der Wirbelsäule In der Frontalebene ist die Wirbelsäule relativ gerade. In der Sagittalebene stellt sie sich dagegen doppelt s-förmig dar, was durch 4 untereinander folgende Krümmungen bedingt ist (**Abb. 12.6**, **Tab. 12.6**). Die konvexe Krümmung nach dorsal wird Kyphose, die nach ventral Lordose genannt. Diese gebogene Form der Wirbelsäule federt axiale Stöße ab und schützt so das Gehirn vor Erschütterungen.

Das in sich feste Kreuzbein knickt zur LWS in einem scharfen Winkel (Lumbosakralwinkel) nach hinten ab. Daher bilden der 5. Lendenwirbelkörper sowie die nachfolgende Zwischenwirbelscheibe einen Vorsprung (Promontorium), der in den Beckeneingang hineinragt. Das Promontorium entwickelte sich als eine Anpassung an den aufrechten Gang, durch den sich der Körperschwerpunkt axial über die Längsachse der Beine verlagert hat.

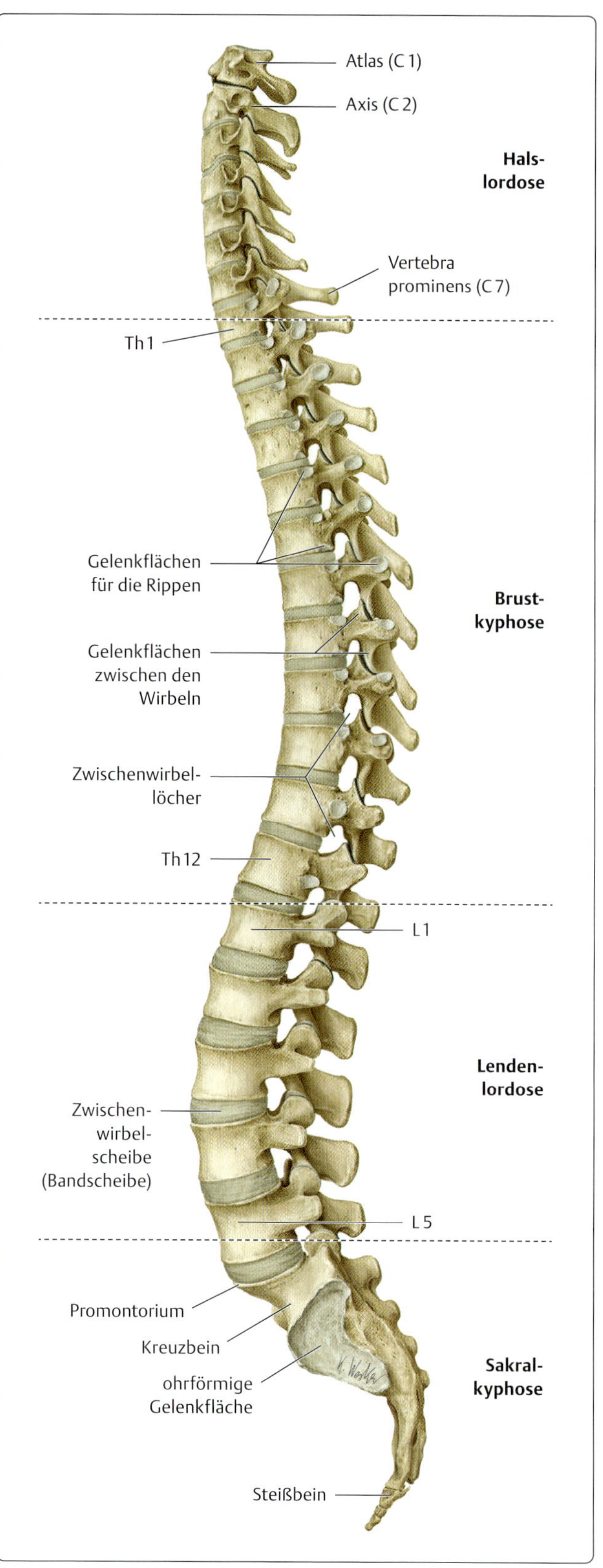

Abb. 12.6 Knöcherne Wirbelsäule in der Ansicht von lateral.

> **Lerntipp**
> Merkhilfe: Wenn ein **L** in dem betreffenden Wirbelsäulenabschnitt (Ha**l**swirbelsäule, **L**endenwirbelsäule) enthalten ist, dann handelt es sich um eine Lordose.

Tab. 12.6 Abschnitte und Form der Wirbelsäule (nach Aumüller et al. 2010, S. 210).

Abschnitt	Wirbel	Anzahl	Bezeichnung	Krümmung
Halswirbelsäule (HWS)	Hals- oder Zervikalwirbel (Vertebrae cervicales)	7	C 1–C 7	Zervikallordose
Brustwirbelsäule (BWS)	Brust- oder Thorakalwirbel (Vertebrae thoracales)	12	Th 1–Th 12	Thorakalkyphose
Lendenwirbelsäule (LWS)	Lenden- oder Lumbalwirbel (Vertebrae lumbales)	5	L 1–L 5	Lumballordose
Kreuzbein (Os sacrum)	Sakralwirbel (Vertebrae sacrales, zum Kreuzbein verschmolzen)	5	S 1–S 5	Sakralkyphose
Steißbein (Os coccygis)	Steißwirbel (Vertebrae coccygeales, rudimentär)	3–5	Co 1–Co 5	–

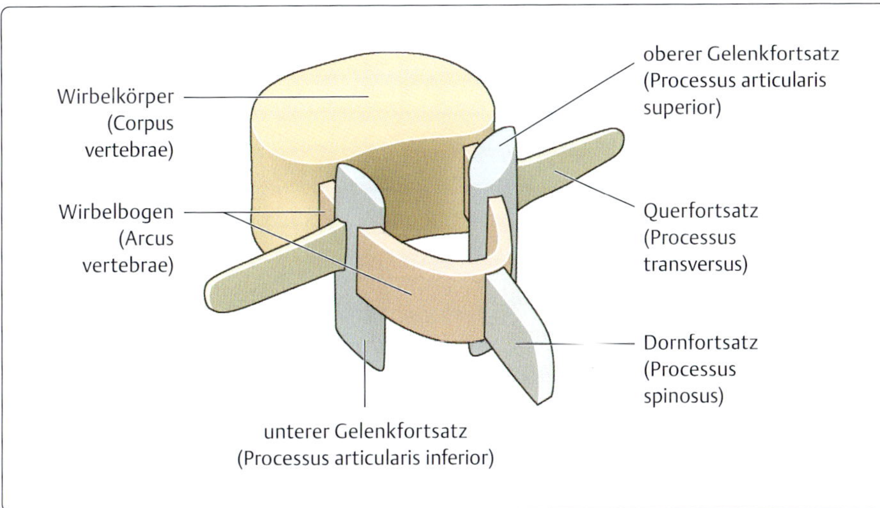

Abb. 12.7 Bauelemente eines Wirbels.

> **Pathologie**
>
> **Skoliose**
> Geringgradige seitliche Abweichungen in der Frontalebene sind meist physiologisch. Eine zu starke fixierte Biegung (> 10°) nach links oder rechts und eine Verdrehung (Torsion) der Wirbelkörper untereinander stellt eine pathologische Veränderung dar (Skoliose). Durch nachfolgende Verformungen des Brustkorbs können die Funktionen der Lunge oder des Herzens beeinträchtigt werden. Mädchen sind von dieser Erkrankung häufiger betroffen. Mögliche Hinweise sind „schiefe" Schultern, die Asymmetrie des Taillendreiecks, ein Beckenschiefstand sowie ein sog. Lendenwulst (Lendental auf der Gegenseite).

12.3.1.1 Grundform der Wirbel

Entsprechend der von oben nach unten zunehmenden Druckbelastung entwickeln sich aus einer zunächst einheitlichen Wirbelsäulenanlage unterschiedliche, jeweils charakteristisch geformte Wirbel. Dennoch zeigen die Wirbel – bis auf den 1. Halswirbel (Atlas) – einen einheitlichen Aufbau (**Abb. 12.7**):

- Wirbelkörper (Corpus vertebrae)
- Wirbelbogen (Arcus vertebrae)
- Dornfortsatz (Processus spinosus)
- 2 Querfortsätze (Processus transversi)
- 4 Gelenkfortsätze (Processus articulares superiores und inferiores)

Wirbelkörper

Jeder Wirbelkörper (Corpus vertebrae) besteht aus einer oberen und einer unteren Grundplatte aus Kompakta, das Innere wird aus spongiösem Knochen aufgebaut (Spongiosa). Die Spongiosa ist gut durchblutet und beinhaltet rotes blutbildendes Knochenmark. Der Querschnitt der Wirbelkörper wird aufgrund der steigenden Belastung nach kaudal immer größer.

Wirbelbogen, Dorn-, Quer- und Gelenkfortsätze

Der Wirbelbogen (**Arcus vertebrae**) schließt sich dem Wirbelkörper dorsal an und geht in den Dornfortsatz (Processus spinosus) über. Die beiden Querfortsätze (Processus transversi) ragen vom Ansatz des Wirbelbogens aus nach links und rechts. Ebenso wie der Dornfortsatz sind sie Ursprungs- oder Ansatzpunkt für Muskeln, Faszien oder Bänder.

Der Wirbelbogen umschließt das **Wirbelloch** (Foramen vertebrale). Die Wirbellöcher aller Wirbel bilden zusammen den Wirbelkanal (Spinalkanal, Canalis vertebralis), in dem gut geschützt das Rückenmark liegt.

Zwischen je 2 benachbarten Wirbelbögen befinden sich knöcherne Aussparungen, die **Zwischenwirbellöcher** (Foramina intervertebralia). Sie lassen Platz für die aus dem Wirbelkanal herausziehenden Spinalnerven (Kap. 10.3.1).

Auf den 2 oberen und unteren Gelenkfortsätzen (Processus articulares superiores und inferiores) befinden sich jeweils Gelenkflächen für die 4 **Wirbelbogengelenke**. Diese Gelenke verbinden die Bögen benachbarter Wirbel beweglich miteinander.

Pathologie

Osteoporose

Vor allem im höheren Lebensalter kommt es zur Abnahme der Knochendichte (Osteoporose). Bevorzugt betroffen sind Frauen nach der Menopause (Zeit nach der letzten Regelblutung), dann wohl bedingt durch einen Mangel an weiblichen Geschlechtshormonen (Östrogenen). Aber auch andere Hormonstörungen, Bewegungsmangel oder Mangelernährung begünstigen den „Knochenschwund" (Übergewicht hat dagegen keinen Einfluss auf die Erkrankung). Das gesamte Skelett wird anfälliger für Frakturen. Besonders gefährdete Stellen sind die Wirbel, der Schenkelhals des Oberschenkelknochens (Femur) sowie das distale Ende der Speiche (Radius).

Naturheilkundliche Therapie

Ernährungstherapie und Phytotherapeutika bei Osteoporose

Um die Osteoporose zu lindern bzw. zu bremsen, spielen v. a. die beiden folgenden Faktoren eine wichtige Rolle: Ernährung und Bewegung. Empfohlen wird eine kalziumreiche Kost, z. B. Mineralwasser mit hohem Kalziumgehalt, Sprossen, Getreide, Soja, Fisch, grünes Gemüse. Die Zufuhr von Milch ist umstritten. Generell sollten Nahrungsmittel gemieden werden, die viel Phosphat enthalten. Phosphat vermindert die Einlagerung von Kalzium in die Knochen und entzieht den Knochen Kalzium. Es kommt oft als Konservierungsmittel in der Nahrung vor. Osteoporosepatienten sollten auch auf eine ausreichende Zufuhr von Vitamin D achten.

Wird die Osteoporose durch die Hormonumstellung in der Menopause begünstigt, so können hier Phytotherapeutika wie Rotklee, Hopfen oder Traubensilberkerze als Gegenmaßnahmen eingesetzt werden. Sie haben östrogenartige Wirkeigenschaften.

12.3.1.2 Wirbelsäulenabschnitte

Um der unterschiedlichen Belastung gerecht zu werden, unterscheiden sich die Wirbel in den einzelnen Abschnitten der Wirbelsäule in ihrer Größe und Form (**Abb. 12.6**).

Halswirbelsäule (HWS)

Der 1. und 2. Halswirbel (Atlas und Axis) unterscheiden sich deutlich von den anderen Wirbeln. Da sie Bestandteil der Kopfgelenke sind, werden sie im Zusammenhang mit dem Hals und Kopf besprochen (Kap. 12.6.1).

Alle anderen Halswirbel erkennt man an folgenden Charakteristika:

- kleiner würfelförmiger Körper mit links und rechts hochgezogenen Seitenwänden
- großes dreieckiges Wirbelloch
- zweigeteilter Dornfortsatz
- flach nach hinten abfallende Gelenkflächen
- seitliches Loch im Querfortsatz, in dem die A. vertebralis (meist ab dem 6. Halswirbel) zur Schädelbasis zieht.

Der Dornfortsatz des 7. Halswirbels (Vertebra prominens) ist besonders lang und lässt sich gut sehen und tasten. Die HWS ist der beweglichste Teil der Wirbelsäule.

Brustwirbelsäule (BWS)

Die BWS ist ein wenig beweglicher Abschnitt der Wirbelsäule (**Abb. 12.8**). Die Dornfortsätze der 12 Brustwirbel sind lang und fallen steil nach hinten ab. Die Querfortsätze des 1.–10. Brustwirbels tragen Gelenkflächen für die Artikulation mit den Rippenhöckerchen. An der hinteren seitlichen Wand des Wirbelkörpers befinden sich oben und unten Gelenkflächen für die Rippenköpfe. Jede Rippe nimmt Kontakt zu 2 benachbarten Wirbelkörpern und der zugehörigen Zwischenwirbelscheibe auf.

Lendenwirbelsäule (LWS)

Die besonders großen Lendenwirbelkörper haben eine querovale Querschnittsfläche. Ihre Vorderkante ist höher als die hintere Kante. Diese Keilform fällt besonders beim 5. Lendenwirbelkörper auf, der am Übergang zum Kreuzbein liegt und die Abwinkelung des Kreuzbeins durch seine Form unterstützt. Die LWS erlaubt die Flexion und Extension in der Sagittalebene, jedoch weniger eine Rotation oder Lateralflexion.

Kreuz- und Steißbein

Das dreieckige, nach vorne konkave **Kreuzbein** (Os sacrum) entsteht durch die Verschmelzung der 5 Sakralwirbel (**Abb. 12.9**). Es zeigt folgende Anteile:

- Eingeweidefläche (Vorderfläche, Facies pelvica)
- Hinterfläche (Facies dorsalis)
- seitlicher Abschnitt (Pars lateralis)
- Kreuzbeinspitze (Apex ossis sacri)
- Kreuzbeinöffnung (Hiatus sacralis)

Auf der Eingeweideseite (**Facies pelvica**) sind mittig die Verschmelzungslinien (Lineae transversae) der Wirbelkörper zu erkennen. Die konvexe Rückseite (**Facies dorsalis**) zeigt die Reste der verschmolzenen Dorn-, Gelenk- und Querfortsätze als 3 längs verlaufende Leisten (Crista sacralis mediana, intermedia und lateralis).

Die Foramina intervertebralia (Zwischenwirbellöcher) sind zu knöchern begrenzten Kanälen geworden (Foramina sacralia), durch welche die aus dem Kreuzbeinkanal (Canalis sacralis) kommenden Spinalnerven aus dem Becken entlassen werden.

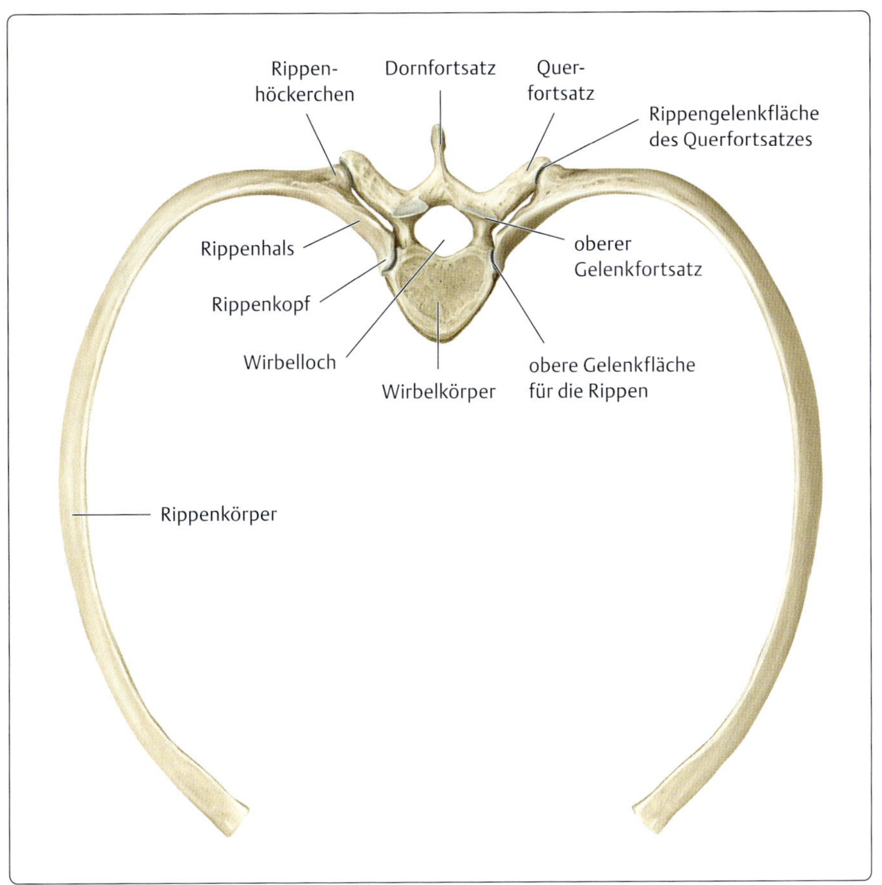

Abb. 12.8 6. Brustwirbel mit begleitenden Rippen.

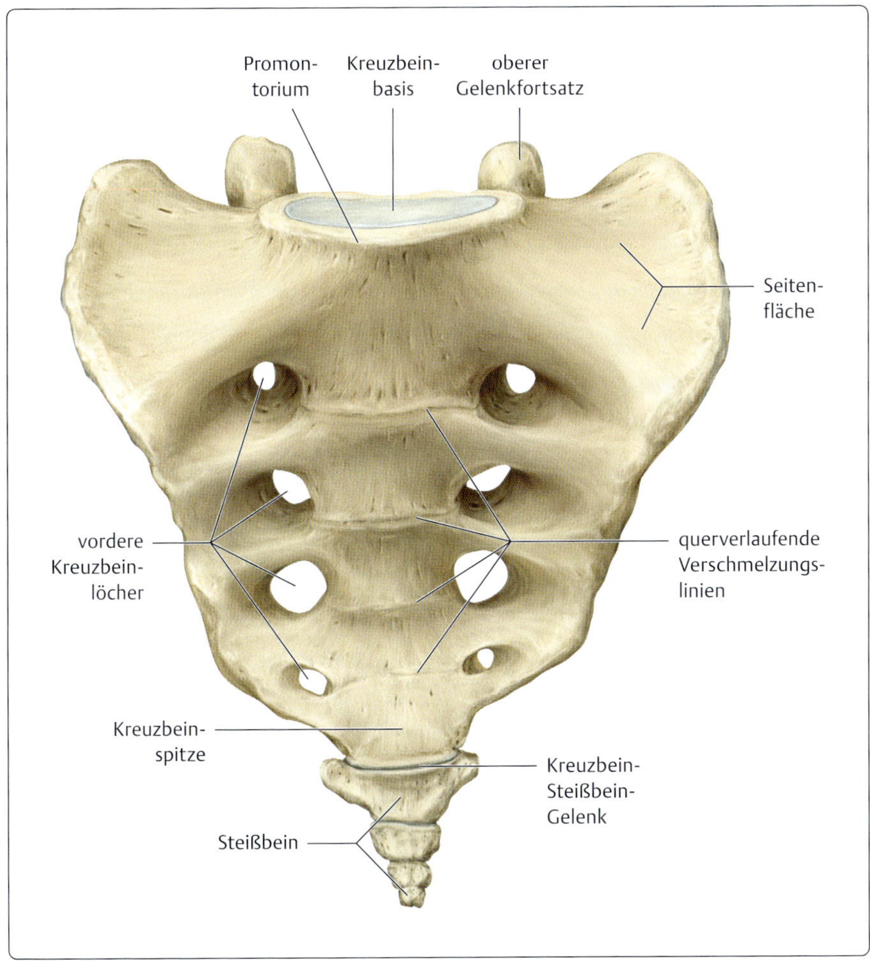

Abb. 12.9 Kreuz- und Steißbein in der Ansicht von ventral.

Die glatte Seitenfläche (**Pars lateralis**) trägt die ohrförmige Gelenkfläche (Facies auricularis) für die Verbindung mit dem Darmbein (Os ilium; **Abb. 12.6**). Ein umfangreicher Bandapparat verbindet die Knochen hier fest im Iliosakralgelenk.

2 Gelenkflächen nehmen an der Oberseite Kontakt zum Bogen des letzten Lendenwirbels auf. Durch die aufrechte Haltung ist ein Knick (Lumbosakralwinkel) von durchschnittlich 143° zwischen den Wirbelsäulenanteilen physiologisch.

Die Kreuzbeinspitze (**Apex ossis sacri**) ist mit dem **Steißbein** (Os coccygis) über eine Knorpelhaft (Synchondrose) verbunden. Das Steißbein besteht aus 3–5 kleinen verschmolzenen Wirbeln (Wirbelrudimenten), an denen so gut wie keine der typischen Wirbelmerkmale mehr zu erkennen sind. Es dient einigen Muskeln des Beckenbodens und der Hüfte als Anheftungspunkt.

12.3.1.3 Beweglichkeit der Wirbelsäule

Aufgrund der relativ wenig beweglichen Bauelemente der einzelnen Wirbelsäulenabschnitte ist die Beweglichkeit der Wirbelsäule als Summe der Einzelbewegungen zu verstehen. Die 3 Hauptbewegungen sind (**Tab. 12.7**):

- Rumpfbeugung (Ventralflexion) und Rumpfstreckung (Dorsalextension)
- Seitneigung (Lateralflexion)
- Drehung (Rotation)

Die Rumpfbeugung oder -streckung geschieht um die Transversalebene bei beidseitiger Kontraktion der Rumpfmuskulatur. Die Seitneigung um die Sagittalachse wird, ebenso wie die Drehung um die Longitudinalachse, durch den einseitigen Einsatz der Rumpfmuskulatur erreicht. Die Beweglichkeit ist in der HWS um alle Achsen am größten. Insgesamt nimmt die Beweglichkeit der Wirbelsäule im Alter und nach degenerativen Erkrankungen ab.

Ott-Zeichen und Schober-Zeichen Wie das Prüfen des Finger-Boden-Abstands, bei dem junge Menschen beim Vornüberbeugen mit den Fingern den Boden berühren können sollten, sind auch das Ott- und das Schober-Zeichen (auch Schober- und Ott-Maß) einfache klinische Tests zur Abschätzung der Beweglichkeit der Wirbelsäule:

- Das **Ott-Zeichen** prüft die BWS: 30 cm kaudal der Vertebra prominens wird eine Markierung gesetzt. Bei der Ventralflexion sollte sich die Strecke um ca. 3 cm verlängern. Eine Verkleinerung dieses Maßes ergibt ein positives Ott-Zeichen, z. B. beim Morbus Bechterew (S. 308).
- Das **Schober-Zeichen** gibt Hinweise auf die Beweglichkeit der LWS: Die Markierung erfolgt 10 cm kranial vom oberen Ende der Crista sacralis mediana. Da die LWS beweglicher ist, sollte sich diese Strecke um ca. 7 cm verlängern.

12.3.1.4 Zwischenwirbelscheiben (Bandscheiben)

Wichtige Elemente für die Beweglichkeit der knöchernen Wirbelsäule sind die Zwischenwirbelscheiben (Bandscheiben, Disci intervertebrales), die je 2 Wirbelkörper elastisch miteinander verbinden und darüber hinaus als Puffer (Stoßdämpfer) gegen kurze harte Stöße wirken. Es gibt insgesamt 23 Bandscheiben, die etwa ¼ der Länge der freien, präsakralen Wirbelsäule ausmachen.

Die Bandscheibe besteht aus folgenden Strukturen:

- Ring aus Faserknorpel (Anulus fibrosus)
- Gallertkern (Nucleus pulposus)

Die Zwischenwirbelscheiben sind mit dem Rand und den Deckplatten der Wirbelkörper verwachsen. Der äußere, aus geschichteten Knorpellamellen bestehende **Anulus fibrosus** umschließt den zentral liegenden Gallertkern (Nucleus pulposus). Dieser besteht aus zellarmem Gewebe und enthält viele wasserbindende Zucker-Eiweiß-Moleküle (Glykosaminoglykane). Sein hoher Wassergehalt (80–85 %) erzeugt einen Quellungsdruck und spannt den Faserring.

Da der **Nucleus pulposus** nicht komprimierbar ist, dehnt er sich bei Druckbelastung zur Seite aus. Die gitterartig vernetzten kollagenen Fasern des Anulus fibrosus werden gedehnt und der Faserring buckelt sich über den Rand der Wirbelkörper hervor. Auf diese Weise verteilt die Zwischenwirbelscheibe als „Wasserkissen" den Druck gleichmäßig auf die Fläche der angrenzenden Wirbelkörper. Außerdem begrenzt die Bandscheibe die Kippbewegungen der Wirbelkörper und verhindert ein Verschieben der Wirbel (**Wirbelgleiten**) gegeneinander.

Tab. 12.7 Durchschnittliches Bewegungsausmaß in den einzelnen Wirbelsäulenregionen (nach Schünke et al. 2014, S. 127).

	HWS			BWS	LWS	HWS + BWS + LWS
	oberes Kopfgelenk	unteres Kopfgelenk	gesamte HWS			
Ventralflexion	20°	–	65°	35°	50°	150°
Dorsalextension	10°	–	40°	25°	35°	100°
Lateralflexion*	5°	–	35°	20°	20°	75°
Rotation*	–	35°	50°	35°	5°	90°

* = zu jeder Seite

Ernährung der Zwischenwirbelscheibe In unbelastetem Zustand (z. B. im Liegen) nimmt der Nucleus pulposus Flüssigkeit auf, die Wirbelsäule verlängert sich um bis zu 2 cm. Unter der Belastung im Stehen wird tagsüber Wasser aus dem Gallertkern herausgedrückt, sodass sich die Körpergröße wieder verringert. Das Wasser fließt durch den äußeren Faserring ab und tritt in die dort in der Außenschicht vorhandenen Blutgefäße ein. Der größte Teil der Zwischenwirbelscheibe ist gefäßfrei, sodass der Nucleus pulposus neue Flüssigkeit und Nährstoffe nur über diese Gefäße erhält.

Merke

Mit zunehmendem Alter reduzieren sich die Elastizität des Nucleus pulposus und seine Stoßdämpferwirkung. Oft liegen gleichzeitig osteoporotische Veränderungen vor, sodass es im Alter häufiger zu Einbrüchen eines Wirbels kommt.

Pathologie

Wirbelgleiten

Als Wirbelgleiten (Spondylolisthesis) bezeichnet man die Verschiebung eines Wirbels auf dem unten folgenden nach ventral. Durch die Instabilität der Wirbelsäule kann es zu Schmerzen besonders im Versorgungsbereich der lumbalen Spinalnerven kommen. Der Erkrankung geht eine erworbene Wirbelbogenveränderung (Spondylolyse) voraus – z. B. durch sportliche Belastung oder altersbedingt degenerativ. In der Folge kann es zu einem beschleunigten Verschleiß der Zwischenwirbelscheiben und der Wirbelgelenke kommen.

Bandscheibenvorfall (Diskushernie, Diskusprolaps)

Durch die degenerativen Veränderungen der Zwischenwirbelscheiben (Bandscheiben), z. B. durch Abnahme des Wassergehalts, kann der Faserring stellenweise überdehnt werden und die Bandscheibe wölbt sich verstärkt vor (**Bandscheibenprotrusion**). Bei einem nachfolgenden Riss quillt der Gallertkern in den Bereich des Wirbelkanals (medialer **Bandscheibenprolaps**) oder des Zwischenwirbellochs (lateraler Bandscheibenprolaps) hervor. Der durch das Foramen intervertebrale verlaufende Rückenmarknerv und seine Begleitgefäße können durch den lateralen Bandscheibenvorfall eingeklemmt werden und einseitig Schmerzen (Neuralgie), Sensibilitäts- (Hypästhesie) oder motorische Ausfälle (Paresen) verursachen. Ein medialer Bandscheibenvorfall drückt auf das Rückenmark oberhalb des 1. Lendenwirbelkörpers oder auf die Cauda equina (S. 232) und verursacht beidseitige Ausfälle.

Ischialgie

Von einem Bandscheibenvorfall sind am häufigsten die Wirbelsäulenabschnitte zwischen L 4/L 5 oder L 5/S 1 betroffen. Die Spinalnerven dieser Segmente innervieren über den N. ischiadicus (Ischiasnerv) das Bein. Eine schmerzhafte Reizung dieses Nervs wird als Ischialgie bezeichnet. Der Schmerz strahlt in das Bein der betroffenen Seite aus. Kommt es zu massiven Sensibilitätsstörungen oder Lähmungserscheinungen, muss der Nerv meist durch einen chirurgischen Eingriff entlastet werden.

Lumbago

Ein heftiger, plötzlich einschließender Schmerz im Bereich der LWS wird als Lumbago oder akute Lumbalgie („Hexenschuss") bezeichnet. Selten ist eine Bandscheibenprotrusion oder ein Bandscheibenvorfall die Ursache, meist liegt der Lumbago eine Muskelzerrung oder Wirbelblockade zugrunde, und sie tritt bei Bagatellbewegungen auf (Heben, Bücken, Drehen oder beim Sport). Der Patient nimmt oft eine verkrampfte Schonhaltung ein, die den Schmerz durch Muskelverspannungen noch verschlimmert.

Naturheilkundliche Therapie

Therapeutische Anwendungen bei Lumbalgie und Ischialgie

Bei Lumbalgien und Ischialgien kann durch Schröpfen und Baunscheidtieren die lokale Durchblutung verbessert werden. Wirkungsvoll ist oft auch die Neuraltherapie, bei der ein Lokalanästhetikum im Bereich von LWS, Kreuzbein bzw. Iliosakralgelenk eingebracht wird. Wärmeanwendungen wirken entspannend auf die Muskeln.

Das Fertigpräparat Phytodolor mit den Wirkstoffen Eschenrinde, Pappelblätter/-rinde sowie Goldrutenkraut wirkt analgetisch und entzündungshemmend.

12.3.1.5 Bänder der Wirbelsäule

Um die hohen mechanischen Belastungen auszuhalten, stabilisieren Längsbänder die Wirbelsäule an der Vorder- und Rückseite der Wirbelkörper (**Abb. 12.10**). Diese spannen sich über benachbarte Wirbel oder über weiter entfernt liegende Abschnitte der Wirbelsäule aus. Es werden Wirbelkörper- und Wirbelbogenbänder unterschieden:

- **Wirbelkörperbänder:**
  - vorderes Längsband (Lig. longitudinale anterius)
  - hinteres Längsband (Lig. longitudinale posterius)
- **Wirbelbogenbänder:**
  - gelbe Bänder (Ligg. flava)
  - Bänder zwischen den Querfortsätzen (Ligg. intertransversaria)
  - Bänder zwischen den Dornfortsätzen (Ligg. interspinalia)
  - Band über den Spitzen der Dornfortsätze (Lig. supraspinale)
  - Nackenband (Lig. nuchae)

Lig. longitudinale anterius und posterius Das vordere Längsband begrenzt die Streckung des Rumpfes (Dorsalextension). Es zieht breitflächig von der Schädelbasis zum Kreuzbein. Dabei verbinden seine tiefer liegenden Fasern benachbarte Wirbel, die oberflächlichen erstrecken sich über mehrere Segmente. Das schmalere und weniger kräftige hintere Längsband (Lig. longitudinale posterius) begrenzt gemeinsam mit anderen Bändern die Beugung des Rumpfes (Ventralflexion). In seinem Verlauf vom Hinterhauptsbein (Os occipitale) zum Kreuzbein ist es, im Gegensatz zum vorderen Längsband, mit jeder Zwischenwirbelscheibe verwachsen.

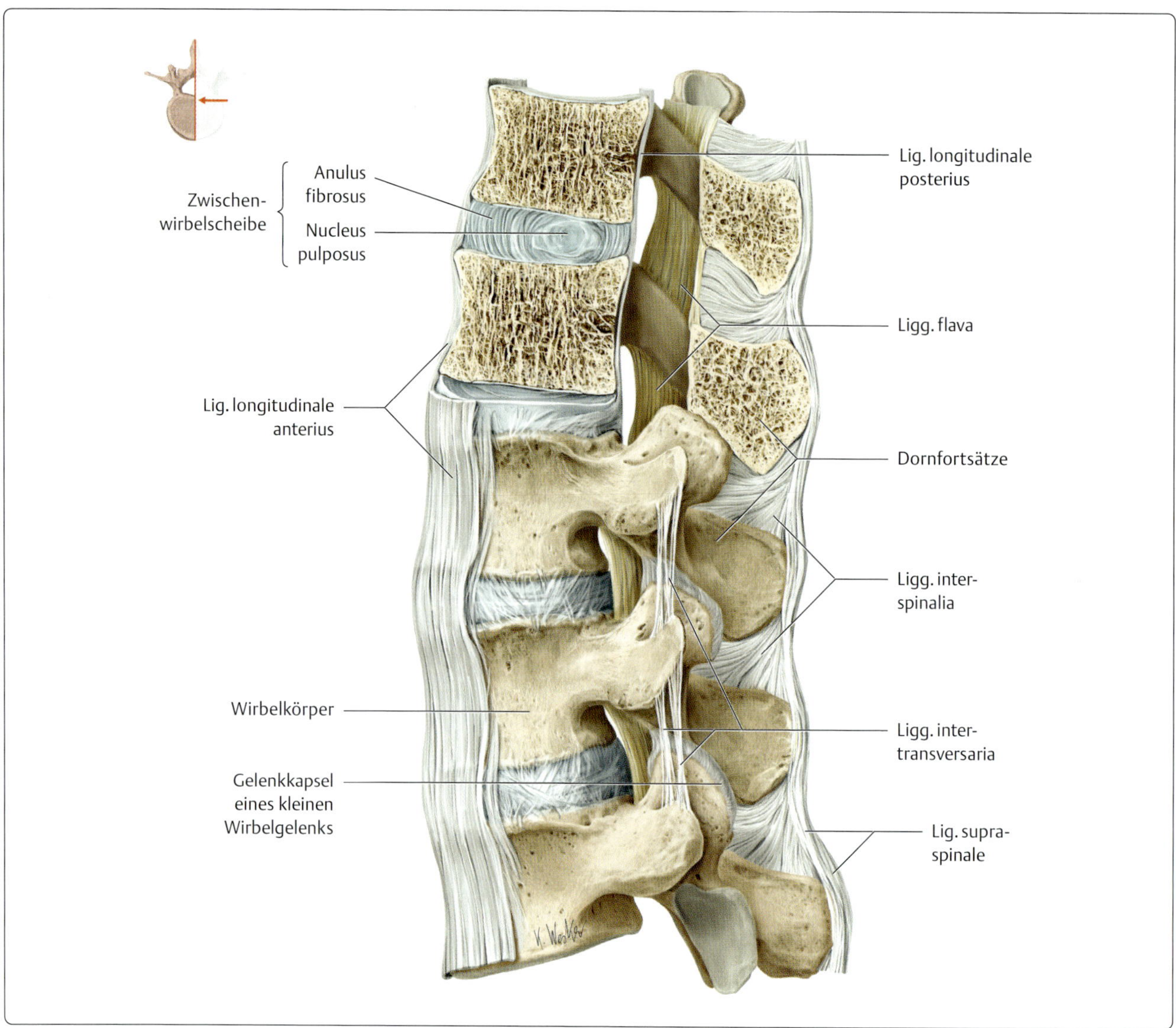

Abb. 12.10 Bandapparat der Wirbelsäule auf Höhe des Übergangs zwischen BWS und LWS (Th 11–L 3). Ansicht von links-lateral. Die beiden Brustwirbel wurden sagittal halbiert.

Ligg. flava Die elastischen gelben Bänder unterstützen das hintere Längsband und die Rückenmuskulatur bei der Sicherung der aufrechten Haltung. Sie spannen sich jeweils zwischen benachbarten Wirbelbögen aus und lassen nur die Zwischenwirbellöcher (Foramina intervertebralia) frei.

Ligg. intertransversaria und Ligg. interspinalia verbinden die benachbarten Quer- bzw. Dornfortsätze. Sie begrenzen die Seitbeugung (Lateralflexion) und Drehung (Rotation) bzw. die Ventralflexion.

Lig. supraspinale und Lig. nuchae Das oberflächlich gelegene Lig. supraspinale verbindet die Spitzen der Dornfortsätze. In der Halsregion setzt es sich in das Nackenband (Lig. nuchae) fort. Auch diese Bänder verstärken die Wirkung des hinteren Längsbands.

Pathologie

Morbus Bechterew

Diese schmerzhafte chronische Erkrankung wird auch Spondylitis ankylosans genannt und führt zur Versteifung von Gelenken. Besonders betroffen sind die BWS und LWS sowie die Iliosakralgelenke. Entzündliche rheumatische Prozesse führen außerdem zu einer zunehmenden Verkalkung des vorderen Längsbands (Lig. longitudinale anterius). Schließlich ist die gesamte Wirbelsäule in kyphotischer Stellung fixiert. Man spricht auch von einer „Bambusstabwirbelsäule“. Begleitend kann eine Entzündung der Regenbogenhaut des Auges (Iritis) auftreten. Zu Sensibilitätsstörungen mit segmentaler Ausstrahlung kommt es in der Regel aber nicht.

12.3.2 Rückenmuskulatur

Die Rückenmuskulatur wirkt einer passiven Rumpfneigung/-beugung nach ventral und lateral entgegen. Stark ausgeprägt ist sie im Bereich der Lordosen (HWS und LWS) und arbeitet hier wie die straff gespannte Sehne eines Bogens („Bogen-Sehnen-Prinzip“). Die tiefe Schicht der Rückenmuskulatur verlagert sich während der Embryonalzeit nicht, sondern verbleibt an der Stelle (= autochthon) ihrer Entwicklung. Daher wird sie direkt aus dem hinteren Anteil der Rückenmarknerven, dem R. dorsalis des Spinalnervs, versorgt (Kap. 10.3.1). Eine oberflächlich gelegene Muskelgruppe ist während der Embryonalentwicklung von ventral eingewandert (nicht autochthone Rückenmuskulatur) und bedeckt die tiefe, autochthone Rückenmuskulatur. Bis auf den M. serratus posterior superior und inferior (hinterer oberer und unterer Sägemuskel) wirken diese Muskeln überwiegend auf den Schultergürtel und werden deshalb bei der oberen Extremität besprochen (Kap. 12.4.1).

Der M. serratus posterior superior ist an der Dorsalextension beteiligt, beide Mm. serrati bewirken bei einseitiger Kontraktion eine Lateralflexion und sind als Atemmuskeln an der Inspiration beteiligt.

12.3.2.1 Autochthone Rückenmuskulatur

Nach ihrer wichtigsten Funktion werden die autochthonen Rückenmuskeln zusammengefasst auch als M. erector spinae (Rückenstrecker) bezeichnet. Bei einseitiger Kontraktion bewirkt die autochthone Rückenmuskulatur außerdem die Seitneigung (Lateralflexion) oder Drehung (Rotation). Insgesamt stabilisiert sie die Wirbelsäule und formt die physiologischen Krümmungen. Gegenspieler der autochthonen Rückenmuskulatur sind die vorderen Bauchmuskeln (Kap. 12.3.6).

Die autochthone Rückenmuskulatur besteht aus 3 Anteilen:

- medialer Trakt
- lateraler Trakt
- kurze Nackenmuskeln

Der mediale und laterale Trakt verlaufen links und rechts der Dornfortsätze in Längsrichtung. Der laterale Trakt besteht aus sehr breiten, überwiegend langen Muskelzügen; der mediale Trakt dagegen aus zahlreichen kleinen und kurzen Einzelmuskeln, die sich zwischen Dorn- und Querfortsätzen der Wirbel sowie zwischen den Rippen ausspannen (**Abb. 12.11**). Nach ihrem Ursprungs- und Ansatzpunkt lassen sich die Muskeln außerdem in verschiedene Systeme einteilen.

Die kurzen Nackenmuskeln (**Tab. 12.8**) sind eine gemischte Gruppe, die teils zum lateralen, teils zum medialen Trakt oder auch zur nicht autochthonen Rückenmuskulatur gehören. Sie sind im Bereich der Kopfgelenke (Kap. 12.6.1) ebenfalls an der Sicherung des Körpergleichgewichts beteiligt, indem sie die differenzierten Bewegungen des Kopfes ermöglichen.

Die autochthone Rückenmuskulatur wird von einer straffen bindegewebigen Hülle (Fascia thoracolumbalis) umgeben und so gegen die eingewanderte (nicht autochthone) Rückenmuskulatur abgegrenzt.

12.3.3 Brustkorb

Der knöcherne Brustkorb (**Thorax**) wird von den 12 Rippen (Costae), dem Brustbein (Sternum) und der BWS gebildet. Er umfasst und schützt die Organe und Leitungsbahnen der Brusthöhle (Cavitas thoracis) und des oberen Anteils der Bauchhöhle (Cavitas abdominalis). Der Thorax ist außerdem für die mechanische Funktion der Atmung verantwortlich.

Tab. 12.8 Kurze Nackenmuskeln = Muskeln der Kopfgelenke.

Muskel	Ursprung	Ansatz	Innervation	Funktion
autochthone Muskeln*				
M. rectus capitis posterior major	Processus spinosus des Axis (C 2)	Hinterhauptsbein (Linea nuchalis)	R. posterior C 1	Kopfdrehung zur gleichen Seite
M. rectus capitis posterior minor	Atlas (C 1), hinterer Bereich			Seitneigung des Kopfes
M. obliquus capitis superior	Processus transversus des Atlas			
M. obliquus capitis inferior	Processus spinosus des Axis	Processus transversus des Atlas		Kopfdrehung zur gleichen Seite
nicht autochthone Muskeln				
M. rectus capitis lateralis	Processus transversus des Atlas	Hinterhauptsbein (lateral vom Kondylus)	R. anterior C 1	Seitneigung des Kopfes
M. rectus capitis anterior	Massa lateralis des Atlas	Hinterhauptsbein (vor dem Foramen magnum)		Seitneigung und Beugung des Kopfes

* Die angegebenen Funktionen beziehen sich auf die einseitige Kontraktion, bei beidseitiger Kontraktion bewirken die 4 Muskeln eine Dorsalextension in den Kopfgelenken.

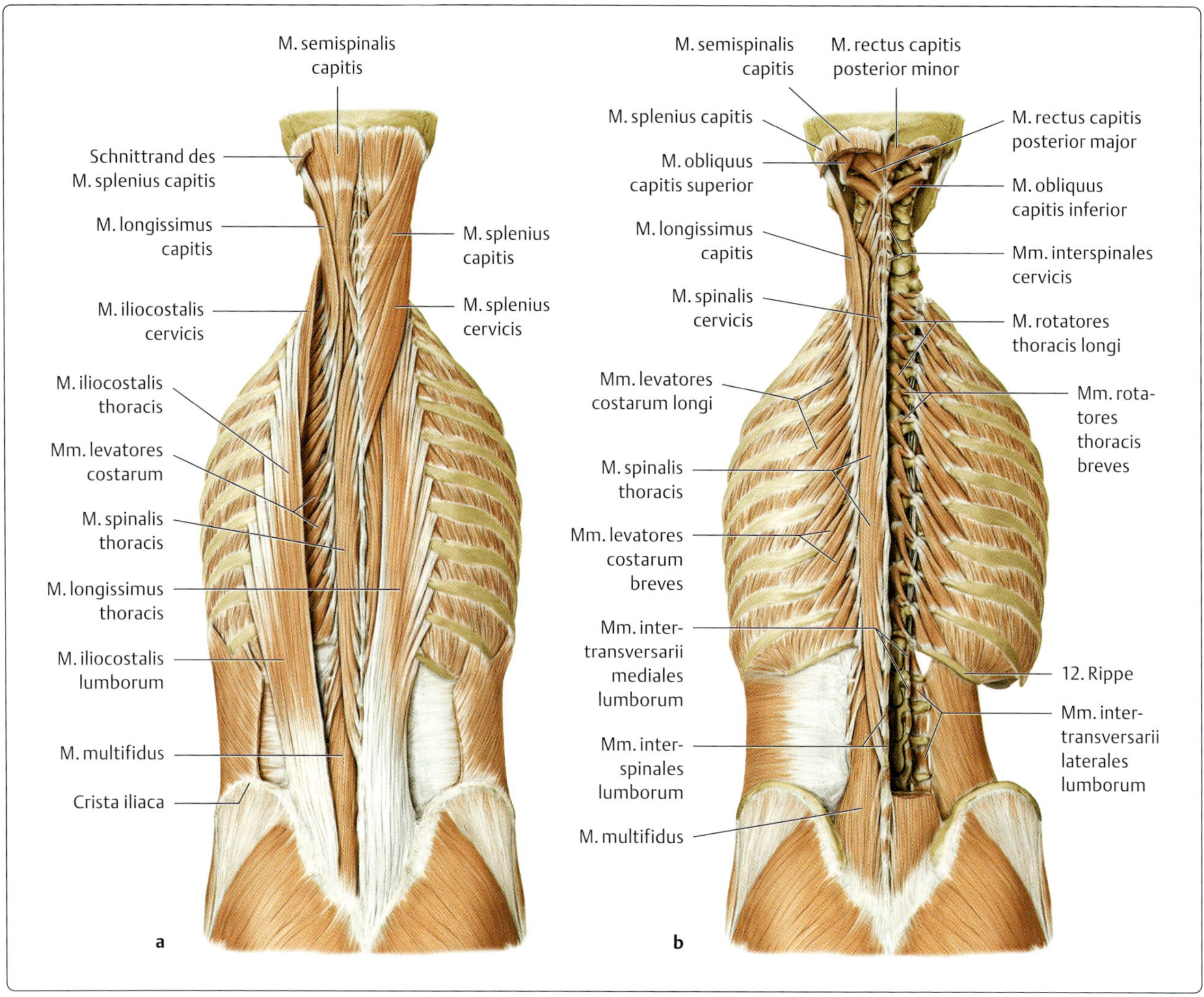

Abb. 12.11 Autochthone Rückenmuskulatur.

a Medialer Trakt des M. erector spinae. Teile des lateralen Traktes wurden erhalten. Die oberflächlich verlaufenden Fasern ordnen sich parallel zur Wirbelsäule an. So können sie die Wirbelsäule aufrichten und die aufrechte Körperhaltung stützen.

b Medialer Trakt des M. erector spinae. Der gesamte laterale Trakt wurde entfernt. Die tiefer liegenden Muskeln ziehen überwiegend von oben nach unten und können so zusätzlich die Rotationsbewegung unterstützen.

12.3.3.1 Rippen

Die 12 Rippen des Brustkorbs stehen hinten gelenkig mit der Wirbelsäule (**Abb. 12.8**, **Abb. 12.12**) und vorne über Knorpel mit dem Brustbein in Verbindung. Als Bestandteile jeder Rippe unterscheidet man von dorsal nach ventral:

- Rippenkopf (Caput costae)
- Rippenhals (Collum costae)
- Rippenhöcker (Tuberculum costae)
- Rippenkörper (Corpus costae) mit Rippenwinkel (Angulus costae)
- Rippenknorpel (Cartilago costalis)

12.3.3.2 Rippengelenke

Die Beweglichkeit zwischen den Rippen (Costae) und den Wirbeln (Vertebrae) der BWS wird über die 2 Rippenwirbelgelenke (Kostovertebralgelenke; **Abb. 12.8**, **Abb. 12.12**) gewährleistet:

- Rippenkopfgelenk (Art. capitis costae)
- Rippenquerfortsatzgelenk (Art. costotransversaria)

Das Rippenköpfchen trägt die Fläche für das **Rippenkopfgelenk** (inneres Rippenwirbelgelenk), der Rippenhals diejenige für das **Rippenquerfortsatzgelenk** (äußeres Rippenwirbelgelenk).

Über den Rippenknorpel (Cartilago costalis) der 2.–5. Rippe wird zum Brustbein (Sternum) hin ein flexibler Rippenabschluss in Form der Sternokostalgelenke (Brustbein-Rippen-Gelenke) erreicht. Die 1., 6. und 7. Rippe bilden mit dem Brustbein eine wenig bewegliche Synchondrose (Knorpelhaft).

Die Außenfläche jeder Rippe ragt etwas weiter nach unten als die Innenfläche, wodurch am Unterrand – mit Ausnahme der 1., 11. und 12. Rippe – jeder Rippe eine flache Rinne (Sulcus costalis) entsteht. Diese Rinne bietet Schutz für die Interkostalgefäße und -nerven (A., V. und N. intercostalis).

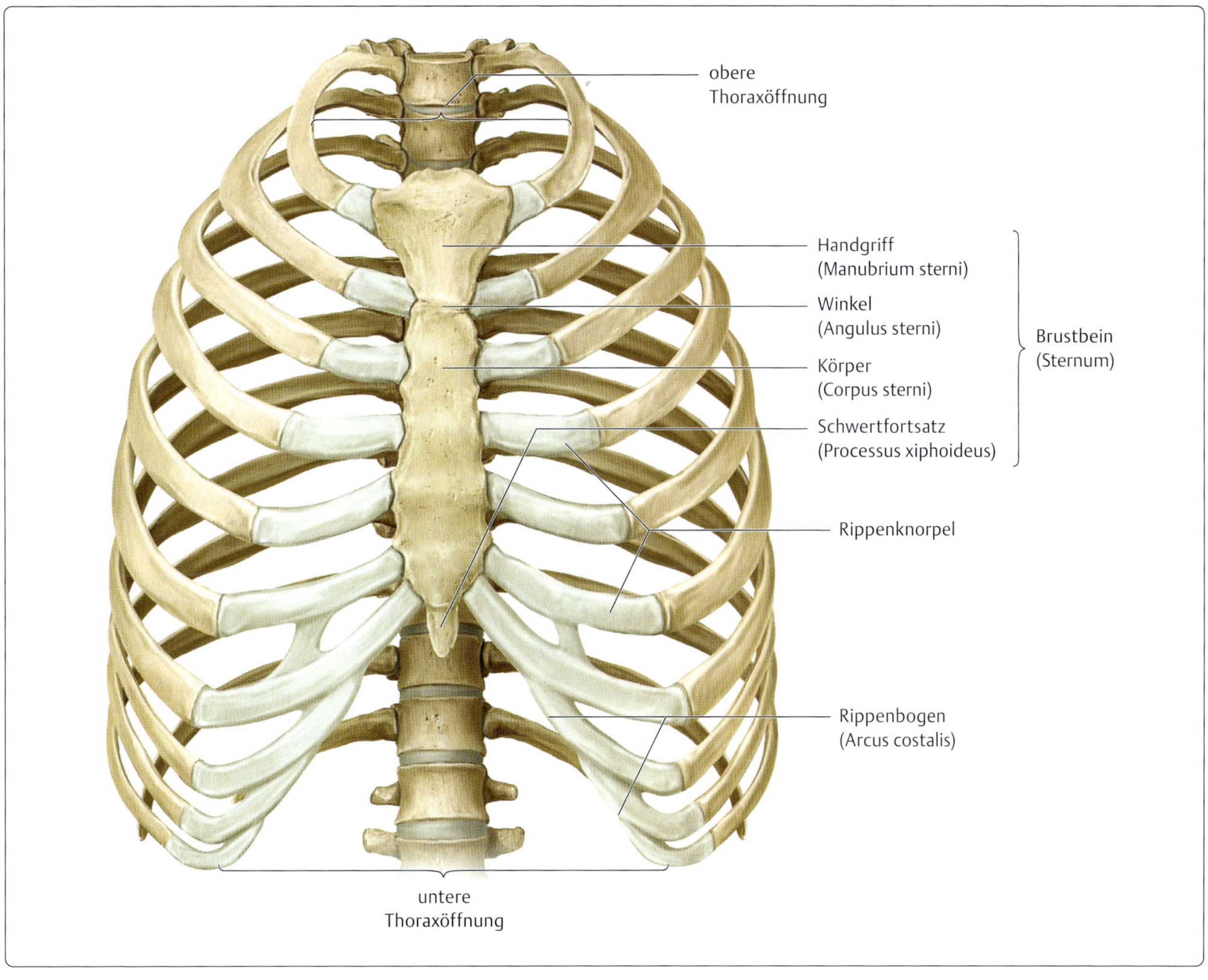

Abb. 12.12 Knöcherner Brustkorb in der Ansicht von ventral. Der ventrale Anteil der Rippen besteht aus Knorpel. Über den Rippenknorpel sind die Rippenkörper der 1.–10. Rippe elastisch mit dem Brustbein verbunden. In ihrem Verlauf sind die Rippen bogenförmig und zusätzlich um ihre Längsachse verdreht. Über die beiden Rippenwirbelgelenke sind sie mit den Brustwirbeln verbunden, sodass sich der Rippenkörper bei einer Drehung des Rippenhalses um die eigene Achse auf- und abbewegt (Ein- und Ausatmung).

Merke

Dadurch, dass die Rippen sowohl mit den Wirbelkörpern als auch mit den Wirbelquerfortsätzen verbunden sind, bewegen sie sich um eine schräg verlaufende Drehachse. So ist die Brustkorberweiterung und -senkung bei der Ein- und Ausatmung gewährleistet.

Pathologie

Rippenfraktur

Der Bruch einer oder mehrerer Rippen (**Rippenserienfraktur**) wird meist durch stumpfe Gewalteinwirkung auf den Brustkorb verursacht. (Von einer **Rippenreihenfraktur** spricht man, wenn eine einzelne Rippe mehrfach gebrochen ist.) Symptome sind lokale Schmerzen besonders beim Husten oder tiefen Atmen. Bei Rippenbrüchen besteht außerdem die Gefahr einer Verletzung des Lungenfells (Pleura) mit der Entstehung eines Pneumothorax (Kap. 4.2.7).

Führt eine Rippenserienfraktur zu einer Instabilität des Thorax, kann es zu einer paradoxen Atmung (Schaukelatmung) kommen. Dann dehnt sich der Brustkorb bei der Ausatmung und zieht sich bei der Einatmung zusammen, da er dem Sog in seinem Inneren nicht standhalten kann.

Beachten Sie, dass es bei Patienten mit osteoporotischen oder metastasierenden Erkrankungen auch ohne Trauma (oder bei Bagatelltraumen) zu spontanen Rippenfrakturen kommen kann.

12.3.3.3 Brustbein

Die Form des Brustbeins (Sternum) erinnert an ein Schwert (**Abb. 12.12**). Seine Anteile sind:

- Handgriff (Manubrium sterni)
- Brustbeinkörper (Corpus sterni)
- Schwertfortsatz (Processus xiphoideus)

Der obere Anteil, der Handgriff (**Manubrium sterni**), bildet kranial links und rechts ein Gelenk mit dem benachbarten Schlüsselbein. Unmittelbar seitlich darunter liegt die Gelenkfläche für die 1. Rippe. Der Brustbeinkörper (**Corpus sterni**) gleicht einem langen flachen Rechteck und trägt an den seitlichen Rändern Vertiefungen (Incisurae costales) für die Verbindung mit der 2.–7. Rippe. Ihm folgt nach kaudal der häufig noch knorpelig und variabel gestaltete, rippenfreie Schwertfortsatz (**Processus xiphoideus**). Die Spitze des Schwertfortsatzes lässt sich gut tasten.

Die ersten 7 Rippen nehmen mit ihren knorpeligen Anteilen direkten Kontakt zum Brustbein auf („wahre Rippen", **Costae verae**). Die ventralen Knorpelbereiche der 8., 9. und 10. Rippe sind dagegen mit dem knorpeligen Anteil der höheren Rippen verschmolzen („falsche Rippen", **Costae spuriae**) und so am Aufbau des Rippenbogens (Arcus costalis) beteiligt (**Abb. 12.12**). Die 11. und 12. Rippe enden frei zwischen den seitlichen Bauchmuskeln („freie Rippen", **Costae fluctuantes**).

Merke

Durch seine leicht zugängliche, oberflächliche Lage kann aus dem Brustbein durch eine Sternalpunktion gut Knochenmark für klinische Untersuchungen gewonnen werden.

12.3.4 Muskulatur der Brustwand

Die Funktion der Brustwandmuskulatur liegt in der sternokostalen Atmung (Brust- und Rippenatmung, Kap. 4.2.8), der Stabilisierung der Thoraxwand sowie der Verspannung der Zwischenrippenräume.

Zu den Brustwandmuskeln gehören (**Abb. 12.13**):

- Mm. intercostales externi (äußere Zwischenrippenmuskeln)
- Mm. intercostales interni (innere Zwischenrippenmuskeln)
- Mm. subcostales (Unterrippenmuskeln)
- M. transversus thoracis (quer verlaufender Brustmuskel)
- Mm. serrati (Sägemuskeln)
- Mm. scaleni (Treppenmuskeln)

In der Abfolge der Brustwandmuskulatur ergibt sich von innen nach außen folgendes Bild: Unter der bindegewebigen inneren Thoraxfaszie (Fascia endothoracica) liegt der quer verlaufende Muskel des Brustkorbs (**M. transversus thoracis**), der die Innenseite der Rippenknorpel gegen das Brustbein verspannt. Anschließend folgen die inneren Zwischenrippenmuskeln (**Mm. intercostales interni**), die von der Oberseite einer Rippe schräg nach vorne oben zur Unterseite der folgenden Rippe ziehen. Sie haben stabilisierende und – als Rippensenker – Exspirationsfunktion (Ausatmung). Ziehen diese Muskeln über mehrere Rippen hinweg (Variante), so werden sie als Unterrippenmuskeln (**Mm. subcostales**) bezeichnet.

In ihrem Verlauf entgegengesetzt folgen die äußeren Zwischenrippenmuskeln (**Mm. intercostales externi**) von der Unterseite einer Rippe schräg nach vorne unten zur Oberseite der folgenden Rippe. Auch sie verspannen die hintere und seitliche Brustwand und sind an der sternokostalen Einatmung (Inspiration) beteiligt.

Ebenfalls an der Inspiration beteiligt ist die Gruppe der Sägemuskeln (**Mm. serrati**), die von der 1. und 2. Rippe zu den Querfortsätzen der HWS (3.–7. Halswirbel) ziehen und durch Heben der oberen Rippen die Einatmung unterstützen. Sie gehören zu den nicht autochthonen Rückenmuskeln (Kap. 12.3.2). Die ebenfalls inspiratorisch wirksame Skalenusgruppe (**Mm. scaleni**) wiederum wird den Halsmuskeln zugerechnet (Kap. 12.6.2).

12.3.5 Zwerchfell

Das Zwerchfell (**Diaphragma**) liegt als Muskel-Sehnen-Platte kuppelartig zwischen Brust- und Bauchraum (**Abb. 12.14**). Es ist der wichtigste Atemmuskel des Körpers (Bauchatmung, in Ruhe etwa 75 % der Atemleistung) und besteht aus 3 muskulären Abschnitten, dem Rippen-, Brustbein- und Lendenabschnitt (Pars costalis, Pars sternalis und Pars lumbalis). Sein Zentrum bildet eine Sehnenplatte, das Centrum tendineum.

Für die hindurchtretenden Strukturen (Speiseröhre, Hauptlymphgang, Bauchschlagader, untere Hohlvene) sind 3 Lücken vorhanden:

- Speiseröhrenschlitz (Hiatus oesophageus)
- Aortenschlitz (Hiatus aorticus)
- Hohlvenenloch (Foramen venae cavae)

Der Speiseröhrenschlitz befindet sich in der Pars lumbalis, ebenso wie die untere Enge der Speiseröhre (Kap. 6.6.1), an der sich Muskelfasern des Zwerchfells beteiligen. Der Aortenschlitz liegt direkt vor der Wirbelsäule. Ihn nutzt auch der Hauptlymphgang (Ductus thoracicus) zum Durchtritt in den Brustkorb. Die Öffnung für die untere Hohlvene (V. cava inferior) liegt bereits im Centrum tendineum, nahe des Speiseröhrenschlitzes.

Pathologie

Zwerchfellbruch

Eine Zwerchfelllücke kann angeboren oder erworben sein. Meist ist eine Gewebeschwäche im Durchtrittsbereich der Speiseröhre (Hiatus oesaphageus) vorhanden, sodass Teile des Magens in den Brustkorb gleiten können (Hiatushernie, Zwerchfellhernie, Zwerchfellbruch). Als Extremform kann der komplette Magen auf dem Kopf stehend in den Brustkorb verlagert sein (Upside-down-Magen).

Durch die (zeitweise) Verlagerung kann saurer Mageninhalt zurück in die Speiseröhre fließen (gastroösophagealer Reflux, Refluxkrankheit) und zu Sodbrennen führen.

12.3.6 Muskeln der Bauchwand

Die Bauchmuskulatur stellt ein Verspannungssystem aus funktionellen Muskelschlingen dar und wirkt als eine Art physiologische Bauchbinde. Sie besteht aus mehreren Muskelschichten, Faszien und flächigen Sehnen (Aponeurosen), die sich zwischen dem Brustkorb und dem oberen Beckenrand ausspannen.

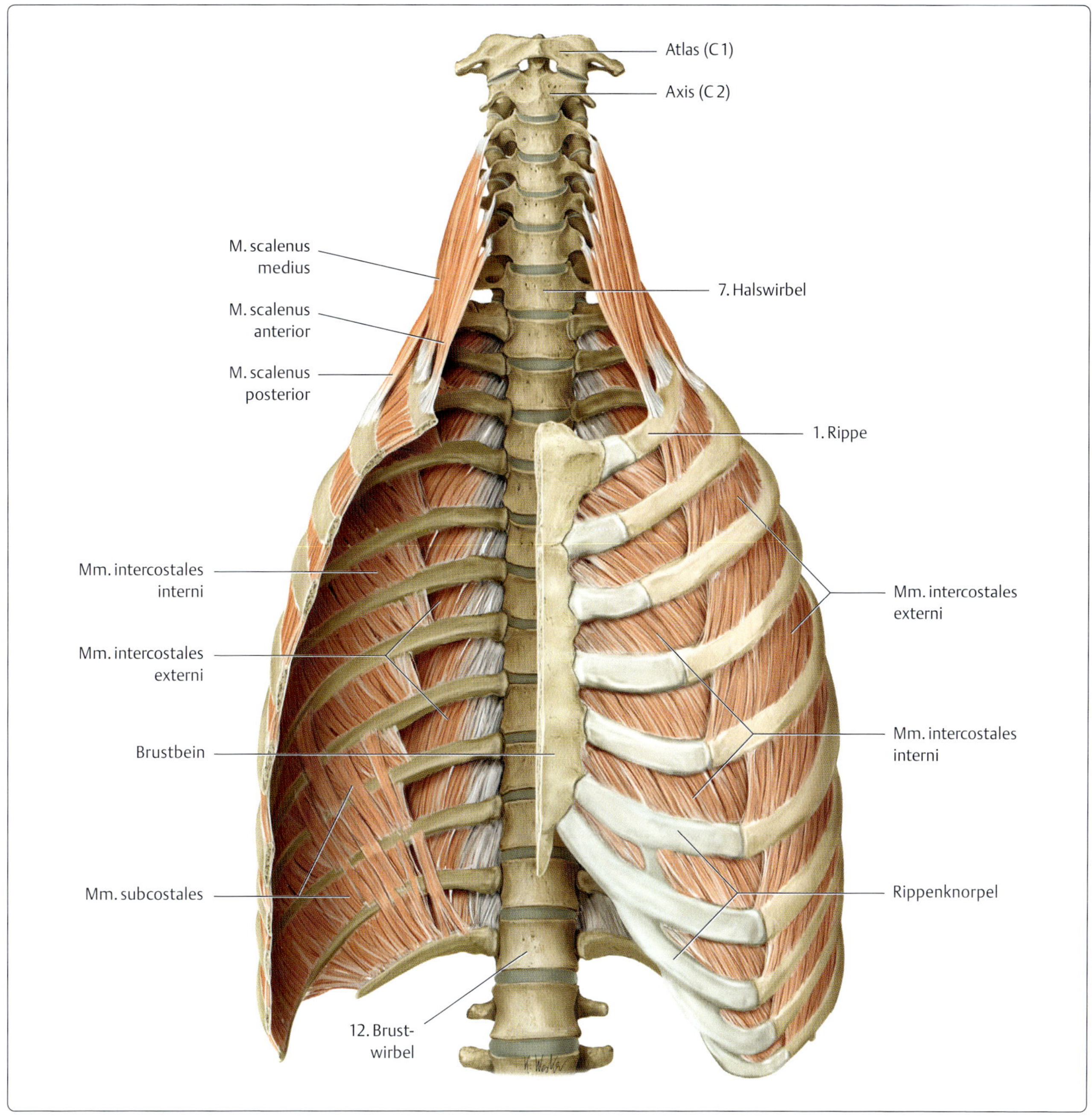

Abb. 12.13 Muskeln des Brustkorbs. Die äußeren Zwischenrippenmuskeln (Mm. intercostalis externi) an der Rück- und Seitenfläche des Brustkorbs ziehen die Rippen nach oben (Einatmung), die inneren Zwischenrippenmuskeln (Mm. intercostales interni) an der Vorderfläche senken die Rippen (Ausatmung). Der M. transversus thoracis (quer verlaufender Brustmuskel) liegt dem Brustbein an der Innenseite an.

Die Bauchmuskulatur ist für die Beweglichkeit des Rumpfes (Rumpfbeugung und -drehung) unerlässlich. Sie ist somit Gegenspieler der autochthonen Rückenmuskulatur (Kap. 12.3.2). Außerdem können die Bauchmuskeln den Druck im Bauchraum willkürlich erhöhen (**Bauchpresse**) und unterstützen so schweres Heben, die Darm- und Harnblasenentleerung sowie den Geburtsvorgang.

Nach ihrer Lage unterscheidet man folgende Anteile:

- vordere (gerade) Bauchmuskeln
- seitliche (schräge) Bauchmuskeln
- hintere (tiefe) Bauchmuskeln

12.3.6.1 Vordere (gerade) Bauchmuskeln

Zu den vorderen Bauchmuskeln gehören:

- M. rectus abdominis (gerader Bauchmuskel)
- M. pyramidalis (Pyramidenmuskel)

M. rectus abdominis Der starke paarige gerade Bauchmuskel (M. rectus abdominis) liegt oberflächlich und verbindet die unteren Rippenknorpel mit dem oberen Schambeinast in vertikaler Richtung (**Abb. 12.15**). Er beugt den Rumpf nach vorne, unterstützt die Bauchpresse und die Ausatmung und richtet das Becken auf. 3–4 quere Zwischensehnen (Intersectiones tendi-

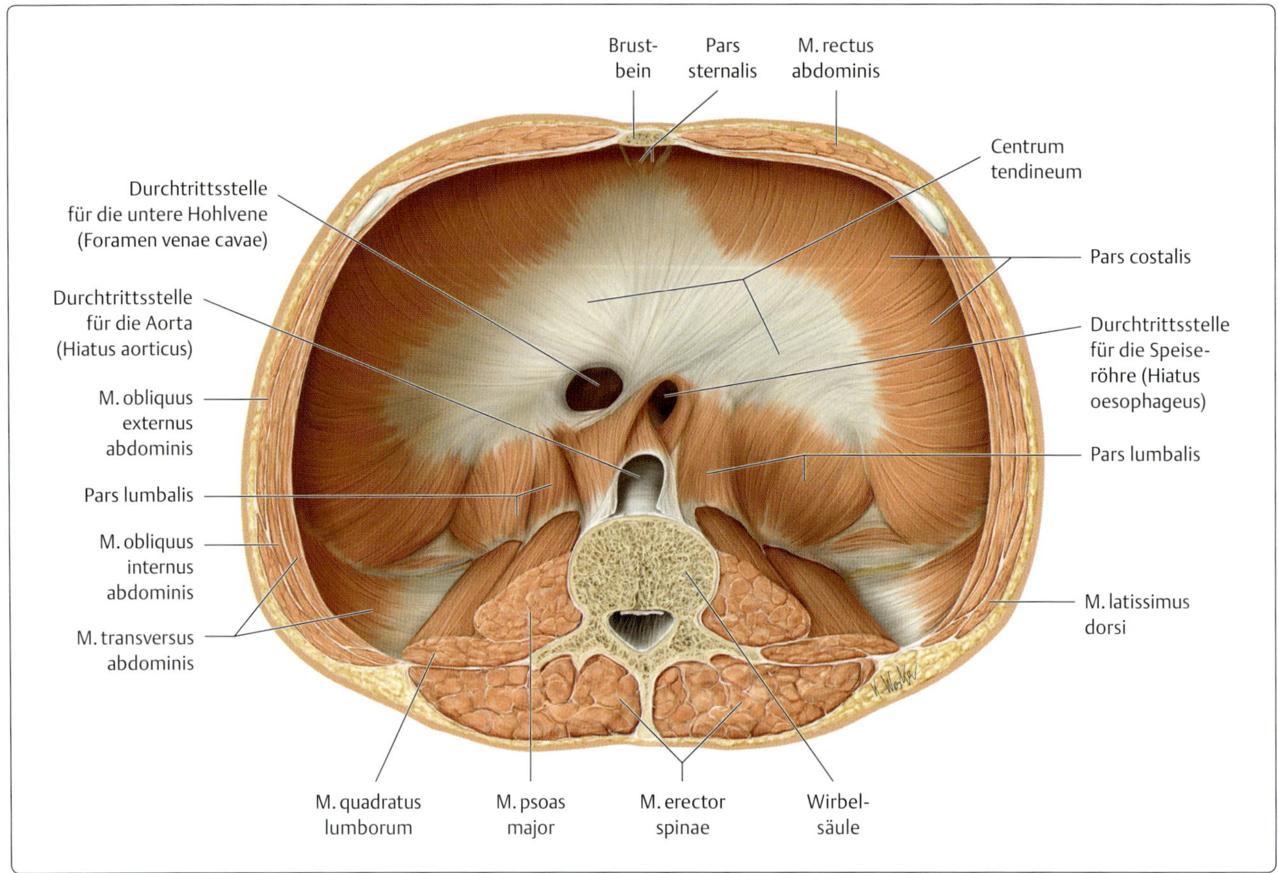

Abb. 12.14 Zwerchfell (Diaphragma) in der Ansicht von kaudal. Das Zwerchfell trennt die Brust- von der Bauchhöhle. 3 charakteristische Öffnungen bilden die Durchtrittsstellen für die Speiseröhre (Ösophagus), untere Hohlvene (V. cava inferior) und die Aorta. Außerdem sind die hinteren (tiefen) Bauchmuskeln zu erkennen, die rechts und links der Wirbelsäule liegen: M. quadratus lumborum (quadratischer Lendenmuskel) und M. psoas major (großer Lendenmuskel).

neae) teilen den M. rectus abdominis in 4–5 Muskelbäuche, die bei schlanken, trainierten Menschen das Bauchrelief (Waschbrettbauch, Sixpack) prägen.

M. pyramidalis Eine kleine kaudale Abspaltung wird M. pyramidalis (Pyramidenmuskel) genannt.

12.3.6.2 Seitliche (schräge) Bauchmuskeln

Die seitlichen Bauchmuskeln liegen in 3 Schichten übereinander seitlich und unter dem M. rectus abdominis:

- M. obliquus externus abdominis (äußerer schräger Bauchmuskel)
- M. obliquus internus abdominis (innerer schräger Bauchmuskel)
- M. transversus abdominis (quer verlaufender Bauchmuskel)

M. obliquus externus abdominis Der äußere schräge Bauchmuskel (**Abb. 12.16**) zieht von hinten oben nach vorne unten zur Mittellinie (Linea alba). Seine Ursprünge an den Rippen wechseln sich mit denen des **M. serratus anterior** (vorderer Sägemuskel) ab. Die Muskelansätze enden in einer flächenhaften Aponeurose, deren untere Fasern zum Leistenband ziehen (Lig. inguinale). Die Aponeurose bedeckt den M. rectus abdominis und bildet das vordere Blatt der Rektusscheide. Der äußere schräge Bauchmuskel beugt den Rumpf bei doppelseitiger Kontraktion und rotiert ihn bei einseitiger. Eine Seitbeugung (Lateralflexion) ist ebenfalls möglich. Außerdem unterstützt er die Bauchpresse sowie die Ausatmung und richtet das Becken auf.

M. obliquus internus abdominis Der innere schräge Bauchmuskel liegt unter dem M. obliquus externus abdominis und bedeckt den M. transversus abdominis. Er fächert sich vom Darmbeinkamm aus auf und läuft von unten hinten nach vorne oben – und somit fast rechtwinklig zum M. obliquus externus abdominis. Mit einer breiten Aponeurose mündet er in die Rektusscheide. Auch er dient der seitlichen Rumpfbeugung und -drehung bei einseitiger Kontraktion; bei beidseitiger Kontraktion arbeitet er als Beuger des Rumpfes. Sein unterer Rand bildet das Dach des Leistenkanals (Kap. 12.3.7), in den er beim Mann einige Muskelfasern abgibt, die als **M. cremaster** (Hodenheber; **Abb. 12.17**) in den Hodensack (Skrotum) ziehen.

M. transversus abdominis Der quer verlaufende Bauchmuskel bildet die tiefste Schicht und geht von der Fascia thoracolumbalis sowie der Innenseite der unteren Rippen und dem Darmbeinkamm aus (**Abb. 12.15**). Seine Fasern verlaufen nahezu horizontal in der seitlichen Bauchwand und gehen früh in eine

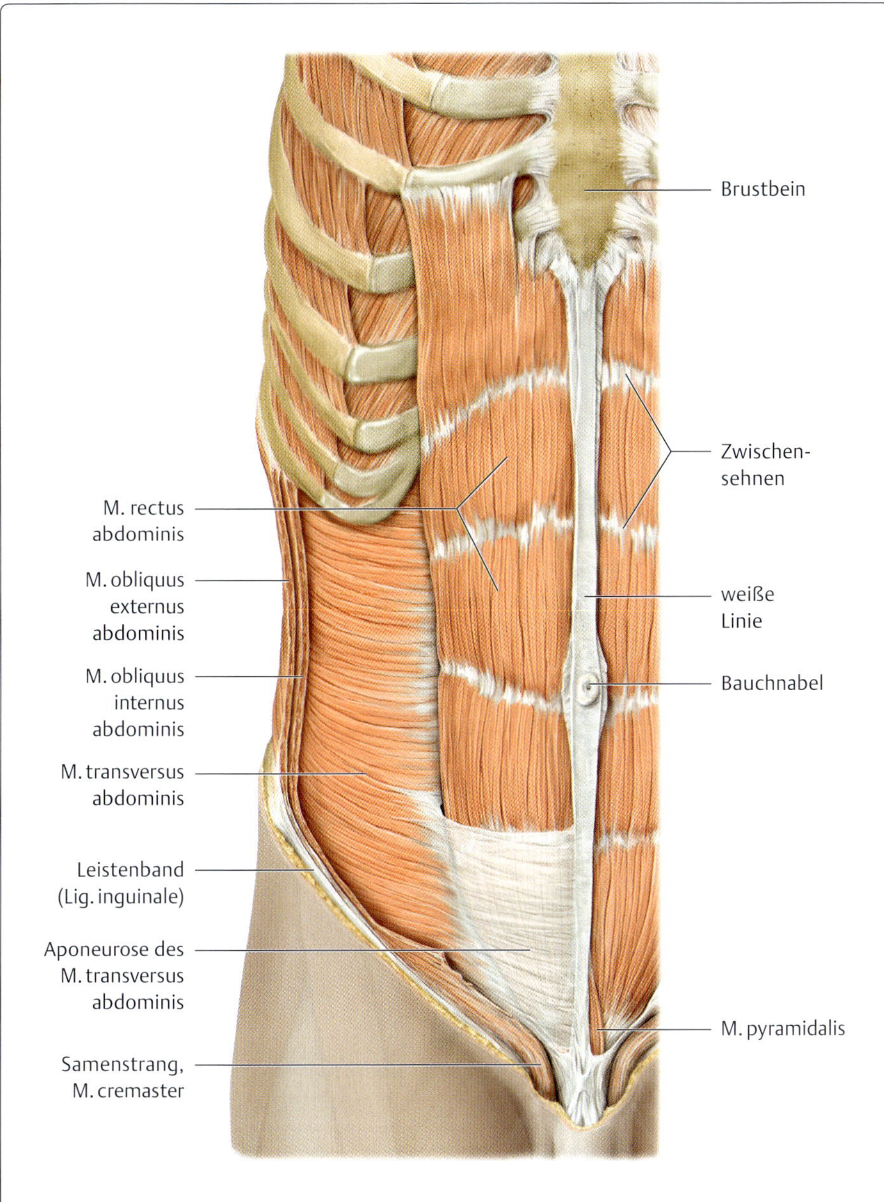

Abb. 12.15 Vordere gerade Bauchmuskeln nach Entfernung des M. obliquus externus und internus abdominis (äußerer und innerer schräger Bauchmuskel).

Aponeurose über, die Bestandteil des hinteren Blattes der Rektusscheide ist. Er rotiert den Rumpf bei einseitiger Kontraktion und dient bei beidseitiger Kontraktion der Bauchpresse und Ausatmung.

12.3.6.3 Hintere (tiefe) Bauchmuskeln

Die hinteren Bauchmuskeln sind:

- M. quadratus lumborum (quadratischer Lendenmuskel)
- M. psoas major (großer Lendenmuskel)

Diese beiden Muskeln bilden, gemeinsam mit der zwischen ihnen liegenden LWS, die hintere Bauchwand (**Abb. 12.14**).

M. psoas major Der große Lendenmuskel beugt bei einer einseitigen Kontraktion den Rumpf zur Seite (Lateralflexion).

M. quadratus lumborum Der quadratische Lendenmuskel ist verantwortlich für die Extension und Lateralflexion des Rumpfes.

12.3.7 Leistenkanal

Der Leistenkanal (**Canalis inguinalis**) entsteht als ca. 4–5 cm lange, schräg verlaufende röhrenförmige Verbindung der Bauchhöhle mit der Schamgegend (**Abb. 12.17**). Hintergrund beim Mann ist die vorgeburtliche Verlagerung (Descensus testis) der in der Bauchhöhle befindlichen Hoden in das Skrotum (Hodensack; Kap. 9.2.1). Nach der Abwanderung bleibt die offene Verbindung zwischen Skrotum und Bauchhöhle erhalten und stellt eine Schwachstelle in der Bauchwand dar. Inhalt des Leistenkanals beim Mann ist v. a. der Samenstrang; bei der Frau verläuft dort ein Halteband der Gebärmutter (Mutterband, Lig. teres uteri) gemeinsam mit Lymphgefäßen und Bindegewebe (Kap. 9.3.1).

Die Eintrittsstelle in den Kanal ist der innere Leistenring (**Anulus inguinalis profundus**), der überwiegend aus Anteilen der Aponeurose und schwachen Muskelzügen des M. transversus abdominis (quer verlaufender Bauchmuskel) gebildet wird.

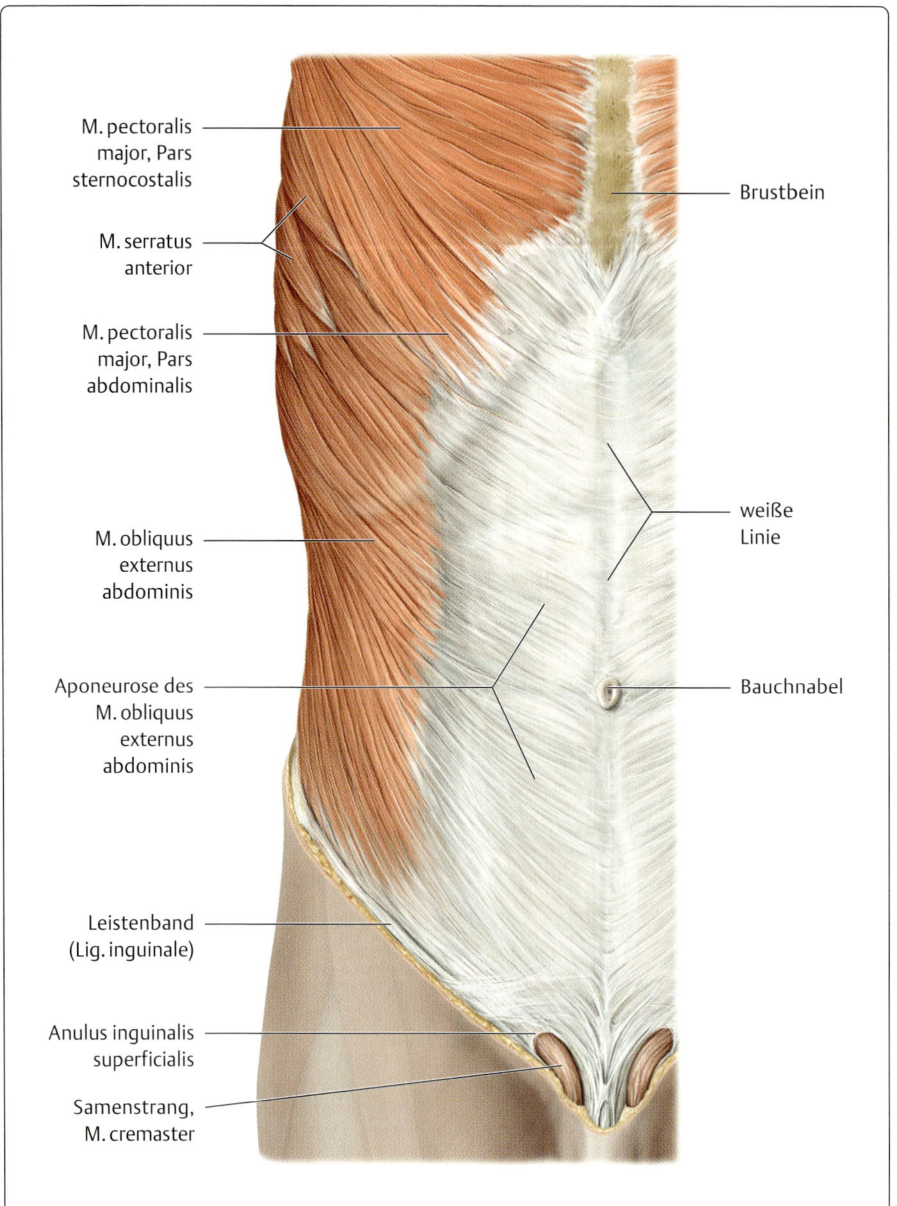

Abb. 12.16 Seitlich schräge Bauchwandmuskeln. Die Aponeurose des äußeren schrägen Bauchmuskels (M. obliquus externus abdominis) bildet mit ihrem unteren Rand das Leistenband (Lig. inguinale) und begrenzt den äußeren Leistenring (Angulus inguinalis superficialis).

Die Austrittsstelle ist der äußere Leistenring (**Anulus inguinalis superficialis**), der durch 2 Aponeuroseschenkel des M. obliquus externus abdominis (äußerer quer verlaufender Bauchmuskel) begrenzt wird (**Abb. 12.16**).

Pathologie

Weichteilhernien

Bei einer Druckerhöhung im Bauchraum (z. B. Bauchpresse) kann an muskelschwachen Stellen der Bauchwand das Peritoneum samt Organteilen (z. B. Darmschlingen) herausgestülpt werden. Bevorzugte Stellen einer Hernie sind die Leiste (Leistenbruch), die Oberschenkelregion unterhalb des Leistenbands oder der Nabel (Nabelbruch). Es besteht die Gefahr der Einklemmung (Inkarzeration) mit nachfolgender Nekrose des hervorgetretenen Organteils.

12.3.8 Beckenboden

Auch die Beckenbodenmuskulatur (**perineale Muskulatur**) ist ein Teil der Muskelsysteme der Rumpfwand. Sie schließt die Beckenhöhle (Cavitas pelvis) nach kaudal durch Bindegewebs- und Muskelplatten ab, trägt die Bauch- und Beckenorgane und sichert ihre Lage. Zusätzlich zu seiner Haltefunktion muss der Beckenboden die wechselnde Öffnung und den Verschluss des Rektums sowie der Harn- und Genitalwege bewerkstelligen. Außerdem dient er als Widerlager bei der vom Zwerchfell und der Bauchmuskulatur aufgebrachten **Bauchpresse**.

Der Beckenboden wird von kranial nach kaudal in 3 Etagen gegliedert:

- Diaphragma pelvis („Beckenzwerchfell")
- Diaphragma urogenitale (Scheidewand zwischen Harn- und Geschlechtsorganen)
- Schließ- und Schwellkörpermuskulatur

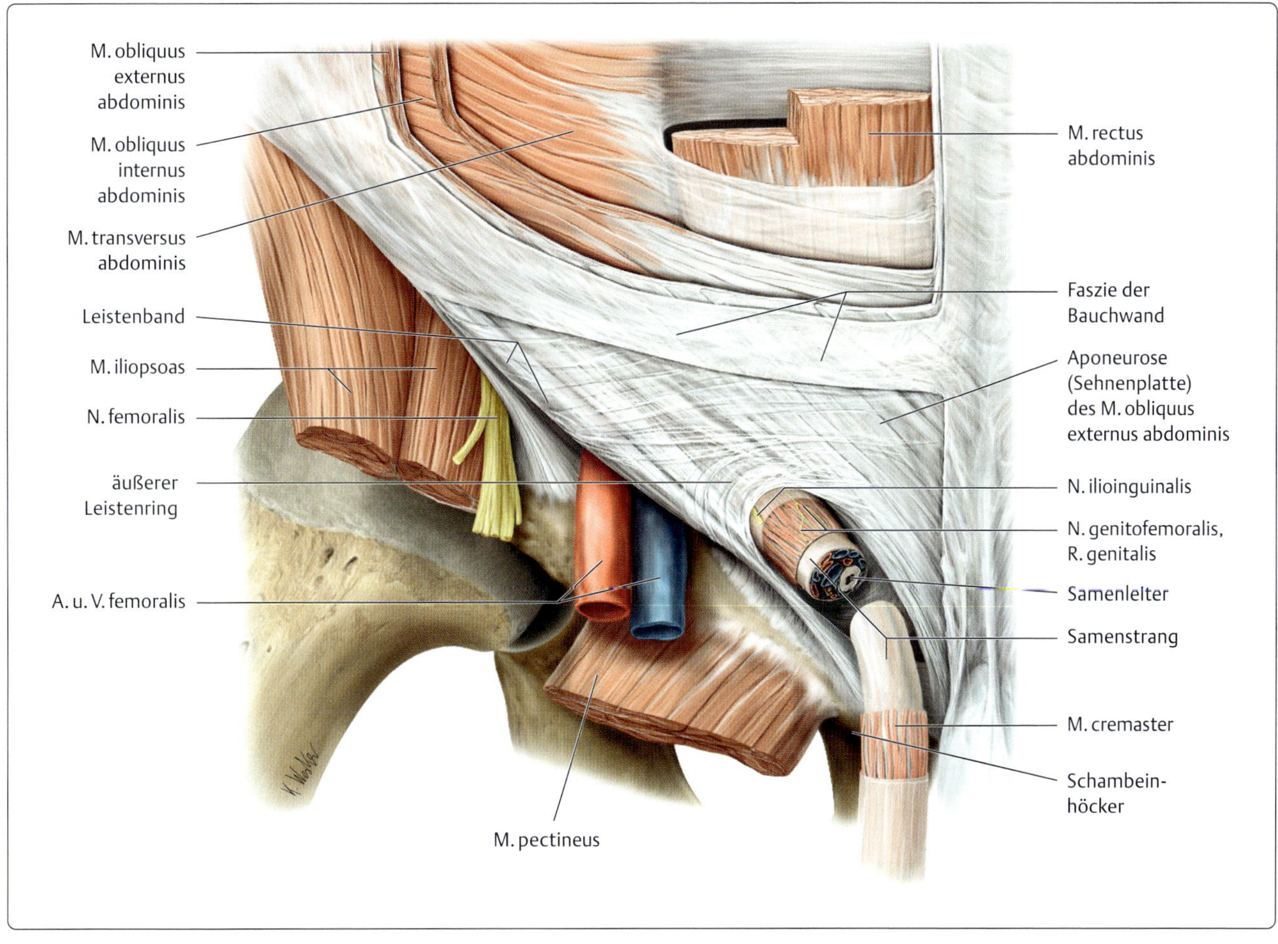

Abb. 12.17 Leistenkanal des Mannes. Der Leistenkanal verläuft oberhalb des Leistenbands (Lig. inguinale) und durchsetzt die vordere Bauchwand. Er enthält beim Mann den vom M. cremaster (Hodenheber) umgebenen Samenstrang (Funiculus spermaticus). Dieser ist hier durchtrennt, sodass der Samenleiter (Ductus defferens) und die begleitenden Gefäße sichtbar sind.

Diaphragma pelvis Das Diaphragma pelvis stellt die oberste Schicht dar (**Abb. 12.18**). Sein wichtigster Muskel ist der **M. levator ani** (Afterheber), der sich aus 3 Anteilen zusammensetzt:

- M. puborectalis (Schambein-Mastdarm-Muskel)
- M. pubococcygeus (Schambein-Steißbein-Muskel)
- M. iliococcygeus (Darmbein-Steißbein-Muskel)

Die Muskeln ziehen v-förmig von der Schambeinrückseite zum unteren Steißbeinpol. Sie lassen zwischen ihren Faseranteilen (Levatorschenkel) das Levatortor (Hiatus levatorius) für den Durchtritt von Rektum, Harnröhre und Vagina frei. Dorsal schließt sich dem M. levator ani der oft nur rudimentär ausgebildete **M. coccygeus** (Steißbeinmuskel) an.

Diaphragma urogenitale Das sich flächig ausbreitende Diaphragma urogenitale bildet die mittlere Etage und ist zwischen den unteren Schambeinästen und dem Darmbein beider Seiten ausgespannt. Es besteht aus dem M. transversus perinei profundus (tiefer quer verlaufender Dammmuskel), dem M. transversus perinei superficialis (oberflächlicher quer verlaufender Dammmuskel) und einer Platte aus Bindegewebe (**Centrum perinei**). In das Centrum perinei strahlen Fasern der Beckenbodenmuskeln ein und durchflechten das Bindegewebe. Es bildet so die Grundlage des Dammes (Perineum), der Region zwischen dem After (Anus) und dem äußeren Genital.

Schließ- und Schwellkörpermuskulatur Zu den Schließ- und Schwellkörpermuskeln der unteren Etage gehören der M. sphincter ani externus (äußerer Afterschließmuskel), der M. sphincter urethrae (Harnröhrenschließmuskel), M. bulbospongiosus (Vorhof-Schwellkörper-Muskel) und der M. ischiocavernosus (Sitzbein-Schwellkörper-Muskel). Die Muskeln stabilisieren das Centrum perinei und das Diaphragma urogenitale.

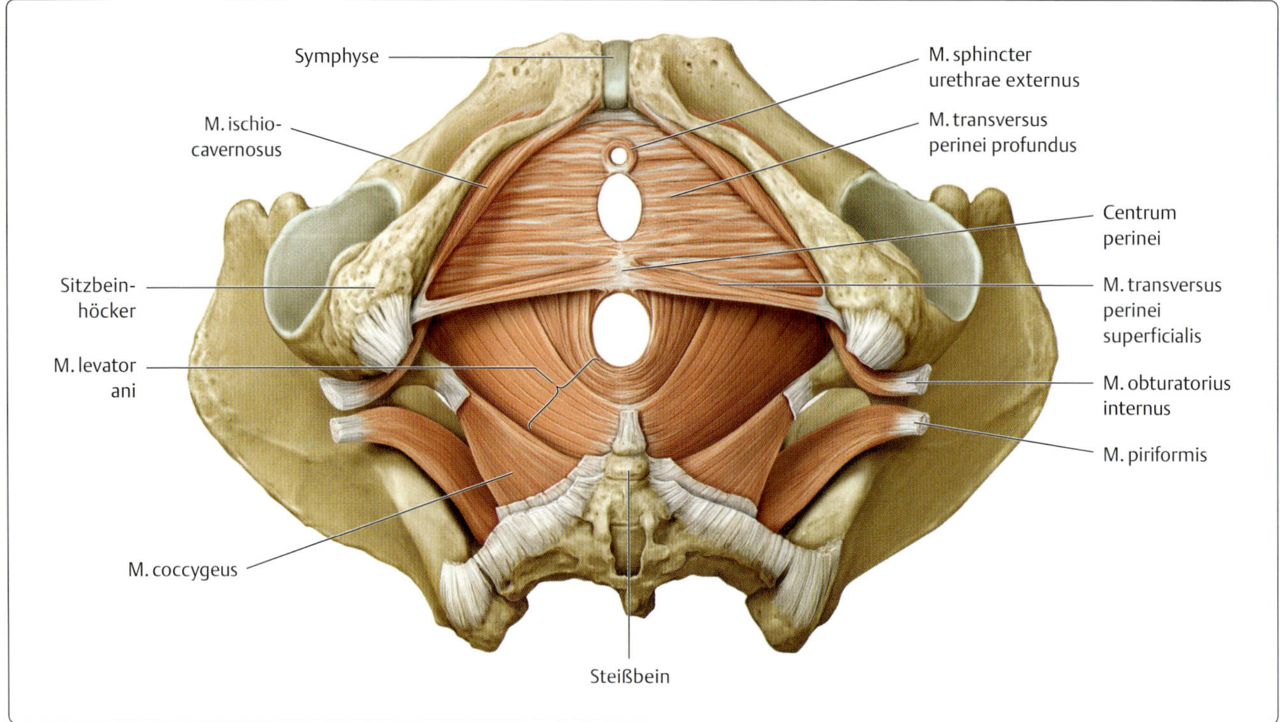

Abb. 12.18 Muskulatur des Beckenbodens. Weibliches Becken in der Ansicht von kaudal.

Pathologie

Dammriss und Episiotomie

Insbesondere unter der Geburt ist die Beckenbodenmuskulatur starken Kräften ausgesetzt. Dabei kann es zu Überdehnungen oder zu einem Einreißen des Gewebes zwischen Vulva und After (Dammriss) kommen. Um einen unkontrollierbaren Dammriss zu verhindern, der v. a. den M. sphincter ani externus gefährdet, wird häufig – besonders bei Erstgebärenden – der Geburtskanal durch einen Dammschnitt (Episiotomie) aktiv erweitert.

Beckenbodensenkung

Bei Mehrfachgebärenden ist die Halte- und Verschlussfunktion der Beckenbodenmuskulatur häufig nicht mehr gewährleistet. Es kann zur Absenkung (Deszensus) der Beckenorgane, insbesondere der Harnblase und der Gebärmutter kommen. In schwerwiegenden Fällen ist Heraustreten (Vorfall, Prolaps) der Organe aus dem Körperinneren möglich. Begleitet wird diese Schwäche der Beckenbodenmuskulatur oft durch den Verlust der Harnkontinenz, sodass es, z. B. beim Niesen oder Husten, zu unfreiwilligem Harnabgang kommt. Ist das Rektum von der Insuffizienz betroffen, kann auch die Stuhlkontinenz gefährdet sein. Wichtig ist daher eine konsequente Rückbildungsgymnastik nach der Geburt, um den Beckenboden zu stabilisieren.

Naturheilkundliche Therapie

Therapeutische Anwendungen bei Schmerzen im Bewegungsapparat

Für verschiedene Schmerzzustände des Bewegungsapparates eignet sich auch eine besondere Form der Akupunktur: die **Locus-dolendi-Akupunktur**. Dabei werden die Nadeln direkt in die betroffenen Areale gestochen, ca. 4–20 mm tief. Die Nadeln bleiben in der Regel nur einige Minuten stecken.
Bei der **Osteopathie** handelt es sich um ein Behandlungskonzept, das v. a. manuelle Therapien umfasst. Behandelt werden nicht die eigentlichen Krankheitssymptome. Vielmehr geht es darum, das Gleichgewicht aller Körpersysteme wiederherzustellen. Der Körper besteht demnach aus vielen Strukturen wie Muskeln, Knochen, Nerven, Gefäßen sowie Faszien. Diese Strukturen stehen direkt oder indirekt miteinander in Verbindung. Mögliche Blockaden sollen durch spezielle Lockerungs- und Grifftechniken gelöst werden. Indem Bewegungseinschränkungen von Knochen und Muskeln aufgehoben werden, sollen verschiedene andere Beschwerden gelindert werden. Von großer Bedeutung ist es nach diesem Ansatz auch, die Selbstheilungskräfte des Körpers zu fördern. Es gibt verschiedene Bereiche innerhalb der Osteopathie: Bei der viszeralen Osteopathie stehen beispielsweise die Organe im Vordergrund, bei der parietalen v. a. Muskeln, Knochen, Gelenke und Bindegewebe.
Zudem gibt es noch die **Kraniosakraltherapie**, die sich aus der Osteopathie entwickelt hat und sich auf Schädel und Kreuzbein konzentriert. Bei dieser Therapieform geht es um mögliche rhythmische Pulsationen des Liquors, die sich – so der Ansatz – auf äußere Gewebe und Knochen übertragen und dadurch ertasten lassen.

12.4 Obere Extremität

Zur oberen Extremität gehören der Schultergürtel und der Arm (**Abb. 12.19**). Die obere Extremität hat während der Entwicklung zum aufrechten Gang des Menschen ihre Stütz- und Fortbewegungsfunktion aufgegeben und in eine Greif- und Tastfunktion umgewandelt. Dadurch, dass ihre einzelnen Anteile über Bänder und Gelenke verbunden sind, hat sie an Stabilität verloren, aber ihre Beweglichkeit gesteigert.

Der knöcherne **Schultergürtel** (**Abb. 12.20**) verbindet die obere Extremität mit dem Skelett des Rumpfes. Er besteht aus:
- Schlüsselbein (Klavikula)
- Schulterblatt (Skapula)

Zum **Arm**, der freien oberen Gliedmaße, gehören (**Abb. 12.19**):
- Oberarm (Brachium)
- Unterarm (Antebrachium)
- Hand (Manus)

12.4.1 Schultergürtel und Oberarm

12.4.1.1 Schultergürtel

Das über seine ganze Länge gut sicht- und tastbare Schlüsselbein (**Klavikula**) bildet den vorderen Abschnitt des Schultergürtels. Es artikuliert medial mit dem Brustbein (Sternum) und lateral mit der Schulterhöhe (Akromion; **Abb. 12.20**).

Das flächige Schulterblatt (**Skapula**) ist dreieckig. Seine Kanten sind der Margo medialis, lateralis und superior. An seiner Rückseite befindet sich der Schulterblattkamm (Spina scapulae), eine Knochenleiste, oberhalb derer die obere Schultergrube (Fossa supraspinata) liegt. Unterhalb der Spina scapulae befindet sich die untere Schultergrube (Fossa infraspinata). Die Spina scapulae läuft nach lateral schräg aufwärts und endet in der Schulterhöhe (Akromion). Dem Akromion gegenüber, nach ventral gerichtet, befindet sich ein weiterer Vorsprung der seitlichen Schulterblattecke, der Rabenschnabelfortsatz (Processus coracoideus). Gemeinsam bilden das Akromion und der Processus coracoideus das knöcherne Dach des Schultergelenks (Fornix humeri). So liegt etwas tiefer an der seitlichen Ecke des Schulterblattes die Gelenkpfanne (Cavitas glenoidalis) für das Schulter- bzw. Oberarmgelenk (Art. glenohumeralis oder kurz: Art. humeri).

12.4.1.2 Oberarm

Der Oberarm (**Humerus**) ist oben (proximal) am Aufbau des Schultergelenks beteiligt, nach unten (distal) artikuliert er im Ellenbogengelenk mit den Unterarmknochen Elle und Speiche (**Abb. 12.19**, **Abb. 12.21**). Er gehört zu den langen Röhrenknochen und setzt sich zusammen aus folgenden Bestandteilen:
- Kopf (Caput humeri)
- Hals (Collum humeri)
- Schaft (Corpus humeri)
- distaler Humerus (mit medialer und lateraler Epiphyse)

Der mit Gelenkknorpel überzogene **Kopf des Oberarms** entspricht einer Halbkugel. Er knickt vom Schaft aus leicht zur Seite (im Winkel von ca. 135°) und fügt sich so in die Gelenkpfanne des Schulterblattes. Der (anatomische) Hals verbindet den Kopf mit dem Schaft des Humerus. (Der Hals erhält den Zusatz anatomisch, da die Chirurgen eine etwas tiefer liegende Stelle als Hals [Collum chirurgicum] bezeichnen, an dem es häufiger zu Frakturen kommt.) Der Hals trägt seitlich den großen und kleinen Oberarmhöcker (Tuberculum majus und minus), die einigen Schultergelenkmuskeln als Ansatz dienen.

An der vorderen Seite des **Oberarmschafts** findet man für den Ansatz des M. deltoideus (S. 326) eine angeraute Region, die Tuberositas deltoidea. An der Hinterseite zeichnet sich eine Rinne (Sulcus nervi radialis) ab, in der der N. radialis (S. 248) handwärts verläuft. Am unteren Ende wird der Humerusschaft breiter. Seitlich trägt er hier einen kräftigen inneren Vorsprung (Epicondylus medialis humeri) und einen kleineren äußeren Vorsprung (Epicondylus lateralis humeri). Beide dienen zahlreichen Muskeln, v. a. des Unterarms, als Ursprung. Der Schaft endet dann in 2 Gelenkflächen für das Ellenbogengelenk: Das Capitulum humeri (kleiner Humeruskopf) artikuliert mit der Speiche (Radius), die Trochlea humeri (Gelenkrolle des Humerus) mit der Elle (Ulna).

Direkt über diesen Gelenkflächen befinden sich Vertiefungen (Fossae) im Humerus, die die Fortsätze der Elle und Speiche bei starker Streckung oder Beugung aufnehmen, die Fossa radialis, Fossa coronoidea und Fossa olecrani.

12.4.1.3 Gelenke der Schulter

Die Gelenke der Schulter ermöglichen deren große Beweglichkeit. Hierzu gehören 5 Gelenke (**Abb. 12.22**), von denen die 3 erstgenannten echte Gelenke sind:
- Brustbein-Schlüsselbein-Gelenk (Art. sternoclavicularis)
- Schulterhöhe-Schlüsselbein-Gelenk = Schultereckgelenk (Art. acromioclavicularis)
- Schultergelenk (Art. humeri)
- subakromiales Nebengelenk
- Schulterblatt-Thorax-Gelenk

Das **subakromiale Nebengelenk** bildet ein Gleitlager aus Schleimbeuteln (Bursa subacromialis und Bursa subdeltoidea) zwischen dem Schulterdach und der Muskulatur der Rotatorenmanschette (S. 321).

Das **Schulterblatt-Thorax-Gelenk** besteht aus dem auf der Unterseite des Schulterblattes (Facies costalis) liegenden M. subscapularis (Unterschulterblattmuskel) und dem auf ein bindegewebiges Gleitlager folgenden M. serratus anterior (vorderer Sägemuskel).

Alle 5 Gelenke arbeiten eng zusammen.

Sternoklavikular- und Akromioklavikulargelenk

Das mediale Gelenk des Schlüsselbeins (**Art. sternoclavicularis**) verbindet den Schultergürtel mit dem Rumpfskelett (**Abb. 12.22**). Es ist in seiner Beweglichkeit durch straffe Bänder eingeschränkt. Funktionell ist es ein Kugelgelenk, welches ein Vor- und Rückführen sowie ein Anheben und Senken der Schulter ermöglicht. Außerdem findet als zusammengesetzte Bewegung eine Rotation statt.

Das laterale Gelenk des Schlüsselbeins (Schultereckgelenk, **Art. acromioclavicularis**) ist ebenfalls durch straffe Bänder gesichert (**Abb. 12.22**). Das plane Gelenk ist an der Rotation des

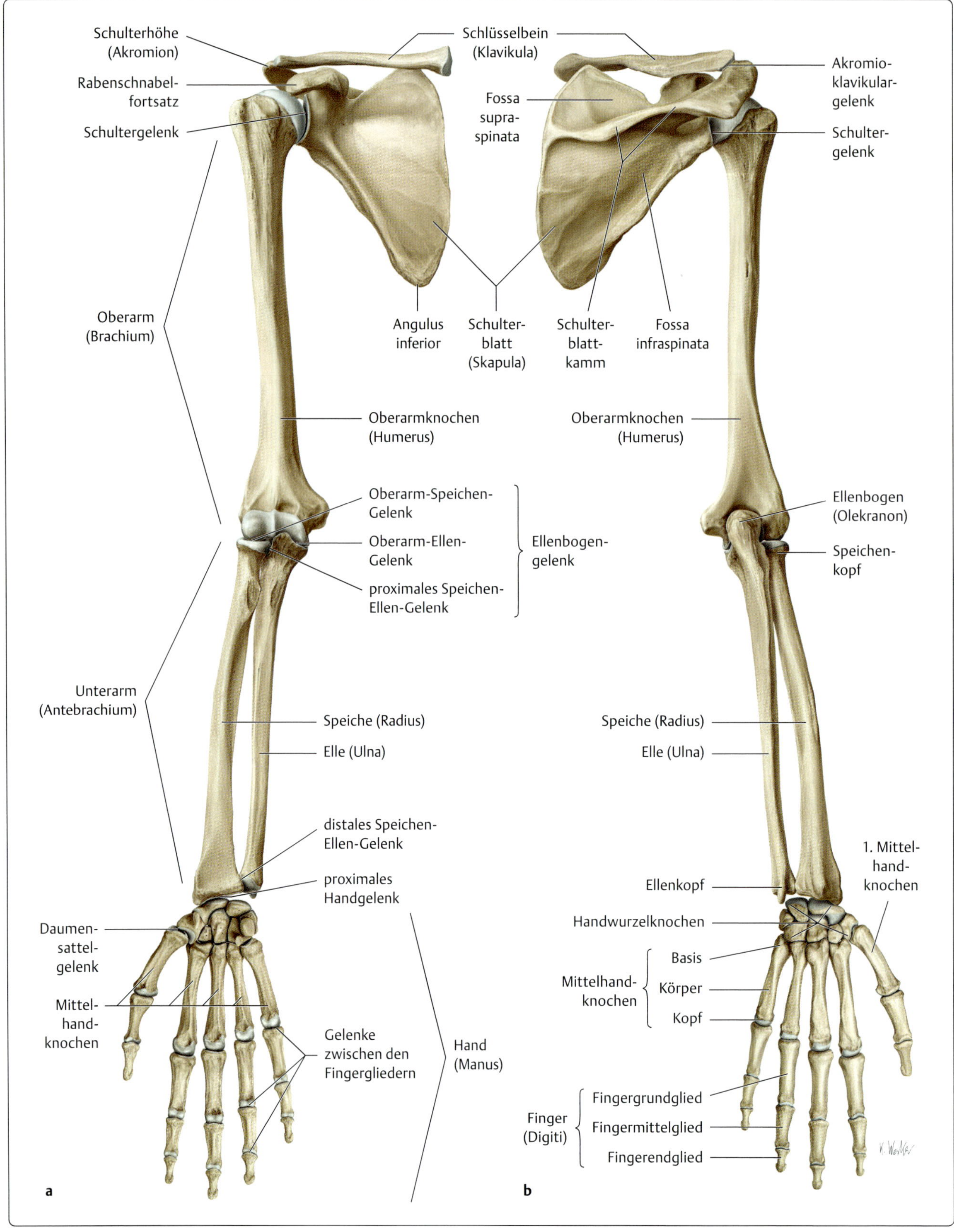

Abb. 12.19 Skelett der oberen Extremität.
a Ansicht von vorne.
b Ansicht von hinten.

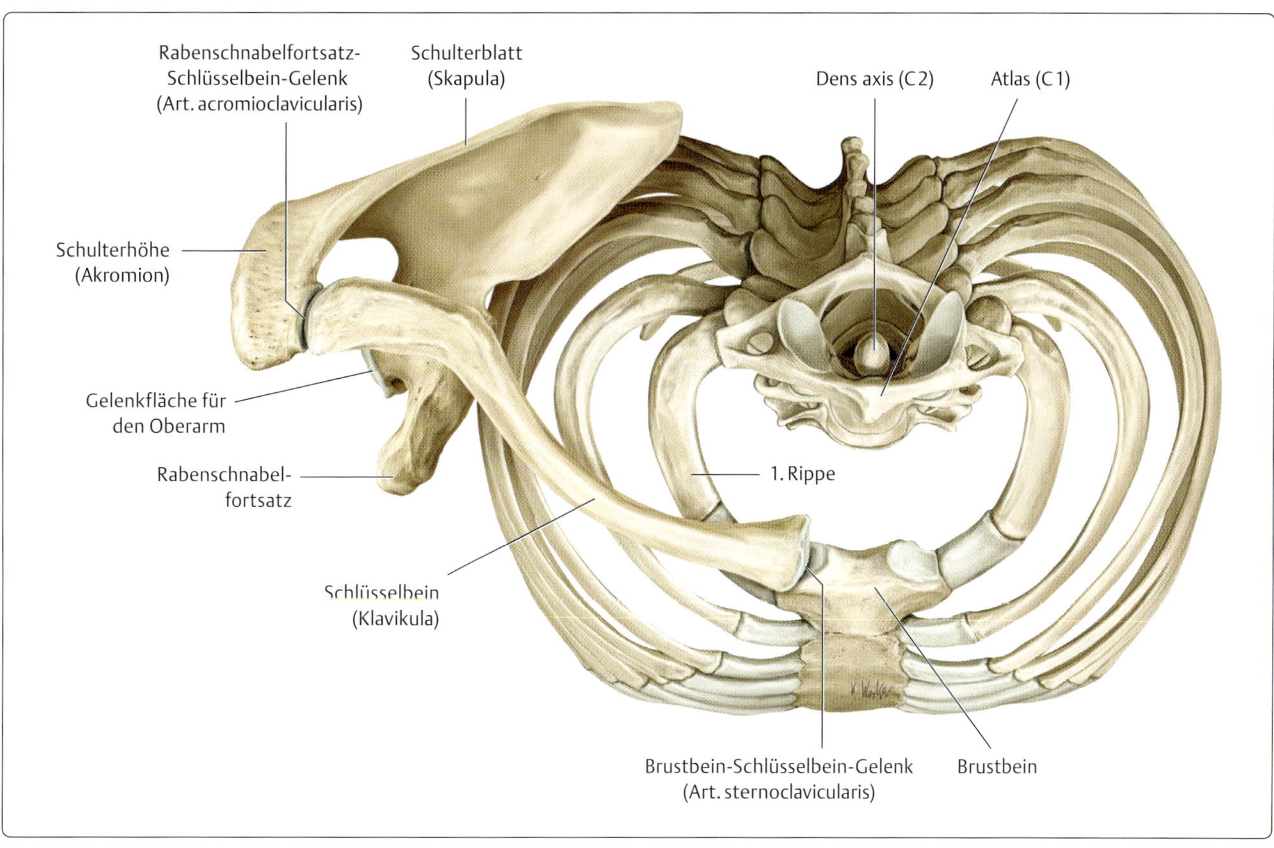

Abb. 12.20 Rechter Schultergürtel in der Ansicht von oben.

Schlüsselbeins und an der Hebung des Arms über die Schulterhöhe beteiligt.

Schultergelenk

Das „eigentliche" Schultergelenk (**Art. humeri**) wird aus dem Oberarmkopf (Caput humeri) und der Gelenkfläche des Schulterblattes (Cavitas glenoidalis) gebildet (**Abb. 12.23**). Seine Gelenkfläche ist im Verhältnis zum Kopf des Humerus klein und flach. Im unteren Bereich wird sie durch eine knorpelige Lippe (Labrum glenoidale) etwas erweitert.

Das Schultergelenk ist ein Kugelgelenk und das beweglichste des ganzen Körpers. Durch seine geringe knöcherne Begrenzung ist es allerdings anfällig für Luxationen. Auch der Bandapparat ist eher schwach ausgebildet. Die Stabilität wird überwiegend von der gut ausgebildeten Schultermuskulatur gewährleistet. Nach oben gibt das Schulterdach (Fornix humeri) Schutz, begrenzt aber die Armbewegungen über die Horizontale. Daher wird beim stärkeren Anheben des Arms auch das Schulterblatt am Rumpf gehoben und mitbewegt.

Bandstrukturen und Schleimbeutel

Zahlreiche, teils straffe Bänder ziehen zwischen den knöchernen Anteilen des Schultergelenks. Die relativ schlaffe Kapsel des Schultergelenks ist dorsal recht dünn. In die anderen Richtungen ist sie durch Bänder verstärkt (**Abb. 12.23**).

Die **Ligg. glenohumeralia** ziehen als Teil der Kapsel im vorderen Bereich, das **Lig. coracohumerale** ist oben in die Kapsel integriert. Es überdeckt die Sehne des langen Kopfes des M. biceps auf dem Weg von seinem Ursprungspunkt, direkt über der Gelenkfläche des Schulterblattes (Tuberculum supraglenoidale), zum Oberarm. Im unteren Bereich der Gelenkkapsel bildet sich bei herabhängendem Arm eine Falte (Recessus axillaris), die besonders bei der Abduktion als Ausdehnungsreserve dient.

Aufgespannt zwischen dem Akromion und dem Rabenschnabelfortsatz ist das **Lig. coracoacromiale**. Es ist am Aufbau des Schulterdaches und damit an der Sicherung des Oberarmkopfes in der Gelenkpfanne beteiligt.

> **Merke**
>
> Nach Verletzungen des Schultergelenks sollte dieses so schnell wie möglich mobilisiert werden. Es kann sonst zu Verklebungen der Gelenkinnenhaut (Synovialmembran) des Recessus axillaris und zur Versteifung des Gelenks kommen.

Das Schultergelenk besitzt zur Abpolsterung und Reibungsminderung diverse **Schleimbeutel** (Bursae), die teilweise mit der Gelenkhöhle kommunizieren (**Abb. 12.23**). Besondere Bedeutung besitzen die Bursa subacromialis und Bursa subdeltoidea, die das subakromiale Nebengelenk bilden (S. 319).

Bewegungen im Schultergelenk

An nahezu allen Bewegungen des Schultergelenks sind auch das Schulterblatt, das Schlüsselbein oder Teile der Wirbelsäule beteiligt.

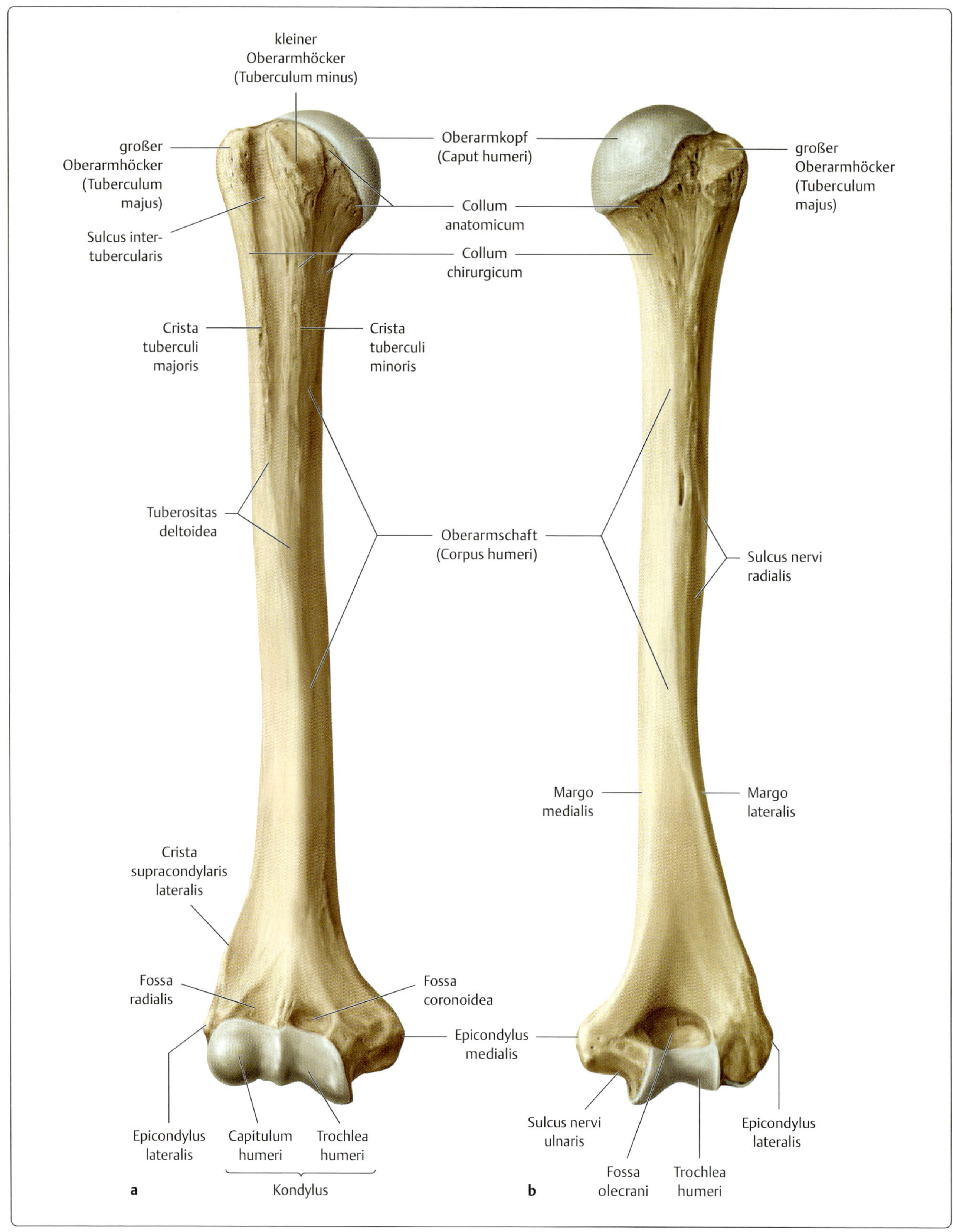

Abb. 12.21 Rechter Oberarmknochen (Humerus) von vorne. Die beiden Hügel (Tuberculum majus und minus) am oberen Schaftende des Humerus laufen in deutliche Knochenleisten (Crista tuberculi majoris und minoris) aus. Diese stellen Muskelansatzstellen dar. Ebenfalls auffällig ist die Rinne zwischen den Tuberkeln, der Sulcus intertubercularis. Hier hinein legt sich die kräftige Sehne des M. biceps brachii.

a Ansicht von ventral.

b Ansicht von dorsal.

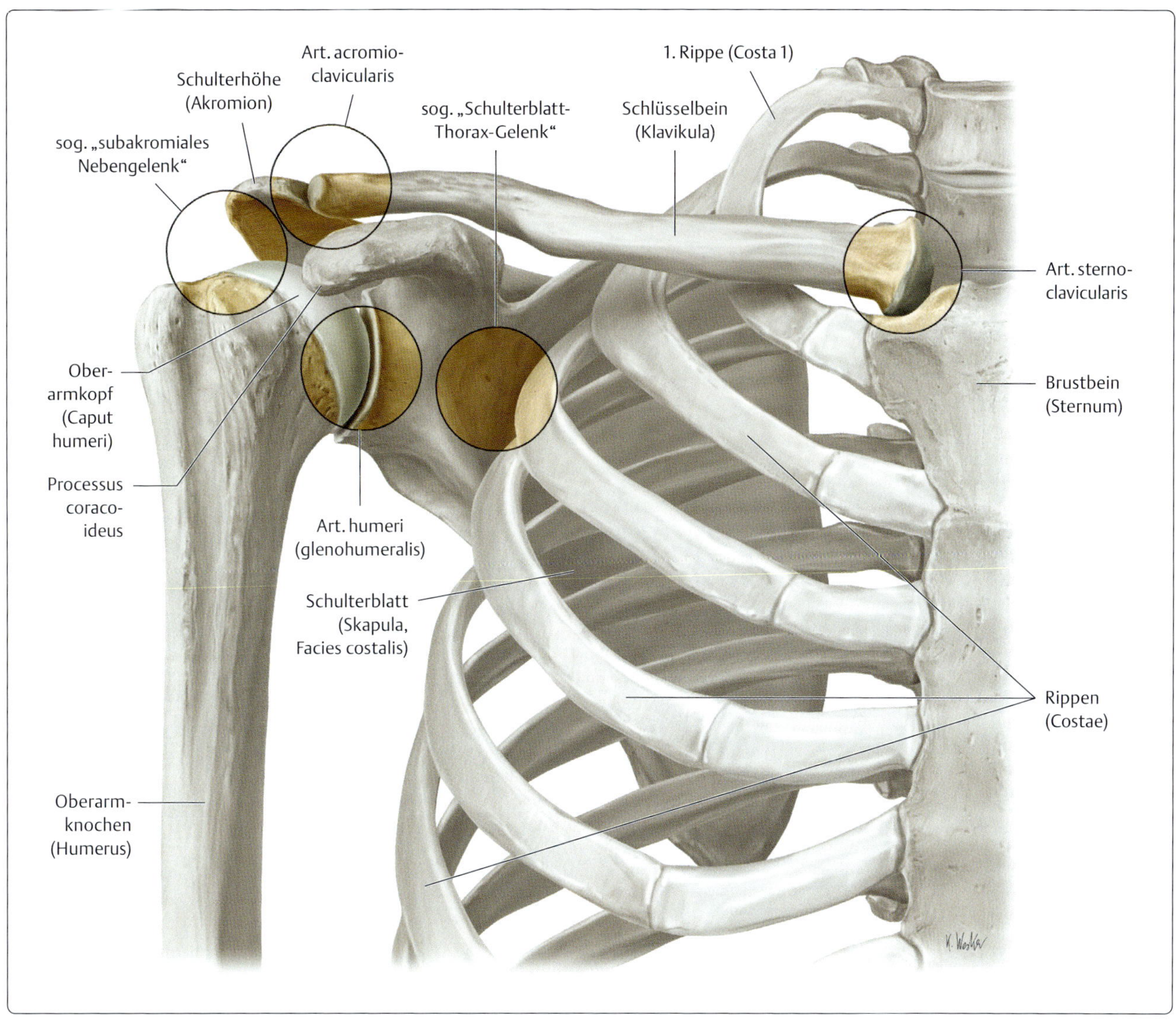

Abb. 12.22 Die 5 Gelenke der Schulter. Den großen Bewegungsradius des Arms gewähren 5 Gelenke. Dabei bilden das Sternoklavikular-, das Akromioklavikular- und das eigentliche Schultergelenk (Art. humeri) echte Gelenke. Nebengelenke sind dagegen das subakromiale Nebengelenk und das Schulterblatt-Thorax-Gelenk.

Die Hauptbewegungen im Schultergelenk sind folgende (**Tab. 12.9**):

- Führen des Arms nach ventral (Anteversion) und dorsal (Retroversion)
- Heranführung (Adduktion) und Abspreizen (Abduktion) des Arms bis 90°
- Innen- und Außenrotation

Das Heben des Arms über 90°, also nach maximaler Abduktion, wird Elevation genannt. In der Klinik wird häufig jedes Abheben des Arms vom Körper so bezeichnet, die Abduktion also miteinbezogen.

Der seitlich abduzierte Arm (90°) kann außerdem in horizontaler Richtung nach vorne und hinten bewegt werden.

Es ist in jeder Position des Arms möglich, ihn zu rotieren. Am besten lässt sich diese Bewegung aber mit einem um 90° gebeugten Ellenbogen beurteilen. In dieser Haltung vergrößert sich die maximale Außenrotation, die Innenrotation verkleinert sich in geringem Maße.

Tab. 12.9 Beweglichkeit der Schulter nach der Neutral-Null-Methode (nach Aumüller et al. 2010, S. 400).

Bewegungen	Schultergelenk allein	Schultergelenk und Schultergürtel
Ante-/Retroversion	90/0/30°	170/0/40°
Adduktion/Abduktion	30/0/90°	40/0/160°
Innen-/Außenrotation	70/0/60°	100/0/80°

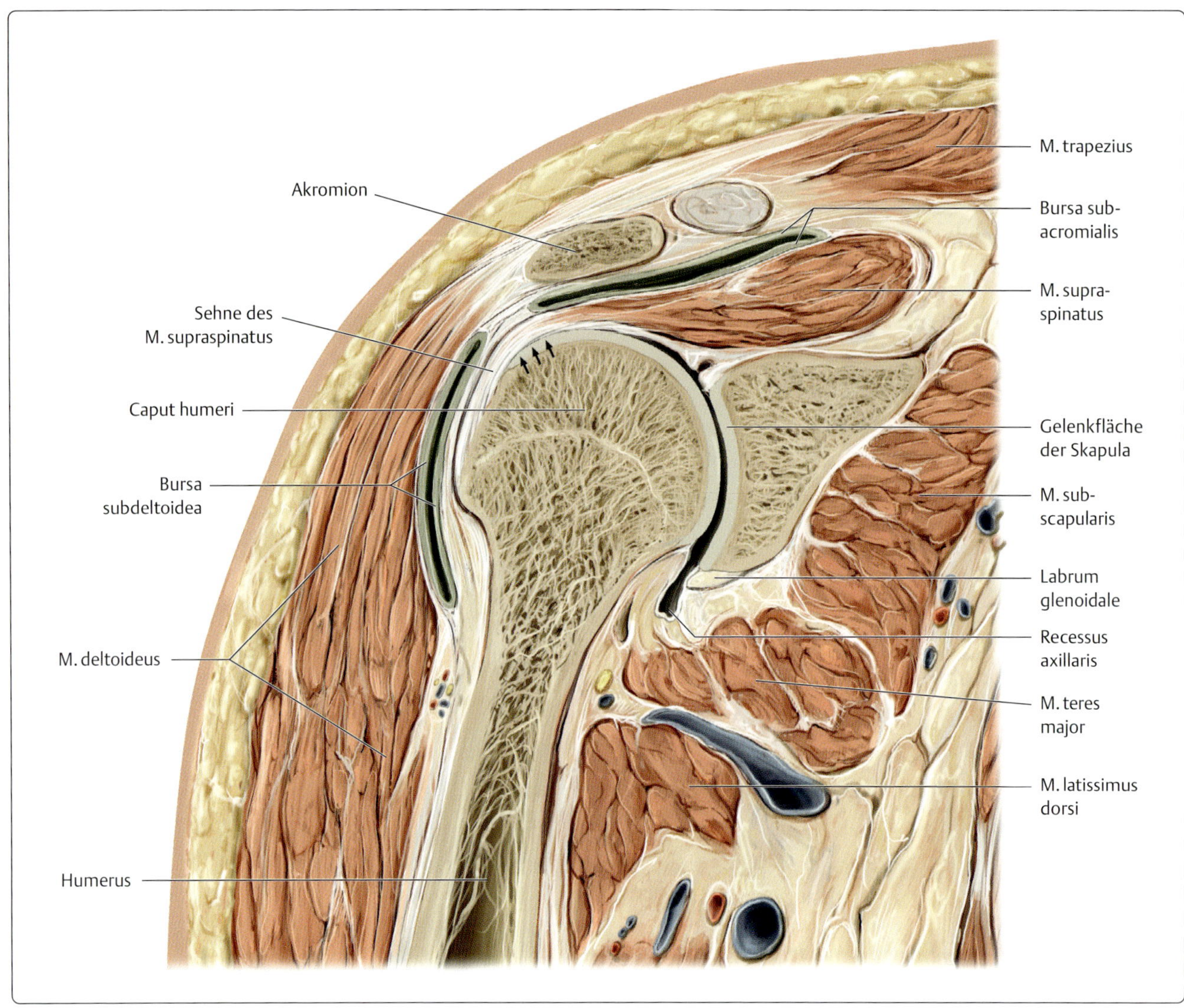

Abb. 12.23 Frontalschnitt durch das rechte Schultergelenk. Beachten Sie die kleine flache Gelenkpfanne des Schultergelenks. Nach unten wird sie durch das Labrum glenoidale etwas erweitert und stabilisiert. Der Oberarmkopf (Caput humeri) wird aber hauptsächlich durch Muskelzug in der Gelenkpfanne gehalten. Zu erkennen ist auch die Gelenkhöhle, deren relativ schlaffe Kapsel viel Spielraum für Bewegungen lässt. Eine Reservefalte stellt so insbesondere der Recessus axillaris dar.

Pathologie

Luxation des Schultergelenks

Bei Gewalteinwirkung auf den erhobenen Arm kann es zur Luxation („Auskugeln") des Oberarmkopfes (Caput humeri) aus der Gelenkpfanne kommen. Meist luxiert der Oberarmkopf dabei nach vorne unten. Oft reißt dabei die Gelenklippe (Labrum glenoidale), was die Entwicklung einer habituellen (gewohnheitsmäßigen) Luxation unterstützt. Nach einer vorangegangenen traumatischen Luxation luxiert das Gelenk dann schon bei an sich regulären Armbewegungen.

12.4.1.4 Muskulatur von Schultergürtel und Oberarm

Die Schulterregion ist von teils kräftigen Muskeln umgeben. Diese werden in Schultergürtel- und Schultergelenkmuskeln unterteilt, bilden aber eine funktionelle Einheit.

Schultergürtelmuskeln

Alle Muskeln, die am Kopf oder Rumpf entspringen und am Schlüsselbein oder dem Schulterblatt ansetzen, werden zur Schultergürtelmuskulatur gezählt. Diese gliedert sich in eine hintere (dorsale) und eine vordere (ventrale) Gruppe.

Dorsale Gruppe Zur dorsalen Gruppe gehören folgende Muskeln (**Abb. 12.24**, **Abb. 12.25**):

- M. trapezius (Trapez- oder Kapuzenmuskel)
- M. rhomboideus major (großer Rautenmuskel)
- M. rhomboideus minor (kleiner Rautenmuskel)
- M. levator scapulae (Schulterblattheber)

M. trapezius Der Trapezmuskel zeigt bezüglich seines Faserverlaufs und Ursprungs 3 Anteile, den absteigenden (Pars descendens), quer verlaufenden (Pars transversa) und aufsteigenden Teil (Pars ascendens). Sie entspringen der BWS und HWS

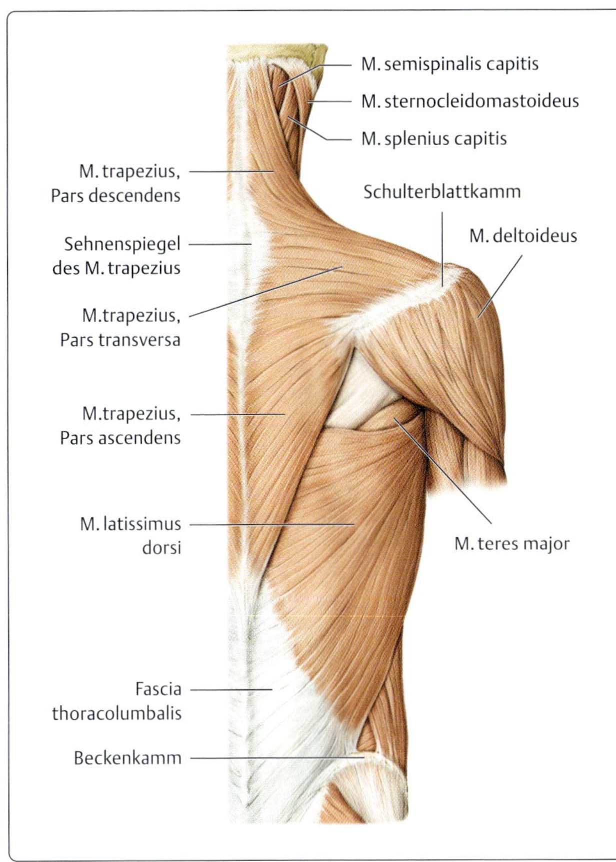

Abb. 12.24 Oberflächliche dorsale Schultergürtel- und Schultergelenkmuskulatur.

sowie dem Hinterhaupt des Schädels. Alle Anteile ziehen in Richtung Schultergürtel und setzen an der Spina scapulae, dem Akromion oder dem Schlüsselbein an. Entsprechend ihrem unterschiedlichen Verlauf übernehmen die Anteile auch unterschiedliche Funktionen.

M. rhomboideus major und minor Der große und der kleine Rautenmuskel (**Abb. 12.25**) ziehen von den Dornfortsätzen der BWS bzw. HWS schräg abwärts zum medialen Rand des Schulterblattes. Der M. rhomboideus minor liegt direkt oberhalb des großen Rautenmuskels. Beide Muskeln sind außen vom M. trapezius bedeckt. Gemeinsam heben sie das Schulterblatt an und ziehen es nach medial hinten (Aufrichten der Schulterpartie).

M. levator scapulae Auch der M. levator scapulae hebt (lat. levare) das Schulterblatt. Der Muskel entspringt den Querfortsätzen der oberen Halswirbel und läuft steil abwärts zur oberen medialen Schulterblattecke. Durch diesen Verlauf kann er die Skapula anheben und den Kopf bei fixiertem Schultergürtel zur Seite neigen.

Ventrale Gruppe Zur ventralen Gruppe gehören folgende Muskeln (**Abb. 12.26**):

- M. subclavius (Unterschlüsselbeinmuskel)
- M. pectoralis minor (kleiner Brustmuskel)
- M. serratus anterior (vorderer Sägemuskel)

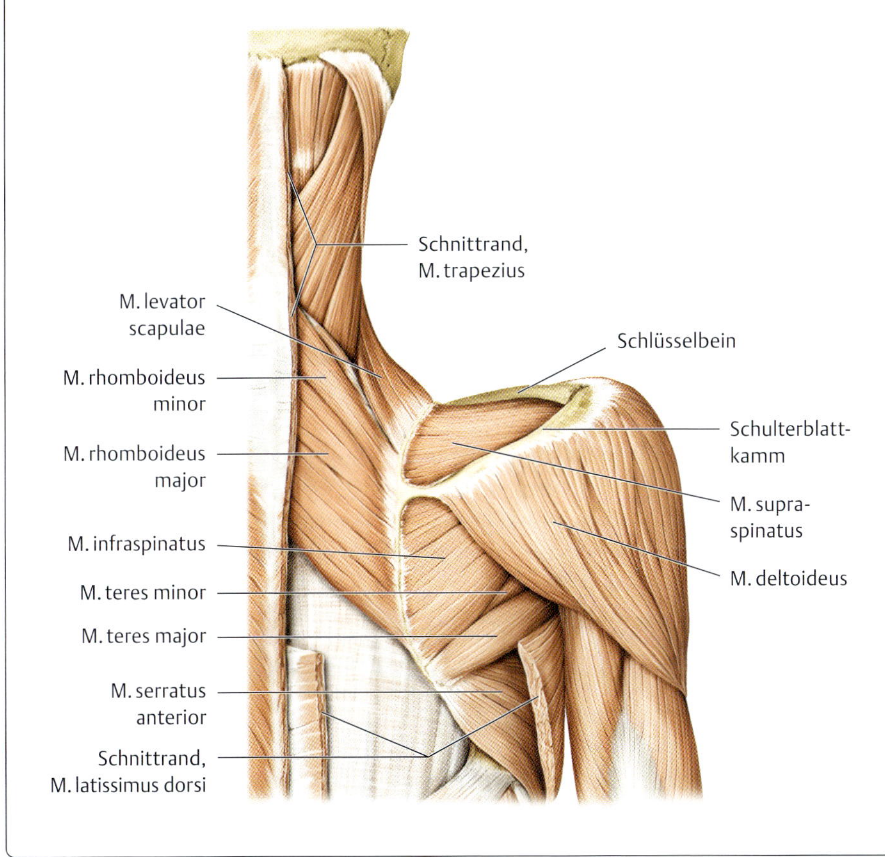

Abb. 12.25 Tiefe dorsale Schultergürtel- und Schultergelenkmuskulatur.

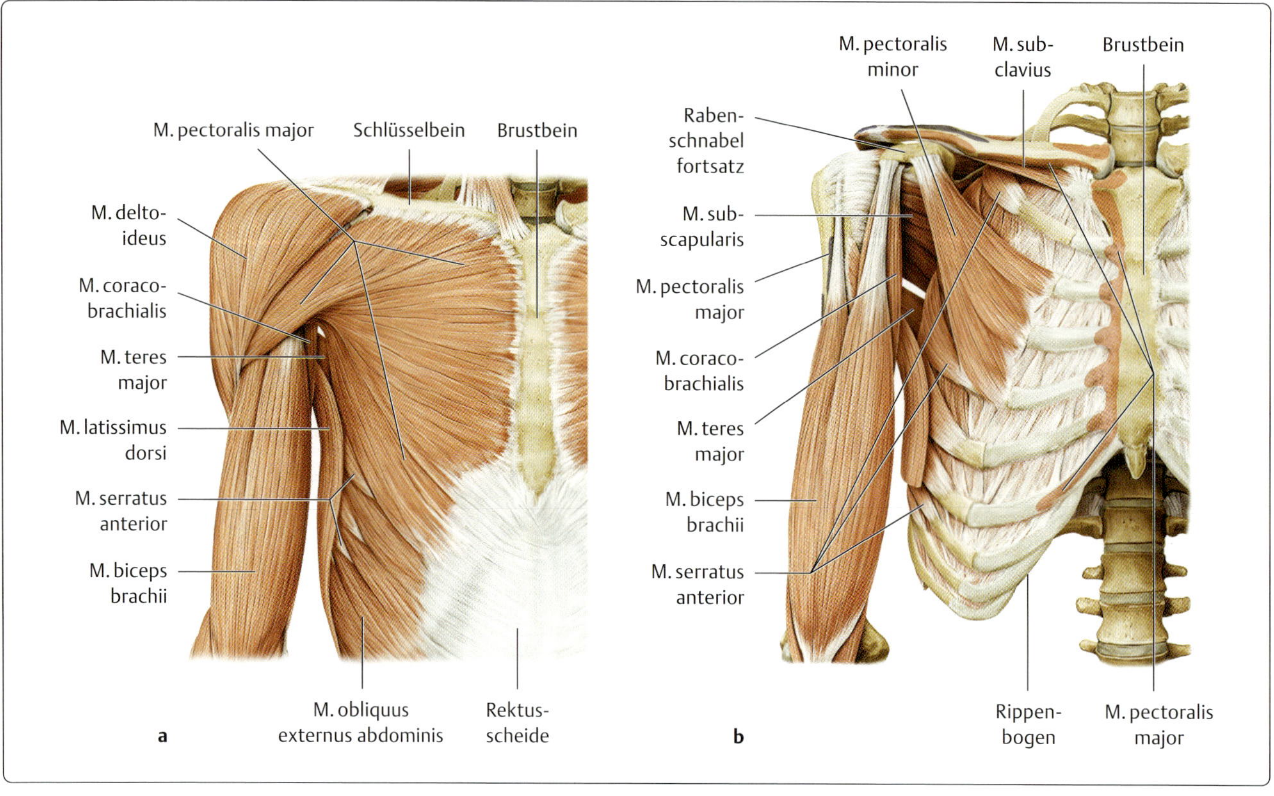

Abb. 12.26 Vordere Schultergürtel- und Schultergelenkmuskulatur.
a Oberflächliche Schicht.
b Tiefe Schicht.

Manche Autoren zählen auch den M. sternocleidomastoideus und den M. omohyoideus zur Schultergürtelmuskulatur, da sie an Knochen des Schultergürtels entspringen. Diese beiden Muskeln werden bei der Halsmuskulatur besprochen (Kap. 12.6.2), da ihre Wirkung auf den Schultergürtel gering ist.

M. subclavius Der Unterschlüsselbeinmuskel nähert durch seinen Verlauf (von der 1. Rippe zum Schlüsselbein) das Schlüsselbein dem Brustbein (Sternum) an. Er stabilisiert das Sternoklavikulargelenk.

M. pectoralis minor Die 3.–5. Rippe dienen dem kleinen Brustmuskel als Ursprung. Von dort zieht er zum Rabenschnabelfortsatz (Processus coracoideus). Der Muskel ist an der Rückführung des elevierten Arms beteiligt, indem er das Schulterblatt nach unten zieht. Bei fixiertem Schultergürtel dient auch er als Atemhilfsmuskel (Kap. 4.2.8).

M. serratus anterior Der vordere Sägemuskel besteht aus 3 Anteilen, deren Fasern fächerförmig von den Rippen zum Schulterblatt verlaufen. Gemeinsam ziehen sie das Schulterblatt nach seitlich vorne. Der untere Teil (Pars inferior) ist am stärksten entwickelt und besonders an der Drehung der Skapula beteiligt, wodurch wiederum erst eine Elevation des Arms möglich wird. Der obere Teil (Pars superior) wirkt der Elevation entgegen und senkt den erhobenen Arm. Zusammen mit den anderen Sägemuskeln gehört er ebenfalls zu den Atemhilfsmuskeln.

Muskeln des Schultergelenks

Die Muskeln des Schultergelenks werden ebenfalls in eine ventrale und eine dorsale Gruppe unterteilt (**Tab. 12.10**).

Dorsale Gruppe Zur dorsalen Gruppe gehören die Muskeln der Rotatorenmanschette und 3 weitere Muskeln (**Abb. 12.27**):

- Rotatorenmanschette:
  - M. supraspinatus (Obergrätenmuskel)
  - M. infraspinatus (Untergrätenmuskel)
  - M. teres minor (kleiner Rundmuskel)
  - M. subscapularis (Unterschulterblattmuskel)
- M. deltoideus (Deltamuskel)
- M. latissimus dorsi (breiter Rückenmuskel)
- M. teres major (großer Rundmuskel)

Rotatorenmanschette Alle Muskeln der Rotatorenmanschette entspringen am Schulterblatt und haben ihren Ansatz am Oberarm. Sie wirken bei allen Bewegungen des Schultergelenks mit. Ihre Ansatzsehnen ziehen in die Gelenkkapsel ein und fixieren den Oberarmkopf in der Gelenkpfanne. Die Ansatzsehne des M. supraspinatus (Supraspinatussehne) zieht auf dem Humeruskopf und unter dem Schulterdach hindurch zu seinem Ansatz am Tuberculum majus des Oberarms. Die Spalte (Schulterenge) unter dem Akromion wird als subakromialer (lat. sub = unter) Raum bezeichnet. Das subakromiale Nebengelenk ermöglicht ein ungestörtes Gleiten der Sehnen der Rotatorenmanschette (besonders der Supraspinatussehne) während der Abduktion und Elevation des Arms.

Tab. 12.10 Muskeln des Schultergelenks.

Muskel	Ursprung	Ansatz	Innervation	Funktion
Muskeln der Rotatorenmanschette				
M. teres minor	Skapula	Oberarm (Tuberculum majus humeri)	N. axillaris	Adduktion, Außenrotation
M. infraspinatus	Fossa infraspinata		N. suprascapularis	
M. supraspinatus	Fossa supraspinata			Abduktion
M. subscapularis	Innenseite der Skapula	Oberarm (Tuberculum minus humeri)	Nn. subscapulares	Innenrotation, Adduktion
weitere Muskeln vom Schultergürtel bzw. Rumpf zum Oberarm				
M. deltoideus • Pars clavicularis	Klavikula	Oberarm (Tuberositas deltoidea)	N. axillaris	Anteversion, Innenrotation, Adduktion
• Pars acromialis	Akromion			Abduktion
• Pars spinalis	Spina scapulae			Retroversion, Außenrotation Adduktion,
M. coracobrachialis	Rabenschnabelfortsatz	Humerusschaft	N. musculocutaneus	Adduktion, Innenrotation, Anteversion
M. pectoralis major • Pars clavicularis	Klavikula	Oberarm (Crista tuberculi majoris)	Nn. pectorales mediales und laterales	**Adduktion**, Innenrotation, Anteversion, Inspiration
• Pars sternocostalis	Brustbein, 1.–6. Rippe (Knorpel)			
• Pars abdominalis	Rektusscheide			
M. latissimus dorsi	Dornfortsätze von Th 7–L 5, Darmbein, 10.–12. Rippe		N. thoracodorsalis	**Adduktion**, Innenrotation, Retroversion
M. teres major	Skapula			
Muskeln vom Schultergürtel zum Unterarm				
M. biceps brachii • Caput longum	Skapula	Unterarm (Tuberositas radii)	N. musculocutaneus	Abduktion, Anteversion
• Caput breve	Rabenschnabelfortsatz			
M. triceps brachii	Skapula	Olekranon	N. radialis	Adduktion, Retroversion

Lerntipp

Merkhilfe: „SITS“ – Muskeln der Rotatorenmanschette: M. **s**upraspinatus, M. **i**nfraspinatus, M. **t**eres minor, M. **s**ubscapularis

M. deltoideus Der Deltamuskel ist der mächtigste Muskel, der ausschließlich auf das Schultergelenk wirkt. Von seinem breiten dreigeteilten Ursprung an Schulterblatt, Akromion und Schlüsselbein zieht er zur Tuberositas deltoidea am Oberarmschaft. Der M. deltoideus legt sich außen über die Muskeln der Rotatorenmanschette und modelliert die Schulterregion. Aufgrund seiner unterschiedlichen Anteile, die teils gemeinsam, teils antagonistisch wirken, ist er an diversen Schulterbewegungen beteiligt.

M. latissimus dorsi Der breite Rückenmuskel nimmt aufgrund seines breit gefächerten Ursprungs Einfluss auf zahlreiche Gelenke. Seine vom Darmbein, von der Wirbelsäule und dem Schulterblatt kommenden Fasern vereinigen sich zu einem gemeinsamen Ansatz am Oberarm. Querschnittsgelähmte, bei denen der M. latissimus dorsi noch innerviert wird, können sich mit dessen Hilfe aus dem Rollstuhl stemmen und z. B. umsetzen.

M. teres major Der große Rundmuskel nutzt denselben Ansatzpunkt, entspringt aber der unteren Ecke des Schulterblattes.

Beide Muskeln sind an der Adduktion, Retroversion und Innenrotation des Oberarms beteiligt.

Merke

Das Schultergelenk besitzt eine geringe Knochenführung und relativ schwache Bänder. Die Sicherung des Schultergelenks erfolgt daher hauptsächlich durch Muskeln.

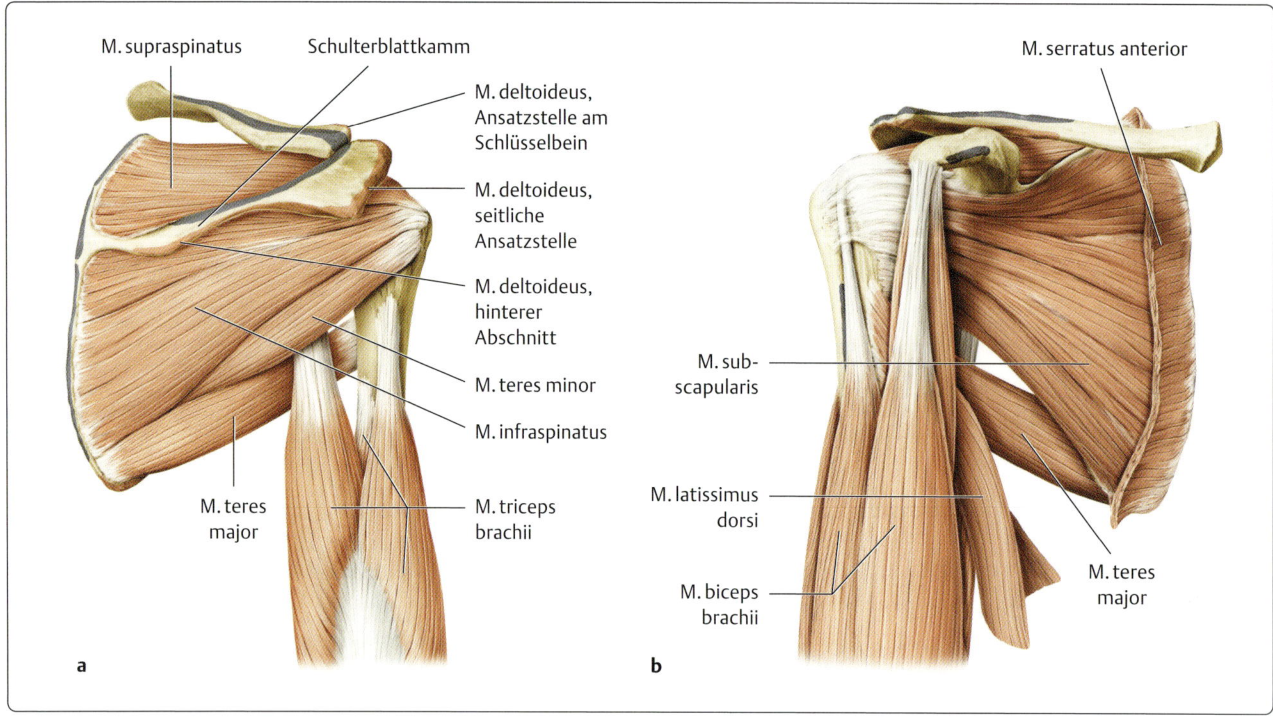

Abb. 12.27 Muskeln des Schultergelenks.
a Ansicht von vorne.
b Ansicht von hinten.

Pathologie

Impingement-Syndrom

Als Impingement-Syndrom (engl. impinge = anstoßen) bezeichnet man die schmerzhafte Behinderung der geschwollenen Supraspinatussehne in dem engen subakromialen Raum. Die Sehne ist meist degenerativ verändert, oft verkalkt. Deutliche Hinweise gibt der „schmerzhafte Bogen", also Schmerzen, die besonders bei der Abduktion des Arms zwischen 60 und 120° auftreten. Folgeschäden können durch eine zunehmend schlechtere Durchblutung der Schulterenge entstehen. So kann die Supraspinatussehne weiter degenerieren und schließlich reißen (Rotatorenmanschettenruptur).

Rotatorenmanschettenruptur

Die Rotatorenmanschettenruptur betrifft die Sehne eines oder mehrerer Muskeln der genannten Muskelgruppe. Die Läsion ist degenerativ oder traumatisch bedingt. Da in 95 % der Fälle die Supraspinatussehne gerissen ist, wird der Begriff der Rotatorenmanschettenruptur oft mit dem Riss dieser Sehne gleichgesetzt. Auffälliges Symptom ist beim Ausfall des M. supraspinatus die fehlende Starterfunktion des Muskels in den ersten 10° der Abduktion im Schultergelenk.

Ventrale Gruppe Zur ventralen Gruppe (**Abb. 12.26**a) der Schultergelenkmuskeln gehören folgende Muskeln:

- M. pectoralis major (großer Brustmuskel)
- M. coracobrachialis (Rabenschnabel-Oberarm-Muskel)

M. pectoralis major Der große Brustmuskel entspringt in 3 Anteilen (Pars clavicularis, sternocostalis, abdominalis) von Schlüsselbein, Brustbein und den Rippenknochen sowie der vorderen Rektusscheide. Er bedeckt die größte Fläche der vorderen Brustkorbwand. Die Muskelfasern der einzelnen Anteile konvergieren zum Ansatz am oberen Humerusschaft hin und überkreuzen sich dabei. Auf diese Weise kann der Muskel auch aus einer starken Dehnung heraus (z. B. Elevation) seine maximale Kraft entwickeln. Zu den Funktionen des M. pectoralis major gehören die Anteversion und Innenrotation des Arms. Gemeinsam mit dem M. latissimus dorsi ist der M. pectoralis major der stärkste Adduktor des Schultergelenks. Außerdem gehört er bei fixiertem Schultergürtel (Kutschersitz) zu den Atemhilfsmuskeln.

M. coracobrachialis Der Rabenschnabel-Oberarm-Muskel hat seinen Ursprung am Rabenschnabelfortsatz (Processus coracoideus) und zieht zur Vorderseite des Humerus. Er unterstützt die Bewegungen des M. pectoralis major.

Muskeln des Oberarms und Ellenbogengelenks

Der Oberarm ist über das Ellenbogengelenk mit dem Unterarm und dieser über das proximale und distale Handgelenk mit der Hand verbunden. Der Knochen des Oberarms (Humerus) wurde bereits in Zusammenhang mit dem Schultergürtel/-gelenk besprochen (S. 321). Die Muskulatur des Oberarms ist gleichzeitig ein Teil der Ellenbogenmuskulatur und wirkt teilweise bei der Bewegung des Schultergelenks (M. biceps brachii und M. triceps brachii) mit (**Tab. 12.11**).

Tab. 12.11 Muskeln des Ellenbogengelenks am Oberarm.

Muskel	Ursprung	Ansatz	Innervation	Funktion
ventrale Gruppe (Flexoren)				
M. biceps brachii • Caput longum	Schulterblatt (oberhalb der Gelenkpfanne)	Tuberositas radii	N. musculocutaneus	**Flexion, Supination**; Schultergelenk: Abduktion, Anteversion
• Caput breve	Rabenschnabelfortsatz			
M. brachialis	Humerusschaft	Tuberositas ulnae		Flexion, Kapselspanner
dorsale Gruppe (Extensoren)				
M. triceps brachii • Caput longum	Schulterblatt (unterhalb der Gelenkpfanne)	Olekranon	N. radialis	**Extension**; Schultergelenk: Adduktion
• Caput laterale	Humerusschaft (proximal)			
• Caput mediale	Humerusschaft (distal)			
M. anconeus	lateraler Epikondylus	Ulna (dorsal)		**Extension, Kapselspanner**

Folgende Muskeln gehören zum Oberarm und Ellenbogengelenk:

Dorsale Gruppe Die dorsale Gruppe (Extensoren im Ellenbogengelenk) umfasst folgende Muskeln (**Abb. 12.28**):

- M. triceps brachii (dreiköpfiger Oberarmmuskel)
- M. anconeus (Ellenbogenmuskel)

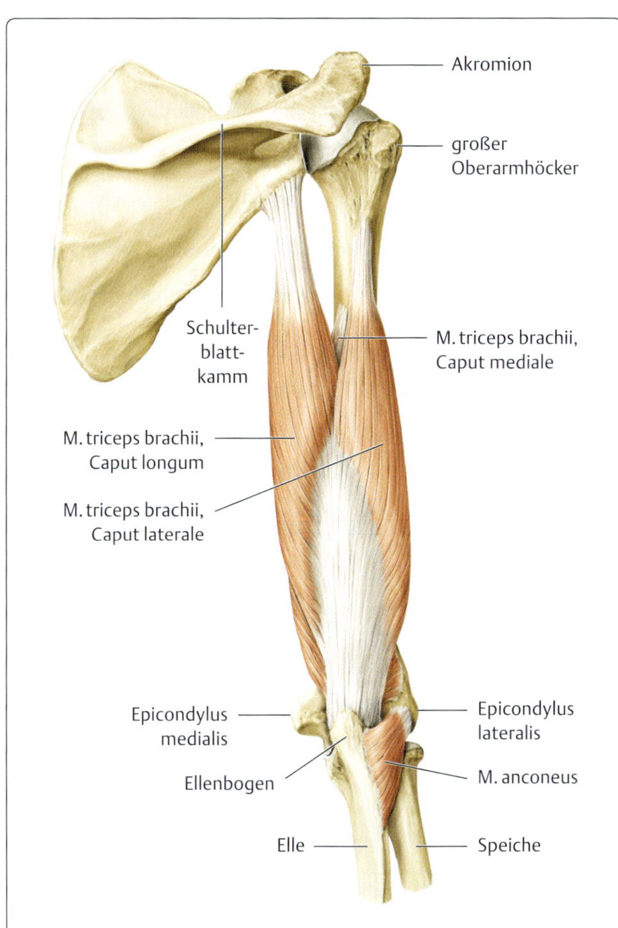

Abb. 12.28 Streckmuskeln (Extensoren) des Ellenbogengelenks.

M. triceps brachii Der Trizeps befindet sich auf der Rückseite des Oberarms. Er entspringt mit 3 Köpfen, dem Caput longum (langer Kopf), Caput laterale (seitlicher Kopf) und Caput mediale (mittlerer Kopf) vom Schulterblatt (Caput longum) und dem oberen Humerusschaft (Caput laterale und mediale). Alle 3 Anteile enden in einer gemeinsamen breiten Sehne, die am Olekranon ansetzt. Den Knochen und die Sehne trennt als Schutz- und Gleitlager ein Schleimbeutel (Bursa subtendinea musculi tricipitis brachii).

M. anconeus Der M. anconeus ist ein kurzer Muskel, der vom Epicondylus lateralis des Humerus schräg nach hinten zum Olekranon zieht.

Ventrale Gruppe Zur ventralen Gruppe (Flexoren im Ellenbogengelenk) gehören folgende Muskeln (**Abb. 12.29**):

- M. biceps brachii (zweiköpfiger Oberarmmuskel)
- M. brachialis (Oberarmmuskel)

M. biceps brachii Der am Oberarm prominente Bizeps kann in Supinationsstellung des Arms seine größte Kraft entfalten. Seine beiden Muskelköpfe sind unterschiedlich lang: Das Caput longum (langer Kopf) entspringt oberhalb der Gelenkpfanne des Schultergelenks am Schulterblatt, das Caput breve (kurzer Kopf) vom Rabenschnabelfortsatz. Beide Muskelbäuche treffen sich in einer kräftigen Sehne, die an der Speiche (Radius) ansetzt.

M. brachialis Der M. brachialis kann besonders schnelle Beugebewegungen ausführen. Er zieht von der vorderen Fläche des Humerusschafts über das Ellenbogengelenk zur Elle (Ulna).

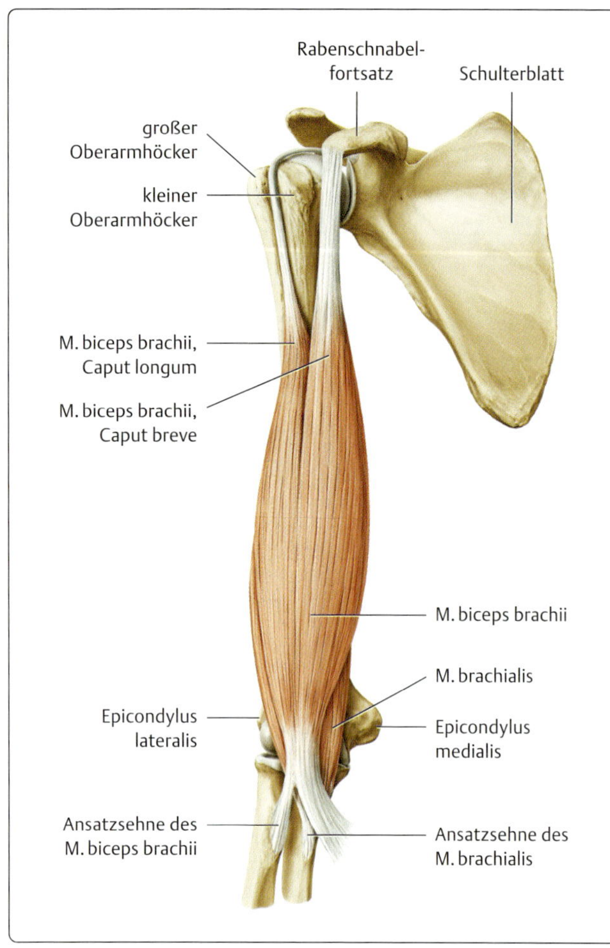

Abb. 12.29 Beugemuskeln (Flexoren) des Ellenbogengelenks.

12.4.2 Unterarm und Ellenbogengelenk

12.4.2.1 Knöcherner Aufbau des Unterarms

Knöcherne Grundlage des Unterarms sind 2 Röhrenknochen, die Elle (Ulna) und Speiche (Radius; **Abb. 12.19**).

> **Merke**
> Der Radius (Speiche) befindet sich auf der Seite des Daumens, die Ulna (Elle) auf der Seite des kleinen Fingers.

Elle und Speiche artikulieren nicht nur im Ellenbogen und Handgelenk, sondern bilden auch untereinander Gelenke aus, die Radioulnargelenke. Das obere Radioulnargelenk (Art. radioulnaris proximalis) befindet sich direkt unter dem Ellenbogengelenk und ist ein Bestandteil desselben (S. 332). Das distale Radioulnargelenk (Art. radioulnaris distalis) liegt unmittelbar über dem Handgelenk.

Aufgrund dieser gelenkigen Verbindungen (beides sind Radgelenke) lassen sich Elle und Speiche auch gegeneinander verdrehen (**Abb. 12.30**). Auf diese Weise kann die Handfläche nach innen oder außen gedreht werden. Das Einwärtsdrehen des Unterarms wird Pronation, das Auswärtsdrehen Supination genannt. Die Gelenkkapseln sind relativ schlaff und erlauben so eine Drehung um 80–90°.

Zwischen den Schäften von Elle und Speiche spannt sich die bindegewebige **Membrana interossea** (Zwischenknochenmembran) auf (**Abb. 12.30**a). Sie fixiert die Knochen, ohne die Beweglichkeit in den Gelenken einzuschränken. Zusätzlich bildet sie die Ursprungsfläche für einige Unterarmmuskeln.

Elle

Die Elle (**Ulna**) liegt auf der Seite des kleinen Fingers, der medialen Unterarmseite. (Alle Strukturen, die sich in dieser Richtung befinden, werden als ulnar bezeichnet.)

Am proximalen Ende der Elle befinden sich das **Olekranon**, ein Knochenvorsprung, der den von außen tastbaren Ellenbogen ausmacht, und der **Processus coronoideus** (kranzartiger Fortsatz). Zwischen beiden liegt die Incisura trochlearis (Einschnitt für die Oberarmrolle). Beide Fortsätze sind mit Knorpel bedeckt und bilden die Gelenkfläche der Elle für das Oberarm-Ellen-Gelenk (Art. humeroulnaris). Direkt unterhalb des Processus coronoideus befindet sich am Schaft der Ulna eine Anrauung (Tuberositas ulnae) als Ansatzpunkt des M. brachialis.

Der Kopf der Elle (Caput ulnae) ist zum Handgelenk gerichtet und endet dorsal in dem Processus styloideus ulnae (Griffelfortsatz der Elle).

Speiche

Der Kopf der Speiche (**Radius**), das Caput radii, artikuliert im Ellenbogengelenk mit dem Capitulum humeri (kleiner Humeruskopf). Die Gelenkpfanne (Fovea articularis) ist tellerförmig gesenkt. Der sich anschließende Hals (Collum) ist der schwächste Abschnitt des Knochens und besonders bei Kindern frakturgefährdet. Am Schaft der Speiche erkennt man kurz danach die Ansatzstelle des M. biceps brachii als Tuberositas radii.

Der distale Radius trägt seitlich ebenfalls einen Griffelfortsatz (Processus styloideus radii). Dieser begrenzt die Gelenkfläche (Facies articularis carpalis) des Radius mit dem oberen (proximalen) Handgelenk.

> **Pathologie**
>
> **Grünholzfraktur**
> Ein Bruch (Fraktur) im Bereich des Speichenkopfes beruht meist auf einem Sturz auf den ausgestreckten Arm. Besonders häufig sind Kinder betroffen, die hier eine Grünholzfraktur (Biegebruch) erleiden. Ihre Knochen sind noch nicht vollständig mineralisiert und daher noch biegsam; so bricht meist nur eine Knochenseite, die andere sowie die äußere Knochenhaut (Periost) bleiben intakt.
>
> **Distale Radiusfraktur**
> Die Fraktur des distalen Endes des Radius ist die häufigste Fraktur des Menschen (20–25 % aller Knochenbrüche). Ursache ist fast immer ein Sturz auf die extendierte Hand (Extensionsfraktur = Colles-Fraktur). Besonders gefährdet sind Frauen jenseits des 50. Lebensjahres, deren Knochen osteoporotisch verändert sind. Ein klinisches Frakturzeichen ist die Bajonettstellung des Handgelenks.

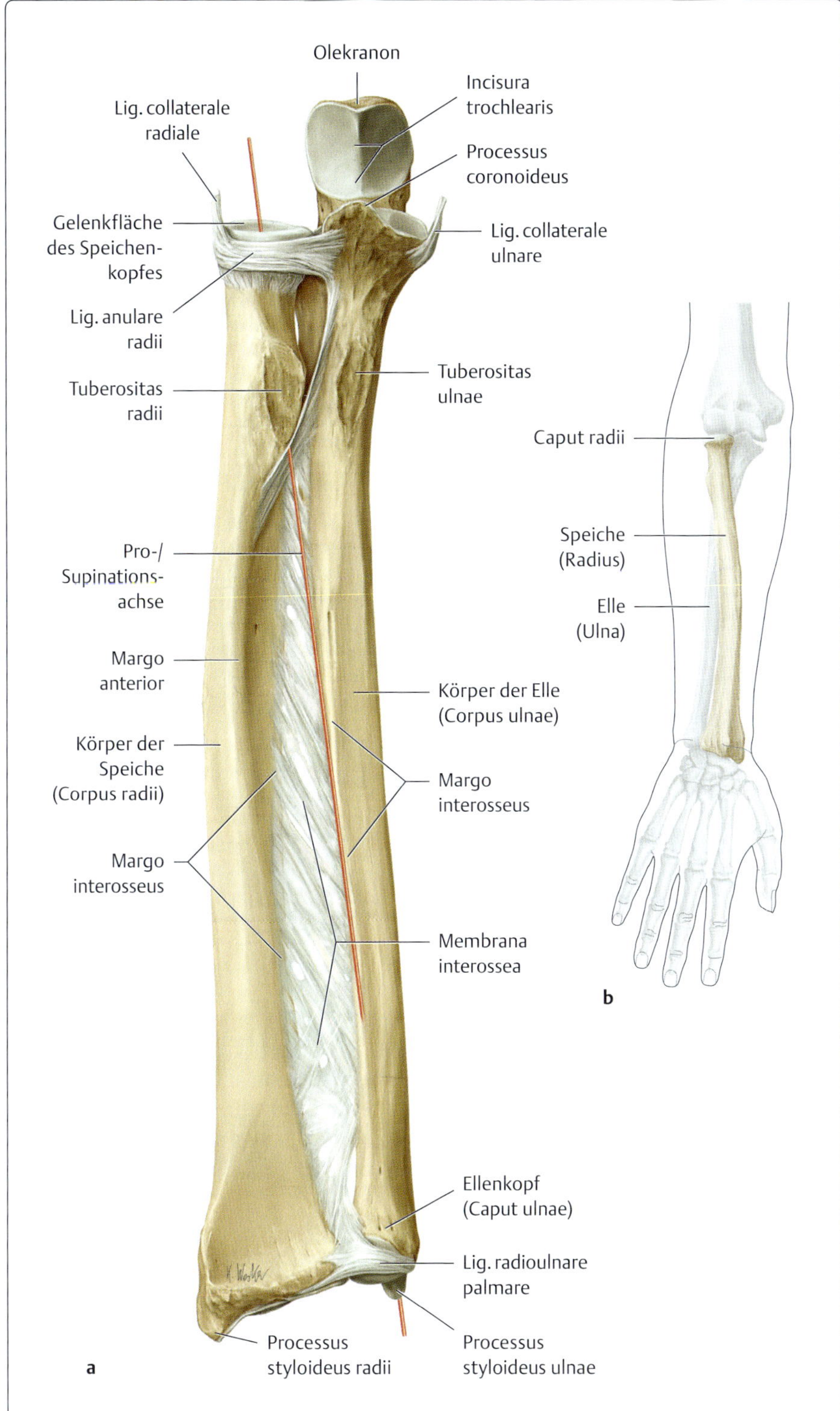

Abb. 12.30 Bewegungsachse bei der Umwendbewegung der rechten Hand.

a Bandapparat des Unterarms und Bewegungsachse für die Pro- und Supinationsbewegung am rechten Unterarm in der Ansicht von vorne. Supination (Elle und Speiche stehen parallel zueinander).

b Pronation (die Speiche überkreuzt die Elle).

> **Naturheilkundliche Therapie**
>
> **Ernährung und Umschläge bei Frakturen**
> Empfohlen wird eine Ernährung, die reich an Kalzium ist – dadurch soll die Kallusbildung gefördert werden. Hilfreich sind außerdem Umschläge mit Ringelblume oder Beinwell. Um mögliche Schwellungen zu lindern, eignen sich Umschläge mit einem Extrakt aus Thymian-, Rosmarin-, Zitronen-, Bergamotte-, Orangenblütenöl oder Arnikatinktur (z. B. Retterspitz).

12.4.2.2 Ellenbogengelenk

Teilgelenke

Das Ellenbogengelenk (Art. cubiti) setzt sich aus 3 Teilgelenken zusammen (**Abb. 12.19**):

- Oberarm-Ellen-Gelenk (Art. humeroulnaris)
- Oberarm-Speichen-Gelenk (Art. humeroradialis)
- proximales Speichen-Ellen-Gelenk (Art. radioulnaris proximalis)

Die beiden Gelenke zwischen den Ober- und Unterarmknochen erlauben als Scharniergelenke eine Streckung und ein Anwinkeln des Unterarms um eine tranversale Achse. Die Vorsprünge von Elle und Speiche werden bei maximaler Streckung in die entsprechenden Fossae im Oberarmknochen geführt. Die Incisura trochlearis umfasst die Trochlea und gibt ihr eine sichere Führung.

Das proximale Radioulnargelenk ist zusammen mit dem distalen für die Supination und Pronation des Unterarms und der Hand zuständig. Dabei dreht sich die Speiche in dem Radgelenk um die Elle und überkreuzt diese. Bei der Supination stehen beide Unterarmknochen parallel zueinander (**Abb. 12.30**).

> **Lerntipp**
> Merkhilfe: Bei der **Pro**nation ist der Handrücken oben wie beim **Bro**tschneiden; Bei der **Sup**ination zeigt die Handfläche nach oben wie beim Tragen eines **Sup**pentellers.

Bänder des Ellenbogens

Die Ellenbogengelenke besitzen eine gemeinsame Gelenkhöhle und sind von einer gemeinsamen Kapsel umgeben. Die Scharnierbewegungen werden von 2 Seitenbändern geführt, dem **Lig. collaterale ulnare** und **radiale** (**Abb. 12.30**). Die Streckung des Unterarms wird knöchern begrenzt durch den Anschlag des Olekranons in der Fossa olecrani.

Das **Lig. anulare radii** (ringförmiges Radiusband) umfasst den Radiuskopf und fixiert ihn an der Ulna, lässt aber die Drehbewegung zu.

Über dem Olekranon enthält die Haut wenig subkutanes Fettgewebe. Zum Schutz vor mechanischen Einflüssen wird das Olekranon deshalb von einem Schleimbeutel (Bursa olecrani) bedeckt.

> **Pathologie**
>
> **Chassaignac-Lähmung („Kindermädchen-Lähmung")**
> Das teilweise Ausrenken (Subluxation) des Radiuskopfes aus seiner Fixierung im Lig. anulare radii wird auch „Kindermädchen-Lähmung" genannt. Häufig ist nämlich ein abruptes Reißen am Arm ursächlich, wenn man ein Kleinkind (bis etwa zum 5. Lebensjahr) vor dem Fallen bewahren möchte (auch: „Engelchen-Flieg"-Spiel). Der Arm wird dann in Schonhaltung in leichter Pronation nach unten gehalten, denn die Verletzung ist sehr schmerzhaft (deshalb auch ein weiteres Synonym: Pronatio dolorosa). Vor dem Einrenken (Repositionierung) ist eine Röntgenkontrolle obligat, um Frakturen auszuschließen.

12.4.2.3 Muskeln des Ellenbogengelenks und Unterarms

An den Bewegungen des Ellenbogengelenks wirken alle Muskeln des Oberarms (S. 328) und zahlreiche Muskeln des Unterarms (S. 336) mit. Die Muskulatur des Unterarms wirkt wiederum auch auf die Gelenke der Hand und Finger.

12.4.3 Hand

Die feinbewegliche Hand (**Manus**) gliedert sich in (**Abb. 12.19**, **Abb. 12.31**, **Abb. 12.32**):

- Handwurzel (Carpus)
- Mittelhand (Metacarpus)
- Finger (Digiti, Phalanges)

12.4.3.1 Handwurzel

Die Handwurzel (**Carpus**) verbindet die Elle (Ulna) und die Speiche (Radius) mit der Mittelhand (Metacarpus). Sie besteht aus 2 übereinander angeordneten Reihen mit jeweils 4 Knochen, die untereinander mit Bändern verbunden sind.

Zur **proximalen Reihe** gehören von ulnar nach radial:

- Kahnbein (Os scaphoideum oder Os naviculare)
- Mondbein (Os lunatum)
- Dreiecksbein (Os triquetrum)
- Erbsenbein (Os pisiforme)

Die **distale Reihe** (untere, den Fingern nähere) besteht aus:

- großes Vieleckbein (Os trapezium)
- kleines Vieleckbein (Os trapezoideum)
- Kopfbein (Os capitatum)
- Hakenbein (Os hamatum)

Das Dreiecks-, Mond- und Kahnbein bilden gegen den Unterarm eine glatte (eiförmige) Gelenkfläche für das obere (proximale) Handwurzelgelenk (Art. radiocarpalis, ein Eigelenk). Fingerwärts artikulieren diese Knochen mit der 2. Reihe der Handwurzelknochen im unteren (distalen) Handwurzelgelenk (Art. mediocarpalis, ein verzahntes Scharniergelenk). Das Erbsenbein ist dem Dreiecksbein angelagert und liegt als Sesambein in der Sehne des M. flexor carpi ulnaris (S. 336).

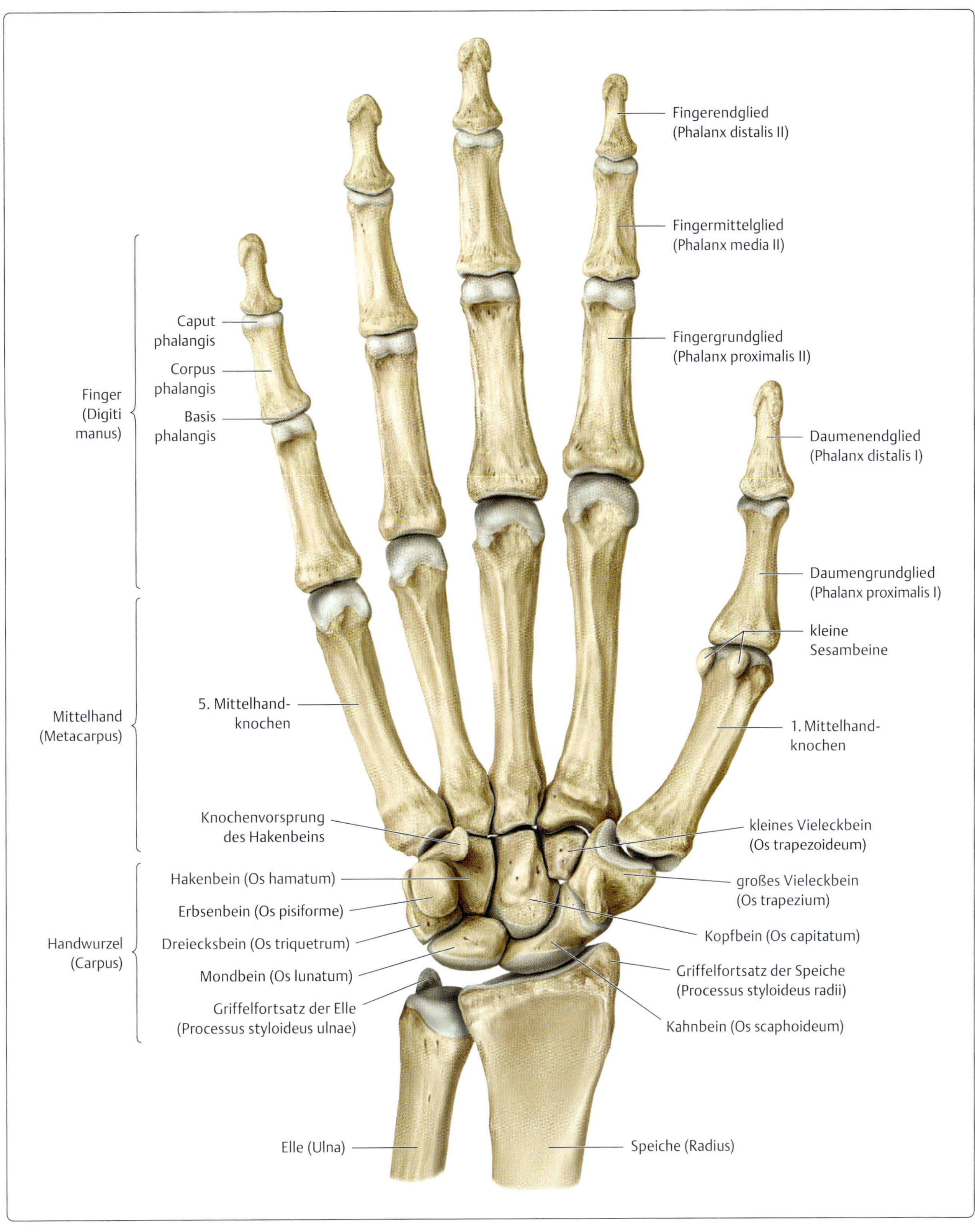

Abb. 12.31 Knochen und Gelenke der rechten Hand in der Ansicht von palmar.

Merke

Bewegungen der ganzen Hand sind die Beugung (= Palmarflexion) und die Streckung (= Dorsalextension). Bei diesen Bewegungen arbeiten das proximale und distale Handgelenk zusammen. Außerdem kann die Hand nach ulnar bzw. radial abduziert (weggeführt) werden. Diese Bewegung geschieht überwiegend im proximalen Handgelenk. Die Kombination aller Hauptbewegungen erlaubt eine kreisförmige Bewegung (Zirkumduktion).

Lerntipp

Merksprüche:
„Ein **Kahn** (oder Schifflein), der fuhr im **Mond**enschein ums **Dreieck** und ums **Erbsenbein**, **Vieleck groß**, **Vieleck klein** – der Kopf, der muss am **Haken** sein.“ (deutsche Begriffe)
„**S**ome **l**overs **tr**y **p**ositions **t**hat **t**hey **c**an't **h**andle.“ (lateinische Begriffe)

Pathologie

Skaphoidfraktur (Kahnbeinfraktur)

Die Kahnbeinfraktur der Hand wird als Skaphoidfraktur bezeichnet (Os scaphoideum = Kahnbein). Ursächlich ist meist ein Sturz (z. B. beim Sport) auf die nach dorsal überstreckte (dorsalextendierte) Hand. Klinische Zeichen sind ein Druckschmerz in der Tabatière (S. 339) bei Abduktion des Daumens und ein Stauchungsschmerz des Daumens und Zeigefingers.

12.4.3.2 Mittelhand

Die Mittelhand (**Metacarpus**) besteht aus den 5 Mittelhandknochen (Ossa metacarpalia; **Abb. 12.31**). Das proximale Ende (Basis) dieser kleinen Röhrenknochen tritt mit jeweils 2 benachbarten Handwurzelknochen in Kontakt. Bis auf das Gelenk des Daumens sind diese Gelenke wenig bewegliche straffe Gelenke (Amphiarthrosen).

Dem schlanken Schaft (Korpus) der Mittelhandknochen sitzt ein halbkugelförmiger Kopf (Caput metacarpi) auf. Dieser bildet mit dem jeweiligen Fingergrundglied (Phalanx proximalis) das Fingergrundgelenk (Metakarpophalangealgelenk). Dabei ist das Daumengrundgelenk funktionell ein Scharniergelenk, welches überwiegend eine Flexion und Extension ermöglicht.

Die Grundgelenke der übrigen Finger sind Kugelgelenke, dennoch erlauben sie nur folgende Bewegungen:

- Heranführen und Abspreizen (Adduktion und Abduktion)
- Beugung und Streckung (Flexion und Extension)

12.4.3.3 Finger

Die Finger (**Digiti, Phalanges**) bestehen jeweils aus Grund-, Mittel- und Endglied (Phalanx proximalis, media und distalis; **Abb. 12.31**). In ihrem Aufbau gleichen sie den Mittelhandknochen. Über kleine Gelenke sind die einzelnen Glieder verbunden: Fingermittel- und Fingerendgelenk (proximales und distales Interphalangealgelenk). Die Interphangealgelenke sind reine Scharniergelenke. Daher sind nur Beugung und Streckung (Flexion und Extension) möglich.

12.4.3.4 Daumen

Der Daumen (**Pollex**) unterscheidet sich von den übrigen Fingern: Ihm fehlt einerseits das Mittelglied, er besitzt also nur 2 freie Glieder (Grund- und Endglied). Außerdem ist das Daumengelenk zwischen dem großen Vieleckbein und dem 1. Mittelhandknochen ein gut bewegliches Sattelgelenk (Art. carpometacarpea pollicis, Daumensattelgelenk). Der Daumen ist dadurch viel beweglicher als die übrigen Finger.

Das Daumensattelgelenk ermöglicht zusätzlich zu der guten Abduktion/Adduktion sowie Flexion/Extension eine Oppositionsbewegung. So kann der Daumen in einer zusammengesetzten Rotationsbewegung den anderen Fingern gegenübergestellt werden (z. B. indem sich die Spitzen des Daumens und des kleinen Fingers berühren). So werden die differenzierten **Greifbewegungen** der Hand möglich.

Pathologie

Rhizarthrose, Heberden- und Bouchard-Arthrose

Die Arthrose des Daumensattelgelenks (**Rhizarthrose**) betrifft überwiegend Frauen jenseits des 50. Lebensjahres. Meist sind beide Hände von dieser degenerativen Erkrankung betroffen. Zusätzlich zu einer Schmerzsymptomatik kommt es häufig zu Greifstörungen durch eine zunehmende Instabilität des Gelenks.

Die voranschreitend (progredient) verlaufende **Heberden-Arthrose** betrifft die distalen Fingergelenke (Interphalangealgelenke). Sie ist überwiegend genetisch bedingt. Typisch ist das Auftreten von Heberden-Knoten, die zusammen mit einem Ermüdungs-, Belastungs- bis Dauerschmerz die Diagnosestellung ermöglichen.

Die seltenere **Bouchard-Arthrose** ist dagegen in den proximalen Interphalangealgelenken lokalisiert. Ein kombiniertes Auftreten mit einer Heberden-Arthrose im Sinne einer Fingerpolyarthrose ist möglich. Differenzialdiagnostisch muss an eine rheumatoide Arthritis gedacht werden. Oft sind dann zusätzlich die Handwurzelknochen und Fingergrundgelenke (oder andere Gelenke wie Schulter-, Knie-, Fuß- oder Hüftgelenke) betroffen, die distalen Interphalangealgelenke dagegen ausgenommen.

Bennett-Fraktur

Durch eine traumatische Stauchung des adduzierten Daumens kann es an der Basis des 1. Mittelhandknochens zu einer Luxationsfraktur (der verletzte Knochen wird gleichzeitig aus seiner Gelenkposition gebracht) im Daumensattelgelenk kommen. Symptomatisch sind eine Schwellung und ein Bewegungs- und Druckschmerz, verbunden mit einer Instabilität im Gelenk.

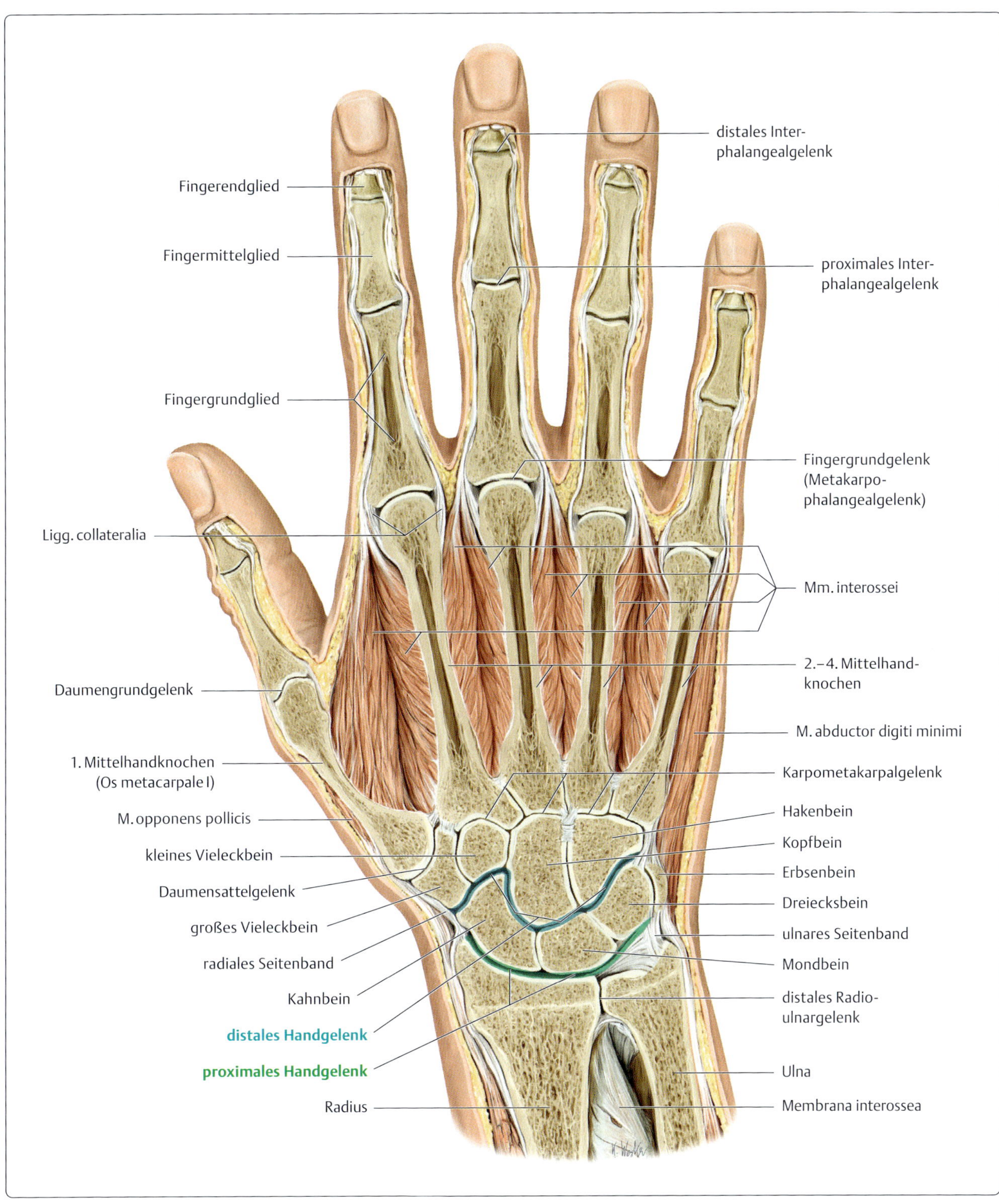

Abb. 12.32 Knochen und Gelenke der rechten Hand in der Ansicht von dorsal. Elle und Speiche bilden mit den Handwurzelknochen ein zusammengesetztes Gelenk (proximales Handgelenk). Dieses erlaubt Bewegungen um 2 Achsen (Flexion/Extension, Abduktion/Adduktion). Zwischen der distalen und der proximalen Reihe der Handwurzel liegt das distale Handgelenk. Der 1. Mittelhandknochen ist mit dem großen Vieleckbein zum Daumensattelgelenk verbunden. Dieses erlaubt das Gegengreifen des Daumens (Oppositionsbewegung) .

Naturheilkundliche Therapie

Therapeutische Anwendungen bei Arthrose

Für die Behandlung von Arthrosen gibt es verschiedene Ansätze. Aus dem Bereich der Phytotherapie sind z. B. Ackerschachtelhalm, Teufelskrallenwurzel, Löwenzahn und Brennnessel zu empfehlen. Schmerzlindernd wirkt auch die Mistel, die intrakutan in den Bereich des jeweiligen Gelenks appliziert wird.

Bei Arthrosen im chronischen Stadium sollten die betroffenen Gelenke gewärmt werden, z. B. durch Umschläge oder Saunagänge; im akuten Stadium sollten die Gelenke dagegen ruhiggestellt und gekühlt werden.

Äußerlich können zudem Heilerde und Quark eingesetzt werden. Auch Neuraltherapie, Schröpfen und Kantharidenpflaster können die Beschwerden lindern.

12.4.3.5 Bandapparat der Hand

Zahlreiche Muskeln, die die Hand und die Finger bewegen, befinden sich am Unterarm (S. 336). Die Sehnen dieser langen Muskeln ziehen, geschützt von Sehnenscheiden, zu den Mittelhand- oder Fingerknochen. Im Bereich des Handgelenks werden sie sowohl an der Beuge- als auch an der Streckseite von einem breiten Halteband überzogen, dem **Retinaculum flexorum** (Beugeseite) bzw. **Retinaculum extensorum** (Streckseite; **Abb. 12.33**). Das Retinaculum flexorum spannt sich zwischen den etwas vorspringenden seitlichen Handwurzelknochen auf und bildet so das Dach des Karpaltunnels (Canalis carpi; **Abb. 12.33**). Die beiden Haltebänder sichern, zusammen mit Binnenbändern zwischen den einzelnen Handwurzelknochen, deren Zusammenhalt. Schräg zwischen den Unterarm- und Handwurzelknochen ziehende Bänder verhindern ein seitliches Abgleiten des Handgelenks nach ulnar. Zusätzliche Seitenbänder (Kollateralbänder) beschränken die Abduktion im Handgelenk nach radial und ulnar.

Auch die anderen Gelenke der Hand werden durch zahlreiche straffe Bänder geführt, die sich zwischen den verschiedenen Knochen aufspannen.

Sowohl an der Hohlhand als auch am Handrücken befindet sich eine **Sehnenplatte** (Dorsal- bzw. Palmaraponeurose) aus kollagenen Fasern, die mit vielen umliegenden Bandstrukturen verbunden ist. Die Palmaraponeurose schützt zusammen mit der Hornhaut und dem palmaren Fettpolster die unter ihr hindurchziehenden Leitungsbahnen der Hohlhand gegen Druck.

Pathologie

Seitenbandruptur des Daumens („Skidaumen")

Bei dieser Sportverletzung wird der Daumen durch das Trauma zu weit abduziert. Es kommt zum teilweisen oder vollständigen Abreißen (Ruptur) des Seitenbands (Kollateralband) vom ulnaren Daumengrundgelenk. Das Gelenk verliert seine Stabilität, und die Oppositionsbewegung des Daumens ist eingeschränkt.

12.4.3.6 Muskeln der Hand

Zahlreiche Muskeln sind an den fein abgestimmten Bewegungen der Hand, der Finger und des Daumens beteiligt. Dazu gehören die Unterarmmuskeln und kurzen Handmuskeln. Sie werden in Beuge- und Streckmuskeln (Flexoren und Extensoren) untergliedert.

Die Unterarmmuskeln ziehen in jeweils 2 Schichten, einer oberflächlichen und einer tiefen, an der Beuge- bzw. Streckseite des Unterarms in Richtung Hand. Die wichtigsten Muskeln werden im Folgenden besprochen (**Abb. 12.34**).

Muskeln mit Wirkung auf das Handgelenk an der Beugeseite

- M. flexor carpi ulnaris (ulnarer Handbeuger)
- M. flexor carpi radialis (radialer Handbeuger)
- M. palmaris longus (langer Hohlhandmuskel)

Diese 3 Muskeln gehören zu den oberflächlichen Flexoren (Beugern). Sie entspringen am medialen Epikondylus des Oberarmknochens (Humerus) und wirken auf das Handgelenk. Sie können die Hand beugen und ziehen nicht weiter zu den Fingern.

Muskeln mit Wirkung auf das Handgelenk an der Streckseite

- M. extensor carpi ulnaris (ulnarer Handstrecker)
- M. extensor radialis longus (langer radialer Handstrecker)
- M. extensor radialis brevis (kurzer radialer Handstrecker)

Die Extensoren des Handgelenks entspringen am lateralen Epikondylus des Humerus und gehören ebenfalls zur oberflächlichen Schicht. Sie können, zusätzlich zur Streckung, die Hand nach ulnar oder radial abduzieren (wegführen).

Pathologie

„Tennis-" und „Golferellenbogen"

Am Ursprung der Extensoren des Handgelenks – am lateralen Epikondylus – kann es durch Überbelastung (z. B. Arbeit oder Sport) zu einer schmerzhaften degenerativen Entzündungsreaktion der Ursprungssehnen (Insertionstendopathie) kommen, umgangssprachlich „Tennisellenbogen" genannt. Besonders häufig ist die Sehne des M. extensor radialis brevis betroffen.

Sind die Sehnen der Flexoren am medialen Epikondylus betroffen, spricht man vom „Golferellenbogen".

Naturheilkundliche Therapie

Neuraltherapie und Umschläge bei Insertionstendopathien

Tennis- und Golferellenbogen lassen sich beispielsweise durch Neuraltherapie behandeln, indem mit einem Lokalanästhetikum Quaddeln im Bereich des Ellenbogengelenks und der druckschmerzhaften Punkte gesetzt werden.

Gegen die Schmerzen können Umschläge oder Auflagen mit Beinwell eingesetzt werden.

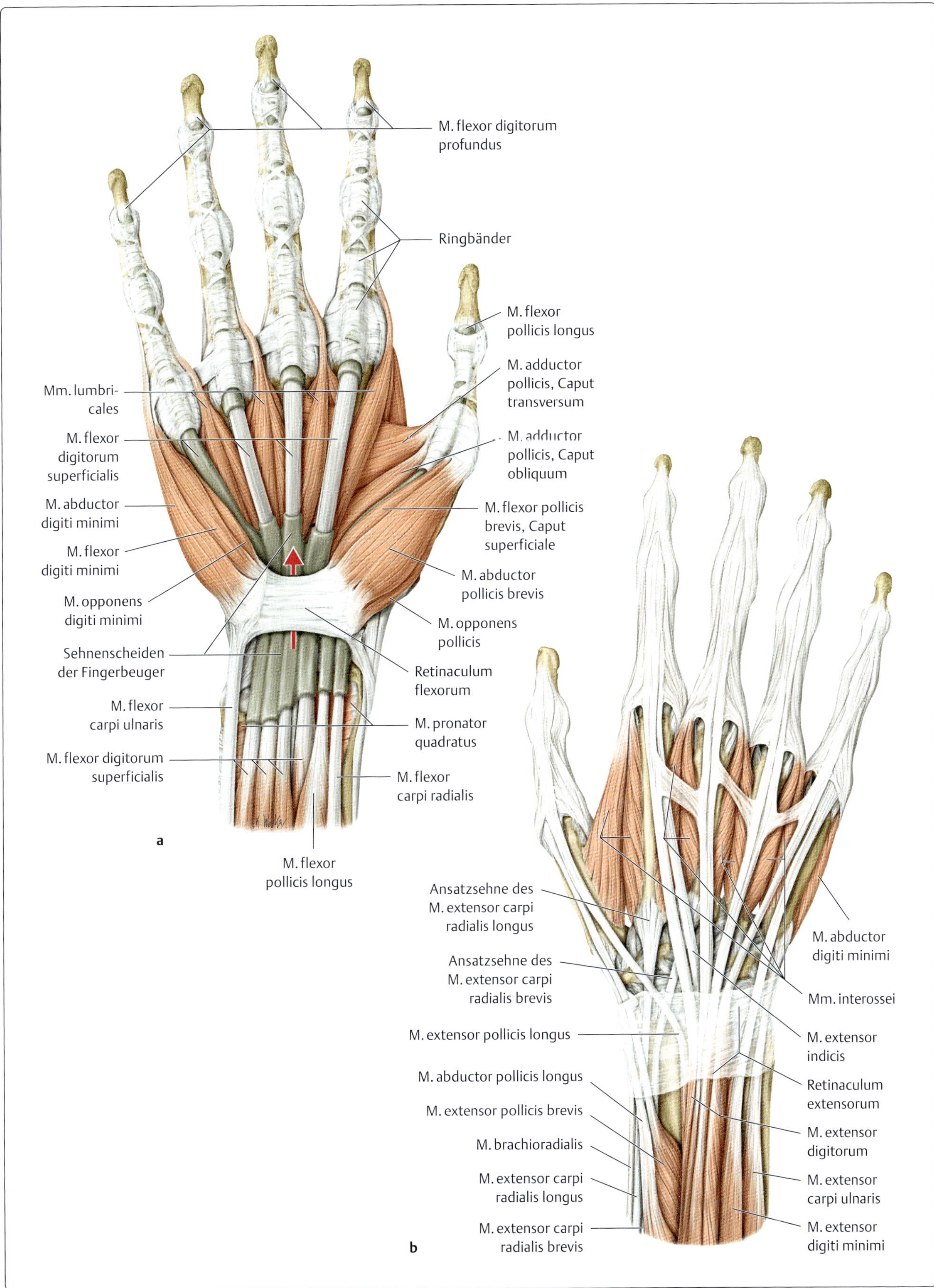

Abb. 12.33 Bindegewebige Hilfsstrukturen der Hand.

a Karpaltunnel und Sehenscheiden an der palmaren Handfläche, rechte Hand. Der rote Pfeil liegt im Karpaltunnel.

b Strecksehnen im Bereich des Handrückens, rechte Hand.

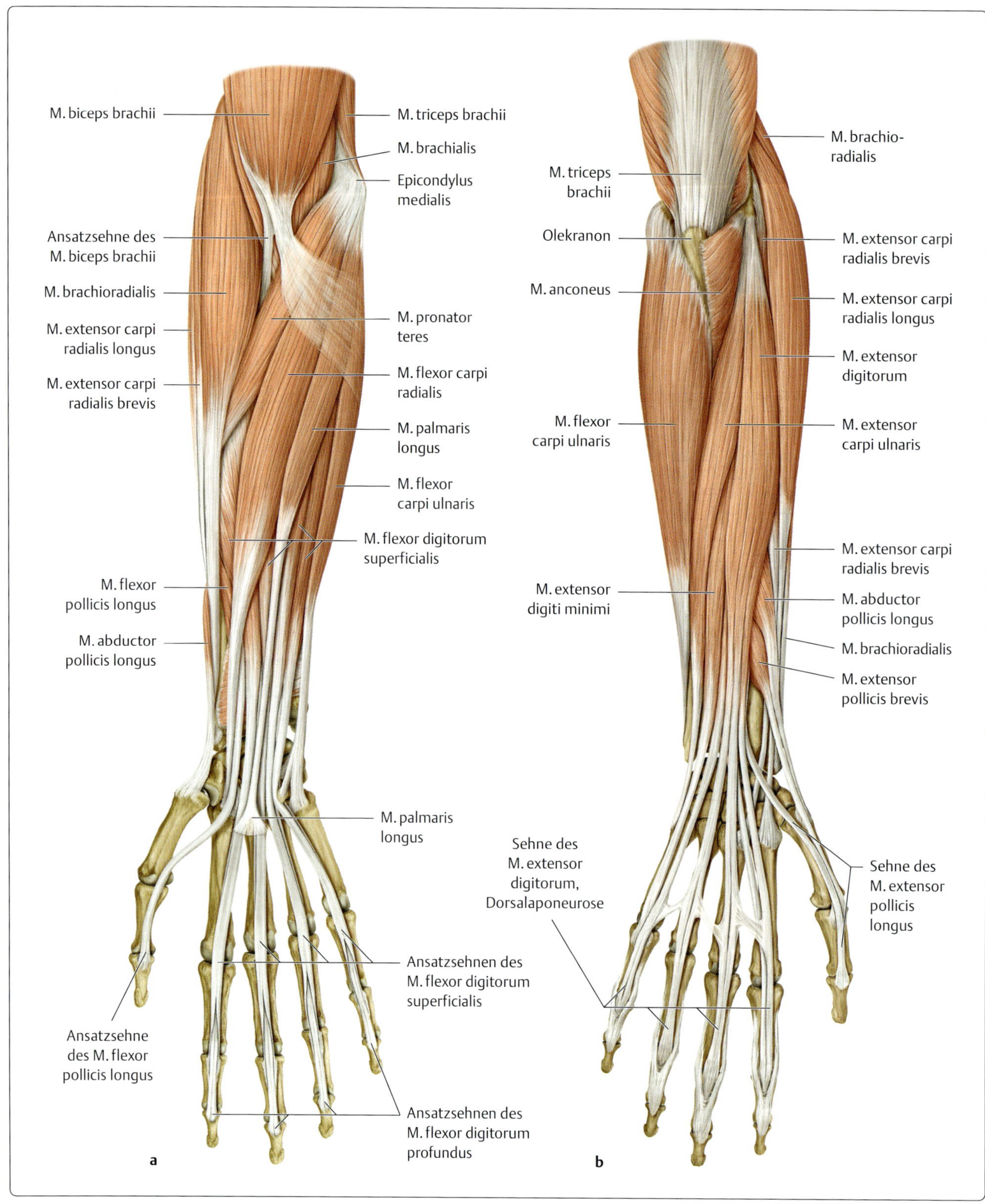

Abb. 12.34 Muskeln des rechten Unterarms.
a Ansicht von ventral.
b Ansicht von dorsal.

Muskeln der Finger

Viele Muskeln der Finger haben ihren Ursprung am Unterarm. Diese langen Handmuskeln reichen nur mit ihren Sehnen bis in die Hand. Die kurzen Handmuskeln entspringen dagegen direkt an der Hand. Die Vielzahl der Handmuskeln, die oft durch die Aufspaltungen größerer Muskeln entsteht, macht die unabhängige Bewegung einzelner Finger möglich.

Beugemuskeln Zu den Beugemuskeln der Finger gehören folgende:

- M. flexor digitorum superficialis (oberflächlicher Fingerbeuger)
- M. flexor digitorum profundus (tiefer Fingerbeuger)
- M. flexor pollicis longus (langer Daumenbeuger)

M. flexor digitorum Der oberflächliche Fingerbeuger (M. flexor digitorum superficialis) teilt sich schon am Unterarm in 4 Muskelbäuche auf. Deren Sehnen ziehen unter dem Retinaculum flexorum (durch den Karpaltunnel) hindurch zu den Mittelgliedern der Finger 2–5 (Zeige- bis Ringfinger). Auf Höhe des Fingergrundgliedes spaltet sich jede Sehne in Längsrichtung auf und bildet einen Schlitz. Durch diesen Schlitz tritt die jeweilige Sehne des M. flexor digitorum profundus (tiefer Fingerbeuger) und gelangt zu dem Endglied des Fingers. Durch ihren unterschiedlichen Ansatzpunkt beugt der oberflächliche Fingerbeuger die Finger im Grund- und Mittelgelenk; der tiefe Fingerbeuger beugt sie, weniger kraftvoll, im Endgelenk.

M. flexor pollicis longus Der lange Daumenbeuger hat sich zum eigenständigen Muskel entwickelt. Er setzt am Endglied des Daumens an und kann diesen sowohl anwinkeln als auch abduzieren. Außerdem ist er an der Beugung des Handgelenks beteiligt.

> **Pathologie**
>
> **Dupuytren-Kontraktur**
>
> Die Dupuytren-Kontraktur beschreibt eine Hypertrophie (Gewebezunahme) der Palmaraponeurose v. a. in den Mittelhandknochen des 4. und 5. Fingers. Sie ist mit einer Verkürzung der Kollagenfasern verbunden und führt durch Schrumpfung der Palmaraponeurose zu einem Streckdefizit der entsprechenden Finger. Betroffen sind besonders Männer ab dem 40. Lebensjahr, bei denen nicht selten gleichzeitig ein alkoholtoxischer Leberschaden vorliegt.

> **Naturheilkundliche Therapie**
>
> **Neuraltherapie bei Dupuytren-Kontraktur**
>
> Bei der Dupuytren-Kontraktur ist es möglich, durch Neuraltherapie Linderung zu erreichen. Dazu werden mit einem Lokalanästhetikum Quaddeln an die Sehnenansätze sowie an die Triggerpunkte gesetzt.
> Auch die Gabe von Vitamin E kann den Verlauf möglicherweise positiv beeinflussen.

Streckmuskeln Zu den Streckmuskeln der Finger gehören folgende:

- M. extensor digitorum (Fingerstrecker)
- M. extensor indicis (Zeigefingerstrecker)
- M. extensor digiti minimi (Kleinfingerstrecker)
- M. extensor pollicis longus (langer Daumenstrecker)

M. extensor digitorum Der ebenfalls oberflächlich, auf der dorsalen Unterarmseite verlaufende Fingerstrecker teilt sich wie der entsprechende Beugemuskel in 4 Muskelbäuche. Deren Sehnen vereinigen sich auf dem Handrücken mit den kurzen Handmuskeln zur Dorsalaponeurose. Gemeinsam beugen die langen und kurzen Streckmuskeln die Finger so in den 3 Fingergelenken.

M. extensor indicis und digiti minimi Der Zeigefinger und der kleine Finger besitzen zusätzlich einen eigenen langen Streckmuskel, den tiefer verlaufenden M. extensor indicis (Zeigefingerstrecker) bzw. M. extensor digiti minimi (kleiner Fingerstrecker).

M. extensor pollicis longus Der gut bewegliche Daumen besitzt mehrere weitere Streckmuskeln. Dazu gehört auch der lange Daumenstrecker. Seine Sehne tritt an der radialen Handseite deutlich hervor, wenn alle Finger der Hand abgespreizt werden. Radial der Sehne zeichnet sich eine kleine Kuhle (Speichengrübchen = **Foveola radialis**) ab. Da aus dieser Schnupftabak aufgenommen werden kann, wird sie auch Tabatière genannt.

Kurze Muskeln der Hand

Zu den kurzen Muskeln, die direkt in der Hand verlaufen, gehören (**Abb. 12.33**a):

- Mm. interossei (Zwischenknochenmuskeln)
- Mm. lumbricales (wurmförmige Muskeln)

Mm. interossei An der Hand befinden sich 7 Zwischenknochenmuskeln: 3 an der Beugeseite = Mm. interossei palmares; 4 an der Streckseite = Mm. interossei dorsales. Sie ziehen vom jeweiligen Mittelhandknochen zum Fingerendglied.

Mm. lumbricales Die Mm. lumbricales entspringen an den Sehnen des M. flexor digitorum profundus, nachdem diese den Karpaltunnel durchquert haben. Alle Muskeln ziehen an die radiale Fläche der Streckseite (zur Dorsalaponeurose) der Finger 1–5. Gemeinsam strecken die Muskelgruppen die End- und Mittelgelenke und beugen die Grundgelenke. Dies sind wichtige Funktionen für die Feinmotorik (Präzisionsgriffe) der Hand.

Muskeln des Daumen- und Kleinfingerballens

Einige Muskeln befinden sich im Bereich des Daumenballens (Thenar) bzw. Kleinfingerballens (Hypothenar). Sie bilden die Thenar- bzw. Hypothenarmuskulatur (**Abb. 12.33**a).

Thenarmuskeln Die Thenarmuskeln, die die gute Beweglichkeit des Daumens und (fast alle) die Oppositionsstellung ermöglichen, sind folgende:

- M. adductor pollicis (Daumenheranzieher)
- M. flexor pollicis brevis (Daumenbeuger)

- M. opponens pollicis (Daumengegensteller)
- M. abductor pollicis brevis (Daumenabspreizer)

Hypothenarmuskulatur Zur Hypothenarmuskulatur zählen:
- M. adductor digiti minimi (Kleinfingerheranzieher)
- M. flexor digiti minimi (Kleinfingerbeuger)
- M. opponens digiti minimi (Kleinfingergegenübersteller)
- M. palmaris brevis (kurzer Handflächenmuskel)

Der kleine Finger kann dem Daumen bei der Oppositionsstellung geringfügig entgegenkommen, da auch er einen M. opponens besitzt. Der M. palmaris brevis ist an der Bewegung des kleinen Fingers nicht beteiligt, er spannt die Haut über dem Hypothenar.

Merke

Alle Extensoren (Strecker) werden vom N. radialis, alle Flexoren (Beuger) vom N. medianus innerviert – mit 2 wichtigen Ausnahmen: M. flexor carpi radialis und ulnarer Teil des M. flexor digitorum profundus (N. ulnaris). Die Mehrzahl der kurzen Handmuskeln innerviert der N. ulnaris. Alle genannten Nerven gehören zum Plexus brachialis (S. 248).

Pathologie

Ausfall der Oppositionsbewegung des Daumens

Der Großteil der Thenarmuskeln wird ganz oder anteilig vom N. medianus innerviert. Fällt dieser aus (z. B. infolge eines Karpaltunnelsyndroms), atrophieren die betroffenen Muskeln. Die Greiffunktionen der Hand werden durch den Verlust der Oppositionsmöglichkeit des Daumens stark eingeschränkt.

12.5 Untere Extremität

Zur unteren Extremität gehören der Beckengürtel und das Bein (**Abb. 12.35**). Der Beckengürtel besteht aus den beiden Hüftbeinen. Zusammen mit dem unteren Teil der Wirbelsäule, dem Kreuzbein, bildet der Beckengürtel den knöchernen Beckenring (oft werden die Begriffe Beckengürtel und Beckenring allerdings synonym gebraucht).

Entsprechend ihrer Stütz- und Fortbewegungsfunktion sind die Knochen der unteren Extremität wesentlich massiver und die Gelenke weniger beweglich als die der oberen Extremität.

Der **Beckenring** als Verbindung zwischen Rumpf und unterer Extremität ist fest in das Achsenskelett eingefügt (**Abb. 12.36**). Er besteht aus knöchernen Anteilen und festen gelenkigen Verbindungen:
- rechtes und linkes Hüftbein (Os coxae)
- Kreuzbein (Os sacrum)
- Schambeinfuge (Symphysenfuge, Symphysis pubica, Symphyse)
- Darmbein-Kreuzbein-Gelenke (Iliosakralgelenke, Artt. sacroiliacae)

Das **Bein** als freie untere Gliedmaße setzt sich zusammen aus:
- Oberschenkel (Femur)
- Unterschenkel (Crus)
- Fuß (Pes)

12.5.1 Becken

12.5.1.1 Beckenring

Die Knochen des Beckenrings treten miteinander durch derbe Faserverbindungen in Kontakt. Auf das **Kreuzbein** (Os sacrum), welches den hinteren Teil des Beckenrings bildet, übertragen Kopf, Arme und Rumpf ihr Gewicht. Das Kreuzbein steht beidseits mit dem **Hüftbein** (Os coxae) in gelenkiger Verbindung (Iliosakralgelenke). Das Iliosakralgelenk ist ein echtes Gelenk mit 2 getrennten, knorpeligen Gelenkflächen. Dennoch ist es aufgrund der äußerst straffen Bandstrukturen nahezu unbeweglich (Amphiarthrose).

Auf der Vorderseite des Beckenrings stehen die Hüftbeine über die knorpelig verschlossene **Symphysenfuge** (Symphyse) miteinander in Verbindung (**Abb. 12.36**).

Das Hüftbein stellt wiederum die Gelenkpfanne für den Gelenkkopf des Oberschenkels (Femur). So wird die Last schließlich über die Hüftgelenke (Artt. coxae) auf die Beine übertragen.

12.5.1.2 Hüftbein

Das Hüftbein (**Os coxae**) ist aus mehreren Einzelknochen zusammengewachsen (**Abb. 12.37**):
- Darmbein (Os ilium)
- Sitzbein (Os ischii)
- Schambein (Os pubis)

Die y-förmigen Wachstumsfugen schließen sich etwa zwischen dem 14. und 16. Lebensjahr, vorher sind sie knorpelig gefüllt. Die 3 Knochen des Hüftbeins treffen sich im Bereich der knöchernen Gelenkpfanne des Hüftgelenks, dem **Azetabulum**. Das halbkugelig ausgehöhlte Azetabulum ist bis auf eine Vertiefung in der Mitte (Fossa acetabuli) mit Gelenkknorpel ausgekleidet. Die knorpelbedeckte Fläche erinnert an einen Halbmond (lat. luna = Mond) und heißt deshalb Facies lunata. Der Rand (Limbus acetabuli) des Azetabulums ist etwas hinausgezogen und vergrößert so die Gelenkfläche für den Kopf des Femurs.

Darmbein

Das Darmbein (**Os ilium**) besteht aus dem Darmbeinkörper (Corpus ossis ilii) und der Darmbeinschaufel (Ala ossis ilii). Der Darmbeinkörper bildet das kräftig entwickelte Dach des Azetabulums, dann geht er nach kranial in die Darmbeinschaufel über. Deren Innenseite (Eingeweidefläche) senkt sich zur Fossa iliaca ein. Zur Mitte hin trägt die Darmbeinschaufel die ohrenförmige Gelenkfläche (Facies auricularis) für das Iliosakralgelenk. Unter dieser Fläche zieht eine Knochenleiste in einer gebogenen Linie (Linea arcuata) in Richtung Schambein.

Der obere Rand der Darmbeinschaufel ist der **Darmbeinkamm** (= Beckenkamm, Crista iliaca), der Ansatzpunkt für die Bauchwandmuskulatur und einige Rückenmuskeln ist. Der Darmbeinkamm endet beidseits in dem oberen vorderen bzw.

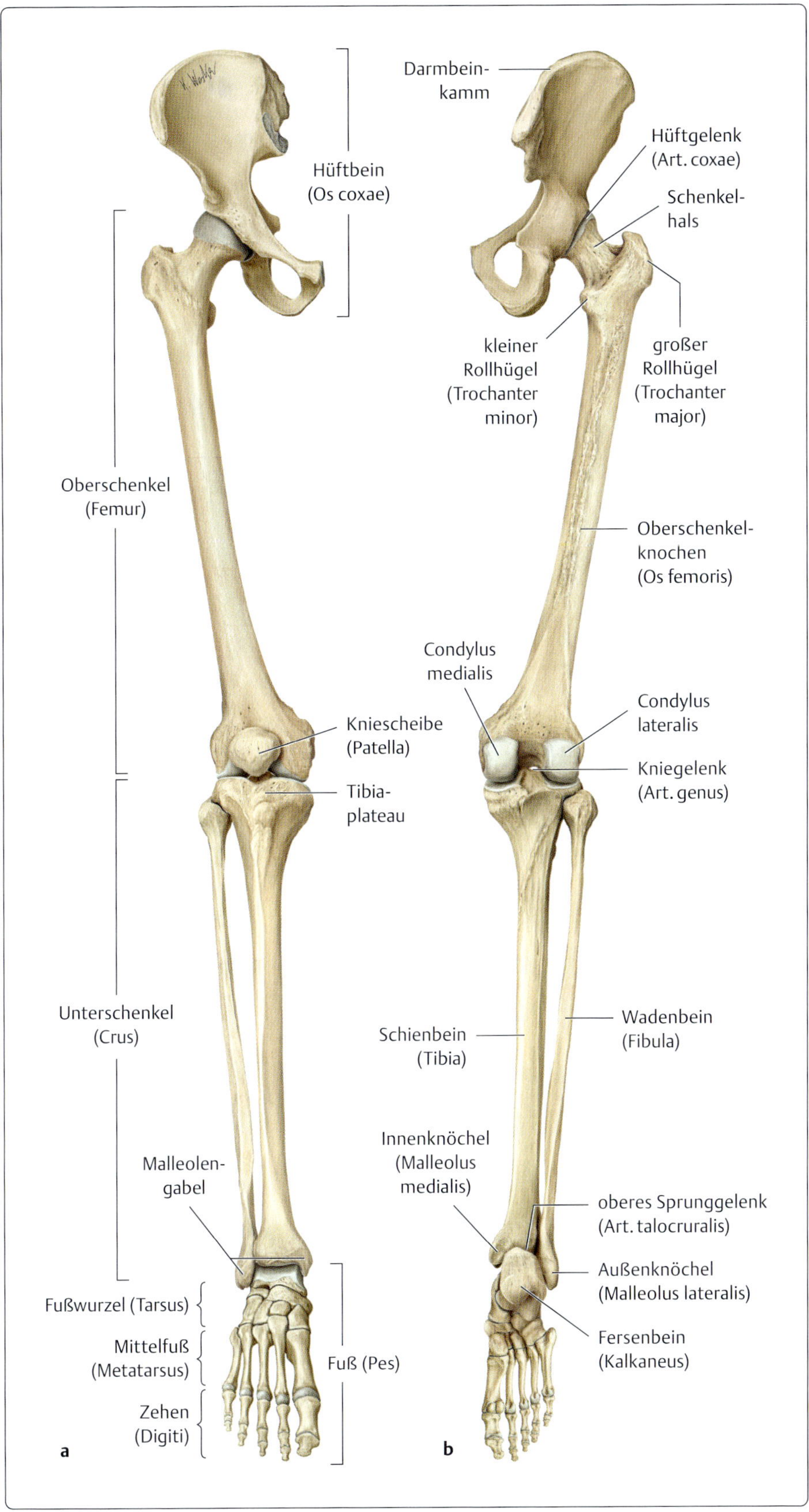

Abb. 12.35 Skelett der unteren Extremität.
a Ansicht von vorne.
b Ansicht von hinten.

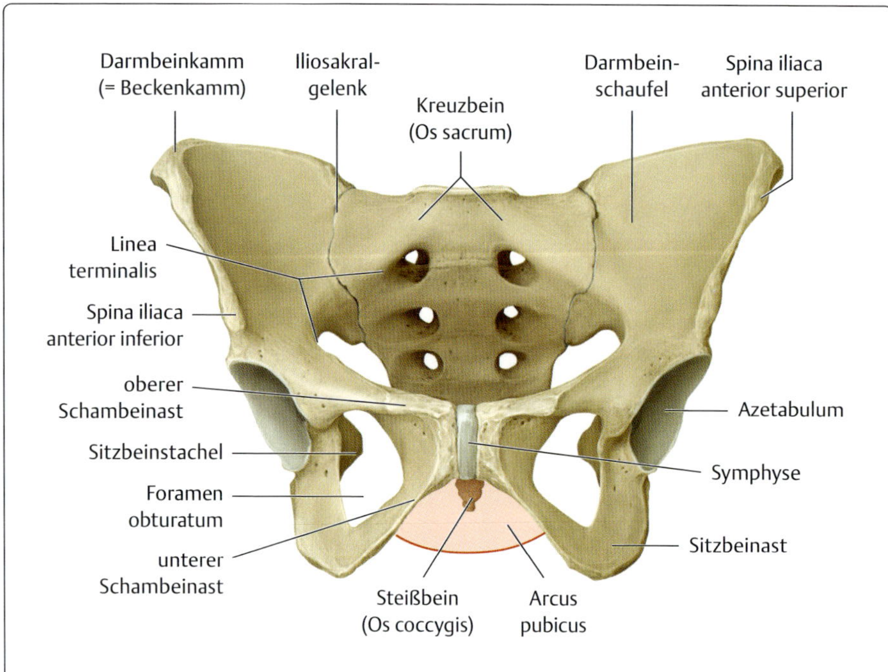

Abb. 12.36 Knöchernes Becken einer Frau. Die Anteile des Beckenrings sind durch derbe Faserverbindungen verbunden. Eine durchgehende Begrenzungslinie (Linea terminalis) trennt das kleine und das große Becken voneinander.

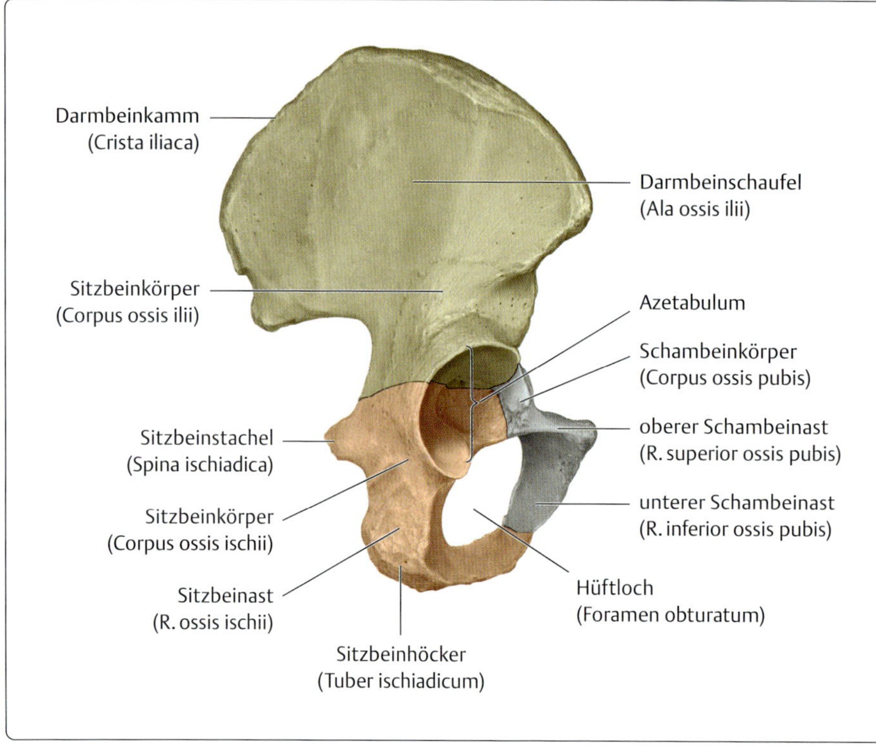

Abb. 12.37 Rechtes Hüftbein in der Ansicht von lateral. Alle 3 Teilknochen des Hüftbeins nehmen am Aufbau der Gelenkpfanne (Azetabulum) teil. Sie vereinigen sich in einer y-förmigen Wachstumsfuge. Achten Sie auf die halbmondförmige Gelenkfläche (Facies lunata) des Azetabulums.

oberen hinteren **Darmbeinstachel** (Spina iliaca anterior superior bzw. Spina iliaca posterior superior). Beide Punkte lassen sich auch bei sehr beleibten Personen gut tasten und dienen als wichtige Orientierungspunkte im Bauch- und Beckenraum.

Merke

Das Darmbein gehört zu den Knochen, die blutbildendes Knochenmark enthalten, das hier für eine Knochenmarktransplantation oder zu diagnostischen Zwecken entnommen werden kann (Beckenkammpunktion).

Sitzbein

Der Körper (Corpus ossis ischii) des Sitzbeins (**Os ischii**) bildet die Rückseite der Hüftgelenkpfanne. Nach hinten zieht ein Ausläufer ab, der Sitzbeinstachel (Spina ischiadica). Unten schließt sich dem Sitzbeinkörper der kräftige Sitzbeinast (R. ossis ischii) an, der zusammen mit dem unteren Schambeinast das Hüftloch (Foramen obturatorum) umgibt. Seine tiefste Stelle bildet der breitere, gut spürbare Sitzbeinhöcker (Tuber ischiadicum).

Schambein

Das kleinere Schambein (**Os pubis**) besteht aus dem Schambeinkörper (Corpus ossis pubis) und dem oberen und unteren Schambeinast (R. superior ossis pubis und R. inferior ossis pubis). Der obere Schambeinast trifft sich mit dem der Gegenseite in der Symphyse; der untere Schambeinast tritt am Hüftloch (Foramen obturatorum) mit dem Sitzbein in Verbindung.

Der kantige Rand des oberen Schambeinastes (Pecten ossis pubis) stellt die Verlängerung der Linea arcuata des Darmbeins dar. Zusammen mit dem Promontorium (zwischen 5. Lendenwirbel und Kreuzbein) bilden sie eine geschlossene Linie, die **Linea terminalis**. Diese trennt das obere große Becken vom unteren kleinen Becken (**Abb. 12.36**).

12.5.1.3 Großes und kleines Becken

Die Einteilung des inneren Beckenraums in das große und kleine Becken (Pelvis major und minor) dient zur räumlichen Orientierung, auch in klinischer Hinsicht. Das **große Becken** oberhalb der Linea terminalis enthält v. a. den Dick- und Dünndarm. Auf Höhe der Linea terminalis liegt die Beckeneingangsebene. Das darunterliegende **kleine Becken** wird auch als Beckenhöhle (Cavum pelvis) bezeichnet. Es umgibt die Beckenorgane, zu denen Rektum, Harnblase, Gebärmutter, Eierstöcke, Vagina und Prostata gehören.

Maße des knöchernen Beckens Geschlechtsspezifisch sind die Maße des knöchernen Beckens unterschiedlich. Das weibliche Becken ist generell größer. Typisch sind die flacher stehenden Hüftbeine und der größere Winkel (Arcus pubis) zwischen den unteren Schambeinästen. Der Bereich der Linea terminalis ist oval und bietet mehr Raum, da das Promontorium nicht so stark vorspringt. Auch der Abstand zwischen den Sitzbeinhöckern am Beckenausgang ist bei der Frau größer.

12.5.2 Oberschenkel

Der Knochen des Oberschenkels ist das **Femur** (**Abb. 12.38**). Es ist der längste und schwerste Röhrenknochen des menschlichen Körpers. Seine Enden tragen die Gelenkflächen für das Hüft- (Art. coxae) und Kniegelenk (Art. genus).

Vom Femurschaft (**Corpus femoris**) knickt proximal der Femurhals (**Collum femoris**, Schenkelhals) schräg aufwärts in Richtung Hüftgelenk ab. Der Femurhals trägt als Epiphyse den Femurkopf (**Caput femoris**). Dieser artikuliert mit der Gelenkpfanne des Hüftbeins. Er ist fast vollständig mit Knorpel überzogen. Lediglich eine kleine Grube (Fovea capitis femoris) nahe des Zentrums ist knorpelfrei. Sie dient als Ansatz für das Hüftkopfband (Lig. capitis femoris).

Am Übergang vom Hals zum Schaft trägt das Femur den nach außen gerichteten großen Rollhügel (**Trochanter major**) und ihm schräg gegenüber, nach hinten innen weisend, den kleinen Rollhügel (**Trochanter minor**). Beide sind an der Rückseite des Femurs durch eine Knochenleiste verbunden (Crista intertrochanterica), der auf der Vorderseite einer zarteren Linie (Linea intertrochanterica) entspricht. Der große und kleine Rollhügel dienen zahlreichen Muskeln als Ansatz.

An der Rückseite des Femurschafts zieht die langgestreckte Linea aspera (raue Linie), die seitlich je eine Lippe trägt (Labium mediale und laterale). Sie stellen den Ansatzpunkt für sämtliche Innen- und Außenrotatoren des Oberschenkels.

Nach distal zum Kniegelenk verbreitert sich der Schaft zu den überknorpelten Gelenkknorren (Condylus medialis und lateralis femoris) mit dem Epicondylus medialis und lateralis femoralis. Die Epikondylen sind die Ansatzstellen der Knieseitenbänder und frei von Muskulatur.

Die beiden Kondylen fassen an der Femurvorderseite die ebenfalls mit Knorpel bedeckte Kniescheibenfläche (Facies patellaris) zwischen sich ein. An der Rückseite befindet sich zwischen den Kondylen dagegen eine kleine knorpelfreie Grube (Fossa intercondylaris). Direkt darüber liegt die Kniekehlenfläche (Facies poplitea), die die knöcherne Grundlage der Kniekehle bildet.

CCD-Winkel Die Achse des Femurschafts bildet mit der Achse des Schenkelhalses einen stumpfen Winkel, den Centrum-Collum-Diaphysen-Winkel (CCD-Winkel). Der CCD-Winkel beträgt beim Erwachsenen etwa 126° (Coxa norma). Beim Neugeborenen sind 150° physiologisch (Coxa valga). Durch Knochenumbau während des Wachstums passt sich das Femur den sich verändernden Belastungen an und erlangt den entsprechenden CCD-Winkel des Erwachsenen. Ein deutlich vergrößerter (Coxa valga) oder deutlich verkleinerter CCD-Winkel (Coxa vara) führen zu veränderten Belastungen des Hüftgelenks. Dadurch ändert sich auch die Stellung des Beins im Kniegelenk.

Pathologie

Morbus Perthes

Im Kindesalter (5.–7. Lebensjahr) kann es ohne Infektion zu einem Absterben des Knochengewebes im Femurkopf kommen (aseptische Knochennekrose = Morbus Perthes). Durch Belastung des Beins verformt sich der Femurkopf und es kommt schon früh (junges Erwachsenenalter) zu einer Arthrose im Hüftgelenk (Koxarthrose). Betroffene Kinder müssen das Bein entlasten, um eine mögliche Ausheilung ohne Folgen zu erreichen.

Angeborene Hüftgelenkluxationen

Bei Neugeborenen kann es zu einer angeborenen (kongenitalen) Hüftgelenkluxation kommen. Sie ist eine der häufigsten angeborenen Skeletterkrankungen und sollte frühzeitig therapiert werden. Ursächlich ist eine unzureichend entwickelte, abgeflachte Gelenkpfanne, die dem Femurkopf zu wenig Halt gibt. Besserung erreicht man durch breites Wickeln oder das Tragen einer Spreizhose.

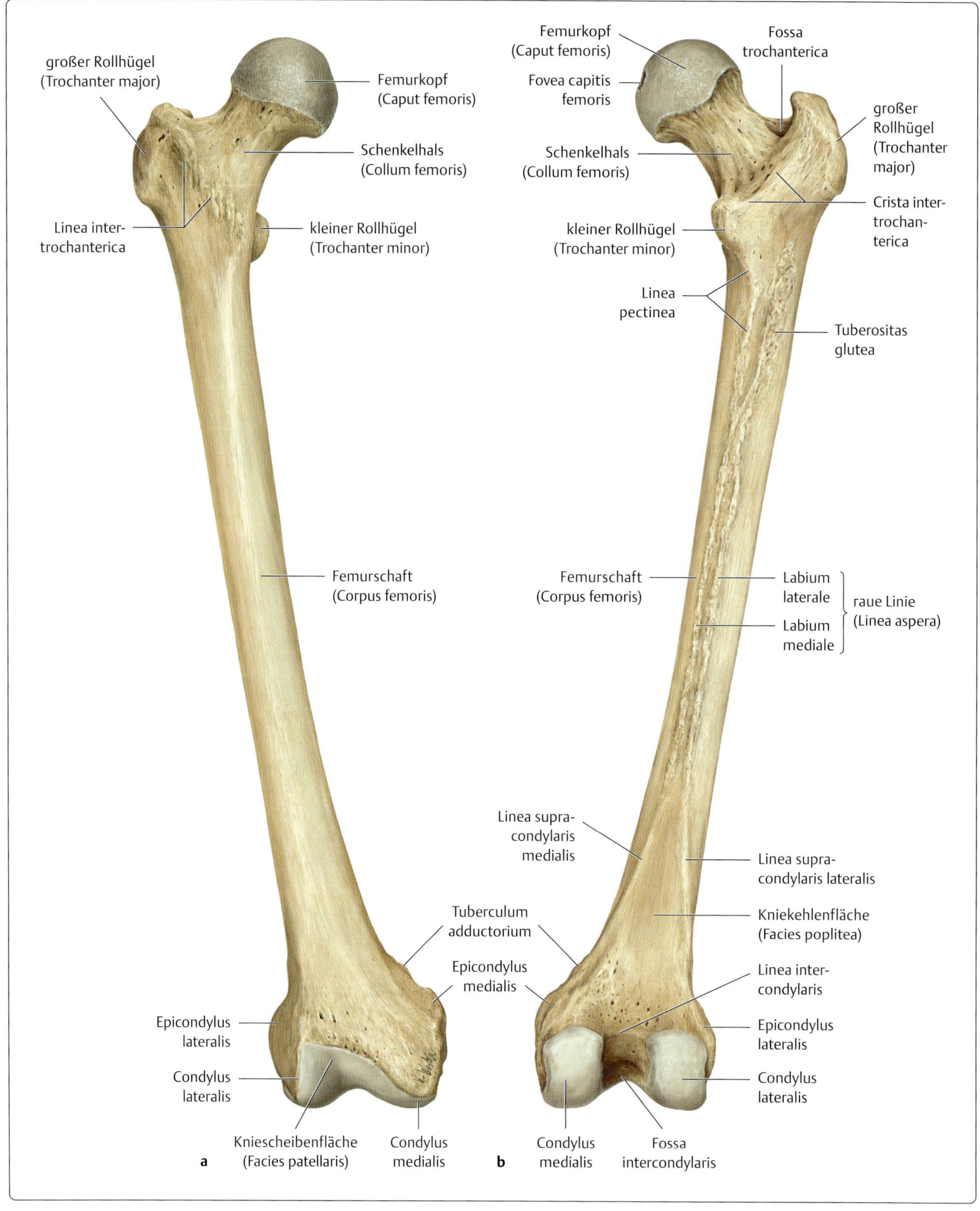

Abb. 12.38 Os femoris von der rechten Seite.
a Ansicht von vorne.
b Ansicht von hinten.

Schenkelhalsfraktur

Die Fraktur des Schenkelhalses trifft oft ältere Menschen (meist Frauen), da der Knochen durch Abnahme des CCD-Winkels an Stabilität verliert. Zusätzlich steigt das Frakturrisiko durch vorliegende osteoporotische Veränderung.

12.5.3 Hüftgelenk

Im Hüftgelenk (**Art. coxae**; **Abb. 12.39**) bewegen sich der Femurkopf (Caput femoris) und die Hüftgelenkpfanne (Azetabulum) gegeneinander. Es handelt sich um eine besondere Form des Kugelgelenks, ein Nussgelenk. Charakterisiert ist dieses durch die ausgedehnte Gelenkpfanne, die den Femurkopf weit umfasst. Folgende Bewegungen des Beins sind im Hüftgelenk möglich:

- Beugung (Flexion/Anteversion) und Streckung (Extension/Retroversion)
- Abspreizen (Abduktion) und Heranführen (Adduktion)
- Drehung nach innen und nach außen (Innen- und Außenrotation)

Der Bewegungsspielraum der Rotation und Flexion ist bei gebeugtem Knie deutlich größer, da die Muskulatur besonders der Oberschenkelrückseite den Auslenkungen einen Widerstand entgegensetzt. Um einen größeren Bewegungsradius zu erreichen, kann zusätzlich das Becken gekippt werden.

12.5.3.1 Bandapparat des Hüftgelenks

Insgesamt 3 starke Bänder ergänzen die relativ weite Gelenkkapsel des Hüftgelenks (**Abb. 12.40**):

- Lig. iliofemorale (Darmbein-Schenkel-Band)
- Lig. ischiofemorale (Sitzbein-Schenkel-Band)
- Lig. pubofemorale (Schambein-Schenkel-Band)

Die Bänder verhindern ein Abgleiten des Femurkopfes aus der Hüftgelenkpfanne und führen dessen Bewegungen.

Merke

Das Hüftgelenk ist ein bandgesichertes Gelenk, das Schultergelenk ein überwiegend muskelgesichertes.

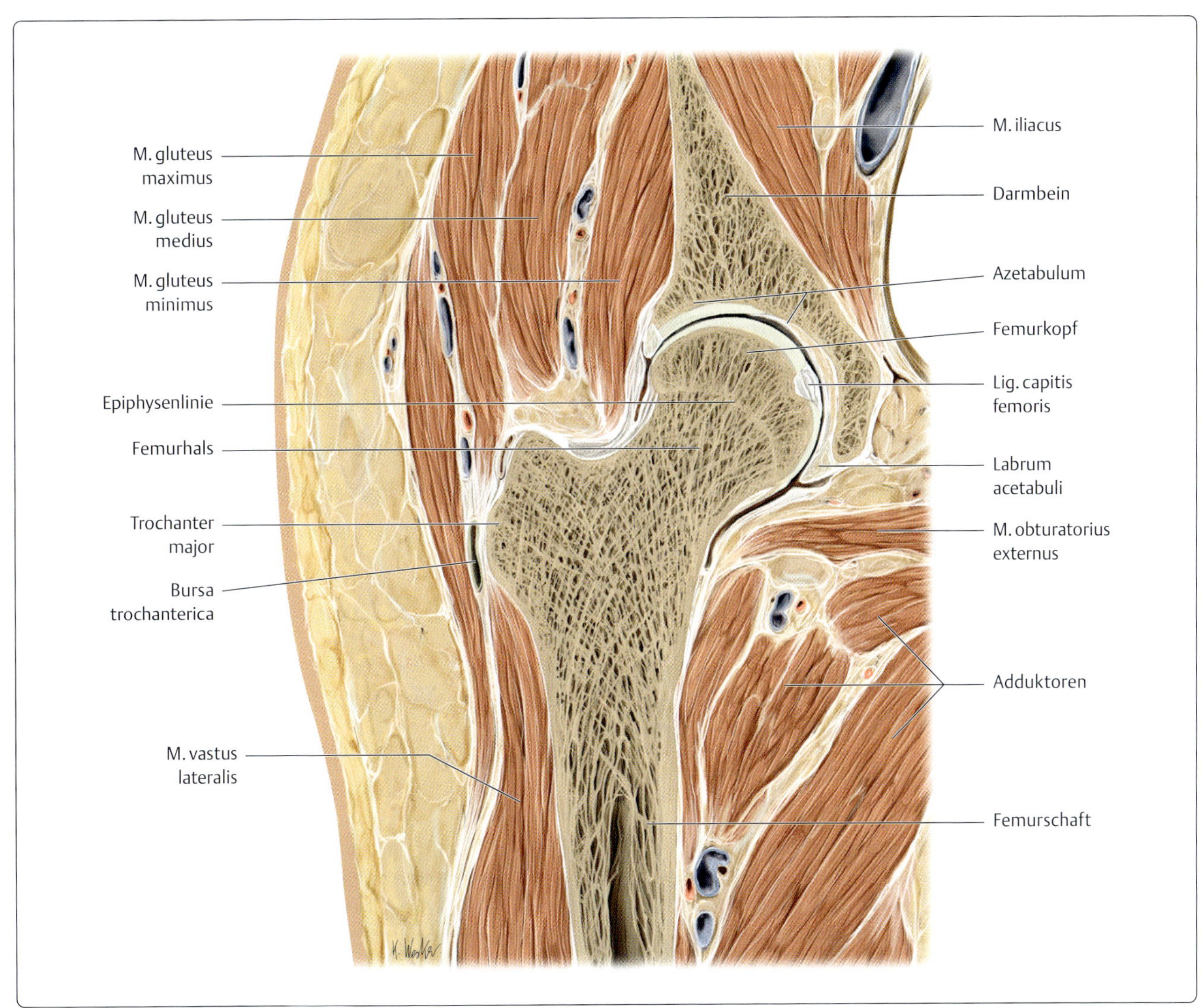

Abb. 12.39 Frontalschnitt durch ein rechtes Hüftgelenk.

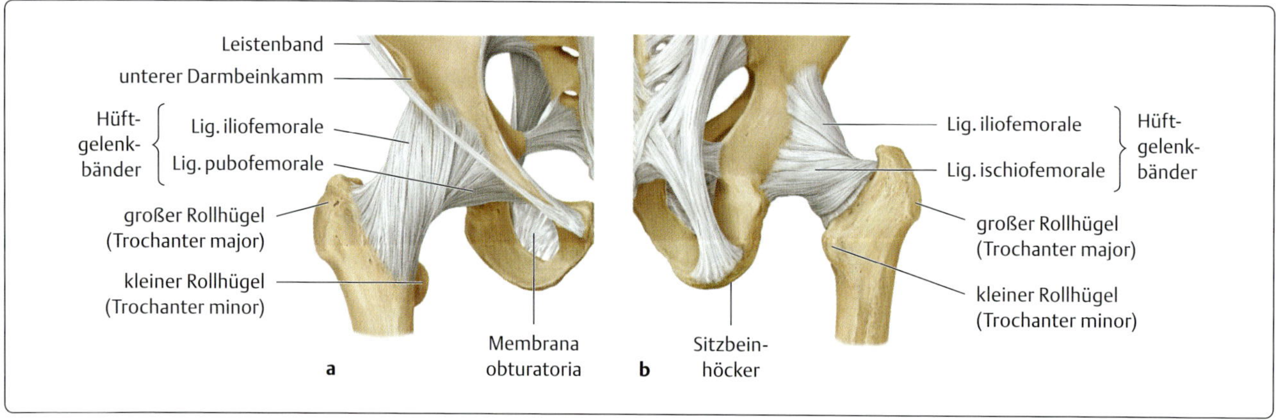

Abb. 12.40 Bänder des Hüftgelenks.
a Ansicht von ventral.
b Ansicht von dorsal.

Lig. iliofemorale Das Bertin-Band ist das stärkste Band, welches vom unteren vorderen Darmbeinstachel (Spina iliaca anterior inferior) zur Linea intertrochanterica zieht. Ohne muskuläre Hilfe verhindert es, dass das Becken bei aufrechter Haltung nach hinten wegkippt. Außerdem begrenzt es die Adduktion und – zusammen mit den kleinen Gesäßmuskeln – das seitliche Abkippen des Beckens.

Lig. ischiofemorale und pubofemorale Das Lig. ischiofemorale verläuft auf der Rückseite des Hüftgelenks. Es zieht fast horizontal vom Sitzbein zur Fossa intertrochanterica und begrenzt die Innenrotation und Abduktion. Das recht schwache Lig. pubofemorale ist an der Begrenzung der Abduktion und Außenrotation beteiligt. Tiefer gelegene Anteile dieser beiden Bänder verlaufen zirkulär um den Femurkopf (Zona orbicularis).

Alle Bänder des Hüftgelenks haben Faseranteile, die den Femurkopf schraubenförmig umgreifen. Diese Bänderschraube stabilisiert das Gelenk im Stand, hemmt die Beweglichkeit des Oberschenkels und macht ein entspanntes, ermüdungsfreies Stehen möglich. Bei angewinkeltem Oberschenkel entspannen sich alle 3 Bänder, und die Beweglichkeit im Hüftgelenk nimmt zu.

Hüftkopfband

Das Hüftkopfband (**Lig. capitis femoris**; **Abb. 12.39**), welches von der Fovea capitis, der knorpelfreien Stelle des Femurkopfes, zum Boden des Azetabulums zieht, hat keine mechanische Aufgabe. Es führt als intraartikuläre Bandstruktur die versorgenden Gefäße zum Femurkopf.

Hüftlochmembran

Die Hüftlochmembran (**Membrana obturatoria**) verschließt das Hüftloch (Foramen obturatorum) und lässt nur die Durchtrittsstellen für den N. obturatorius sowie die A. und V. obturatoria frei. Die Membran ist kein Hüftgelenkband im engeren Sinne, sondern dient außen dem M. obturatorius externus und innen dem M. obturatorius internus (äußerer und innerer Hüftlochmuskel) als Ursprung.

> **Pathologie**
>
> **Femurkopfnekrose**
> Zwischen den Verstärkungsbändern des Hüftgelenks liegen die Schwachstellen der Bandführung. Durch Gewalteinwirkung kann der Femurkopf aus der Gelenkpfanne gedrückt werden. Bei einer solchen Luxation kommt es fast immer zum Abriss des Hüftkopfbands (Lig. capitis femoris). Auch wenn die Blutversorgung nicht nur auf diesem Wege sichergestellt ist, kann eine Unterversorgung resultieren und das Knochengewebe des Femurkopfes nekrotisieren (absterben).
>
> **Ewing-Sarkom**
> Das Ewing-Sarkom ist ein hoch maligner Knochentumor, der v. a. an Femur und Becken auftritt. Männliche Kinder und Jugendliche zwischen dem 12. und 15. Lebensjahr sind besonders betroffen. Die Prognose ist bei bereits erfolgter Metastasierung oder Rezidiven schlecht.

12.5.3.2 Muskeln der Hüfte, des Gesäßes und des Oberschenkels

An der Bewegung des Beins im Hüftgelenk sind zahlreiche Muskelgruppen beteiligt, deren zum Teil sehr kräftige Ausbildung auf die Bedeutung dieses Gelenks beim aufrechten Stand und bei der Fortbewegung hinweist.

Die Einteilung der Muskelgruppen wird unterschiedlich gehandhabt. Es wird aus räumlicher Sicht (topografisch) zwischen Hüft- und Gesäßmuskulatur sowie Oberschenkelmuskulatur unterschieden. Letztere entspringt am Becken, setzt aber nicht nur am Hüftgelenk an, sondern zieht zum Teil weiter abwärts bis über das Kniegelenk (zweigelenkige Muskeln). Die Hüft- und Gesäßmuskulatur entspringt ebenfalls am Becken, setzt aber stets in der Nähe des Hüftgelenks an.

Die Adduktoren der Oberschenkelinnenseite werden trotz ihres langen Verlaufs oft zur Hüftmuskulatur gezählt, da sie ihre hauptsächliche Wirkung am Hüftgelenk haben.

Tab. 12.12 Muskeln des Hüftgelenks.

Muskel	Ursprung	Ansatz	Innervation	Funktion
M.iliopsoas • M. psoas major	Th 12–L 4	Oberschenkel (Trochanter minor)	N. femoralis	Flexion, Außenrotation
• M. iliacus	Innenseite der Darmbeinschaufel			
äußere (hintere) Muskeln				
M. gluteus maximus	Darmbein, Kreuzbein, Steißbein	Oberschenkel (Tuberositas glutea)	N. gluteus inferior	Extension, Außenrotation, Abduktion/ Adduktion
M. gluteus medius	Darmbein	Oberschenkel (Trochanter major)	N. gluteus superior	Abduktion, Flexion/ Extension, Innen-/ Außenrotation
M. gluteus minimus	Darmbein			
M. tensor fasciae latae	Spina iliaca anterior superior	lateraler Tibiakondylus		Abduktion, Flexion
tiefe (vordere) Muskeln (Außenrotatoren, pelvitrochantere Muskeln)				
M. piriformis	Kreuzbeininnenfläche	Trochanter major	Plexus sacralis, Plexus lumbosacralis, N. ischiadicus u. a.	Außenrotation, Abduktion
M. gemellus superior	Spina ischiadica	Fossa trochanterica		Außenrotation
M. gemellus inferior	Tuber ischiadicum			
M. obturatorius internus	Membrana obturatoria (innen)			
M. obturatorius externus	Membrana obturatoria (außen)		N. obturatorius	
M. quadratus femoris	Tuber ischiadicum	Crista intertrochanterica	N. gluteus inferior	Außenrotation, Adduktion
Adduktoren				
M. pectineus	Schambein	Femur	N. femoralis, N. obturatorius	Adduktion
M. adductor longus	Schambein, Symphyse	Labium mediale, medialer Femurepikondylus	N. obturatorius	
M. adductor brevis	Schambein			
M. adductor magnus	Schambein, Sitzbein			
M. gracilis	Schambein	Tibia		

Hüft- und Gesäßmuskulatur

Die Einteilung der Hüft-und Gesäßmuskulatur ist in der Literatur nicht einheitlich. Die folgende Gliederung richtet sich v. a. nach der räumlichen Anordnung (**Tab. 12.12**).

Innere (hintere) Muskeln Zu den inneren Muskeln gehört der **M. iliopsoas** (Lenden-Darmbein-Muskel oder innerer Hüftmuskel), der mit folgenden 2 Anteilen entspringt:

- M. iliacus (Darmbeinmuskel)
- M. psoas major (großer Lendenmuskel)

M. iliopsoas (Flexion) Der M. iliopsoas ist der stärkste Beuger (Flexor) des Hüftgelenks, kann das Bein aber auch nach außen rotieren (**Abb. 12.41**). Er entspringt mit 2 Anteilen: Sein kürzerer, aber breiterer Teil entspringt auf der Innenseite der Darmbeinschaufel als **M. iliacus**. Der 2. Teil, der **M. psoas major**, zieht von den Querfortsätzen und den Wirbelkörpern der unteren Brust- und oberen Lendenwirbel zum gemeinsamen Ansatzpunkt am kleinen Rollhügel (Trochanter minor; Kap. 12.3.6).

Unterstützend bei der Beugung wirken der außen liegende M. tensor fasciae latae (Schenkelbindenspanner) sowie der M. sartorius (Schneidermuskel) und der M. rectus femoris (gerader Oberschenkelmuskel). Letztere reichen vom Hüftbein bis zum Unterschenkel und werden beim Kniegelenk besprochen (Kap. 12.5.5).

Äußere (hintere) Muskeln Zu den äußeren Hüftmuskeln zählen folgende (**Abb. 12.42**, **Abb. 12.43**):

- M. gluteus maximus (großer Gesäßmuskel)
- M. gluteus medius (mittlerer Gesäßmuskel)
- M. gluteus minimus (kleiner Gesäßmuskel)
- M. tensor fasciae latae (Schenkelbindenspanner)

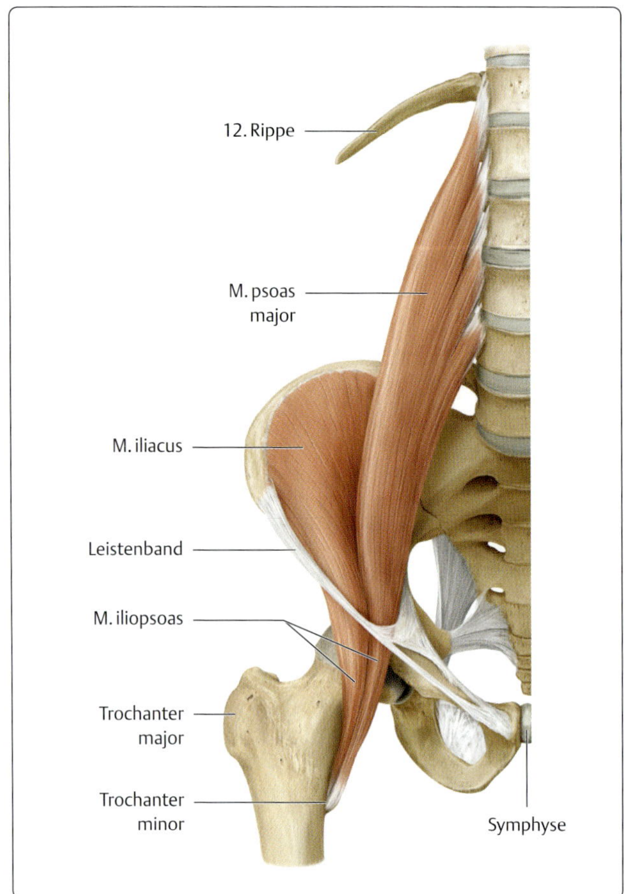

Abb. 12.41 Beuger im Hüftgelenk (M. iliopsoas).

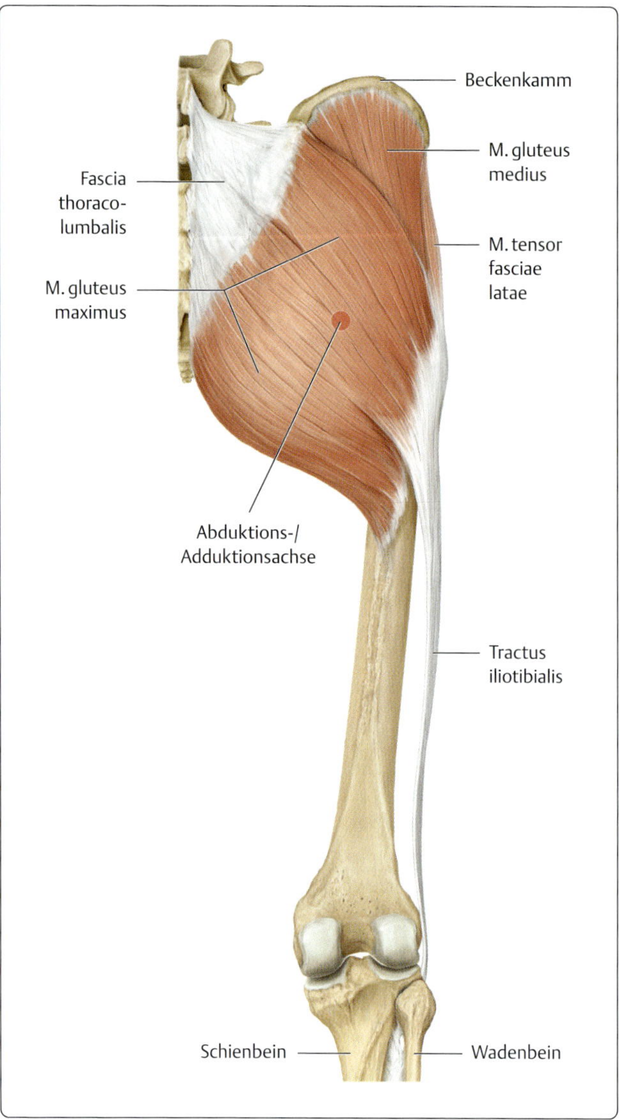

Abb. 12.42 M. gluteus maximus und medius sowie M. tensor fasciae latae.

M. gluteus maximus (Extension und Außenrotation) Der große Gesäßmuskel ist der kräftigste Muskel des menschlichen Körpers und bestimmt die Form des Gesäßes. Er ist der wichtigste Strecker (Extensor) des Hüftgelenks. Aufgrund seines Faserverlaufs schräg abwärts zum Trochanter major und seiner enormen Kraft ist er auch ein bedeutender Außenrotator. Außerdem ermöglichen die vorderen Anteile des Muskels die Abduktion, die hinteren die Adduktion. So nutzen wir den M. gluteus maximus besonders beim Aufstehen aus dem Sitzen und beim Treppensteigen. Beim Stehen gleicht er Bewegungen des Oberkörpers aus und ermöglicht die aufrechte Haltung.

M. gluteus medius, M. gluteus minimus, M. tensor fasciae latae (Abduktion) Die beiden kleineren Gesäßmuskeln („kleine Gluteen"), der **M. gluteus medius** und **minimus**, bilden eine funktionelle Einheit mit der Hauptaufgabe der Abduktion. Sie können das Spielbein zur Seite anheben oder umgekehrt beim einbeinigen Stand die freie Beckenseite am Absinken hindern. Beim Ausfall der Muskeln kippen Becken und Rumpf bei jedem Schritt zur Gegenseite, Trendelenburg-Zeichen genannt (S. 253). Die Fasern des M. gluteus medius und minimus laufen von der Darmbeinschaufel spitz auf den großen Rollhügel zu und bedecken dabei das Hüftgelenk. Da Teile des Muskels vor, andere hinter der Gelenkachse ansetzen, können die Muskeln das Bein auch beugen und strecken sowie nach innen und außen rotieren. Der **M. tensor fasciae latae** (Schenkelbindenspanner) ist ein weiterer Abduktor. Er schließt sich mit parallelem Verlauf dem M. gluteus medius ventral an. Trotz seiner geringen Größe ist er auch ein wirkungsvoller Beuger (Flexor).

Merke

In die kleinen Gluteen erfolgt beim Erwachsenen die ventrogluteale Injektion nach Hochstetter. Zum Aufsuchen des Injektionsgebietes werden der vordere obere Darmbeinstachel (Spina iliaca anterior superior), der Darmbeinkamm (Crista iliaca) und der große Rollhügel (Trochanter major) am idealerweise seitlich gelagerten Patienten ertastet. Der Zeigefinger ruht auf der Spina iliaca, während der Mittelfinger ca. 5 cm die Crista iliaca entlanggleitet. Der Mittelfinger wird dann ca. 2 cm nach unten verschoben, sodass der Handballen auf dem Trochanter major liegt. In die Spitze des Dreiecks zwischen den beiden Fingern erfolgt nun die Injektion senkrecht zur Körperoberfläche. So wird verhindert, dass Nerven in der Gesäßregion geschädigt werden.

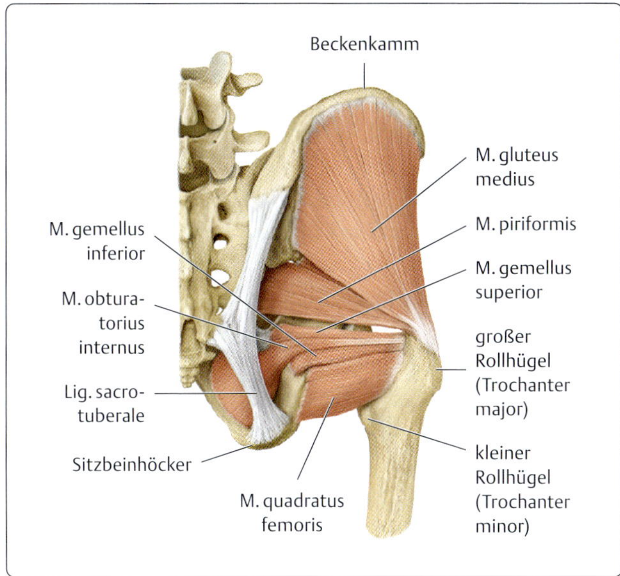

Abb. 12.43 M. gluteus medius und tiefe Muskeln (Außenrotatoren). Ansicht von hinten auf das Hüftgelenk, nachdem der große Gesäßmuskel (M. gluteus maximus) entfernt worden ist (der M. gluteus minimus liegt verdeckt unter dem M. gluteus medius).

Tiefe (vordere) Muskeln (Außenrotatoren) Die tiefen Hüftmuskeln werden auch pelvitrochantere Muskeln genannt, da sie vom Becken (Pelvis) entspringen und zur Fossa trochanterica ziehen. Die Hauptaufgabe dieser Muskelgruppe ist die Außenrotation (**Abb. 12.43**):

- M. piriformis (birnenförmiger Muskel)
- M. gemellus superior (oberer Zwillingsmuskel)
- M. gemellus inferior (unterer Zwillingsmuskel)
- M. obturatorius externus (äußerer Hüftlochmuskel)
- M. obturatorius internus (innerer Hüftlochmuskel)
- M. quadratus femoris (quadratischer Oberschenkelmuskel)

Adduktoren

Die 5 Muskeln der Adduktorengruppe befinden sich an der Innenseite des Oberschenkels. Zu ihnen gehören (**Abb. 12.44**):

- M. pectineus (Kammmuskel)
- M. adductor longus (langer Heranzieher)
- M. adductor brevis (kurzer Heranzieher)
- M. adductor magnus (großer Heranzieher)
- M. gracilis (schlanker Muskel)

Die Adduktoren entspringen am medialen Rand des Foramen obturatorum (Os pubis oder Os ischii) und ziehen fächerförmig zu ihrem Ansatzpunkt an der Innenseite des Femurs und am Epicondylus medialis. Der am oberflächlichsten gelegene M. gracilis zieht vertikal weiter abwärts zur Innenseite des Schienbeins (Tibia); als zweigelenkiger Muskel wirkt er auch auf das Kniegelenk (Kap. 12.5.5).

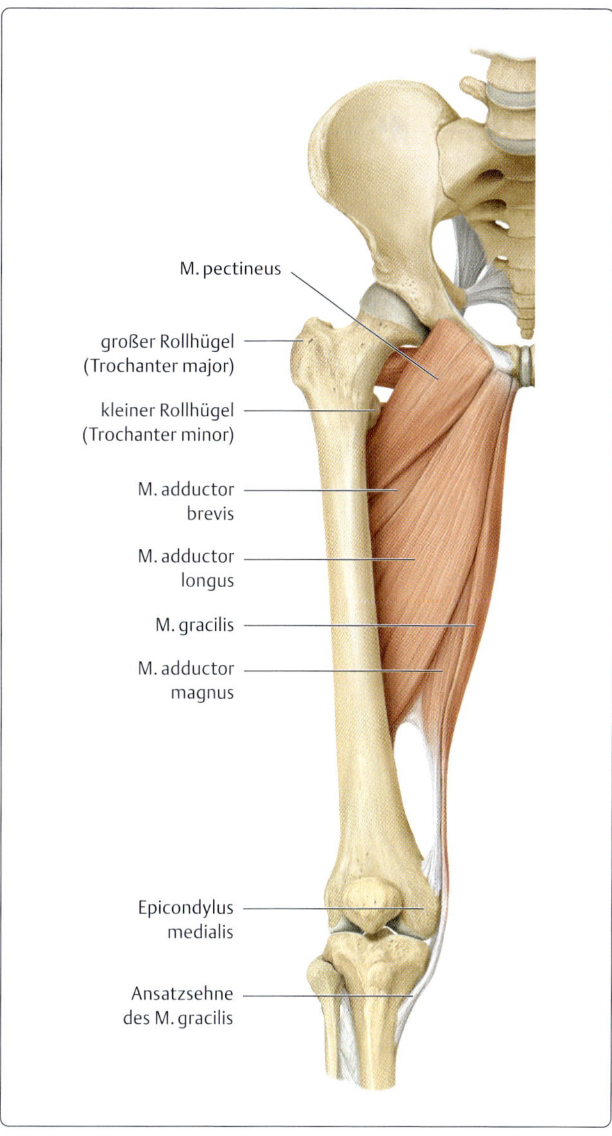

Abb. 12.44 Adduktorengruppe des rechten Oberschenkels. 3 der Adduktoren verbinden das Schambein fächerförmig mit dem Oberschenkelknochen. Ganz innen zieht der M. gracilis über das Kniegelenk hinweg bis zum Schienbein.

12.5.4 Unterschenkel

Der Unterschenkel (**Crus**) artikuliert im Kniegelenk (Art. genus) mit dem Oberschenkel (**Abb. 12.35**). Der Unterschenkel besteht aus 2 unterschiedlich starken Röhrenknochen, dem Schienbein (Tibia) und dem Wadenbein (Fibula). Das dünnere Wadenbein ist am Aufbau des Kniegelenks selber nicht beteiligt, sondern bildet mit dem kräftigen Schienbein ein straffes Gelenk (Art. tibiofibularis proximalis) direkt unterhalb des Kniegelenks.

Zum Fuß hin bilden Schien- und Wadenbein mit dem Innen- und Außenknöchel (Malleus medialis und lateralis) die Malleolengabel. Diese umfasst das Sprungbein (Talus) des Fußes im oberen Sprunggelenk (Art. talocruralis).

12.5.4.1 Schienbein

Das Schienbein (**Tibia**; **Abb. 12.45**) nimmt die Last des Körpergewichts nahezu alleine auf und überträgt sie auf das obere Sprunggelenk (**Abb. 12.51**). Allerdings ist die fehlerfreie Funktion von einem intakten Wadenbein abhängig.

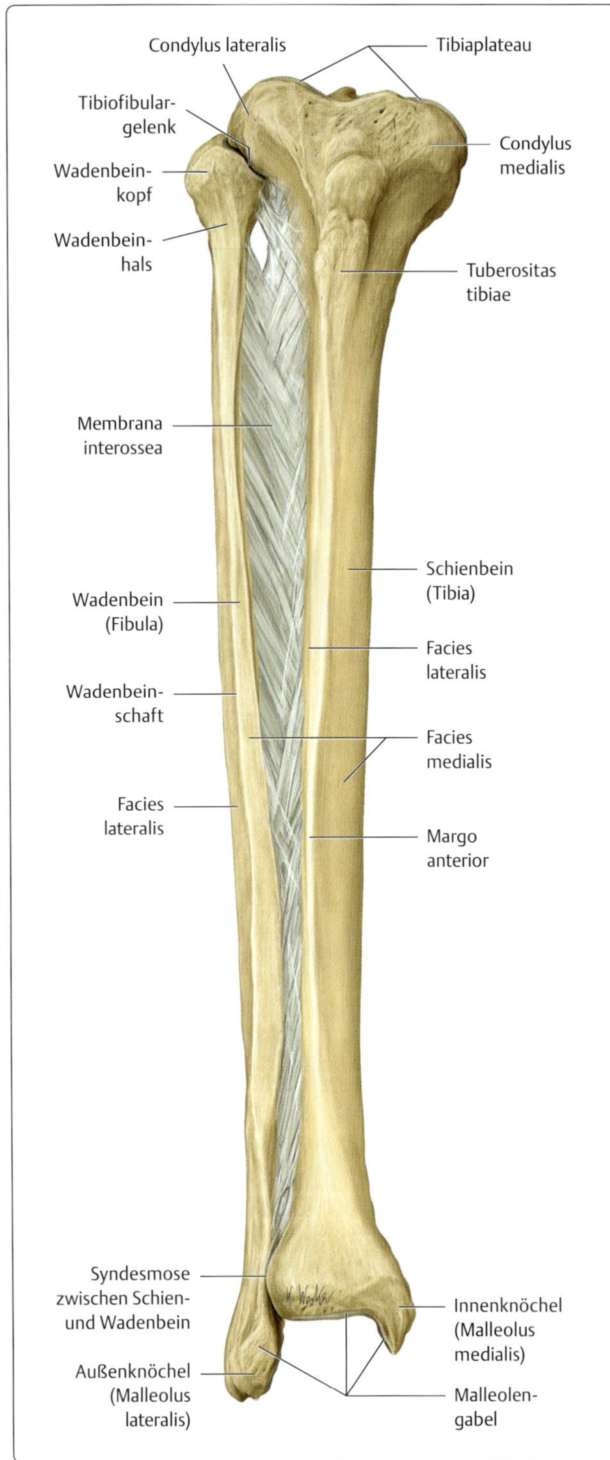

Abb. 12.45 Schienbein (Tibia), Wadenbein (Fibula) und Membrana interossea des rechten Unterschenkels.

Schienbeinkopf

Die Tibia ist ein Röhrenknochen. Ihr Schaft (Corpus tibiae) trägt proximal den Schienbeinkopf (**Caput tibiae**). Diese proximale Epiphyse ist mit dem Femur über die beiden Gelenkknorren (Condylus medialis und lateralis) verbunden. Die Kondylen bilden das sog. **Tibiaplateau**, die zweigeteilte Gelenkfläche des Schienbeins für das Kniegelenk. Zwischen den mit Gelenkknorpel überzogenen Bereichen liegt eine knorpelfreie Erhöhung (Eminentia intercondylaris), die als Ansatzstelle für die Kreuzbänder und Menisken des Kniegelenks dient.

Seitlich am lateralen Kondylus befindet sich eine weitere, kleine Gelenkfläche. Sie stellt die gelenkige Verbindung (Art. tibiofibularis) mit dem Wadenbeinköpfchen (Caput fibulae) her.

An der Vorderseite des Schienbeinkopfes dient eine deutlich angeraute Stelle (**Tuberositas tibiae**) dem vierköpfigen Oberschenkelmuskel (M. quadriceps femoris) als Ansatzfläche.

Schienbeinschaft

Der Schienbeinschaft (**Corpus tibiae**) ist im Querschnitt dreieckig. Daraus ergeben sich 3 Flächen und 3 Kanten: die hintere, mittlere und seitliche Fläche (Facies posterior, medialis und lateralis) und der vordere, mittlere und seitliche Rand (Margo anterior, medialis und interosseus).

Der vordere Schienbeinrand (Margo anterior) liegt nach vorne gerichtet am Unterschenkel. Beginnend an der Tuberositas tibiae ist er fast nur von Haut bedeckt und gut sicht- und tastbar sowie äußerst schmerzempfindlich.

Das untere Ende (distale Epiphyse) des Schienbeinschafts ist schmaler als das obere. Es trägt die Gelenkfläche für das obere Sprunggelenk, das Talusdach. Medial ist die distale Epiphyse verlängert und formt so den **Innenknöchel** (Malleus medialis), der die innere seitliche Führung des Gelenks übernimmt. Die Rückseite des Knöchels zeigt eine Gleitrinne (Sulcus malleolaris) für die Sehne des hinteren Schienbeinmuskels (M. tibialis posterior).

12.5.4.2 Wadenbein

Das Wadenbein (**Fibula**) liegt an der Außenseite des Unterschenkels und übernimmt keine tragende Funktion. Es dient einigen Fußmuskeln als Ursprung und beteiligt sich am Aufbau des oberen Sprunggelenks (**Abb. 12.45**).

Wadenbeinkopf

Der Kopf des Wadenbeins (**Caput fibulae**) grenzt mit einer kleinen Gelenkfläche (Facies articularis capitis fibulae) an den lateralen Kondylus des Schienbeins. Sowohl der Wadenbeinkopf als auch der sich anschließende Halsteil (Collum fibulae) sind an der Außenseite des Knies zu tasten (**Abb. 12.35**).

Wadenbeinschaft

Der kantige Wadenbeinschaft (**Corpus fibulae**) hat 4 scharfe Ränder (Margo medialis, anterior, posterior und interosseus). Zwischen dem Margo interosseus und der gleichnamigen Kante des Schienbeins spannt sich eine straffe bindegewebige Membran (Membrana interossea) aus, die den gesamten Unterschenkel in einen vorderen und einen hinteren Abschnitt trennt.

Der Schaft des Wadenbeins ist nicht länger als der des Schienbeins. Allerdings ist das Wadenbein etwa 1–2 cm nach unten versetzt, sodass sein unteres Ende (distale Eiphyse) über das Schienbein hinausragt und so den **Außenknöchel** (Malleolus lateralis) bildet. Dessen Innenseite ist mit Knorpel überzogen und übernimmt die äußere Führung des oberen Sprunggelenks. An der Rückseite des Außenknöchels zeichnet sich, wie beim Innenknöchel des Schienbeins, eine Rinne (Sulcus malleolaris) ab, durch die Sehnen der Wadenmuskeln (Mm. peronei) zur Fußsohle ziehen.

Oberhalb dieser Gelenkfläche legt sich der Wadenbeinschaft eng an das distale Ende des Schienbeins. Sie sind hier durch eine Bandhaft (Syndesmosis tibiofibularis) aneinander befestigt.

Verbindung zwischen Schien- und Wadenbein

Tibia und Fibula bilden proximal, unterhalb des Kniegelenks ein straffes Gelenk (**Art. tibiofibularis**, eine Amphiarthrose). An ihrem distalen Ende, oberhalb des oberen Sprunggelenks, ergibt sich zwischen ihnen ein unechtes Gelenk (Bandhaft = Syndesmose).

Zusätzlich sind die Unterschenkelknochen im gesamten Schaftbereich durch eine straffe bindegewebige Membran (**Membrana interossea cruris**) verbunden. Von dieser Membran entspringt ein Teil der Unterschenkelmuskulatur. Außerdem stabilisiert sie zusammen mit der Syndesmose zwischen Tibia und Fibula die Malleolengabel.

> **Merke**
> Schien- und Wadenbein sind gegeneinander nahezu unbeweglich. Gemeinsam bilden sie die Gelenkfläche für das obere Sprunggelenk. Am Aufbau des Kniegelenks ist aber nur das Schienbein beteiligt.

12.5.5 Kniegelenk

Das Kniegelenk (**Art. genus**) ist ein zusammengesetztes Gelenk. Im größten Gelenk des Körpers artikulieren Oberschenkelknochen, Schienbein und Kniescheibe (Patella) miteinander (**Abb. 12.46**).

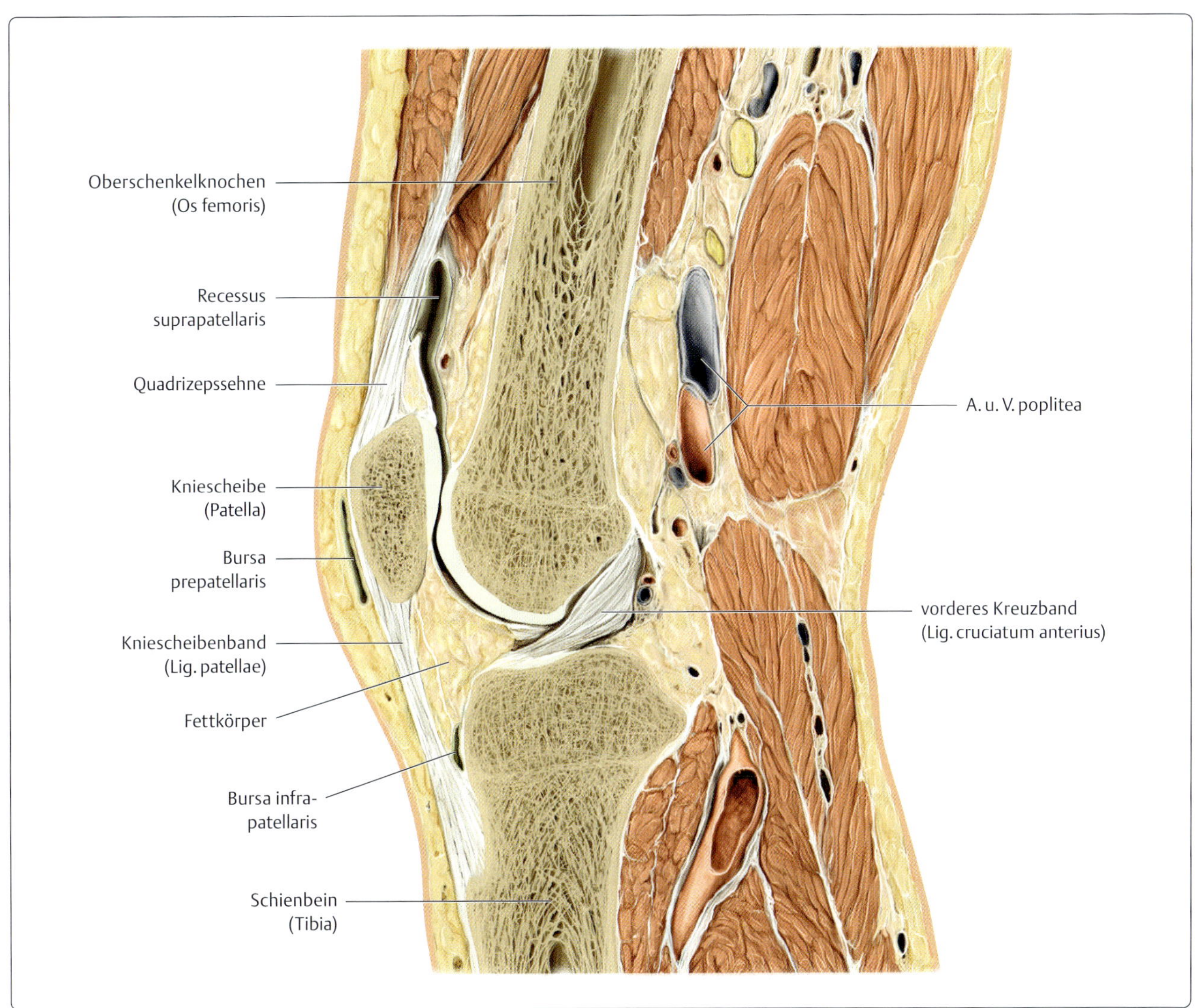

Abb. 12.46 Mediansagittalschnitt durch ein rechtes Kniegelenk.

Das Kniegelenk besteht aus 2 Einzelgelenken:

- Femorotibialgelenk (Art. femorotibialis): zwischen Oberschenkelknochen und Schienbein
- Femoropatellargelenk (Art. femoropatellaris): zwischen Oberschenkelknochen und Kniescheibe

12.5.5.1 Kniescheibe

Die Kniescheibe (**Patella**) ist ein kleiner flacher Knochen, der dem Kondylus des Femurs vorne angelagert und am Aufbau des Kniegelenks beteiligt ist (**Abb. 12.46**). Sie gleicht einem auf die Spitze gestellten Dreieck. Ihre Basis (Basis patellae) zeigt nach oben, während die Spitze (Apex patellae) zum Schienbein gerichtet ist. Die Vorderseite (Facies anterior) der Patella ist rau. Ihre Rückseite (Facies articularis) dagegen trägt eine glatte, mit Knorpel überzogene Gelenkfläche.

12.5.5.2 Gelenk zwischen Femur und Tibia

Im **Femorotibialgelenk** bewegen sich die beiden Femurkondylen gegen die Gelenkflächen der Tibia. Folgende Bewegungsmöglichkeiten sind gegeben:

- Flexion und Extension
- Innen- und Außenrotation (bei gebeugtem Knie)

Die Hauptbewegung des Kniegelenks erfolgt um die Querachse. So ist eine Flexion des Knies um ca. 130–140° zu erreichen. Eine aktive Streckung ist bis 0° möglich. Überstrecken um 5–10° kann man das Kniegelenk nur passiv. Bei gebeugtem Knie kann der Unterschenkel darüber hinaus nach innen (10–15°) und nach außen (bis 40°) rotiert werden. Daher gilt das Knie als Drehscharniergelenk (Kombination aus Rad- und Scharniergelenk) mit 2 Freiheitsgraden.

Die Gelenkflächen von Femur und Tibia sind nicht völlig kongruent: Die Femurkondylen sind stark gerundet, wobei der vordere Bereich stärker gekrümmt ist als der hintere (**Abb. 12.46**). Die Gelenkflächen des Schienbeins sind im Gegensatz dazu relativ flach (Tibiaplateau) und stehen 10–20° nach hinten gekippt. Die Kontaktstellen der artikulierenden Knochen sind daher auf 2 punktförmige Stellen beschränkt. Durch diese Art des Kontaktes wird die Rotation des Schienbeins möglich. Allerdings wird der Knorpel punktuell stark belastet, da sich ein großer Auflagedruck und eine stärkere Gelenkreibung ergeben. 2 eingelagerte Scheiben (Menisken) aus Faserknorpel und straffem Bindegewebe verteilen den Druck gleichmäßiger auf die gesamte Gelenkfläche.

Pathologie

Fehlstellungen der Beine

Normalerweise liegen beim Erwachsenen die großen Gelenke der unteren Extremität auf einer geraden Linie (Mikulicz-Linie). Bei Abweichungen des Kniegelenks von dieser Linie nach außen (lateral) spricht man von einem O-Bein (**Genu varum**), bei einer Abweichung nach innen (medial) von einem X-Bein (**Genu valgum**). Durch diese Fehlstellungen kann es mit der Zeit zu Schäden an Knorpel- und Knochengewebe (Gonarthrose) sowie dem Bandapparat kommen.

Lerntipp

Merkspruch: „Oh, w(v)arum habe ich O-Beine?“

12.5.5.3 Menisken

Die Menisken (**Abb. 12.47**) gleichen die inkongruenten Gelenkflächen des Kniegelenks aus, verteilen die Druckkräfte und dämpfen Stöße ab. Es wird unterschieden zwischen:

- Innenmeniskus (Meniscus medialis)
- Außenmeniskus (Meniscus lateralis)

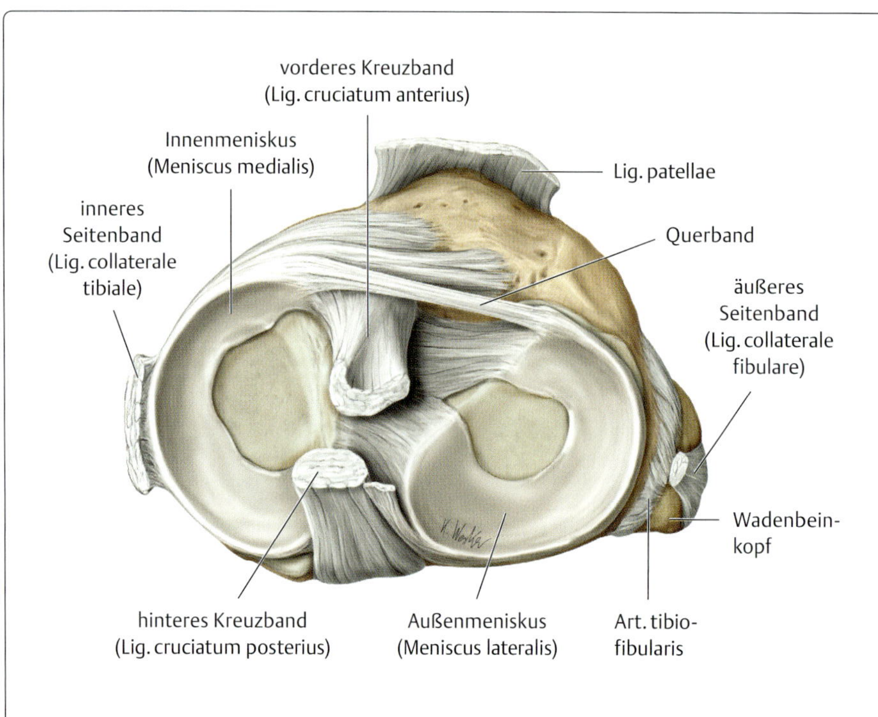

Abb. 12.47 Menisken und Kreuzbänder des rechten Kniegelenks. Die Aufsicht auf das eröffnete Kniegelenk zeigt die hufeisenförmigen Menisken auf dem Tibiaplateau. Zwischen den beiden Knorpelscheiben sind das vordere und hintere Kreuzband zu erkennen.

Von oben betrachtet sind die Menisken halbmondförmig. Dabei ist ihr äußerer Rand deutlich höher als die hauchdünne Mitte. Der **Innenmeniskus** bildet einen fast geschlossenen Ring. Er ist außerdem breiter und weniger beweglich als der sichelförmige Außenmeniskus, da sein vorderes und hinteres Ende mit der Gelenkkapsel, dem inneren Seitenband und dem Schienbeinkopf in fester Verbindung stehen. Der **Außenmeniskus** ist dagegen nicht mit dem äußeren Seitenband verwachsen. Generell werden die Menisken bei Bewegungen des Kniegelenks auf dem Tibiaplateau verschoben. Bei der Flexion wandern sie nach hinten, bei der Extension nach vorne. Sie können somit als transportable Gelenkflächen angesehen werden.

12.5.5.4 Gelenk zwischen Femur und Patella

Die Kniescheibe (Patella) bildet im vorderen Bereich des Knies das **Femoropatellargelenk** mit der entsprechenden Gelenkfläche des Femurs (Facies patellaris). Die Patella ist als Sesambein in die Sehne des vierköpfigen Oberschenkelmuskels (M. quadriceps femoris) eingelagert und lenkt dessen Zugkraft so um, dass seine Sehne auch bei gebeugtem Knie nicht an den Femurkondylen entlangreibt.

Während der Flexion verschiebt sich die Patella 5–7 cm nach distal und der auf ihr lastende Druck nimmt dabei stark zu. Auch wenn der Gelenkknorpel auf der Rückseite der Kniescheibe sehr dick (6 mm) ist, sind Abnutzungserscheinungen und Verletzungen häufig.

12.5.5.5 Schleimbeutel

Mit Gelenkflüssigkeit gefüllte Schleimbeutel (Bursae) polstern die Bewegung der Quadrizepssehne ab. Vor der Kniescheibe befindet sich die **Bursa prepatellaris** (auch: Bursa praepatellaris; lat. prae = vor), unter dem Kniescheibenband die **Bursa infrapatellaris** (lat. infra = unter). Zwischen der kräftigen Muskelsehne und dem distalen Femurende liegt die **Bursa suprapatellaris** (lat. supra = über).

Die Bursa suprapatellaris steht fast immer mit der Kniegelenkhöhle in Verbindung, weshalb sie auch als Recessus suprapatellaris bezeichnet wird. Sie kann bei Kniegelenkergüssen mit anschwellen.

12.5.5.6 Kapsel und Bänder des Kniegelenks

Der Bewegungsumfang des Kniegelenks wird von seinem komplexen Bandapparat bestimmt (**Abb. 12.48**). Er stabilisiert gemeinsam mit der Muskulatur die relativ geringe Knochenführung des Gelenks.

Es wird zwischen Außen- und Binnenbändern unterschieden:

Außenbänder

Zu den Außenbändern zählen folgende Bänder:

- Lig. patellae (Kniescheibenband)
- Haltebänder (Retinaculum patellae mediale und Retinaculum patellae laterale)
- Seitenbänder (Kollateralbänder, Lig. collaterale tibiale und Lig. collaterale fibulare)
- Verstärkungsbänder (schräges und gebogenes Kniekehlenband, Lig. popliteum obliquum und Lig. popliteum arcuatum)

Lig. patellae In die Gelenkkapsel, die beide Einzelgelenke des Knies umgibt, sind die Quadrizepssehne oberhalb der Patella, die Kniescheibe selbst und das Lig. patellae (Kniescheibenband) einbezogen. Das Kniescheibenband entspricht dem Abschnitt der Quadrizepssehne zwischen Kniescheibe und der Ansatzstelle am Schienbein.

Haltebänder 2 derbe Faserstränge der Sehne des M. quadriceps femoris laufen rechts und links der Kniescheibe als mittleres und seitliches Halteband (**Retinaculum patellae mediale** und **laterale**). Sie bilden eine Längsführung, die die Kniescheibe bei Bewegungen des Kniegelenks in Position hält.

Seitenbänder Zwischen dem Epicondylus medialis des Femurs und dem Schienbeinschaft erstreckt sich in vertikaler Richtung das innere Seitenband (**Lig. collaterale tibiale**), welches klinisch auch als Innenband bezeichnet wird. Das äußere Seitenband (**Lig. collaterale fibulare**, klinisch: Außenband) zieht entsprechend vom lateralen Epikondylus des Oberschenkelknochens zur Außenseite des Wadenbeinkopfes. Die Seitenbänder sind bei gestrecktem Knie maximal gespannt. So hemmen sie die Abduktion und Adduktion des Unterschenkels. Ist ein Seitenband gerissen, dann lässt sich der Kniegelenkspalt passiv aufklappen, das Knie also nach innen oder außen abknicken.

Verstärkungsbänder Die Kniekehlenbänder sind als Verstärkungsbänder in den hinteren Bereich der Gelenkkapsel eingelagert. Gemeinsam verhindern sie die Überstreckung des Knies. Das schräge Kniekehlenband (**Lig. popliteum obliquum**) begrenzt außerdem die Außenrotation des Unterschenkels.

Binnenbänder

Zu den Binnenbändern gehören folgende Bänder:

- vorderes Kreuzband (Lig. cruciatum anterius)
- hinteres Kreuzband (Lig. cruciatum posterius)

Die Kreuzbänder laufen innerhalb der bindegewebigen Gelenkkapsel und stabilisieren das Knie in der Sagittalebene. In jeder Position des Gelenks sind bestimmte Anteile der Bänder gespannt. Sie verhindern ein Verschieben von Femur und Tibia nach vorne oder hinten, auch in Flexionsstellung. Da sie sich aufgrund ihres schrägen Verlaufs bei der Innenrotation aufwickeln, hemmen sie diese Bewegung (Innenrotation: 10°; Außenrotation: 30–40°).

Die Kreuzbänder verlaufen zwischen den Kondylen des Femurs zur knorpelfreien Zone an der Vorder- und Rückseite des Schienbeinkopfes. Das vordere Kreuzband (Lig. cruciatum anterius) zieht von der Innenseite des äußeren Femurkondylus nach vorne innen und unten zur Area intercondylaris anterior. Das hintere Kreuzband (Lig. cruciatum posterius) verläuft spiegelbildlich zum vorderen. Es ist das wichtigste stabilisierende Band in Beugestellung.

Lerntipp

Merkhilfe: Der Verlauf des vorderen Kreuzbands (Lig. cruciatum anterius) entspricht der Richtung der in die Hosentasche gesteckten Hand.

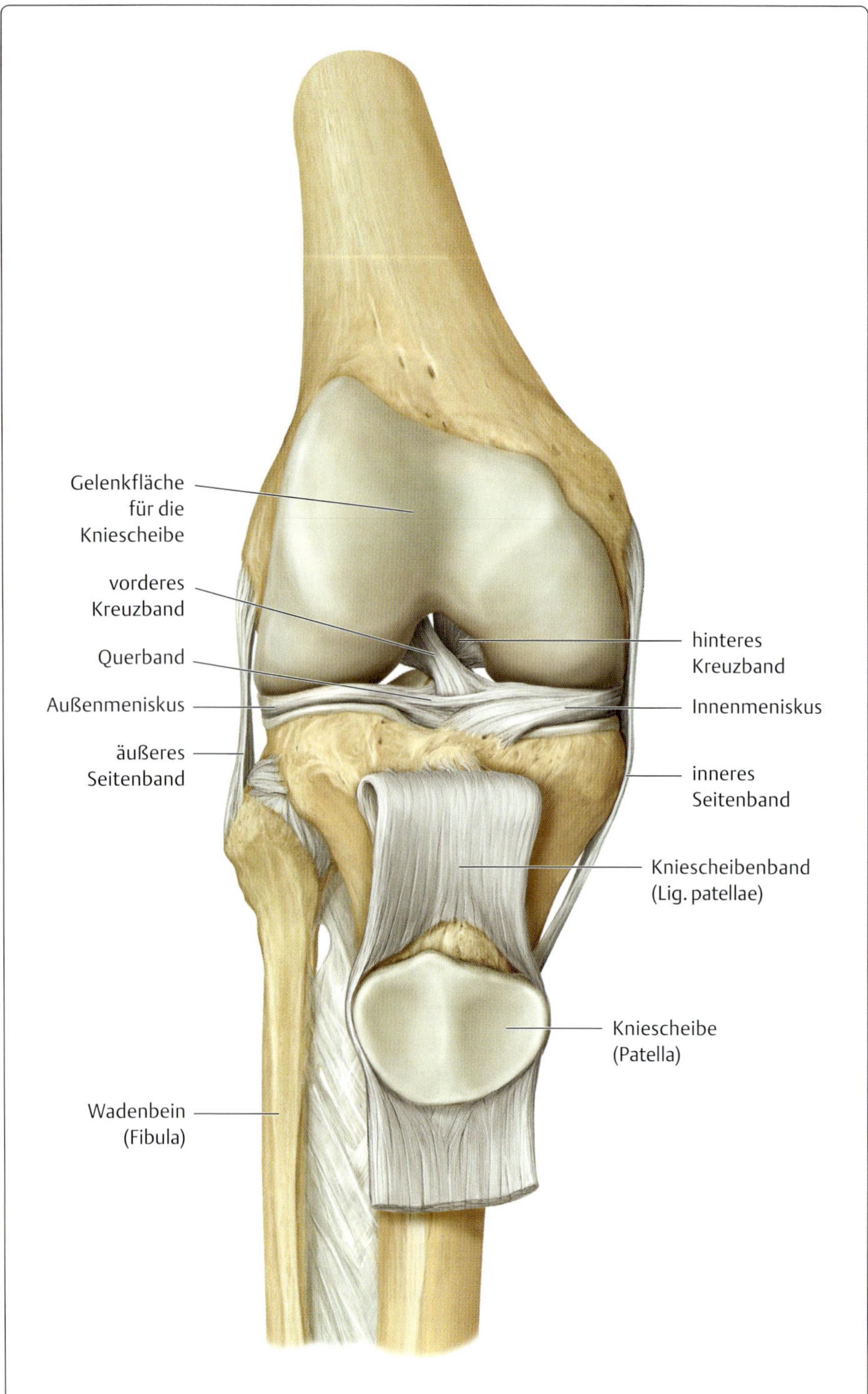

Abb. 12.48 Bänder des Kniegelenks in der Ansicht von vorne. Das Lig. patellae ist nach unten geklappt, sodass der Blick auch auf die inneren Bänder des Kniegelenks frei wird. Die Kreuzbänder sichern den Kontakt zwischen Femur und Tibia und stabilisieren das Kniegelenk in der Sagittalebene.

Pathologie

Kreuzbandriss

Der Riss eines Kreuzbands hat eine gravierende Instabilität zur Folge: Der Unterschenkel lässt sich nach hinten oder vorne gegenüber dem Oberschenkel wegschieben (hinteres und vorderes **Schubladenzeichen**).

Kniegelenkerguss

Infektions- oder verletzungsbedingt kann es im Kniegelenk zu einer vermehrten Flüssigkeitsansammlung (Kniegelenkerguss) kommen. Auch Blut- oder Eiterbeimischungen sind möglich. Bei der Untersuchung fällt eine „tanzende Patella“ auf. Der Behandler spürt bei Druck auf die Kniescheibe, wie diese auf dem Flüssigkeitspolster „tanzt“.

Tab. 12.13 Muskeln des Kniegelenks.

Muskel	Ursprung	Ansatz	Innervation	Funktion
Extensoren				
M. quadriceps femoris • M. rectus femoris	Spina iliaca anterior inferior	Tuberositas tibiae, medialer und lateraler Tibiakondylus	N. femoralis	**Knie: Extension**; Hüfte: Extension
• M. vastus medialis	Femur (Linea aspera)			Extension
• M. vastus lateralis				
• M. vastus intermedius	Femurschaft			
Flexoren				
M. sartorius	Spina iliaca anterior superior	medial der Tuberositas tibiae	N. femoralis	**Knie: Flexion, Innenrotation**; Hüfte: Flexion
M. gracilis	unterer Schambeinast		N. obturatorius	**Knie: Flexion, Innenrotation**; Hüfte: Extension
M. semitendineus	Tuber ischiadicum			
M. semimembranosus		medialer Tibiakondylus	N. ischiadicus	
M. biceps femoris • Caput longum	Tuber ischiadicum	lateraler Tibiakondylus, Fibulakopf	N. ischiadicus	**Knie: Flexion, Außenrotation**; Hüfte: v. a. Außenrotation
• Caput breve	Femur (Linea aspera)			
M. popliteus	lateraler Femurkondylus	Hinterseite der Tibia	N. tibialis	Innenrotation, Flexion
M. gastrocnemius	dorsal und kranial der Femurkondylen	Fersenbeinhöcker		Flexion

12.5.5.7 Muskeln des Kniegelenks (Oberschenkelmuskulatur)

Die Muskeln des Kniegelenks entsprechen bis auf den M. gastrocnemius (zweiköpfiger Wadenmuskel) den Muskeln des Oberschenkels und werden in Flexoren und Extensoren unterteilt (**Tab. 12.13**). Sie wirken teilweise auch auf das Hüftgelenk.

Flexoren

Zu den Flexoren des Knies gehören (**Abb. 12.49**):

- M. sartorius (Schneidermuskel)
- M. gracilis (schlanker Muskel)
- M. semitendinosus (halbsehniger Muskel)
- M. semimembranosus (halbmembranöser Muskel)
- M. biceps femoris (zweiköpfiger Oberschenkelmuskel)
- M. popliteus (Kniekehlenmuskel)
- M. gastrocnemius (zweiköpfiger Wadenmuskel)

Der M. semitendinosus, M. semimembranosus und der M. biceps femoris werden auch als **ischiokrurale Muskeln** zusammengefasst, da sie vom Os ischii (Sitzbein) zum Crus (Unterschenkel) ziehen.

M. semimembranosus Die größte Kraft entwickelt der M. semimembranosus, dessen dreigeteilte Ansatzsehne an der Stabilisierung des Kniegelenks beteiligt ist. Als zweigelenkiger Muskel beugt er das Kniegelenk und wirkt als Extensor im Hüftgelenk.

M. semitendinosus Der Rückseite des M. semimembranosus legt sich der in Verlauf und Funktion ähnliche M. semitendinosus eng an.

M. biceps femoris Der zweiköpfige Oberschenkelmuskel ist an der Kniekehle zu ertasten. Sein langer Kopf (Caput longum) entspringt am Sitzbein, sein kurzer Kopf (Caput breve) auf der Femurrückseite. Da seine Ansatzsehne das Außenband überkreuzt und am Fibulakopf ansetzt, rotiert der Muskel auch den Unterschenkel. Außerdem ist er beim Gehen an der Streckung im Hüftgelenk beteiligt.

M. popliteus Der in der Kniekehle liegende M. popliteus unterstützt die Beugung des Knies sowie die Innenrotation des Unterschenkels. Außerdem verhindert er das Einklemmen der Gelenkkapsel.

M. sartorius Bis auf den M. sartorius liegen die Oberschenkelflexoren auf dessen Rückseite. Der Schneidermuskel (im „Schneidersitz“ maximal gespannt) ist ein zweigelenkiger Muskel, der auf das Knie- und das Hüftgelenk wirkt. Im Kniegelenk sorgt er neben der Flexion auch für die Innenrotation.

M. gracilis Die gleiche Funktion übernimmt der kleine M. gracilis, der allerdings im Hüftgelenk eine Extension bewirkt, während der M. sartorius dort beugt.

M. gastrocnemius Der M. gastrocnemius befindet sich auf der Rückseite des Unterschenkels. Er beugt das Kniegelenk, wirkt aber auch auf die Sprunggelenke des Fußes (S. 362).

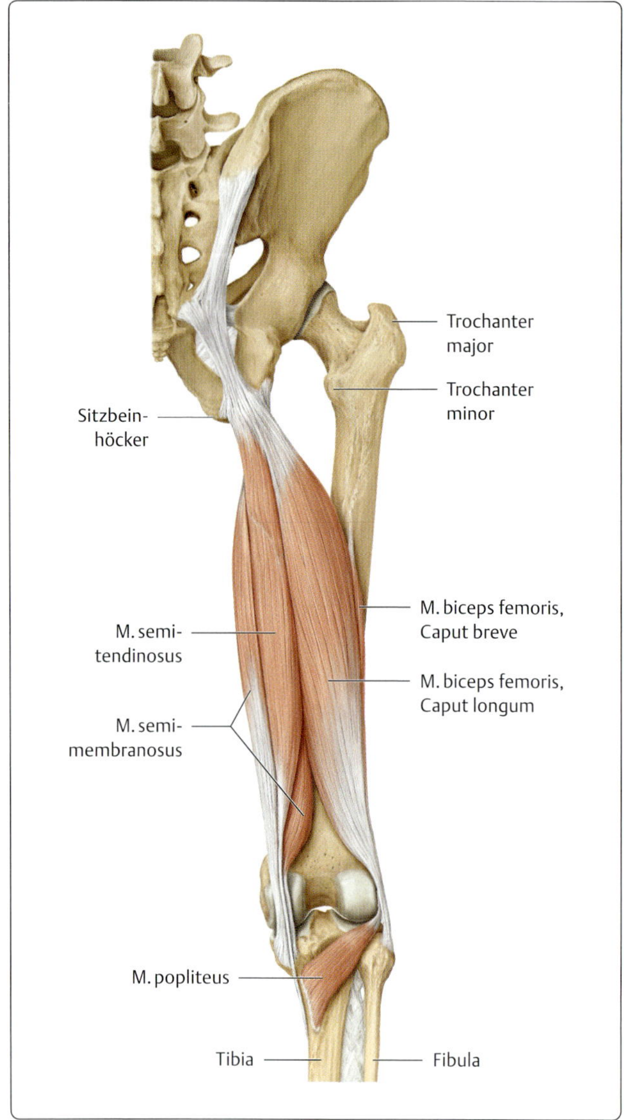

Abb. 12.49 Flexoren des Kniegelenks. Fast alle Beuger des Kniegelenks entspringen am Sitzbeinhöcker, also oberhalb des Hüftgelenks. Sie beugen daher nicht nur das Knie, sondern strecken auch gleichzeitig die Hüfte (zweigelenkige Muskeln). Nur der kurze Kopf (Caput breve) des M. biceps femoris entspringt am Oberschenkelknochen.

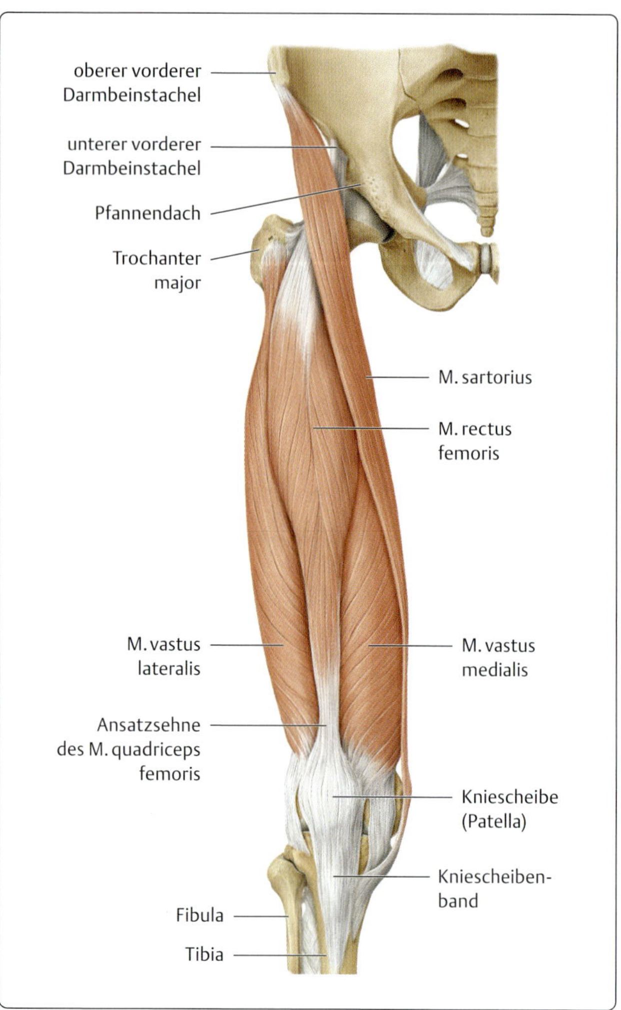

Abb. 12.50 M. sartorius und Extensoren des Kniegelenks von vorne. Die 3 Mm. vasti (M. vastus intermedius hier vom M. rectus femoris verdeckt) entspringen am Oberschenkelknochen, der oberflächlichere M. rectus femoris am vorderen oberen Darmbeinstachel. Alle Anteile des M. quadriceps femoris konvergieren in der Quadrizepssehne und setzen über die Kniescheibe und das Kniescheibenband an der Vorderseite des Schienbeins an.

Extensoren

Als Extensoren wirken die 4 Anteile des M. quadriceps femoris (**Abb. 12.50**):

- M. rectus femoris (gerader Oberschenkelmuskel)
- M. vastus medialis (mittlerer breiter Muskel)
- M. vastus lateralis (seitlicher breiter Muskel)
- M. vastus intermedius (dazwischenliegender breiter Muskel)

Der einzige Strecker des Kniegelenks liegt an der Vorderseite des Oberschenkels, bestimmt dessen Form und gibt der Knieregion Kontur. Seine Anteile ziehen gemeinsam zur Kniescheibe. Der M. rectus femoris ist zweigelenkig und arbeitet auch als Beuger im Hüftgelenk.

12.5.6 Sprunggelenke und Fuß

Der Unterschenkel ist mit dem Fuß (**Pes**) durch das obere Sprunggelenk verbunden. Am knöchernen Aufbau des Fußes werden folgende Anteile unterschieden (**Abb. 12.51**):

- Fußwurzel (Tarsus)
- Mittelfuß (Metatarsus)
- Vorfuß (Antetarsus)

Innerhalb der anatomischen Gliederung werden weiterhin folgende Regionen benannt:

- Fußrücken (Dorsum pedis)
- Fußsohle (Planta pedis)
- Ferse (Regio calcanea)
- innerer und äußerer Fußrand (Margo medialis pedis und Margo lateralis pedis)

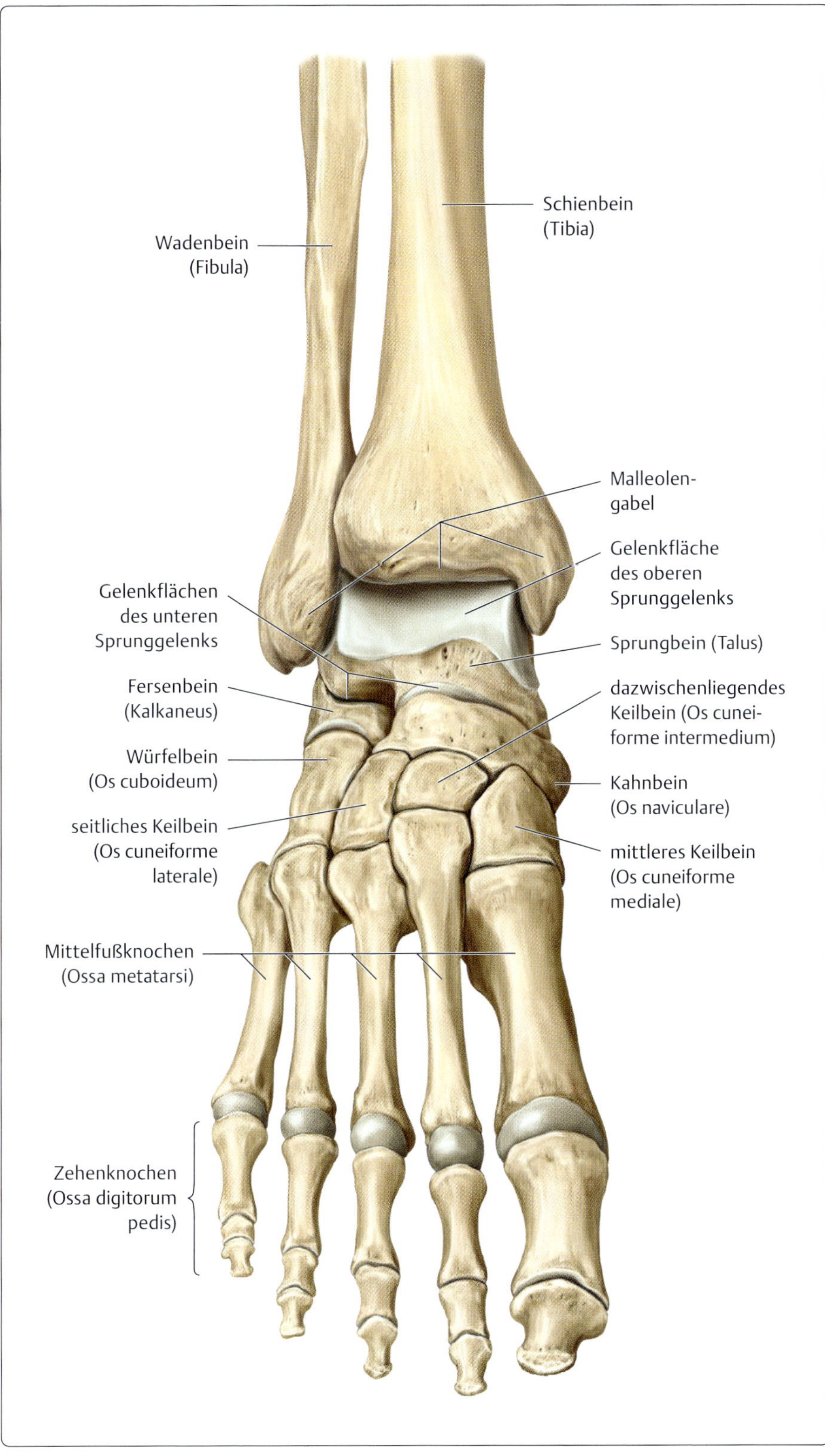

Abb. 12.51 Skelett des rechten Fußes und der verschiedenen Fußgelenke in der Ansicht von oben.

12.5.6.1 Quer- und Längsgewölbe des Fußes

Die Knochen des Fußes sind so geformt und miteinander verbunden, dass sie ein Längs- und ein Quergewölbe aufbauen (**Abb. 12.52**). Nur wenige Stellen des Fußes haben Kontakt mit dem Boden: der Fersenbeinhöcker (Tuber calcanei) und die distalen Anteile des 1. und 5. Mittelfußknochens sowie die Zehen. Hauptüberträger der Körperlast auf den Boden sind der Fersenbeinhöcker und der Kopf des 1. Mittelfußknochens. Die Sicherung der Fußgewölbe übernehmen zusätzlich die Bänder und Muskeln der Fußsohle sowie Ansatzsehnen der Unterschenkelmuskulatur.

12.5.6.2 Fußwurzel

Zur Fußwurzel (**Tarsus**) gehören 7 kräftige Knochen, die teils über-, teils nebeneinander angeordnet sind (**Abb. 12.51**):

- Sprungbein (Talus)
- Fersenbein (Kalkaneus)
- Kahnbein (Os naviculare)
- 3 Keilbeine (Os cuneiforme mediale, intermedium und laterale)
- Würfelbein (Os cuboideum)

Lerntipp

Merksprüche:

„**Springe** mit dem **Fersenbein** munter in den **Kahn** hinein. **Keile** gibt's dann **1**, **2**, **3**, seitlich bei der **Würfel**ei."

„Das **Sprungbein** und das **Fersenbein**, die wollten in den **Kahn** hinein, sie bekamen **3-mal Keile** vom **Würfelbein** in Eile."

Merke

Im klinischen Sprachgebrauch werden oft Sprungbein (Talus) und Fersenbein (Kalkaneus) zusammen als Rückfuß bezeichnet. Die übrigen Fußwurzelknochen und der Metacarpus gelten dann als Mittelfuß. Der Vorfuß entspricht der anatomischen Einteilung.

12.5.6.3 Sprungbein

Das unregelmäßig geformte Sprungbein (**Talus**; **Abb. 12.51**) gehört zu den kurzen Knochen. Es trägt auf einem kräftigen Körper (Corpus tali) die Talusrolle (Trochlea tali). Diese bildet mit der Malleolengabel und dem Talusdach das obere Sprunggelenk (Art. talocruralis).

Zum Mittelfuß hin ist der Taluskopf (Caput tali) gerichtet, der mit dem Taluskörper über einen kurzen Hals (Collum tali) verbunden ist. Auch der Taluskopf trägt eine Gelenkfläche. Diese artikuliert mit dem Kahnbein (Os naviculare) im unteren Sprunggelenk.

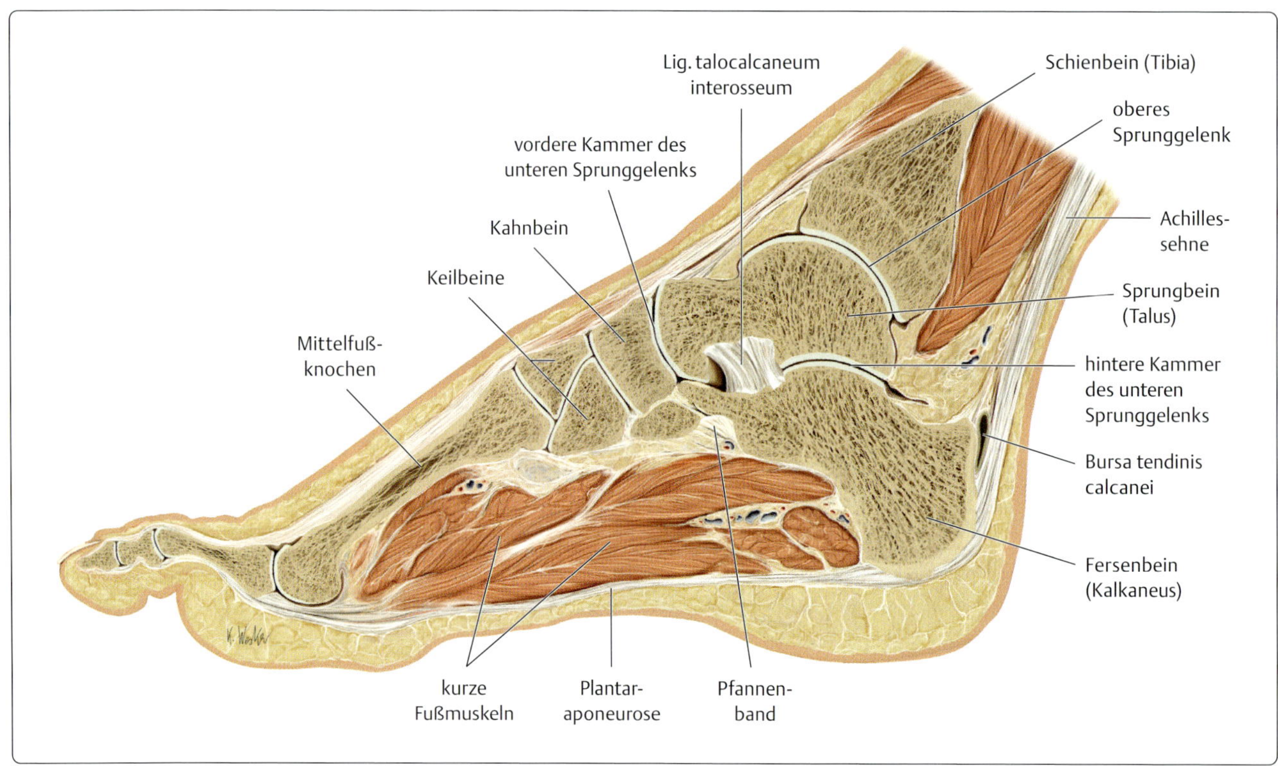

Abb. 12.52 Sprunggelenke des rechten Fußes am Sagittalschnitt (auf Höhe des 2. Mittelfußknochens) und aktive Verspannungsstrukturen des Längsgewölbes. Zu erkennen sind die vordere und hintere Kammer des unteren Sprunggelenks sowie das Pfannenband als Teil des unteren Sprunggelenks. Gemeinsam mit dem langen, hier nicht dargestellten Fußsohlenband (Lig. plantare longum) und der Plantaraponeurose verspannt es das Längsgewölbe des Fußes.

Eine weitere, dreigeteilte Gelenkfläche trägt das Sprungbein auf seiner Unterseite. Diese bilden den gelenkigen Kontakt zum Fersenbein (Kalkaneus).

12.5.6.4 Fersenbein

Unterhalb und seitlich des Sprungbeins liegt das quaderförmige Fersenbein (**Kalkaneus**; **Abb. 12.52**). Der Kalkaneus ist der größte der Fußknochen und steht mit dem Sprungbein durch 3 Gelenke in Verbindung (Art. talocalcanea posterior, media und anterior). Über die hintere Gelenkfläche wird das Körpergewicht beim Gehen auf den Fersenbeinhöcker (Tuber calcanei), die knöcherne Grundlage der Ferse, übertragen. Der Fersenbeinhöcker ist der einzige Teil der Fußwurzelknochen, der Kontakt zum Boden hat.

Die Gelenkflächen für das mittlere Sprungbein-Fersenbein-Gelenk liegen auf einem nach medial gerichteten Knochenvorsprung, dem Sustentaculum tali.

Nach vorne artikuliert das Fersenbein außerdem mit dem Würfelbein (Os cuboideum).

12.5.6.5 Kahnbein

Das flache Kahnbein (**Os naviculare**) steht über seine tief eingesenkte (konkave), proximale Fläche mit dem Sprungbein in Verbindung (**Abb. 12.51**). Seine konvexe distale Fläche grenzt an die 3 Keilbeine.

12.5.6.6 Keilbeine und Würfelbein

Die 3 Keilbeine (**Os cuneiforme** mediale, intermedium und laterale) und das Würfelbein (**Os cuboideum**) schließen sich dem Kahn- und Sprungbein zehenwärts an (**Abb. 12.51**). Das innere Keilbein weist mit seiner Spitze zum Fußrücken, während das mittlere und äußere Keilbein mit ihrer Basis dorthin gerichtet sind. So entsteht ein bogenförmiger Verlauf, der das Quergewölbe des Mittelfußes formt.

12.5.6.7 Sprunggelenke

Zusammen erlauben das obere und untere Sprunggelenk (**Abb. 12.52**, **Abb. 12.51**) die Bewegung um 2 Achsen:

- Flexion und Extension
- Supination und Pronation

Oberes Sprunggelenk

Das obere Sprunggelenk (**Art. talocruralis**), welches aus der Talusrolle, dem Talusdach und der Malleolengabel gebildet wird, ist ein reines Scharniergelenk. Seine ausgeprägte Bandführung stabilisiert v. a. die Verbindung vom Unterschenkel zum Fuß. Da die Längsachse des Sprungbeins parallel zum Boden ausgerichtet ist, ergibt sich zwischen dem Fuß und dem Unterschenkel ein Winkel von ca. 90°. Aus dieser Stellung heraus kann der Fuß in Richtung Fußrücken (Dorsalextension) angehoben oder zur Fußsohle hin bewegt werden (Plantarflexion).

Kapsel und Bänder Die **Gelenkkapsel** ist im seitlichen und hinteren Bereich durch zahlreiche Bänder stabilisiert. Nach vorne ist sie relativ schlaff und dünn. Syndesmosenbänder unterstützen die wichtigen Seitenbänder. Diese verhindern u. a. ein Abknicken des Fußes nach innen (Hypersupination) oder außen (Hyperpronation). Zu den Seitenbändern gehören das Innen- und Außenband. Das **Innenband** (Lig. mediale, Deltaband) besteht aus oberflächlichen und tiefen Anteilen. Die tiefen Fasern stabilisieren zusätzlich zum oberen Sprunggelenk auch das untere Sprunggelenk. Das **Außenband** besteht aus 4 klar abgrenzbaren Bindegewebszügen, die zwischen dem Außenknöchel und anderen Fußskelettanteilen aufgespannt sind.

> **Pathologie**
>
> **Supinationstrauma**
> Beim „Umknicken" des Fußes nach innen kann es zu Verletzungen der Außenbänder (Supinationstrauma, z. B. Außenbandruptur) und dann meist auch der Kapsel kommen. Der Fuß erlangt dadurch eine deutliche Instabilität, das Gelenk wird „aufklappbar".
>
> **Knöchelfraktur**
> Eine Fraktur des Wadenbeins im Bereich des Außenknöchels wird als **Weber-Fraktur** bezeichnet. Durch Abriss des Außenknöchels kommt es zur Sprengung der Malleolengabel und dem Verlust der seitlichen Führung des Sprunggelenks.

Unteres Sprunggelenk

Beim unteren Sprunggelenk (**Art. talotarsalis**) handelt es sich um ein zusammengesetztes Gelenk mit 2 getrennten Gelenkhöhlen (**Abb. 12.52**). Es besteht aus Sprungbein (Talus), Fersenbein (Kalkaneus) und Kahnbein (Os naviculare). Das Fersen- und Kahnbein werden im Gelenk gegen das Sprungbein gedreht. So ermöglicht das untere Sprunggelenk das aktive Senken der äußeren Fußkante (Supination) oder deren Anhebung (Pronation).

Die 2 Teilgelenke (beides Scharniergelenke) sind:

- hinteres unteres Sprunggelenk (Art. talocalcanea bzw. subtalaris)
- vorderes unteres Sprunggelenk (Art. talocalcaneonavicularis)

Im hinteren unteren Sprunggelenk (auch hintere Kammer des unteren Sprunggelenks) artikuliert die Unterseite des Sprungbeins mit dem Fersenbein.

Zum vorderen unteren Sprunggelenk (auch vordere Kammer des unteren Sprunggelenks) gehören Sprung-, Fersen-, Kahnbein und das mit Faserknorpel überzogene **„Pfannenband"** (Lig. calcaneonaviculare plantare), welches die Gelenkpfanne ergänzt. Das Pfannenband ist somit Teil der Gelenkfläche. Gleichzeitig stützt es durch seinen Verlauf vom Vorderrand des Fersenbeins (Kalkaneus) zur Unterseite des Kahnbeins (Os naviculare) das Längsgewölbe des Fußes.

Einige Bänder des oberen Sprunggelenks stabilisieren auch das untere (S. 359). 2 weitere Bänder zwischen dem Fersenbein und dem Sprungbein (Lig. talocalcaneum interosseum und Lig. talocalcaneum laterale) wirken ausschließlich auf das untere Sprunggelenk.

12.5.6.8 Mittelfuß- und Zehenknochen

Mittelfußknochen

Die strahlenförmig angeordneten Mittelfußknochen (**Ossa metatarsi**) sind typische Röhrenknochen mit einer zu den Fußwurzelknochen gerichteten breiten Basis (**Abb. 12.51**). Es folgt ein sich verjüngender, im Querschnitt dreieckiger Schaft (Korpus) und ein Kopf (Caput ossis metatarsi), an den gelenkig die Grundglieder der Zehenknochen (Phalanges) angrenzen.

Aufgrund ihrer Keilform setzen die Mittelfußknochen das Quergewölbe des Fußes fort. Die Wölbung wird von einem Band (Lig. metatarsale transversum profundum) unterstützt, welches die Knochen auf Höhe der Metatarsalköpfe verbindet.

> **Pathologie**
>
> **Marschfraktur**
>
> Lange Fußmärsche untrainierter Personen können durch Überlastung zu einer Fraktur im Mittelfuß führen (Marschfraktur). Betroffen sind vorwiegend der 2. und 3. Mittelfußknochen. Ursächlich ist ein durch Ermüdung der Fußsohlenmuskeln bedingtes Nachgeben der Fußgewölbeverspannung.

Zehen

Die Zehen (**Digiti**), mit Ausnahme der Großzehe, bestehen aus 3 Phalangen (Grund-, Mittel- und Endglied = Phalanx proximalis, media und distalis; **Abb. 12.51**). Der große Zeh (**Hallux**) besitzt dagegen nur 2 kräftigere Glieder (Phalanx proximalis und distalis). Diese tragen beim Abrollen des Vorfußes das ganze Körpergewicht und sind daher mechanisch stark belastet.

Gelenke des Mittel- und Vorfußes

Im Gegensatz zu den Gelenken der Finger ist die Beweglichkeit in den Zehengelenken stark zurückgebildet. So sind die distalen Knochen der Fußwurzel untereinander und mit den Mittelfußknochen als Amphiarthrosen (straffe Gelenke) fast unbeweglich verbunden (Art. tarsometatarsalis, Lisfranc-Gelenklinie).

Die Zehengrundgelenke (Art. metatarsophalangealis) sind der Form nach Kugelgelenke. Allerdings ist auch hier hauptsächlich eine Flexion und Extension möglich. In geringem Maße können die Zehen gespreizt werden.

Die Gelenke zwischen den Zehengliedern (Art. interphalangeae, Interphalangealgelenke) sind klassische Scharniergelenke.

> **Pathologie**
>
> **Spreizfuß**
>
> Eine Insuffizienz in der Sicherung des Fußquergewölbes lässt die Mittelfußknochen tiefer und damit auseinander treten. Der Vorfuß wird breiter, die Zehenzwischenräume größer (Spreizfuß). Ursächlich ist neben einer genetischen Disposition das Tragen von unpassenden, meist zu hohen Schuhen, die zu einer stark erhöhten Belastung des Vorfußes führen.
>
> **Hallux valgus**
>
> Zu enge oder spitze Schuhe können auch zu schmerzhaften Zehenverformungen (Deformationen) führen. Durch Druckbelastung kann es zu einem Abweichen des Hallux in Richtung der 2. Zehe kommen. Die Sehne des M. extensor hallucis longus (langer Zehenstrecker) gelangt aus der Zehenlängsachse und zieht – nun als Adduktor tätig – die Großzehe an die 2. Zehe heran. Dessen Grundgelenk weicht dann nach lateral aus und springt als Überbein vor (Hallux valgus). Häufig tritt der Hallux valgus sekundär zu einem Spreizfuß auf.
>
> **Hammer- und Krallenzehe**
>
> Durch das Zusammenpressen in engen Schuhen haben die Zehen keine Bewegungsmöglichkeit mehr und verkrampfen, zusätzlich zur Ausbildung eines Hallux valgus, in einer Krallenstellung (Hammerzehen): Die Zehen werden dabei im Zehengrundgelenk gestreckt (dorsalextendiert) und im proximalen Interphalangealgelenk gebeugt (plantarflektiert).
> Kommt es im Zehengrundgelenk zu einer unvollständigen oder vollständigen Ausrenkung (Subluxation oder Luxation), erfolgt daraus eine Hyperextension (Überstreckung) und es resultiert eine Krallenzehe.
>
> **Knick-Senk-Fuß**
>
> Bei einem Absinken des Längsgewölbes kippt das Fersenbein unter Belastung nach vorne und das Sprung- und Kahnbein treten tiefer (**Platt- oder Senkfuß**, Pes planus). Der erhöhte Druck des Sprungbeins auf den inneren Rand des Fersenbeins lässt diesen so kippen, dass der Fersenbeinhöcker (Tuber calcanei) nach lateral zeigt. Es entsteht ein Knick zwischen Achillessehne und Ferse (**Knickfuß**, Pes valgus). Bei Kleinkindern ist eine solche Fußstellung noch physiologisch.
>
> **Klumpfuß**
>
> Der Klumpfuß (Pes equinovarus) ist dagegen eine meist angeborene, bei männlichen Neugeborenen deutlich häufiger auftretende Fehlbildung des Fußes. Diverse Fehlstellungen der Fußknochen treten durch eine ungleiche Muskelanspannung kombiniert auf.

12.5.6.9 Muskeln des Unterschenkels und Fußes

Die Muskeln des Unterschenkels, die auf die Sprunggelenke wirken, lassen sich in 3 Gruppen untergliedern (**Tab. 12.14**):

- Flexoren (Beuger)
- Extensoren (Strecker)
- Fibularisgruppe (früher: Peroneusgruppe)

Bindegewebige Strukturen wie die Membrana interossea und die Unterschenkelfaszie (Fascia cruris) teilen den Unterschenkel in 4 abgegrenzte Logen (Kompartimente; **Abb. 12.53**). Dadurch werden die Flexoren in eine oberflächliche und eine tiefe Gruppe getrennt.

Tab. 12.14 Muskeln der Sprunggelenke.

Muskel	Ursprung	Ansatz	Innervation	Funktion
Flexoren				
M. triceps surae • M. gastrocnemius, Caput mediale und laterale	dorsal und kranial vom medialen bzw. lateralen Femurkondylus	Fersenbeinhöcker („Achillessehne")	N. tibialis	Plantarflexion und Supination
• M. soleus	Fibula, Tibia			
M. plantaris	kranial vom lateralen Femurkondylus	Fersenbeinhöcker		
M. tibialis posterior	Membrana interossea, Tibia, Fibula (dorsal)	Kahnbein, laterales und intermediäres Keilbein, Würfelbein		
M. flexor hallucis longus	Membrana interossea, Fibula (dorsal)	Endglied der Großzehe		zusätzlich: Flexion der Großzehe
M. flexor digitorum longus	Tibia (dorsal), Faszie des M. tibialis posterior	Endglied der 2.–5. Zehe		zusätzlich: Flexion der 2.–5. Zehe
Extensoren				
M. tibialis anterior	Tibia (lateral), Membrana interossea	mediales Keilbein (plantar), 1. Mittelfußknochen	N. fibularis profundus	Dorsalextension, Supination
M. extensor hallucis longus	Fibula (medial, distal), Membrana interossea	Dorsalaponeurose der Großzehe		Dorsalextension, Extension der Großzehe
M. extensor digitorum longus	lateraler Tibiakondylus, Membrana interossea, Fibula (ventral)	Dorsalaponeurose der 2.–5. Zehe		Dorsalextension, Pronation, Extension der 2.–5. Zehe
Fibularisgruppe				
M. fibularis (peroneus) longus	Fibulakopf, lateraler Tibiakondylus	mediales Keilbein (plantar), 1. Mittelfußknochen	N. fibularis superficialis	Pronation und Plantarflexion
M. fibularis (peroneus) brevis		5. Mittelfußknochen		

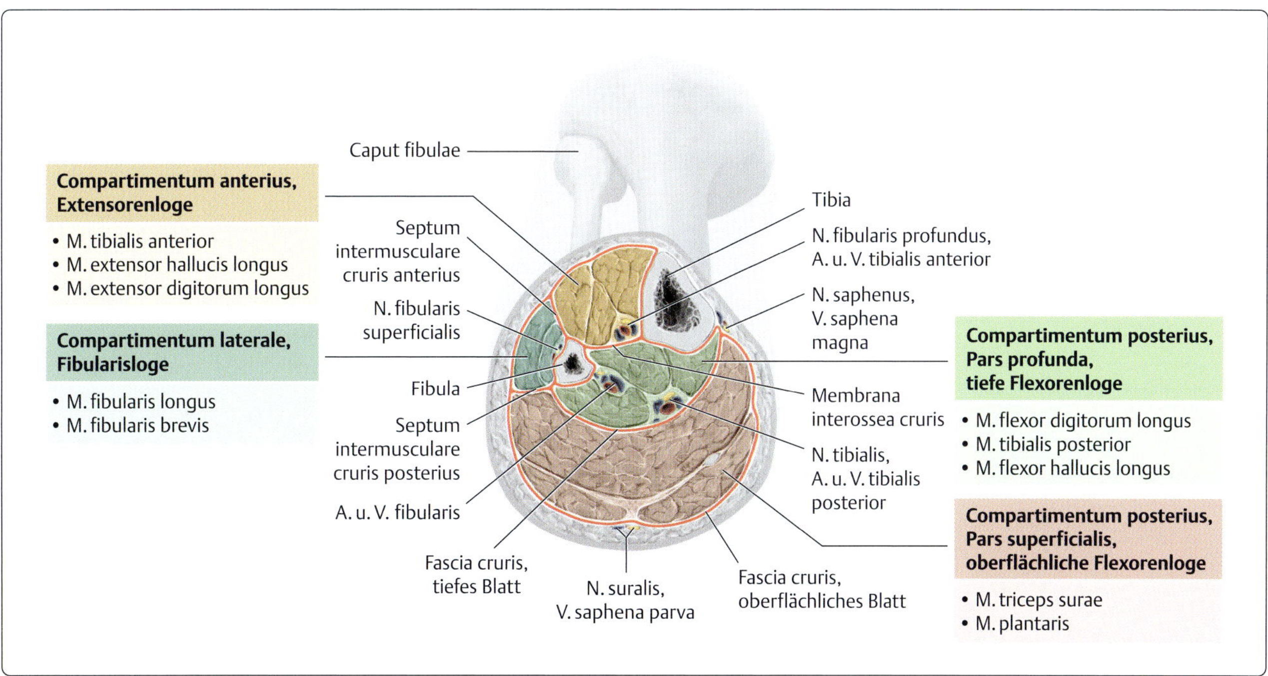

Abb. 12.53 Muskellogen (Kompartimente) und Gefäß-Nerven-Straßen am Querschnitt eines rechten Unterschenkels.

Flexoren

Die Beugemuskulatur entspringt an der Rückfläche des Unterschenkels.

Oberflächliche Beuger Zu den oberflächlichen Beugern gehören folgende Muskeln (**Abb. 12.54**):

- M. triceps surae (dreiköpfiger Wadenmuskel)
- M. plantaris (Fußsohlenmuskel)

M. triceps surae Die oberflächlichen Beuger setzen über die Achillessehne am Fersenbein an. Wichtigster und stärkster Beuger ist der M. triceps surae. 2 seiner Köpfe (Caput mediale und laterale) werden als **M. gastrocnemius** (zweiköpfiger Wadenmuskel) zusammengefasst. Der M. gastrocnemius ist auch ein Beuger des Kniegelenks. Der 3. Kopf, der **M. soleus** (Schollenmuskel), wirkt dagegen nur auf die Sprunggelenke. Der M. gastrocnemius entspringt mit 2 mächtigen Muskelbäuchen von der Rückseite der beiden Femurkondylen. Die Sehnen vereinigen sich in der Mitte des Unterschenkels mit der des M. soleus zur Achillessehne (Tendo calcanei).

> **Merke**
> Der M. triceps surae ist der stärkster Beuger im oberen Sprunggelenk. Gleichzeitig ist er der stärkste Supinator im unteren Sprunggelenk.

M. plantaris Die Wirkung des M. plantaris ist unerheblich, deshalb kann seine Sehne auch für Transplantatzwecke entnommen werden.

Tiefe Beuger Zu den tiefen Beugern gehören folgende Muskeln (**Abb. 12.55**):

- M. flexor digitorum longus (langer Zehenbeuger)
- M. tibialis posterior (hinterer Wadenmuskel)
- M. flexor hallucis longus (langer Großzehenbeuger)

Die relativ schwachen, tiefen Beuger (**Abb. 12.55**) haben ihre Ansatzsehnen im Bereich der Fußsohle. Hierzu zählen der M. tibialis posterior (hinterer Wadenmuskel), der M. flexor hallucis longus (langer Großzehenbeuger) und der M. flexor digitorum longus (langer Zehenbeuger). Die beiden Letzteren beugen auch die Zehen.

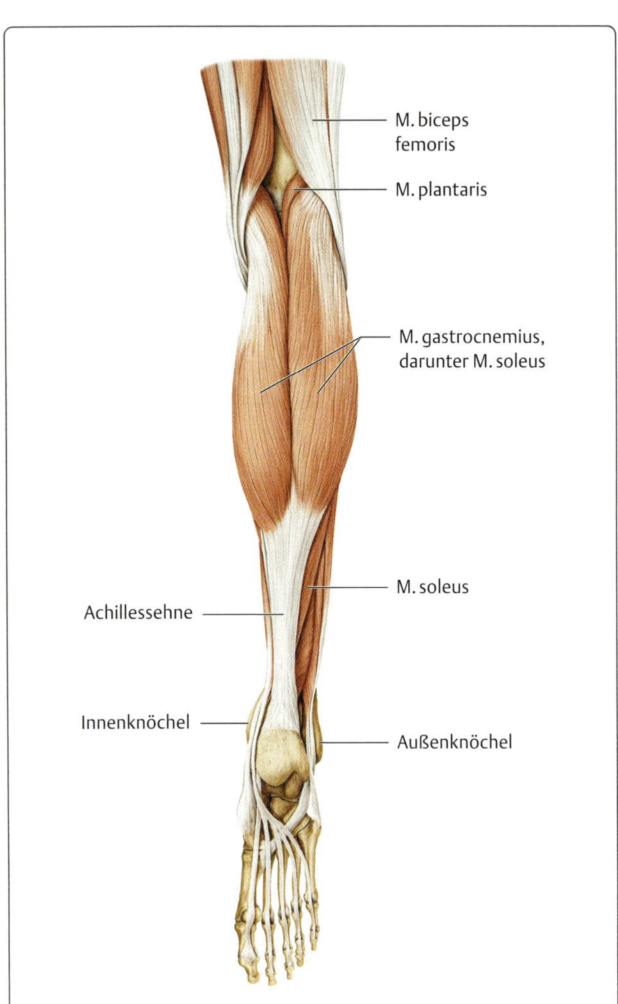

Abb. 12.54 Oberflächliche Beuger (Flexoren) des rechten Unterschenkels.

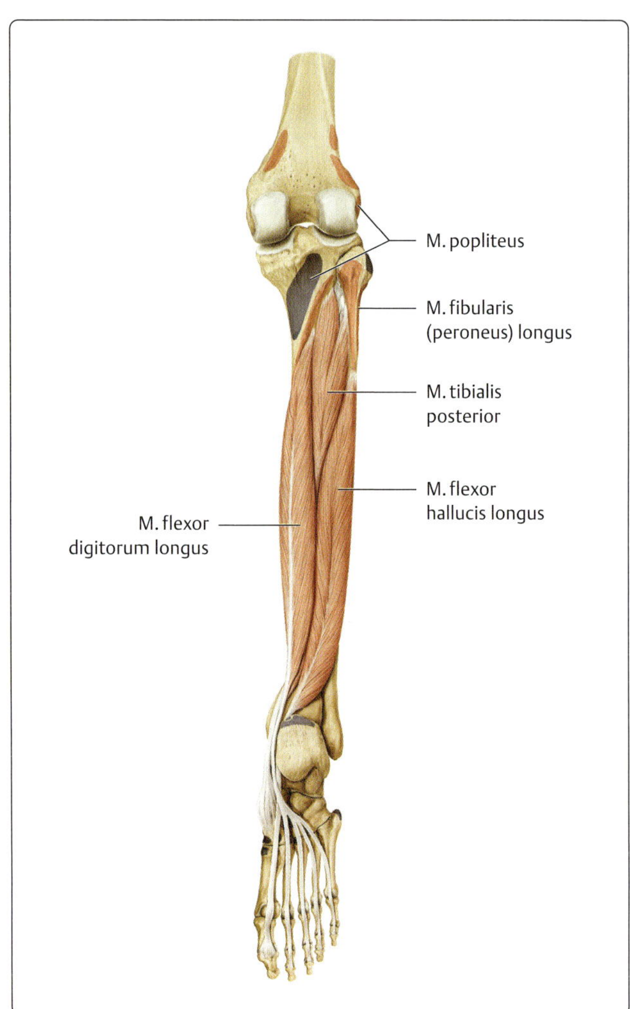

Abb. 12.55 Tiefe Beuger (Flexoren) des rechten Unterschenkels.

Extensoren

Neben der vorderen Schienbeinkante verläuft die Loge der 3 Extensoren (**Abb. 12.56**):

- M. tibialis anterior (vorderer Schienbeinmuskel)
- M. extensor hallucis longus (langer Großzehenstrecker)
- M. extensor digitorum longus (langer Zehenstrecker)

Wichtigster Strecker im oberen Sprunggelenk ist der **M. tibialis anterior**. Aufgrund seines Verlaufs von der Schienbeinaußenseite zur Innenkante des Fußes (inneres Keilbein und Basis des 1. Mittelfußknochens) ist der Muskel auch ein kräftiger Supinator im unteren Sprunggelenk.

Fibularisgruppe

Der **M. fibularis** (peroneus) longus und der M. fibularis (peroneus) brevis stellen eine weitere, seitlich am Unterschenkel befindliche Beugergruppe dar (**Abb. 12.56**). Eingehüllt in Sehnenscheiden ziehen ihre Sehnen um den Außenknöchel herum und setzen an der Fußsohle an. Beide bewirken eine Pronation und eine Plantarflexion.

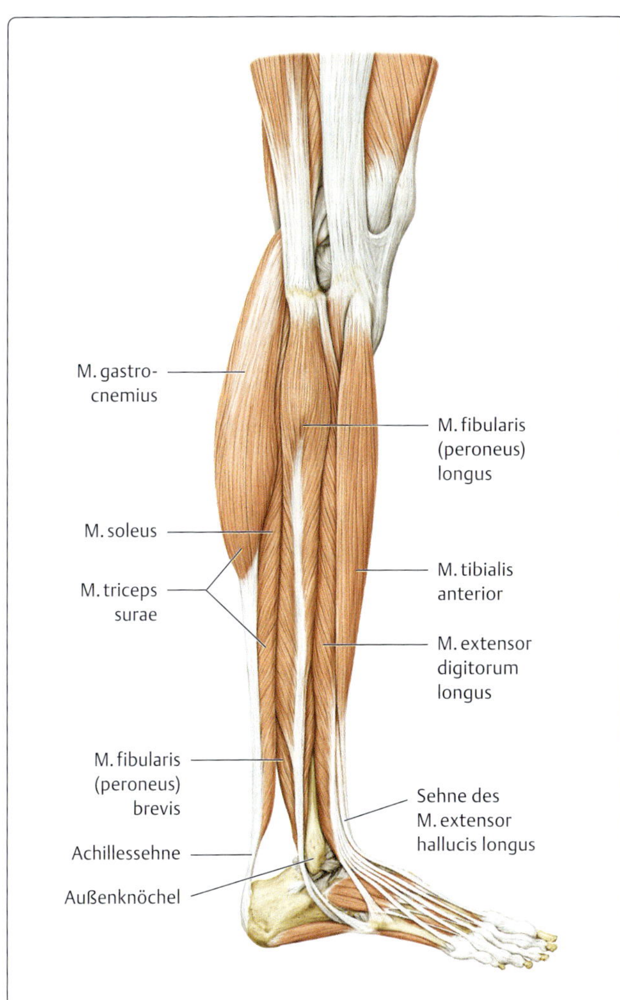

Abb. 12.56 Strecker (Extensoren) und Fibularisgruppe des rechten Unterschenkels.

> **Merke**
> Der M. fibularis longus ist der stärkste Pronator des Fußes.

> **Pathologie**
>
> **Kompartmentsyndrom**
>
> In den Muskellogen (Kompartimenten) ist relativ wenig Platz, und die begrenzenden Faszien sind meist wenig dehnbar. Mit Schwellung verbundene Verletzungen (z. B. Knochenfrakturen) können daher zum Einklemmen von Blutgefäßen und Nerven und nachfolgend zu Muskelnekrosen führen. Ein solches Kompartmentsyndrom betrifft besonders die Extensorenloge als Tibialis-anterior-Syndrom. Hinweise sind starke Schmerzen sowie Lähmungen und Sensibilitätsstörungen der Zehen. Um den Druck zu mindern und eine dauerhafte Schädigung der Strukturen zu verhindern, muss die Muskelloge ggf. chirurgisch eröffnet werden.

Haltebänder

Im Bereich des Fußrückens und des Innen- und Außenknöchels werden die Ansatzsehnen der Muskeln von **Sehnenscheiden** umgeben (Vaginae tendinum), die sie schützen und die Reibung an umgebenden Strukturen reduzieren (**Abb. 12.57**). Dort, wo die Sehnen teilweise fast rechtwinklig vom Unterschenkel zum Fuß ziehen, verhindern Haltebänder (Retinacula) ein Abheben der Sehnen von ihren Unterlagen bei Muskelanspannung und Fußbewegungen.

Eine Ausnahme bildet die **Achillessehne** (Ansatzsehne des M. triceps surae), die keine Sehnenscheide besitzt.

> **Pathologie**
>
> **Achillessehnenruptur**
>
> Eine Ruptur betrifft meist eine bereits (entzündlich) vorgeschädigte Achillessehne. Bei Absprung oder Landung kann die Sehne mit einem deutlich hörbaren Knall reißen. Der Stand auf den Zehenspitzen ist dann nicht möglich und das Gehen auf ebener Fläche erschwert. Das Treppensteigen ist dagegen wenig eingeschränkt.

Kurze Fußmuskeln

Die kurzen Fußmuskeln verlaufen in Längsrichtung des Fußes und haben ihren Ursprung und Ansatz am Fußskelett (**Abb. 12.57**). Ihre Aufgabe besteht v. a. in der Verspannung der Fußgewölbe, auch wenn sich einige an der Bewegung der Zehen beteiligen.

Muskeln des Fußrückens

Nur 2 Muskeln befinden sich am Fußrücken:

- M. extensor digitorum brevis (kurzer Zehenstrecker)
- M. extensor hallucis brevis (kurzer Großzehenstrecker)

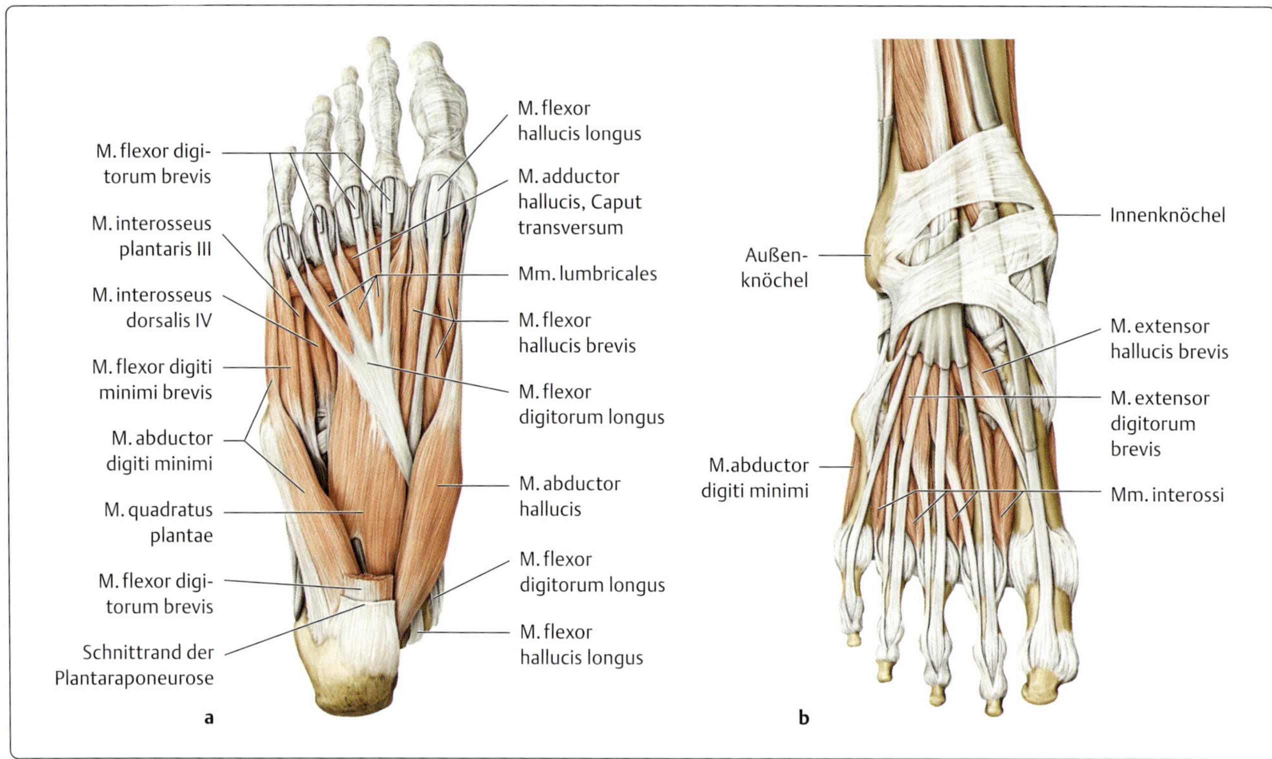

Abb. 12.57 Kurze Fußmuskeln.
a Fußsohle.
b Fußrücken.

Die beiden Muskeln entspringen mit einem gemeinsamen Ursprung an der Außenseite des Fersenbeins und spalten sich in ihrem Verlauf auf. Ihre Ansatzsehnen vereinigen sich mit denen der langen Extensoren in einer Sehnenplatte (**Dorsalaponeurose**) und ziehen mit ihnen zu den Zehenendgliedern. (Der kleine Zeh erhält allerdings meist keine Ansatzsehne.) Die kurzen Extensoren stützen den Körper im Vorfuß beim Abrollen und bei der Vorverlagerung des Körpergewichts ab.

Muskeln der Fußsohle

Die Muskeln der Fußsohle werden von der **Plantaraponeurose** bedeckt, die sich zwischen dem Fersenbeinhöcker und den Köpfen der Mittelfußknochen ausspannt. Diese Sehnenplatte spaltet sich fußspitzenwärts in 5 Stränge auf, die zu den einzelnen Zehen ziehen. Die Plantaraponeurose bildet den Ansatzpunkt für einige der kurzen Fußmuskeln, verspannt das Längsgewölbe des Fußes und schützt die unter ihr verlaufenden Muskeln, Gefäße und Nerven. 2 Septen ziehen von der Aponeurose ins Fußinnere und teilen 3 Muskellogen ab: die Großzehenloge, die Mittelloge und die Kleinzehenloge.

Großzehenloge In der Großzehenloge ziehen die kurzen Muskeln der Großzehe:

- M. abductor hallucis (Großzehenabspreizer)
- M. flexor hallucis brevis (kleiner Großzehenbeuger)
- M. adductor hallucis (Großzehenheranzieher)

Mittelloge Zur Mittelloge gehören folgende Muskeln:

- M. flexor digitorum brevis (kurzer Zehenbeuger)
- M. quadratus plantae (quadratischer Fußsohlenmuskel)
- Mm. lumbricales (wurmförmige Muskeln)
- Mm. interossei dorsales (obere Zwischenknochenmuskeln)
- Mm. interossei plantares (untere Zwischenknochenmuskeln)

Der **M. flexor digitorum** brevis verläuft direkt unter der Plantaraponeurose. Seine Sehnen sind kurz vor ihrem Ansatz gespalten und erlauben den Sehnen des langen Zehenbeugers (M. flexor digitorum longus) den Durchtritt.

Die **Zwischenknochenmuskeln** fixieren zusätzlich zu ihren Grundfunktionen das Zehengrundgelenk und ermöglichen so den langen Zehenmuskeln des Unterschenkels ihre Wirkung auf die Sprunggelenke.

Kleinzehenloge Die Kleinzehenloge enthält folgende Muskeln:

- M. abductor digiti minimi (Kleinzehenabspreizer)
- M. flexor digiti minimi brevis (kurzer Kleinzehenbeuger)
- M. opponens digiti minimi (Kleinzehengegensteller)

12.6 Hals und Kopf

Der Hals (Collum) als Verbindung zwischen dem Kopf und dem Rumpf beinhaltet folgende Strukturen (**Abb. 6.18**):

- wichtige versorgende Leitungsbahnen (Blut- und Lymphgefäße und Nerven)
- Rachen (Pharynx)
- Speiseröhre (Ösophagus)
- Luftröhre (Trachea)
- Kehlkopf (Larynx)
- Schilddrüse (Glandula thyreoidea)

Diese Halseingeweide liegen vor der Wirbelsäule. Den hinteren Teil des Halses bildet der Nacken (Nucha), während der vordere Teil auch als Zervix (Hals) bezeichnet wird.

12.6.1 Kopfgelenke

Die Kopfgelenke ermöglichen mithilfe der kurzen Nackenmuskeln (**Tab. 12.8**) die gute Beweglichkeit des Kopfes gegen die Wirbelsäule:

- oberes Kopfgelenk (Art. atlantooccipitalis), zwischen Hinterhauptsbein (Os occipitale) und 1. Halswirbel (Atlas)
- untere Kopfgelenke (Artt. atlantoaxiales), zwischen 1. und 2. Halswirbel (Atlas und Axis)

12.6.1.1 Oberes Kopfgelenk

Die Gelenkflächen des oberen Kopfgelenks (**Art. atlantooccipitalis**) bilden das Hinterhauptsbein (Os occipitale) und der 1. Halswirbel, der Atlas (**Abb. 12.58**, **Abb. 12.59**). Die ersten beiden Halswirbel (Atlas und Axis) unterscheiden sich von den übrigen 5 Halswirbeln. Der ringförmige Atlas (C 1) hat als einziger Wirbel keinen Wirbelkörper. Er besitzt aber links und rechts je eine kompakte Auftreibung (**Massa lateralis**), die über einen vorderen und hinteren Bogen (Arcus anterior und posterior) miteinander in Verbindung stehen. Die Oberseite der Massae laterales bilden je eine ovale Gelenkfläche (Facies articularis superior), die mit den Kondylen des Hinterhauptsbeins (Condylus occipitalis) artikulieren.

Im oberen Kopfgelenk (einem Eigelenk) sind Nickbewegungen (um max. 30°) und eine leichte Seitneigung (weniger als 20°) möglich.

12.6.1.2 Untere Kopfgelenke

Zu den unteren Kopfgelenken gehören das paarige seitliche (Art. atlantoaxialis lateralis; **Abb. 12.58**) und ein unpaares mittleres Gelenk (Art. atlantoaxialis mediana; **Abb. 12.59**, **Abb. 12.58**). Diese Gelenke ermöglichen Drehbewegungen des Kopfes.

Die seitlichen unteren Kopfgelenke (**Artt. atlantoaxiales laterales**) werden gebildet von den runden Gelenkpfannen an der Unterseite der Massae laterales des 1. Halswirbels (Atlas) und den entsprechenden Gelenkflächen (Facies articulares superior) des 2. Halswirbels (Axis).

An dem Axis (C 2) kann man einen Wirbelkörper und einen Wirbelbogen unterscheiden, die Quer- und Dornfortsätze sind kräftig ausgebildet. Eine wichtige Besonderheit des Axis ist ein kräftiger Fortsatz, der Zahn (Dens axis), der sich nach oben in den Atlas hineinschiebt. Die Vorderseite des Dens axis bildet mit einem Bereich auf der Innenseite des Atlas das mittlere untere Kopfgelenk (**Art. atlantoaxialis mediana**; **Abb. 12.59**). Die Rückseite des Axiszahnes gleitet unter einem derben Querband (Lig. transversum), welches sich zwischen den Massae laterales des Atlas ausspannt. So kann sich der Dens axis um je 15–25° nach links und rechts drehen.

12.6.2 Halsmuskulatur

Die Halseingeweide werden von den Halsfaszien umhüllt und von der Halsmuskulatur bedeckt. Im hinteren Bereich stützen v. a. die autochthonen Nackenmuskeln (**Tab. 12.8**) sowie der obere Teil des M. trapezius (Trapez- oder Kapuzenmuskel) den Kopf (**Abb. 12.60**).

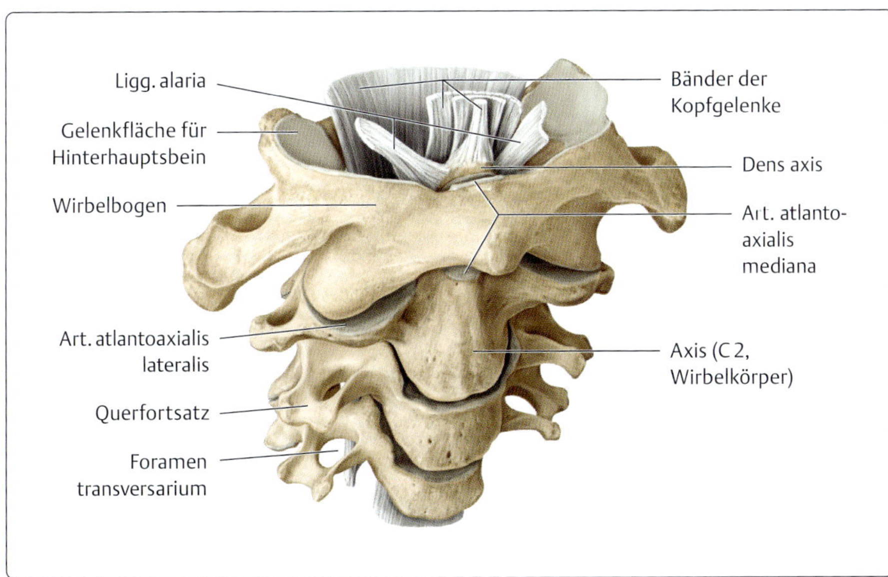

Abb. 12.58 Oberes und unteres Kopfgelenk. Ansicht von vorne oben.

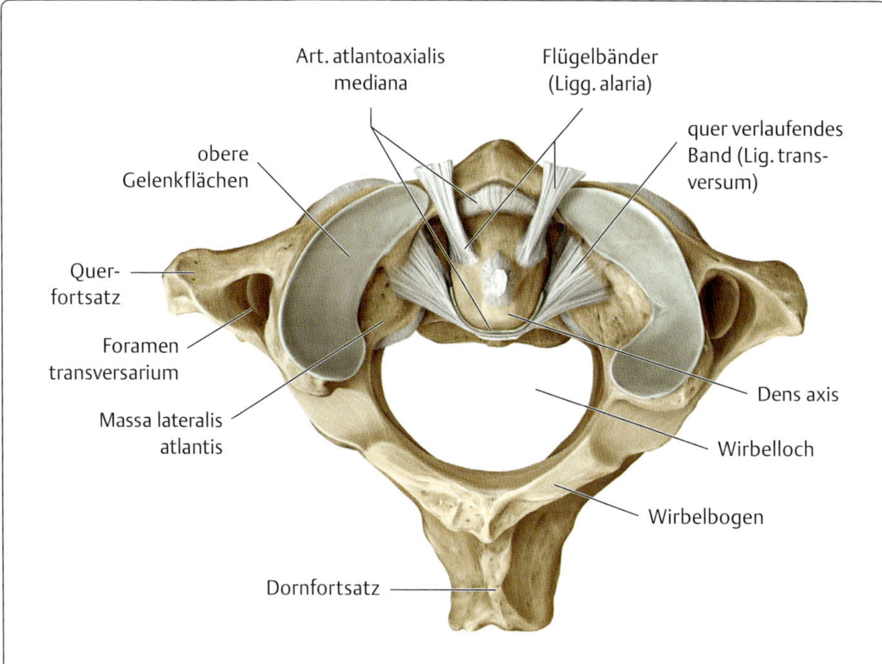

Abb. 12.59 Aufsicht auf den Atlas mit seinen oberen Gelenkflächen (Facies articularis superior) und das untere Kopfgelenk. Das Lig. transversum sichert den in den Atlas (1. Halswirbel) hineinragenden Dens axis vor einem gefährlichen Abgleiten in den Rückenmarkskanal.

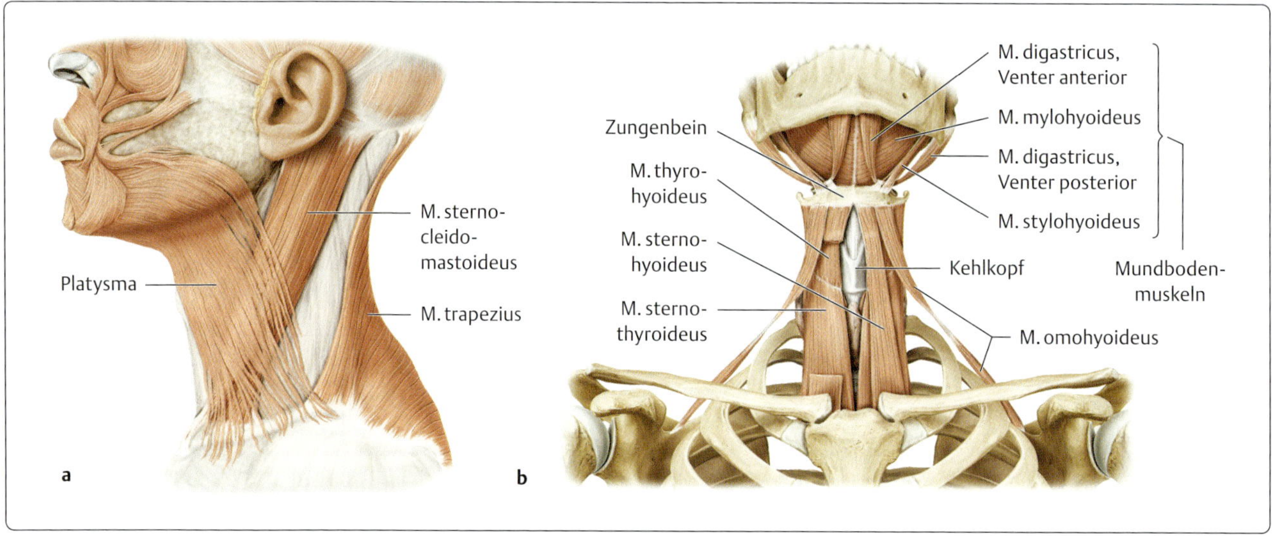

Abb. 12.60 Vordere Halsmuskeln, oberflächliche Schicht. Die vorderen Halsmuskeln haben engen Kontakt zum Kehlkopf und Zungenbein. Oberhalb des Zungenbeins sind außerdem die Muskeln des Mundbodens dargestellt (suprahyoidale Muskulatur).
a Ansicht von links lateral.
b Ansicht von ventral.

12.6.2.1 Vordere (ventrale) Halsmuskeln

Oberflächliche Schicht Zur oberflächlichen Schicht gehören der M. sternocleidomastoideus sowie die infrahyoidale Muskulatur:

M. sternocleidomastoideus Der kräftige M. sternocleidomastoideus (Kopfdreher) entspringt am Brustbein (sterno-) und am inneren Rand des Schlüsselbeins (griech. -cleido- = Klavikula) und setzt an am Warzenfortsatz (-mastoideus) des Hinterhauptsbeins bzw. an der oberen Nackenlinie (Linea nuchalis superior). Er wird zwar teilweise vom Platysma bedeckt, ist aber in seinem ganzen Verlauf gut zu tasten (**Abb. 12.60**a).

Infrahyoidale Muskulatur Weitere wichtige oberflächliche Muskeln sind die infrahyoidalen Muskeln, die untere Zungenbeinmuskulatur (**Abb. 12.60**b):

- M. omohyoideus
- M. sternohyoideus
- M. sternothyroideus
- M. thyrohyoideus

Tiefe Schicht Die prävertebralen Muskeln, z. B. der M. longus capitis (langer Kopfmuskel) oder M. longus colli (langer Halsmuskel) sowie die Skalenusgruppe (M. scalenus anterior, medius und posterior = vorderer, mittlerer und hinterer Treppenmuskel) liegen tiefer (**Abb. 12.61**). Diese Muskeln sind an der Seitneigung und Drehung des Kopfes beteiligt. Die Mm. scaleni gehören außerdem zu den Atemhilfsmuskeln und werden bei der Einatmung unwillkürlich angespannt.

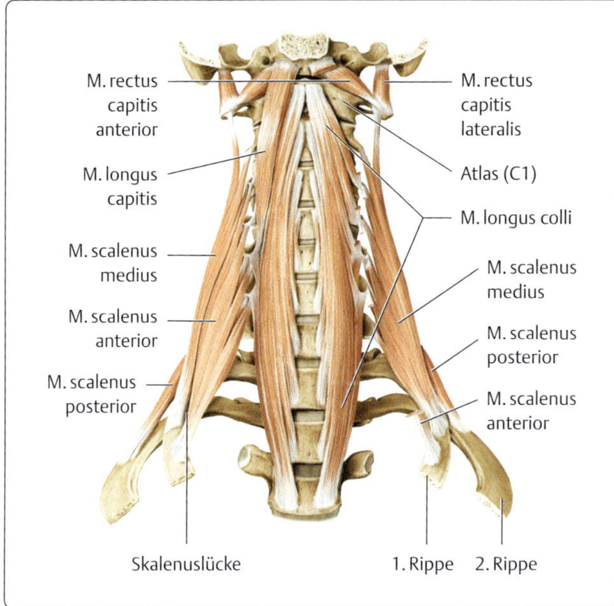

Abb. 12.61 Vordere Halsmuskeln, tiefe Schicht. Die tiefen, teilweise langen Halsmuskeln liegen vor (prävertebral) oder seitlich der Wirbelsäule und sind an Neigung und Drehung des Kopfes beteiligt. Zwischen dem vorderen und mittleren Treppenmuskel befindet sich die Skalenuslücke, durch die die A. subclavia zusammen mit dem Plexus brachialis zieht (hier nicht dargestellt).

> **Pathologie**
>
> **Skalenussyndrom**
> Wenn die Muskelbäuche des vorderen und mittleren Treppenmuskels zu wenig Platz für die hier verlaufenden Gefäße (A. subclavia) und Nervenstränge (Plexus brachialis) lassen, kann es zu Durchblutungsstörungen oder neurologischen Ausfällen im Bereich der Hals-Schulter-Region und des Arms kommen. Eine weitere Ursache für einen Engpass in dieser Region können Rippenrudimente der HWS – die Halsrippen – sein.

12.6.3 Knöcherner Schädel

Der knöcherne Teil des Kopfes ist der Schädel (Kranium). Er gliedert sich in einen Gesichts- und einen Hirnschädel (Viszero- und Neurokranium). Beide Anteile bestehen aus mehreren, beim Erwachsenen fest miteinander verwachsenen Knochen (**Abb. 12.62**). Die Stellen, wo sich die einzelnen Knochen aneinandergefügt haben, erkennt man an den Schädelnähten, den Sururen (Suturae).

Nur der Unterkiefer ist gelenkig mit dem restlichen Schädel verbunden. In funktionell engem Kontakt zum Unterkiefer steht das Zungenbein (Os hyoideum), welches über mehrere Muskeln (suprahyoidale Muskulatur) mit diesem verankert ist.

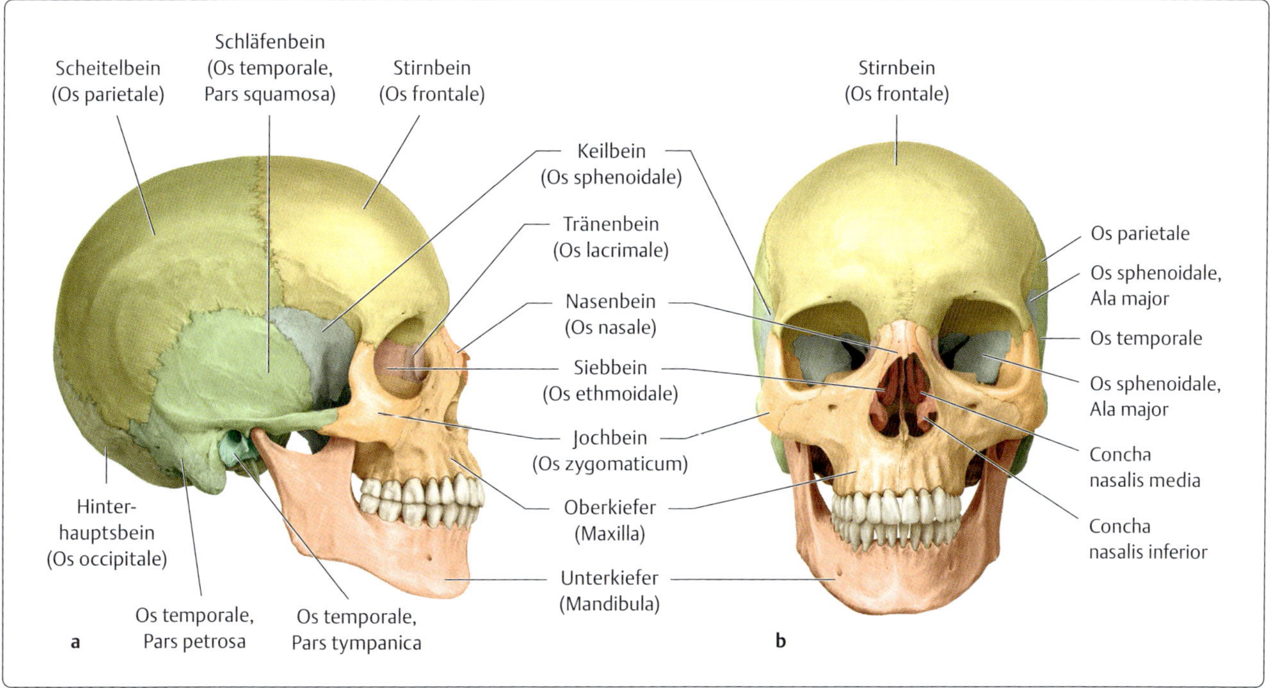

Abb. 12.62 Schädelknochen.
a Ansicht von lateral.
b Ansicht von frontal.

12.6.3.1 Suturen und Fontanellen

Der kindliche Kopf muss bei der Geburt verformbar sein und nach der Geburt, zusammen mit dem Gehirn, noch wachsen. Daher sind die platten Knochen des Schädels beim Neugeborenen noch nicht komplett vereinigt. An einigen Stellen finden sich zunächst nur bindegewebig verschlossene Bereiche, die Fontanellen (Fonticuli; **Abb. 12.63**). Ihr Verschluss erfolgt, ebenso wie der der Suturen (**Tab. 12.15**), erst im Laufe des Wachstums.

Während des Geburtsvorgangs gibt die Lage besonders der hinteren Fontanelle (Fonticulus posterior) dem Geburtshelfer Hinweise auf die Lage des kindlichen Kopfes im Geburtskanal. Die vordere Fontanelle (Fonticulus anterior) ist bei Säuglingen eine mögliche Liquorpunktionsstelle.

Tab. 12.15 Verknöcherungsalter der wichtigsten Suturen (Schünke et al. 2012, S. 17).

Sutur	Verknöcherungsalter
Sutura frontalis (Stirnnaht)	Kindesalter
Sutura sagittalis (Pfeilnaht)	20.–30. Lebensjahr
Sutura coronalis (Kranznaht)	30.–40. Lebensjahr
Sutura lambdoidea (Lambdanaht)	40.–50. Lebensjahr

12.6.3.2 Hirnschädel

Der Hirnschädel (**Neurokranium**) gliedert sich weiter in die Schädelkalotte (Calvaria) und die Schädelbasis (Basis cranii). Die Schädelkalotte bildet das Dach des Schädels und bedeckt somit das Gehirn von oben, unten liegt die Schädelbasis.

Die Knochen des Hirnschädels sind überwiegend platte Knochen. Sie bestehen aus einer äußeren und einer inneren Kortikalisschicht (Lamina externa und interna) mit einer dünnen Spongiosaschicht dazwischen (Diploe). Der Hirnschädel setzt sich aus folgenden Knochen oder Anteilen derselben zusammen:

- Stirnbein (Os frontale), unpaar
- Scheitelbein (Os parietale), paarig
- Schläfenbein (Os temporale), paarig
- Hinterhauptsbein (Os occipitale), unpaar
- Keilbein (Os sphenoidale), unpaar
- Platte (Lamina cribrosa) des Siebbeins (Os ethmoidale), unpaar

Stirnbein

Das Stirnbein (**Os frontale**) steigt beim Menschen über der Augenhöhle (Orbita) relativ steil an. In der Mitte befindet sich die Stirnnaht (Sutura frontalis), die es beim Neugeborenen in eine linke und rechte Hälfte trennt. Diese Naht verknöchert im 1. Lebensjahr und ist später meist nur noch andeutungsweise zu erkennen.

Das Stirnbein bildet das Dach der Augenhöhle (Orbita) und enthält die beiden Stirnhöhlen (Sinus frontales).

Scheitelbein

Seitlich an das Stirnbein reicht von beiden Seiten das paarige Scheitelbein (**Os parietale**) heran. Stirnbein und Scheitelbeine sind hier durch die quer über den Schädel laufende Kranznaht verbunden (Sutura coronalis). Linkes und rechtes Scheitelbein treffen in der Pfeilnaht (Sutura sagittalis) aufeinander.

Schläfenbein

Unterhalb des Scheitelbeins befindet sich das Schläfenbein (**Os temporale**). Es besteht im Wesentlichen aus einem schuppenförmigen Teil (Pars squamosa) und dem Felsenbein (Pars petrosa).

Von der **Pars squamosa** zieht ein schlanker Sporn nach vorne und formt den Jochbogen (Arcus zygomaticus) und damit die seitliche Gesichtskontur mit. Direkt am Beginn des Jochbogens stellt das Schläfenbein außerdem die Gelenkpfanne (Fossa mandibularis) für das Kiefergelenk.

Das äußerst harte Felsenbein (**Pars petrosa**) bildet u. a. den äußeren Gehörgang (Meatus acusticus externus) und den War-

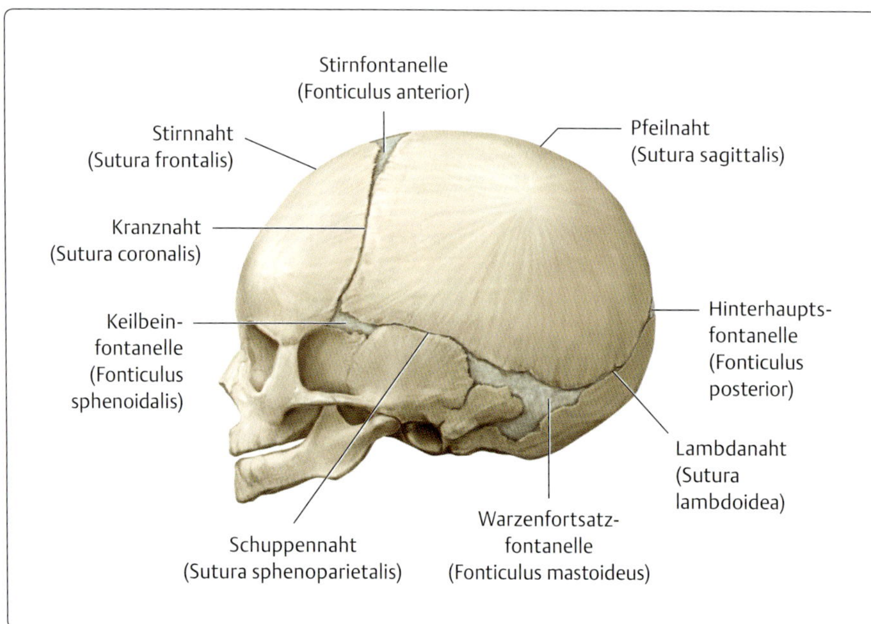

Abb. 12.63 Schädel eines Neugeborenen in der Ansicht von links. Zwischen dem Hinterhauptsbein und den beiden Scheitelbeinen befindet sich die kleine hintere Fontanelle (Fonticulus posterior; Verschluss 3. Lebensmonat), zwischen dem Schläfen- und Hinterhauptsbein die Warzenfortsatzfontanelle (Fonticulus mastoideus; Verschluss: 18. Lebensmonat). Die Keilbeinfontanelle (Fonticulus sphenoidalis) schließt sich im 6. Lebensmonat, die große vordere Fontanelle (Fonticulus anterior) im 36. Lebensmonat.

zenfortsatz (Processus mastoideus), der hinter dem Ohrläppchen von außen zu tasten ist. Außerdem ist das Felsenbein am Aufbau der Schädelbasis beteiligt und schließt das Hör- und Gleichgewichtsorgan vollständig ein.

Hinterhauptsbein

Dem Schläfen- und Scheitelbein schließt sich nach hinten das Hinterhauptsbein (**Os occipitale**) an. Die Knochen verbindet die Lambdanaht (Sutura lambdoidea).

Die Innenseite des Hinterhauptsbeins kennzeichnen einige Furchen (Sulci), die von den großen venösen Blutleitern des Gehirns (Sinus) hervorgerufen werden. Außerdem umschließt das Hinterhauptsbein das große Hinterhauptsloch (**Foramen magnum**), durch welches der Hirnstamm austritt, um sich ins Rückenmark fortzusetzen.

Links und rechts des Foramen magnum trägt das Hinterhauptsbein je eine Gelenkfläche (Condylus occipitalis), die mit dem 1. Halswirbel (Atlas) das obere Kopfgelenk bilden (Kap. 12.6.1).

Keilbein

Das komplex aufgebaute Keilbein (**Os sphenoidale**) befindet sich in der vorderen Mitte der Schädelbasis. Es trägt 2 große Keilbeinflügel (Alae majores) und 2 kleine Keilbeinflügel (Alae minores).

In seinem mittelständigen Rumpf befindet sich der Türkensattel (Sella turcica), auf dem die Sehnervkreuzung (Chiasma opticum) ruht, und eine kleine Grube (Fossa hypophysalis), die die Hypophyse (Hirnanhangsdrüse) aufnimmt. Zahlreiche Löcher ermöglichen den Durchtritt von Nerven und Gefäßen.

Der vordere Bereich des Keilbeins begrenzt die hintere Nasenhöhle und stellt einen Teil der Nasenscheidewand. Außerdem gibt es der paarigen Keilbeinhöhle Raum, dem Sinus sphenoidalis (S. 85).

Siebbein

Der Großteil des **Os ethmoidale** gehört zum Gesichtsschädel. Eine Ausnahme ist die Siebbeinplatte (Lamina cribrosa), die das Dach der Nasenhöhle bildet und zum Hirnschädel gehört.

12.6.3.3 Schädelbasis

Die Schädelbasis (**Basis cranii**) ist der Boden der Schädelhöhle (**Abb. 12.64**a). Der inneren Schädelbasis liegt das Gehirn auf. Sie ist in eine vordere, mittlere und hintere Schädelgrube unterteilt. Zahlreiche Öffnungen ermöglichen den Durchtritt von Rückenmark, Hirnnerven, Arterien und Venen.

Die **Schädelgruben** liegen stufenartig versetzt. Die vordere, am höchsten gelegene Schädelgrube (Fossa cranii anterior) beinhaltet v. a. das Riechhirn und den Stirnlappen. Sie befindet sich direkt über den knöchernen Augenhöhlen (Orbitae). Die mittlere Schädelgrube (Fossa cranii media) enthält u. a. den Stirnlappen, die Hypophyse und das Ganglion trigeminale. In der hinteren Schädelgrube (Fossa cranii posterior) ruht das Kleinhirn (Cerebellum, auch: Zerebellum). Außerdem geht hier im Foramen magnum der Hirnstamm ins Rückenmark über.

Betrachtet man einen Schädel von unten, so blickt man – nach Entfernung des Unterkiefers – auf die äußere Schädelbasis (**Abb. 12.64**).

> **Lerntipp**
> Merkspruch: „**St**ines **sieb**en **Keil**er sind **hinter**sinnige **Schl**eimer."
> Die 5 Knochen der Schädelbasis sind das Stirnbein (Os frontale), Siebbein (Os ethmoidale), Keilbein (Os sphenoidale), Hinterhauptsbein (Os occipitale) und Schläfenbein (Os temporale).

12.6.3.4 Gesichtsschädel und Zungenbein

Die Knochen des Gesichtsschädels (**Viszerokranium**) bilden die Wände der Augen-, Nasen- und Mundhöhle (**Abb. 12.62**b). Zu ihm zählen folgende Knochen:

- Jochbein (Os zygomaticum), paarig
- Oberkieferknochen (Maxilla)
- Unterkieferknochen (Mandibula)
- Gaumenbein (Os palatinum)
- Nasenbein (Os nasale), paarig
- Pflugscharbein (Vomer)
- Tränenbein (Os lacrimale), paarig
- Siebbein (Os ethmoidale), bis auf die Siebbeinplatte
- untere Nasenmuschel (Concha nasalis inferior), paarig

Außerdem gehören kleine Anteile des Schläfenbeins (äußerer Gehörgang, Griffelfortsatz = Processus styloideus) und des Keilbeins zum Gesichtsschädel. Manche Autoren zählen auch das Zungenbein dazu.

Jochbein

Das Jochbein (**Os zygomaticum**) befindet sich in der mittleren seitlichen Gesichtsregion. Es ist am Aufbau der äußeren und unteren Orbitawand beteiligt und bildet den vorderen Teil des Jochbogens. So gestaltet es die Wangenregion entscheidend mit.

Oberkieferknochen und Gaumenbein

Nach vorne grenzt das Jochbein an den Oberkiefer (**Maxilla**), den zentralen Knochen des Gesichtsschädels. Die Maxilla formt die Unter- und Innenfläche der Augenhöhle sowie die seitliche und untere Nasenwand mit. Sie beinhaltet die Kieferhöhlen (Sinus maxillares) und bildet den vorderen Bereich des harten Gaumens (Palatum durum). Der hintere Rand des harten Gaumens besteht aus dem platten Gaumenbein (**Os palatinum**).

Die Maxilla verbreitert sich in ihrem unteren Bereich zum halbkreisförmigen Zahnfortsatz (Processus maxillaris) mit insgesamt 16 knöchernen Zahnfächern (Alveolen) für die Oberkieferzähne.

Unterkieferknochen

Der Unterkieferknochen (**Mandibula**) ist mit dem Schädel über das Kiefergelenk (Art. temporomandibularis) verbunden. Er besteht aus dem zahntragenden horizontalen Körper (Corpus mandibulae) und dem aufsteigenden Unterkieferast (R. mandibulae), dessen hinteres oberes Ende (Processus condylaris) den artikulierenden Kopf des Kiefergelenks (Caput mandibulae) trägt. Am vorderen oberen Ende des Unterkieferastes gibt es einen weiteren Fortsatz (Processus coronoideus). Hier setzt ein kräftiger Kaumuskel an, der Schläfenmuskel (M. temporalis).

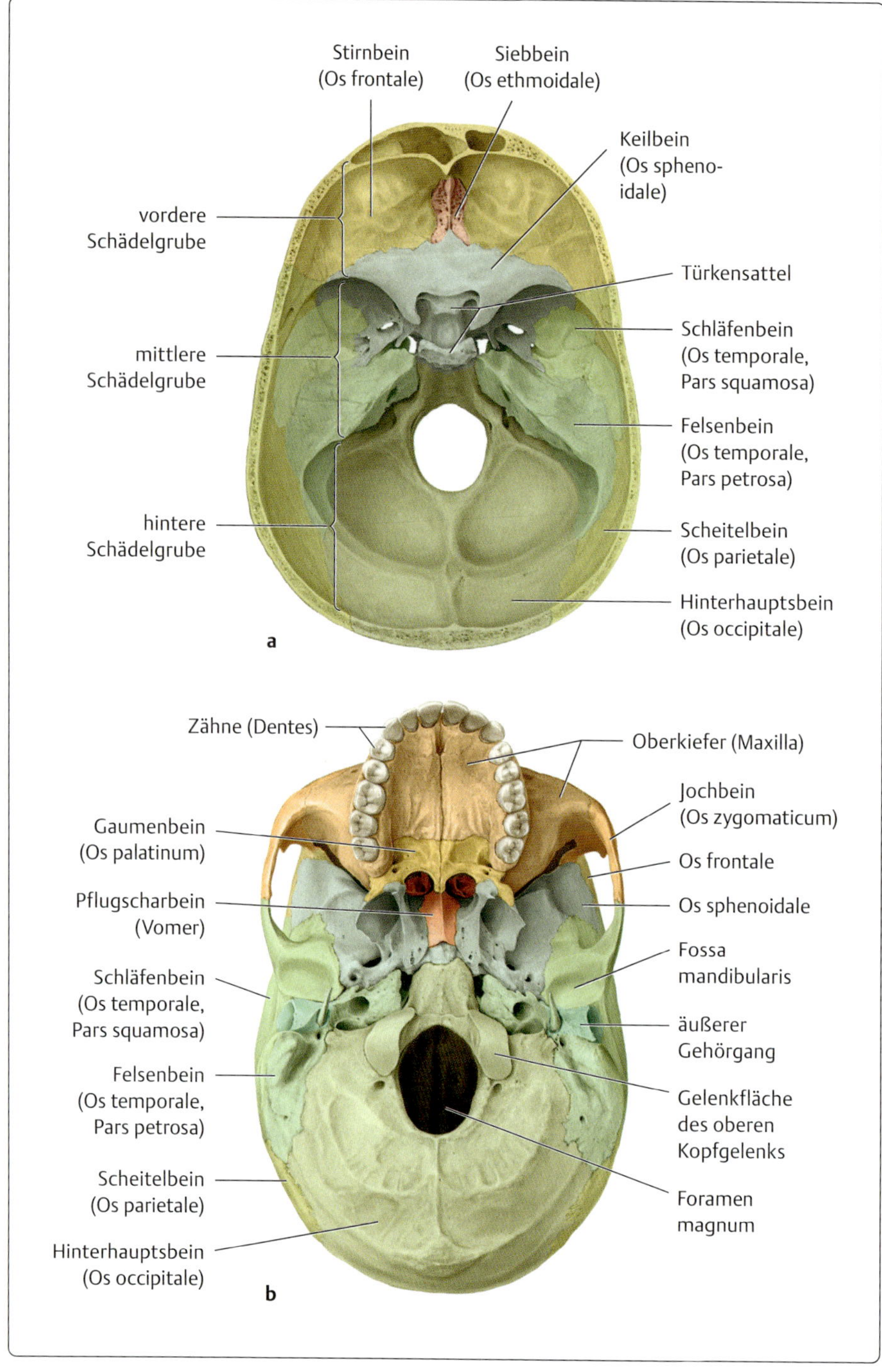

Abb. 12.64 Knochen der Schädelbasis.
a Knochen der inneren Schädelbasis in der Ansicht von kranial.
b Knochen der äußeren Schädelbasis in der Ansicht von kaudal.

An der Innenseite des aufsteigenden Unterkieferastes befindet sich eine kleine Öffnung (Foramen mandibulae). Hier tritt – zusammen mit entsprechenden Gefäßen – ein Endast des 3. Trigeminusastes (N. mandibularis) in den knöchernen Unterkiefer ein, um die Zähne sensibel zu versorgen.

Nasenbein

Das Nasenbein (**Os nasale**) ist ein kleiner paariger Knochen, der sich im Bereich der Nasenwurzel an die Maxilla anschließt und den oberen Naseneingang begrenzt.

Pflugscharbein

Das flache unpaare Pflugscharbein (**Vomer**) liegt ungefähr in der Medianebene und bildet einen großen Teil der knöchernen Nasenscheidewand (Nasenseptum).

Tränenbein und untere Nasenmuschel

Das kleine zerbrechliche Tränenbein (**Os lacrimale**) befindet sich in der Seitenwand zwischen Augen- und Nasenhöhle. Es begrenzt zusammen mit der Maxilla den Tränensack und den oberen Teil des Tränennasengangs (Ductus nasolacrimalis).

Die untere Nasenmuschel (**Concha nasalis inferior**) ist im Gegensatz zu der oberen und mittleren Nasenmuschel, die zum

Siebbein gehören, ein eigenständiger Knochen. Unter ihr verläuft der untere Nasengang (Meatus nasi inferior).

Siebbein

Das Siebbein (**Os ethmoidale**) ist von außen nicht sichtbar. Es bildet das Dach der Nasenhöhle und die obere und mittlere Nasenmuschel. Es beinhaltet zahlreiche kleine Kammern, die Siebbeinzellen (Cellulae ethmoidales), die zu den Nasennebenhöhlen (S. 85) gehören. Durch die Löcher der Siebbeinplatte (Lamina cribrosa) ziehen die Fasern des Riechnervs (N. olfactorius) durch das Nasendach zum Riechkolben (Bulbus olfactorius) an der Unterseite des Stirnlappens.

Zungenbein

Das Zungenbein (**Os hyoideum**, kurz: Hyoid) hat als Sesambein keine knöcherne Verbindung zum übrigen Skelett (**Abb. 12.60**b). Es ist eine bogenförmige Knochenspange, die zwischen dem Unterkiefer und dem Kehlkopf liegt. Nach oben ist das Hyoid über die Mundbodenmuskulatur (suprahyoidale Muskulatur) mit dem Unterkiefer und der Schädelbasis verbunden, nach unten über die infrahyoidale Muskulatur (gehört zu den Halsmuskeln) und bindegewebige Strukturen mit dem Kehlkopf (Larynx), dem Brustbein (Sternum) und dem Schulterblatt.

> **Pathologie**
>
> **Mittelgesichtsfrakturen**
>
> Gewalteinwirkung auf den Gesichtsschädel kann zu Mittelgesichtsfrakturen führen, die je nach Bruchlinienverlauf in Klassen eingeteilt werden (Le Fort I–III). Bei der Le-Fort-III-Fraktur verläuft der Bruch zwischen Gesichts- und Hirnschädel (von der Wurzel des Nasenbeins durch beide Augenhöhlen und die Jochbeine). Das gesamte Gesicht lässt sich bei dieser schweren Verletzung gegen den Schädel verschieben.
>
> **Blow-out-Fraktur**
>
> Als Blow-out-Fraktur bezeichnet man eine isolierte Fraktur des Orbitabodens, ggf. mit Einbruch in die darunterliegende Kieferhöhle. In den Bruchspalt können dann Weichteile der Augenhöhle eingeklemmt werden. Die Blow-out-Fraktur entsteht entweder durch direkte Gewalteinwirkung auf den Augapfel (Bulbus) oder den vorderen Rand der Orbita.
>
> **Brillenhämatom**
>
> Unter einem Brillenhämatom versteht man einen Bluterguss, der sich ringförmig um beide Augen ausbreitet („Monokelhämatom" – wenn nur ein Auge betroffen ist). Solche Hämatome können Zeichen eines Bruchs der Schädelbasis oder des Orbitabodens (Blow-out-Fraktur) sein.

12.6.3.5 Mimische Muskulatur

Die mimische Muskulatur (**Abb. 12.65**, **Tab. 12.16**) des Gesichts gehört wie die Skelettmuskeln zur quergestreiften Muskulatur. Allerdings weist sie einige Besonderheiten auf. Sie verbindet nicht Knochen miteinander, sondern ihre Fasern strahlen meist von einem knöchernen Ansatz kommend direkt in die Haut ein. Die feinen Muskeln sitzen direkt unter dem subkutanen Fettgewebe (Unterhautfettgewebe) und besitzen keine Faszien, die sie vom umgebenden Gewebe trennen. Auf diese Weise können sie einzelne Hautregionen bewegen und die verschiedenen Gesichtsausdrücke der Mimik hervorbringen.

Besonders die Muskeln im Mund- und Augenbereich übernehmen aber auch die wichtige Funktion des festen Schlusses der entsprechenden Körperöffnung wie der **M. orbicularis oculi** (ringförmiger Augenschließmuskel) und **M. orbicularis oris** (ringförmiger Mundschließmuskel). Der **M. buccinator** (Wangenmuskel) wiederum unterstützt die Nahrungsaufnahme, indem er die Wange stabilisiert (daher auch als „Trompetermuskel" bezeichnet) und die Speisebrocken auf den Zahnreihen hält.

Auffällig ist das flächenhafte **Platysma** (**Abb. 12.60**a), das von den Mundwinkeln und dem Kinn seitlich über den Unterkieferknochen in die oberflächliche Halsfaszie einstrahlt. Es kann an der Haut des Halses tiefe Längsfurchen bilden und die Mundwinkel nach unten ziehen.

Alle mimischen Muskeln werden vom VII. Hirnnerv (**N. facialis**) innerviert. Ihre detaillierte Innervation spiegelt sich in einem großen Projektionsareal in der motorischen Großhirnrinde wider. Klinisch von Bedeutung ist, dass die Muskeln der Stirnpartie und der Lidspalte von beiden Hirnhälften innerviert werden, alle anderen mimischen Muskeln nur einseitig; bei einer zentralen Fazialisparese (S. 256) ist der wichtige Lidschluss also noch intakt.

Tab. 12.16 Systematik der mimischen Muskulatur, geordnet nach ihrer Lage im Gesicht (Schwegler u. Lucius 2011, S. 239).

Lage	Name
Schädeldach	• M. occipitofrontalis (Schädelmuskel)
Augenbereich	• M. orbicularis oculi (Augenschließmuskel) • M. corrugator supercilii (Augenbrauenrunzler) • M. depressor supercilii (Augenbrauensenker)
Nasenregion	• M. procerus (Nasenwurzelrunzler) • M. nasalis (Nasenmuskel) • M. levator labii superioris alaeque nasi (Oberlippen- und Nasenflügelheber)
Mundregion	• M. orbicularis oris (Mundschließmuskel) • M. buccinator (Wangenmuskel) • M. levator labii superioris (Oberlippenheber) • M. levator anguli oris (Mundwinkelheber) • M. zygomaticus major (großer Jochbeinmuskel) • M. zygomaticus minor (kleiner Jochbeinmuskel) • M. risorius (Lachmuskel) • M. depressor anguli oris (Mundwinkelsenker) • M. depressor labii inferioris (Unterlippensenker) • M. mentalis (Kinnmuskel)
Ohrbereich	• M. auricularis anterior, superior und posterior (vorderer, oberer und hinterer Ohrmuskel)
Halsbereich	• Platysma (Hautmuskel des Halses)

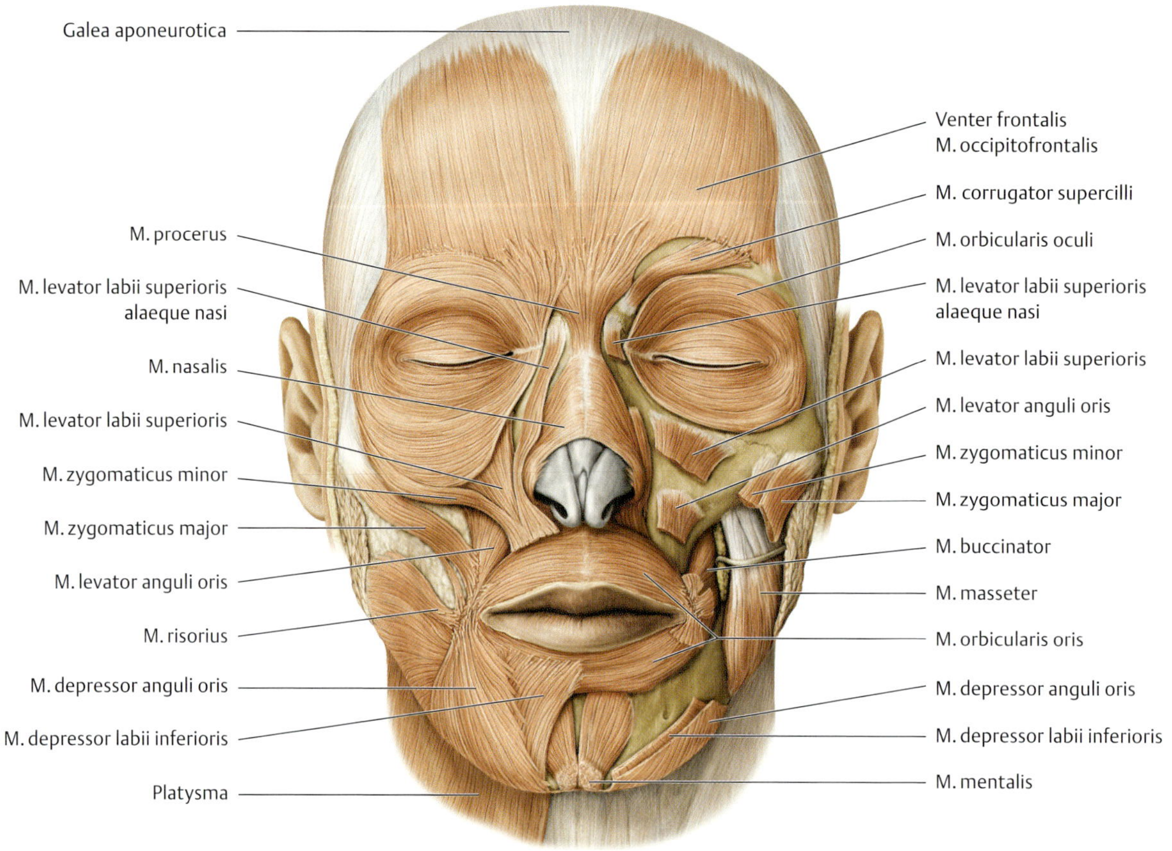

Galea aponeurotica
Venter frontalis
M. occipitofrontalis
M. corrugator supercilli
M. procerus
M. orbicularis oculi
M. levator labii superioris alaeque nasi
M. levator labii superioris alaeque nasi
M. nasalis
M. levator labii superioris
M. levator anguli oris
M. levator labii superioris
M. zygomaticus minor
M. zygomaticus minor
M. zygomaticus major
M. zygomaticus major
M. buccinator
M. levator anguli oris
M. masseter
M. risorius
M. orbicularis oris
M. depressor anguli oris
M. depressor anguli oris
M. depressor labii inferioris
M. depressor labii inferioris
M. mentalis
Platysma

Abb. 12.65 Mimische Muskulatur. Die oberflächlichen Gesichtsmuskeln strahlen direkt in die Haut. Besonders im Bereich von Augen, Mund und Nase befindet sich eine Vielzahl kleiner Muskeln. Diese ermöglichen in unterschiedlichem Zusammenspiel die mimischen Gesichtsausdrücke. In der rechten Hälfte der Abbildung sind die oberflächlichen Muskeln teilweise abgetragen, sodass die darunterliegenden Muskeln erkennbar werden. Nicht dargestellt ist der M. depressor supercilii. Der in der Abbildung zu erkennende M. masseter gehört nicht zur mimischen, sondern zur Kaumuskulatur.

M. pterygoideus lateralis
Diskus (Discus articularis)
Gelenkkapsel
Unterkieferkopf (Caput mandibulae)

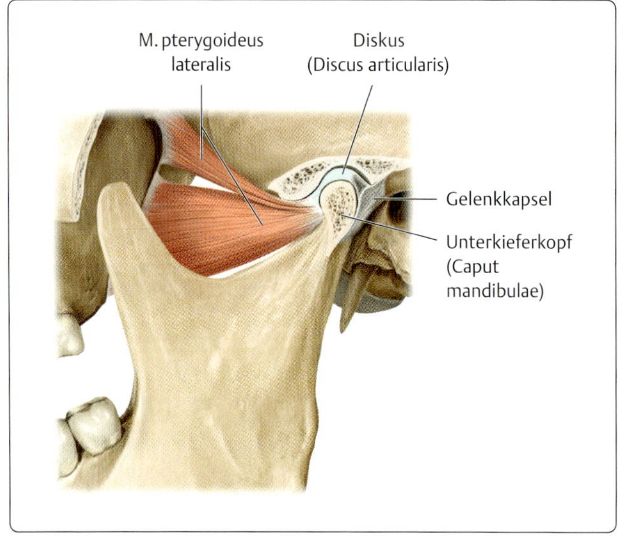

Abb. 12.66 Eröffnetes linkes Kiefergelenk. Zu erkennen ist der ganz tief liegende M. pterygoideus lateralis (seitlicher Flügelmuskel), der von der Schädelbasis zum Diskus des Kiefergelenks und dem Caput mandibulae zieht.

12.6.3.6 Kiefergelenk und Kaumuskulatur

Kiefergelenk

Das Kiefergelenk (**Art. temporomandibularis**) besteht aus dem Unterkieferkopf (Caput mandibulae) am Ende des aufsteigenden Unterkieferastes und der Gelenkpfanne des Schläfenbeins (**Abb. 12.64**b), der Fossa mandibularis (S. 368).

Eine s-förmig gewellte Scheibe aus Faserknorpel, der **Discus articularis**, liegt zwischen den beiden Knochen und teilt das Gelenk in eine obere und untere Kammer (**Abb. 12.66**). Dieser Aufbau ermöglicht die fein abgestimmte Beweglichkeit des Kiefergelenks.

Es ist sowohl ein Scharniergelenk, welches den Unterkiefer nach unten und oben bewegt (Mundöffnung und -schluss) als auch ein kombiniertes Drehschiebegelenk. So lässt es auch seitliche Auslenkungen (Laterotrusion, Mahlbewegung) und das Vor- und Zurückziehen (Protrusion und Retrusion) des Unterkiefers zu. Die reine Rotation des Kieferköpfchens geschieht allerdings nur bei einer Mundöffnung bis 15°. Öffnungsbewegungen darüber hinaus sind immer kombinierte Bewegungen, bei denen der Unterkiefer auch nach vorne tritt.

Die Bewegungen im Kiefergelenk dienen der Nahrungsaufnahme, aber auch der Mimik und der Artikulation.

Kaumuskulatur

Zur Kaumuskulatur werden folgende paarige Muskeln (**Abb. 12.67**) gezählt:

- M. temporalis (Schläfenmuskel)
- M. masseter (Kaumuskel)
- Mm. pterygoidei medialis und lateralis (mittlerer und seitlicher Flügelmuskel)

M. temporalis Der M. temporalis entspringt halbkreisförmig am Schläfenbein (Os temporale). Er unterquert den Jochbogen und setzt am Processus coronarius des aufsteigenden Unterkieferastes (R. mandibularis) an. Er ermöglicht v. a. einen kräftigen Kieferschluss und eine leichte Retrusion (Zurückziehen des Unterkiefers).

M. masseter Der M. masseter entspringt in 2 unterschiedlich steil verlaufenden Anteilen am Jochbogen, die am äußeren Winkel des Unterkiefers (Angulus mandibulae) ansetzen. Sein gerader Anteil schließt den Mund, der schräge Anteil schiebt den Unterkiefer nach vorne (Protrusion).

M. pterygoideus medialis und lateralis Der mittlere und seitliche Flügelmuskel ziehen vom Keilbein (an der Schädelbasis) zur Innenseite des Unterkiefers. Sie wirken beim Mundschluss und der Mahlbewegung mit. Der M. pterygoideus lateralis ist als einziger Kaumuskel aktiv an der Mundöffnung beteiligt. Die Kaumuskeln werden vom 3. Ast des N. trigeminus (V. Hirnnerv) innerviert (Kap. 10.3.2).

Merke

Am Kauvorgang sind – zusätzlich zu den klassischen Kaumuskeln – auch Muskeln des Mundbodens (z. B. Mundöffnung) und der mimischen Muskulatur beteiligt.

Pathologie

Luxation des Kiefergelenks

Das Kiefergelenkköpfchen kann bei sehr weiter Mundöffnung (z. B. Gähnen), aber auch durch Traumata ausrenken (luxieren). Der Mund kann nun nicht mehr selbstständig geschlossen werden. Ein schonendes Einrenken gelingt, indem man den Unterkiefer mit den Händen umfasst und mit beiden Daumen Druck auf den hinteren Bereich der unteren Zahnreihen ausübt (Hippokrates-Handgriff).

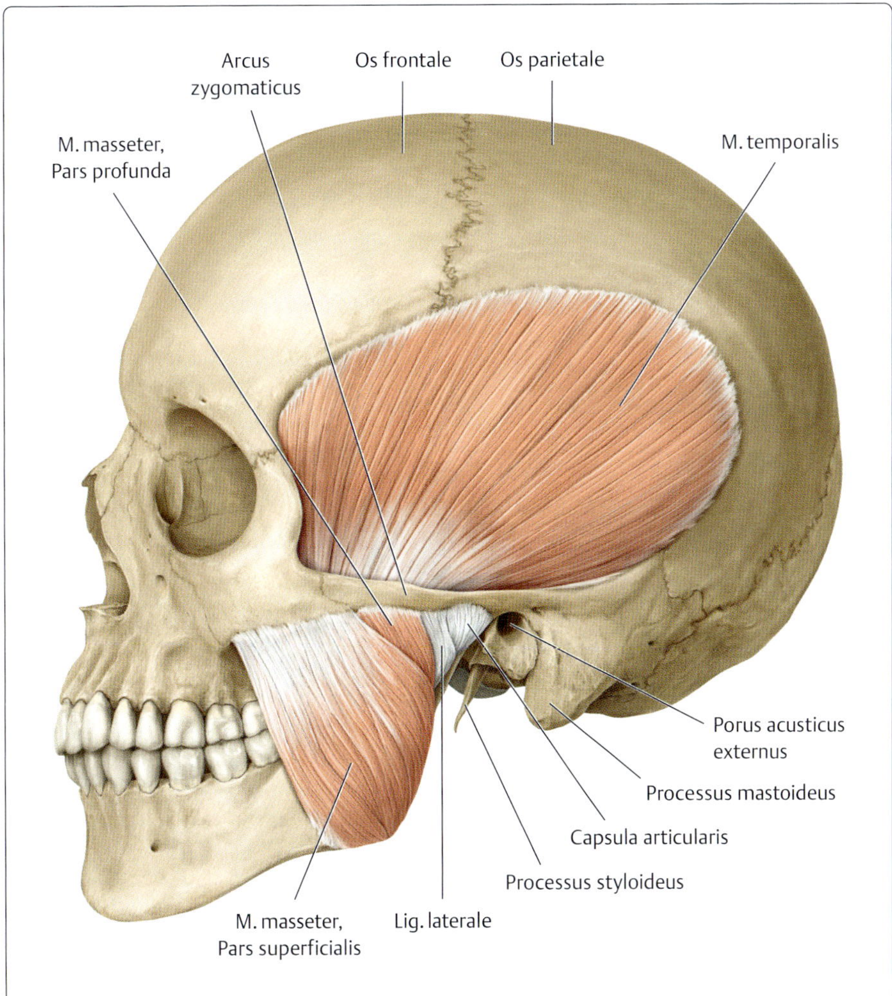

Abb. 12.67 Kaumuskulatur. Mm. temporalis und masseter.

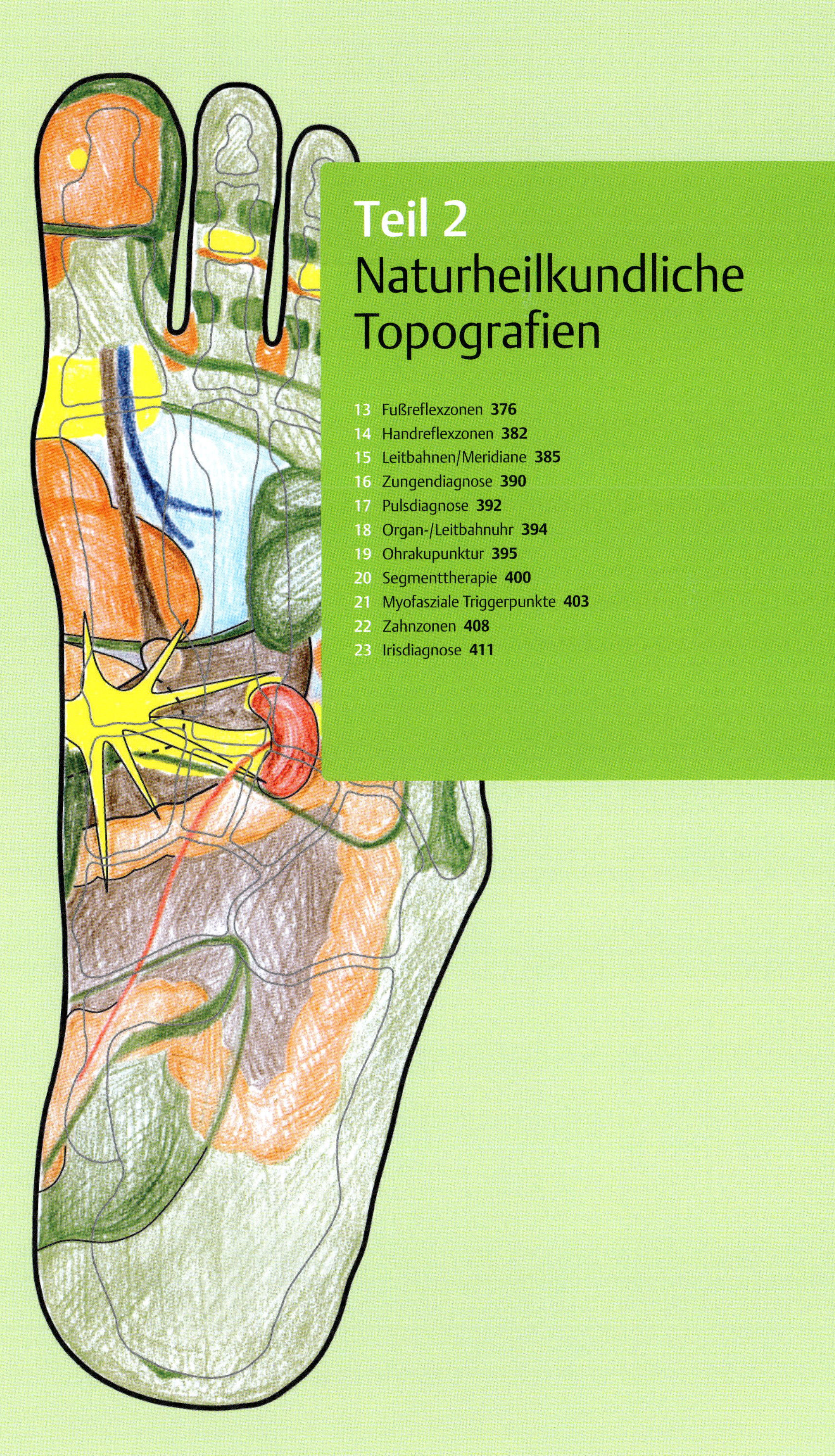

Teil 2
Naturheilkundliche Topografien

13 Fußreflexzonen

In der heutigen, westlichen Fußreflexzonentherapie geht man davon aus, dass der Fuß eines von vielen bekannten Mikrosystemen im Menschen darstellt. Der gesamte Mensch als Makrosystem ist im Fuß als Mikrosystem abgebildet.

13.1 Grundlagen

Über die Behandlung der Füße ist es möglich, auf alle Bereiche des Menschen einzuwirken. Es geht hier aber nicht um Reflexe im nervalen Sinn, sondern um ein „Reflektieren" des Makrosystems im Mikrosystem.

13.2 Zonenschema

Orientierung für die Reflexzonentherapie am Fuß bietet ein praktisches Schema, das den Körper des Menschen in 10 Längszonen einteilt. Jedes Organ oder Gewebe, das im Großformat von diesen Hilfslinien durchzogen ist, findet sich im Fuß an den gleichen Längslinien. Durch drei Querlinien lassen sich Kopf/Hals, Thorax und Bauchraum/Becken sowohl im Makro- als auch im Mikrosystem gut unterteilen:

- Die 1. horizontale Linie am Körper befindet sich in Höhe der **Schlüsselbeine**. Am Fuß führt die entsprechende Linie durch die Zehengrundgelenke.
- Die 2. Querlinie am Körper ist die **Gürtellinie**. Auf den Fuß übertragen ist das die Basis der Mittelfußknochen (Lisfranc-Gelenklinie).
- Die 3. horizontale Linie am Körper befindet sich dort, wo der Rumpf aufhört, also am **Übergang zu den unteren Extremitäten**. Am Fuß zieht sich die Linie entlang der Sprunggelenkgabel, d. h. der Verbindung zwischen Innen- und Außenknöchel.

Diese Linien des Horizontal-Vertikal-Rasters sind Hilfslinien, um die jeweiligen Zonen des Körpers am Fuß wiederzufinden (**Abb. 13.1**).

13.3 Formenähnlichkeit

Eine weitere wichtige Orientierung ist durch das Prinzip der Formenähnlichkeit zwischen einem sitzenden Menschen und dem Fuß gegeben – der Mensch als Ganzes sitzt also gewissermaßen im Fuß (**Abb. 13.2**). Auch die meisten Gelenke in situ sind Gelenke am Fuß. Ebenso lassen sich die Wölbungen der Wirbelsäule im Großformat formenähnlich am Fuß im Längsgewölbe erkennen. Hinter diesem Prinzip steht die Erfahrung, dass eine Form eine In-form-ation enthält. Schon im 16. Jahrhundert verwendete der Arzt und Philosoph Paracelsus es in seiner „Signaturenlehre".

13.4 Organschema am Fuß

Paarig angelegte Organe finden sich sowohl am rechten als auch am linken Fuß. Unilaterale Organe sind dagegen nur an dem Fuß der entsprechenden Körperseite lokalisiert. Als Faustregel gilt: Die Zonen der Vorderseite des menschlichen Körpers sind am Fußrücken zu finden (**Abb. 13.3**), die des Rückens und der inneren Organe meist an der Fußsohle (**Abb. 13.4**). Darüber hinaus lassen sich zuordnen (**Abb. 13.5**, **Abb. 13.6**, **Abb. 13.7**):

- **Kopf- und Halszonen** sind im Detail an den beiden Großzehen abgebildet. An den anderen Zehen sind sie teilweise etwas größer noch einmal zu finden. Dort sind z. B. auch alle Zähne gut zu erfassen.
- Der **Brustraum** und der **Oberbauch** sind im Mittelfußraum angelegt.
- **Bauchraum** und **Becken** entsprechen dem Bereich um die Fußwurzelknochen bis an die Knöchel.
- Die Zonen der **unteren Extremitäten** sind bis zu den Knien an den distalen Enden der Unterschenkel zu finden.

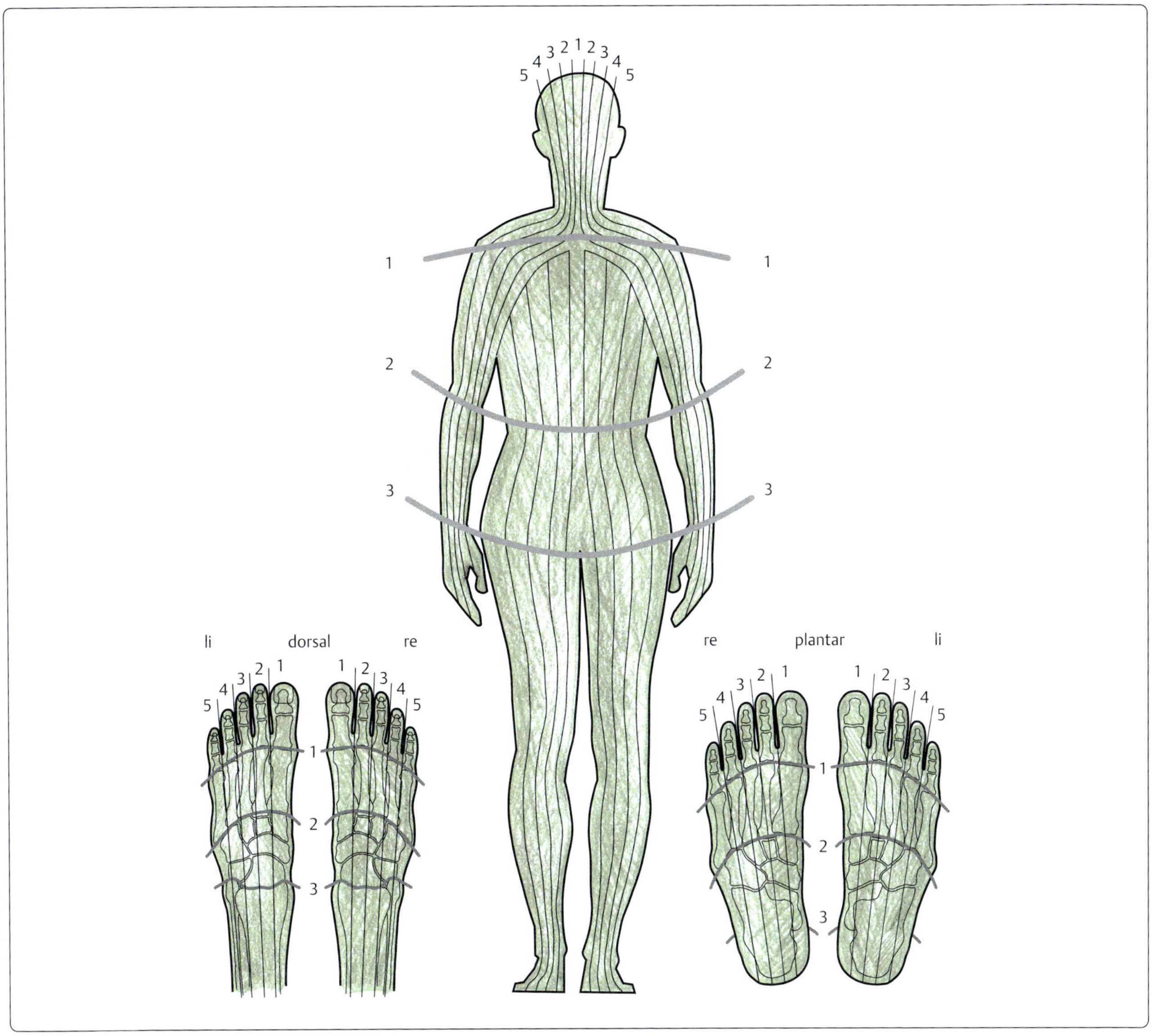

Abb. 13.1 Längskörperzonen nach W. FitzGerald. Querlinien am Körper und an den Füßen.

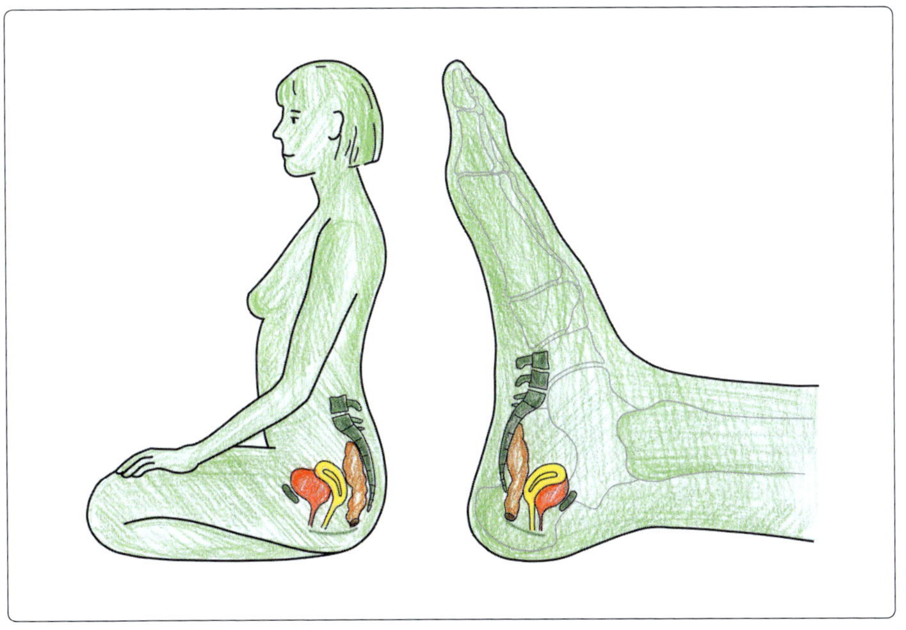

Abb. 13.2 Der Fuß entspricht dem sitzenden Menschen. Hier am Beispiel der weiblichen Beckenorgane verdeutlicht.

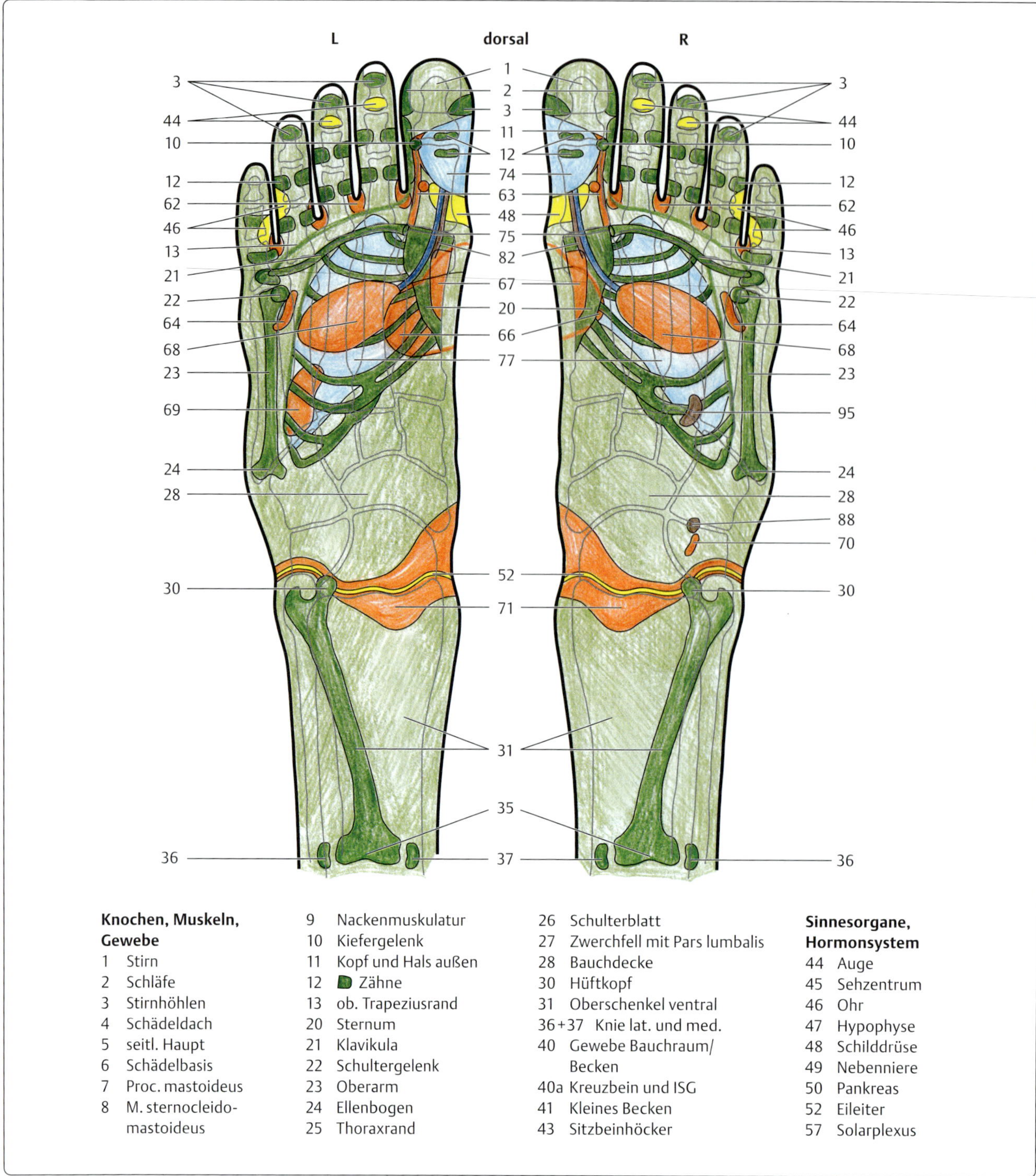

Abb. 13.3 Reflexzonen der Füße. Ansicht von dorsal.

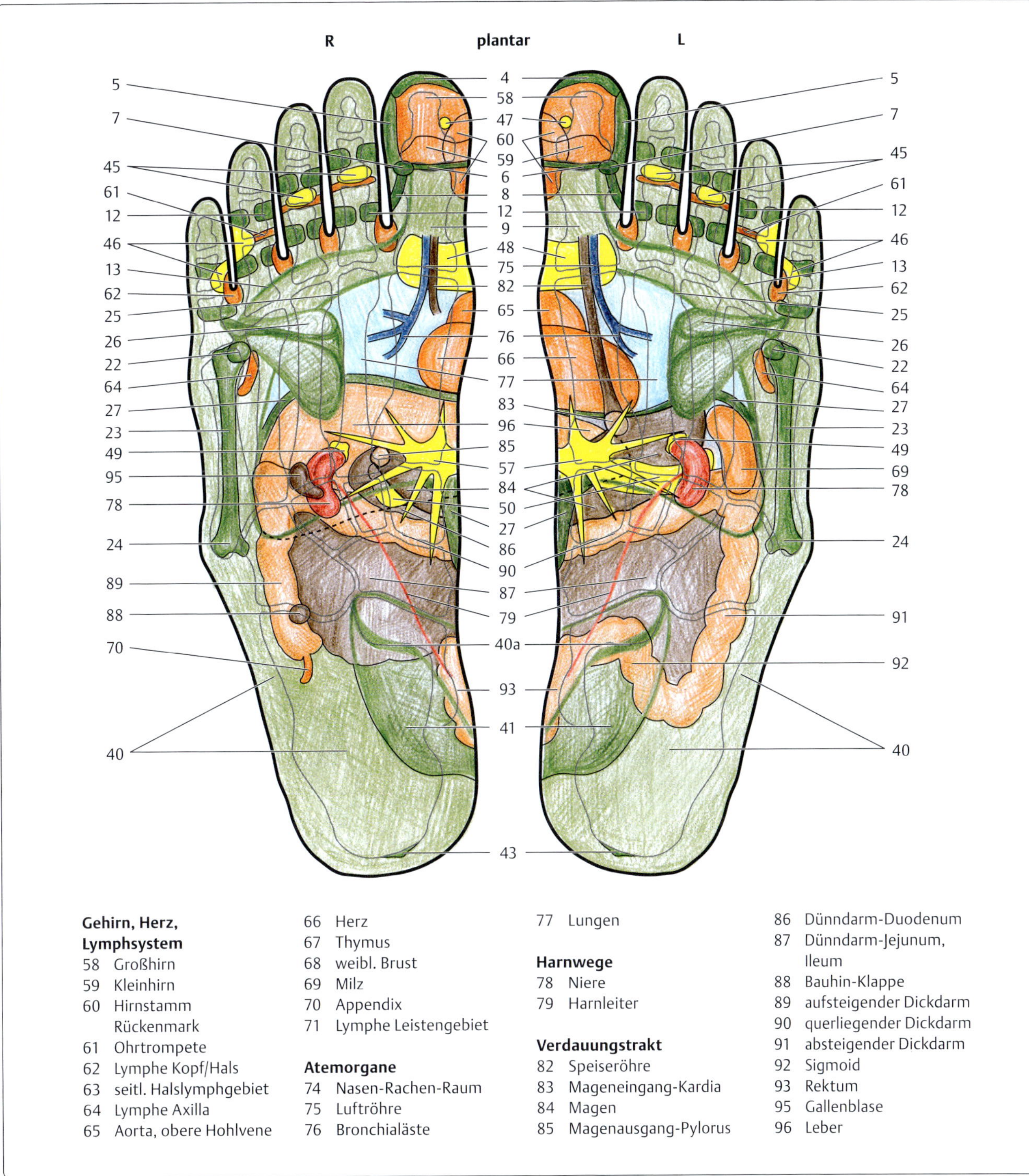

Abb. 13.4 Reflexzonen der Füße. Ansicht von plantar.

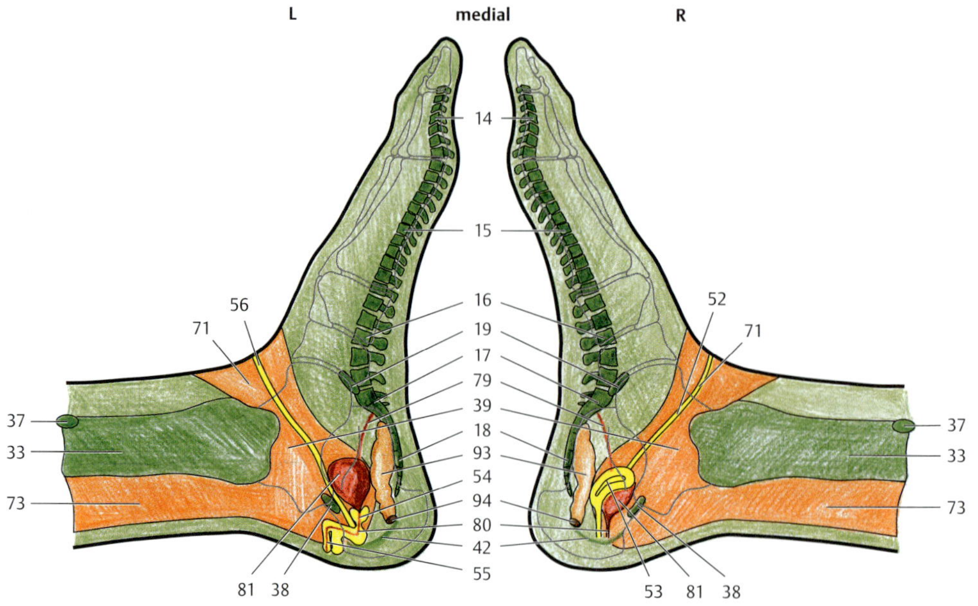

Knochen, Muskeln, Gewebe
14 Halswirbelsäule
15 Brustwirbelsäule
16 Lendenwirbelsäule
17 Kreuzbein
18 Steißbein
19 Promontorium
22 Schultergelenk
23 Oberarm
24 Ellenbogen
25 Thoraxrand
28 Bauchdecke
29 Hüftbereich
32 Oberschenkel lateral
33 Oberschenkel medial
34 Gesäßmuskulatur
36 Knie lateral
37 Knie medial
38 Symphyse
39 Symphysenbereich
42 Beckenboden

Abb. 13.5 Reflexzonen der Füße. Ansicht von medial.

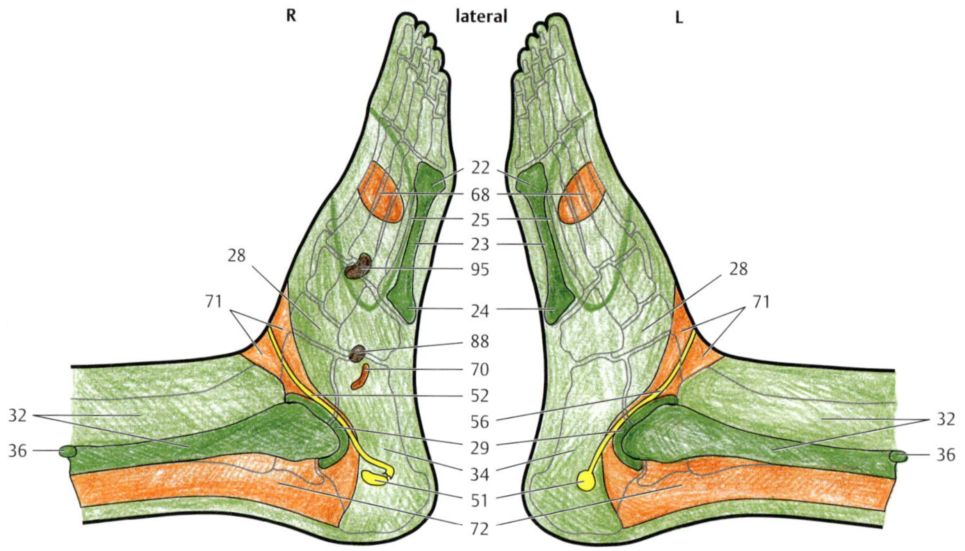

Sinnesorgane, Hormonsystem
51 Ovar (rechts) Bezugzone Hoden (links)
52 Eileiter
53 Uterus
54 Prostata
55 männl. Glied und Hoden
56 Samenstrang und Leistenkanal

Gehirn, Herz, Lymphsystem
68 weibl. Brust
70 Appendix
71 Lymphe Leistengebiet
72 Lymphe Oberschenkel lateral
73 Lymphe Oberschenkel medial

Harnwege
79 Harnleiter
80 Harnröhre
81 Blase

Verdauungstrakt
88 Bauhin-Klappe
93 Rektum
94 After
95 Gallenblase

Abb. 13.6 Reflexzonen der Füße. Ansicht von lateral.

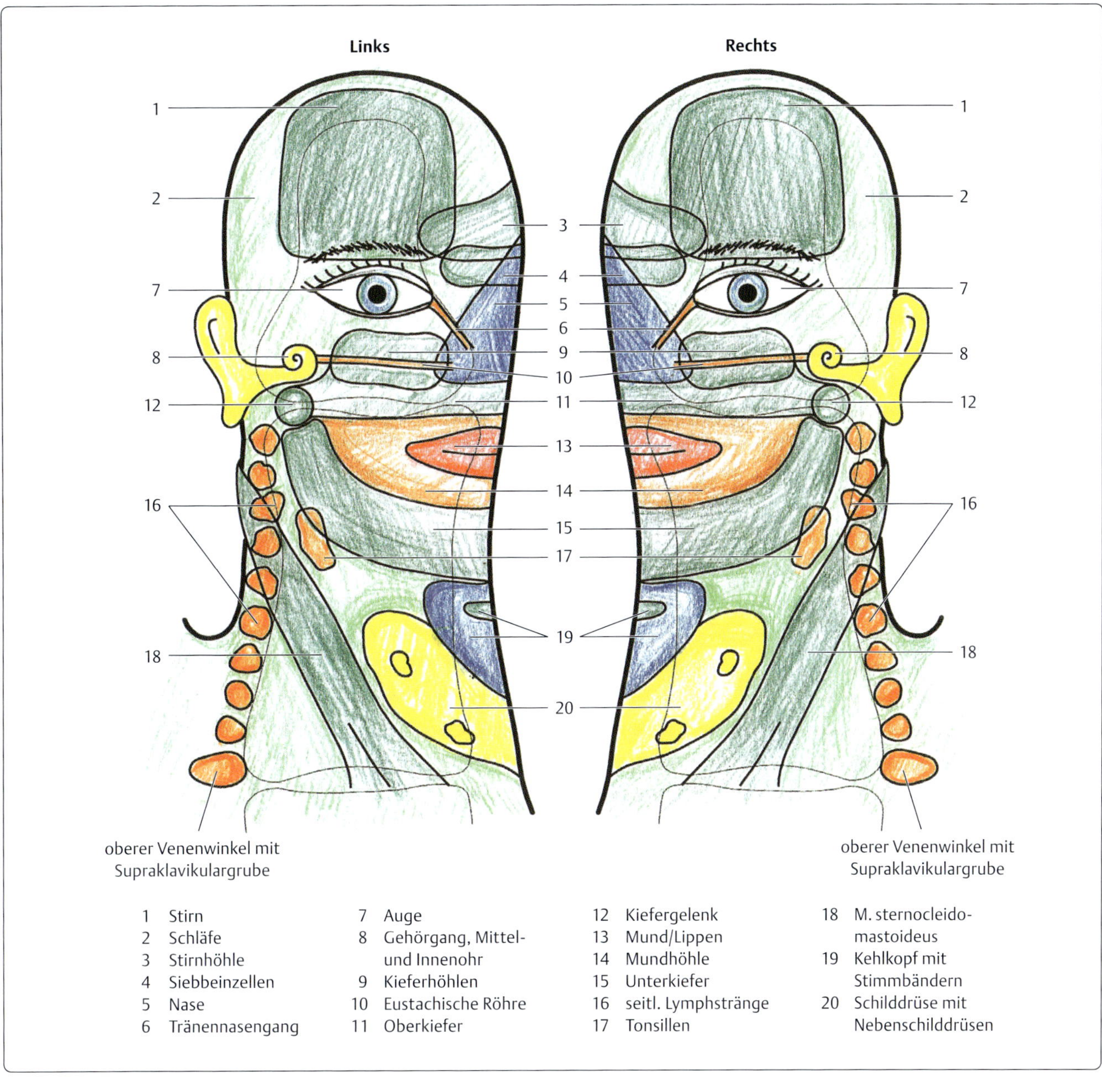

Abb. 13.7 Reflexzonen der Füße – das Gesicht.

13.5 Zusammenfassung

Besondere Merkmale der Reflexzonentherapie am Fuß:

- Sie ist eine manuelle Behandlungsform und bietet damit das heutzutage besonders wichtige „Medikament" der Berührung.
- Nicht nur der Körper, sondern der ganze Mensch lässt sich mit dieser Therapie erfassen, also auch die emotionale Ebene.
- Sie hat sich im Lauf der Jahrzehnte in vielfacher Weise weiterentwickelt und kann in jedem Lebensalter differenziert eingesetzt werden.

14 Handreflexzonen

Die Handreflexzonentherapie orientiert sich – wie die Fußreflexzonentherapie – an dem 10-Zonen-System, das auf FitzGerald zurückgeht. Allerdings gibt es wesentliche Unterschiede zur Fußreflexzonentherapie.

14.1 Grundlagen

Die Zehen sind im Verhältnis zur Fußsohle relativ klein. Betrachtet man dagegen die Finger, so sind sie im Verhältnis zum Handteller recht groß bzw. lang. Da die Finger die Reflexzonen für den Kopfbereich aufweisen, ist dieser Bereich an den Händen entsprechend stark vertreten. Insgesamt ist es bei den Händen allerdings schwieriger, die Verbindung zwischen den Reflexzonen und entsprechenden Organen herzustellen. Die Reflexpunkte und -zonen sind kleiner als an den Füßen. Dafür sind die Hände leichter zugänglich.

Die Zuordnung zum Körper lässt sich anhand von waagerechten (**Abb. 14.1**) und senkrechten Zonen (**Abb. 14.2**) nachvollziehen.

14.2 Organzonen

Bei der Hand verläuft die **Wirbelsäulenzone** jeweils am Daumen entlang, und zwar eher an der Außenseite des Daumens. Die Zone lässt sich gut finden, wenn man beide Hände nebeneinander legt, Daumen an Daumen, die Handflächen nach unten gerichtet. Dort, wo sich die Daumen berühren, befindet sich die Wirbelsäulenzone (**Abb. 14.3**).

Die Zonen für **Kopf und Nacken** sind an den Fingern zu finden (**Abb. 14.4**). Alle Finger einer Hand stehen für die entsprechende Kopfhälfte. Auf dem Daumen liegen die Zonen für Hypophyse, Groß- und Kleinhirn. Zwischen den Fingern befinden sich die sog. Schwimmhäute, die die Zonen der oberen Lymphwege beinhalten. Auch die Zahnzonen sind an den Fingern lokalisiert, und zwar jeweils zwischen dem 1. und dem 2. Fingerglied. Etwa in Höhe der Fingergrundgelenke ist der **Schultergürtel** abgebildet. Im Handteller und auf dem Handrücken liegen die Zonen von **Brustbein**, **Rippen**, **Brustdrüsen** und v. a. an der linken Hand die **Herzzone**. Ebenfalls auf dem Handrücken liegen die Atemwegszonen mit Lunge, Luftröhre und Zwerchfell (**Abb. 14.4**). Der untere Handballen mit den Handwurzelknochen bildet die Reflexzonen für den **unteren Bauchraum**. Im Handgelenk finden sich das kleine **Becken** mit den Geschlechtsorganen sowie die Hüftgelenke.

14.3 Solarplexus

Der Solarplexus, das Sonnengeflecht, hat als zentrales vegetatives Nervengeflecht eine große Bedeutung. Eine Behandlung dieser Zone kann ausgleichend und harmonisierend wirken. Die entsprechende Zone liegt in der Mitte der Handfläche im oberen Bereich, sowohl in der rechten als auch in der linken Hand (**Abb. 14.4**). Dort findet sich meist eine kleine Vertiefung. Die Zone für den Solarplexus befindet sich bei der Fußreflexzonentherapie entsprechend an der Fußsohle (**Abb. 13.3**, Nr. 57; **Abb. 13.4**).

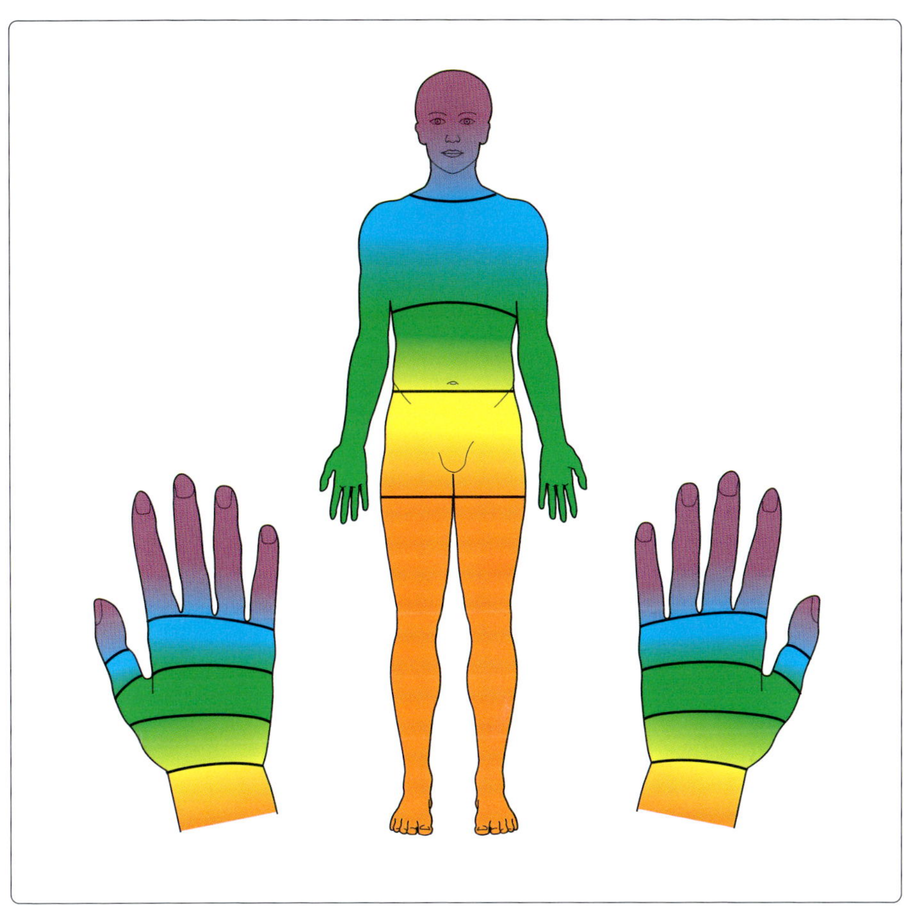

Abb. 14.1 Waagerechte Zonen.

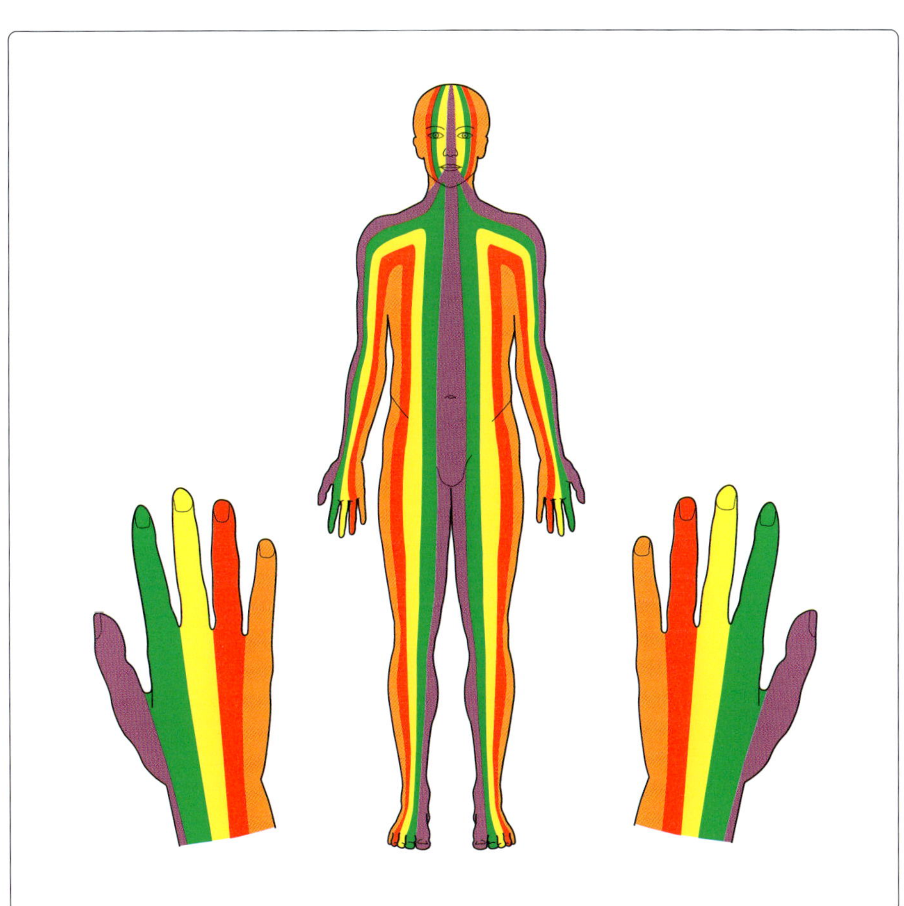

Abb. 14.2 Senkrechte Zonen.

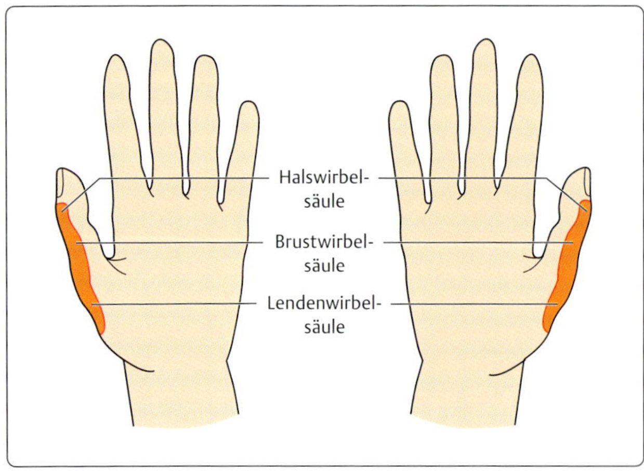

Abb. 14.3 Wirbelsäulenzonen. Hals-, Brust- und Lendenwirbelsäule.

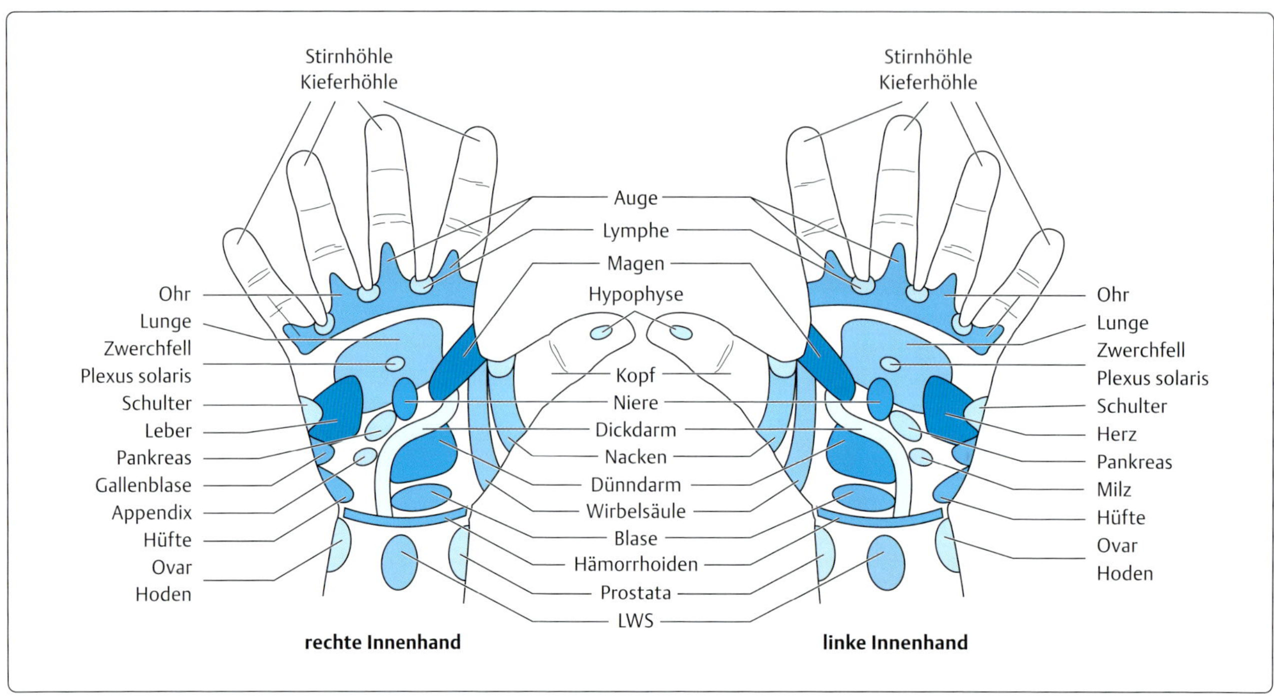

Abb. 14.4 Handfläche mit Reflexzonen.

15 Leitbahnen/Meridiane

Basis der TCM ist die Lehre von der Lebensenergie Qi. Sie wohnt – so der Ansatz – allem Lebendigen inne. Im menschlichen Organismus kreist das Qi wie ein Netzwerk aus Kanälen und Leitbahnen. Auf den Leitbahnen liegen Punkte, die man stimulieren kann, um bei Erkrankungen die betroffenen Organe zu heilen.

15.1 Grundlagen

Die Leitbahnen im Körper sind mit dem Meridiansystem der Erde vergleichbar. Ist der Fluss dieser Lebensenergie gestört, blockiert oder unterbrochen, so wirkt sich das auf die Gesundheit aus.

Von Bedeutung ist auch die Lehre von Yin und Yang. Sie besagt, dass sich alle Dinge in 2 Polaritäten teilen lassen – in Yin und Yang. Beide sind Gegensätze, aber sie bedingen sich, begrenzen und brauchen einander.

15.2 Hauptleitbahnen und außerordentliche Leitbahnen

Jede Leitbahn ist einem Organsystem zugeordnet. Insgesamt gibt es 12 Hauptleitbahnen – davon 10 organbezogene und 2 funktionelle (Dreifach-Erwärmer und Kreislauf-Sexualität-Leitbahn). Sie verlaufen spiegelbildlich bzw. paarig am Körper entlang. Die organbezogenen Leitbahnen können in 5 Funktionskreisen zusammengefasst werden: Nieren-Blasen-, Leber-Gallen-, Magen-Milz/Pankreas-, Lungen-Dickdarm-, Herz-Dünndarm-Funktionskreis. Außerdem gibt es 8 außerordentliche Leitbahnen, von denen nur dem Lenkergefäß und dem Konzeptionsgefäß eigene Akupunkturpunkte zugeordnet sind. Sie sind zudem unpaar angelegt. Diese Gefäße nehmen – je nach Bedarf – überschüssige Energie der Hauptleitbahnen auf oder geben Energie an sie ab. In der Übersicht ergibt sich folgende Systematik:

Ordentliche Leitbahnen

- Lunge (Lu)
- Dickdarm (Di)
- Magen (Ma)
- Milz (Mi)
- Herz (He)
- Dünndarm (Dü)
- Blase (Bl)
- Niere (Ni)
- Gallenblase (Gb)
- Leber (Le)
- Perikard (Pe) oder auch Kreislauf-Sexualität (KS)
- Dreifach-Erwärmer (3E) oder auch San Jiao (SJ)

Außerordentliche Leitbahnen mit eigenen Akupunkturpunkten

- Lenkergefäß (LG)
- Konzeptionsgefäß (KG) oder auch Ren Mai (Ren)

Schließlich gibt es noch etwa 1 500 Extrapunkte, die meist außerhalb der Leitbahnen lokalisiert sind. Allerdings sind hier unterschiedliche Nomenklaturen bekannt, die auch verschiedene Namen und Nummern aufweisen.

15.3 Leitbahnumläufe

Es gibt 3 Leitbahnumläufe: einen vorderen, einen seitlichen und einen hinteren (**Abb. 15.1**). Dabei ist jeweils das vordere, seitliche und hintere Drittel des Körpers gemeint (**Abb. 15.2**). Jeder Umlauf setzt sich aus 4 Leitbahnen zusammen, die miteinander gekoppelt sind und somit einmal durch den ganzen Körper führen (**Abb. 15.3**):

- **vorderer Umlauf:** Lunge (Lu), Dickdarm (Di), Magen (Ma) und Milz (Mi)
- **seitlicher Umlauf:** Perikard (Pe), Dreifach-Erwärmer (3E), Gallenblase (Gb) und Leber (Le)
- **hinterer Umlauf:** Herz (He), Dünndarm (Dü), Blase (Bl) und Niere (Ni)

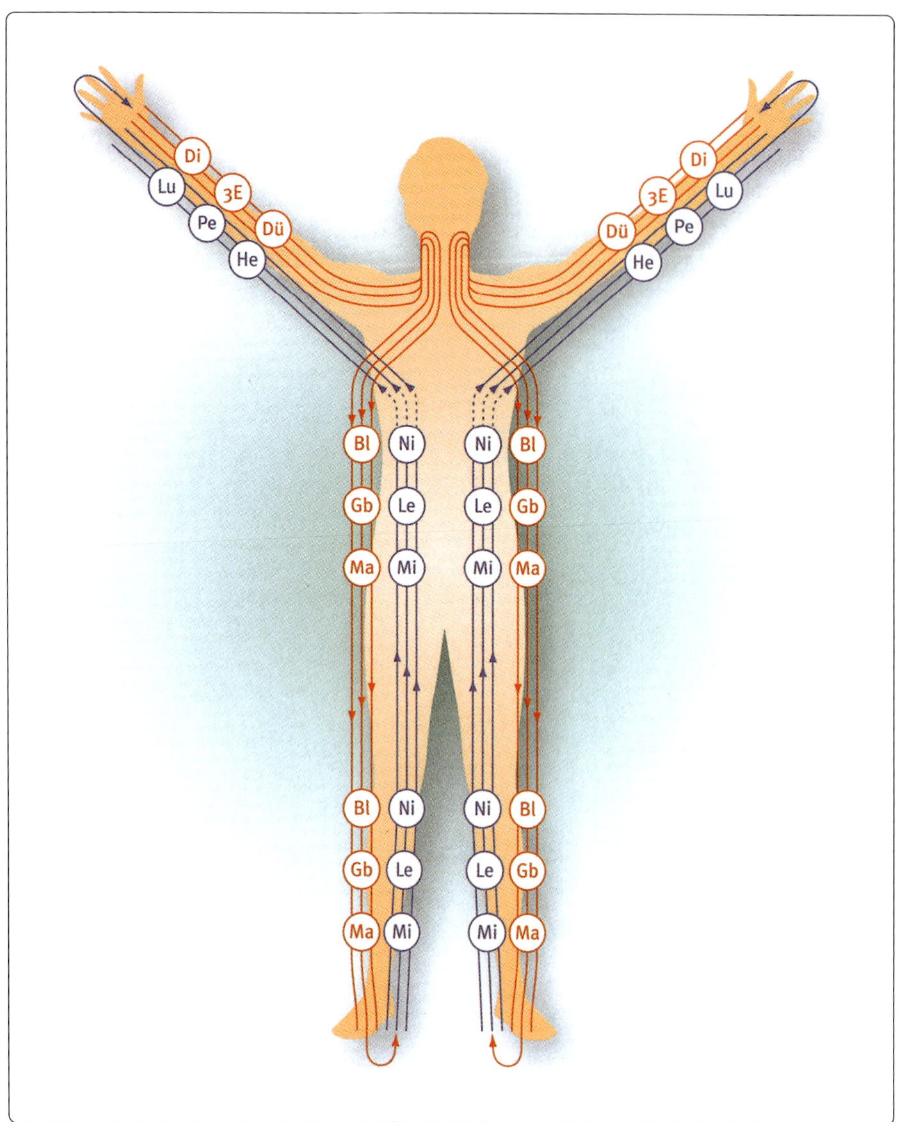

Abb. 15.1 Leitbahnen.

15.4 Yin- und Yang-Leitbahnen

Die Leitbahnen von Leber (Le), Milz (Mi) und Niere (Ni) beginnen an den Füßen und ziehen zum Stamm hin; die Leitbahnen von Herz (He), Perikard (Pe) und Lunge (Lu) beginnen wiederum am Stamm und enden an den Händen. Diese sind somit **Yin-Leitbahnen**, für die generell gilt: Sie verlaufen von den Zehen zum Stamm und vom Stamm zu den Fingern.

Die Leitbahnen von Dünndarm (Dü), Dickdarm (Di) und Dreifach-Erwärmer (3E) beginnen an den Händen und verlaufen zum Gesicht hin; die Leitbahnen von Magen (Ma), Gallenblase (Gb) und Blase (Bl) wiederum beginnen am Gesicht und enden an den Füßen. Diese sind somit **Yang-Leitbahnen**, für die generell gilt: Sie verlaufen von den Fingern zum Gesicht und vom Gesicht zu den Zehen.

Eine Übersicht der Leitbahnverläufe am Fuß zeigt die **Abb. 15.4**.

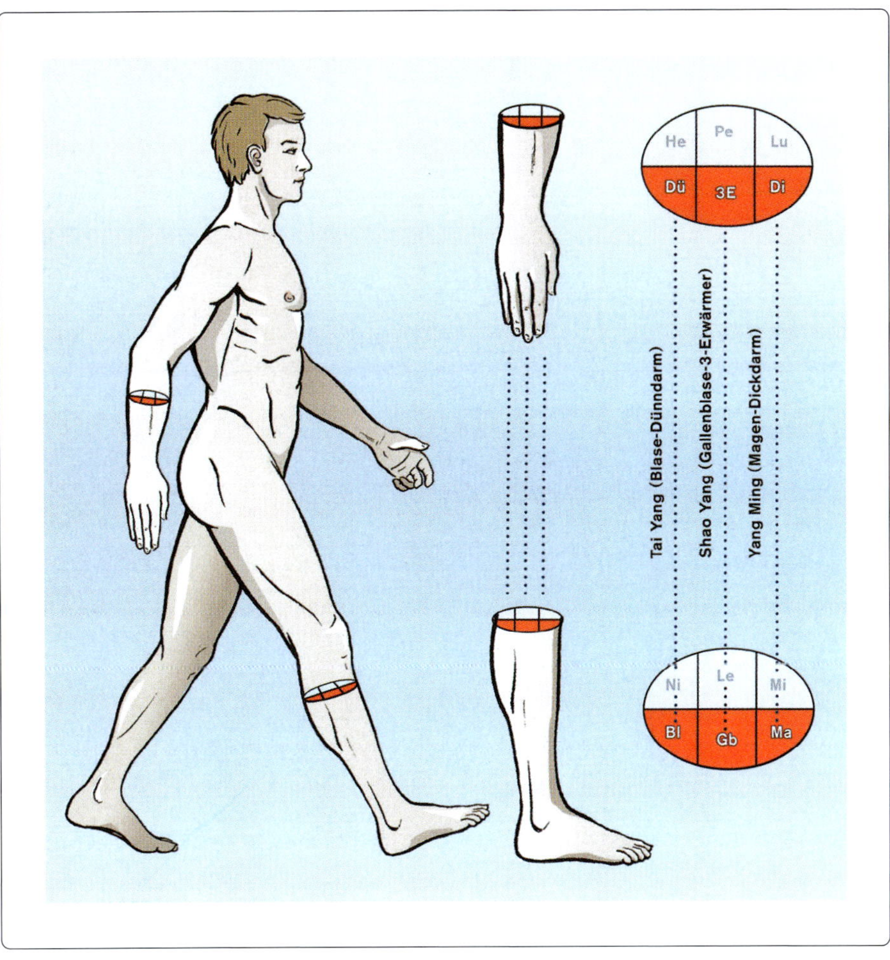

Abb. 15.2 Leitbahnachsen.

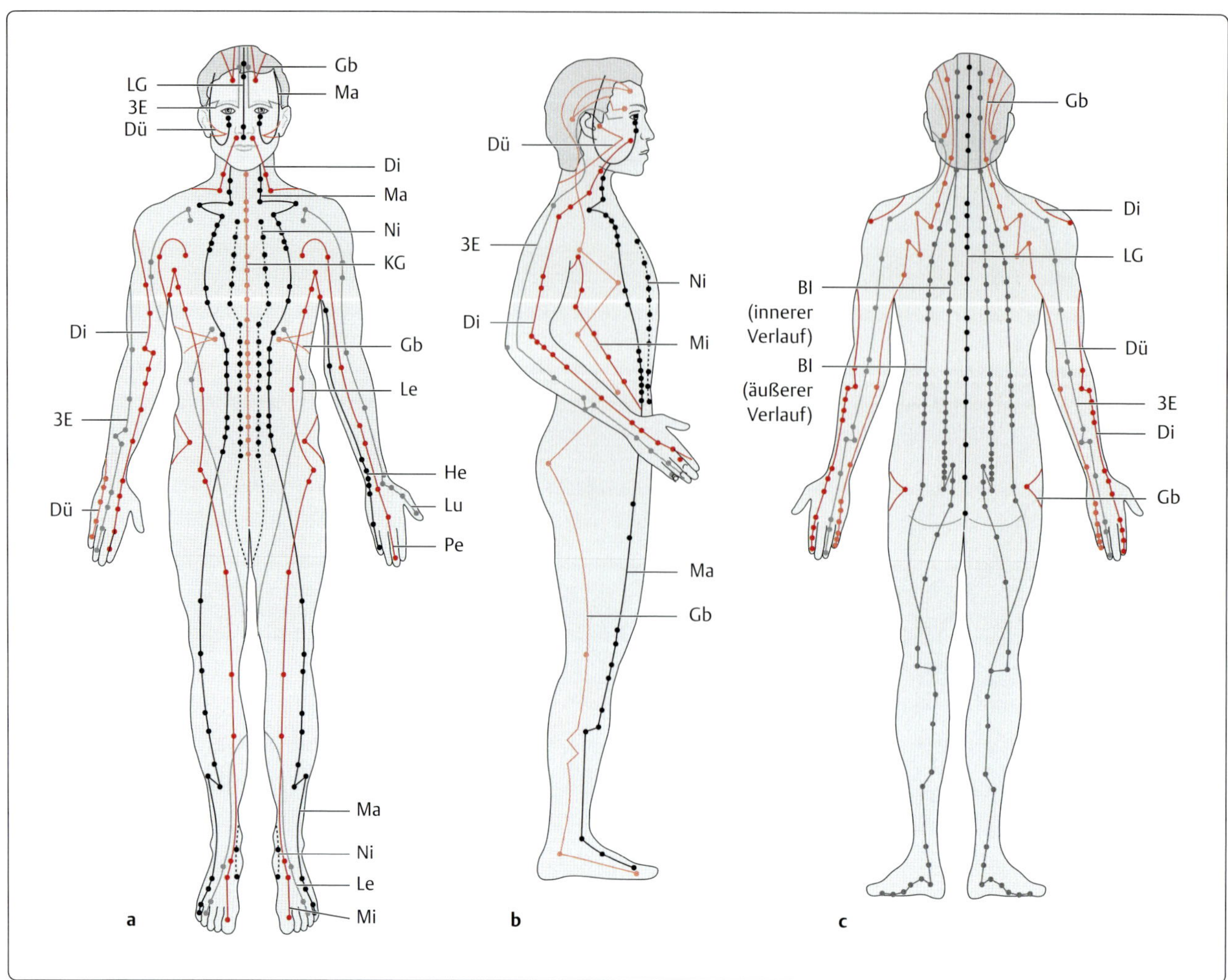

Abb. 15.3 Leitbahnsystem beim Menschen.

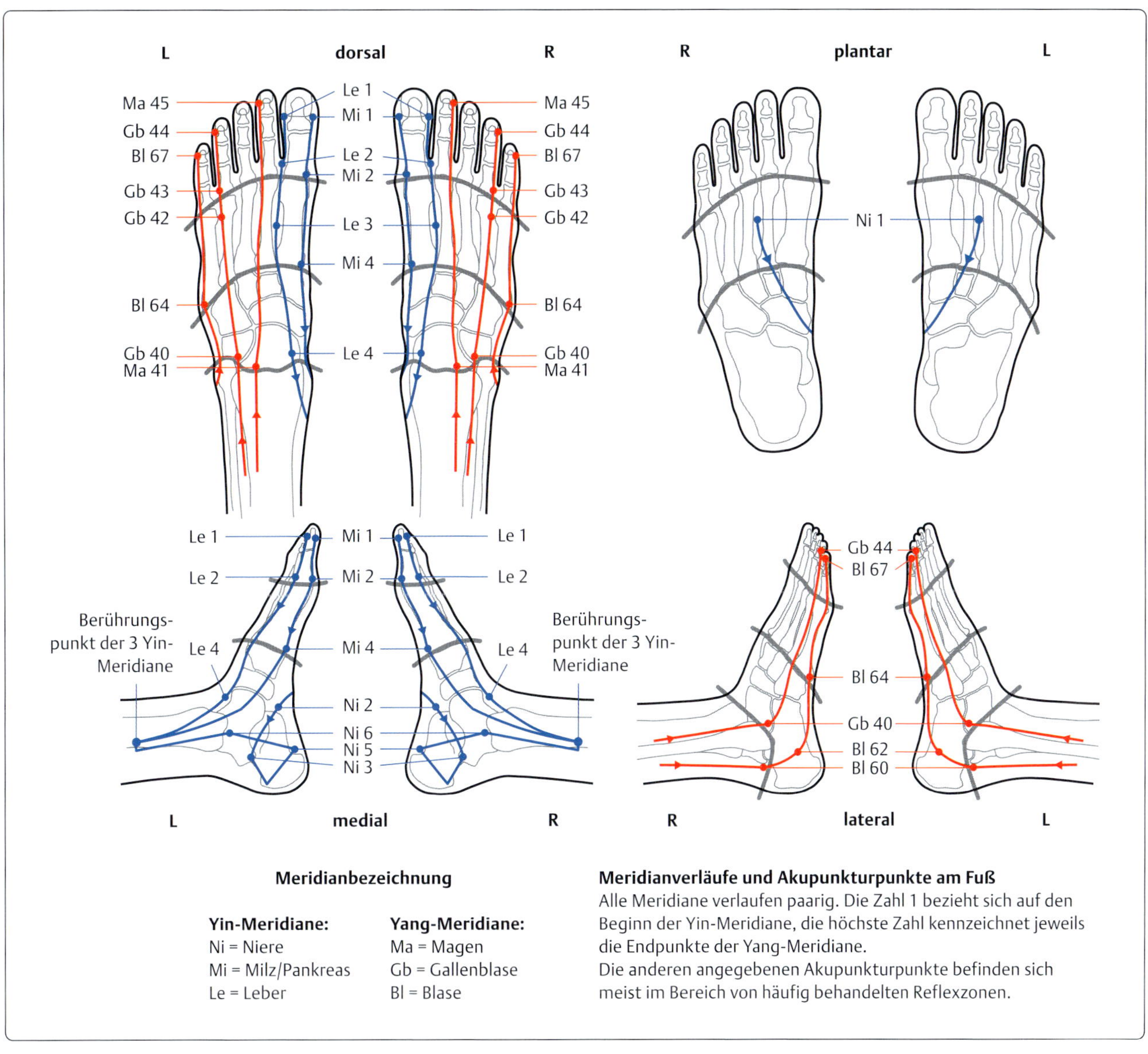

Abb. 15.4 Leitbahnverläufe am Fuß.

16 Zungendiagnose

Die Zungendiagnose ist ein wichtiges Diagnoseverfahren in der Traditionellen Chinesischen Medizin (TCM), aber auch in der westlichen Medizin spielt sie eine Rolle.

16.1 Grundlagen

Zur besseren Orientierung wird die Zunge von der Spitze bis zur Wurzel in 3 Teile unterteilt:

- Das 1. Drittel umfasst v. a. die Zungenspitze.
- Das 2. Drittel liegt in der Mitte.
- Im hinteren 3. Drittel befindet sich die Zungenwurzel.

16.2 Westliche Zungendiagnose

In der westlichen Zungendiagnose repräsentiert die Zungenspitze Rachen und Speiseröhre, in der Mitte der Zunge sind Magen, Zwölffingerdarm, Dünndarm, Blinddarm und Dickdarm abgebildet, an der Zungenwurzel schließlich der Mastdarm.

16.3 Zungendiagnose in der TCM

In der TCM sind an der Zungenspitze Lunge und Herz verortet. In der Mitte befinden sich Milz und Magen. Am lateralen Rand der Zunge sind die Referenzstellen für die Leber und die Gallenblase. Und an der Zungenwurzel sind v. a. Nieren, Blase, Darm abgebildet (**Abb. 16.1**).

Zudem bestehen nach der Lehre der TCM direkte Verbindungen zwischen einigen Leitbahnen und der Zunge, und zwar zwischen

- Zungenspitze und Herz (He),
- Zungenunterseite und Milz (Mi),
- Zungenwurzel und Niere (Ni).

16.4 Auffälligkeiten der Zunge

Es gibt verschiedene Untersuchungskriterien (**Abb. 16.2**). So sollte der Zungenkörper nach Form, Haltung, Farbe und Beweglichkeit beurteilt werden. Der Zungenbelag kann Auffälligkeiten zeigen, z. B. starke oder schwache Feuchtigkeit, farbliche Veränderungen. Auch Risse, Erhebungen usw. können Hinweise auf Störungen geben. Übrigens kann auch die Art und Weise, wie der Patient die Zunge herausstreckt (schnell, langsam, zittrig), aufschlussreich sein. Auch die Zungenunterseite mit den Venen sollte untersucht werden.

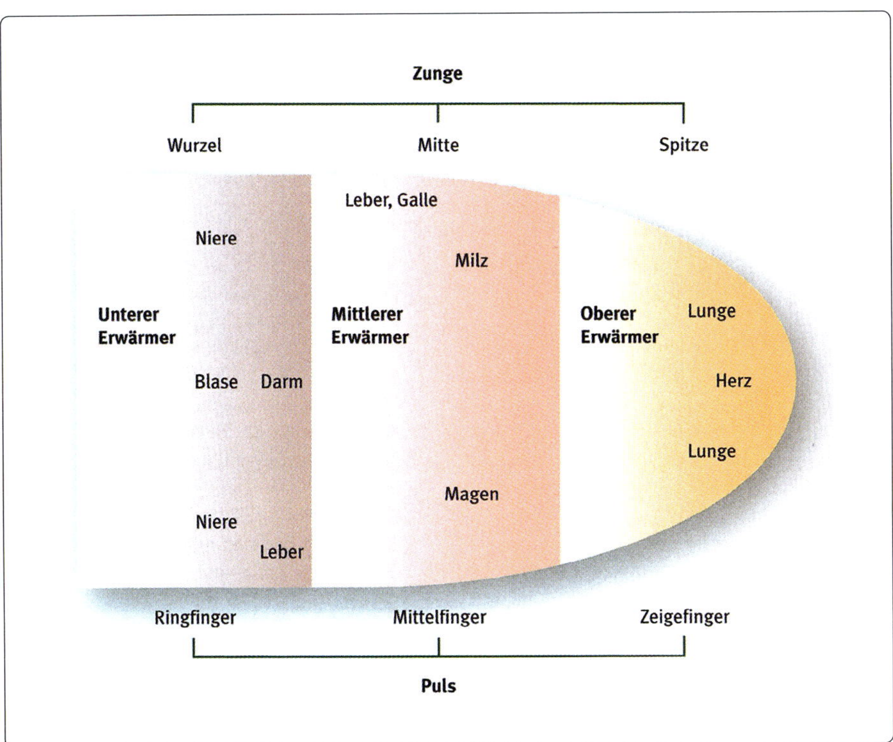

Abb. 16.1 Areale der Zunge.

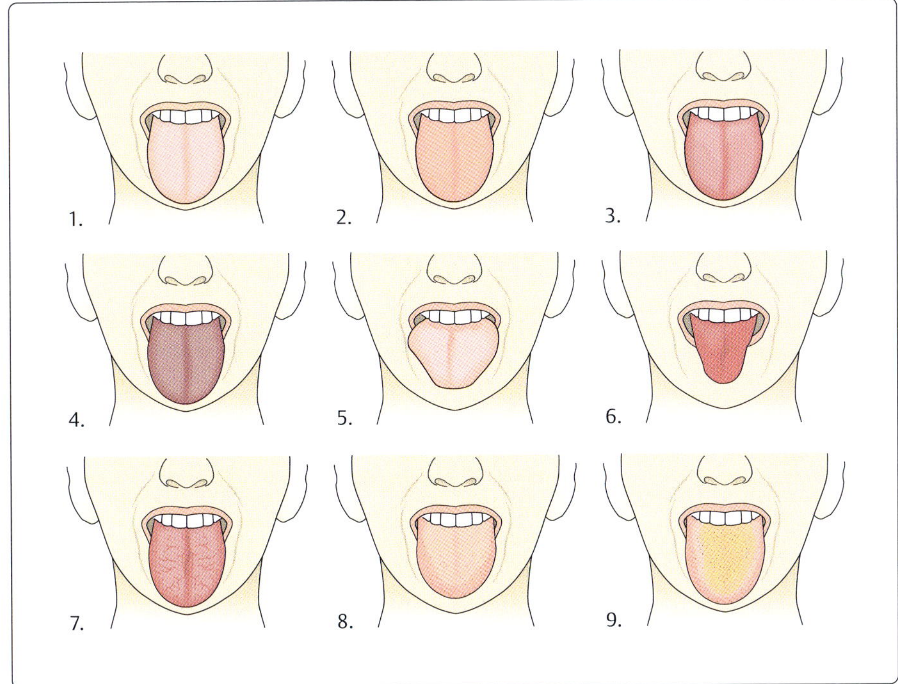

Abb. 16.2 Zungendiagnose.
1. gesunder, normal hellroter Zungenkörper,
2. zunehmende, pathologische Rötung,
3. karmin- bis blutroter Zungenkörper,
4. zyanotischer Zungenkörper,
5. weicher, geschwollener Zungenkörper,
6. derbe, verhärtete, lederartige Zunge,
7. Risse und Furchen im Zungenkörper,
8. weißer, dicker Zungenbelag,
9. gelb gefärbte Zunge.

17 Pulsdiagnose

Der Puls gibt auch in der westlichen Medizin wichtige Hinweise auf den Zustand eines Patienten. In der Traditionellen Chinesischen Medizin (TCM) gehört die Pulsdiagnose zu den wichtigen diagnostischen Verfahren – neben der Zungendiagnose und der Diagnose durch Gehör und Geruch.

17.1 Grundlagen

Grundsätzlich ist es möglich, die Pulse an verschiedenen Stellen zu überprüfen, z. B. an der A. temporalis und an der A. dorsalis pedis. Von Bedeutung ist aber v. a. der Puls an der A. radialis (S. 69).

17.2 Pulsstellen

In der TCM sind an der A. radialis 3 Stellen von Bedeutung, an denen der Puls überprüft werden sollte (**Abb. 17.1**):

- Die Cun-Pulsstelle oder Pollicaris-Stelle (lat. pollex = Daumen) ist am weitesten distal gelegen, also am nächsten zum Daumen.
- Weiter proximal befindet sich die mittlere Pulstaststelle: Sie wird als Clusalis-Puls oder Guan-Pulsstelle bezeichnet.
- Die am weitesten proximal gelegene Stelle heißt Pedalis-Puls (lat. pes = Fuß) oder auch Qi-Pulsstelle. Die jeweiligen Stellen repräsentieren verschiedene Organe.

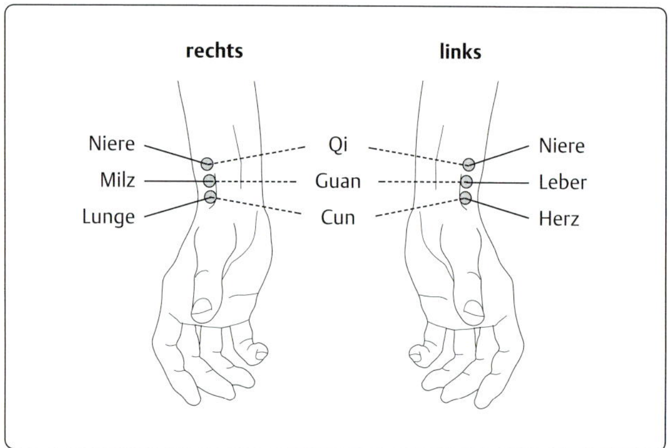

Abb. 17.1 Pulstaststellen A. radialis. Die Hand liegt mit dem Handrücken auf einer Unterlage.

Die **Cun-Pulsstelle** gibt Auskunft über den Bereich oberhalb des Zwerchfells. Am linken Arm entspricht die Stelle dem Funktionskreis Herz, am rechten dem Funktionskreis Lunge. Der **Clusalis-Puls** steht für den Bereich zwischen Zwerchfell und Nabel. Am linken Arm ist die Stelle dem Funktionskreis Leber und Gallenblase zugeordnet, am rechten dem Funktionskreis Milz und Magen. Die **Qi-Pulsstelle** repräsentiert den Bereich unterhalb des Nabels. Die Stelle entspricht sowohl am rechten als auch am linken Arm den Funktionskreisen Niere und Blase. Die Funktionskreise sind eingehender in Kap. 15.2 beschrieben.

17.3 Pulsqualitäten

In der **westlichen Schulmedizin** wird der Puls nach verschiedenen Kriterien unterschieden:

- Regelmäßigkeit: regularis = regelmäßig; irregularis = unregelmäßig
- Frequenz: frequens = häufig; rarus = selten
- Härte: duris = hart; mollis = weich
- Amplitude: altus = hoch; parvus = niedrig
- Schnelligkeit: celer = schnell; tardus = langsam

Aus diesen Kriterien können sich Hinweise auf Krankheiten ergeben. Zur Veranschaulichung sind hier einige Beispiele aufgeführt: Der sog. „Wasserhammerpuls" (Pulsus celer, altus, durus) tritt typischerweise bei einer Aorteninsuffizienz auf. Dagegen ist der Puls bei einer Aortenstenose langsam, klein und weich (Pulsus tardus, parvus, mollis). Ein Pulsus alternans kann ein Hinweis auf eine Herzinsuffizienz sein. Charakteristisch ist hier der Wechsel zwischen einem starken und schwachen Puls. Ein fadenförmiger, dünner Puls (Pulsus filiformis) tritt bei einem Kreislaufkollaps auf. Weitere Pulsqualitäten wie ein schwirrender Puls (Pulsus vibrans), mehrgipflige Pulse (Pulsus dicroticus/tricroticus) oder Pulse mit zusätzlichen Pulswellen

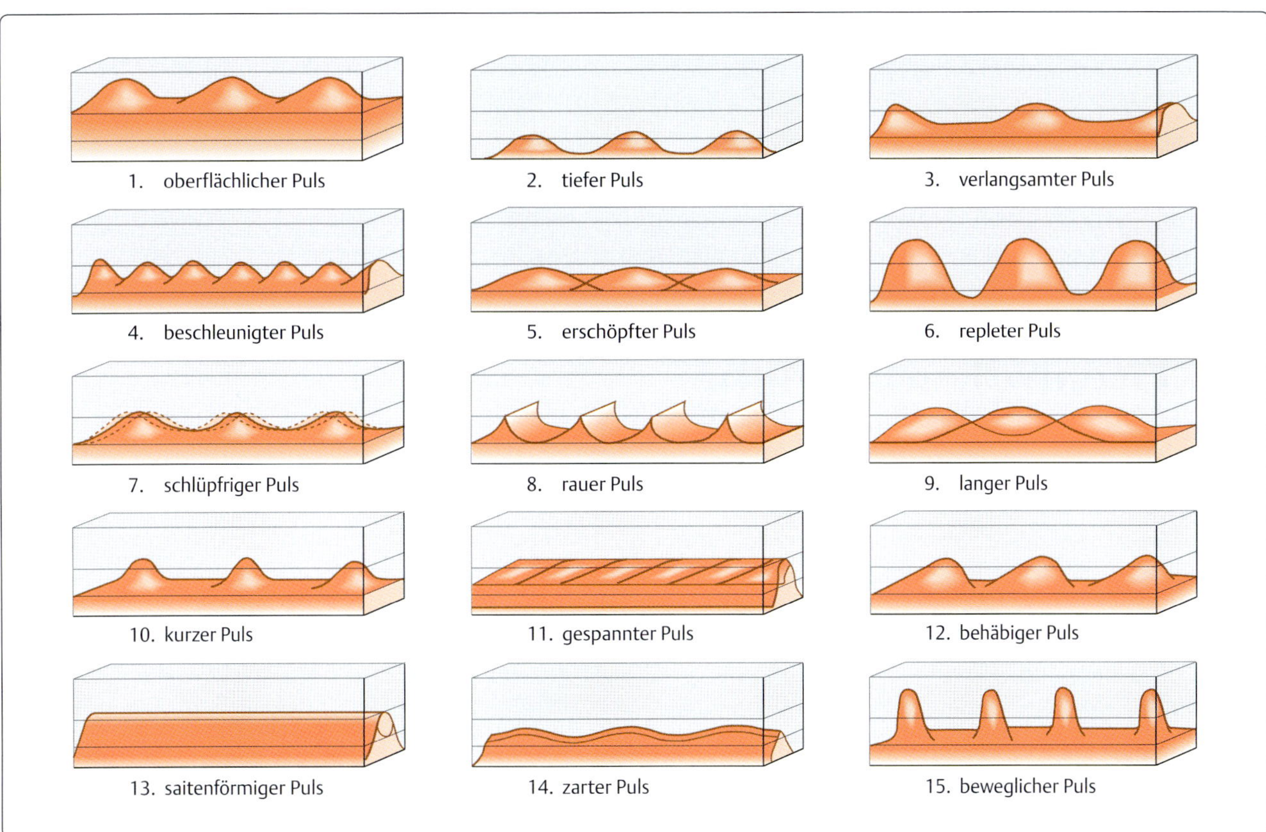

Abb. 17.2 Pulsbilder der TCM.

(Pulsus bigeminus/trigeminus/anacrotis) können Anzeichen sein für Aortenstenosen, Extrasystolen (zusätzliche Schläge der Vorhöfe oder Kammern) oder auch Herzfehler.

In der **TCM** werden teilweise ähnliche Bezeichnungen für die verschiedenen Pulsarten benutzt. Allerdings beschreibt sie wesentlich mehr Pulsqualitäten. Die **Abb. 17.2** zeigt eine Auswahl.

Neben den pathologischen Pulsarten gibt es außerordentliche pathologische oder seltsame Pulse. Diese Pulsarten werden v. a. mit Pulsbildern beschrieben. Beispiele sind „pickender Vogel“, „tröpfelndes Wasser“ und „klopfender Stein“. Der Puls des „pickenden Vogels“ ist schnell, unregelmäßig und schlägt in Intervallen; diese Pulsart lässt auf eine schwere organisch bedingte Herzkrankheit mit schlechter Prognose schließen. Der Puls des „tröpfelnden Wassers“ ist langsam und arrhythmisch; in der Schulmedizin könnte dies ein Hinweis auf einen AV-Block sein. Ein tiefer, fester, kraftloser Puls wird als „klopfender Stein“ bezeichnet; in der westlichen Schulmedizin besteht der Verdacht auf eine syphilitische Herzkrankheit oder Herzinsuffizienz.

18 Organ-/Leitbahnuhr

Unser Leben ist stark von Rhythmen und Zeitstrukturen beeinflusst. Die Jahreszeiten, der Wechsel von Tag und Nacht sowie Monatszyklen sind von der Natur gegeben. Darauf reagiert auch der Körper, die Ausschüttung von Hormonen unterliegt beispielsweise den jeweiligen Tages- und Nachtzeiten. Der Bereich der Chronobiologie hat hier erstaunliche und beeindruckende Erkenntnisse gebracht. Aus China stammt wiederum das Prinzip der Organuhr.

18.1 Grundlagen

Die Organ- bzw. Leitbahnuhr basiert auf der Leitbahnlehre der TCM (Kap. 15.2). Nach diesem Ansatz wird der Kreislauf der 12 Hauptleitbahnen innerhalb von 24 Stunden komplett durchlaufen (**Abb. 18.1**). Somit steht jede Leitbahn für jeweils 2 Stunden im Vordergrund. In diesen 2 Stunden wird die betreffende Bahn intensiver mit Qi-Energie durchströmt. Zugleich ist der Energiefluss in der Bahn, die auf der Uhr gegenüberliegt, am schwächsten. Man spricht hier von der sog. Partnerleitbahn.

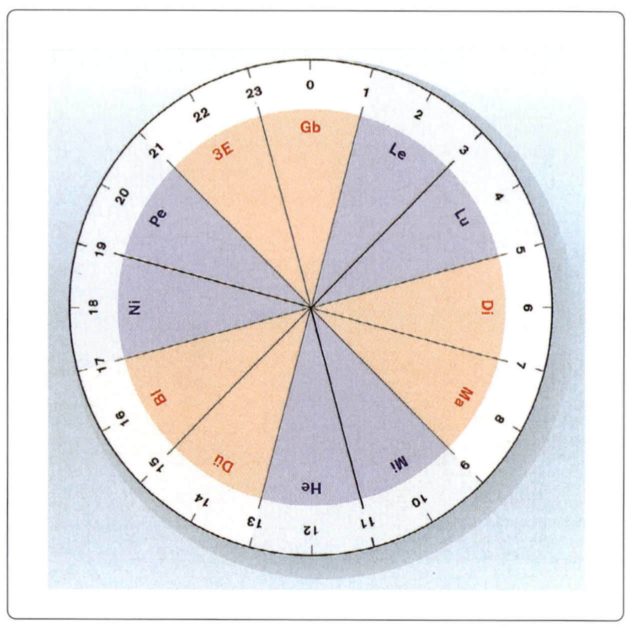

Abb. 18.1 Organuhr.

18.2 Organuhr und Leitbahnen

Es gibt einen weiteren direkten Zusammenhang zwischen der Organuhr und den Umläufen der Leitbahnen (Kap. 15.3):

- **3–11 Uhr:** vorderer Umlauf – Lunge (Lu), Dickdarm (Di), Magen (Ma) und Milz (Mi)
- **11–19 Uhr:** hinterer Umlauf – Herz (He), Dünndarm (Dü), Blase (Bl) und Niere (Ni)
- **19–3 Uhr:** seitlicher Umlauf – Perikard (Pe), Dreifach-Erwärmer (3E), Gallenblase (Gb) und Leber (Le)

19 Ohrakupunktur

Ähnlich wie bei der Körperakupunktur werden bestimmte Stellen mit Nadeln behandelt. Die Nadeln sind jedoch meist kürzer und dünner. Zu beachten ist, dass der Ohrakupunktur ein anderes Behandlungskonzept zugrunde liegt als der Körperakupunktur: Im Gegensatz zur Körperakupunktur bildet sich ein Ohrakupunkturpunkt nur dann, wenn in der betreffenden Zone eine Irritation gegeben ist.

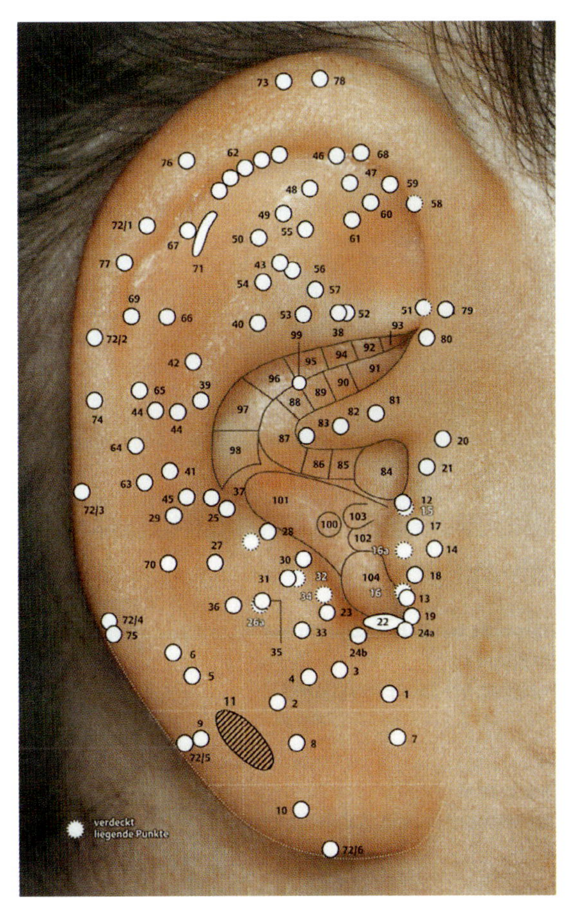

Abb. 19.1 Ohrakupunkturpunkte nach chinesischer Nomenklatur.

19.1 Grundlagen

Wenn im Körper eine Erkrankung, Störung, Entzündung usw. vorliegt, dann entsteht – so der Ansatz – an der korrespondierenden Stelle am Ohr ein sog. aktiver Punkt. Er unterscheidet sich durch seine Beschaffenheit von anderen Stellen am Ohr, die nicht betroffen sind. Es geht bei der Ohrakupunktur in der Regel nicht darum, bestimmte Punkte nach dem topografischen Wissen zu behandeln. Es ist aber möglich und hilfreich, sich je nach Beschwerden des Patienten Behandlungskonzepte zu erarbeiten und die damit verbundenen Punkte zu prüfen. Gestochen werden jedoch immer nur die Punkte, bei denen sich eine Aktivität bestätigt.

Die topografische Lage der Ohrakupunkturpunkte nach chinesischer Nomenklatur veranschaulichen die **Abb. 19.1** und **Tab. 19.1**; die topografische Anatomie der Ohrmuschel ist in **Abb. 19.2** gezeigt.

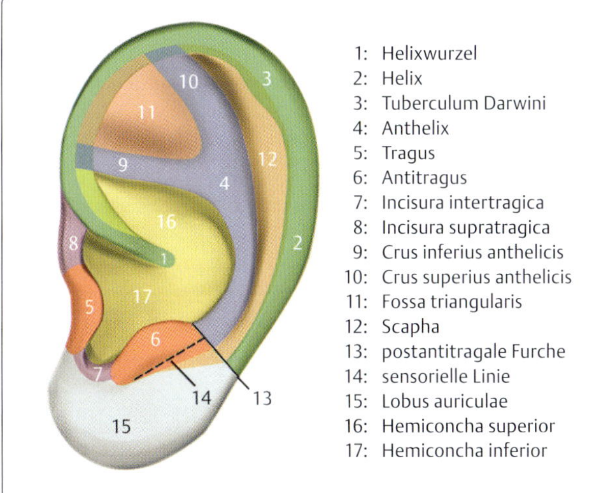

Abb. 19.2 Topografische Anatomie der Ohrmuschel.

Tab. 19.1 Topografische Lage der Akupunkturpunkte in numerischer Abfolge (nach Velling et al. 2009, S. 237 f.).

Nr.	Topografische Lage	Nr.	Topografische Lage	Nr.	Topografische Lage
1	Analgesiepunkt bei Zahnextraktionen	35	Sonne	72	Helix (1–6)
2	Gaumen	36	Dach	73	Mandel 1
3	Mundboden	37	HWS	74	Mandel 2
4	Zunge	38	Kreuz- und Steißbeinwirbel	75	Mandel 3
5	Maxilla	39	BWS	76	Leber 1
6	Mandibula	40	LWS	77	Leber 2
7	Analgesiepunkt bei Zahnextraktionen	41	Hals	78	Ohrspitze
8	Auge	42	Thorax	79	äußere Genitalien
9	Innenohr	43	Abdomen	80	Urethra
10	Tonsillen	44	Mamma	81	Rektum
11	Wange	45	Thyreoidea	82	Zwerchfell
12	Tragusgipfel	46	Zehe	83	Verzweigungspunkt
13	Nebennieren	47	Ferse	84	Mund
14	äußere Nase	48	Knöchel	85	Ösophagus
15	Larynx, Pharynx	49	Kniegelenk	86	Kardia
16	innere Nase	50	Hüftgelenk	87	Magen
16a	N. auriculotemporalis	51	Vegetativum	88	Duodenum
17	Durstpunkt	52	N. ischiadicus	89	Dünndarm
18	Hungerpunkt	53	Gesäß	90	Appendix 4
19	Hypertonuspunkt	54	Lendenschmerzpunkt	91	Kolon
20	Außenohr	55	„Tor der Götter", Shen Men	92	Blase
21	Herzpunkt	56	Becken	93	Prostata
22	Endokrinium	57	Hüfte	94	Ureter
23	Ovar	58	Uterus	95	Nieren
24a	Auge 1	59	blutdrucksenkender Punkt	96	Pankreas und Gallenblase
24b	Auge 2	60	Dyspnoepunkt	97	Leber
25	Hirnstamm	61	Hepatitispunkt	98	Milz
26	Zahnschmerzpunkt	62	Finger	99	Aszites
26a	Hirnanhang	63	Klavikula	100	Herz
27	Larynx und Zahn	64	Schultergelenk	101	Lunge
28	Hirn	65	Schulter	102	Bronchus
29	Polster	66	Ellenbogen	103	Trachea
30	Parotis	67	Handwurzel	104	Dreifach-Erwärmer
31	Asthma	68	Appendix 1	105*	blutdrucksenkende Frucht
32	Hoden	69	Appendix 2	106*	unterer Rücken
33	Stirn	70	Appendix 3	107*	oberer Rücken
34	graue Substanz	71	Urtikariazone	108*	mittlerer Rücken

* Die Punkte 105–108 befinden sich auf der Ohrmuschelrückseite.

19.2 Organzonen

Die Zonen am Ohr ergeben in etwa das Bild eines Embryos, der auf dem Kopf steht (**Abb. 19.3**). Der Lobulus entspricht dabei dem Kopf (**Abb. 19.4**). Dort sind v. a. Punkte der Sinnesorgane sowie das Gehirn lokalisiert, außerdem Zähne, Kiefergelenke sowie einige „psychische Punkte".

Die Hemiconcha inferior repräsentiert die Lunge und das Zwerchfell, die Hemiconcha superior die Baucheingeweide und Gallenblase. Die Anthelix bildet die Wirbelsäule (**Abb. 19.5**): Die verschiedenen Wirbelsäulenbereiche, also die HWS, BWS und LWS, haben jeweils unterschiedliche Formen und sind durch Knorpelfurchen voneinander abgegrenzt (**Abb. 19.6**).

Die Scapha steht v. a. für die oberen Extremitäten, die Fossa triangularis für die unteren Extremitäten. Das Areal des Tragus beinhaltet weitere „psychische Punkte". Auf der Außenseite des Antitragus sind die Schädelknochen mit Großhirnanteilen und das limbische System abgebildet, auf der Innenseite Thalamus und Hypothalamus. Auf der Incisura intertragica liegen Hormonpunkte und die Hypophyse.

19.3 Ergänzende Punkte

Bei einem Behandlungskonzept können neben den aktiven Organpunkten noch weitere Punkte berücksichtigt und auf Störungen untersucht werden (**Abb. 19.7**).

Bei Schmerzzuständen und Entzündungen sind v. a. analgetisch bzw. antiphlogistisch wirkende Punkte relevant, dazu gehören Shen Men, Thalamus und ACTH:

- **Shen Men** wird auch als „Tor der Götter" bezeichnet und gilt als ein analgetisch, antiphlogistisch und beruhigend wirkender Punkt.
- **Thalamus** ist ein allgemeiner Analgesiepunkt, besonders bei akuten und starken Schmerzen.
- Der Punkt **ACTH** leitet sich vom adrenokortikotropen Hormon ab. Dieser Punkt wirkt antiphlogistisch, analgetisch und antiallergisch.

Bei psychovegetativen Erkrankungen oder Begleiterscheinungen kommen ausgleichende Punkte infrage, z. B. Jerôme, Vegetativum und Anti-Aggression:

- **Jerôme** ist ein muskulärer und psychischer Entspannungspunkt, der vegetativ ausgleichend wirkt.
- **Vegetativum** ist ein spasmolytisch, entspannend und ausgleichend wirkender Punkt.
- Der Punkt **Anti-Aggression** ist ein wichtiger Punkt bei aggressivem Verhalten und bei Süchten.

Zusätzlich gibt es noch die sog. modalitätsspezifischen Punkte wie den Wetterpunkt oder den Allergiepunkt. Der Wetterpunkt ist relevant bei Wetterfühligkeit und saisonal abhängigen Beschwerden wie Migräne, Narbenschmerzen und Neuralgien.

Zu erwähnen ist noch der Nullpunkt. Er wird auch als Zwerchfellpunkt bezeichnet und ist der Ausgangspunkt der Behandlungslinien nach Nogier und der Abgleichpunkt für die Hautwiderstandsmessung.

19.4 Dominantes Ohr

Bei unpaaren Organen sind die jeweiligen Punkte auf der Seite am Ohr zu finden, auf der sich das betreffende Organ bzw. die Störung befindet. Bei paarigen Organen gilt, dass die Behandlung v. a. am dominanten Ohr erfolgen sollte – bei Rechtshändern am rechten Ohr, bei Linkshändern am linken Ohr. Dies ist eine Faustregel, Ausnahmen sind immer möglich. So gibt es den Ansatz, bei psychovegetativen Störungen kontralateral zu behandeln, also gerade nicht an dem dominanten Ohr. Grundsätzlich wird empfohlen, pro Ohr nicht mehr als 5–7 Nadeln zu setzen.

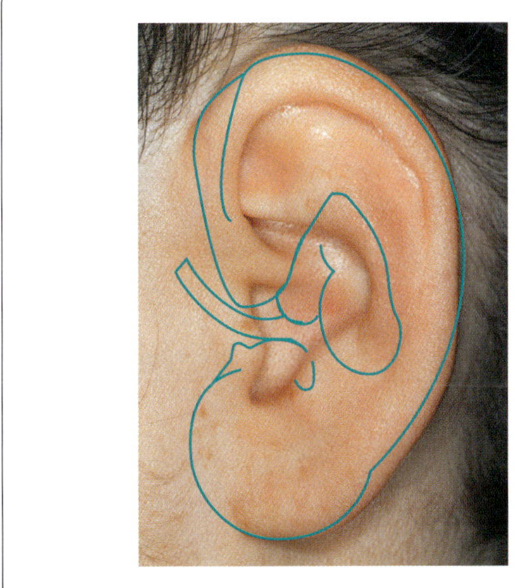

Abb. 19.3 Topografische Lage der Reflexzonen (1).

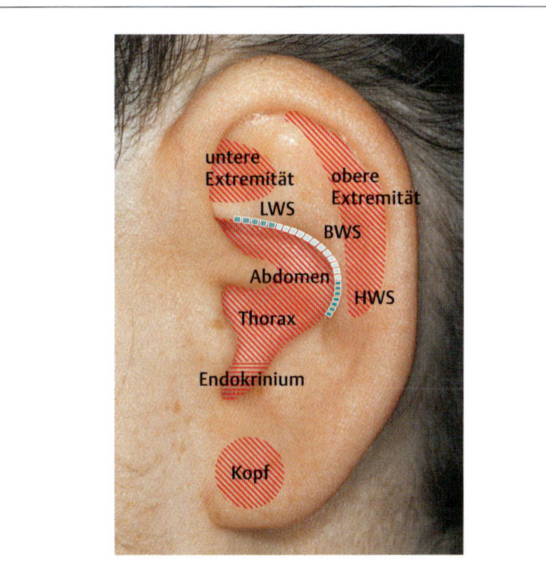

Abb. 19.4 Topografische Lage der Reflexzonen (2).

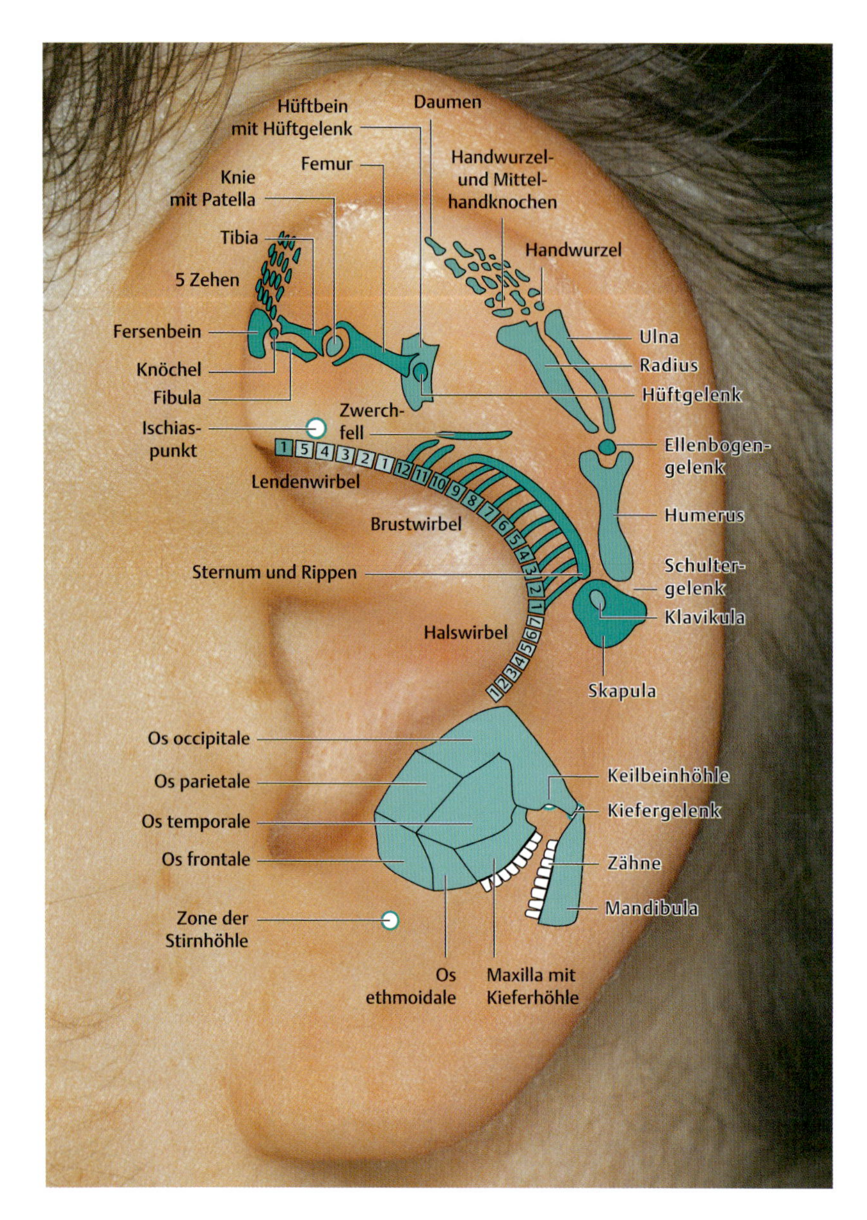

Abb. 19.5 Projektion des knöchernen Skeletts nach Nogier.

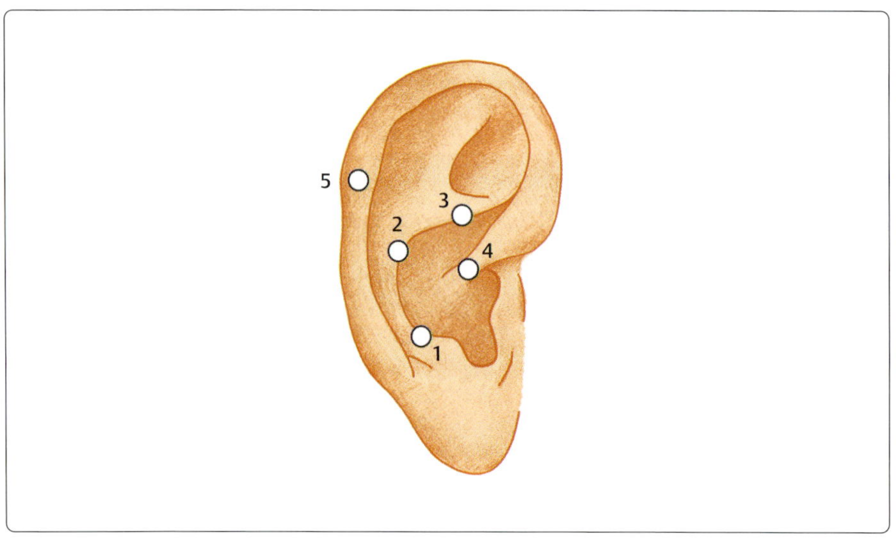

Abb. 19.6 Knorpelfurchen, die leicht mit dem Steigbügeltaster auffindbar sind. (1) C 0/C 1, (2) C 7 / Th 1, (3) Th 12/L 1, (4) Nullpunkt, (5) Darwin-Punkt.

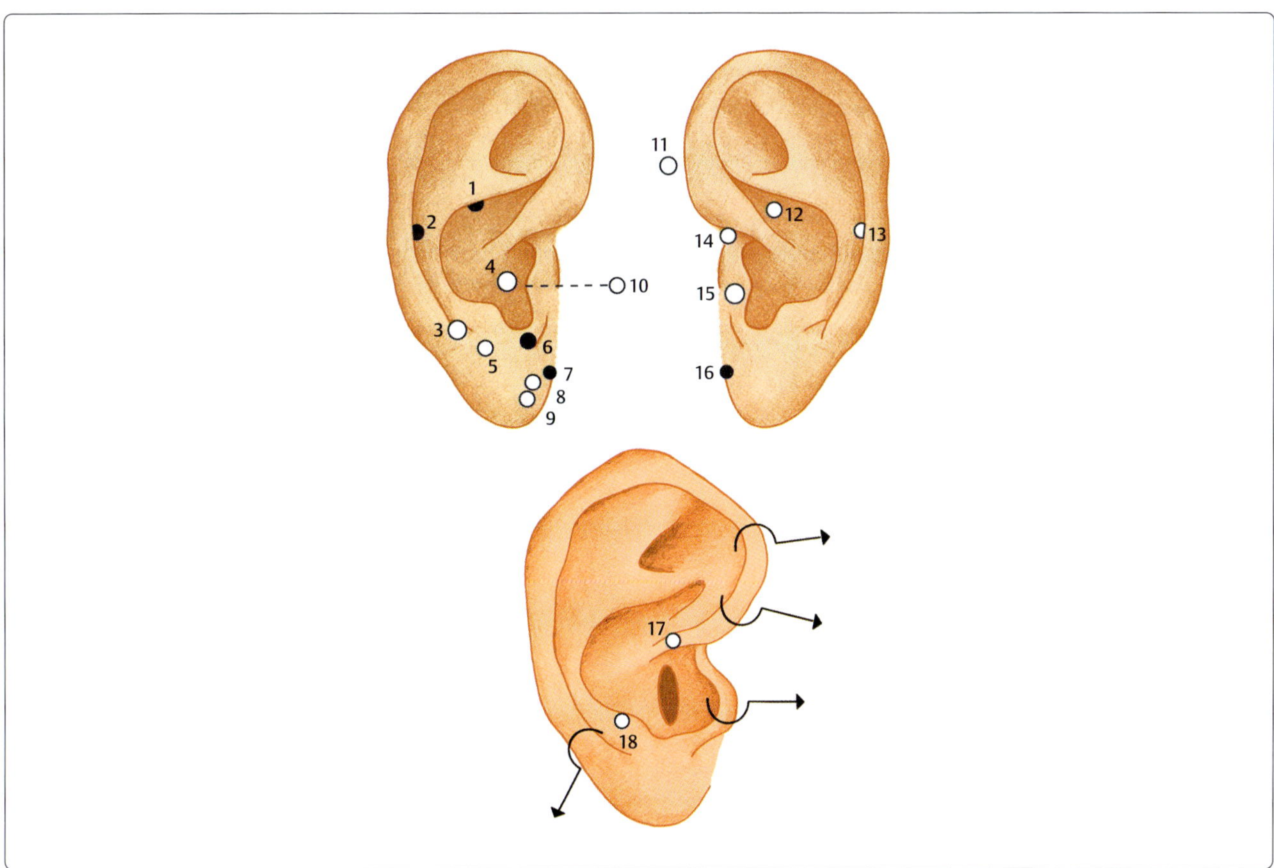

Abb. 19.7 Ergänzende Punkte, beispielsweise bei psychovegetativen Erkrankungen. (1) Ärgerpunkt, (2) bzw. (13) Barbiturat-vergleichbarer Punkt, (3) Antidepressionspunkt, (4) Lungen-Punkt als ergänzender Antidepressionspunkt, (5) Anregungspunkte bei fehlendem Selbstvertrauen, (6) Aggressionspunkt, (7) Angstpunkt, (8) Punkt gegen Verzweiflung, (9) psychosomatischer Hauptpunkt, auch Omega-Punkt genannt, (10) Lateralitätssteuerungspunkt, (11) sog. Psychotherapiepunkt nach Bourdiol, (12) Milz-Punkt als ergänzender Punkt gegen Angstzustände, (14) Frustrationspunkt, (15) Valium-vergleichbarer Punkt, (16) Sorgepunkt, (17) Nullpunkt – hier als vegetativer Punkt für den Bereich des Plexus coeliacus, (18) Hypothalamus als vegetatives Zentrum.

20 Segmenttherapie

Die Körperhülle und das Körperinnere stehen durch nervale Verbindungen in einer kontinuierlichen Wechselwirkung. Haut, Muskeln und innere Organe funktionieren nur, weil sie von den insgesamt 31–32 Nervenwurzelpaaren versorgt werden. Die Spinalnerven setzen innere Organe und die entsprechenden Haut-, Muskel- und Knochenabschnitte miteinander in Verbindung. Sie sind wie „rote Fäden". Die Spinalnerven innervieren verschiedene Areale. Sie werden – je nach Beschaffenheit – unterschiedlich bezeichnet: in der Haut als Dermatom, in der Muskulatur als Myotom, im Skelettbereich als Sklerotom, im Rückenmark als Neurotom, im Bereich der Eingeweide als Enterotom.

20.1 Grundlagen

Von Bedeutung für die Segmenttherapie sind v. a. die Dermatome. Sie werden auch **Head'sche Zonen** genannt – nach dem englischen Neurologen Henry Head (1861–1940). Head beobachtete, dass bei Erkrankungen der inneren Organe auf der Haut hyperalgetische Zonen entstehen. Somit können Veränderungen an der Körperoberfläche wiederum Hinweise auf pathologische Vorgänge in tieferen Körperschichten geben. Es kann auch sein, dass sich der übertragene Schmerz an der Oberfläche bemerkbar macht, obwohl am betroffenen Organ selbst noch keine oder kaum Schmerzen vorhanden sind. Daher spricht man auch von einem Frühwarnsystem.

20.2 Dermatomschemata

Zu beachten ist, dass es unterschiedliche Dermatomschemata gibt. Das liegt daran, dass die Dermatomgrenzen entweder anatomisch oder klinisch festgelegt werden können. Dementsprechend wird zwischen **subkutanen Dermatomen** (**Abb. 20.1**) und Epidermisdermatomen unterschieden. Beide Ansätze sind ihrem Anspruch nach richtig, der Therapeut muss diese Differenzierung aber kennen. Die bekannten Aufzeichnungen von Head entsprechen einem **Epidermisdermatom** (**Abb. 20.2**).

20.3 Maximalpunkte

Störungen oder Krankheiten innerer Organe können sich an den entsprechenden äußeren Segmentanteilen zeigen, z. B. als schmerzhafte Empfindung an der Haut (**Abb. 20.2**). Oft ist nicht das ganze Dermatomband überempfindlich, sondern nur ein sog. Maximalpunkt in dem Dermatom. Diese etwa 3 cm großen Maximalpunkte gelten deshalb auch als Signalpunkte für das gesamte Segment. Weil sie den Durchtrittsstellen der Spinalnervenäste entsprechen, sind sie besonders empfindlich. Außerdem fallen im Bereich der Maximalpunkte manchmal Hyper- oder Depigmentierungen sowie Juckreiz auf (Kratzspuren beim Patienten beachten!).

20.4 Besondere Segmentzuordnungen

Jedes Organ lässt sich bestimmten Segmenten zuordnen. An dieser Stelle seien einige Beispiele genannt (**Abb. 20.3**):

- Erhebungen im Bereich von C 7 weisen auf hormonelle Störungen hin, man spricht hier auch vom Hormonbuckel.
- Bei einer Bindegewebshärte auf der linken Schulter sollte man an Störungen der Herzfunktion denken.
- Etwas weiter kaudal, ebenfalls auf der linken Seite, befindet sich die Zone des Magens und der Bauchspeicheldrüse. Diese kann beispielsweise bei Gastritis oder Ulkus druckschmerzhafte Gelosen aufweisen.
- Eine Besonderheit bildet das Segment C 4. Da fast jedes Organ in C 4 eine Nebenreflexzone hat, sollte hier mitbehandelt werden.

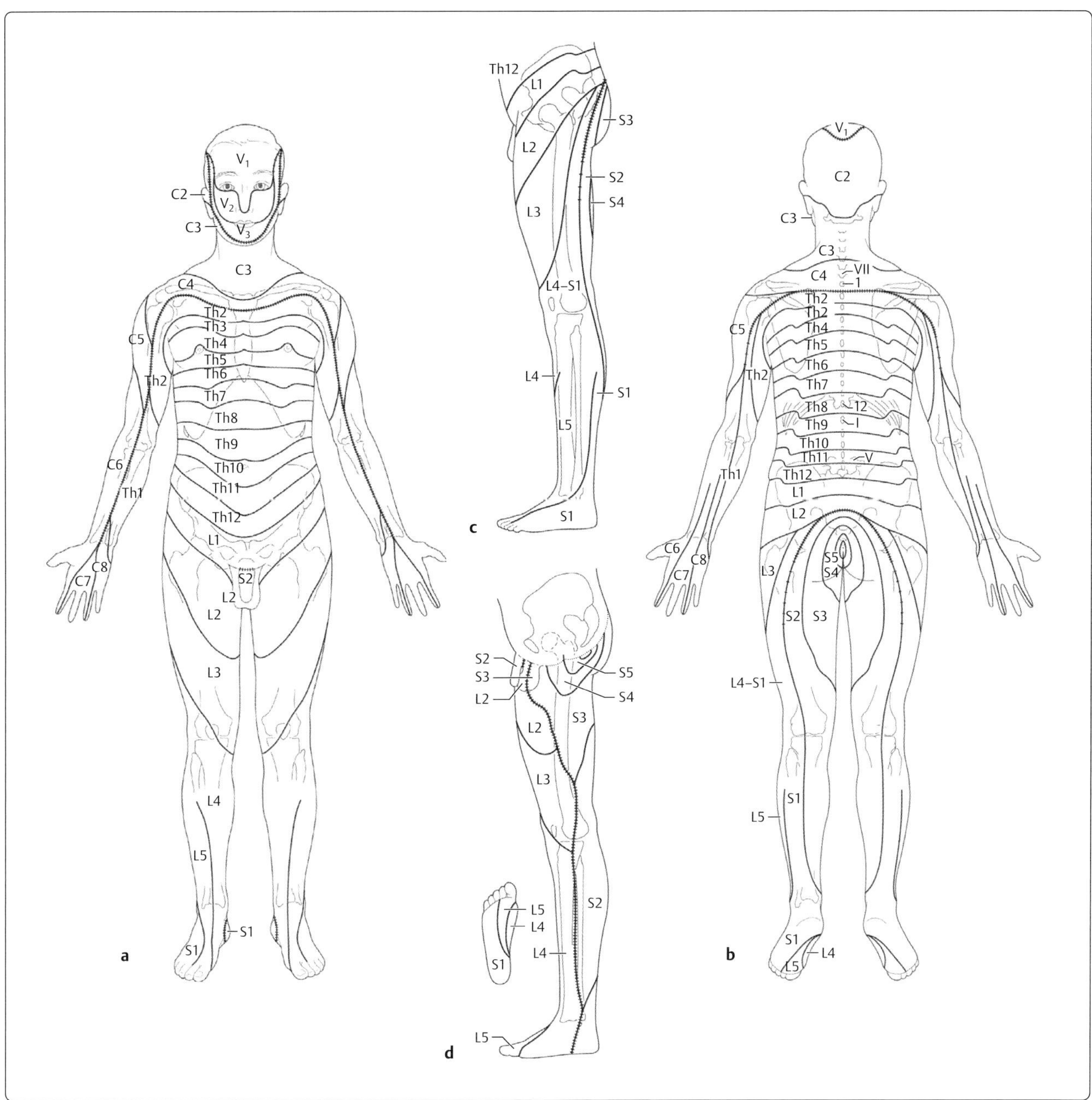

Abb. 20.1 Anatomisches Dermatomschema.

a Dermatome von vorne.

b Dermatome von hinten.

c Seitenansicht der unteren Extremitäten von lateral.

d Seitenansicht der unteren Extremitäten von medial.

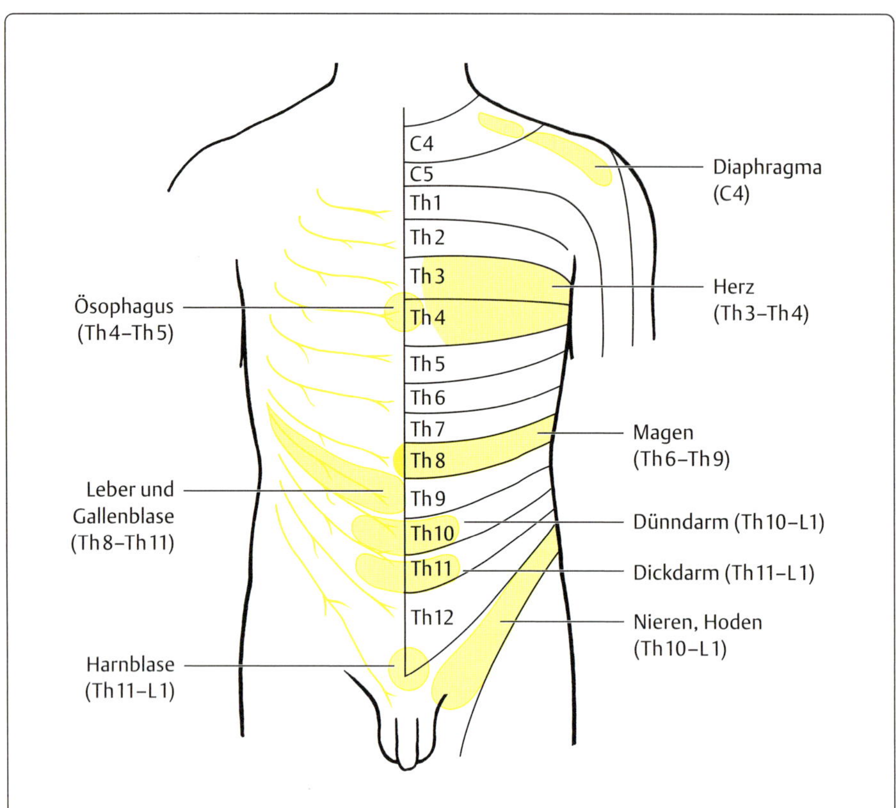

Abb. 20.2 Head'sche Zonen. Organe und ihre Projektionszonen auf die Haut.

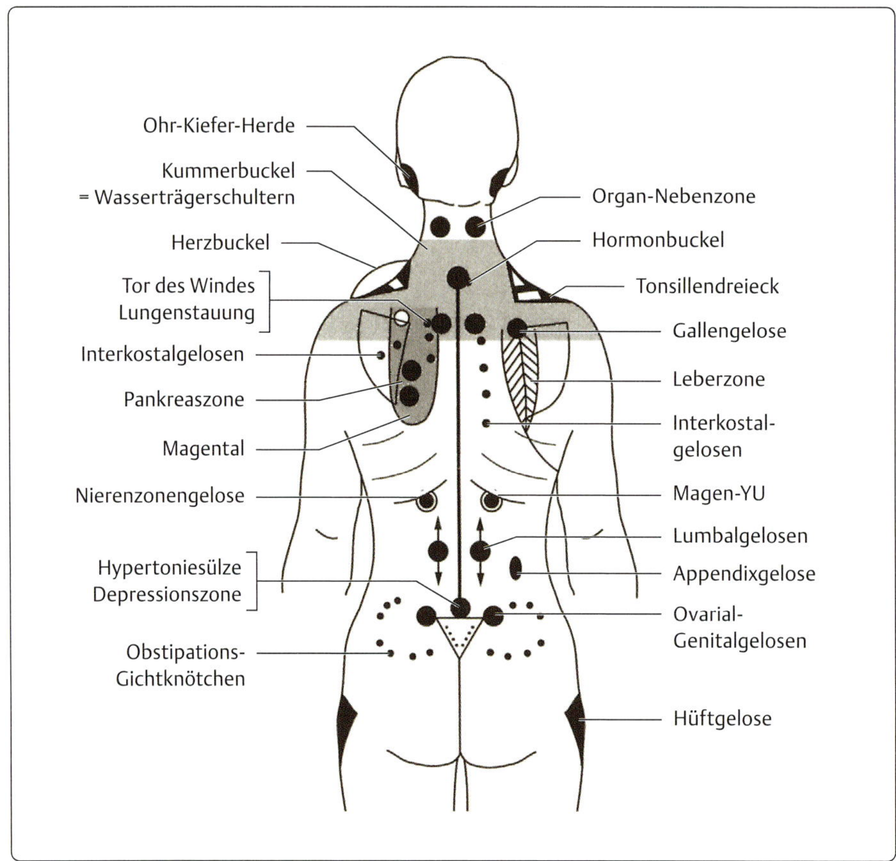

Abb. 20.3 Schröpfzonen nach Abele.

21 Myofasziale Triggerpunkte

Es gibt verschiedene Arten von Triggerpunkten. Je nachdem, welche Struktur betroffen ist, unterscheidet man Triggerpunkte in Haut, Fettgewebe, Sehnen, Bändern, Gelenkkapseln, im Muskelgewebe usw. Es ist wichtig, diese verschiedenen Arten der Triggerpunkte voneinander zu unterscheiden. In diesem Kapitel geht es speziell um myofasziale Triggerpunkte, die in den Muskeln liegen. Sie treten wesentlich häufiger auf als andere Triggerpunktarten.

21.1 Grundlagen

Bei einem myofaszialen Triggerpunkt handelt es sich um eine verhärtete und übererregbare Region innerhalb eines Strangs in einem Skelettmuskel oder einer Muskelfaszie. Diese Zone kann unterschiedlich groß sein und typische Ausstrahlungsmuster bilden. Triggerpunkte reagieren überempfindlich und druckschmerzhaft auf mechanische Reize. Außerdem wird eine weitere Reaktion ausgelöst („getriggert"). Die Symptome können lokal, regional oder in weiter entfernten Arealen auftreten. Bei Stimulation können sich neben Schmerzen auch Missempfindungen oder vegetative Symptome zeigen.

21.2 Differenzierung der Triggerpunkte

Es gibt verschiedene Arten von myofaszialen Triggerpunkten. Bei aktiven Triggerpunkten treten schon in Ruhe oder bei physiologischer Belastung Symptome auf, während latente Triggerpunkte unauffällig sind. Bei latenten Triggerpunkten zeigen sich die Symptome erst dann, wenn die betroffenen Stellen palpiert werden.

Außerdem unterschiedet man primäre und sekundäre Triggerpunkte: Primäre Punkte sind diejenigen, die direkt von dem betroffenen Muskel aktiviert wurden. Als sekundär werden diejenigen Punkte bezeichnet, die sich in Antagonisten oder Synergisten der primär betroffenen Muskeln gebildet haben.

Übertragener Schmerz (referred pain) Strahlen die Schmerzen aus, spricht man von einem übertragenen Schmerz (referred pain). Der Ursprung der Schmerzen kann demnach ganz woanders liegen als die Stelle, an der sich der Schmerz dann zeigt. Die ursprüngliche Quelle entfaltet also eine Fernwirkung an anderen Stellen des Körpers. Dabei zeigt jeder Muskel ein typisches Ausstrahlungsgebiet, man spricht von einem Schmerzmuster.

21.3 Wichtige Triggermuskeln

Besonders häufig treten Triggerpunkte in den posturalen Muskeln (= Muskeln, die eine Haltefunktion haben/Statikmuskeln) und in den Muskeln des Kauapparates auf (**Abb. 21.1**). Es folgen Beispiele einiger wichtiger Triggermuskeln:

- Kopf und Oberkörper:
  - Fällt es dem Patienten schwer, den Kopf zu drehen, und treten Schmerzen am Hinterkopf auf, so könnte der **M. trapezius** (**Abb. 21.2**) dafür verantwortlich sein.
  - Ein weiterer Triggermuskel ist der **M. sternocleidomastoideus** (**Abb. 21.3**), der als typische Symptome Migränekopfschmerzen, Gesichtsschmerzen oder Ohrensausen verursachen kann.
  - Zu nennen ist ebenfalls der **M. masseter**. In seiner äußeren Schicht befindet sich eine Kette von Triggerpunkten. Die Schmerzen strahlen häufig in den Ober- oder Unterkiefer aus, auch Ohrenschmerzen können auftreten.
  - Ist der **M. temporalis** betroffen, so kann sich dies in heftigen Zahnschmerzen äußern.
  - Der **M. pterygoideus lateralis** strahlt typischerweise in den Kieferhöhlenbereich aus. Es können Kiefergelenkstörungen oder -schmerzen sowie tinnitusähnliche Beschwerden auftreten. Auch der **M. pterygoideus medialis** strahlt in das Kiefergelenk aus, zudem können Zunge, Pharynx und Larynx betroffen sein.
  - Der **M. deltoideus** (**Abb. 21.4**) äußert sich durch verschiedene Einschränkungen und Schmerzen beim Bewegen des Arms.

- Ist der **M. levator scapulae** (**Abb. 21.5**) betroffen, so kann sich das in Schmerzen beim Hochziehen oder Tragen von schweren Gegenständen äußern.
- Bei Störungen des **M. supraspinatus** (**Abb. 21.5**) kann die Abduktion des Oberarms eingeschränkt sein.
- Triggerpunkte im Bereich des **M. teres major** und **M. teres minor** (**Abb. 21.5**) zeigen sich dadurch, dass beispielsweise die Außenrotation und die Adduktion des Arms schmerzhaft und eingeschränkt ist.

• Unterkörper:
- Die Triggerpunkte des **M. vastus lateralis** verursachen meist Schmerzen im lateralen Oberschenkel, die bis ins Knie ausstrahlen können.
- Die Schmerzausstrahlung des **M. sartorius** (**Abb. 21.6**) betrifft den ventralen und medialen Oberschenkel.
- Ist der **M. gracilis** betroffen, zeigt sich dies häufig durch Schmerzen an der Innenseite des Oberschenkels.
- Die Schmerzprojektion des **M. adductor longus** zeigt sich im Bereich der Leiste, am Oberschenkel, an der Patella und entlang der Tibiakante.
- Die Schmerzausstrahlung des **M. tensor fasciae latae** macht sich im Hüftgelenk und am anterolateralen Oberschenkel bemerkbar.

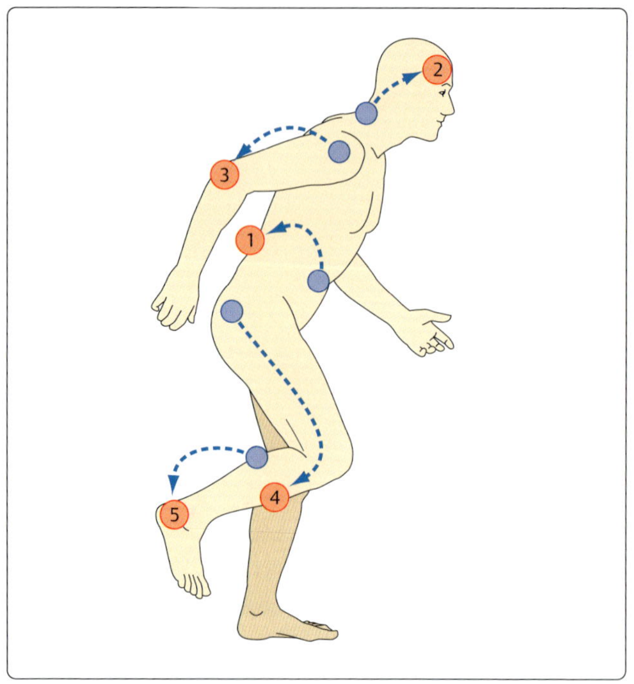

Abb. 21.1 Die schmerzauslösenden Triggerpunkte liegen oft weit entfernt von der Schmerzstelle. (1) Quelle von Rückenschmerzen in der Bauchmuskulatur, (2) Ursache von Kopfschmerzen in der Halsmuskulatur, (3) Ellenbogenprobleme durch die Hals- und Schultermuskulatur, (4) Beinschmerzen von der Gesäßmuskulatur, (5) Achillessehnenschmerz entsteht in der Wade.

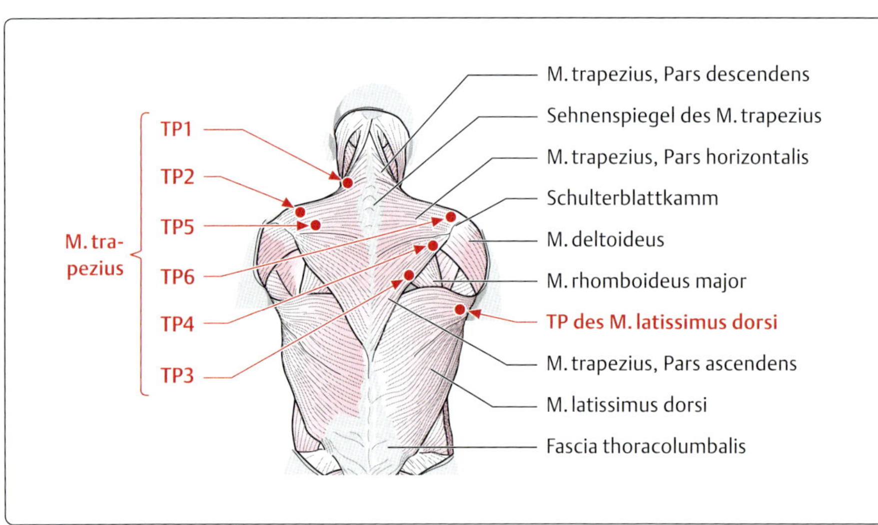

Abb. 21.2 Muskeln des Kopf- und Nackenschmerzes. M. trapezius, M. latissimus dorsi.

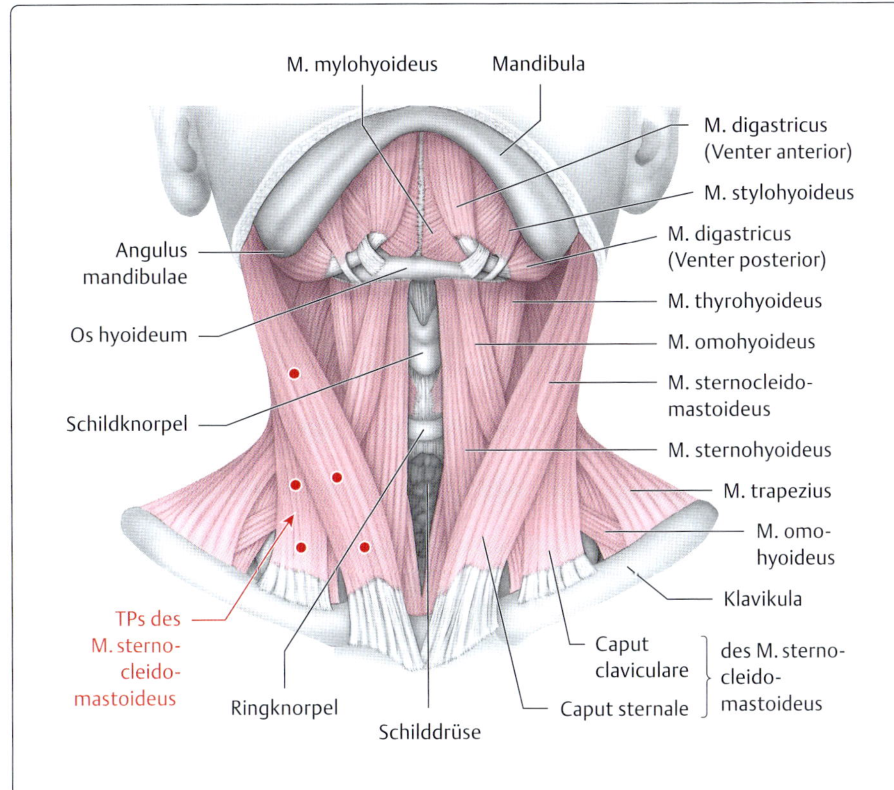

Abb. 21.3 M. sternocleidomastoideus.

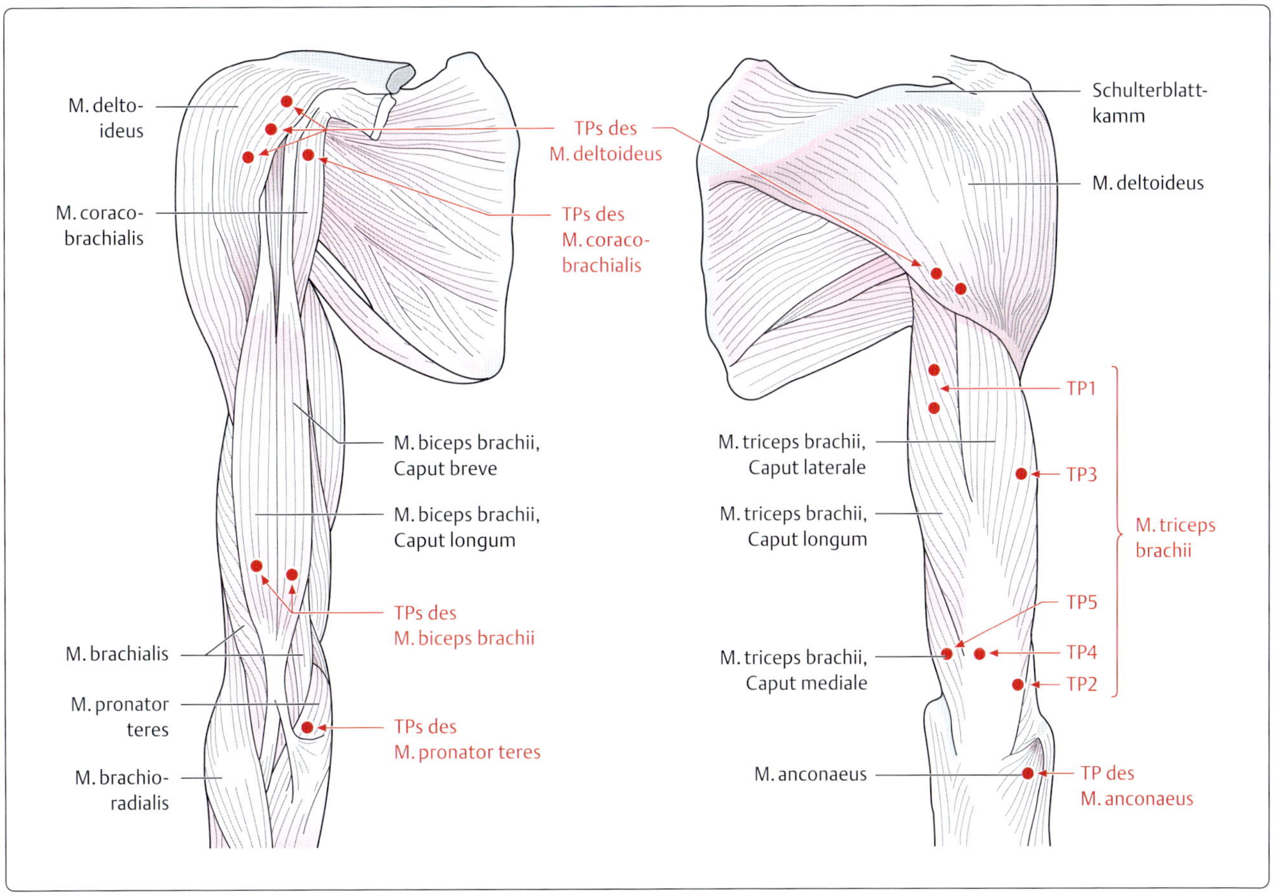

Abb. 21.4 Muskeln des Armschmerzes.

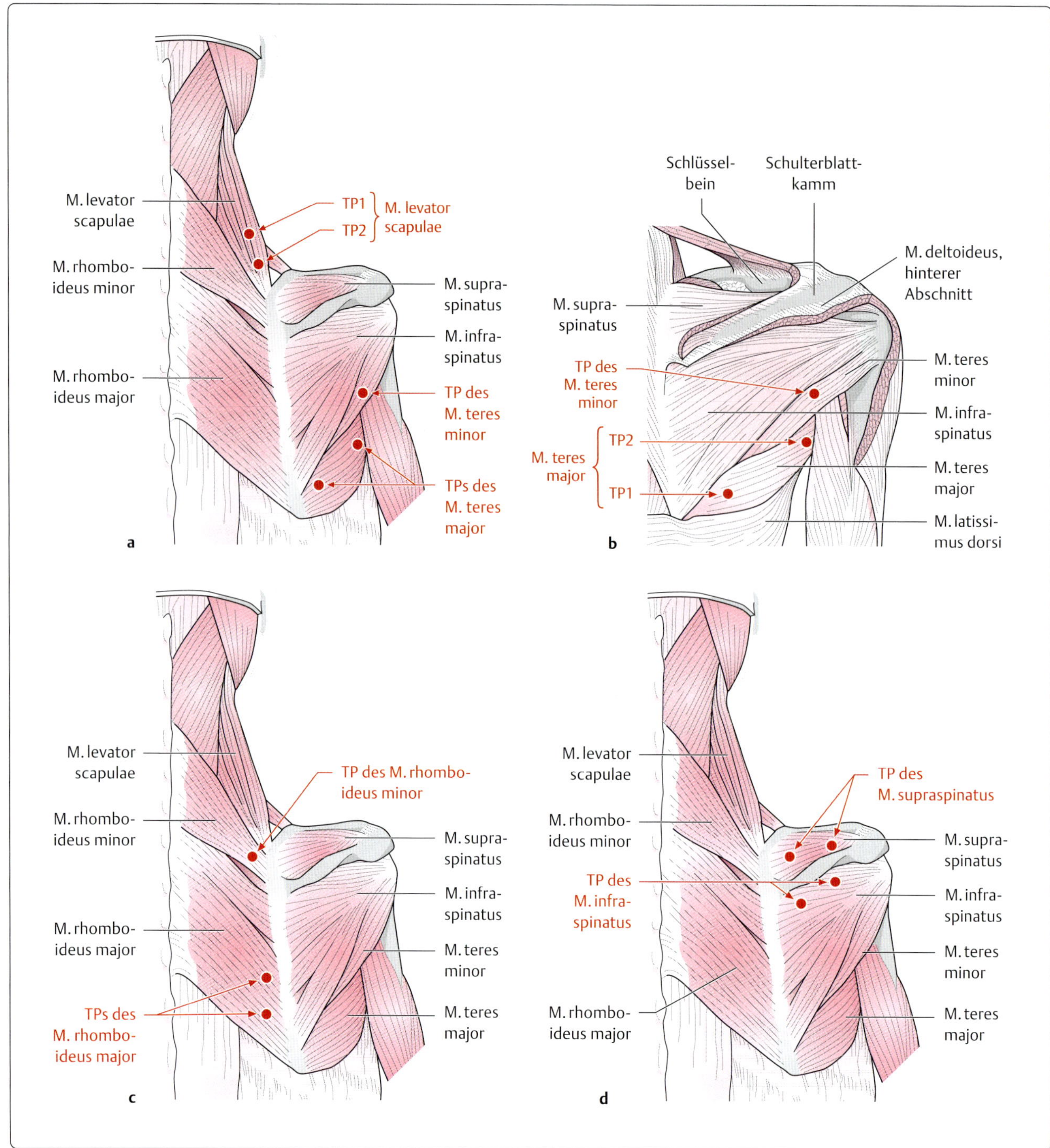

Abb. 21.5 Muskeln des oberen Thoraxschmerzes und des Schulter-Arm-Schmerzes.
a Übersicht der Triggerpunkte des M. levator scapulae, M. teres minor und M. teres major.
b Detailliertere Ansicht der Triggerpunkte des M. teres minor und major.
c Triggerpunkte des M. rhomboideus minor und major.
d Triggerpunkte des M. supraspinatus und des M. infraspinatus.

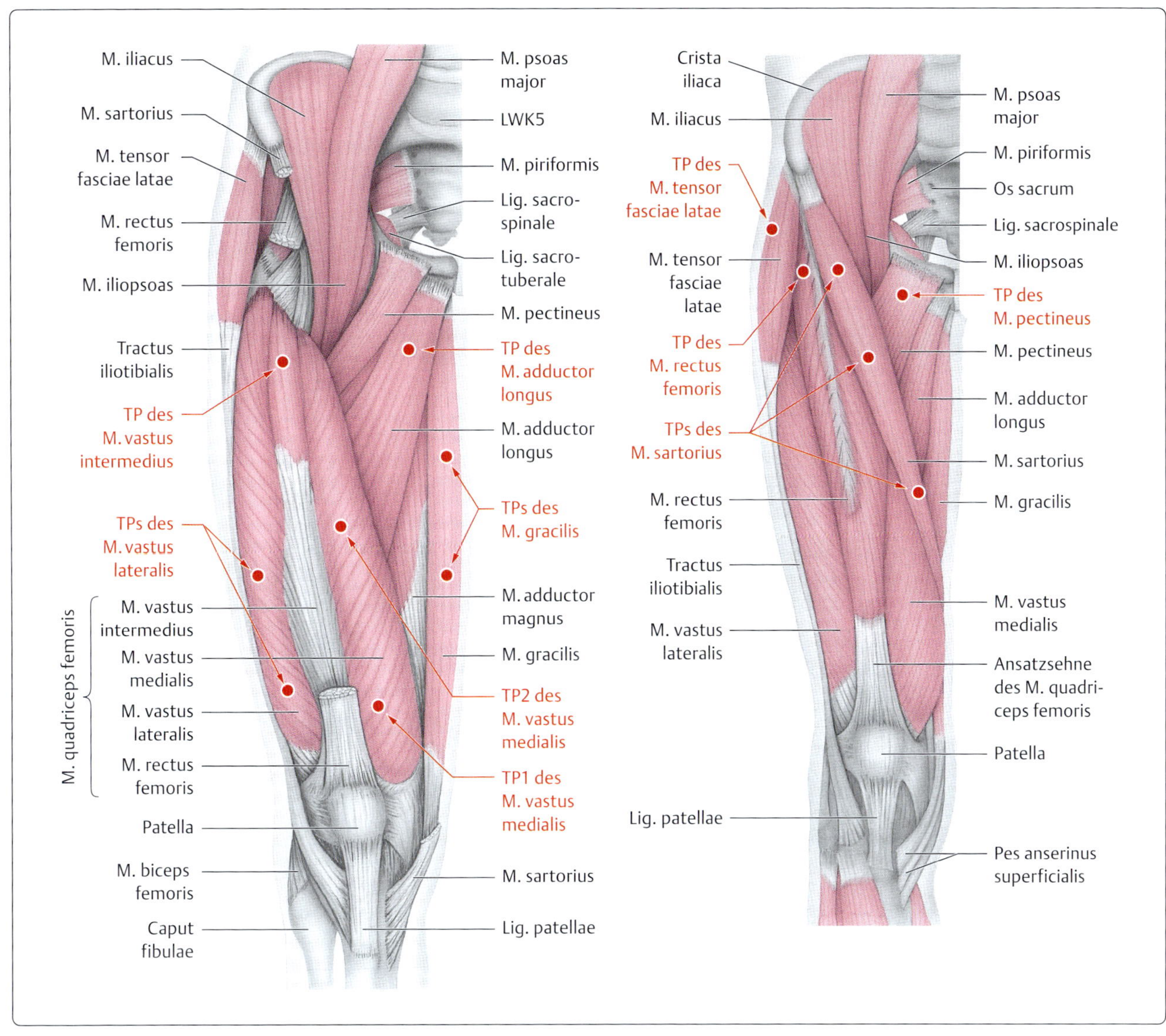

Abb. 21.6 Muskeln des Hüft-, Oberschenkel- und Knieschmerzes.

22 Zahnzonen

Wechselwirkungen zwischen den Zähnen und anderen Organen beschrieben v. a. Reinhold Voll und Fritz Kramer in der Mitte des 20. Jahrhunderts. Die Zähne stellen laut ihrer Annahme ein Mikrosystem des Körpers dar.

22.1 Grundlagen

Reinhold Voll und Fritz Kramer entdeckten, dass die elektrische Reizung von Zahnflächen Auswirkungen auf andere Organe hat. Sie veranschaulichten dies mithilfe eines Widerstandsmessgeräts, das nach Stimulation der Zähne veränderte Messwerte an den jeweiligen Akupunkturpunkten zeigte. In der Folge wurde ein entsprechendes Zahnschema erstellt (**Abb. 22.1**).

22.2 Störfelder

Bei den Zähnen können Störfelder bzw. Herde auftreten. Darunter versteht man chronische Entzündungszustände, die den gesamten Organismus schwächen. Die Entzündung ist in der Regel unauffällig und verursacht kaum oder keine Symptome. Der Organismus versucht jedoch, sich gegen diese Irritation zu wehren und sie auszuscheiden. Da dies nicht gelingt, kommt es zu einer lokalen Dauerirritation. Diese kann sich wiederum auf die zugeordneten Zonen und Körperregionen auswirken und dort Störungen und Schmerzen hervorrufen (**Abb. 22.2**).

Störfelder können beispielsweise durch Wurzelbehandlungen, Zahnverlagerungen, Entzündungen, Materialunverträglichkeiten, Narben und Zysten im Zahn-Kiefer-Bereich verursacht werden. Auch Zahnspangen können zu Irritationen führen. Sie können Quellen von Fehlinformationen und Fehlregulationen sein. Umgekehrt kann es aber auch sein, dass ein erkranktes Organ den zugeordneten Zahn stört.

22.3 Zuordnungen in der TCM

Entsprechend den Funktionskreisen aus der TCM (Kap. 15.2) gibt es zugeordnete Segmente im Zahnbereich:

- Nieren-Blasen-Funktionskreis: Schneidezähne des Ober- und Unterkiefers
- Leber-Gallen-Funktionskreis: Eckzähne des Ober- und Unterkiefers
- Magen-Milz/Pankreas-Funktionskreis: 1. und 2. Molaren im Oberkiefer, Prämolaren im Unterkiefer
- Lungen-Dickdarm-Funktionskreis: 1. und 2. Molaren im Unterkiefer, Prämolaren im Oberkiefer
- Herz-Dünndarm-Funktionskreis: Weisheitszähne im Ober- und Unterkiefer

Die energetischen Wechselbeziehungen zwischen Zahn-Kiefer-Gebiet und dem übrigen Organismus

Die Wechselbeziehungen der Odontone des Oberkiefers zum übrigen Organismus

Neue Nomenklatur für die Oberkieferzähne		18	17	16	15	14	13	12	11	21	22	23	24	25	26	27	28
SINNESORGANE		Innenohr	Kieferhöhle		Siebbeinzellen		Auge	Stirnhöhle		Stirnhöhle		Auge	Siebbeinzellen		Kieferhöhle		Innenohr
GELENKE		Schulter Ellenbogen	Kiefer		Schulter Ellenbogen		Knie hinten			Knie hinten			Schulter Ellenbogen		Kiefer		Schulter Ellenbogen
							Hüfte	Kreuz-/Steißbein		Kreuzsteißbein		Hüfte					
		Hand ulnar Fuß plantar Zehen u. KD*	Knie vorn		Hand radial Fuß Großzehe		Fuß			Fuß			Hand radial Fuß Großzehe		Knie vorn		Hand ulnar Fuß plantar Zehen u. KD*
RÜCKENMARK-SEGMENTE		C 8 Th 1 Th 7 Th 6 Th 5 S 3 S 2 S 1	Th 12 Th 11 L 1		C 7 C 6 C 5 Th 4 Th 3 Th 2 L 5 L 4		Th 8 Th 9 Th 10	L 3 L 2 Co S 5 S 4		L 2 L 3 S 4 S 5 Co		Th 8 Th 9 Th 10	C 5 C 6 C 7 Th 2 Th 3 Th 4 L 4 L 5		Th 11 Th 12 L 1		C 8 Th 1 Th 5 Th 6 Th 7 S 1 S 2 S 3
WIRBEL		H 7 B 1 B 6 B 5 S 2 S 1	B 12 B 11 L 1		H 7 H 6 H 5 B 4 B 3 L 5 L 4		B 9 B 10	L 3 L 2 Co S 5 S 4 S 3		L 2 L 3 S 3 S 4 S 5 Co		B 9 B 10	H 5 H 6 H 7 B 3 B 4 L 4 L 5		B 11 B 12 L 1		H 7 B 1 B 5 B 6 S 1 S 2
ORGANE	Yin	Herz rechts	Pankreas		Lunge rechts		Leber rechts	Niere rechts		Niere links		Leber links	Lunge links		Milz		Herz links
	Yang	Duodenum	Magen rechts		Dickdarm rechts		Gallenblase	Blase rechts urogenitales Gebiet		Blase links urogenitales Gebiet		Gallengänge links	Dickdarm links		Magen links		Jejunum Ileum links
ENDOKRINE DRÜSEN		Hypophysenvorderlappen	Nebenschilddrüse	Schilddrüse	Thymus	Hypophysenhinterlappen		Epiphyse		Epiphyse		Hypophysenhinterlappen		Thymus	Schilddrüse	Nebenschilddrüse	Hypophysenvorderlappen
SONSTIGES		Zentrales Nervensystem Psyche	Mammadrüse rechts												Mammadrüse links		Zentrales Nervensystem Psyche

Die Wechselbeziehungen der Odontone des Unterkiefers zum übrigen Organismus

Neue Nomenklatur für die Unterkieferzähne		48	47	46	45	44	43	42	41	31	32	33	34	35	36	37	38
SONSTIGES		Energiehaushalt			Mammadrüse rechts								Mammadrüse links				Energiehaushalt
ENDOKRINE DRÜSEN, GEFÄSSE		periphere Nerven	Arterien	Venen	Lymphgefäße	Keimdrüsen		Nebenniere		Nebenniere		Keimdrüsen		Lymphgefäße	Venen	Arterien	periphere Nerven
ORGANE	Yang	Ileum rechts (Ileozökales Gebiet)	Dickdarm rechts (Ileozökales Gebiet)		Magen rechts Pylorus		Gallenblase	Blase rechts urogenitales Gebiet		Blase links urogenitales Gebiet		Gallengänge links	Magen links		Dickdarm links		Jejunum Ileum links
	Yin	Herz rechts	Lunge rechts		Pankreas		Leber rechts	Niere rechts		Niere links		Leber links	Milz		Lunge links		Herz links
WIRBEL		H 7 B 1 B 6 B 5 S 2 S 1	H 7 H 6 H 5 B 4 B 3 L 5 L 4		B 12 B 11 L 1		B 9 B 10	L 3 L 2 Co S 5 S 4 S 3		L 2 L 3 S 3 S 4 S 5 Co		B 9 B 10	B 11 B 12 L 1		H 5 H 6 H 7 B 3 B 4 L 4 L 5		H 7 B 1 B 5 B 6 S 1 S 2
RÜCKENMARK-SEGMENTE		C 8 Th 1 Th 7 Th 6 Th 5 S 3 S 2 S 1	C 7 C 6 C 5 Th 4 Th 3 Th 2 L 5 L 4		Th 12 Th 11 L 1		Th 8 Th 9 Th 10	L 3 L 2 Co S 5 S 4		L 2 L 3 S 4 S 5 Co		Th 8 Th 9 Th 10	Th 11 Th 12 L 1		C 5 C 6 C 7 Th 2 Th 3 Th 4 L 4 L 5		C 8 Th 1 Th 5 Th 6 Th 7 S 1 S 2 S 3
GELENKE		Schulter – Ellbogen			Knie vorn		Knie hinten			Knie hinten			Knie vorn		Schulter – Ellbogen		
		Hand ulnar Fuß plantar Zehen u. KD	Hand radial Fuß Großzehe				Hüfte	Kreuz-/Steißbein		Kreuz-/Steißbein		Hüfte			Hand radial Fuß Großzehe		Hand ulnar Fuß plantar Zehen u. KD
					Kiefer		Fuß			Fuß			Kiefer				
SINNESORGANE		Ohr	Siebbeinzellen		Kieferhöhle		Auge	Stirnhöhle		Stirnhöhle		Auge	Kieferhöhle		Siebbeinzellen		Ohr

Abkürzungen: KD: Kreuz(bein)-Darmbein-Gelenk (ISG), C: Rückenmarksegmente der HWS, H: Halswirbel, Th: Thorakalsegmente, B: Brustwirbel

Abb. 22.1 Zahnzusammenhänge.

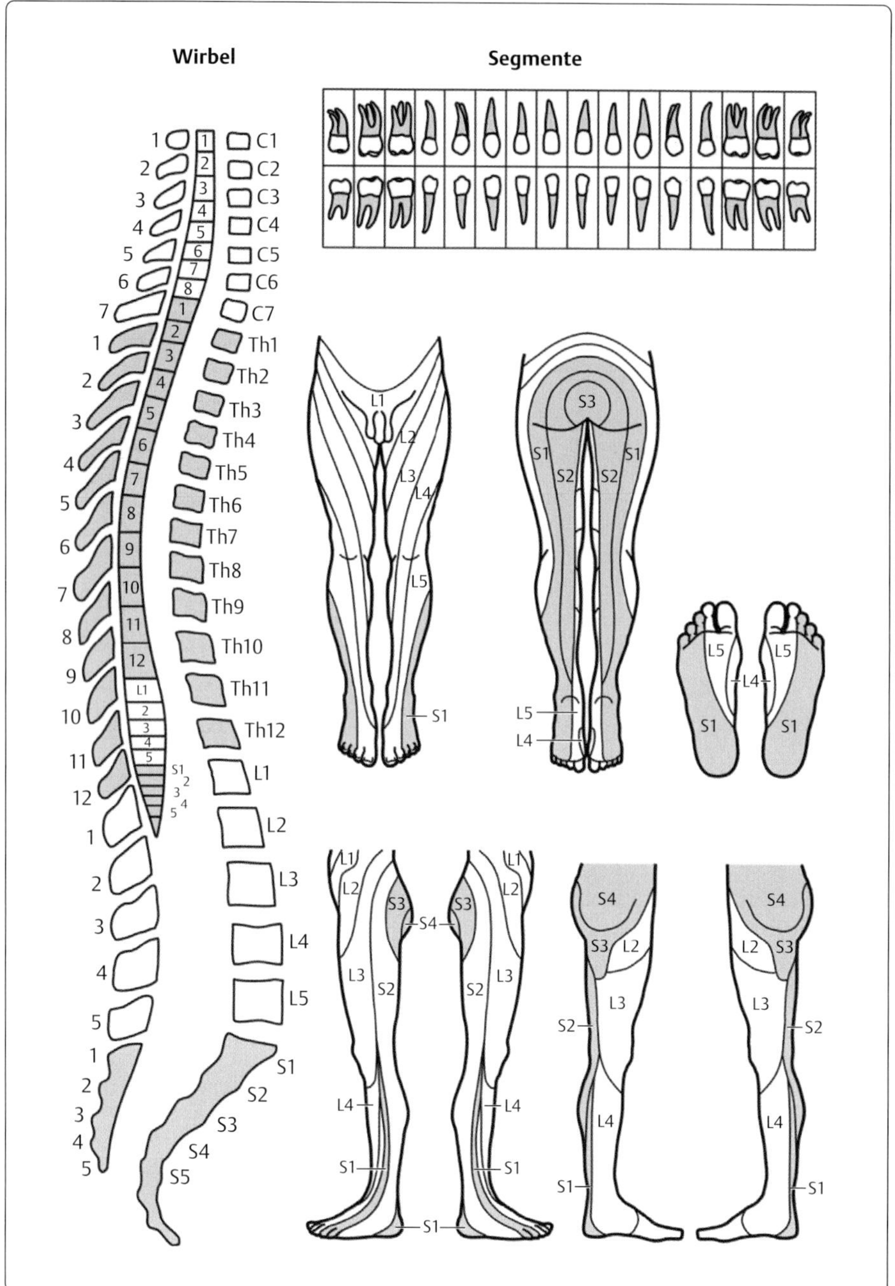

Abb. 22.2 Zahn-Segment-Beziehungen nach Kramer (Wirbel und Segmente).

23 Irisdiagnose

Nach Studien des Heidelberger Mediziners Walter Lang gibt es Nervenverbindungen zwischen allen Teilen des Körpers und der Iris. Darauf beruht wiederum der Ansatz, dass sich in der Iris Störungen und Krankheiten anderer Organe zeigen.

23.1 Grundlagen

Die Iris gilt als reflektorisches Organ, in dem sich die anderen Körperregionen und Organe widerspiegeln. Rechtsseitige Körperorgane finden sich am rechten Auge wieder (**Abb. 23.1**), linksseitige am linken Auge (**Abb. 23.2**). Um die Lage der Organe beschreiben zu können, wird die Iris wie das Zifferblatt einer Uhr in 60-Minuten- bzw. 12-Stunden-Teile gegliedert.

Im Laufe der Zeit sind verschiedene Topografien zur Irisdiagnose entstanden, z. B. nach Flink/Kabisch (Uslarer Kreis), Josef Angerer sowie Josef Deck. Sie legen jeweils unterschiedliche Schwerpunkte.

23.2 Zirkuläre Einteilung

Generell lässt sich die Iris nach mehreren Aspekten schematisieren. Zunächst einmal kann die Iris in zirkuläre Zonen eingeteilt werden. Es gibt mehrere Ansätze, auf deren Basis die weitere Aufteilung erfolgen kann. Eine Möglichkeit ist es, sich an den 3 Keimblättern zu orientieren; entsprechend gibt es 3 große Zonen:

1. In der innersten Zone direkt um die Pupille liegt die Zone des Entoderms. Sie ist die **Magen-Darm-Zone** und kann beispielsweise Informationen über Verdauungsprozesse geben.
2. Die mittlere Zone bildet das Mesoderm ab. Dies ist die **Blut-Lymph- und Muskelzone**. Sie enthält die Organe, die für den Stofftransport und die Stoffverwertung zuständig sind, z. B. Herz, Nieren, Pankreas und Gallenblase.
3. Die äußerste Zirkularzone zeigt das Ektoderm, stellt also die **Knochen- und Hautzone** dar. Sie umfasst die Organe, die für die Ausscheidung und Entgiftung eine wichtige Rolle spielen. Dazu gehören z. B. Harnröhre, After und Leber.

Abb. 23.1 Iriskarte für das rechte Auge.

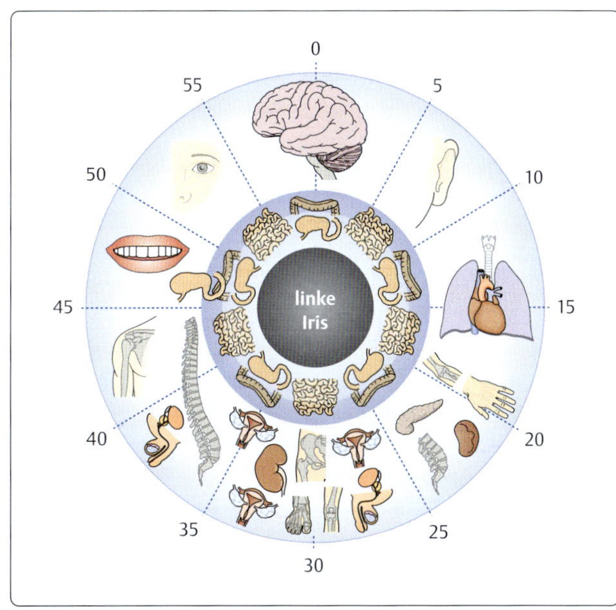

Abb. 23.2 Iriskarte für das linke Auge.

Die 3 großen zirkulären Zonen sind jeweils noch in 2 kleinere Zonen unterteilt, sodass sich insgesamt 6 Zonen ergeben (**Abb. 23.3**). In der Reihenfolge von innen nach außen sind dies:

1. Kreis (innen): Magenzone
2. Kreis: Darmzone
3. Kreis: Blut-Lymph-Zone
4. Kreis: Muskelzone
5. Kreis: Knochenzone
6. Kreis (außen): Hautzone

Die Zonen lassen sich auch nach dem Aspekt der **Körperfunktionen** einteilen. Hier gilt:

- Nutritionszone: Aufnahme von Nährstoffen (1. und 2. Kreis)
- Assimilationszone: Verarbeitung von Nährstoffen (3. Kreis)
- Dissimilationszone: Verwertung von Nährstoffen (4. und 5. Kreis)
- Eliminationszone: Ausscheidung von Abbauprodukten (6. Kreis)

Zu erwähnen ist weiterhin der Pupillenrand. Er gilt als eine Art Landkarte der Wirbelsäule. Fallen hier Abflachungen bestimmter Pupillenabschnitte auf, so kann das ein Hinweis auf eine Wirbelsäulenverkrümmung sein.

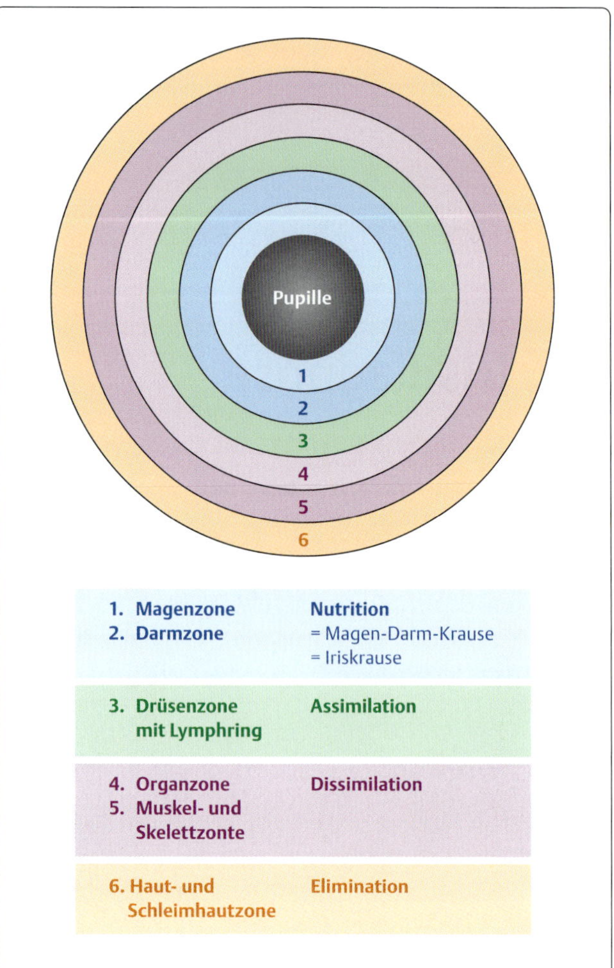

Abb. 23.3 Zonen der Iris und Zuordnung der Körperfunktionen.

23.3 Radiäre Einteilung

Neben der zirkulären Einteilung gibt es noch eine radiäre Einteilung. Nach der radiären Einteilung steht die obere Irishälfte für die obere Körperhälfte, die untere Irishälfte dagegen für die untere Körperhälfte. Die Teilungslinie zwischen oberer und unterer Irishälfte entspricht dem Zwerchfell.

Unterteilt man die Iris wiederum in 4 Quadranten, so gilt: Die oberen nasal gelegenen Quadranten und die unteren temporal gelegenen Quadranten repräsentieren die Vorderseite des Körpers mit den entsprechenden Organen; die oberen temporal gelegenen und die unteren nasal gelegenen Quadranten die Hinterseite des Körpers mit seinen Organen.

23.4 Blumenschema

Die Lage der Organe lässt sich von dem sog. Blumenschema ableiten. Dadurch wird die Einteilung der Iris in einzelne Sektoren deutlich:

- Demnach befindet sich oben in der Iris die Blüte, die dem Kopf entspricht.
- Die Blätter, die etwas tiefer zu den Seiten hin wachsen, stehen für den Brustraum.
- Der Stängel, der von der Blüte senkrecht nach unten verläuft, repräsentiert die Verdauung.
- Schließlich hat die Blume im unteren Bereich eine Wurzel, die für den Unterkörper steht.

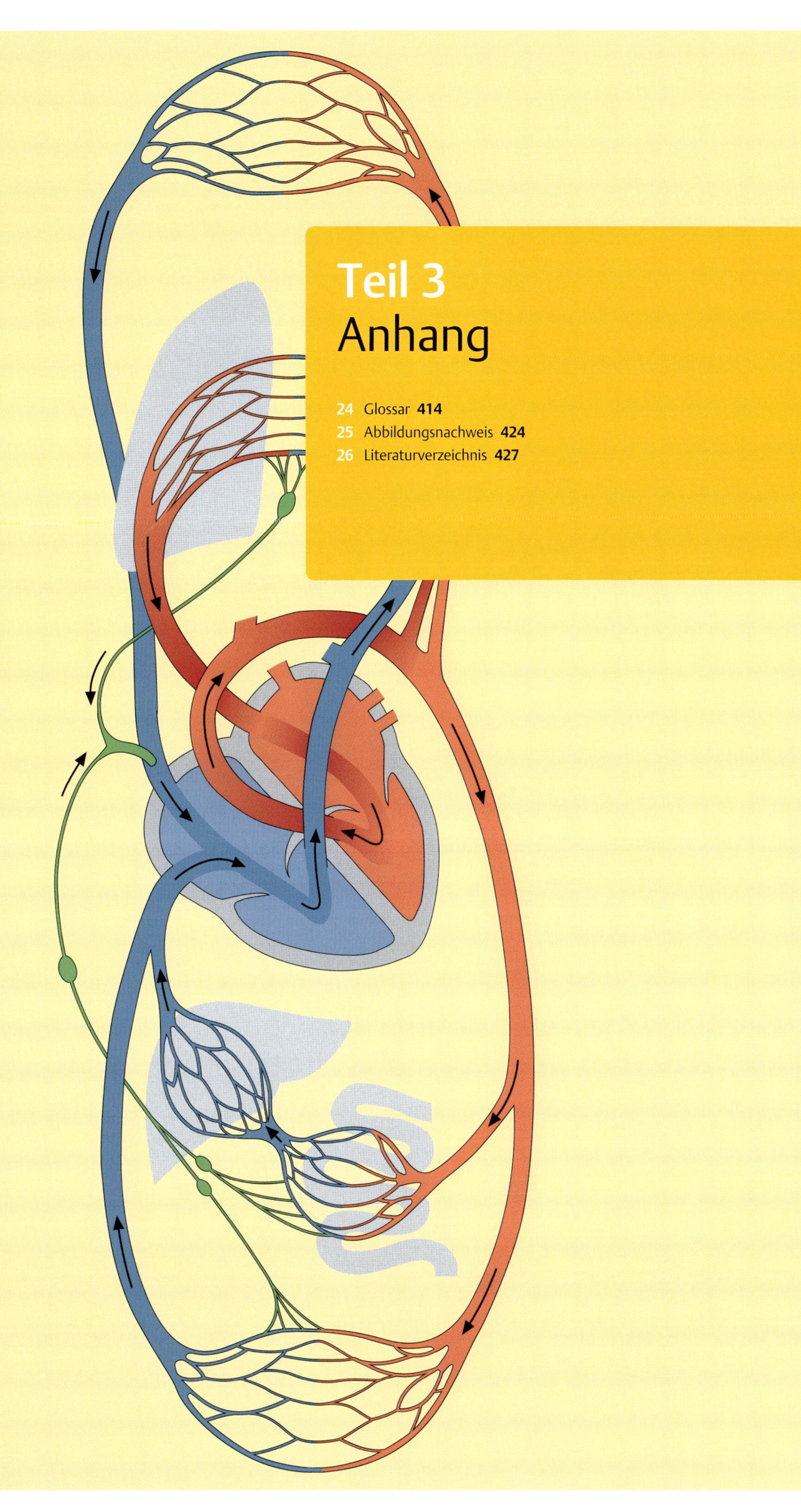

Teil 3
Anhang

24 Glossar

Vorangestellt sind die verwendeten anatomischen **Abkürzungen** der Blutgefäße, Gelenke, Bänder, Muskeln und Nerven:

A., Aa. Arteria, Arteriae
Art., Artt. Articulatio, Articulationes
Lig., Ligg. Ligamentum, Ligamenta
M., Mm. Musculus, Musculi
N., Nn. Nervus, Nervi
R., Rr. Ramus, Rami
V., Vv. Vena, Venae

Abdomen Bauch, Unterleib
Abduktion Abspreizen
Adduktion Heranführen
Aderlass Entnahme von Blut als Heilbehandlung
Adnexe Anhangsgebilde der Gebärmutter (Eierstöcke und Eileiter)
Adventitia (Tunica adventitia) lockere Bindegewebshülle, die Organe verschieblich mit der Umgebung verbindet und ihnen Blutgefäße und Nerven zuführt
afferens hinführend
Akromion Schulterhöhe, Fortsatz des Schulterblattes
Akupunktur Stimulation von bestimmten Punkten an der Körperoberfläche mithilfe dünner Nadeln, wodurch gezielt Reize gesetzt werden
albus weiß
Alkaloid in Pflanzen vorkommende, komplexe Stickstoffverbindungen wie Atropin der Tollkirsche
Alveoli kleine Mulden, Hohlräume
Alveoli dentales Zahnfächer in Ober- und Unterkiefer
Alveoli pulmonis Lungenbläschen
akzessorisch zusätzlich
Amnion das Fruchtwasser umgebende Eihaut des menschlichen Keims
Amphiarthrose echtes, kaum bewegliches Gelenk
ampullär bauchig erweitert
Anabolismus Aufbaustoffwechsel
Anastomose Vereinigung, Verbindung zweier Kanäle
Anatomie „Zergliederungskunst", Lehre von der Gestalt und Struktur des menschlichen Körpers und seiner Organe
Angulus Winkel
Angulus venosus Venenwinkel am Zusammenfluss von Hals- und Armvene
Antagonist Gegenspieler
Antebrachium Unterarm
anterior vorn, zur Vorderfläche hin
Anteversion Bewegung des Arms oder des Beins nach vorn
Antidyskratikum Blutreinigungsmittel
Antitussivum Medikament gegen Reizhusten
Antrum Höhle
Antrum mastoideum Höhle des Warzenfortsatzes im Mittelohr
Antrum pyloricum vor dem Magenpförtner liegender Abschnitt des Magens
Anulus kleiner Ring
Anus After
Aorta große Körperschlagader
Aponeurose flächenhafte Sehne
Appendix Anhang, Anhängsel
Appendix vermiformis Wurmfortsatz des Blinddarms („Blinddarm" in der Laiensprache)
Aquädukt Wasserleitung
Aquaeductus mesencephali Verbindungsgang zwischen dem III. und IV. Hirnventrikel
Aquaretikum Mittel zur vermehrten Wasserausscheidung
Arachnoidea Spinnenwebshaut des Gehirns und Rückenmarks
Arcus Bogen
Arteria Schlagader
Arthritis entzündliche Gelenkerkrankung
Arthrose degenerative Gelenkerkrankung
Articulatio Gelenk
ascendens aufsteigend
Aszites Ansammlung von Flüssigkeit in der Bauchhöhle
Atlas 1. Halswirbel
Atrium Vorhof
Atrophie Verminderung der normalen Größe eines Organs
Auricula kleines Ohr, Ohrmuschel
Auris Ohr
Auskultation Abhören von Tönen und Geräuschen am Körper des Patienten mithilfe eines Stethoskops
autonomes Nervensystem vom Willen unabhängiges Nervensystem
Axis 2. Halswirbel, um dessen Achse sich der Kopf dreht
Axon Neurit; Nervenzellfortsatz, der Informationen von der Zelle wegführt, von Gliazellen umhüllt
Azetabulum Hüftgelenkpfanne
azygos unpaar
basal an der Grundfläche befindlich
Baunscheidt-Verfahren spezielles Therapieverfahren, bei dem mit einem Nadelinstrument, dem sog. „Lebenserwecker", die Oberfläche der Haut angeritzt und ggf. ein hautreizendes Öl (oft Kroton-, Wacholder- oder Senföl) eingerieben wird
benigne gutartig
Bifurcatio Gabelung
Bifurcatio aortae Teilungsstelle der Aorta in die beiden Beckenschlagadern
Bifurcatio tracheae Teilungsstelle der Luftröhre in die beiden Hauptbronchien
Bikuspidalklappe zweizipflige Segelklappe (= Mitralklappe), Vorhofklappe des Herzens
bilateral beidseitig
biogene Amine biologisch wirksame Substanzen (entstehen durch Abspaltung von CO_2 aus einer Aminosäure)
Brachium Arm (Oberarm)
Bradykardie verlangsamte Herztätigkeit
Bronchiolus feiner knorpelloser Ast des Bronchialbaums

Bronchus Seitenast der Luftröhre
Bulbus zwiebelförmige Auftreibung
Bulbus duodeni Anfangsteil des Zwölffingerdarms
Bulbus oculi Augapfel
Bursa Schleimbeutel
Bursitis Schleimbeutelentzündung
Calvaria Schädeldach
Canalis Kanal, Gang
Canalis opticus Sehnervkanal
Cartilago Knorpel
Capitulum Köpfchen
Caput Kopf
Carpus Handwurzel
Caruncula warzenförmige Erhebung
Cauda Schwanz, Schweif
Cauda equina „Pferdeschweif", spitz zulaufendes Ende des Rückenmarks mit pferdeschwanzähnlichem Austritt der Rückenmarkswurzeln im Lenden- und Kreuzbeinbereich
Cavitas Höhlung
Cavum Höhle, Hohlraum
Cavum pelvis Beckenhöhle
Cerebellum Kleinhirn
Cerebrum Gehirn, Großhirn
Cervix uteri Gebärmutterhals
Chiasma Kreuzungsstelle
Choane hintere Nasenöffnung zum Rachen
Cholagogum gallentreibendes Mittel
Chorda Darm, Darmsaite
Chorda tympani „Paukensaite", Ast des VII. Hirnnervs, der durch die Paukenhöhle zieht
Chorion Zottenhaut des Embryos
Choroidea Aderhaut des Auges
Chymus mit Magensaft vermischter Speisebrei
Cisterna flüssigkeitsgefüllter Hohlraum
Cisterna chyli Lymphsammelraum im Oberbauch (erweitertes unteres Ende des Milchbrustgangs)
Cochlea Schnecke im Innenohr
Colliculus kleiner Hügel, kleine Erhebung
Collum Hals
Collum chirurgicum halsähnliche, bruchempfindliche Stelle im oberen Drittel des Oberarms
Collum femoris Schenkelhals
Columna Säule, säulenartiges Organ
Columna vertebralis Wirbelsäule
communis gemeinsam
Concha Muschel
Cor Herz
Cornu Horn
Corpus cavernosum penis Schwellkörper des männlichen Gliedes
Corpus pineale Zirbeldrüse
Corpus vertebrae Wirbelkörper
Corpus vitreum Glaskörper des Auges
Costa Rippe
Crista Leiste
Crus Schenkel (Unterschenkel)
Defäkation Darmentleerung
Dendrit verästelte Fortsätze einer Nervenzelle, dienen der Reizaufnahme
Dens Zahn, auch der zahnförmige Fortsatz am 2. Halswirbel
Dermatom Hautbereich, auf den sich durch die gemeinsame Verschaltung im Hinterhorn des Rückenmarks z. B. Schmerzen aus inneren Organen projizieren
dexter rechts
Diaphragma Zwerchfell
Diaphyse Schaftteil langer Röhrenknochen
Diarrhö Durchfall
Diarthrose echtes Gelenk
Diastole Erschlaffungsphase der Herzmuskulatur
Digitaloid glykosidischer Pflanzenstoff 2. Ordnung; als Digitaloide gelten z. B. Meerzwiebel, Adonisröschen, Oleanderblätter, Maiglöckchenkraut
Digitus Finger und Zehe
Dilatation Erweiterung
Diploe Schwammknochensubstanz am Schädel
Discus Scheibe
Discus intervertebralis Zwischenwirbelscheibe oder Bandscheibe
distal zum Ende der Gliedmaßen hin
Diurese Harnausscheidung
Diuretikum harntreibendes Mittel
dorsal zur Rückenfläche hin (Rumpf), zum Hand-, Fußrücken hin
Ductus Gang, Verbindungsgang
Ductus choledochus großer Gallengang
Ductus cysticus Gallenblasengang
Ductus deferens Samenleiter
Ductus hepaticus Lebergang
Ductus semicircularis Bogengänge im Innenohr
Ductus thoracicus Milchbrustgang
Duodenum Zwölffingerdarm
Dura mater harte Hirnhaut
Dyspnoe erschwerte Atmung
efferens wegführend
Eigenbluttherapie Reinjektion von eigenem Blut zur Anregung des Immunsystems
ekto- außen, außerhalb
Ektoderm äußeres Keimblatt
Elevation Heben des Arms über die Horizontale
Embryo Leibesfrucht bis zum Ende des 2. Schwangerschaftsmonats
Encephalon Gehirn
endo- innen, innerhalb
Endokard Herzinnenhaut
endokrin nach innen (an das Blut) absondernd
Endometrium Schleimhaut der Gebärmutter
Endothel innere Auskleidung der Blutgefäße
enteral den Darm betreffend
ento- innen, innerhalb
Entoderm inneres Keimblatt
Enzym Biokatalysator, der bestimmte Stoffwechselvorgänge stark beschleunigt
Epididymis Nebenhoden
Epiglottis Kehldeckel
Epikard seröse Haut an der Oberfläche des Herzens
Epiphyse verdicktes Ende langer Röhrenknochen
Erythrozyt rotes Blutkörperchen
essenziell 1. ohne erkennbare Ursache, 2. unentbehrlich
exo- außen, außerhalb
exogen von außen
exokrin nach außen absondernd
Expektorans schleimlösendes Medikament
Exspiration Ausatmung
Extension Streckung
externus außen, an der Außenseite liegend
extrazellulär außerhalb der Zellen
Facies Fläche
Falx Sichel
Fasciculus kleines Bündel (von Muskel- oder Nervenfasern)
Faszie bindegewebige Umhüllung von Muskeln
Femur Oberschenkel (Oberschenkelknochen)
Fettsäure (gesättigte, ungesättigte, mehrfach ungesättigte) kettenförmige Monokarbonsäure (mit einer COOH-Gruppe) mit keiner, einer oder mehreren Doppelbindungen
Fetus Leibesfrucht, ab dem 3. Schwangerschaftsmonat
Fibrin geronnener Bluteiweißstoff
Fibula Wadenbein
Filum Faden
Fissura Einschnitt
Flavonoid sekundärer Pflanzenstoff mit aquaretischer und herzstärkender Wirkung
Flexion Beugung
Flexura Biegung
Follikel Bläschen, Knötchen
Fontanelle häutige Stelle zwischen den Anlagen der Schädelknochen
Foramen Loch

Foramen intervertebrale Zwischenwirbelloch
Foramen magnum Hinterhauptloch
Fornix Gewölbe
Fossa Grube
frontal stirnseitig
Fundus Grund, Boden
Gaster Magen
gastrointestinal den Magen-Darm-Trakt betreffend
Genese Entstehung
Genu Knie
glandotrop auf eine Drüse einwirkend
Glandula Drüse
Glandulae mammariae Brustdrüsen
Glandulae parathyroideae Nebenschilddrüsen
Glandula suprarenalis Nebenniere
Glandula thyroidea Schilddrüse
globulär kugelförmig
Globus Kugel
Glykosid sekundärer Pflanzenstoff, Zucker-Kohlenstoff-Verbindung
Gonaden Geschlechtsdrüsen
gonadotrop auf die Geschlechtsdrüsen wirkend
Granulozyt weißes Blutkörperchen mit körnigem Protoplasma
Gyrus Windung
Hallux Großzehe
Hämoglobin roter Blutfarbstoff
Hämolyse Austreten des roten Blutfarbstoffes aus den Erythrozyten
hämorrhagisch mit Blutaustritt aus den Gefäßen in das Gewebe verbunden
Haustren taschenartige Aussackungen des Dickdarms
Head-Zone einem Dermatom zugeordneter Bereich der Haut, über den sich z. B. Schmerzen aus einem inneren Organ auf einen ganz bestimmten Bezirk der Bauch- oder Brusthaut projizieren
Hemisphäre Halbkugel
Hepar Leber
hepatisch die Leber betreffend
Hiatus Öffnung, Spalt, Schlitz, Lücke
Hilum kleine Einbuchtung oder Vertiefung an einem Organ als Austrittsstelle für Gefäße, Nerven etc.
Hirudin gerinnungshemmende Substanz des Blutegels
Histologie Lehre von den Körpergeweben
Homöopathie komplementärmedizinische Heilmethode, bei der man davon ausgeht, dass Ähnliches mit Ähnlichem geheilt werden kann
Homöostase inneres Gleichgewicht
Humerus Oberarmknochen
humoral die Körperflüssigkeiten betreffend
hyalin durchscheinend, glasartig
Hydrotherapie Anwendung von Wasser zur Behandlung, z. B. Kneipp-Therapien
hyper- über, übermäßig, das normale Maß übersteigend
Hyperplasie Organwachstum durch Vermehrung der Zellen
hyperton höheren osmotischen Druck als die Umgebung besitzend (bei Lösungen)
Hypertonie Bluthochdruck
Hypertrophie Organwachstum durch Vergrößerung von Zellen
hyp-, hypo- unter, unterhalb, das normale Maß unterschreitend
Hypopharynx unterer Teil des Rachens
Hypophyse Hirnanhangsdrüse
hypoton niedrigeren osmotischen Druck als die Umgebung besitzend (bei Lösungen)
Hypoxie Sauerstoffmangel
Iliosakralgelenk Gelenk zwischen Kreuzbein und Hüftbein
Ileum Krummdarm, unterer Teil des Dünndarms
Incisura Einkerbung
Incus Amboss
Infektionsschutzgesetz (IfSG) Gesetz zur Verhütung und Bekämpfung von Infektionskrankheiten beim Menschen
inferior darunter, zum Steißende hin
infra- unterhalb
Infundibulum Hypophysenstiel
inguinal zur Leistengegend gehörig
Inhibition Hemmung
Innervation Nervenversorgung eines Körperteils oder Organs
in situ in natürlicher Lage im Organismus
Inspiration Einatmung
Insuffizienz unzureichende Funktionstüchtigkeit
inter- zwischen
intermedius dazwischen liegend
internus innen
Interstitium Raum zwischen den Zellen
intestinal den Darm betreffend
Intestinum tenue Dünndarm
intra- innerhalb
intravasal innerhalb des Gefäßsystems
intrazellulär innerhalb der Zellen
ipsilateral auf derselben Seite
Iris Regenbogenhaut
ischämisch nicht durchblutet
isotonisch Lösung mit demselben osmotischen Druck wie das menschliche Blut
Isthmus enge Stelle
Jejunum Leerdarm, oberer Teil des Dünndarms
juxta- in der Nähe, nahe bei
Kalkaneus Fersenbein
Kantharidenpflaster Pflaster mit der Salbe aus der Spanischen Fliege, einem Ölkäfer, das aufgebracht eine starke Hautreizung bewirkt
kapillär die Kapillaren betreffend
Kapillare Haargefäß
Kardia Magenmund
kardial das Herz betreffend
kardiovaskulär das Herz-Kreislauf-System betreffend
Karzinom bösartige epitheliale Geschwulst
kaudal zum Steißende hin
Kinozilien Flimmerhaare
Klavikula Schlüsselbein
Klimakterium Wechseljahre der Frau
Klitoris Kitzler
kollateral parallel verlaufend
Kolon Dickdarm
Kolonhydrotherapie Darmspülungen und -bäder
Kompakta Kurzform für Substantia compacta (kompakte Knochensubstanz, meist in den äußeren Knochenschichten gelegen)
Kondylus Gelenkknorren, am Ende langer Röhrenknochen gelegen
Konjunktiva Bindehaut des Auges
Konstriktion Verengung
kontralateral auf der Gegenseite
Kornea Hornhaut des Auges
Koronarien Herzkranzgefäße
Korpus Körper, auch Mittelteil eines Knochens
Kortex Rinde
kortikal die Rinde betreffend
kranial zum Kopfende hin
Kranium Schädel
Kurvatur Krümmung
Kutis Haut
Kyphose die nach hinten konvexe Krümmung der Wirbelsäule
Labium Lippe, Randleiste
Lamina Blatt, dünne Platte, Gewebsschicht
Larynx Kehlkopf
Läsion Verletzung
lateral zur Seite hin, seitlich
Leukozyt weißes Blutkörperchen
Lien Milz
Ligamentum Band
Ligamentum latum uteri seitliches Aufhängeband des Uterus (breites Mutterband)
Linea Linie, Streifen, Kante
Linea terminalis knöcherne Begrenzungslinie zwischen kleinem und großem Becken
Liquor Flüssigkeit
Liquor cerebrospinalis Hirn-Rückenmark-Flüssigkeit

Lobulus Läppchen
Lobus Lappen
Lokalanästhetikum Medikament zur örtlichen Betäubung
Longitudinalachse Längsachse
longus lang
Lordose die nach vorne konvexe Krümmung der Wirbelsäule
lumbal im Bereich der LWS
Luxation Ausrenkung
Macula densa dichter Fleck (juxtaglomerulärer Apparat der Niere)
Macula lutea gelber Fleck (im Auge)
Makula Fleck
maligne bösartig
Malleolus Hämmerchen, Knöchel
Malleus Hammer
Mamilla Brustwarze
Mamma Brust
Mandibula Unterkiefer
Manubrium sterni oberster Teil („Handgriff") des Brustbeins
Manus Hand
Margo Kante
Maxilla Oberkiefer
Meatus Gang
Meatus acusticus externus äußerer Gehörgang
Meatus acusticus internus innerer Gehörgang
medial zur Mitte hin
median in der Mitte
Mediastinum Mittelfell
Medulla Mark
Medulla oblongata verlängertes Rückenmark (Übergang zum Gehirn)
Medulla spinalis Rückenmark
Membran zarte, dünne Haut
Membrana tympani Trommelfell
Menarche Zeitraum des ersten Eintritts der Monatsblutung
Meniskus „(halb)mondförmiger Körper", knorpelige Zwischenscheibe im Kniegelenk
Menopause Aufhören der Regelblutungen in den Wechseljahren der Frau
Menstruation Monatsblutung im weiblichen Zyklus
Meridian Leitbahn
Mesenterium Aufhängeband
meso- in der Mitte, zwischen
Mesoderm mittleres Keimblatt
Metabolismus Stoffwechsel
metabolisch stoffwechselbedingt
Metacarpus Mittelhand
Metastase Tochtergeschwulst
Metatarsus Mittelfuß
Miosis Pupillenverengung
Mitose Zellteilung
motorisch die Bewegung betreffend
Mukosa Schleimhaut
Musculus Muskel
Muzilaginosum Schleimdroge/Schleimstoff
Mydriasis Pupillenerweiterung
Myokard Herzmuskel
Nekrose Gewebstod, Absterben von Zellen
Nephron Bau- und Arbeitseinheit der Niere
nerval durch das Nervensystem vermittelt
Nervus Nerv
Neuraltherapie Behandlungsmethode, bei der ein Lokalanästhetikum wie Procain lokal oder segmental intrakutan injiziert wird
Neurit Axon; vom Zellkörper wegführender Fortsatz einer Nervenzelle
Neuron Nervenzelle
Nodus Knoten
Nomenklatur Bezeichnung durch Fachausdrücke
Nucleolus kleiner Kern, Kernkörperchen
Nucleus Zellkern, grauer Kern innerhalb des Zentralnervensystems
Obstipation Verstopfung
Odontontabelle Zahn-Organ-Schema
Ösophagus Speiseröhre
Olekranon Knochenvorsprung der Elle am Ellenbogen
Omentum Netz
oral den Mund betreffend, durch den Mund
Orbita Augenhöhle
Os Knochen
Osteoblasten Knochenbildungszellen
Osteoklasten Knochen abbauende Zellen
Osteozyten Knochenzellen
Ostium Mündung, Öffnung, Eingang
Ovar Eierstock
Ovulation Eisprung
Palatum Gaumen
Palpation Untersuchung durch Abtasten
palmar zur Handfläche (Hohlhand) hin
Palpebra Augenlid
Pankreas Bauchspeicheldrüse
Papilla warzenförmige Erhebung
Parasympathikus Teil des autonomen Nervensystems
parenteral unter Umgehung des Magen-Darm-Traktes
parietal wandständig
Pars Teil
Patella Kniescheibe
pathogen krankheitserregend
Pathogenese Entstehungsweise krankhafter Veränderungen
Pelvis Becken
Pelvis renalis Nierenbecken
Penis männliches Glied
peri- um ... herum
Peridontium Wurzelhaut des Zahnes
Perikard Herzbeutel
peripher außen, am Rand gelegen
Periost Knochenhaut
Peristaltik wellenförmige Kontraktionsbewegungen der Eingeweidemuskulatur
Peritoneum Bauchfell
Perkussion Untersuchung durch Beklopfen und Beurteilung des dabei auftretenden Schalls
Permeabilität Durchlässigkeit
Pes Fuß
Phagozytose Aufnahme von Partikeln in die Zelle
Phalanx Finger- bzw. Zehenglied
Pharynx Rachen, Schlund
Phospholipid fettähnlicher Stoff mit mehreren unterschiedlichen Grundbausteinen: Phosphorsäure, Fettsäuren, mehrwertige Alkohole
pH-Wert negativ dekadischer Logarithmus der Wasserstoff-Ionen-Konzentration; saure (pH 0–7) bzw. basische Eigenschaften (pH 7–14) einer Lösung, ein pH-Wert von 7 ist neutral
Phytotherapie Anwendung von Heilpflanzen zur Behandlung
Pia mater weiche Hirnhaut (eigentlich „fromme Mutter", vermutlich, weil die Hirnhaut das Gehirn wie eine Mutter ihr Kind mit den Armen umschließt)
plantar zur Fußsohle hin
Plasma Blutflüssigkeit
Plazenta Mutterkuchen (Nachgeburt)
Pleura Brustfell
Plexus Geflecht
Plica Falte
Portio in die Scheide ragender Uterusabschnitt
posterior hinten, zur Rückenfläche hin
prävertebral vor der Wirbelsäule liegend
Pranayama aus dem Sanskrit: Atem des Lebens; Atemübungen beim Yoga
Processus Vorsprung
profundus tief
Proliferation Zellvermehrung
Prostata Vorsteherdrüse
proximal zum Rumpf hin
Pubarche unter Hormoneinfluss beginnende Schambehaarung
Pulmo Lunge
pulmonal die Lunge betreffend
Pylorus Magenpförtner

Pyramide Organ von pyramidenförmiger Gestalt, durch die Nervenfasern der Pyramidenbahn gebildete pyramidenförmige Erhebung an der ventralen Seite des verlängerten Marks
Qi Lebensfluss, Energie
Radius Speiche, auf der Daumenseite liegender Röhrenknochen des Unterarms
Ramus Ast
Recessus Ausbuchtung
rectus gerade
Reflexzonentherapie Reflexzonen spiegeln Organe und Muskelgruppen an der Körperoberfläche wider und werden im Rahmen der Reflexzonentherapie behandelt.
Rektum Mastdarm
Ren Niere
renal die Niere betreffend
Resistenz Widerstandsfähigkeit
Resorption Aufnahme von Wasser und gelösten Stoffen durch Zellen
respiratorisch die Atmung betreffend
Rete Netz, Blutgefäßgeflecht
Retikulum kleines Netz, Netzwerk aus Nervenfasern oder Gefäßen
Retina Netzhaut
retro- zurück, nach hinten, rückwärts liegend
Retroperitoneum Bauchraum hinter der Bauchhöhle
Retroversion Bewegung des Arms oder des Beins nach hinten
Rezeptor Empfänger
Rezidiv Rückfall
Ribose einfacher Zucker mit 5 C-Atomen
Rotation Drehung
Sacculus Säckchen
Sagittalachse Pfeilachse
sakral im Bereich des Kreuzbeins
Salpinx Eileiter, in der Klinik gebräuchliche Bezeichnung für die Tuba uterina
Saponin glykosidischer Pflanzenstoff mit aquaretischer Wirkung
sarkoplasmatisches Retikulum glattes endoplasmatisches Retikulum in einer Muskelzelle
Schröpfen Behandlung von Hautarealen durch Aufbau eines Unterdrucks, z. B. mithilfe von Schröpfgläsern
Segment Abschnitt
Sekretion Absonderung von Stoffen durch Zellen
Sella turcica Türkensattel (Vertiefung im Keilbein)
Semilunarklappe halbmondförmige Taschenklappe zwischen Herzkammer und abgehenden Arterien: Aorten- und Pulmonalklappe
sensibel empfindlich
sensorisch die Sinne betreffend
Septum Scheidewand
serös aus Serum bestehend, ein serumähnliches Sekret absondernd
Serum wässriger, nicht gerinnungsfähiger Teil der Blutflüssigkeit
sinister links
Sinus Vertiefung, Einbuchtung, geschlossener Kanal
Sinus frontalis Stirnbeinhöhle
Sinus maxillaris Kieferhöhle
Sinus sphenoidalis Keilbeinhöhle
Skapula Schulterblatt
Sklera Lederhaut des Auges
Sklerose Verhärtung, Verdichtung
Skoliose seitliche Verkrümmung der Wirbelsäule
Skrotum Hodensack
somatisch den Körper betreffend
spasmolytisch krampflösend
spastisch verkrampft
Spermatozoe männliche Samenzelle
Spina Dorn, Stachel, Rückgrat
Spina scapulae Schulterblattgräte
spinal das Rückenmark betreffend
Spongiosa schwammartige (innere) Knochensubstanz
Ständige Impfkommission (STIKO) Kommission von Experten, die Richtlinien und Empfehlungen zu Schutzimpfungen herausgibt
Stangerbad hydroelektrisches Bad
Stapes Steigbügel
Stase Stillstand einer Strömung
Stenose Verengung
Sternum Brustbein
Störfeld- und Herddiagnostik Lokalisation von Störfeldern und Herden im Körper, die auf ein bestimmtes Krankheitsgeschehen hinweisen
Stratum Schicht
sub- unterhalb, unter
Subarachnoidalraum Raum zwischen Spinnenwebshaut und weicher Hirnhaut, in dem sich die Hirn-Rückenmark-Flüssigkeit befindet
Sulcus Rinne
super- oben, über, darüber
superfizial oberflächlich
superior zum Kopfende hin
supra- oberhalb, über
Sutura Naht (Knochennaht am Schädel)
sympathikolytisch Verminderung/Aufhebung der Wirkung des Sympathikus
Sympathikus Teil des autonomen Nervensystems
Symphyse feste, faserige Verbindung zweier Knochenflächen
Symphysis pubica Schamfuge
Synarthrose unechtes Gelenk, Haft
Synchondrose Knorpelhaft
Syndesmose Bandhaft
Syndrom typische Kombination einer Gruppe von Krankheitszeichen
Synergismus Zusammenwirken (z. B. von Muskelgruppen, auch von Arzneimitteln)
Synostose Knochenhaft
Synovia Gelenkschmiere
Systole Kontraktionsphase der Herzmuskulatur
Tachykardie beschleunigte Herzfrequenz
Taenia Band, Streifen
Talus Sprungbein
Tarsus Fußwurzel
temporal zur Schläfe gehörig
Tentorium Zelt
Testis Hoden
Testosteron männliches Geschlechtshormon
Thelarche während der Pubertät einsetzende Entwicklung der weiblichen Brust
Thenar Daumenballen
thorakal im Bereich der BWS
Thorax Brustkorb
Thrombozyt Blutplättchen
Thrombus Blutgerinnsel
Thymus Thymusdrüse (Bries)
Tibia Schienbein
Tonsilla Mandel
Tonus Spannungszustand
toxisch giftig
Trachea Luftröhre
Traditionelle Chinesische Medizin (TCM) Heilkunde aus China und dem fernöstlichen Raum
transkutane elektrische Nervenstimulation (TENS) elektrische Nervenstimulation über die Haut, z. B. bei neuropathischen Beschwerden
Transmitter Überträgerstoff (im Nervensystem)
transversal quer, quer verlaufend
Transversalachse Querachse
transversus quer verlaufend
Trauma Verletzung, Wunde
Triggerpunkt lokale Muskelverkrampfung
Trigonum Dreieck
Trochanter major großer Rollhügel (Knochenvorsprung am Oberschenkel)
Trochanter minor kleiner Rollhügel (Knochenvorsprung am Oberschenkel)
Trochlea Rolle
Truncus pulmonalis Stamm der Lungenschlagadern
Trypsin eiweißspaltendes Enzym
Tuba Röhre, Trompete
Tuba auditiva Ohrtrompete

Tuba uterina Eileiter
Tuber Höcker
Tuberculum kleiner Höcker, Knochenvorsprung
Tuberositas „Rauigkeit" am Knochen (Ansatzstelle eines Muskels)
Tubulus kleine Röhre
tubulär röhrenförmig
Tumor allgemein jede umschriebene Schwellung (Geschwulst) von Körpergeweben
Ulkus Geschwür
Ulna Elle, Röhrenknochen auf der Kleinfingerseite des Unterarms
Umbilicus Nabel
Ureter Harnleiter
Urethra Harnröhre
Uterus Gebärmutter
Vagina Scheide
vagus umherschweifend
Vas Gefäß, Bezeichnung für Lymph- und Blutgefäß
vaskulär das Gefäßsystem betreffend
Vasodilatation Gefäßerweiterung
Vasokonstriktion Gefäßverengung
vegetatives Nervensystem autonomes Nervensystem
Vena Blutader
Vena cava Hohlvene
Vena portae Pfortader
ventral bauchseitig
Ventrikel flüssigkeitsgefüllte Hohlräume in Gehirn, Herzkammer, Magenhohlraum
Vertebra Wirbel
Vertebra prominens 7. Halswirbel
Vesica Blase
Vesica urinaria Harnblase
Vesicula Bläschen
Vesicula seminalis Samenbläschen, Bläschendrüse
Vesikans blasenziehendes Mittel
Vestibulum Vorhof
Visus Sehschärfe
viszeral die Eingeweide betreffend
Vomer Pflugscharbein
Vulva äußere weibliche Geschlechtsorgane (Scheidenvorhof, Schamlippen)
Zäkum Blinddarm
zentral zum Inneren des Körpers hin
Zervix Nacken, Hals
Ziliarkörper Strahlenkörper
Zisterne Flüssigkeitsbehälter
Zytologie Lehre von den Zellen

25 Abbildungsnachweis

Hinweis: Die Beschriftungen der Grafiken wurden an die Bedürfnisse des Heilpraktikeranwärter bzw. Heilpraktikers angepasst und weichen diesbezüglich z. T. von den Originalgrafiken ab.

Kapitel 1:

Aumüller G, Aust G, Doll A et al. Anatomie. Duale Reihe. Stuttgart: Thieme; 2007: Abb. 1.1

Faller A, Schünke M. Der Körper des Menschen, Einführung in Bau und Funktion. 16. Aufl. Stuttgart:Thieme; 2012: Abb. 1.5

Lüllmann-Rauch R, Paulsen F. Taschenlehrbuch Histologie. 4. Aufl. Stuttgart: Thieme; 2012: Abb. 1.13, 1.16, 1.17

Kühnel W. Taschenatlas der Zytologie, Histologie und mikroskopischen Anatomie. 12. Aufl. Stuttgart: Thieme; 2008: Abb. 1.14, 1.15a

Schünke M, Schulte E, Schumacher U. Prometheus. LernAtlas der Anatomie. Allgemeine Anatomie und Bewegungssystem. Illustrationen von M. Voll und K. Wesker. 4. Aufl. Stuttgart: Thieme; 2014: Abb. 1.2, 1.18, 1.19, 1.20, 1.21, 1.22, 1.25, 1.26, 1.27

Schwegler J, Lucius R. Der Mensch: Anatomie und Physiologie. 5. Aufl. Stuttgart: Thieme; 2011: Abb. 1.3, 1.4, 1.6, 1.7, 1.8, 1.9, 1.10, 1.11, 1.12, 1.15b, 1.23, 1.24

Kapitel 2:

Lüllmann-Rauch R, Paulsen F. Taschenlehrbuch Histologie. 4. Aufl. Stuttgart: Thieme; 2012: Abb. 2.18

Schewior-Popp S, Sitzmann F, Ullrich L. Thiemes Pflege. 11. Aufl. Stuttgart: Thieme; 2009: Abb. 2.11

Schünke M, Schulte E, Schumacher U. Prometheus. LernAtlas der Anatomie. Innere Organe. Illustrationen von M. Voll und K. Wesker. 3. Aufl. Stuttgart: Thieme; 2012a: Abb. 2.1, 2.2, 2.3, 2.4, 2.5, 2.6, 2.7, 2.8, 2.9, 2.10, 2.12, 2.13, 2.14, 2.15, 2.16, 2.17, 2.19, 2.20, 2.21, 2.22, 2.23

Kapitel 3:

Behrends JC, Bischofberger J, Deutzmann R et al. Duale Reihe: Physiologie. 2. Aufl. Stuttgart: Thieme; 2012: Abb. 3.3

Masuhr K, Masuhr KF, Neumann M. Duale Reihe. Neurologie. 7. Aufl. Thieme; 2013: Abb. 3.27

Schünke M, Schulte E, Schumacher U. Prometheus. LernAtlas der Anatomie. Innere Organe. Illustrationen von M. Voll und K. Wesker. 3. Aufl. Stuttgart: Thieme; 2012a: Abb. 3.1, 3.6, 3.8, 3.9, 3.15, 3.16, 3.17, 3.24, 3.28, 3.29, 3.32, 3.33, 3.34, 3.37, 3.39, 3.40

Schünke M, Schulte E, Schumacher U. Prometheus. LernAtlas der Anatomie. Allgemeine Anatomie und Bewegungssystem. Illustrationen von M. Voll und K. Wesker. 4. Aufl. Stuttgart: Thieme; 2014: Abb. 3.2, 3.4, 3.5, 3.7, 3.10, 3.12, 3.13, 3.14, 3.22, 3.23, 3.25, 3.26, 3.35, 3.36, 3.38

Schünke M, Schulte E, Schumacher U. Prometheus. LernAtlas der Anatomie. Kopf, Hals und Neuroanatomie. Illustrationen von M. Voll und K. Wesker. 3. Aufl. Stuttgart: Thieme; 2012b: Abb. 3.18, 3.19, 3.20, 3.21, 3.30, 3.31

Ulfig N. Kurzlehrbuch Histologie. 2. Aufl. Thieme; 2009: Abb. 3.11

Kapitel 4:

Lüllmann-Rauch R, Paulsen F. Taschenlehrbuch Histologie. 4. Aufl. Stuttgart: Thieme; 2012: Abb. 4.3b

Schünke M, Schulte E, Schumacher U. Prometheus. LernAtlas der Anatomie. Kopf, Hals und Neuroanatomie. Illustrationen von M. Voll und K. Wesker. 3. Aufl. Stuttgart: Thieme; 2012b: Abb. 4.1, 4.2, 4.4, 4.5, 4.6, 4.7, 4.8, 4.9, 4.10, 4.11, 4.12, 4.13

Schünke M, Schulte E, Schumacher U. Prometheus. LernAtlas der Anatomie. Innere Organe. Illustrationen von M. Voll und K. Wesker. 3. Aufl. Stuttgart: Thieme; 2012a: Abb. 4.3a, 4.14, 4.15, 4.16, 4.17, 4.18, 4.19, 4.20, 4.21, 4.22, 4.23, 4.24, 4.25, 4.26, 4.27a, 4.29

Schwegler J, Lucius R. Der Mensch: Anatomie und Physiologie. 5. Aufl. Stuttgart: Thieme; 2011: Abb. 4.27b, 4.28

Kapitel 5:

Aumüller G, Aust G, Doll A et al Duale Reihe Anatomie. Stuttgart: Thieme; 2007: Abb. 5.15, 5.17

Aumüller G. et al. Duale Reihe Anatomie. 2. Aufl. Stuttgart: Thieme; 2010: Abb. 5.19, 5.22

Behrends JC, Bischofberger J, Deutzmann R, Ehmke H, Frings S, Grissmer S, Hoth M, Kurtz A, Leipziger J, Müller F, Pedain C, Rettig J, Wagner C, Wischmeyere E. Duale Reihe: Physiologie. 2. Aufl. Stuttgart: Thieme; 2012: Abb. 5.1

Bäumer R, Maiwald A. Thiemes Onkologische Pflege. Stuttgart: Thieme; 2008: Abb. 5.3

Faller A, Schünke M. Der Körper des Menschen. 15. Aufl. Stuttgart: Thieme; 2008: Abb. 5.18

Faller A, Schünke M. Der Körper des Menschen: Einführung in Bau und Funktion. 16. Aufl. Stuttgart:Thieme; 2012: Abb. 5.2, 5.7, 5.10

Lüllmann-Rauch R, Paulsen F. Taschenlehrbuch Histologie. 4. Aufl. Stuttgart: Thieme; 2012: Abb. 5.4, 5.9

Schewior-Popp S, Sitzmann F, Ullrich L, Hrsg. Thiemes Pflege. 11. Aufl. Stuttgart: Thieme; 2009: Abb. 5.8

Schünke M, Schulte E, Schumacher U. Prometheus. LernAtlas der Anatomie. Allgemeine Anatomie und Bewegungsapparat. Illustrationen von M. Voll und K. Wesker. 4. Aufl. Stuttgart: Thieme; 2014: Abb. 5.11, 5.13

Schünke M, Schulte E, Schumacher U. Prometheus. LernAtlas der Anatomie. Innere Organe. Illustrationen von M. Voll und K. Wesker. 3. Aufl. Stuttgart: Thieme; 2012a: Abb. 5.12, 5.14, 5.20, 5.21

Schünke M, Schulte E, Schumacher U. Prometheus. LernAtlas der Anatomie. Kopf, Hals und Neuroanatomie. Illustrationen von M. Voll und K. Wesker. 3. Aufl. Stuttgart: Thieme; 2012b: Abb. 5.16

Schwegler J, Lucius R. Der Mensch: Anatomie und Physiologie. 5. Aufl. Stuttgart: Thieme; 2011: Abb. 5.5, 5.6

Kapitel 6:

Faller A, Schünke M. Der Körper des Menschen: Einführung in Bau und Funktion. 16. Aufl. Stuttgart: Thieme; 2012: Abb. 6.36

Schünke M, Schulte E, Schumacher U. Prometheus. LernAtlas der Anatomie. Kopf, Hals und Neuroanatomie. Illustrationen von M. Voll und K. Wesker. 3. Aufl. Stuttgart: Thieme; 2012b: Abb. 6.4, 6.5a, 6.6, 6.8, 6.9, 6.10, 6.11, 6.12, 6.13, 6.14, 6.15, 6.16, 6.17, 6.18, 6.19, 6.20, 6.21, 6.25

Schünke M, Schulte E, Schumacher U. Prometheus. LernAtlas der Anatomie. Innere Organe. Illustrationen von M. Voll und K. Wesker. 3. Aufl. Stuttgart: Thieme; 2012a: Abb. 6.22, 6.23, 6.24, 6.26, 6.28, 6.29, 6.30, 6.31, 6.32, 6.33, 6.34, 6.35, 6.37, 6.38, 6.39, 6.40, 6.41, 6.42, 6.43, 6.44, 6.46, 6.47, 6.48, 6.49, 6.50, 6.51, 6.52, 6.53, 6.54, 6.55, 6.56, 6.57, 6.58, 6.59, 6.60, 6.61, 6.62, 6.63, 6.64, 6.65, 6.66

Schwegler J, Lucius R. Der Mensch: Anatomie und Physiologie. 5. Aufl. Stuttgart: Thieme; 2011: Abb. 6.1, 6.5b, 6.7, 6.27, 6.45

Ulfig N. Kurzlehrbuch Histologie. 3. Aufl. Stuttgart: Thieme; 2011: Abb. 6.3

Kapitel 7:

Schünke M, Schulte E, Schumacher U. Prometheus. LernAtlas der Anatomie. Innere Organe. Illustrationen von M. Voll und K. Wesker. 3. Aufl. Stuttgart: Thieme; 2012a: Abb. 7.1, 7.3, 7.4, 7.5, 7.6, 7.7, 7.8, 7.9, 7.10, 7.13, 7.14, 7.15, 7.16, 7.17, 7.18

Schünke M, Schulte E, Schumacher U. Prometheus. LernAtlas der Anatomie. Innere Organe. Illustrationen von M. Voll und K. Wesker. 2. Aufl. Stuttgart: Thieme; 2006: Abb. 7.2

Schwegler J, Lucius R. Der Mensch: Anatomie und Physiologie. 5. Aufl. Stuttgart: Thieme; 2011: Abb. 7.11, 7.12

Silbernagl S, Despopoulos A. Taschenatlas Physiologie. 7. Aufl. Stuttgart: Thieme; 2007: Abb. 6.2

Kapitel 8:

Faller A, Schünke M. Der Körper des Menschen: Einführung in Bau und Funktion. 16. Aufl. Stuttgart:Thieme; 2012: Abb. 8.7, 8.8

nach Rassow J. et al. Duale Reihe: Biochemie. 3. Aufl. Stuttgart: Thieme; 2012: Abb. 8.9

Schünke M, Schulte E, Schumacher U. Prometheus. LernAtlas der Anatomie. Allgemeine Anatomie und Bewegungssystem. Illustrationen von M. Voll und K. Wesker. 4. Aufl. Stuttgart: Thieme; 2014: Abb. 8.1, 8.6

Schünke M, Schulte E, Schumacher U. Prometheus. LernAtlas der Anatomie. Innere Organe. Illustrationen von M. Voll und K. Wesker. 3. Aufl. Stuttgart: Thieme; 2012a: Abb. 8.2, 8.3, 8.5, 8.10, 8.11, 8.12, 8.13, 8.18

Schünke M, Schulte E, Schumacher U. Prometheus. LernAtlas der Anatomie. Kopf, Hals und Neuroanatomie. Illustrationen von M. Voll und K. Wesker. 3. Aufl. Stuttgart: Thieme; 2012b: Abb. 8.4, 8.14, 8.16

Schwegler J, Lucius R. Der Mensch: Anatomie und Physiologie. 5. Aufl. Stuttgart: Thieme; 2011: Abb. 8.15

Kapitel 9:

Aumüller G, Aust G, Doll A et al. Duale Reihe: Anatomie. 2. Aufl. Stuttgart: Thieme; 2010: Abb. 9.9, 9.16

Faller A, Schünke M. Der Körper des Menschen, Einführung in Bau und Funktion. 16. Aufl. Stuttgart: Thieme; 2012: Abb. 9.4, 9.28

Schünke M, Schulte E, Schumacher U. Prometheus. LernAtlas der Anatomie. Innere Organe. Illustrationen von M. Voll und K. Wesker. 3. Aufl. Stuttgart: Thieme; 2012a: Abb. 9.1, 9.2, 9.6, 9.8, 9.10, 9.13, 9.15, 9.18, 9.19, 9.20, 9.21, 9.22

Schünke M, Schulte E, Schumacher U. Prometheus. LernAtlas der Anatomie. Allgemeine Anatomie und Bewegungsapparat. Illustrationen von M. Voll und K. Wesker. 4. Aufl. Stuttgart: Thieme; 2014: Abb. 9.3, 9.11, 9.12, 9.14, 9.23, 9.24, 9.25, 9.26, 9.27

Schünke M, Schulte E, Schumacher U. Prometheus. LernAtlas der Anatomie. Innere Organe. Illustrationen von M. Voll und K. Wesker. 2. Aufl. Stuttgart: Thieme; 2009: Abb. 9.7

Schwegler J, Lucius R. Der Mensch: Anatomie und Physiologie. 5. Aufl. Stuttgart: Thieme; 2011: Abb. 9.5, 9.17

Kapitel 10:

Aumüller G, Aust G, Doll A, et al. Duale Reihe: Anatomie. 2. Aufl. Stuttgart: Thieme; 2010: Abb. 10.27a

Faller A, Schünke M. Der Körper des Menschen, Einführung in Bau und Funktion. 16. Aufl. Stuttgart:Thieme; 2012: Abb. 10.7

Hein L, Lüllmann H, Mohr K. Taschenatlas Pharmakologie. 7. Aufl. Stuttgart: Thieme; 2015: Abb. 10.33, 10.37

Schünke M, Schulte E, Schumacher U. Prometheus. LernAtlas der Anatomie. Allgemeine Anatomie und Bewegungssystem. Illustrationen von M. Voll und K. Wesker. 4. Aufl. Stuttgart: Thieme; 2014: Abb. 10.1, 10.2, 10.3, 10.23, 10.24, 10.26, 10.27b, 10.28

Schünke M, Schulte E, Schumacher U. Prometheus. LernAtlas der Anatomie. Kopf, Hals und Neuroanatomie. Illustrationen von M. Voll und K. Wesker. 3. Aufl. Stuttgart: Thieme; 2012b:

Abb. 10.4, 10.5, 10.6, 10.8, 10.9, 10.10, 10.11, 10.12, 10.13, 10.14, 10.15, 10.16, 10.17, 10.19, 10.20, 10.21, 10.22, 10.25, 10.29, 10.30, 10.31, 10.32, 10.34, 10.35, 10.36, 10.38

Schünke M, Schulte E, Schumacher U. Prometheus. LernAtlas der Anatomie. Kopf, Hals und Neuroanatomie. Illustrationen von M. Voll und K. Wesker. 4. Aufl. Stuttgart: Thieme; 2015: Abb. 10.18

Kapitel 11:

Lüllmann-Rauch R, Paulsen F. Taschenlehrbuch Histologie. 4. Aufl. Stuttgart: Thieme; 2012: Abb. 11.31, 11.33b, 11.35

Schünke M, Schulte E, Schumacher U. Prometheus. LernAtlas der Anatomie. Kopf, Hals und Neuroanatomie. Illustrationen von M. Voll und K. Wesker. 3. Aufl. Stuttgart: Thieme; 2012b: Abb. 11.1, 11.2, 11.3, 11.4, 11.5, 11.6, 11.7, 11.8, 11.9, 11.10, 11.11, 11.12, 11.13, 11.14, 11.15, 11.16, 11.17, 11.18, 11.19, 11.20, 11.21, 11.22, 11.23, 11.24, 11.25, 11.26, 11.27

Schünke M, Schulte E, Schumacher U. Prometheus. LernAtlas der Anatomie. Allgemeine Anatomie und Bewegungssystem. Illustrationen von M. Voll und K. Wesker. 4. Aufl. Stuttgart: Thieme; 2014: Abb. 11.28, 11.29, 11.30, 11.32

Schwegler J, Lucius R. Der Mensch: Anatomie und Physiologie. 5. Aufl. Stuttgart: Thieme; 2011: Abb. 11.33a, 11.34

Kapitel 12:

Aumüller G, Aust G, Doll A, Engele J, Kirsch J, Mense S, Reißig D, Salvetter J, Schmidt W et al. Duale Reihe: Anatomie. 2. Aufl. Stuttgart: Thieme; 2010: Abb. 12.53

Faller A, Schünke M. Der Körper des Menschen, Einführung in Bau und Funktion. 16. Aufl. Stuttgart: Thieme; 2012: Abb. 12.1

Schünke M, Schulte E, Schumacher U. Prometheus. LernAtlas der Anatomie. Allgemeine Anatomie und Bewegungssystem. Illustrationen von M. Voll und K. Wesker. 4. Aufl. Stuttgart: Thieme; 2014: Abb. 12.2, 12.3, 12.4, 12.5, 12.6, 12.7, 12.8, 12.9, 12.10, 12.11, 12.12, 12.13, 12.14, 12.15, 12.16, 12.17, 12.18, 12.19, 12.20, 12.21, 12.22, 12.23, 12.24, 12.25, 12.26, 12.27, 12.28, 12.29, 12.30, 12.31, 12.32, 12.33, 12.34, 12.35, 12.36, 12.37, 12.38, 12.39, 12.40, 12.41, 12.42, 12.43, 12.44, 12.45, 12.46, 12.47, 12.48, 12.49, 12.50, 12.51, 12.52, 12.54, 12.55, 12.56, 12.57, 12.58, 12.59, 12.60, 12.61, 12.65

Schünke M, Schulte E, Schumacher U. Prometheus. LernAtlas der Anatomie. Kopf, Hals und Neuroanatomie. Illustrationen von M. Voll und K. Wesker. 3. Aufl. Stuttgart: Thieme; 2012b: Abb. 12.62, 12.63, 12.64, 12.66, 12.67

Kapitel 13:

Marquardt H. Praktisches Lehrbuch der Reflexzonenarbeit am Fuß. 7. Aufl. Stuttgart: Haug; 2012: Abb. 13.1, 13.2, 13.3, 13.4, 13.5, 13.6, 13.7

Kapitel 14:

De Coster M, Pollaris A. Viszerale Osteopathie. 6. Aufl. Stuttgart: Haug; 2016: Abb. 14.4

Kapitel 15:

Marquardt H. Praktisches Lehrbuch der Reflexzonenarbeit am Fuß. 7. Aufl. Stuttgart: Haug; 2012: Abb. 15.4

Standl T et al. Schmerztherapie. 2. Aufl. Stuttgart: Thieme: Abb. 15.3

Velling P, Peuker E, Steveling A, Hecker H-U. Checkliste Akupunktur. 2. Aufl. Stuttgart: Hippokrates; 2009: Abb. 15.1, 15.2

Kapitel 16:

Velling P, Peuker E, Steveling A, Hecker H-U. Checkliste Akupunktur. 2. Aufl. Stuttgart: Hippokrates; 2009: Abb. 16.1

Kapitel 17:

Fleckenstein J, Trinczek K. QuickStart Akupunktur. Stuttgart: Haug; 2012: Abb. 17.1

Kapitel 18:

Hecker HU, Steveling A, Peuker ET. Lehrbuch und Repetitorium Ohr-, Schädel-, Mund-, Hand-Akupunktur. 4. Aufl. Stuttgart: Haug; 2010: Abb. 18.1

Kapitel 19:

Bahr F, Strittmatter B. Das große Buch der Ohrakupunktur. 2. Aufl. Stuttgart: Haug; 2014: Abb. 19.6, 19.7

Hecker HU, Steveling A, Peuker ET. Lehrbuch und Repetitorium Ohr-, Schädel-, Mund-, Hand-Akupunktur. 4. Aufl. Stuttgart: Haug; 2010: Abb. 19.1, 19.3, 19.4, 19.5

Ogal H, Kolster B. Ohrakupunktur für Praktiker. 2. Aufl. Stuttgart: Haug; 2011: Abb. 19.2

Kapitel 20:

Abele J. Schröpfkopfbehandlung. Theorie und Praxis. 10. Aufl. Stuttgart: Haug; 2013: Abb. 20.3

Huber H, Winter E. Checkliste Schmerztherapie. Stuttgart: Thieme; 2006: Abb. 20.2

Schiffter R, Harm E. Bindegewebsmassage. 14 Aufl. Stuttgart: Thieme; 2005: Abb. 20.1

Kapitel 21:

Gautschi R. Manuelle Triggerpunkt-Therapie. 2. Aufl. Stuttgart: Thieme; 2013: Abb. 21.1

Richter P, Hebgen E. Triggerpunkte und Muskelfunktionsketten. 3. Aufl. Stuttgart: Haug; 2011: Abb. 21.2, 21.3, 21.4, 21.5, 21.6

Kapitel 22:

Abele J. Schröpfkopfbehandlung. Theorie und Praxis. 10. Aufl. Stuttgart: Haug; 2013: Abb. 22.2

Marquardt H. Praktisches Lehrbuch der Reflexzonenarbeit am Fuß. 7. Aufl. Stuttgart: Haug; 2012. Modifiziert nach. Kramer F. Elektroakupunktur in der zahnärztlichen Praxis. Heidelberg: Haug; 1994: Abb. 22.1

26 Literaturverzeichnis

[1] Abele J. Schröpfkopfbehandlung. Theorie und Praxis. 10. Aufl. Stuttgart: Haug; 2013

[2] Agarwal-Kozlowski K. Ganzheitliche Schmerztherapie: Praxiswissen kompakt. Stuttgart: Haug; 2013

[3] Angerer J. Handbuch der Augendiagnostik. Puchheim bei München: Verlag Tibor Marczell; 1975

[4] Aumüller G, Aust G, Doll A, Engele J, Kirsch J, Mense S, Reißig D, Salvetter J, Schmidt W, Schmitz F, Schulte E, Spanel-Borowski K, Wolff W, Wurzinger LJ, Zilch H-G. Duale Reihe: Anatomie. 2. Aufl. Stuttgart: Thieme; 2010

[5] Bäumler S. Heilpflanzen Praxis Heute. Porträts – Rezepturen – Anwendung. München: Urban & Fischer/Elsevier; 2006

[6] Bahr F, Strittmatter B. Das große Buch der Ohrakupunktur. 2. Aufl. Stuttgart: Haug; 2014

[7] Bahr F, Dorfer L, Jost F, Litscher G, Ramme B, Suwanda S, Zeitler H. Das große Buch der klassischen Akupunktur. 2. Aufl. München: Urban & Fischer/Elsevier; 2014

[8] Behrends JC, Bischofberger J, Deutzmann R, Ehmke H, Frings S, Grissmer S, Hoth M, Kurtz A, Leipziger J, Müller F, Pedain C, Rettig J, Wagner C, Wischmeyer E. Duale Reihe: Physiologie. 2. Aufl. Stuttgart: Thieme; 2012

[9] Bierbach E, Hrsg. Naturheilpraxis heute. Lehrbuch und Atlas. 5. Aufl. München: Urban & Fischer in Elsevier; 2013

[10] Bierbach E, Herzog M, Hrsg. Handbuch für die Naturheilpraxis. Methoden und Therapiekonzepte. 2. Aufl. München: Urban & Fischer/Elsevier; 2011

[11] Bopp A, Breitkreuz T, Fried A, Gruber J. Das Herz stärken. Ganzheitliche Selbsthilfe bei Infarkt und Herzschwäche. München: Gräfe & Unzer; 2011

[12] Breidenbach O, Erlewein R. Lehrbuch Dorn-Therapie. 3. Aufl. Stuttgart: Haug; 2011

[13] Bühring U. Praxis-Lehrbuch der modernen Heilpflanzenkunde. Grundlagen, Anwendung, Therapie. 3. Aufl. Stuttgart: Haug; 2011

[14] Dehmlow R, Hrsg. Sauerstoff-Ozon-Therapien. Methoden und praktische Anwendungen. München: Urban & Fischer/Elsevier; 2008

[15] Faller A, Schünke M. Der Körper des Menschen: Einführung in Bau und Funktion. 16. Aufl. Stuttgart: Thieme; 2012

[16] Focks C. Leitfaden Chinesische Medizin. 6. Aufl. München: Urban & Fischer/Elsevier; 2010

[17] Focks C, März U. Leitfaden Akupunktur. Punktlokalisation und Stichtechnik. 2. Aufl. München: Urban & Fischer/Elsevier; 2014

[18] Gautschi R. Manuelle Triggerpunkt-Therapie. 2. Aufl. Stuttgart: Thieme; 2013

[19] Gerlach O. Praxis der chinesischen Zungendiagnostik. München: Urban & Fischer/Elsevier; 2008

[20] Graf K. Störfeld Zahn. Der Einfluss von Zähnen und zahnärztlichen Werkstoffen auf die Gesundheit. 1. Aufl. München: Urban & Fischer/Elsevier; 2010

[21] Hagena C. Grundlagen der Terlusollogie. Praktische Anwendung eines bipolaren Konstitutionsmodells. 4. Aufl. Stuttgart: Haug; 2013

[22] Haiduk V. Irisdiagnose: Krankheitszeichen erkennen und typgerecht behandeln. München: Gräfe & Unzer; 2011

[23] Hebgen E. Taschenatlas Myofasziale Triggerpunkte. Stuttgart: Haug; 2013

[24] Hecker H, Steveling A, Peuker E, Liebchen K, Hrsg. Taschenatlas Akupunktur und Triggerpunkte. Stuttgart: Haug; 2015

[25] Hein L, Lüllmann H, Mohr K. Taschenatlas Pharmakologie. 7. Aufl. Stuttgart: Thieme; 2015

[26] Hemm D, Noll A. Die Organuhr. München: Gräfe & Unzer; 2012

[27] Hempen C-H. Taschenatlas Akupunktur. 7. Aufl. Stuttgart: Thieme; 2008

[28] Heping Y. Chinesische Pulsdiagnostik. 2. Aufl. München: Urban & Fischer/Elsevier; 2009

[29] Huber R, Michalsen A, Hrsg. Checkliste Komplementärmedizin. Stuttgart: Haug; 2014

[30] Irnich D. Leitfaden Triggerpunkte. München: Urban & Fischer/Elsevier; 2009

[31] Jackson-Main P. Praktische Irisdiagnose. Aarau, München: AT-Verlag; 2011

[32] Kaltenbrunner T. Lehratlas Handreflexzonenmassage. Stuttgart: Hippokrates; 2001

[33] Kaminoff L, Matthews A. Yoga-Anatomie. Ihr Begleiter durch die Asanas, Bewegungen und Atemtechniken. München: Riva; 2013

[34] Kolster B, Marquardt H. Reflextherapie. Berlin, Heidelberg, New York: Springer-Verlag; 2004

[35] Kraft K, Stange R, Hrsg. Lehrbuch Naturheilverfahren. Stuttgart: Hippokrates; 2010

[36] Kunz B, Kunz K. Handreflexzonenmassage. Wohltat für Körper und Geist. München, London, New York, Melbourne, Delhi: Dorling Kinsley; 2014

[37] Lang GK. Augenheilkunde. 5. Aufl. Stuttgart: Thieme; 2014

[38] Lomba J, Peper W. Handbuch der Chiropraktik und der strukturellen Osteopathie. 4. Aufl. Stuttgart: Haut; 2013

[39] Lüllmann-Rauch R, Paulsen F. Taschenlehrbuch Histologie. 4. Aufl. Stuttgart: Thieme; 2012

[40] Marquardt H. Praktisches Lehrbuch der Reflexzonenarbeit am Fuß. 7. Aufl. Stuttgart: Haug; 2012

[41] Marquardt H. Reflexzonenarbeit am Fuß. 24. Aufl. Stuttgart: Haug; 2012

[42] Matejka R. Ausleitende Therapieverfahren. 3. Aufl. München: Urban & Fischer/Elsevier; 2009

[43] Matreitz T. Basics Naturheilverfahren. München: Urban & Fischer/Elsevier; 2007

[44] Middendorf I. Der erfahrbare Atem in seiner Substanz. 3. Aufl. Paderborn: Junfermann; 2008

[45] Müller-Mackert I. Irisdiagnose. Was die Augen über Ihren Gesundheitszustand sagen. Kreuzlingen/München: Hugendubel; 2006

[46] Ogal H, Kolster B. Kompendium Ohrakupunktur. Marburg: KVM-Verlag; 1997

[47] Ogal H, Kolster B. Ohrakupunktur für Praktiker. 2. Aufl. Stuttgart: Haug; 2011
[48] Pöntinen P, Gleditsch J, Pothmann R. Triggerpunkte und Triggermechanismen. 4. Aufl. Stuttgart: Haug; 2007
[49] Pschyrembel W. Pschyrembel Naturheilkunde und alternative Heilverfahren. 4. Aufl. Berlin, Boston: de Gruyter; 2011
[50] Richter P, Hebgen E. Triggerpunkte und Muskelfunktionsketten. 3. Aufl. Stuttgart: Haug; 2011
[51] Schmiedel V, Augustin M, Hrsg. Leitfaden Naturheilkunde. 6. Aufl. München: Urban & Fischer/Elsevier; 2012
[52] Schnorrenberger B. Zungendiagnostik in der TCM. Stuttgart: Haug; 2014
[53] Schreckenbach D. An jedem Zahn hängt immer auch ein ganzer Mensch. 3. Aufl. Homburg: Portal zur Gesundheit; 2003
[54] Schünke M, Schulte E, Schumacher U. Prometheus. LernAtlas der Anatomie. Innere Organe. Illustrationen von M. Voll und K. Wesker. 3. Aufl. Stuttgart: Thieme; 2012a
[55] Schünke M, Schulte E, Schumacher U. Prometheus. LernAtlas der Anatomie. Kopf, Hals und Neuroanatomie. Illustrationen von M. Voll und K. Wesker. 3. Aufl. Stuttgart: Thieme; 2012b
[56] Schünke M, Schulte E, Schumacher U. Prometheus. LernAtlas der Anatomie. Kopf, Hals und Neuroanatomie. Illustrationen von M. Voll und K. Wesker. 4. Aufl. Stuttgart: Thieme; 2015
[57] Schünke M, Schulte E, Schumacher U. Prometheus. LernAtlas der Anatomie. Allgemeine Anatomie und Bewegungssystem. Illustrationen von M. Voll und K. Wesker. 4. Aufl. Stuttgart: Thieme; 2014
[58] Schwegler J, Lucius R. Der Mensch: Anatomie und Physiologie. 5. Aufl. Stuttgart: Thieme; 2011
[59] Schweitzer R. Infektionskrankheiten mit Infektionsschutzgesetz (IfSG). 2. Aufl. München: Urban & Fischer/Elsevier; 2014
[60] Schweitzer R, Schröder M. Gesetzeskunde, Notfallmedizin und Pharmakologie. 2. Aufl. München: Urban & Fischer/Elsevier; 2014
[61] Schweiwiller-Muralt E. Homöopathie bei akuten Erkrankungen und Notfällen. 4. Aufl. München: Urban & Fischer/Elsevier; 2010
[62] Silbernagl S, Despopoulos A. Taschenatlas Physiologie. 8. Aufl. Stuttgart: Thieme; 2012
[63] Soutar G. Reflexzonenmassage für Einsteiger. München: Mosaik; 1999
[64] Steigerwald PA. Arzneimittel Phytotherapie pocket. 2. Aufl. Grünwald: Börm Bruckmeier; 2006
[65] Strittmatter B. Der Störherd und seine Entstörung. 2. Aufl. Stuttgart: Hippokrates; 2005
[66] Strittmatter B. Taschenatlas Ohrakupunktur nach Nogier/Bahr. 5. Aufl. Stuttgart: Haug; 2013
[67] Thews F, Fritz U. TCM und Akupunktur in Merksätzen. Stuttgart: Haug; 2012
[68] Thomas C. Ein ganz besonderer Saft – Urin. Die Hausapotheke des Körpers. 2. Aufl. Bielefeld: Aurum; 2014
[69] Ulfig N. Kurzlehrbuch Histologie. 3. Aufl. Stuttgart: Thieme; 2011
[70] Velling P, Peuker E, Steveling A, Hecker H-U. Checkliste Akupunktur. 2. Aufl. Stuttgart: Hippokrates; 2009
[71] Viebahn-Hänsler R. Ozon-Sauerstoff-Therapie. Ein praktisches Handbuch. 2. Aufl. Stuttgart: Haug; 2009
[72] Vogler E, Brinkhaus B, Hrsg. Kursbuch Naturheilverfahren für die ärztliche Weiterbildung. München: Urban & Fischer/Elsevier; 2013
[73] Wabner D, Beier C, Hrsg. Aromatherapie. Grundlagen, Wirkprinzipien, Praxis. 2. Aufl. München: Urban & Fischer/Elsevier; 2012
[74] Wancura-Kampik I. Segment-Anatomie. Der Schlüssel zu Akupunktur, Neuraltherapie und Manualtherapie. 2. Aufl. München: Urban & Fischer/Elsevier; 2010
[75] Weber K, Bayerlein R. Neurolymphatische Reflextherapie nach Chapman und Goodheart. 2. Aufl. Stuttgart: Haug; 2008
[76] Weinschek S, Hrsg. Handbuch Neuraltherapie. Diagnostik und Therapie mit Lokalanästhetika. München: Urban & Fischer/Elsevier; 2010
[77] Werner M, Braunschweig R. Praxis Aromatherapie. Grundlagen, Steckbriefe, Indikationen. 4. Aufl. Stuttgart: Haug; 2014
[78] Zupan M. Unter die Lupe genommen: Augendiagnostik bei rezidivierenden kindlichen Infekten. In: Diagnostik in der Naturheilpraxis. Das Beste aus der DHZ – Deutsche Heilpraktiker Zeitschrift. Stuttgart: Haug; 2012

Sachverzeichnis

B

N

S

U